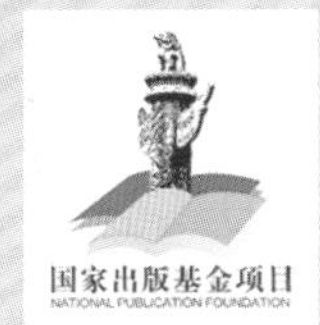

整形美容外科学全书 Vol.13

面部轮廓整形美容外科学

主编　艾玉峰　柳大烈

浙江出版联合集团　浙江科学技术出版社

图书在版编目(CIP)数据

面部年轻化美容外科学 / 艾玉峰, 柳大烈主编. —杭州 : 浙江科学技术出版社, 2015.4
（整形美容外科学全书）
ISBN 978-7-5341-6323-4

Ⅰ. ①面… Ⅱ. ①艾… ②柳… Ⅲ. ①面 – 整形外科学 Ⅳ. ①R622

中国版本图书馆 CIP 数据核字（2014）第 261113 号

丛书名	整形美容外科学全书
书　名	**面部轮廓整形美容外科学**
主　编	艾玉峰　柳大烈

出版发行	**浙江科学技术出版社** 杭州市体育场路 347 号　邮政编码:310006 办公室电话:0571-85176593 销售部电话:0571-85176040 网　址:www.zkpress.com E-mail: zkpress@zkpress.com
排　版	杭州兴邦电子印务有限公司
印　刷	浙江新华数码印务有限公司

开　本	890 × 1240　1/16	印　张	29.25
字　数	750 000		
版　次	2015 年 4 月第 1 版　　2015 年 4 月第 1 次印刷		
书　号	ISBN 978-7-5341-6323-4	定　价	330.00 元

责任编辑　刘　丹　梁　峥　　**责任校对**　张　宁
封面设计　孙　菁　　**责任印务**　徐忠雷

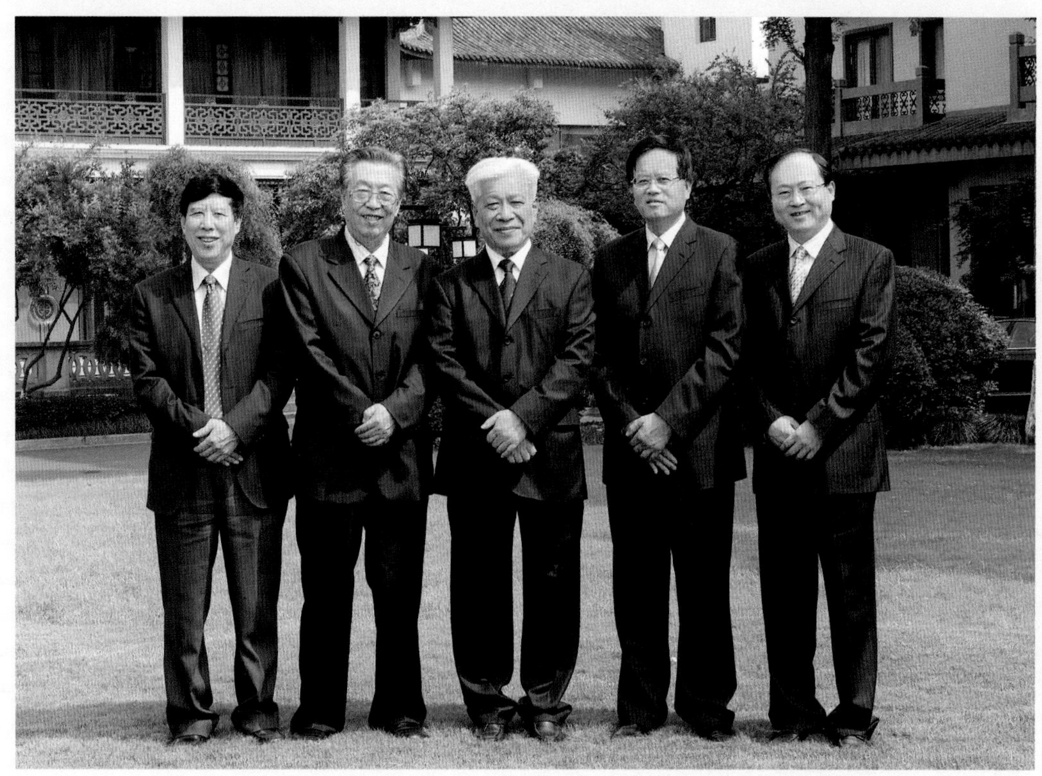

左起：艾玉峰、高景恒、王炜、张志愿、吴溯帆

《整形美容外科学全书》总主编简介

王炜(Wang Wei),1937年生。整形外科终身教授,中国修复重建外科学会、中国医师协会整形美容分会的创始和筹建人之一,*Plastic and Reconstructive Surgery* 国际编委。在皮瓣移植、手畸形、食管缺损、晚期面瘫、腹壁整形、乳房整形、面部轮廓美化、年轻化及眼睑整形等方面有40余项国际国内领先创新。带教的医师成为大部分省、市的学科带头人,为美国、英国、意大利等国培养20多名教授和医师。编著中、英文图书70余部,发表论文300余篇,获国家发明奖等20余次。

张志愿(Zhang Zhiyuan),1951年生。口腔医学博士、主任医师、教授、博士生导师,国家级重点学科——口腔颌面外科学科带头人,中华口腔医学会副会长,中国抗癌协会头颈肿瘤专业委员会主任委员。发表学术论文313篇(SCI收录68篇),主编专著10部、副主编5部、参编11部(英文2部);以第一负责人承担部委级课题18项,以第一完成人获国家科技进步二等奖2项。

高景恒 (Gao Jingheng),1935年生。1985年破格晋升正高级职称,*Plastic and Reconstructive Surgery* 国际编委。主编专著5部,主审10余部,创刊杂志2本,现仍担任卫生部主管的《中国美容整形外科杂志》主编;在显微外科及修复重建外科临床研究中获得省部级科技进步奖3项。

艾玉峰(Ai Yufeng),1948年生。原西安第四军医大学西京医院整形外科主任医师、教授、硕士生导师、主任。现任四川华美紫馨医学美容医院院长、学科带头人。发表论文100余篇,主编、参编专著30余部。

吴溯帆(Wu Sufan),1964年生。1985年浙江大学本科毕业,2003年日本京都大学博士毕业,一直工作于浙江省人民医院整形外科。发表学术论文80余篇,其中SCI收录的英文论文18篇,主编、参编图书17部。

《面部轮廓整形美容外科学》主编简介

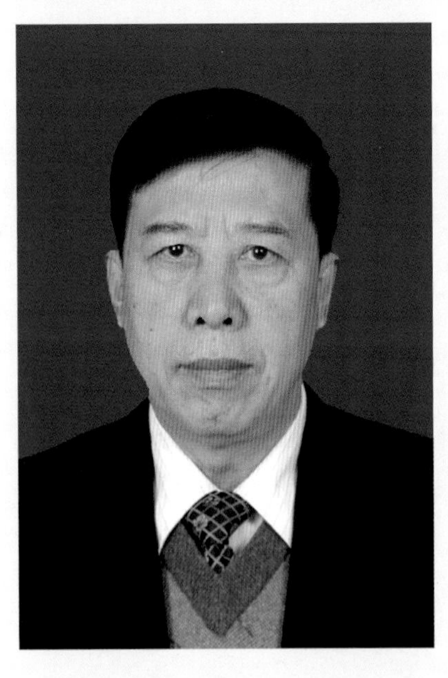

艾玉峰(Ai Yufeng)

1948年元月出生，辽宁省北票市人。原西安第四军医大学西京医院整形外科主任医师、教授、硕士生导师、主任。现任四川华美紫馨医学美容医院院长、学科带头人。中国医师协会美容与整形医师分会副会长，中华医学会医学美学与美容学分会专家组成员，中华医学会整形外科学分会委员，《医学参考报》美容医学频道常务编委，《中国美容医学杂志》、《中国美容整形外科杂志》编委，中国整形美容协会常务理事，泛亚面部整形美容协会副会长，国家医学考试中心专家委员会成员。1978年首创眼轮匝肌紧缩、悬吊眼袋整形与改良印氏埋线法重睑成形术。1994年留学日本专修颅面外科整形并于同年首创了耳后切口入路下颌角截骨术。先后发表学术论文100余篇，主编专著6部、参编专著30余部。

获国家发明专利4项，国家实用新型发明专利6项，国家科技进步三等奖1项，军队及省部级科技进步一等奖2项、二等奖2项、三等奖2项。主持国家自然科学基金1项。

2009年7月受中华医学会医学美学与美容学分会之命，以中国特使身份(中国唯一代表)前往加拿大温哥华参加了“第17届世界美容医学大会”，并为中华医学会医学美学与美容学分会赢得了“第18届世界美容医学大会”的主办权。

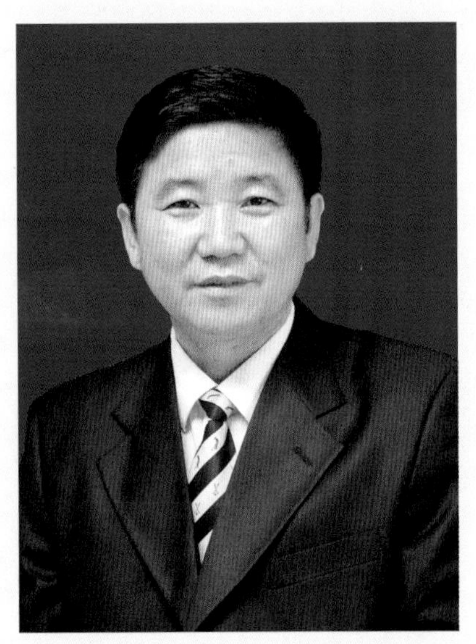

柳大烈(Liu Dalie)

朝鲜族，1955年生。医学博士、主任医师、教授、博士生导师，卫生部医管司整形外科内镜与微创专业委员会副主席，卫生部中国整形美容协会常务理事，中华医学会医学美学与美容学分会常务委员，中国颅颌面外科学组副组长，中国医师协会美容与整形医师分会颅颌面亚专业委员会副主任委员，中国医师协会美容与整形医师分会常务委员，全国修复重建外科学会常务委员，广东省医师协会整形外科医师分会主任委员，国家科学技术奖评审专家，8种专业核心期刊副主编、编委。培养博士后2人、博士研究生51人、硕士研究生30人。

从事整形美容外科工作近30年，主攻颅颌面整形，独创了“口内入路下颌角连续截骨磨削术”和“颧骨颧弓L形截骨磨削降低术”。现已成功实施改脸形手术10000余例，为全国最多，技术水平处于国内领先。在我国首次施行“改良式眶距增宽矫正术”，促使我国颅颌面整形外科技术达到了国际先进水平。

发表论文305余篇；出版专著26部，其中主编6部。获全军科技进步二等奖1项、三等奖1项，省级科技进步二等奖1项；承担国家自然科学基金、广东省自然科学基金等6项；荣立三等功3次；荣获2005年、2006年度中国医师协会“中国整形与美容医师奖”，2011年度中华医学会医学美学与美容学分会“学科贡献奖”；为大连医科大学、青岛大学医学院等5所高校特聘教授；多次担任中国、日本、韩国整形美容外科学术大会主席、副主席；接受中央电视台1台、7台、10台《人物》、《走进科学》栏目专访。

《面部轮廓整形美容外科学》编委会

主　编　艾玉峰　四川华美紫馨医学美容医院

柳大烈　南方医科大学珠江医院

副主编　归　来　中国医学科学院整形外科医院

张智勇　中国医学科学院整形外科医院

侯　敏　天津市口腔医院

编　者　（按姓氏笔画排序）

王　炜　上海交通大学医学院附属第九人民医院

王　航　四川大学华西口腔医院

尹　琳　中国医学科学院整形外科医院

艾玉峰　四川华美紫馨医学美容医院

石　蕾　中国医学科学院整形外科医院

卢丙仑　第四军医大学西京医院

归　来　中国医学科学院整形外科医院

成　铤　中国医学科学院整形外科医院

刘玉生　东莞市人民医院

许龙顺　西安交通大学第一附属医院

杜本军　南方医科大学南方医院

李永荣　四川华美紫馨医学美容医院

张兰成　天津市口腔医院

张智勇　中国医学科学院整形外科医院

罗　奇　南方医科大学珠江医院

周　智　北京军区总医院

居兆钰　第四军医大学口腔医院

封兴华　第四军医大学口腔医院

胡俊峰　南方医科大学珠江医院

柳大烈　南方医科大学珠江医院

侯　敏　天津市口腔医院

洪性范　韩国东洋整形医院

倪云志　四川华美紫馨医学美容医院

唐晓军　中国医学科学院整形外科医院

黄进军　南方医科大学珠江医院

潘宝华　重庆华美整形外科医院

绘　图　周洁琪

总序 《整形美容外科学全书》

一

现代中国整形外科，若以 1896 年发表在《中华医学杂志》（英文版）上的一篇整形外科论文算起，至今已有 118 年的历史。在半殖民地半封建社会的旧中国，整形外科的发展较慢。1949 年新中国成立以后，整形外科有了新的发展，尤其是改革开放后，整形外科获得了真正大发展的机遇。1977 年，在上海召开的“医用硅橡胶在整形外科的应用交流会”期间，笔者统计了全国全职和兼职的整形外科医师为 166 人，床位 732 张，几乎是近 600 万人口中，才有 1 名整形外科医师。2011 年有人统计，全国有 3000 多个整形外科医院、专科、诊所，有 2 万多名专业医师。30 多年来，整形美容医疗的就诊人数、从医人员迅速增加，中国或许是整形美容医疗发展最快的国家之一。

整形外科的快速发展是不均衡的。重点医学院校的整形美容外科专业队伍，其临床实践能力和创新研究成果，与亚洲国家或欧美国家相比，都具有较强的竞争力，特别在显微再造外科方面，处于世界领先水平。但在新建立的许多专科、诊所中，具有较高学术水平的专业人员相对较少；受过系统和正规训练，受益于国内外学术交流并在实践中积累了丰富经验的高素质医师的数量，远远不能满足学科发展的需求，编著出版整形美容外科高水平的学术专著，是学科发展刻不容缓的任务。

1999 年出版的两册《整形外科学》，已成为学界临床实践、研究、晋升、研究生考试的主要参考书。新加坡邱武才教授曾介绍：“《整形外科学》是包括日本、印度、澳大利亚、新西兰在内的最好的教科书，是东方整形外科的旗舰……”他还在美国《整形再造外科杂志》上撰文推荐。近年来，随着整形美容外科不断发展，需要有更新、更专业、涵盖学科发展和创新性研究成果的学术专著问世。笔者 2006 年策划，2009 年 12 月向全国同行发起编撰《整形美容外科学全书》（以下简称《全书》）的邀请，迅速得到了国内外百余位教授、学者的积极响应。2010 年 9 月由成都华美美容医院协助承办了《全书》的编写会议，有百余位相关人员参加，会议成为编撰《全书》的动员大会，以及明确编撰要求、拟定编撰大纲的学术研讨会。如今，《全书》第一辑 10 分册已于 2013 年出版，第二辑 12 分册拟在 2014 年出版。这项编撰整形外科学术专著的巨大工程已结出了硕果。

2012 年 3 月《全书》第一辑被列为“2012 年度国家出版基金资助项目”，2013 年 4 月《全书》第二辑被列为“2013 年度国家出版基金资助项目”，这是整形外科学历史上的第一次，让所有参编人员在完成巨著的“长征”中增添了力量。编撰者们希望她的出版，可为中国以及世界整形美容学界增添光彩，并为我国整形美容外科的发展提供一套现代的、科学的、全面的、实用的和经典的教科书式的学术专著。这对年青一代的迅速成长和中国整形美容外科全面向世界高水平的发展都会发挥作用。正如我们在筹划编撰这套书时所讲“是为下一代备点粮草”。

二

《全书》的编撰者，有来自大陆各地的整形美容外科教授、主任医师、博士生导师、长江学者、国家首席科学家，还有来自中国台湾，以及美国、加拿大、韩国、日本、巴西等国家的学者、教授；既有老一辈专家，又有一批实践在一线且造诣深厚的中青年学者、学科带头人。笔者参加了大部分分册的编撰和编审过程，深深感谢编撰者们为编著《全书》所作出的奉献。《全书》的编撰，是一次学术界同行集中学习、总结和提高的过程，编撰者们站到本学科前沿编著了整形美容外科的过去、现在，并展望中国以及世界整形美容外科的未来。编撰者们深有体会：这是一次再学习的好机会，是我国整形美容外科向更高水平发展的操练，也是我国整形美容外科历史上一次规模空前宏大的编撰尝试。

三

在当今世界整形美容外科学界的优秀学术专著中，美国 Mathes S. J.(2006)主编出版的《整形外科学》(8 分册)被认为是内容最经典和最全面的教科书式的学术专著，但它在中国发行量极少，并且其中有不少章节叙述较简洁，或有些临床需要的内容没有阐明，因此，编撰出版我们自己的《全书》，作为中国同行实践的教科书尤为迫切。

在《全书》22 个分册中，除了传统的整形内容外，《正颌外科学》、《手及上肢先天性畸形》、《唇腭裂序列治疗学》、《儿童整形外科学》、《头颈部肿瘤和创伤缺损修复外科学》等专著，较为集中地论述了中外学者的经验，是人体畸形、缺损修复的指南。值得一提的是《眶颧整形外科学》和《面部轮廓整形美容外科学》分册，这是我国学者在整形外科中前瞻性研究和实践的成果。笔者 1994 年在上海召开的"全国第二届整形外科学术交流会"闭幕词中，号召开展"眶颧外科"和"面部轮廓外科"的研究和实践。在笔者 1995 年开始主持的"上海市重点学科建设"项目中，以及在全国同行的实践中，研究和推广了"颧弓和下颌角改形的面部轮廓美容整形"，"下颌骨延长和面部中 1/3 骨延长"，"眶腔扩大、缩小、移位和再造研究与实践"，加上在眶部先天性和外伤后畸形修复再造中，应用再生医学成果和数字化技术，近 20 年来全国同行的数以万计的临床实践和总结，才有了《眶颧整形外科学》、《面部轮廓整形美容外科学》分册的面世。

《全书》中将《血管瘤和脉管畸形》列为分册。血管瘤、脉管畸形是常见疾病，不但损害患儿(者)的外形、功能，而且常常有致命性伤害。血管瘤、脉管畸形相关临床和基础研究，是近十多年来我国发展迅速的学科分支。对数十万计患儿(者)的治疗和研究积累，使得本分册的编撰者多次被邀请到美洲、欧洲和亚洲其他国家做主题演讲。世界著名的法国教授 Marchac 说："今后我们有这样的病人，都转到你们中国去。"大量的实践和相关研究为本分册的高水平编撰打下了基础。

《肿瘤整形外科学》是一部填补空白的作品。它系统地介绍了肿瘤整形外科的基本概念、基本理论和临床实践，对肿瘤整形外科的命名、性质、范围、治疗原则和实践，以及组织工程技术在肿瘤整形外科的应用等做了详细论述。

《微创美容外科学》具体介绍了微创美容技术、软组织充填、细胞和干细胞抗衰老的应用和研究。

《全书》几乎涵盖了现今世界整形美容临床应用的各个方面，不仅有现代世界整形美容先进的基础知识和临床实践的论述，还有激光整形美容、再生医学、数字化技术、医用生物材料等医疗手段的应用指导，以及整形美容外科临床规范化、标准化研究和实践的最新成果。编撰者们力图为我国整形美容外科临床实践、研究、教育的发展建立航标。

从 1996 年《整形外科学》编撰起，到 2014 年《全书》全部出版，将历时 19 年，近百个单位、几百位学者参与。编撰者们参阅了中外文献几十万或百万篇，从数十万到数百万计的临床案例和经验总结中提炼出千余万字。中国现代整形外科发展的经验告诉我们，学习和创新是发展的第一要素，创新来自学习、实践和对结论的肯定与否定，经过认识→实践→肯定→否定→新认识→再实践→总结，不断循环前进。在学科前进的路途中，我们要清晰地认识自己，认识世界，要善于学习，不断创新，要有自己的语言和发展轨迹。

《全书》各个分册将陆续出版。虽然几经审校，错误和不足难以避免，恳切希望得到读者的批评和指正，以便再版时修正。

王炜

2014 年 4 月于上海

前 言 PREFACE

随着我国面部轮廓整形美容外科的迅速发展，人们对美的追求也在日益提高。人们对美的要求由以往的较为简单的重睑术、隆鼻术等常规的整形美容手术上升到对面部轮廓的美化上。现代东方女性的瓜子脸、尖下颏，越来越受到热捧，推崇瘦脸、将方形脸改为V形脸成了很多女性的追求目标。随着人们生活水平的不断提高，有车族越来越多，伴随而来的是车祸后面部创伤也在不断增多，许多面部创伤者要接受面部轮廓外科、颅颌面外科的治疗。近年来，随着医疗美容外科的发展，由整形美容外科、颅面外科、口腔颌面外科、神经外科、眼科、耳鼻科等结合的面部轮廓外科已逐渐形成。面部轮廓整形美容外科主要针对求美者对面部轮廓形态所提出的整形美容要求，利用整形美容外科原则及颅颌面外科技术，对面部的骨性结构进行整形、改造、增减、移位，通过对软组织的提升、增减等技术达到改变或改善脸形的目的，并对创伤后面部轮廓进行修复重建，对先天性畸形的面部轮廓进行修复等。该学科的学术队伍自2000年以来得到了快速的发展，但由于学科队伍的建设还存在着较多不足，尚缺乏较统一的具有特色的学科理论支持，故在近几年的学科发展中仍然出现了一些问题。在一些技术上和术中、术后的处理上产生了严重程度不等的并发症等问题，甚至出现了影响较大的死亡事故。这些现象的发生引起了国家各级监管部门的重视，也更加引起了行业团体组织的重视。中国整形美容医师协会整形美容医师分会于2010年组建了面部轮廓外科、颅颌面外科学组，并组织相关的专家学者对面部轮廓外科的基础理论培训及操作技术规范，逐渐提出了较为详尽的专科医师的要求，这些工作对行业的规范和技术的提高起到了一定的监督和促进作用。随着学科队伍的不断扩大，对于学科基础理论、技术操作原则等的培训需求和临床技术指导方面的论文及专著的需求非常迫切。在王炜教授的指导和要求下，在全国许多著名教授的关注和参与下，写作组于2010年9月接受了《整形美容外科学全书》之一的《面部轮廓整形美容外科学》分册的编写任务。经过国内外近30位学者三年多的辛勤努力，终于完成了本书的编撰工作。该书在我国尚属首部有关面部轮廓整形美容的专著，可以作为该专科学者们的临床参考用书。

《面部轮廓整形美容外科学》全书约75万字，300余幅图表，所有图片均由作者提供。全书共分16章，分别介绍了面部轮廓外科基础理论、面部轮廓美学评定标准、头影测量知识、面部轮廓外科的麻醉学要求、术前准备及围术期的处理，较详尽地介绍了面部轮廓外科专用设备及手术器械材料等；在手术部分中着重介绍了下颌角截骨手术，颧骨颧弓降低、增高及上下颌前突的后推手术；对于创伤后及先天性颅颌面畸形的常见手术治疗方法、常用手术急救措施等进行了较详尽的介绍；并对常用的面部轮廓整形中的材料及应用方法给予了详细的介绍；同时也介绍了注射充填改善面部轮廓的方法，较详细地介绍了国内外有关自体脂肪干细胞的提取和应用方法。

由于该学科在国内的起步较晚，积累的经验尚显不足，还不可能满足各个层次专业人员的需要，诚恳希望同行们给予批评指正，以便在今后的工作中得到提高。

在本书即将付梓之际，再一次感谢王炜教授对该书在编撰中给予的指导和帮助，感谢华美紫馨医学美容医院对《整形美容外科全书》及《面部轮廓整形美容外科学》编写过程的大力支持和帮助，感谢赵红芳女士对该书图文编排、打印工作付出的艰辛及努力，感谢家人及朋友们的支持与关心。

艾玉峰　柳大烈

2014 年 1 月 10 日

目 录 CONTENTS

P205 第十章 上、下颌前突畸形的治疗

P236 第十一章 下颌角肥大的手术治疗

P276 第十二章 颧骨颧弓肥大的手术治疗

P308 第十三章 面部轮廓整形美容的充填方法

P342 第十四章 面部软组织轮廓整形美容手术

P355 第十五章 颅颌面双侧不对称畸形的整形

P405 第十六章 颅颌面外伤急救治疗

第一章
概论

第一节　面部轮廓外科和发展历史

一、定义

面部轮廓外科是应用内科或外科手段使头面部创伤及畸形的轮廓得到修复、再造，或使正常的轮廓得到美化。

二、面部轮廓外科和专科医师

面部轮廓是由头面部的骨和其覆盖的软组织所构成，骨和软组织的形态、结构、数量、体积、分布状况等影响着头面部的轮廓形态。面部轮廓矫正有两种需求：一是由于头面部先天性畸形，或创伤、疾病、肿瘤切除引起的头面部轮廓畸形的矫正；二是正常人群要求改善面部轮廓形态，以使自己更加美丽或年轻化。前者称为面部轮廓整形外科，属颅颌面外科范畴，后者属于面部轮廓整形美容外科。作为整形外科医师，只有具备丰富的整形外科、显微外科、颅颌面外科的知识和实践技能，才能熟练地开展面部轮廓整形美容外科实践，并可能在实践中发展和创新。

三、面部轮廓外科的内容和本书讨论重点

（一）面部轮廓整形外科

面部轮廓整形外科包括头面部软组织轮廓畸形及创伤的修复、再造和美化，以及头面部骨结构畸形及创伤的修复、再造和美化两部分。头面部软组织轮廓矫正自整形外科诞生之时便有，用于修复因先天性畸形或创伤、疾病、肿瘤切除造成的头面部轮廓畸形。显微外科发展过程中出现的带血管游离组织移植等多项发明创造，使面部软组织轮廓整形得到了迅速发展。自 1964 年由 Tissier P.创建颅颌面外科后，面部轮廓整形外科得到了大的发展，采用截骨、植骨术，按正常的解剖标准重新组合排列，以改善或恢复头面部功能及外形。另外，正颌外科学、头面部创伤修复外科学、唇腭裂系列治疗以及肿瘤整形外科学的发展，丰富了面部轮廓整形的内涵，为矫正颅颌面先天或后天畸形，修复肿瘤根治术后的缺损创造了条件。

（二）面部轮廓整形美容外科

面部轮廓整形美容在东方较为流行。由于大多数东方人希望自己有一蛋形面部轮廓或是瓜子形面容，特别是年轻女性，会要求将凸出的颧弓体缩小，压低，变平坦，切除和降低外展的下颌角。这类面部骨结构改造的整形美容手术，对于外科医师或是求美者而言都是勇敢的选择，也是本书

讨论的重点内容。

目前，软组织充填面部轮廓整形迅速发展，包括脂肪抽吸、注射脂肪移植以及软组织充填。影响和调控外周组织代谢、生长或萎缩规律的制剂的问世，使面部轮廓整形和美容增加了内科医疗手段——面部轮廓整形内科，相关内容本书叙述不多。

在面部轮廓整形美容中，有关颊部制造酒窝，颏部整形（前移或后缩），鼻形态美化，眶形态、结构改造，以及面中部凹陷或凸出矫正等的内容，分别在鼻整形、正颌外科、眶颧外科以及唇腭裂整形等专著中论述，本书重点阐明面部轮廓骨结构整形美容的研究和实践。

四、下颌骨轮廓整形美容和颧弓缩小面部轮廓整形美容发展史

（一）下颌骨轮廓整形美容

早在 19 世纪就有咬肌缩小的整形手术。进入 20 世纪 80 年代，东方年轻女性以瘦脸为美，要求面部轮廓整形美容的求美者遍布城市、农村，要求进行下颌骨整形、咬肌缩小、颏整形等。由于中国在较长一段时间内限制整形美容，因此，只有特殊职业的人群持介绍信才能得到手术机会。自 20 世纪 70～80 年代解除禁令后，这类整形美容才得到迅猛发展。所以，面部轮廓整形美容外科的中国同行较少将自己的经验写成论文报道。

下颌角缩小整形手术在 20 世纪 40 年代就有报道，但直到 80 年代初期，笔者所在的医院还多半采用口外切口达到下颌角截骨缩小的目的，手术后面部轮廓形态美化的效果是达到了，但是在下颌角下方留有 2cm 左右的皮肤瘢痕。为改善手术效果，后来发展采用口内、口外联合切口下颌角缩小术（穆雄铮、王炜法），使口外瘢痕缩小到 0.5cm 左右；后继续发展为耳后、耳下切口下颌角缩小术（艾玉峰法），手术切口瘢痕较为隐蔽。即使如此，对于东方人而言，仍有面部可见瘢痕的遗憾。由于微型电钻的广泛应用，口内照明及手术暴露的拉钩、剥离子的改进和问世，自 20 世纪 80 年代后期开始，面部轮廓整形美容外科的中国同行多选用口内切口下颌角截骨或磨削缩小术。

（二）颧弓缩小面部轮廓整形美容

高加索人面部轮廓多为长圆形，颧弓平坦或凹陷，缺少立体感，女性要求做颧弓区提高或增宽美化。Hinderer 在 1975 年报道用假体充填作颧弓垫高，进行颧弓扩大术。显然，颧弓假体充填再造手术较颧弓截断移位固定的颧弓缩小整形简单多了。

但是，东方女性欣赏和期望有高加索人的长圆形面部轮廓，期望颧骨体平坦，颧弓狭窄，颞部饱满，面颞、颧、颊的线条柔和且呈圆弧形线，脸形显得自然、平缓、柔和。东亚和东南亚人，包括中国、日本、韩国、蒙古国以及东南亚地区人种的颧骨宽厚，颧弓突出，向两侧展开或肥大，颞部凹陷，脸形呈方形或菱形，颧骨和颧弓明显肥大，再伴有宽大和外展的下颌角，形成方形的面部轮廓，缺少柔顺线条。东方女性因为脸形男性化而不悦，由于难以忍受方形面孔，愿意冒手术风险改善面部轮廓，因此，颧弓缩小手术在东方国家应运而生。虽然如此，由于中国的国情，这类大创伤整形美容手术的最初尝试，只能开始于中国周边的东方国家。

1 Onizuka T.颧弓缩小　颧弓缩小手术最先由 Onizuka T.等在 1983 年报道，取口腔上颊沟黏膜切口作颧弓缩小术、颧弓截骨术，采用宽扁骨凿截骨，共报道 6 例，其创伤和手术难以控制的风险是可想而知的。Onizuka、Watanabe、Takasu 等真可谓是大胆的尝试者。

2 Beak S. M.颧弓缩小　Beak S. M.（1991）报道了颧弓缩小手术，采用典型颅面外科冠状切口，切口从一侧耳前到对侧耳前，颧骨的截断和上移在可视的情况下完成。颧弓截断，上移，重新固定，达到颧弓缩小的目的。作者报道了 94 例临床案例，这种颧弓缩小手术后来为面部轮廓整形美容外科的同行所推荐。1993 年，Beak S. M. 被邀请来中国上海，为一位眶和颧弓骨折、眶畸形凹陷

的演员进行手术矫正。上海交通大学医学院附属第九人民医院（以下简称上海第九人民医院）从1994年开始对Beak S. M. 的颧弓缩小手术进行了改进并用于临床。

3 Sumiya N.耳前切口颧弓缩小改进　Sumiya N.等1997年报道了颧弓缩小整形改良手术，应用耳前小切口联合口内切口做颧弓缩小手术，避免了颅面外科冠状切口创伤较大的遗憾。虽然笔者认为其手术方法创伤小、效果好，但是由于手术切口较小，截骨的颧骨体上移的自由度以及固定的随意性选择没有冠状切口方便和准确，而且耳前切口留有皮肤瘢痕，同时还有损伤面神经的危险（图1-1～图1-4）。

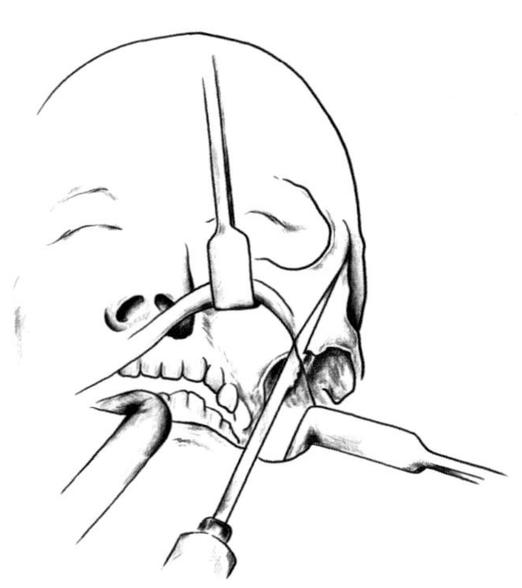

图1-1　取口内上颊沟黏膜切口，暴露颧弓，用来复锯距离外侧缘5mm截骨

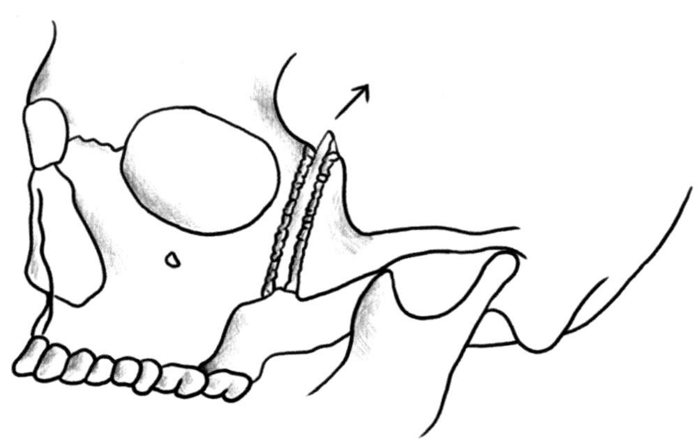

图1-2　当颧弓截断后，截除3mm颧骨

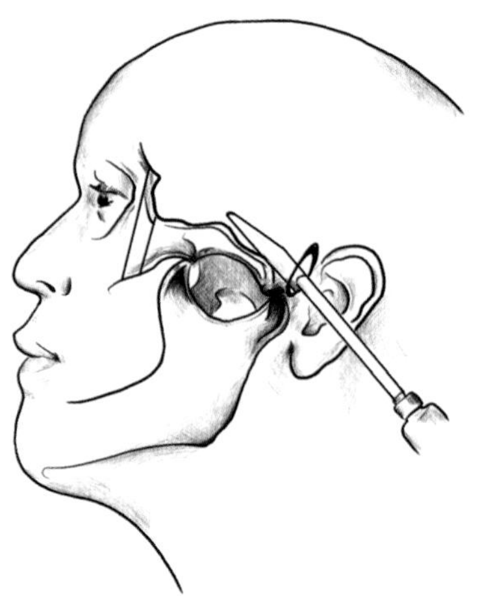

图 1-3　在耳前作一 2cm 切口，直至颧弓，用来复锯在颞颌关节前方锯断颧骨，使颧骨体游离

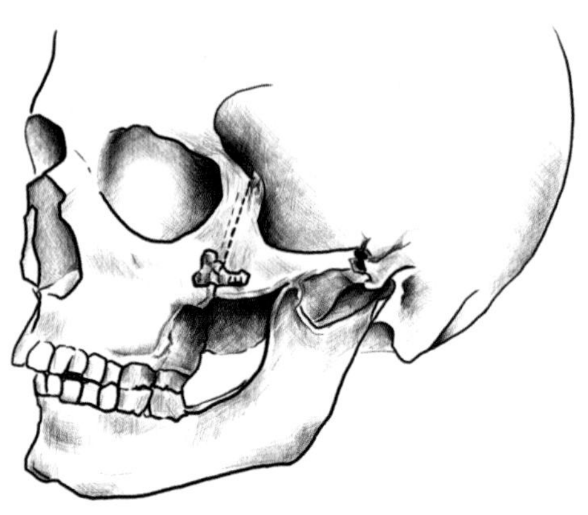

图 1-4　颧骨弓安全游离后，将其向内、向上移位，以微型钢板固定

4 Cho B. C.改进颧弓缩小　Cho B. C.等 1998 年报道了 Beak S. M.颧弓缩小手术改进法，仍采用冠状切口，前额眶周以及颧骨前方骨膜分离，颧弓后方骨膜和表面不分离，和周围软组织相连，以提供血供；暴露颧骨体，眶外侧截骨在颧额缝眶外侧进行，向内跨过上颌骨颧骨线，保护眶外侧缘(图 1-5)，外侧的截骨垂直线(图 1-6)，将截骨的颧骨向上向后固定(图 1-7)。该术式和 Beak S. M.的术式相似，文中叙述的"颧弓后方骨膜和表面不分离，和周围软组织相连，以提供血供"其实在手术中是不易实现的。

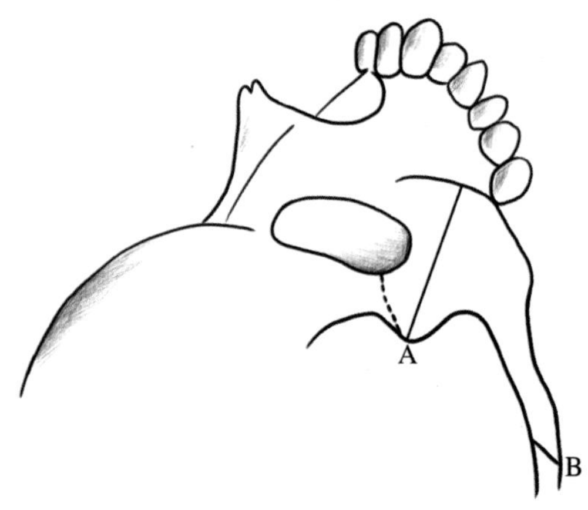

图 1-5　显示颧骨截骨设计线
A. 眶外侧截骨线　B. 颧弓截骨线

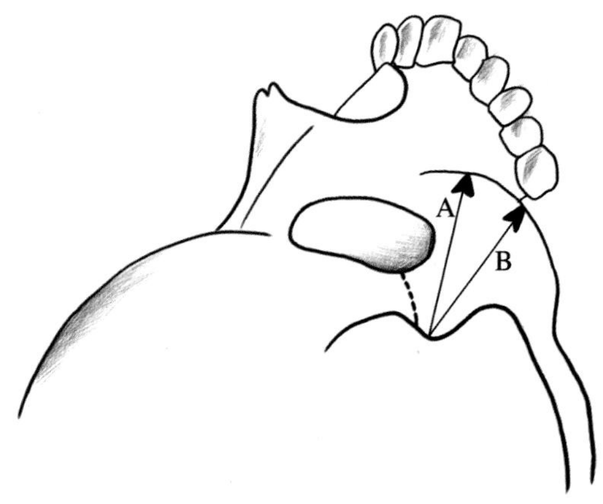

图 1-6　显示眶截骨线的方向
A. 眶截骨线斜向中线　B. 垂直线

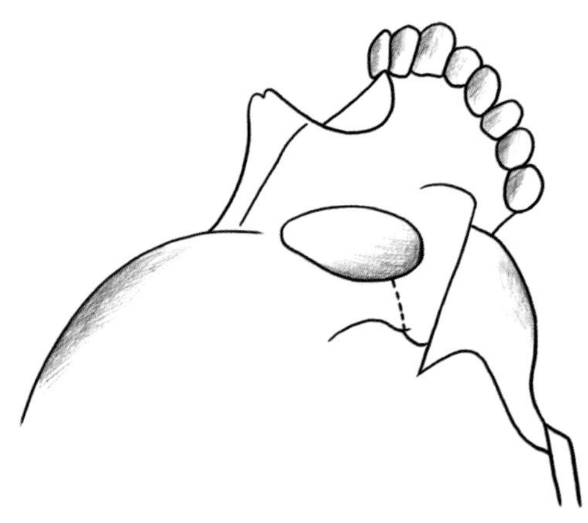

图 1-7　颧骨截骨后提升固定

五、我国面部轮廓整形美容外科发展概况

由于国内限制整形美容外科实践多年，使高风险的面部轮廓整形美容的发展稍有滞后，但是上海第九人民医院整形外科的面部轮廓整形美容实践，在时间上是和世界同步的，开始于 1993 年。进入21 世纪以后，全国面部轮廓整形美容迅速发展，并逐渐普及。近年来在面部轮廓整形美容外科技术发展和创新方面，以及在施行面部轮廓整形的案例数目上，笔者相信中国面部轮廓整形美容得到了快速发展。从近年来国内期刊发表的论文统计可看出该领域的发展状况（表 1-1）。

表 1-1　1991～2013 年国内期刊发表的面部轮廓整形美容外科论文（篇）

（据万方数据网站不完全统计）

期刊论文	面部年轻化	颧弓缩小	下颌角缩小	注射肉毒素、玻尿酸
1991～1995	1	0	0	0
1996～2000	2	1	0	55
2001～2005	27	5	17	462
2006～2010	103	15	45	598
2011～2013	100	14	25	445
合计	233	35	87	1560

第二节 面部轮廓整形美容外科的基础和演变

面部轮廓整形美容外科起源于面部整形外科和颅颌面外科。中国颅颌面外科于1977年由张涤生、姚德成等用于整形外科临床，王大玫、汪良能随后相继开展。中国在较长的一段时期里限制整形美容外科，直到20世纪80年代初期才开始开展下颌角缩小整形美容实践，80年代创造了多项显微外科组织移植修复颅面轮廓的方法，以及带血供颅骨外板移植修复眶、颧缺损等面部轮廓整形美容方法。1993年开展颧骨、眶腔整形美容，1994年开展颧弓缩小面部轮廓整形美容。面部轮廓整形美容外科实践因颅颌面外科、显微外科、数字医学以及医疗器械、设备的发展而有所创新。上海第九人民医院整形外科与全国同行的发展经历，为世界面部轮廓整形美容外科的发展增加了东方创新因素。

一、显微外科的发展促进了面部轮廓外科的发展

显微外科的发展带来面部轮廓外科修复重建手段的多样化，使原来不能修复的缺损或畸形得到医治可能，改善了修复疗效。

（一）病例一

成年女性，20世纪80年代入院。由于车祸造成颅脑损伤，面中1/3凹陷，伤后数年来医院要求做面部轮廓畸形美容整形。设计带颞浅筋膜血供的颅骨外板移植，移植骨片和颞浅筋膜相连，带蒂转移，修复额部凹陷性骨折、骨缺损。手术后矫正了畸形，使额部凹陷得到矫正，面容得到明显美化和年轻化（图1-8）。

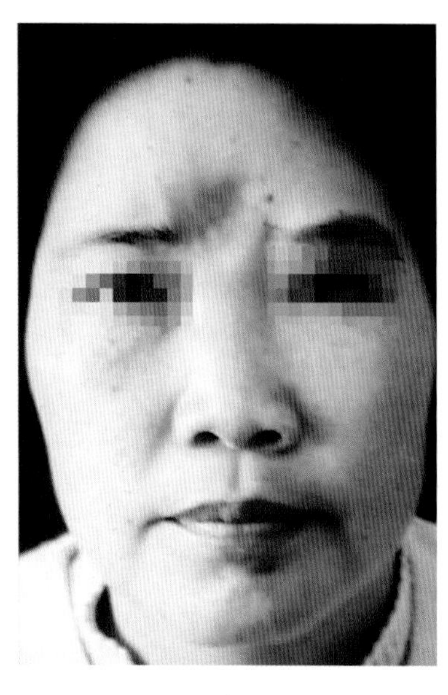
A

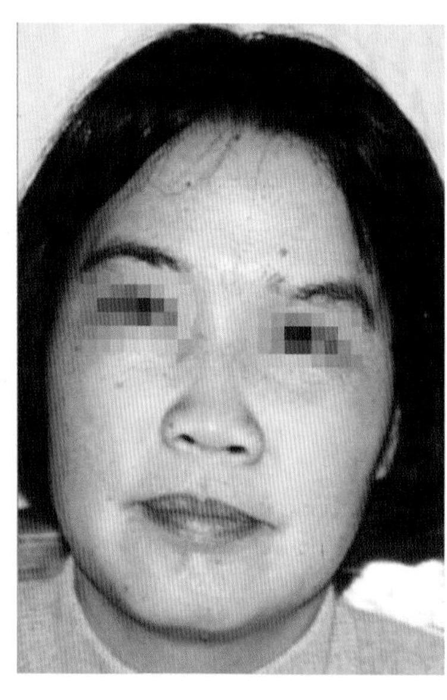
B

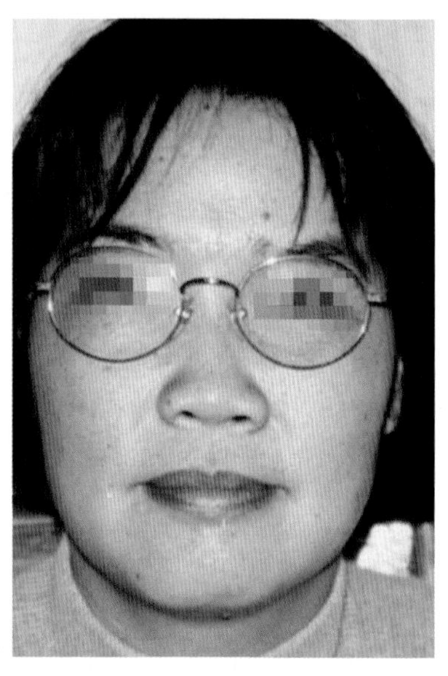
C

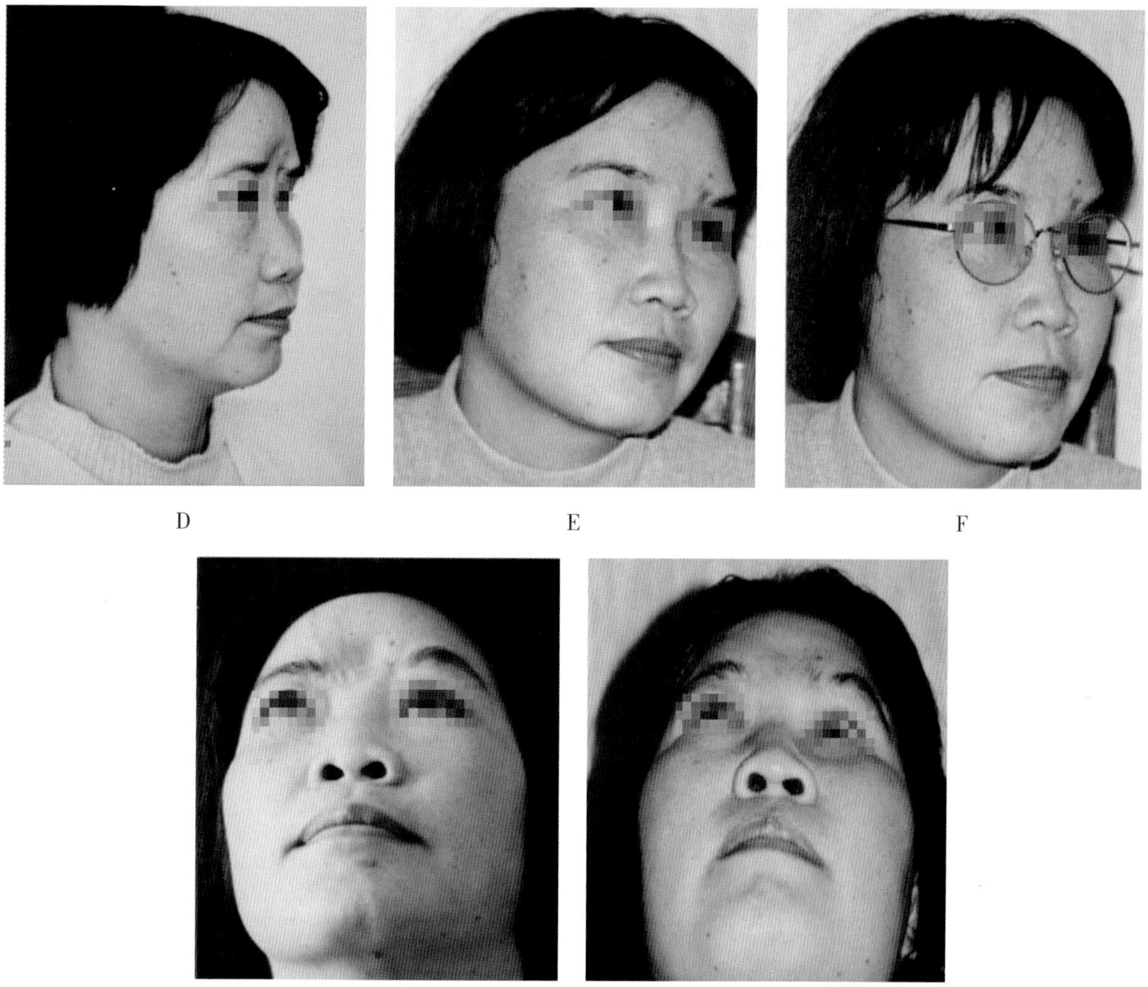

D E F

G H

图 1-8 车祸造成颅脑损伤，面中 1/3 凹陷畸形，经面部轮廓美容整形后，得到美化和年轻化
A、D、G. 术前 B、C、E、F、H. 术后三个月

（二）病例二

一儿童患先天性颅面畸形——Treacher-Collins 综合征，严重眶颧发育不良和畸形，20 世纪 80 年代入院。采用显微外科带颞浅筋膜血供的颅骨外板移植，作眶外侧缘和颧再造，面部眶颧轮廓畸形一期矫正（图 1-9）。

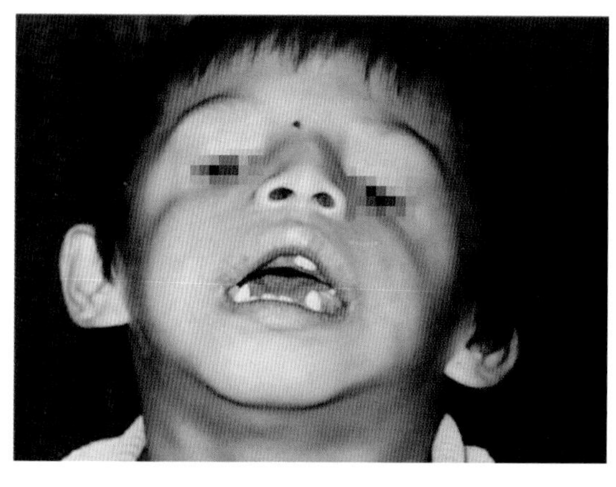

A

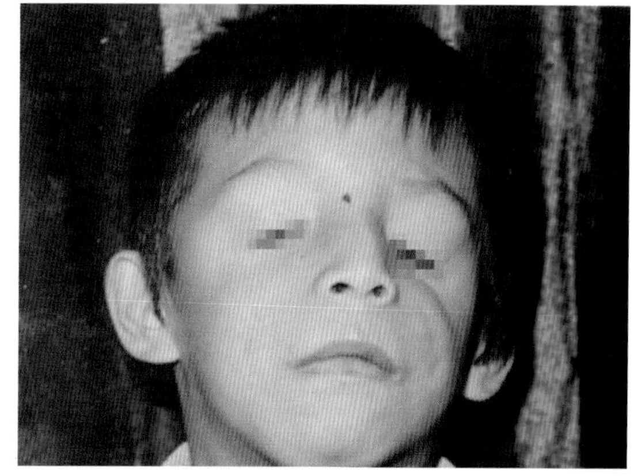

B

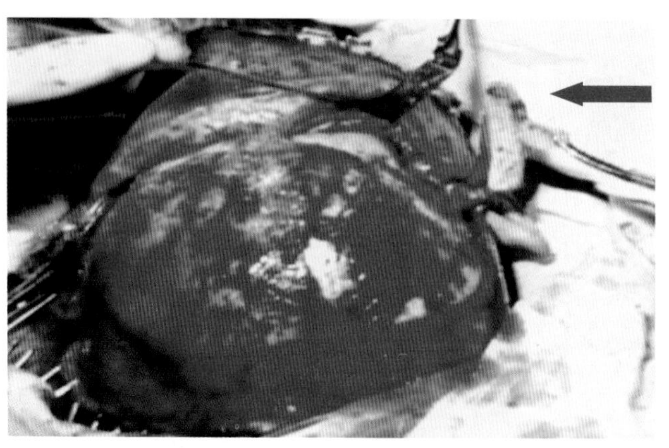

C

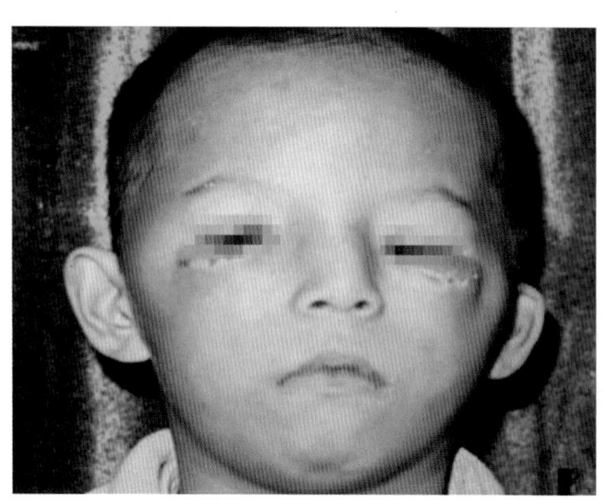

D

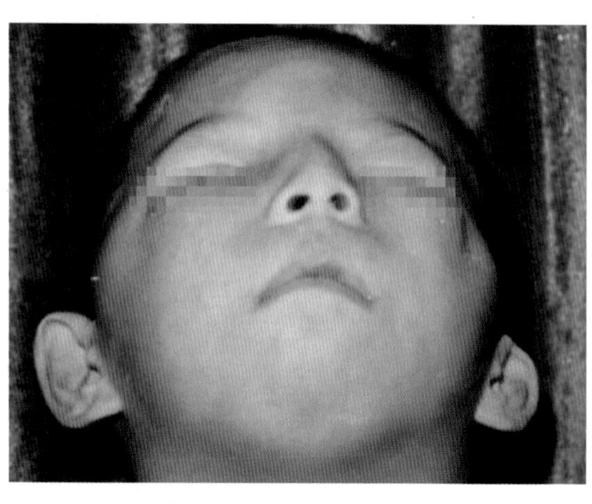

E

图 1-9 Treacher-Collins 综合征

A、B. 术前 C. 术中，图右上可见带颞浅筋膜血供的 T 形颅骨外板骨片，准备移植，再造外侧眶上缘、眶下缘和部分颧弓 D、E. 面部轮廓畸形修复术后

（三）病例三

1989 年案例。显微外科创造了面部软组织轮廓的动态重建——用显微外科带神经血管肌肉一期移植，修复患病 13 年的面神经瘫痪患者（图 1-10）。

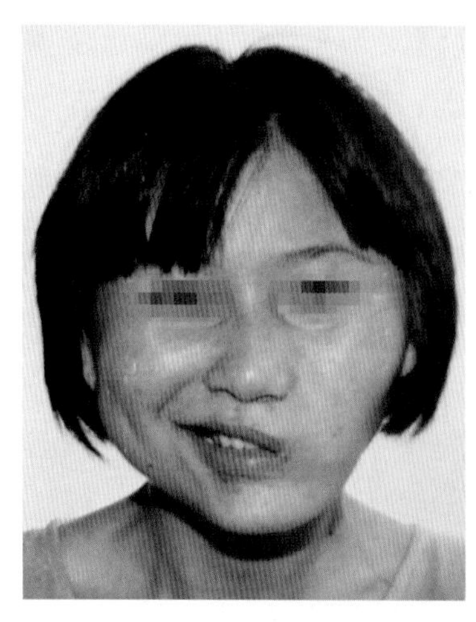

A

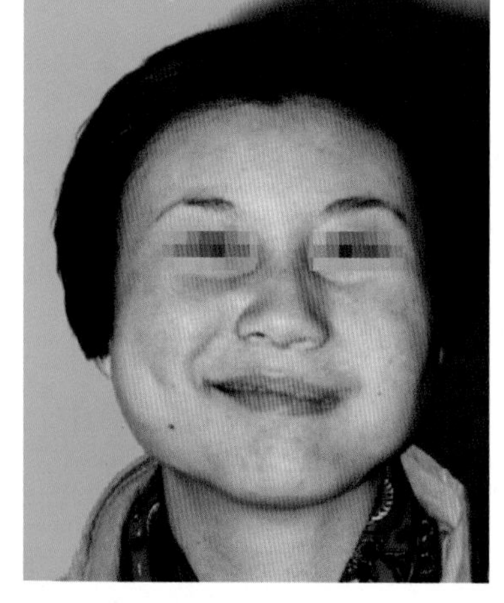

B

图 1-10 面神经瘫痪 13 年，经整形手术矫正，恢复动态轮廓

A. 术前 B. 术后

二、数字医学在颅颌面外科实践中促进了面部轮廓外科发展

颅颌面外科是面部轮廓整形美容的基础，数字医学促进了面部轮廓整形美容的发展，进入 21 世纪后，已逐步为同行所重视。

1 数字医学拓宽了面部轮廓整形研究和实践道路。

2 数字医学用于面部轮廓整形的诊断、功能、外形测量、评定。

3 数字医学用于手术设计、种植物逆向复制和手术效果评定。

4 数字医学用于手术导航、机器人手术。

病例：

2002 年病例。患儿颅骨外伤性缺损，应用计算机逆向图像处理系统，三维打印复制，准确设计制造颅骨缺损修复种植物，修复头颅缺损（图 1-11）（曹谊林供图）。

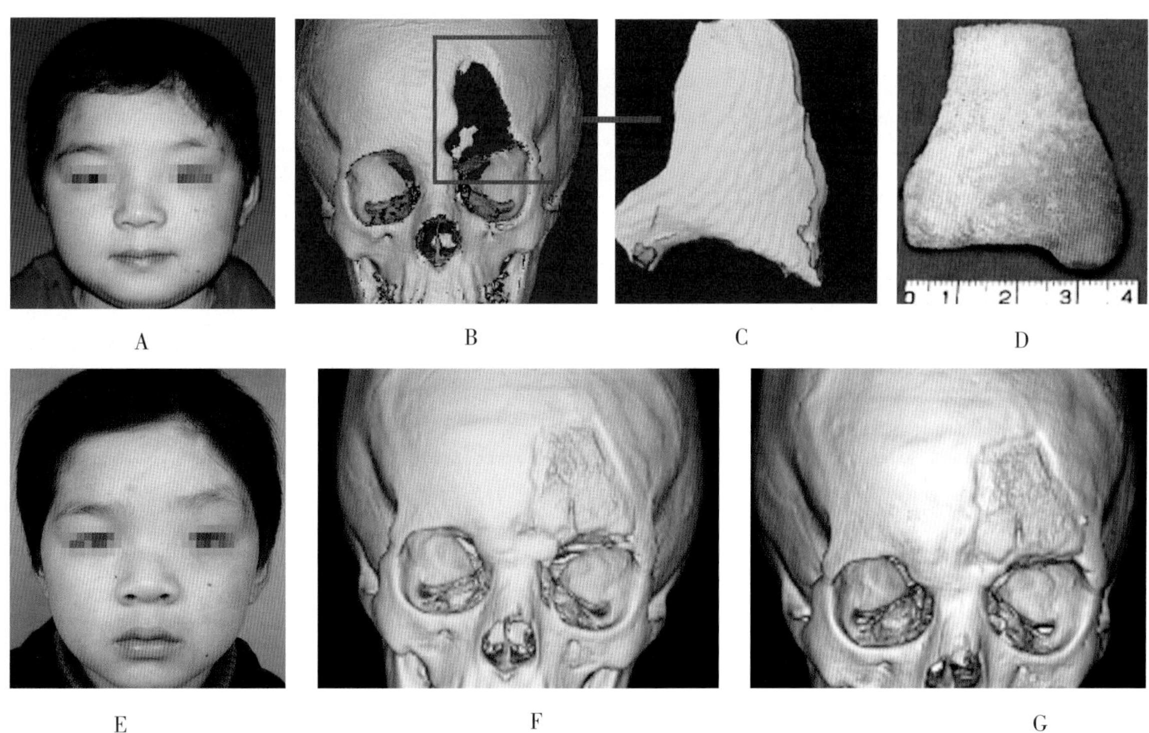

图 1-11　应用计算机逆向图像处理，设计颅骨缺损修复种植物，修复头颅缺损

A. 术前　B. 术前三维 CT 眶上壁及额骨部分缺损　C. 三维打印修复骨缺损修复体　D. 三维打印修复体　E. 骨缺损修复术后　F. 修复后三维 CT　G. 修复愈合后三维 CT

三、整形外科基本技术、整形内科医疗手段开辟了修复重建和面部轮廓美化修复、重建、实践的空间

以整形外科基本技术发展为基础，以现代的整形美容内科医疗技术为手段，面部轮廓美容整形的临床医疗领域得到了拓宽并取得了进步。

（一）病例一

20 世纪 90 年代中期案例。中年女性，被熊咬伤多年，面部多器官缺损畸形——面中部缺损，鼻、上唇、人中缺损，右眼角畸形。当时正值国际上报道异体全面移植而引起医学界高度注意，采用额部预制全鼻再造，改良带蒂下唇、颏部、颏下部皮瓣及两侧颊部皮瓣转移，做上唇、人中、面部轮

廓再造，眼角修复。手术效果和面部异体移植相比，安全、有效、花费较少，对身体状况没有损害，功能和面部轮廓再造的外形能维持终身（图 1-12）。

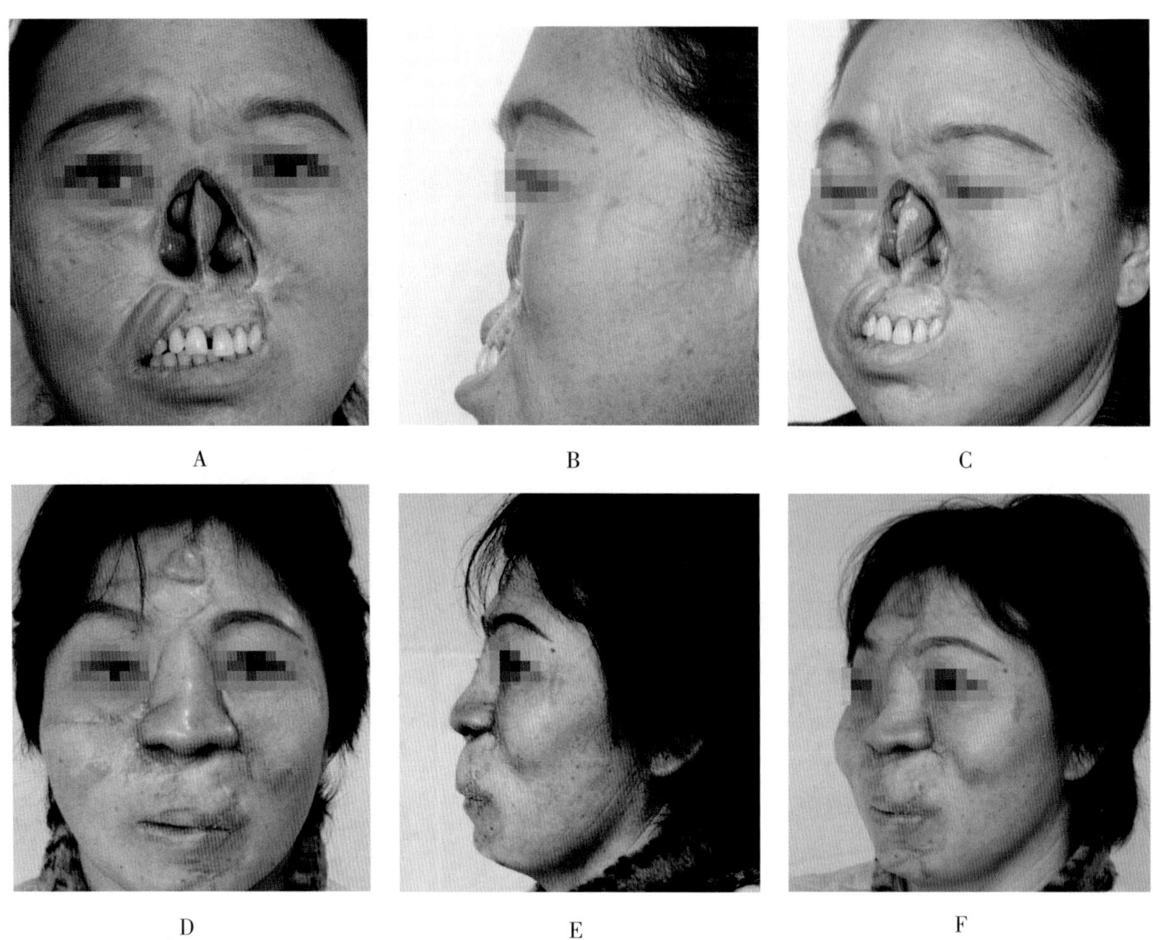

图 1-12　中年女性，熊咬伤，面部多器官缺损畸形，应用整形外科基本技术，修复再造面部多器官缺损，美化面部轮廓

A. 术前正面　B. 术前侧面　C. 术前 45°角　D. 术后正面　E. 术后侧面　F. 术后 45°角

面部肿瘤是面部轮廓损害的重要病因。

（二）病例二

20 世纪 90 年代案例。患者为先天性血管畸形，面部轮廓严重畸形，过去认为难以医治的案例，应用介入手段治愈（图 1-13，林晓曦供图）。

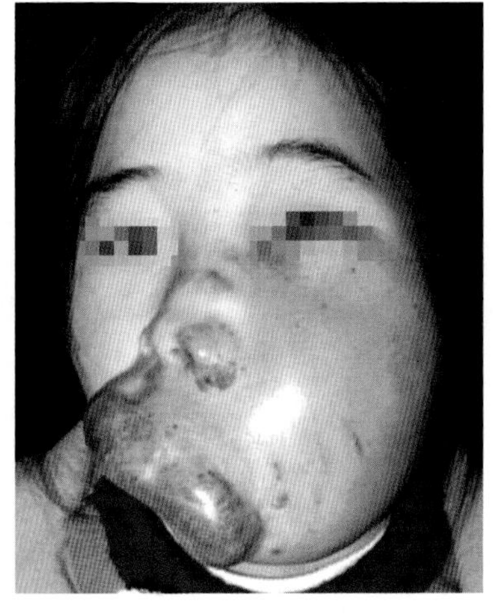

A

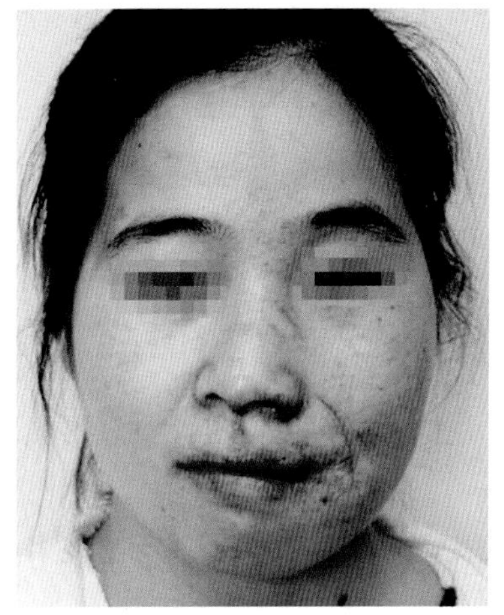

B

图 1-13 先天性血管畸形,面部轮廓严重畸形,应用介入手段治愈
A. 术前 B. 术后

(王炜)

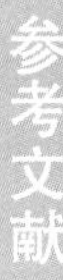

参考文献

[1] Hinderer U T. Malar implants for improvement of the facial appearance[J]. Plast Reconstr Surg, 1975, 56(2): 157-165.

[2] Onizuka T, Watanabe K, Takasu K, et al. Reduction malarplasty[J]. Aesthetic Plast Surg, 1983, 7(2): 121-125.

[3] Baek S M, Chung Y D, Kim S S. Reduction malarplasty[J]. Plast Reconstr Surg, 1991, 88(1): 53-61.

[4] Sumiya N, Kondo S, Ito Y, et al. Reduction malarplasty[J]. Plast Reconstr Surg, 1997, 100(2): 461-467.

[5] Cho B C, Lee J H, Baik B S. Technical strategies reduction malarplasty using sliding setback osteotomy[J]. J Craniofac Surg, 1998, 9(3): 275-279.

第二章 面部轮廓外科基础

第一节 基础医学知识

人类一直梦想有一天能够随心地改变自己的容貌,真正变得美若天仙。随着颅颌面外科、整形外科、显微外科的发展及面部轮廓外科技术的日益成熟,我们已能将所有颅颌面骨进行切割、排列、重新组合塑形,以塑造出理想的美丽面容。面部轮廓整形技术主要是应用手术或非手术方法(如截骨固定、注射、填充技术),根据面部美学原理进行部分或整体改变面部骨性框架及软组织形态,以改善面部轮廓线条,达到美学目的。手术涉及颅、眶、鼻骨及上下颌骨多个部位的截骨、移位、重新组合、植骨及固定等复杂操作和填充塑形。由于部分面部轮廓整形美容手术有可能产生严重并发症,甚至导致失明、死亡,风险较大,而导致此类问题的主要原因是手术技术及辅助设备的不完备,尤其是与术者的颅颌面局部解剖、组织胚胎发育、放射影像等基础医学知识薄弱有关。因此,有必要全面了解并掌握面部轮廓整形美容相关基础医学知识。

一、颅颌面的胚胎学及生长发育

颅颌面的生长发育是面部轮廓整形美容外科重要的基础理论知识。颅颌面在生长发育过程中,由于受到遗传、环境等多种因素的影响,可导致颅颌面畸形或缺陷,而畸形或缺陷的发生,又可进一步影响颅颌面的正常生长发育,最终影响面部容貌。了解并掌握正常的颅颌面组织生长发育规律,以及颅颌面畸形或缺陷的发生、发展变化规律,有助于对畸形或缺陷作出正确诊疗,对预后作出判断。

人体的生长和发育虽然同时进行,但含义不同。生长是指细胞繁殖、增大,细胞间质增加,主要表现为各组织、器官、系统和整个身体的大小和重量的增加;生长是一种量变的现象,可以通过一定的方法进行测量。发育是细胞与组织的分化以及相应的功能变化及形态的改变;发育是一个由低级向高级发展的生物学进化过程。生长和发育是人体从受精卵开始到出生直至死亡的一系列正常变化过程,从时间上看,短期是生理学改变,长期是遗传和进化。因此,生长是大小数量上的改变,发育是生长加分化加进化的本质转变。

人体从受精卵开始到发育成离开母体能独立生活的成熟胎儿为止,大约要经过 38 周,即十月怀胎。胚胎发育经过第 1 周的卵裂期、第 2 周的两胚层期、第 3 周的三胚层期,至第 4 周的体节期后,出现头曲、项曲、鳃弓及尾突,至第 8 周,头端已初具面形,由脑颅和鳃咽两部分组成。以下重点介绍颅颌面的生长发育。

（一）颅骨的生长发育

脑颅骨的生长发育可分为颅顶骨的生长发育和颅底骨的生长发育两部分。

1 颅顶骨的生长发育　脑表面被覆的间充质组织中，部分细胞分化为成骨细胞。成骨细胞产生骨纤维和基板，基质逐渐钙沉积，构成骨质及其周围的骨膜。骨膜下有成骨细胞和破骨细胞。成骨细胞不断造骨，使颅顶骨增厚并向外周扩大；破骨细胞将骨破坏、吸收，使颅腔向外不断扩大（图2-1）。

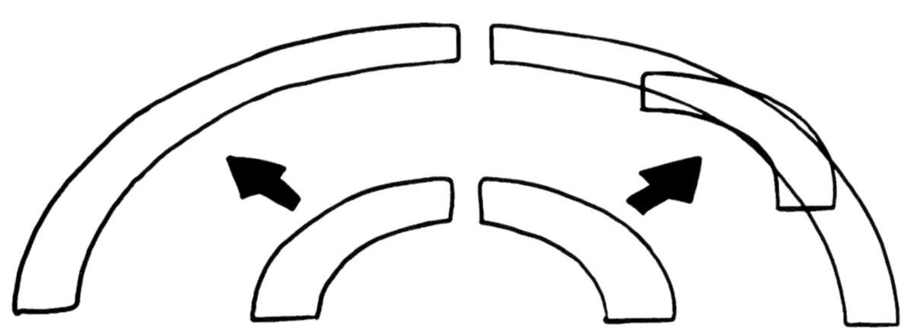

图 2-1　颅顶骨的生长与骨外形的改建

胎儿和婴儿期，颅顶各骨间有致密结缔组织构成的膜性连接，称颅缝。多个颅顶骨间三边或四边形宽阔缝隙称囟门。囟门共计有 6 个，分别是两侧顶骨与额骨之间的前囟，两侧顶骨与枕骨之间的后囟，额、顶、颞、蝶骨之间的左、右蝶囟，顶、枕、颞骨之间的左、右乳突囟（图 2-2）。

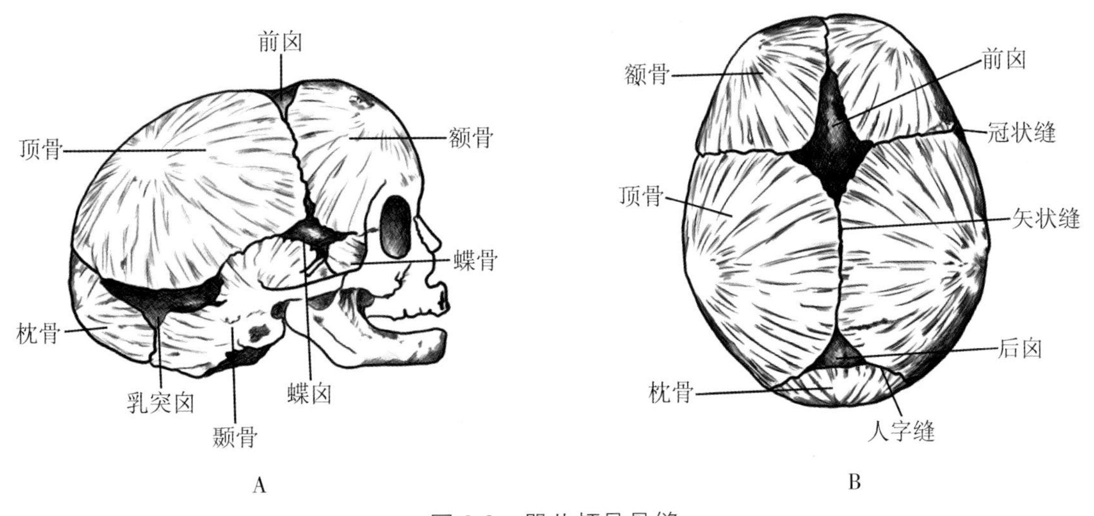

图 2-2　婴儿颅骨骨缝

颅骨在出生前生长迅速，1～2 岁时生长较快，5 岁后颅骨生长速度逐渐减缓，7 岁左右已达成人的 90%。囟门不但有利于胎儿出生时颅顶骨变形通过产道，更有利于出生后脑组织生长发育，体积扩大。后囟、蝶囟通常在出生后 2～3 个月内闭合，乳突囟闭合于出生后 1 岁，前囟约 2 岁半时闭合。额缝在 8 岁融合，矢状缝、冠状缝和人字缝在成年后融合。

2 颅底骨的生长发育　胚胎早期，间充质内形成初具成年骨形态的软骨雏形，称为软骨性颅底。软骨外周的间充质形成软骨膜。软骨膜下部分细胞分化为成骨细胞，在软骨内成骨，并逐步形成骨性颅底。

颅底骨的生长发育以软骨增生为主。颅底骨生长主要在于颅底软骨联合。颅底软骨联合主要有:①蝶枕软骨联合,位于枕骨与蝶骨之间,封闭时间男性为 13～18 岁,女性为 12～16 岁;②蝶骨间软骨联合,位于蝶骨体的前部与后部之间,出生时封闭;③蝶骨体两侧与蝶骨大翼间软骨联合,出生时封闭;④枕骨各部之间的软骨联合,出生后 3～5 年封闭;⑤蝶筛软骨联合,位于蝶骨与筛骨的连接处,7 岁前生长活跃,约在 25 岁形成蝶筛骨联合(图 2-3)。

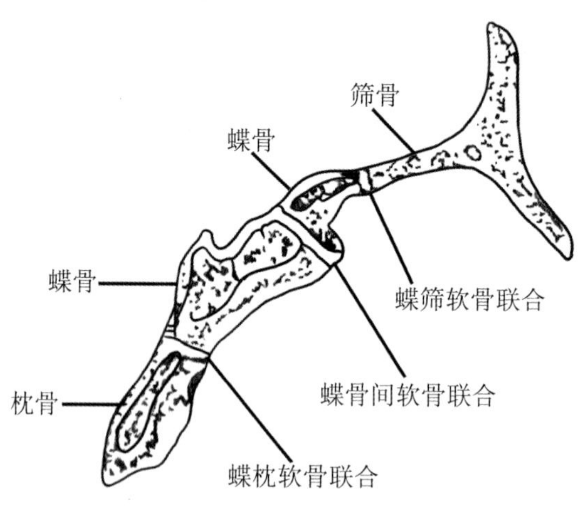

图 2-3　颅底的软骨联合

蝶枕软骨联合维持时间较长,是增加颅底大小的独立生长中心。软骨联合的背面受到拉力,使颅底长度增加,蝶枕骨的骨缝生长,颅底向前方增长。因此,颅底软骨联合过早闭合或发育异常,可导致颅底发育畸形,影响面中部的发育。

(二)面部的生长发育

面部发育的早期阶段需经历面部各胚突的生长、分化和相互联合的复杂过程(图 2-4)。

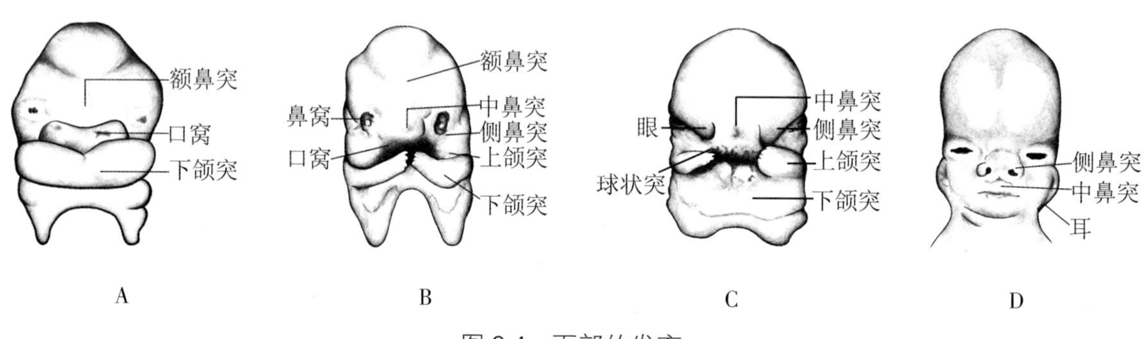

图 2-4　面部的发育

A. 胚胎第 4 周　B. 胚胎第 5 周　C. 胚胎第 6 周　D. 胚胎第 8 周

1 面部各胚突的生长、分化、联合　胚胎第 3 周,头部已开始发育。起初,胚胎头端膨大,形成前脑。前脑的下端向前下膨起,形成一宽大突起的额鼻突,其下方有下颌突。下颌突生长迅速,由两侧向前生长,在中线处联合。胚胎约第 24 天,下颌突的根部颅侧形成一个次级隆起,称为上颌突。上方额鼻突、下方下颌突、两侧上颌突围成一凹陷,称为口窝,形成口腔。

胚胎约第 4 周末,额鼻突末端被两个浅凹分成了 3 个突起,两个浅凹,称为嗅窝(即鼻凹),形成鼻孔,中间为中鼻突,两侧为侧鼻突。

胚胎第 5 周时,中鼻突生长迅速,其末端出现两个球形隆起,称为球状突。两球状突的中央部分联合，形成人中。若两侧球状突内部未联合或只是部分联合，则形成上唇正中裂，但极为罕见。

球状突与同侧的上颌突联合，形成上唇及上唇角隅。角隅以内的上唇来自球状突，角隅以外的上唇来自上颌突。由于一侧或两侧球状突与上颌突未联合或只是部分联合，则形成单侧或双侧唇裂（多见于上唇），但以单侧唇裂多见。唇裂常伴有上颌侧切牙与尖牙之间的腭裂。

侧鼻突与同侧的上颌突联合，形成鼻梁的侧面、鼻翼和部分面颊。若侧鼻突与上颌突未联合，则形成斜面裂。斜面裂的裂隙由上唇区开始，沿着鼻翼部经面颊至眼睑下缘。如侧鼻突与中鼻突之间发育不全，则形成纵行的侧鼻裂，但极其罕见。

上颌突与下颌突由后向前联合，形成面颊，同时使口窝（原始口腔）逐步缩小至正常口腔大小。上、下颌突联合点形成口角。若上颌突与下颌突未联合，或只是部分联合，则在面颊部形成面横裂，裂隙可从口角至耳屏前。如果仅部分联合，则形成大口畸形；如果联合太多则口裂很小，形成小口畸形（图 2-5，图 2-6）。

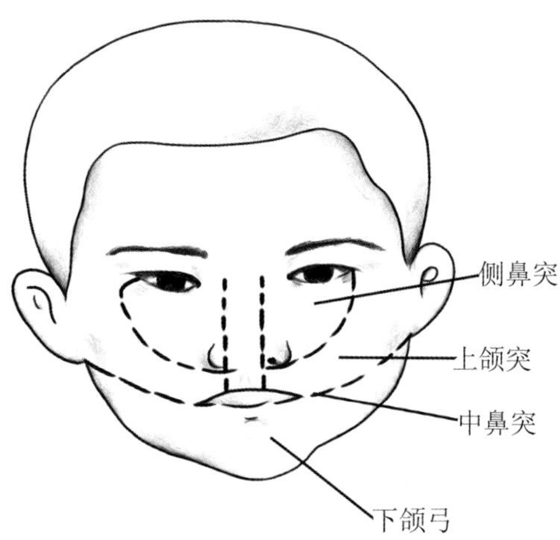

图 2-5　成人面部各突起融合的部位

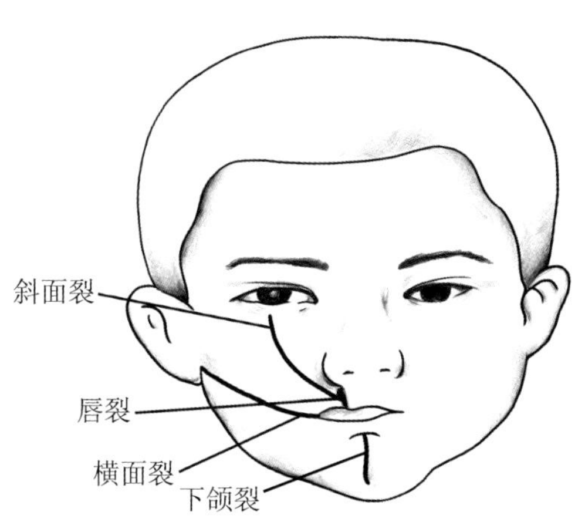

图 2-6　面裂发生的部位

下颌突在中线处联合构成下颌骨、下颌软组织和下颌牙齿。若两侧下颌突在中缝处未联合，则形成下唇裂。下唇裂极其罕见。

综上所述，面部的生长发育是由额鼻突和第一对鳃弓共同形成的一个额鼻突、一个中鼻突、两个球状突、两个侧鼻突、两个上颌突和两个下颌突协调生长、分化、联合而成的。面部各组织来源见表 2-1。

表 2-1 面部各组织的来源

胚突名称	软组织形成物	硬组织形成物
额鼻突	额部软组织	额骨
中鼻突	鼻梁、鼻尖、鼻中隔各部软组织、牙龈及腮乳头	筛骨、犁骨、颌骨、上颌切牙、鼻骨
球状突	人中、上唇中部	
侧鼻突	鼻侧面、鼻翼、部分面颊	上颌骨颧突、泪骨
上颌突	上唇、上颌后牙牙龈、面颊上部	颌骨、颧骨、腭骨、上颌后牙及尖牙
下颌突	下唇、下颌牙龈、面颊下部	下颌骨及下颌牙齿

2 面部各胚突联合后的发育 胚胎第 8 周，各突起已相互联合，此时颜面各部已初具面形，但眼位于头的外侧，间距较大；鼻宽而扁平，鼻孔向前，距离较远。

胎儿时，额鼻突变窄，两眼逐渐靠近并转向前方。眼后区的头部生长变宽，使两眼逐渐由两侧移向前方。鼻梁逐渐抬高，鼻孔向下并相互接近，整个鼻部变得狭窄，近似成人的面形。

出生时，婴儿面部的特点为外形宽短，宽度大于高度；出生后，面部高度增加，逐渐大于宽度。

面部骨骼生长主要方式有以下几种：

（1）骨缝间质增生：面部骨缝，尤其是与上颌骨连接的骨缝如额颌缝、颧颌缝、颞颌缝、翼颌缝等，因其向前下发育，使面部长度及高度增加。同时，筛颌、筛额、鼻额、鼻颌等骨缝亦有生长。

（2）骨表面改建和软骨增生：面部高度的变化与下颌下缘的增生、牙槽骨生长、牙齿的萌出有关。颅中窝的生长增加了颅底和下颌支的垂直高度，相应降低了下颌的位置，使面部的高度增加。上、下颌骨及其牙槽骨前后方向生长，使面部深度增长。颅底软骨增生使颅底长度增加，也促进了面部深度的生长。

此外，面部窦腔的扩张，有助于面部在三维方向的生长，如上颌窦向多个方向扩大，使面部长、宽、高增长。

（三）颌骨的生长发育

上、下颌骨的发育始于胚胎第 6 周，下颌骨发育略早于上颌骨。

1 下颌骨的发育 下颌骨是由下颌突深部的组织发育而来。胚胎第 6 周，下颌突的中心形成一条下颌软骨，又称麦克尔软骨。该软骨柱状弯曲成弓形，前端与对侧软骨以纤维组织相连接。下颌神经出颅后，在下颌软骨后 1/3 交界处上方分出两个主要分支：舌神经和下牙槽神经。舌神经和下牙槽神经分别位于下颌软骨的内侧和上缘的外侧，平行于下颌软骨前行。下牙槽神经分叉为颏神经和切牙神经。切牙神经继续平行于下颌软骨前行(图 2-7)。

胚胎第 6 周，首先出现下颌骨始基。该始基为一致密的胚胎性结缔组织膜，位于下牙槽神经和切牙神经的外侧。胚胎第 7 周，在切牙神经和颏神经所形成的夹角下方，下颌骨始基首先出现骨化。骨化从此中心开始，在下牙槽神经的下方逐渐向后扩展，沿切牙神经的下方向前扩展，形成骨组织。同时，骨化也在上述神经的两侧向上扩展，逐步形成下颌骨体部的内、外侧骨板，下牙槽神经管和切牙神经管。下颌骨形成后仍继续以表面的骨改建和正中联合及髁突的软骨内成骨方式向多个方向生长。下颌支则是另一个骨化中心发生的，首先在下颌孔的后上方出现一致密的胚胎性结缔组织，以后骨化形成下颌支的髁突和喙突。

下颌体长度的增加：主要依靠下颌支后缘的新骨沉积和前缘的骨质吸收。由于下颌支后缘的增生较前缘吸收快，使下颌支后移，下颌骨体部延长。下颌正中联合处纤维软骨联合的增生骨化，使下颌骨长度增加。约 1 岁半时，该纤维软骨完全骨化闭合，使两侧下颌骨融为一体。下颌骨的生

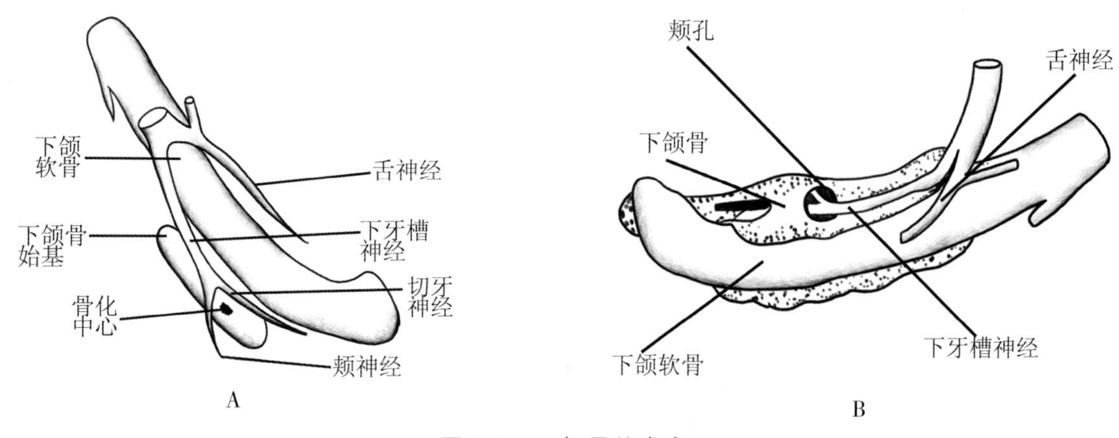

图 2-7　下颌骨的发育

长方式为骨表面的改建和骨缝间质增生。

（1）下颌骨宽度的增加：下颌骨在新骨沉积的同时，存在骨板内面相应的骨吸收，使下颌骨体积逐渐变大，并能保持着一定的厚度。

（2）下颌骨高度的增加：随着牙胚的发育，牙槽骨的高度也随之迅速增长，下颌缘也不断地有新骨形成，使下颌骨体部的垂直高度逐渐增加（图 2-8）。

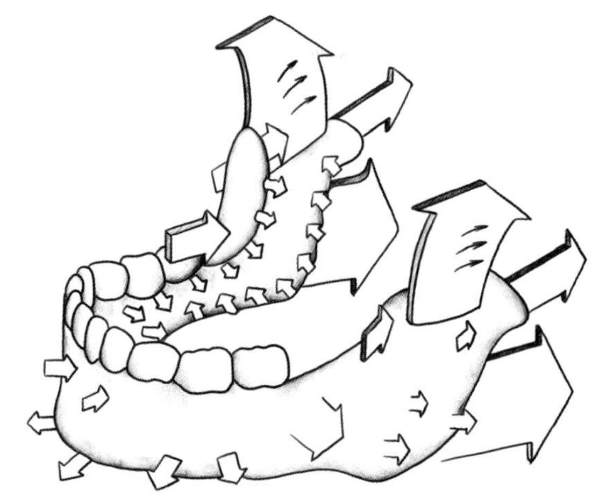

图 2-8　下颌骨的生长发育

箭头表示生长移动的方向。在舌侧面下颌体后部双尖牙的远中，上部向舌侧、下部向唇侧移动。在第一双尖牙的前方，下颌体向舌侧移动。在唇侧面，下颌体唇向移动显著。而在尖牙间区，由于表面骨质吸收与内部骨质的沉积，使骨向内移动。在颏部由于上部表面骨质吸收使颏突出。在升支与髁状突是向上、向后与向外侧方移动

（3）下颌骨髁突与喙突的生长：约在胚胎第 12 周时，下颌骨髁突软骨通过软骨内成骨机制，使下颌支高度生长，下颌髁突软骨增生可持续到 20～25 岁。喙突顶部和前缘出现软骨，随着软骨生长、骨化，喙突逐渐增长、增宽，直至出生前，软骨消失。

下颌骨生长受阻，未发育或发育很小，称为无颌或小颌畸形。

2 上颌骨的发育　上颌骨的形成主要来自上颌突，侧鼻突和中鼻突也参与上颌骨的形成。上颌骨骨化较下颌骨稍晚，约在胚胎第 7 周，上颌骨出现两个骨化中心：一个位于前颌骨，另一个位于固有上颌骨内。

上颌骨主要由含有牙滤泡的牙槽骨所组成，前颌部分与上颌本体之间为骨缝连接，在出生后1岁左右融合。受颅底骨的限制，上颌骨只能向前、向外、向下生长。出生时，上颌骨的特点是宽、短、上颌窦小。上颌骨的生长方式为骨表面的改建和骨缝间质增生（图2-9）。

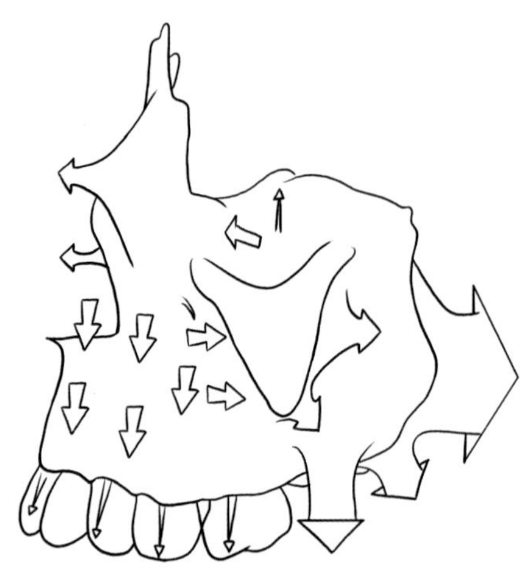

图2-9 上颌骨的生长发育
箭头表示生长移动的方向，在结节区向后移动显著；牙槽区与腭部主要向下移动；鼻区向前移动，颧突向后外移动。这些移动伴随着眶区、泪区及鼻区的局部改变

（1）上颌骨表面的骨改建

1）上颌骨长度的增长：上颌骨后面骨质增生，使上颌骨前移的程度大于上颌骨前面骨壁表面骨质吸收的程度，使上颌骨保持了向前、向下的生长方向。

2）上颌骨宽度的增长：上颌牙槽突通过颊侧面的新骨增生、舌侧的骨吸收以及腭中缝新骨沉积，使上颌骨宽度增长。

3）上颌骨高度的增长：上颌骨牙槽突为一活跃的生长区，牙齿的生长促进牙槽突生长。牙槽突主要是向下生长。

（2）上颌骨的骨缝间质增生：上颌骨的额颌缝、颧颌缝、颞颌缝、翼颌缝等间质增生，使上颌骨长度和高度增加。上颌窦的发育增大，对上颌骨长、宽、高度的生长均有促进作用。上颌窦在18岁发育完全。

在上颌骨的生长发育中，腭中缝的闭合时间对快速扩展具有重要的临床意义。腭中缝的水平方向生长持续到16（女）～18（男）岁，此后骨缝处于相对静止状态，25岁时基本融合。故青春前期是最宜进行手术快速扩展的时期，如果在成年期进行机械扩展，则易引起骨折或骨破坏。关于腭中缝的融合时间，目前仍有不同的看法。有学者认为腭中缝的生长在出生后1年即行停止，也有学者认为腭中缝的生长持续到出生后3岁。

二、颅颌面畸形的流行病学

文献记载，在荷兰阿姆斯特丹市，Bolk（1919）曾依据该市墓葬登记簿记录，发现颅颌面畸形发生率高达15.8%。后来，Myrinthopoulos（1977）从53275名孕妇中查出，颅面畸形的发生率为1/1900。Hunter及Radd（1976）在加拿大多伦多儿童医院调查到，在1809574名新生儿中有370例颅颌面畸形，各种类型的颅颌面畸形发生率为1/4000。我国的颅颌面畸形流行病学调查过去一直未受到重视，目前颅颌面外科学处于萌芽发展时期；而由于颅面外科发展历史较短，且大部分颅颌面畸形，特别是颅狭窄症，临床上相对较少，且不易在出生时发现，易被疏漏，故目前很难找到一个确实准确的畸形发生率数字，况且发生率统计显然还与诊断方法、人群调查的差异有关。由于许多畸形未正式列入出生缺陷监测内容之内，先天性颅颌面畸形迄今还缺乏一个普遍被承认的发生率统计数字，目前仍没有一个可靠的发生率统计资料可查证。

在人种和地区方面，颅狭窄症的发生率显示着一些种族和地域差别。据 Andre 等(1972)报道，北非人种可能有较高的发生率。Cunther(1977)认为爪哇人极易发生颅颌面畸形。但实际上颅狭窄症等畸形在世界各国普遍存在，并不与种族、地区相关。在北美印第安人和澳洲本地人中均发现有颅颌面畸形，世界各地博物馆中陈列着各种颅缝早闭的畸形颅骨，这些都表明颅面畸形和人类进化无关。

在性别方面，男性发生比例多于女性。在 David 报道的一组病例中，男性占 63.3%；在 Lailinen 报道的病例中，男性占 77.5%；Bertelsen 报道的病例中，男性占 62%；Tiel 报道的男性病例占 61%；上海第九人民医院报道的病例中，男性占 55%(1995)。

在男性病例中，最常累及的颅缝是矢状缝和额缝。从各种不同类型的畸形来观察分析，在性别上亦有差异存在。在 David 报道的一组舟状头畸形病例中，男性占 80%，其中尖头畸形占 83.5%。Shillito 等报道则发现，冠状缝早闭以女性为主。上海第九人民医院一组 40 例各种因素导致的眶距增宽症病例中，男性 11 例，占 27.5%，女性 29 例，占 72.5%。

Jensch(1942)发现，颅缝早闭常发生在双胎儿中，82 名严重颅缝早闭病例中有 9 例是双胎儿，占 10.9%。Bertelsen(1958)报道则发现双胎儿占 19.4%。这些双胎儿都显示为尖头畸形，而未见有 Crouzon 综合征的症状。双胎儿中并不是两个婴儿同时患有畸形，通常是一个正常，另一个患有畸形，一般较早死亡。文献上亦曾有双胎儿同时患有颅颌面畸形的报道，但少见。对于各种类别的颅面畸形的各个发病率进行分析，发现亦各有差别。

三、颅缝早闭症

(一) 舟状头畸形

文献报道中舟状头畸形的发生率各有不同。该畸形只显示颅骨畸形，而很少出现其他并发症。舟状头畸形的发生率较低，约在 5.5%。Hunter 及 Budd 在 4200 名新生儿调查中，仅有 1 例是舟状头畸形，发生率为 0.02%。我国严仁英(1986)曾报道，舟状头畸形的发生率为 0.04%。

(二) 斜头畸形

斜头畸形的发生率也各有不同。Stricker 等的统计结果是 7.7%；而 Choux(1977)报道为 1.7%；Bertelsen(1978)报道为 1.8%；最高的发生率是 16%，由 Till 于 1975 年报道。

(三) 尖头畸形

尖头畸形临床上较为常见，一般发生率在 12%(Shillito 及 Matson 报道) 至 20%(Montant 及 Stricker 报道)。

(四) 颅骨肥大症

颅骨肥大症主要是颅骨的顶枕部骨质增厚，为人字缝早闭的结果。单独发生率极低，大多和其他颅缝早闭同时发生，特别是矢状缝。在 Stricker 报道的病例中，并未见到单独人字缝早闭的病例，相反，有 6 例与冠状缝和矢状缝早闭同时存在，1 例与矢状缝早闭同时发生，另 1 例则并发有 Apert 综合征。

四、颅面成骨不全症

（一）Apert 综合征

Apert 综合征临床上较少见，有报道 160000 名新生儿中仅见 1 例（Blank，1960）。部分病人有智力发育迟缓。

（二）Crouzon 综合征

Crouzon 综合征发生率较 Apert 综合征为高，在 Bertelsen 报道的颅颌面畸形病例中，占 6.8%；David 报道发生率为 14.9%，Stricker 报道则为 13.5%；上海第九人民医院的统计结果为 10.4%。

Shillito（1968）分析了 525 例颅缝早闭导致的颅狭窄症畸形，其中单发矢状缝早闭的为 289 例，占 55%；冠状缝早闭 127 例（双侧早闭 61 例，单侧早闭 66 例），占 24.2%；额缝早闭 21 例，占 4%；人字缝早闭 12 例，占 2.3%；合并 3 条颅缝早闭 36 例，占 6.9%；合并 4 条以上颅缝早闭者 30 例，占 5.7%；有 2 条不成对的颅缝早闭 10 例，占 1.98%。

在 Marsh（1985）治疗的 320 例颅狭窄症中，三角头畸形占 8%，斜头畸形占 14%，舟状头畸形占 7%。Crouton 综合征病人中 20%有颅内压增高现象。

除颅狭窄症所致的颅颌面部畸形外，临床上还可以见到许多严重的颅面裂畸形（Tessier 把它们分为 0～14 型）。此类颅面裂畸形具有另一组发病率。

五、严重颅面裂

严重颅面裂目前尚未列入国内出生缺陷的监测内容之内，因此很难得到其发生率。据文献中仅有的一些零星的病例资料，可用以估计其可能的发病率。国内严仁英等（1986）报道，颅面裂的发生率为 0.02%。David（1935）回顾了 935 例唇腭裂病人，发现了 9 例严重颅面裂病人；Burian（1957）回顾了 40 年 4000 例唇腭裂病人临床资料，其中严重颅面裂为 97 例。Pitanguy（1968）提出，颅面裂在唇腭裂病人中出现的比例为 9.3%～34%；其后的 Fogh、Anderson、Tunte（1969）等认为，颅面裂与唇腭裂有关。严重颅面裂的发病率可能会有所增加，Kiwamoto 于 1977 年回顾文献后提出，可能有 1.9/100000～6.8/100000 的颅面裂发生率。参照 Nishinmra（1969）报道的 13840 例 3～18 周流产的胎儿中，颅颌面畸形的总发生率为 42.5%，因而 Kawamoto 认为，胎儿的颅面裂发生率远高于新生儿。由于临床上对颅面裂的诊断和分类已有比较正确的概念，特别是对于轻型颅面裂亦给予应有的重视，因而各种颅面裂发生率的统计将更为准确。

六、颅颌面畸形的遗传学

在颅颌面生长发育过程中，许多因素会引起颅颌面畸形的发生。因此，了解颅颌面畸形的遗传学对诊治各类颅颌面畸形有特别重要的意义。

（一）遗传控制理论

遗传控制理论认为，颅骨的生长大部分由组织的遗传因素所引导，不依赖于其他组织和器官。骨缝、软骨和骨膜在颅面骨生长中有协同作用。

骨的生长是颅面生长的主要决定因素。由于骨的生长主要有膜内成骨和软骨内成骨两种方式，所以骨生长的控制位点位于骨膜和软骨中。软骨控制学说认为，软骨发育受内源性的遗传因素控制，它们在出生后即一直决定着面部的生长。鼻中隔软骨的生长可启动上颌骨的生长。上颌骨缝的生长是对其他结构生长的反应，是一反应区，它被鼻中隔软骨生长时产生的力分开，并对其发生反应而形成新骨。下颌生长的软骨控制理论，通常是将下颌骨看作一根弯曲长骨，两端为下颌髁突

“半骺板”软骨。动物实验显示，去除鼻中隔软骨后，面部生长不足，说明鼻中隔软骨具有一定的内在生长潜能，其缺失可引起上颌生长不足。下颌髁突的生长类似于上颌骨骨缝处的生长，是一种反应性的生长，而不是原发性的。

（二）功能基质假说

1962年，Moss等提出了功能基质假说（functional matrix hypotheses，FMH），用以解决颅颌面生长发育的理论和实际问题。Moss认为，头部作为身体中的一个特定部分，具有各种相对独立的功能，每一种功能都由相应的功能颅成分完成。功能颅成分是指完成各种功能所需的组织、器官、腔隙及相应的骨骼组织，其中行使功能的组织、器官及功能腔隙等合称功能基质。功能基质假说的基本内容包括：机体的发育过程是从低级状态向高级状态过渡，其结构复杂性日益形成，这一过程是渐成的。它否定了造骨细胞基因组本身含有足够的信息来调控骨组织生长，功能基质是生长的决定因素。功能基质在功能变化的过程中，改变了骨组织的生长，因而改变了其形态和大小。所以，FMH有助于阐明颅颌面正常生长发育和生长控制的机制，解释生长异常的产生，并指导进行恢复异常功能和形态，矫正畸形。FMH解释了颅颌面部的正常生长发育和控制过程，认为颅颌面骨生长发育过程中，颌骨的形态、大小变化是功能基质作用的结果。FMH还有助于解释一些临床现象和发育异常，功能基质是牙齿，骨单位是牙槽骨，牙齿的存在决定牙槽骨的生长。FMH认为，功能基质的发育是原发的，骨的生长是继发的，这为矫正颅颌面发育畸形提供了可能性。由于明确了骨组织是生长区，生长是可调控的，因而FMH为颅颌面矫形治疗提供了直接依据。

咀嚼肌是一种重要的功能基质，它可影响相应骨单位的生长和发育。肌力的大小导致不同的面部形态和颌骨发育。当咀嚼肌功能增强时，肌肉附着处骨质沉积；而当肌肉功能减弱时，则可能出现骨骼结构发育不足；升颌肌群功能增强，导致面宽度增加，下颌骨呈水平生长。咀嚼肌功能减弱及不对称的咀嚼活动，均会影响面部的发育。这些都证实了功能基质对骨单位的作用。

功能基质假说的局限性在于，FMH研究使用X线头影测量，以结构为基础，通过基准平面和参考平面进行线距和角度的测量，丧失了大量信息，并且可能影响研究的客观性和准确性。同时，由于没有生物学功能基础，因而使形态和功能间缺乏有机的联系。此外，由于研究水平所限，它既不能描述外源性、渐成的功能基质刺激如何由单个骨细胞转换成调控信号，也不能描述各个细胞是如何产生相应的多细胞反应。经过修订，Moss等将颅颌面结构根据其功能划分为一定的有限元单位，计算出一段时间内单位元的空间位置变化，定量、客观、准确地分析颅颌面生长和形态变化。同时，每个有限元、单位元都有相应的生物学功能，与功能基质的作用相对应，从而将形态和功能有机地结合起来。FMH研究已从大体水平延伸到细胞和分子水平，从多方面研究了渐成和遗传间的关系，以及功能基质在细胞和分子水平上的作用过程。分子生物学和细胞生物学的深入发展必将为FMH提供新的思想和证据，使之进一步完善和发展。

（三）伺服系统理论

Petrovic将控制论的概念和基本原理应用于颅颌面生长发育中信息的产生、感受、传递和储存的生理过程，提出颅面生长的伺服系统理论，用以解释颅颌面生长。Petrovic认为，颅颌面骨骼的生长改建是一个复杂的过程，受局部与全身因素影响。各因素对面部骨骼生长的控制不仅通过简单的直接的“命令”，而且通过各种中继过程，形成一个伺服系统。

颅颌面伺服系统包括一系列过程，伺服系统的有效实施随牙弓间咬合的逐渐变化而发生。在这种伺服系统中，上颌及上牙弓的矢向位置作为下颌骨位置的参照标准，是控制论中的恒定参考输入，而下牙弓的矢状位置是受控变量，两者间的对抗作用，构成了伺服系统中的“外周比较器”。同时，位于中枢神经系统的“中央比较器”参考下颌姿势位，形成咀嚼肌活动的感觉性兴奋印迹。如果“外周比较器”和“中央比较器”探测到上下颌骨间不协调，则引发“偏离信号”，引导修正咀嚼肌的活动，通过刺激盘后垫的往复活动，调整颞下颌关节的营养供应，引起相应部位的骨改建，并调整下颌位置和咬合关系。

总之，以上各种生长控制理论和假说都试图阐明颅颌面生长的原理。它们是不同时代的产物，反映了当时的科学发展水平，决定了当时颅颌面矫形治疗的观念和水平。人们对颅颌面生长的认识从完全是由遗传因素决定，到逐渐接受了渐成因素的作用，其中功能基质假说和伺服系统理论对人类学研究、颅颌面生长发育和颅颌面畸形矫治的生物学研究有着深刻的影响。但迄今为止，以上任何一种理论都不能全面、深入、彻底地解释颅颌面生长发育及其控制的所有问题。随着科学技术的发展，每种理论都在其原有的基础上不断创新和发展。特别是分子生物学的迅猛发展，改变了原来遗传学说的某些观点，使过去关于遗传和渐成的争论，变成环境在何时、何处、以何种方式及在多大程度上影响和改变遗传的讨论，将遗传和渐成结合起来，能更好地解释控制颅颌面生长发育的机制及各种因素对生长发育的影响。

七、颅颌面放射影像学

颅颌面畸形不仅有皮肤软组织的畸形、裂缺、异位，更主要是有颅颌面骨骼的畸形或异常。为了明确诊断，制订手术方案，采取有效的治疗措施，除了需要全面细致的体检外，必须进行颅颌面颈部的 X 线摄片、CT 断层扫描及三维重建等，必要时需行磁共振成像(magnetic resonance imaging，MRI)检查，以明确脑组织、重要的神经血管情况及其与畸形的关系。

（一）X 线摄影及测量分析

1 X 线头影测量分析　该方法目前是临床上较为实用的诊断分析和疗效评价方法。特别是自 20 世纪 80 年代开始，在头颅 X 线测量的基础上引入了计算机数据处理、辅助设计，能更形象和准确地显示颅颌面结构，了解颅颌面骨的发育情况。

X 线头影定位测量的关键是确定与畸形及其发育有关的颅颌面部标志点、线段和角。

由于各种畸形或缺陷的发生机制不同，部位上也有差异，因此，选定的标志点和线段、角也有所不同。颅颌面畸形的 X 线头影测量着重颅底骨结构与面部骨结构的关系，如颅底的长度(S-N)、角 SNA、角 SNB、眶底的位置(Or)、上颌骨骨底部长度(ANS-PNS)、鼻根点的位置(N)等，其他测量点有：髁状突最上点(Co)、关节点(Ar)、下颌角点(Co)、颏前点(Po)、颏下点(Me)、颏顶点(Gn)、下齿槽座点(B)、颅底点(Ba)、上齿槽座点(A)等。常用的颅面部 X 线测量标志点、线段和角见图 2-10。

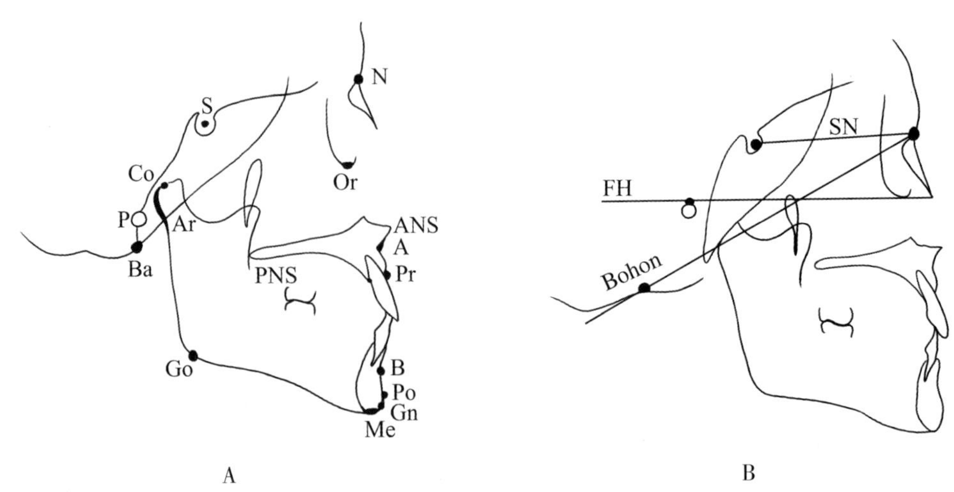

图 2-10　X 线头影定位测量常用标志点及基准平面
A. 测量常用标志点　B. 基准平面

2 鼻颏位(华特位)片　能较好地显示鼻窦位置、眶上缘、眶下缘、眶外缘以及颧骨和颧弓，可以避免上述结构与颞骨岩部、颈椎等的影像重叠。

眶距增宽症病人的筛板、筛房、鼻根部两眼距离的骨组织宽度明显增加。Treacher-Collins 综合征的病人可见颧骨明显发育不良、颧弓短小或平坦、上下颌骨发育不良、下颌骨的升支或喙突较为短小。颅颌面外伤，尤其是眼眶及眼眶周围的外伤骨折，华特位片是主要的诊断依据。骨折线较多且位于眶外缘中部(颧额缝)和眶下缘中外 1/3 处。有时未见明显骨折线，需加摄眼眶的水平面和冠状面 CT 扫描或三维 CT 重建，即能发现眶壁的破裂骨折。

对于面部轮廓整形美容病人，华特位片可以了解颧骨的结构，排除肿瘤等疾病。

3 头颅后前位片(正位片)　常规的头颅后前位片较为常用。通常颅缝早闭症病人的头颅后前位片上可见早闭的颅缝(高密度的颅缝影)，较小婴儿则可见囟门的影像。可根据年龄的大小和临床表现，估计是否有囟门早闭存在。

在头颅后前位片上有一些特征性的 X 线影像。

(1) 指压切迹：慢性颅内压增高，可见颅骨板上的指压切迹影。临床上应结合头颅 CT 平扫观察脑室的大小变化，来估计颅内压增高和颅缝早闭的严重程度。

(2) 眶上缘蝶样翘起：在一些颅缝早闭症如斜头畸形中可见一侧眶上缘(蝶骨大翼)的影像向上翘起，这是由于该侧颅底缝和冠状缝早闭，导致蝶骨大翼(眶上缘)未获得正常发育而下降不足之故。诊断时应明确，畸形位于 X 线片上蝶样翘起的一侧，而临床上常误认为畸形是发生在眼眶位置较低的一侧，此点应予注意。

(3) 牙胚及上颌窦的位置：对婴幼儿病人，应注意牙胚的位置是否已下降，上颌窦是否已开始发育。手术截骨，尤其是眶下缘截骨时，应避免损伤上颌牙胚和上颌骨的发育中心，以免影响今后上颌骨的发育和牙的正常萌出。有条件的话，最好选用 X 线头影测量正位片以代替常规的头颅后前位片。

4 鼻额位(柯氏位)片　病人俯卧于摄影台上，保持身体平衡，头部矢状面对中线，前额和鼻部紧靠暗盒，使听眦线(耳屏至外眦的连线)与暗盒垂直，将鼻根放于暗盒中心。该位置除可观察额窦和筛窦外，由于头稍后仰，颞骨岩部恰好投影于眶底下方，使眼眶影像清晰，并可见视神经孔和圆孔的影像。

在眶距增宽症中，用柯氏位和头颅后前位片都可以测量眶间距(IOD)，但相对来说，柯氏位的图像较清晰，测量眶间距较为准确。

在额眶部骨纤维性异常增生症(骨纤维结构不良)中，有些患者由于眶顶、蝶骨岩部病理骨组织增生，可能使视神经孔变小，压迫视神经。在柯氏位上，可见视神经孔变小，或呈不规则圆形。

5 其他　颧弓位可显小颧弓骨折的情况；薛氏位可见颞下颌关节的情况；颌骨全景片(曲面体层摄影)可显示牙胚、颌骨的情况；头颅侧位片可显示颅骨与面部上、下颌骨的关系。

(二) 电子计算机 X 线体层摄影

电子计算机 X 线体层摄影(简称 CT)是由 Hounsfield 于 1972 年首创成功的，其分辨率高、定位准确、图像清晰的优点，给颌面外科的诊断、手术设计和术后的效果评定提供了极大的方便。颅颌面 CT 扫描常规为水平横断和冠状两种方式。

1 横断扫描　是最基本的扫描平面。病人取仰卧位，以听眦线为基准线，平行于扫描平面。扫描 6～8 层，每层厚 3～10mm。对明确大致部位的一些裂隙畸形，如颅面裂、脑膜-脑膨出等，可减少扫描的范围，同时增加每层扫描的密度(如每层厚 1～2mm)。

2 冠状扫描　病人取仰卧顶颏位，采用特殊头托及调整机架，使扫描平面与听眦线成 90°，向外耳道前方作 5～9 层扫描，层厚 5～10mm。为显示眼眶部畸形，扫描平面应尽量向前；也可取俯卧位，颈部尽量前伸呈颏顶位。如病人就位困难，可采用亚冠状平面扫描，其扫描平面与基准线呈 60°～80°。

3 CT 扫描的测量　由于 CT 扫描采用计算机对获取的数据进行处理，因而在 CT 扫描时或在 CT 扫描片上进行点、线段的测量较 X 线片来得容易和更为准确（图 2-11）。

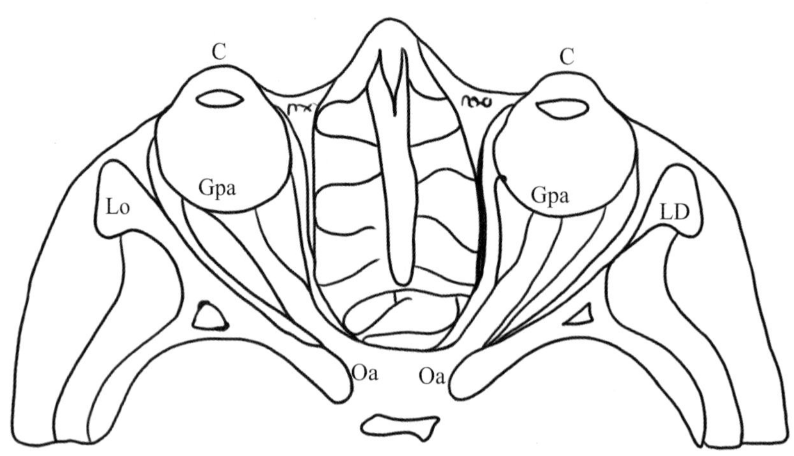

图 2-11　过视神经平面的 CT 横断面图像及测量标志点

对眶距增宽症或眼眶高低不齐（如斜头畸形）的病例，选用头颅冠状扫描，在 CT 片上标记两眼球中心间距、两眼眶间骨性结构的最小值（IOD），以及以正中矢状线为基准，分别测量两眼球中心至正中矢状线的垂直距离（对眼眶高低不齐的病例尤为有效）。如摄片时做标定，可在 CT 摄影机上直接读出所测量线段的直线长度。

对面部轮廓整形美容病人，可以通过测量，制订详细的手术计划，决定拟去除或增加组织的内容、位置、数量等。

（三）CT 三维影像学分析

医学三维影像技术是近十年来计算机技术与影像学技术相结合产生的高新技术。该项技术在颅颌面外科领域的应用中发挥了独特的功用，使颅颌面及面部轮廓整形美容外科诊治水平达到一个新的高度。通过对颅颌面进行包括线段距离、线面夹角、结构面积和体积在内的三维测量分析，不仅可以定性地观察颅颌面畸形的解剖特征，而且能定量地分析颅颌面畸形及面部轮廓缺陷的程度和范围。

三维影像能生动逼真、立体地显示颅颌面形态结构及其相互间的空间关系，可从各种角度旋转观察影像，可进行类似人体解剖的“电子解剖”，观察分析隐蔽区域的结构、病变及其相互关系。可通过测量、分析颅颌面结构特征，指导手术等治疗方案的制订（图 2-12）。

（四）磁共振成像

磁共振成像（MRI）检查属生物磁自旋成像技术，是利用组织氢原子核在强大均质磁场中受到特定的射频脉冲激发时发出信号，信号经接收器及计算机处理后成像。MRI 是一种非创伤性检查，其图像显示的解剖结构逼真，病变显示清晰，无须使用造影剂即能显示血管，且可以进行三维成像，使病变定位，其软组织对比度优于 CT。因此，特别适用于面部轮廓整形美容手术前后软组织缺损的判定及手术效果的评估。

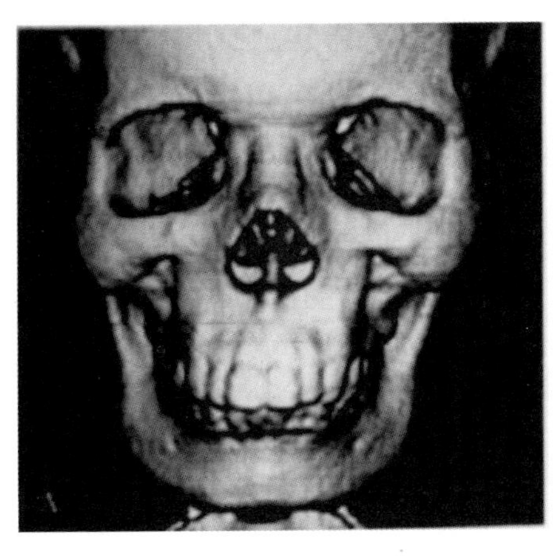
A

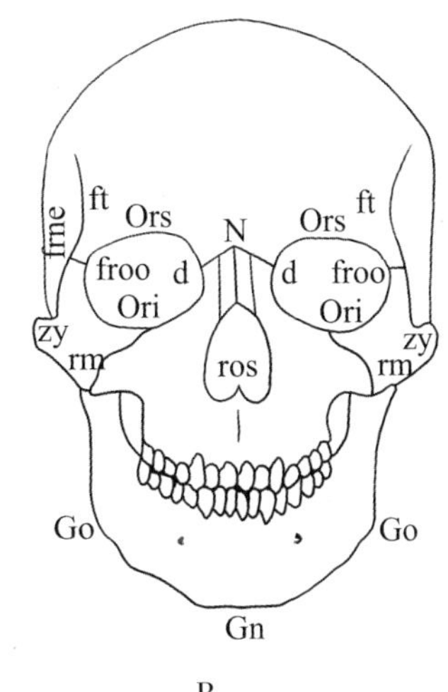

B

图 2-12　颅颌面三维立体影像重建及分析
A. 三维立体结构　B. 测量标志点

（许龙顺　周智）

第二节　面部应用解剖

面部又称颜面部。所谓颜面部，系指上起发际，下达下颌骨下缘，两侧至下颌支后缘之间的部位。通常以经过眉间点及鼻下点的两水平线为界，将颜面部分为上 1/3、中 1/3 和下 1/3 三等份，颌面部系由颜面部的中 1/3 和下 1/3 两部分组成。

面部为人体外露的部位，是外形美的重要表现区之一和敏感部位，也是多学科的交叉部位，具有眉、眼、鼻、唇和颏部等重要器官和部位，在功能、形态及外观上均具有重要意义。手术时既要注意视、嗅、呼吸、咀嚼、吞咽、言语及面部表情等功能，又不能影响颜面美。

面部应用解剖的目的在于描述面部表面形态，以便运用医学的手段和颜面美的意识，在注意面部解剖生理功能的前提下，对有疾病或有缺陷的面容进行治疗。

一、面部分区及表面解剖

（一）面部分区

根据面部形态及解剖特点，可将其分为：眶区、鼻区、唇区、颏区、眶下区、颧区、颊区、腮腺咬肌区、面侧深区、额面区和颞面区（图 2-13）。

1 眶区（orbital region）　四周以眶缘为界，为视器所在。

2 鼻区（nasal region）　上达鼻终点，下至鼻翼及鼻小柱下缘与唇分界，两侧为内眦外缘与鼻翼点的连线，该区内为鼻所在。

3 唇区（lip region）　上达鼻翼及鼻小柱下缘，两侧借唇面沟与颊分界，下以颏唇沟与颏区分界。唇区为口所在。

4 颏区（mental region）　上为颏唇沟，两侧为口角的垂线，下至下颌下缘。

5 眶下区（infraorbital region）　上为眶下缘，内邻鼻区，外侧界为上颌骨颧突根部的垂线，下界为唇面沟中点至上颌骨颧突根下缘的连线。

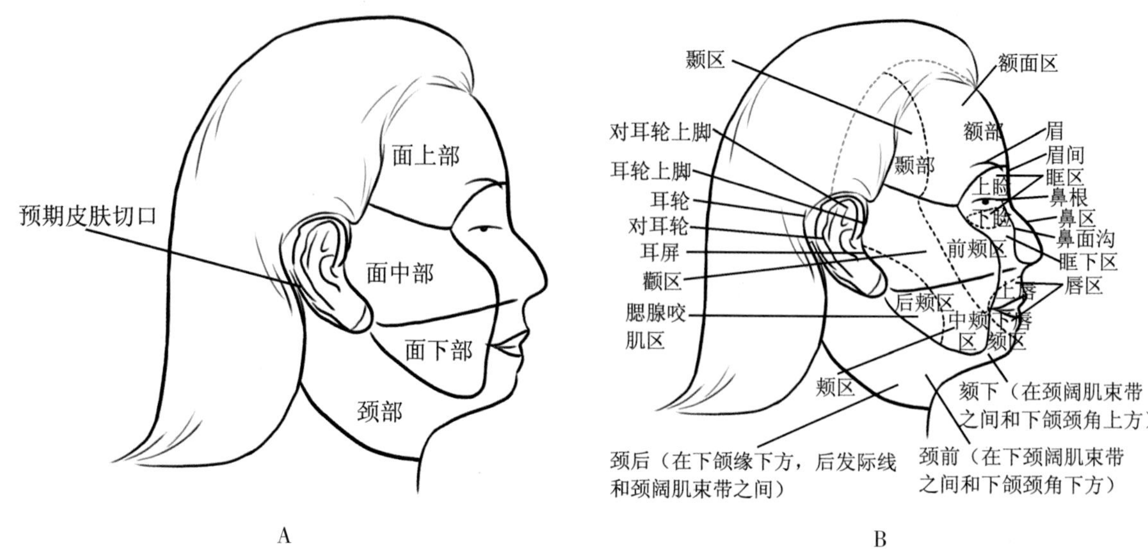

图 2-13　头面部分区和面部标志
A. 分区　B. 面部标志

6 颧区（zygomatic region）　上界为颧弓上缘，下为颧骨下缘，前界为上颌骨颧突根部，后界是颧弓后端。

7 颊区（buccal region）　前界唇区和颏区，后为咬肌前缘，上邻眶下区和颧区，下为下颌下缘。

8 腮腺咬肌区（parotideomasseteric region）　上为颧弓及外耳道下缘，前为咬肌前缘，后为胸锁乳突肌、乳突、二腹肌后腹的前缘，下以下颌下缘为界。

9 面侧深区（deep region of lateral face）　位于颅底和颧弓与下颌支的深面，前为上颌骨的后面，后界为腮腺鞘，内为翼外板，外以下颌支为界。该区亦即颞下间隙及翼颌间隙的范围。

10 额面区（fronto-facial region）　上界为发际，下界为眶上缘，两侧为上颞线。

11 颞面区（temporofacial region）　后界为发际，下界为颧弓上缘，前上界为上颞线。

（二）面部表面标志

临床常用的面部表面解剖标志。

1 睑裂　为上睑和下睑之间的裂隙，常用以作为面部垂直比例的标志。正常睑裂的宽度和高度分别约为 3.5cm 和 1.2cm。

2 睑内侧联合和睑外侧联合　为上、下睑在内侧和外侧的结合处。

3 内眦和外眦　分别为睑内侧联合和睑外侧联合处所成的角。内眦为锐角形，外眦为钝圆形。外眦较内眦高 3～4mm，为面部垂直比例作垂线的标志。

4 鼻根、鼻尖和鼻背　外鼻上端连于额部者称为鼻根；前下端隆起处称为鼻尖；鼻根与鼻尖之间称为鼻背。

5 鼻底和鼻前孔　锥形外鼻之底称为鼻底；鼻底上有左、右卵圆形孔，称为鼻前孔。

6 鼻小柱和鼻翼　两侧鼻前孔之间的组织称为鼻小柱；鼻前孔外侧的隆起称为鼻翼。

7 鼻面沟　为鼻外侧之长形凹陷。沿鼻面沟作手术切口，愈合后瘢痕不明显。

8 唇面沟　为上唇与颊部之斜行凹陷。沿唇面沟作手术切口，愈合后瘢痕不明显。唇面沟常用以作为判断术后面容恢复情况的指征。

9 鼻唇沟　鼻面沟与唇面沟合称为鼻唇沟。

10 口裂　为上唇与下唇之间的横形裂隙。

11 口角　口裂两端为口角，其正常位置约相当于尖牙与第 1 前磨牙之间，施行口角开大或缩小术时,应注意此关系。

12 唇红　为上、下唇的游离缘,系皮肤与黏膜的移行区。

13 唇红缘(唇缘)　为唇红与皮肤之交界处。

14 唇弓和人中点(人中切迹)　上唇的全部唇红缘呈弓背状,称为唇弓;唇弓在正中线微向前突,此处称为人中点(人中切迹)。

15 唇峰和唇珠　人中点两侧的唇弓最高点称为唇峰(唇弓峰);上唇正中唇红呈珠状向前下方突出,称为唇珠(上唇结节)。

16 人中　上唇皮肤表面正中,由鼻小柱(鼻中柱)向下至唇红缘的纵行浅沟称为人中。

17 人中脊　人中的两侧各有一条与其并行的皮肤脊,自鼻孔底延伸至唇峰,称为人中脊。上述鼻、唇部的表面解剖,在鼻、唇部的畸形或外伤治疗中,均为重要标志。

18 颏唇沟　为下唇与颏部之间的横形凹陷。

19 颏下点　为颏部最低点,常用以作为测量面部距离的标志。

20 耳屏　为外耳道前方之结节状突起,临床上常在其前方颧弓根部之下,检查下颌骨髁状突的活动情况。在耳屏前方约 1cm 可触及颞浅动脉的搏动。

21 眶下孔　位于眶下缘中点下约 0.5cm,其体表投影为自鼻尖至外眼角连线的中点。眶下孔是眶下神经阻滞麻醉的进针部位。

22 颏孔　位于下颌体外侧面,成人多位于第 2 前磨牙或第 1、第 2 前磨牙之间的下方,下颌体上、下缘中点微上方,距正中线 2～3cm。颏孔为颏神经阻滞麻醉的进针部位。

23 腮腺导管　体表投影为耳垂至鼻翼与口角间中点连线的中 1/3 段。颊部手术时了解腮腺导管的体表投影,将有助于避免腮腺导管的损伤。

二、比例及其他关系

(一) 比例

古今中外有关面部比例的资料极为丰富,古罗马时代认为脸长为身高的 1/8,文艺复兴时期认为脸长为身高的 1/10,我国古代画论提出“立七坐五盘三”之说,即以头长为单位,立像全身长度为七个头长,坐像全身为五个头长,盘膝而坐时全身为三个头长。

以器官为长度单位,有眼宽为同一水平面宽的 3/10,下颌体高为面长的 1/5 等说法。然而,最简明又符合我国人面部五官分布的一般规律的仍属我国古代画论中的“三庭五眼”之说,这一精辟的概括,至今仍不失其参考和实用价值。

(二) 其他关系

1 鼻、眼、眉关系　通过内眦所作的垂线,可见鼻翼的外侧缘、内眦和眉头内侧缘在同一直线上;通过鼻翼与眉梢的连线,外眦在此连线上(图 2-14);通过眉头与眉梢的连线,该线通常呈一水平线,与上述二线相交成直角三角形,该直角三角形的顶点位于眉头下方。

2 鼻、唇、颏关系　连接鼻尖与颏前点所构成的 Ricketts 美容线,以确定下唇是否位于该线上,若超前或后退,则视为容貌欠美,但存在种族差异。中国人上、下唇至美容线的距离:男性分别为 1.9mm 和 1.8mm;女性分别为 2.6mm 和 1.1mm(图 2-15)。

3 颏唇沟深度　为颏唇沟至下唇突点与颏前点连线的垂线距离,正常约为 4mm。下颌前份根尖截骨术可影响颏唇沟的形态。

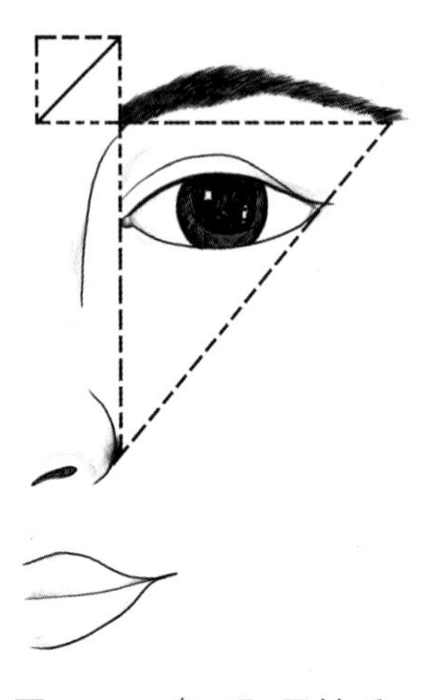

图 2-14　鼻、眼、眉关系

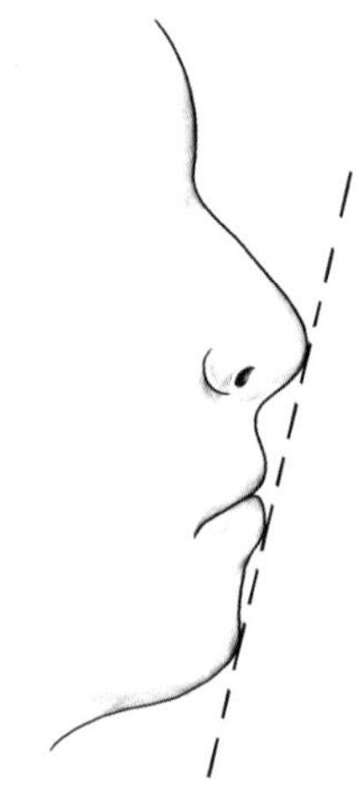

图 2-15　鼻、唇、颏关系：Ricketts 美容线

三、美容角

在颞面的局部与器官之间、器官与器官之间，或者局部与局部之间形成一定的角度，这些角度与颞面美的关系密切，故称为美容角。从侧面观察较为明显(图 2-16)。

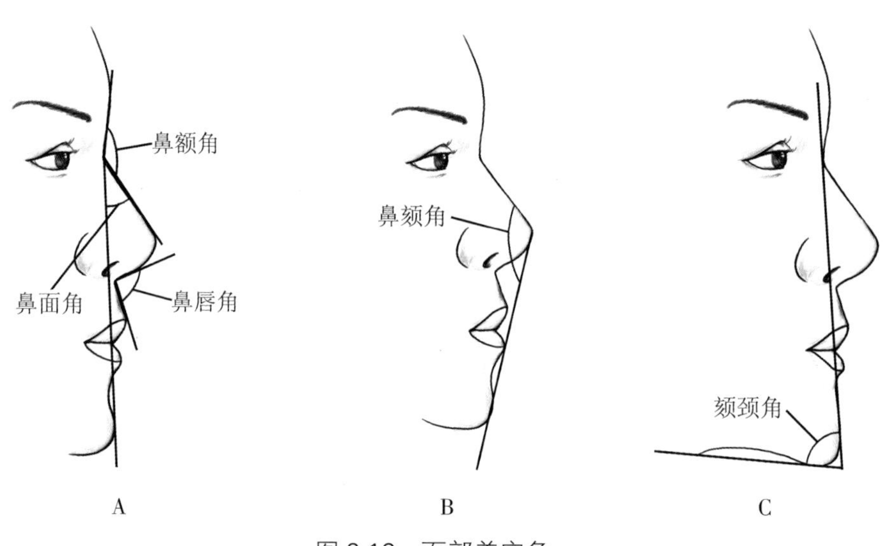

图 2-16　面部美容角

(一) 鼻额角

由鼻根点分别与眉间点和鼻尖作连线，两线相交构成鼻额角，正常为 125°～135°。鼻额角的大小决定于额部形态和鼻尖突度。

(二) 鼻面角

沿眉间点至颏前点画线，沿鼻尖至鼻根点画线，两线相交构成鼻面角。鼻面角的正常范围是 36°～40°。颏部、下颌骨的正颌手术常可造成该角度的变化。

(三) 鼻唇角

为鼻小柱与上唇构成的夹角，正常为 90°～100°。上颌骨手术对鼻唇角的影响较明显。

(四) 鼻颏角

由鼻尖分别至鼻根点和颏前点连线，两线相交构成鼻颏角，正常为 120°～132°。上、下颌骨手术均可影响该角度的变化。

（五）颏颈角

测量时由颈点至颏下点作连线，再沿眉间点向颏前点作连线，两线相交成颏颈角，正常约为85°。

四、对称

以面部中线为轴的左右对称是颜面美的重要标志之一，也常作为颌面外科和整形外科手术前诊断和手术后评价的标准。王兴和张震康对中国美貌人群颞面结构及水平断面对称性的研究表明：美貌人群眼、鼻、口裂等颞面主要结构具有高度对称性，平均非对称率最高为5.37%，最低为1.61%。6个中线附近标志点（鼻尖点，鼻下点，上、下唇突点，颏唇沟点，颏前点）与中线的左右位置偏移均很小，均在±0.5mm以内。水平断面各水平非对称率均小于10%。鼻根点水平最低，颏前点水平最高。越靠近面下部，非对称率有增加趋势。男性水平断面非对称率大于女性，说明颞面主要结构具有高度对称性，但非绝对对称。

五、协调

无论是"三庭"、"五眼"及其他关系，还是对称或美容角，均集中地体现在协调关系上。所谓协调，系指面部与其局部之间，或面部的局部与局部之间的和谐关系，容貌美虽然存在种族或民族的不同、性别的差异，以及个体的特点，但均不能离开协调这一准则。有的人五官若分开观察是美的，但构成面部整体并不一定美；反之，某人面部器官可能欠美，但在其他结构的衬托下却显示出容貌美，这充分说明面部各因素之间的协调在容貌美中的重要性。面部各因素的重要性是均衡的，若改变其中任一因素，就可能对美产生影响，有"牵一发而动全身"之感，提示面部各结构之间存在着互相影响的关系。通过对中国美貌人群面部结构相互关系的三维测量分析发现，鼻唇额之间、唇颏之间、面宽与高之间存在明显的相关性，统计学上可确认为直线回归方程关系。因而，容貌美可以通过数学方程表达，即可以由一个已知的变量推算出另一个变量，为正颌外科和整形外科创造美貌面容提供了量化参考指标。

六、面部皮肤皱纹线和面部朗格线

面部皮肤皱纹线与面部朗格线无论在产生原理还是表现形式上，均为两种不同的结构。

（一）朗格线

1934年，Duputren用圆锥穿刺尸体皮肤时发现，其穿刺口不呈圆形，而呈宽窄不一的线状裂缝，且身体不同部位其裂缝排列方向亦不相同。尔后，Langer重复了Duputren的试验，绘出第一张人体皮肤裂线图，并指出皮肤裂线的排列方向是依赖于皮肤真皮内纤维的排列方向，故称此线为朗格皮肤裂线（图2-17）。

（二）面部皮肤皱纹线与朗格线的区别

面部皮肤皱纹线与朗格线无论在产生原理还是表现形式上都是不同的。在面部，随年龄增长皮肤皱纹线清晰可见，且可作为衡量老化的重要标志之一。其产生原理或是由于面部表情肌收缩牵拉皮肤所致；或是由于皮下脂肪减少、肌肉松弛、骨萎缩、皮肤弹性减弱及松弛下垂造成。

朗格皮肤裂线在体表不能显现，仅能通过穿刺尸体皮肤，产生缝状裂线证实，其走向由真皮内纤维排列所决定，出生后其走向不再改变。

（三）关于面部手术皮肤切口的选择

面部手术皮肤切口的选择，究竟是按朗格线还是按皱纹线进行，目前意见不一。一种意见认

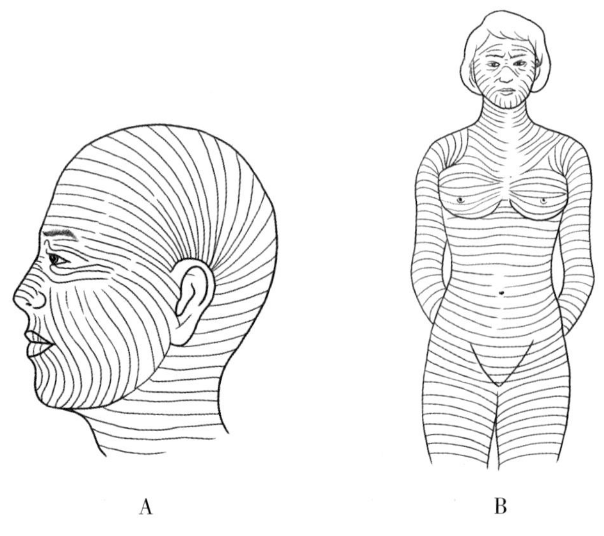

图 2-17　人面部及身体朗格皮肤裂线

为：按皱纹线的走向作手术切口，因皱纹线走向与真皮内胶原纤维走向一致，且皱纹线深面的弹性纤维排列与表皮垂直，此类切口对两种纤维切断较少，创口张力小，故愈后瘢痕亦小；另一种意见认为：朗格线无论与真皮内胶原纤维和弹性纤维的走向，还是与皮下小动脉走向都是一致的，故沿此线作手术切口，皮肤张力小，血管损伤少，愈合后瘢痕亦小，外表美观。另有研究表明，朗格线的走向与胶原纤维交叉呈 39°43′的夹角，朗格线与其深面的弹性纤维交叉或平行，因此认为不宜按朗格线方向作切口，以免切断较多的纤维。总之，术者应根据经验选择最佳切口方向。

（四）皱纹线

按照皱纹产生的原因，面部皱纹线主要分为两类：

1　动力性皱纹线　为面部表情肌收缩牵拉皮肤的结果。表情肌属于皮肌，它们起于骨面或筋膜，止于皮肤，收缩时肌纤维缩短，牵引皮肤形成与肌纤维长轴相垂直的皮肤皱纹线。该线一旦形成，即使此部表情肌不收缩，皱纹线亦不会完全消失(图 2-18)。面部主要的动力性皱纹线有以下几条：

（1）额纹：俗称抬头纹，位于眉和眉间与前额发际之间，横向排列，与额肌纤维方向垂直，为额肌收缩所致。

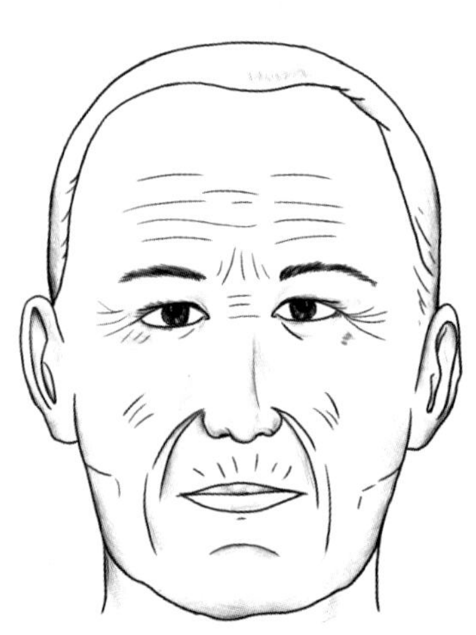
图 2-18　动力性皱纹线

（2）眉间纹：位于两眉之间，垂直走向，下部皱纹常向两侧略呈八字形展开，与眉间肌纤维方向垂直，为皱眉肌收缩所致。

（3）鼻根纹：位于鼻根部，横向排列，为纵行降眉间肌收缩所致。

（4）眼睑纹：上睑纹中部垂直，内、外侧部分别向内、外上方辐射；下睑垂直向或稍斜向外下，为环形眼轮匝肌收缩所致。

（5）鱼尾纹：位于外眦附近，皱纹粗细不等，呈放射状排列，为外侧眼轮匝肌收缩所致。

（6）鼻唇沟纹：构成鼻唇沟外侧缘，系上唇外上方呈放射状排列的表情肌收缩所致。

（7）颏纹：位于颏部，横向排列，为颏部肌收缩所致。

（8）唇纹：位于上、下唇皮肤表面，唇中部者呈垂直状，两侧者上、下唇皱纹分别向外上或外下斜行，在口角附近呈放射状排列。

（9）颊纹：位于颊部，鼻唇沟纹外侧，略与鼻唇沟纹平行。

2 重力性皱纹线　因皮下脂肪逐渐减少、肌肉松弛、骨萎缩、皮肤弹性减弱以及松弛下垂所致。如上睑部皮肤下垂形成“肿眼泡”；下睑眶隔松弛，眶内脂肪突出，使皮肤臃肿下垂，形成“眼袋”。

七、皮肤

1 面部皮肤血管密集，血运丰富，因而组织再生和抗感染能力很强，有利于创口愈合，为美容整形手术提供了便利条件，但创伤时出血较多。

2 面部皮肤真皮内含有大量胶原纤维和弹性纤维，故皮肤富于弹性和韧性，这是保持面部皮肤紧张度、维持美容的重要因素。

3 面部皮肤富于皮脂腺、毛囊和汗腺，利于排除新陈代谢产物。若腺管阻塞、细菌繁殖，可引起皮脂腺囊肿和疖肿。

4 面部皮肤是表情肌的止点，表情肌收缩时牵动皮肤，使面部形态出现丰富多彩的表情。术中应注意处理每一块表情肌与皮肤之间的关系，以免表情肌功能受损。

八、皮下组织

面部皮下组织疏松，皮肤易于伸展移动，有利于外伤缝合及整形美容手术。但在颜面部，尤其是鼻翼，皮肤与皮下组织结合紧密，不易剥离，清创时必须注意，以免发生缝合困难。面部皮下组织中有表情肌、皮下支持带连于真皮乳头层，加之真皮内有大量弹性纤维和胶原纤维，故当外伤或手术切开皮肤时，皮肤创缘易向内卷。面部皮静脉与颅内静脉窦关系密切，炎症时应注意有向颅内蔓延的可能。皮下组织内有面神经、血管及腮腺导管等穿行，手术除应注意皮肤皱纹及沟的走向外，更应避免上述重要组织损伤。

九、表浅肌肉腱膜系统

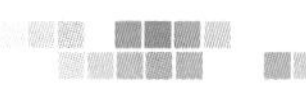

1976 年，Mitz 和 Peyronie 对面部进行解剖研究，首先提出面部表浅肌肉腱膜系统（superficial musculoaponeurotic system，SMAS）。1991 年 Morales 将 SMAS 的概念扩展到整个颅面颈部。SMAS 的提出，将面颈部整形美容外科，尤其是面颈部除皱上提术置于正确的解剖学基础上，具有重要的理论与实践意义。表浅肌肉腱膜系统是指连续布于颅顶和面颈部浅筋膜深面的一层肌肉腱膜结构。根据 SMAS 所含的结构不同，可将其分为肌性区、腱膜性区和混合性区。SMAS 的肌性区为表情肌，即上有枕额肌，前有眼轮匝肌、颧肌、提上唇肌、笑肌、口轮匝肌，后有耳周肌，下有颈阔肌。腱膜性区实为上述肌肉的中间腱，自上而下为帽状腱膜、颞浅筋膜、耳前腱膜和胸锁乳突肌区的颈浅筋

膜。混合区处的肌肉和腱膜不甚连续和完整。上述三区在浅筋膜深面相连续形成一层完整结构，在面神经的支配下参与完成表情功能（图 2-19）。

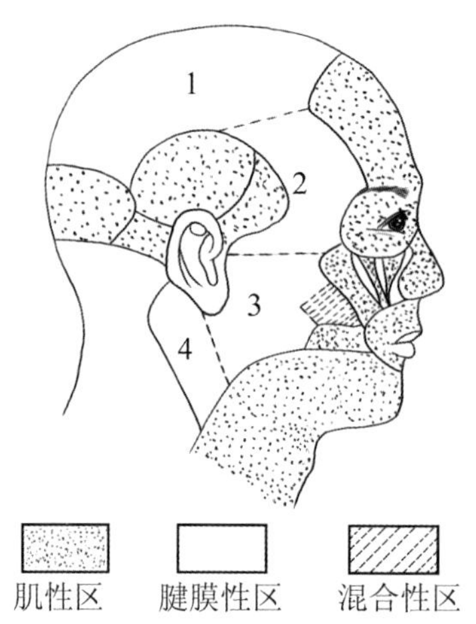

图 2-19　面部表浅肌肉腱膜系统

成功地将 SMAS 与深部组织结构分离而又不损伤重要的血管和神经是除皱术的关键。在 SMAS 的深面，脂肪较少，不构成一连续的脂肪层。深面有脂肪的区域，如颞区、咬肌区、下颌区较易剥离；无脂肪区与深部结合紧密，如腮腺区、胸锁乳突区需锐性分离。

十、面部皮肤支持韧带

面部皮肤支持韧带为致密结缔组织束，它们起自颅颌面骨骨面或筋膜，部分韧带伸向浅面，穿经 SMAS 和浅筋膜，止于真皮，部分韧带伸向浅部，止于 SMAS，它们具有直接固定或间接牵拉和支持皮肤的作用（图 2-20）。在行面部除皱术时，根据具体情况，切断某些韧带，借以提高手术质量，取得理想的美容效果。

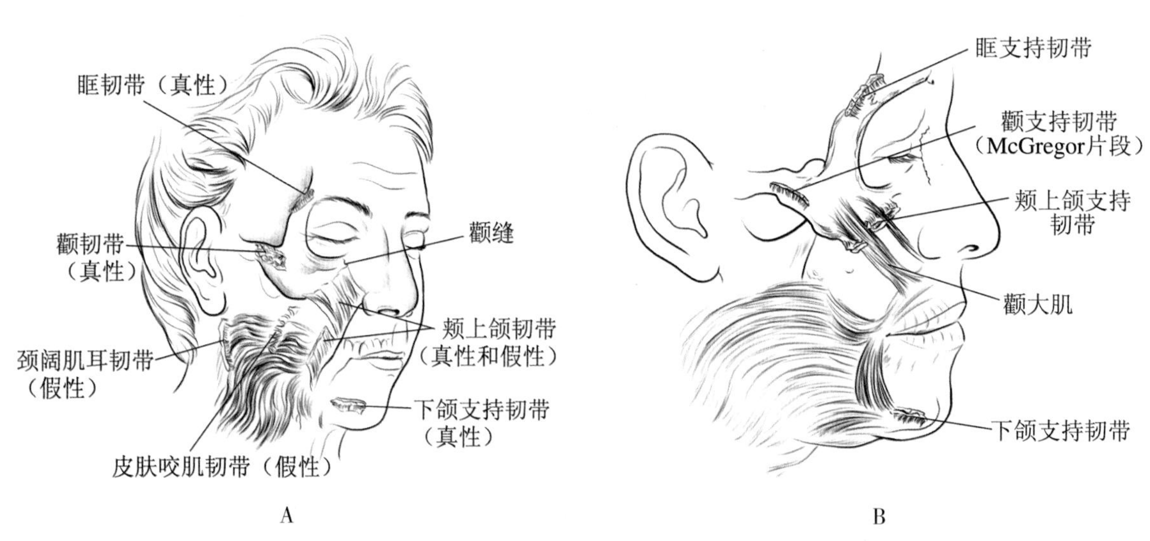

图 2-20　面部皮肤支持韧带

（一）颧弓韧带

颧弓韧带为2～3条致密结缔组织束，位于颧小肌起点的后方，起于颧弓前端下缘或颧骨颊面，纤维束斜向前下穿SMAS和浅筋膜，呈扇形，止于真皮。面神经颧支、颞支走行在颧弓韧带的上、下方以及中间；面横动脉多数经过颧弓韧带的下方，少数穿过其中部。

（二）颧颊部韧带

颧颊部韧带由多条致密结缔组织束组成，排列于咬肌前缘和颊脂肪垫之间。韧带上部起于咬肌起始部的咬肌筋膜表面前缘和（或）颊咽筋膜，行向浅面，止于SMAS；韧带下部起于下颌体近上缘骨膜，行向上、浅方向，止于颈阔肌。

（三）颈阔肌前韧带

颈阔肌前韧带不恒定，起于颈阔肌前上缘，斜向前外行向浅面，止于颏部真皮。牵拉此韧带可使颊部呈现“酒窝”样改变。

（四）下颌骨韧带

下颌骨韧带起于下颌骨体前1/3外侧面骨膜的条状区域，行向浅面，穿过肌束和脂肪，止于真皮。由8～15条呈双向平行排列的结缔组织小束组成，长约0.68cm。位于下颌骨体下缘之上0.59cm处，距下颌角5.27cm。

（五）颈阔肌悬韧带

颈阔肌悬韧带起于茎突下颌韧带、茎突舌骨肌及二腹肌后腹表面。上部纤维止于与颈阔肌相续的SMAS的腱膜性区，下部纤维止于颈阔肌深面。颈阔肌悬韧带和附近的血管、神经关系密切。面神经颈支穿出腮腺下极后紧贴颈阔肌悬韧带前面下降一段距离后分支入颈阔肌；耳大神经在颈阔肌悬韧带后方向前上行，斜穿出该韧带上段，分支入腮腺；颈外静脉于颈阔肌悬韧带后方的胸锁乳突肌浅面下降。

（六）颈阔肌耳韧带

颈阔肌耳韧带是连于颈阔肌上缘与耳垂后下方三角形致密区之间的筋膜性韧带。耳垂后下方的皮下组织很少，此处的真皮直接与SMAS和腮腺被膜等结构紧密相连，共同形成一个尖向下的三角形致密区，续于颈阔肌后上缘的SMAS行向后上融于致密区皮下组织中，颈阔肌耳韧带实为颈阔肌后上缘与致密区之间的SMAS。在行面部除皱术时，需切断此韧带，以便将颏颈部皮肤和颈阔肌向后上方提紧固定，再将切断的韧带固定于乳突骨膜。

十一、眶区

眶区位于鼻腔上部之两侧，包括眼眶、眼睑、泪器、眼球，眼眶内肌肉、血管和神经，以及眼眶内结缔组织性结构。

（一）眼眶

眼眶位于鼻之两侧，容纳并保护眼球及其附属结构。眼眶为一四面锥体形的骨质腔，可分为尖、底及上、下、内、外四壁。尖向后内，其底为眶口，朝向前外。左右眼眶内侧壁呈矢状位相互平行，外侧壁斜向后内，其延长线在后方相交成直角。眶深约4cm，器械入眶或球后注射时应注意此深度，以免误入颅内。

眶尖朝向后内，经视神经孔与颅中窝相通。眶底宽大，朝向前外。底的上、下缘分别称眶上缘和眶下缘。眶上缘内、中1/3交界处有眶上孔（有时呈眶上切迹），眶上血管、神经通过此孔。眶上壁由额骨眶板及蝶骨小翼构成，形成颅前窝的底。颅前窝骨折时，血液可流入眼眶，引起眼睑皮下及结膜下血肿。眶下壁由上颌骨体的眶面及颧骨眶面构成，在下壁中部有眶下沟，向前移行为眶下管，开口于眶下孔，中有眶下血管、神经通过。上颌骨骨折如波及眶下壁，可出现复视等症状。眶内侧壁薄弱，由筛骨纸板及泪骨构成，内侧邻接鼻腔和筛窦。眶外侧壁厚而坚实，由颧骨眶面及蝶骨大翼的眶面构成。眶外侧壁的前缘较内侧壁者后退约 1.5cm，并位于眼球前极的后方，因而来自颞侧的火器伤可直接伤及眼球。眶外侧壁与上壁以眶上裂分界，与下壁以眶下裂分界。眶上裂向后通颅中窝；眶下裂向后通颞下窝及翼腭窝（图 2-21）。

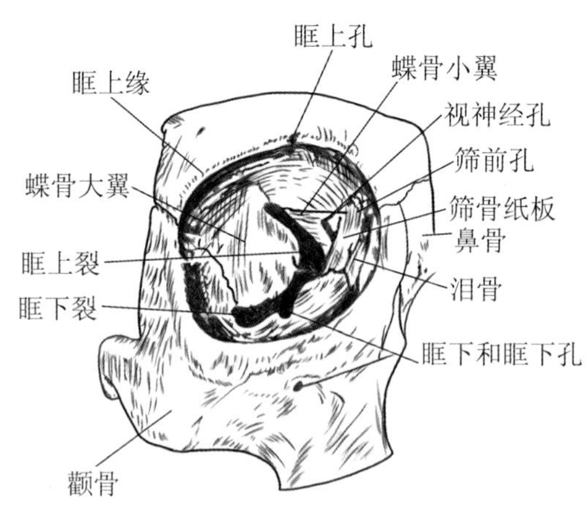

图 2-21　眼眶的构成

眼眶与鼻窦的关系密切，其上、下、内和后内方分别与额窦、上颌窦、筛窦和蝶窦相邻，因而鼻窦的炎症和肿瘤可侵入眶内，出现相应的症状。

（二）眼睑

眼睑为位于眼球前方的屏障，具有保护眼球、防止异物和强光损伤眼球的功能。眼睑上界为眉或眶上缘，下界为睑颊沟或眶下缘，中部有一横行的睑裂，将睑分为上睑和下睑两部分。上睑较下睑为大。上、下睑在内、外侧结合处称为睑内、外侧联合。内、外侧联合处所成的角，分别称为内眦和外眦。外眦呈锐角形，内眦呈钝圆形，前者较后者高 3～4mm。正常睑裂长 25～30mm，平时宽 7～8mm，睁大眼时可超过 10mm。睁眼时，上睑遮盖角膜上部 1/5，约位于角膜上缘与瞳孔上缘之间，下睑缘与角膜平齐。闭眼时，上睑下落，使整个角膜隐于眼睑之后。

上、下睑的游离缘称为睑缘，睑缘宽约 2mm，分为睑前缘和睑后缘。前缘钝圆，生有睫毛二三列，睫毛具有驱除灰尘和削弱强烈光线的功能。上睑睫毛较长而密，向上弯曲；下睑睫毛短而稀疏，弯曲向下。睫毛的皮脂腺称睑缘腺，炎症时肿胀称睑腺炎。睑后缘锐利，其上有一排小孔，为睑板腺的开口。睑后缘的内 1/6 与外 5/6 交界处，有泪乳头，其尖端之小孔称泪点，为泪小管的起始处。睑缘中部有一条灰白线，为眼睑皮肤和结膜移行处。沿灰白线切开，可将眼睑分为前后二叶，前叶为皮肤、皮下组织和眼睑肌，后叶包括睑板和结膜。

眼睑由浅至深为皮肤、皮下组织、肌层、睑板和睑结膜（图 2-22）。

1　皮肤　薄而柔软，富于弹性，易于伸展。老年人眼睑皮肤弹性减退而致松弛变长，可因此引起上睑假性下垂或下睑内翻。外伤、感染引起皮肤缺损，可产生不同程度的睑外翻。

2　皮下组织　为薄层疏松结缔组织，黄种人含有脂肪组织。由于组织疏松，故外伤或眼睑手术后数日，常呈现明显的水肿。眼睑本身炎症或全身某些病变（如心、肾疾病及内分泌紊乱等）亦可引起眼睑水肿。

3　肌层　有眼轮匝肌睑部、上睑提肌及米勒肌。眼轮匝肌睑部纤维与眶缘平行，睑部手术作

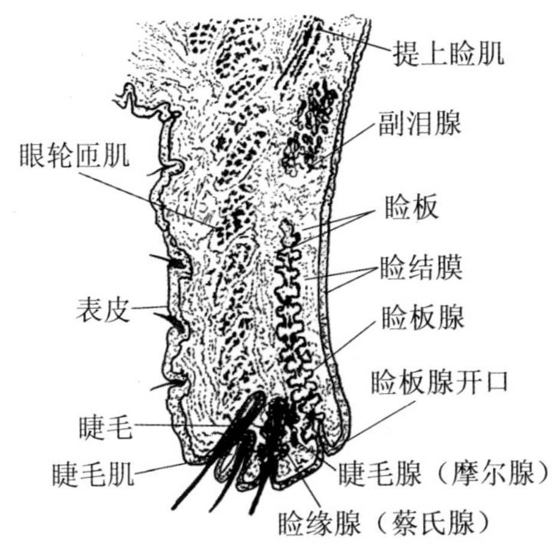

图 2-22　眼睑的结构(矢状断面)

切口应与该肌纤维方向一致。眼轮匝肌纤维一部分分散于睫毛、毛囊之间,称为睫毛肌,收缩时使睑缘密贴于眼球表面,故面神经麻痹时,除引起兔眼和暴露性角膜炎外,还可引起下睑外翻。上睑提肌附于睑板上缘,该肌收缩时使上睑上提。支配该肌的动眼神经麻痹时,上睑下垂。米勒肌又称睑板张肌,附着于睑板上缘。该肌作用尚不肯定,有人认为与维持上睑的正常位置有关,也有人认为在提上睑肌进行提睑动作中起辅助作用。

4 睑板　由致密结缔组织构成,宛如软骨,支持眼睑。上睑板较下睑板宽阔,皆呈半月形。在内眦处,上、下睑板借睑内侧韧带系于上颌骨的额突。睑板内含有睑板腺,与睑缘成垂直排列,开口于睑后缘,睑板腺阻塞后,形成睑板腺囊肿,或称霰粒肿。

5 睑结膜　为一层薄而光滑的黏膜,与睑板连接紧密不易分离。

6 眼睑动脉　来源有二:一为来自颈外动脉系的颌外动脉、颞浅动脉和眶下动脉;另一为来自颈内动脉系的眼动脉的分支鼻背动脉、眶上动脉和泪腺动脉。上述动脉在上、下睑缘附近形成睑上弓和睑下弓(图 2-23)。

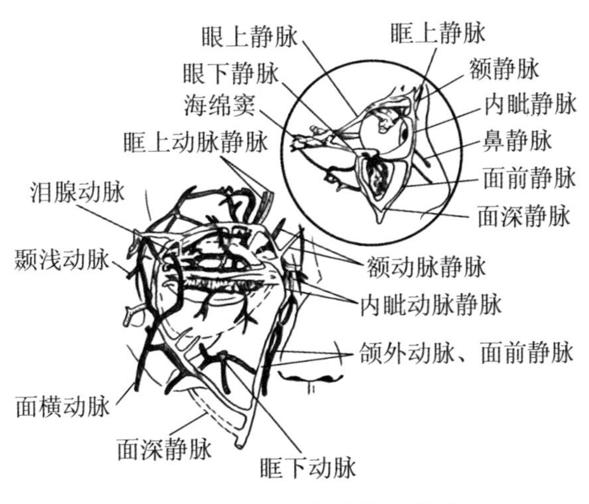

图 2-23　眼睑的动脉与静脉

7 眼睑静脉　与动脉伴行,并形成与动脉同名而位置相当的静脉弓。静脉血一部分经面前静脉及颞浅静脉回流,另一部分则经眼上静脉入海绵窦,或经面深静脉至翼丛入海绵窦。眼睑静脉无瓣膜,故眼睑炎症应慎重处理。

8 淋巴回流　上睑内 1/3 及下睑内 2/3 的淋巴回流至颌下淋巴结;上睑外 2/3 及下睑外 1/3

的淋巴回流至耳前淋巴结和腮腺深淋巴结(图 2-24)。

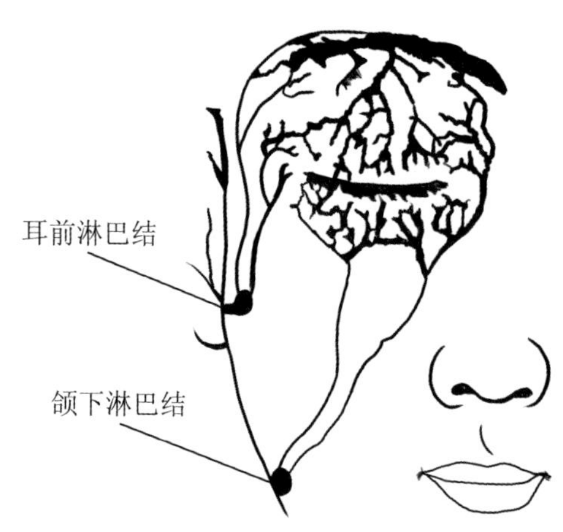

图 2-24　眼睑的淋巴回流

9 神经分布　分为运动神经、感觉神经和交感神经。运动神经包括面神经(颞支和颧支)及动眼神经。前者支配眼轮匝肌,后者支配上睑提肌。感觉神经为三叉神经的眼支及上颌支。来自海绵窦的交感神经丛绕眼动脉分布于米勒肌。

(三)泪腺

泪腺位于眼眶外上方的泪腺窝内,由大小不等的腺小叶组成,其排出管开口于结膜上穹隆的外侧部。泪腺分泌的泪液,具有保持角膜湿润和冲洗结膜囊内异物的保护作用。

泪道由泪点、泪小管、泪囊和鼻泪管四部分组成(图 2-25):①泪点朝向泪湖。②泪小管连接泪点与泪囊,分为上泪小管和下泪小管,两者汇合,开口于泪囊上部。③泪囊位于眶内壁前下方的泪囊窝内,其上端为盲囊,下端移行于鼻泪管。眼轮匝肌的肌纤维包绕泪囊和泪小管,可收缩和扩张泪囊,促使泪液排除。④鼻泪管为泪囊下端较细的膜性管,上部位于骨性管腔中,下部在鼻外侧壁膜内,开口于下鼻道的外侧壁。鼻泪管外侧与上颌窦紧邻,因此上颌窦肿瘤可压迫鼻泪管。鼻泪管口处静脉丛丰富,鼻腔有炎症时,黏膜充血肿胀,可导致管口缩小,致使泪道阻塞,出现溢泪现象。

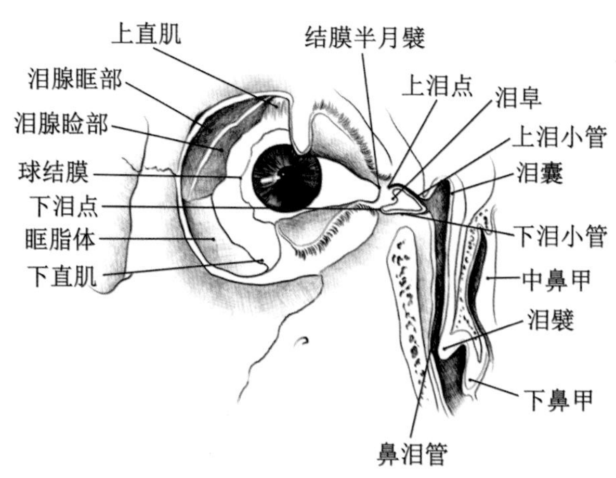

图 2-25　泪道的组成

(四)眼眶内肌肉

眼眶内肌肉共计 7 条,其中上睑提肌已于眼睑中描述,其余 6 条眼球肌包括 4 条直肌(即上直肌、下直肌、内直肌、外直肌）和2条斜肌（即上斜肌、下斜肌），除下斜肌起自眶下壁前内侧外，其余都起自视神经孔周围的总腱环。4条直肌围绕视神经周围前行，达眼球中纬线前方，分别止于巩膜的上、下、内、外四处，其中内直肌距角膜边缘最近，上直肌距角膜边缘最远，在斜视矫正术时有重要意义。上斜肌在上直肌与内直肌之间向前，并以细腱经过眶内上方的滑车后，急剧斜向后外，止于眼球外上方巩膜处。下斜肌起自眶下壁前内侧，向后外附着于眼球后外部（图2-26）。

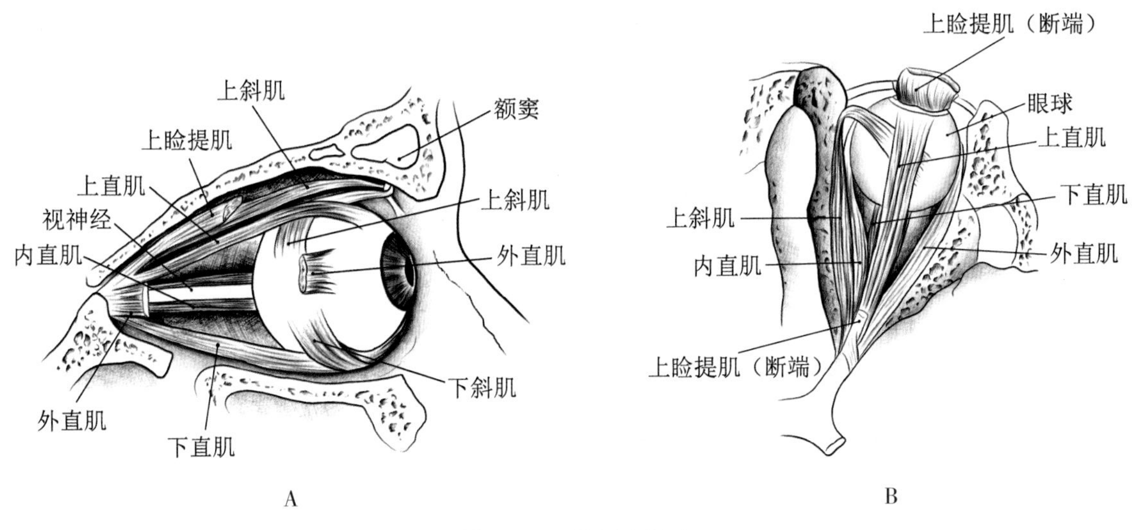

图2-26　眼眶内肌肉

（五）眼眶内血管和神经

1　眼动脉　为颈内动脉的分支，经视神经孔入眶。该动脉先位于视神经外侧，以后绕经视神经与上直肌之间，至眶内侧再向前行，发出以下分支（图2-27）。

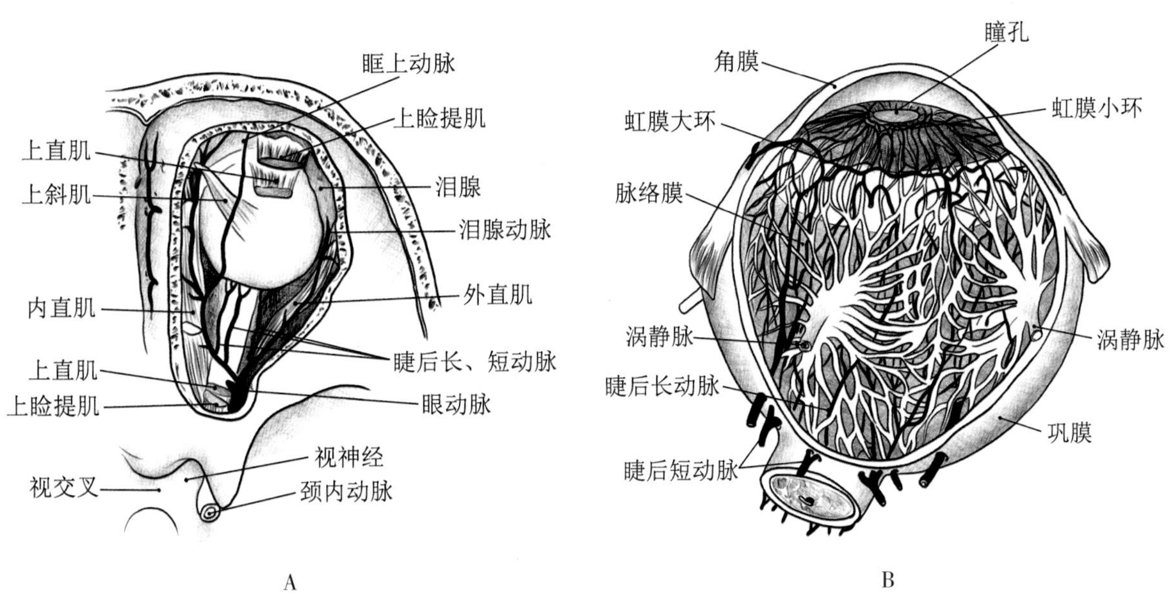

图2-27　眼眶内动脉

（1）视网膜中央动脉：在眼球后方穿入视神经达眼底，营养视网膜。该动脉在眼底的分支可通过眼底镜直接进行观察，对诊断血管病变具有重要价值。由于是终动脉，故一旦阻塞，可导致突然失明。

（2）脉络膜动脉：沿视神经周围前行，穿入眼球，分布于脉络膜。

（3）虹膜动脉：沿视神经内、外侧前行，穿巩膜入眼球，分布于虹膜。

（4）泪腺动脉：沿外直肌上缘达泪腺。

（5）肌支：营养眼外肌。

2 眼静脉　包括眼上静脉和眼下静脉等。

（1）眼上静脉：起自眶的前内侧，收集与眼动脉分支伴行的静脉，向后沿眶上壁经眶上裂注入海绵窦。眼上静脉可发生曲张，引起间隙性眼球突出症。

（2）眼下静脉：收集眶下壁前方附近的静脉血，沿眶下壁后行，一支入眼上静脉，另一支经眶下裂入翼丛。

眼静脉前方与面静脉吻合，向后入海绵窦。该静脉缺乏瓣膜，若挤压眼部或面部化脓性病灶，可使炎症逆血流而至海绵窦，导致海绵窦炎或血栓形成。

3 神经

（1）特殊感觉神经：为视神经，联系眼球与脑。

（2）一般感觉神经：为三叉神经段第一支眼神经，穿海绵窦的外侧壁经眶上裂入眶。其分支为：①泪腺神经，向外上方至泪腺和上睑；②鼻睫神经，向前内方走行，布于眼睑、泪囊和泪阜等处，并有分支至睫状神经节及2条细支进入眼球；③额神经位于上睑提肌上方，出眶后布于上睑结合膜皮肤以及额顶部的皮肤。运动眼球的神经为动眼神经、滑车神经和展神经，均经海绵窦，穿眶上裂入眶。动眼神经先位于视神经外侧，然后分为上、下两支，支配上睑提肌、上直肌、内直肌、下直肌和下斜肌。滑车神经在上斜肌的外上穿入该肌。展神经沿外直肌内侧面进入该肌。上颌神经沿眶下沟、管前行出眶下孔（图2-28）。

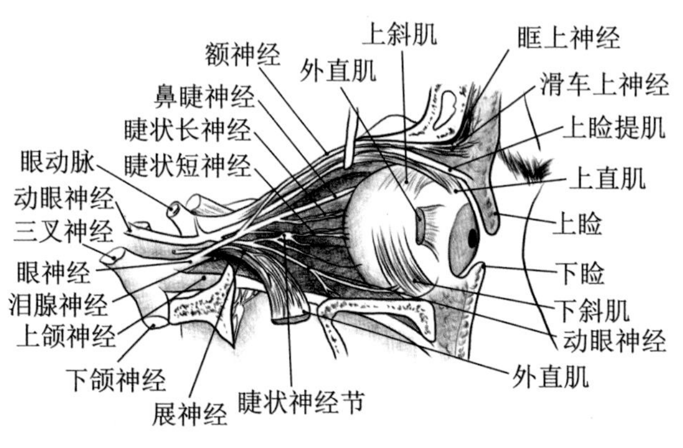

图2-28　眼眶内神经分布

（六）眼眶内结缔组织性结构

1 眶骨膜　为衬在眶壁表面的薄层结缔组织，与周围的骨膜互相移行。它和骨面之间连接疏松，但在眶的孔、管、裂等处连接紧密而难于剥离。

2 眶脂体　是充填在眼球、眼肌、泪器和神经、血管之间的脂肪组织，具有固定眶内软组织和保护眶内器官的作用。

3 眼球筋膜　又称特农（Tenon）囊，为眶脂体与眼球之间的致密的纤维囊，包裹眼球的大部，前达角膜缘，后连视神经鞘。Tenon囊与眼球之间存有间隙，故眼球可活动自如。行眼球摘除时，应在囊的前面操作，不打开筋膜腔，可防止感染向后传入颅内，术后还可利用它作为假眼窝。

十二、腮腺咬肌区

腮腺和咬肌及其浅面的软组织合称腮腺咬肌区。

（一）境界

前界为咬肌前缘，后界为胸锁乳突肌、乳突及二腹肌后腹的前缘，上界为颧弓和外耳道，下界为下颌骨下缘，内侧界为咽旁间腺，外侧以皮肤为界。

从耳屏至眼眶外下缘的连线，为颧弓在颞面部的表面标志。在颧弓与下颌切迹所围成的半月形的中点，为咬肌神经封闭及上、下颌神经阻滞麻醉刺入点的表面标志。从耳屏至咬肌前下角附着于下颌骨下缘处的连线中点，为下颌孔的表面投影，因而可从下颌骨下缘经下颌支内侧，施行下牙槽神经阻滞麻醉的口外法注射。

（二）层次

由浅至深依次如下：

1 皮肤　表皮(真皮)。

2 皮下组织　内含颈阔肌上部，在腮腺区有耳前淋巴结及耳大神经，在咬肌区有面神经分支及腮腺导管。

3 腮腺咬肌筋膜　来自颈深筋膜浅层。筋膜在腮腺后缘分为浅、深两层，包被腮腺，形成腮腺鞘。在腺体前缘筋膜复合为一，形成咬肌筋膜，向前覆盖于咬肌表面直达该肌前缘。鞘浅层密切连于腺体而附于颧弓，深层附于颅底，且增厚成茎突下颌韧带，介于腮腺与颌下腺之间。腮腺鞘具有下列特点：①浅层特别致密，但其深层薄弱，在茎突和翼内肌之间有一裂隙，腮腺深叶经此与咽旁间隙和翼颌间隙相通，故腮腺化脓时，脓液不易向浅层穿破，而通过深层薄弱部位形成咽旁脓肿；②腮腺鞘与其腺体紧密结合，并发出许多间隔，伸入腺体，将其分为多数小叶，化脓时形成独立散在的小脓灶，切开引流时应注意分开各腺叶的脓腔，以利于引流通畅；③腮腺鞘上部与外耳道紧密相连，并发出索状纤维束，伸入外耳道前下壁软骨部的裂隙中，腮腺内的小动脉、小静脉及神经也经该裂隙进入外耳道，外耳道前下部的淋巴亦经此裂隙流入腮腺区的耳前淋巴结。由于上述解剖特点，化脓性感染可在腮腺与外耳道之间互通。

4 腮腺　为涎腺中之最大者，重约 25 克，系不规则而分叶之团块，位于外耳道下颌骨与胸锁乳突肌之间，且凸向前居咬肌之浅面(图 2-29)。在颧弓与腮腺管之间或有形态大小不同的孤立小腺体，为副腮腺，其腺管汇入腮腺导管。副腮腺与腮腺的组织结构一致。累及腮腺的病变也可累及

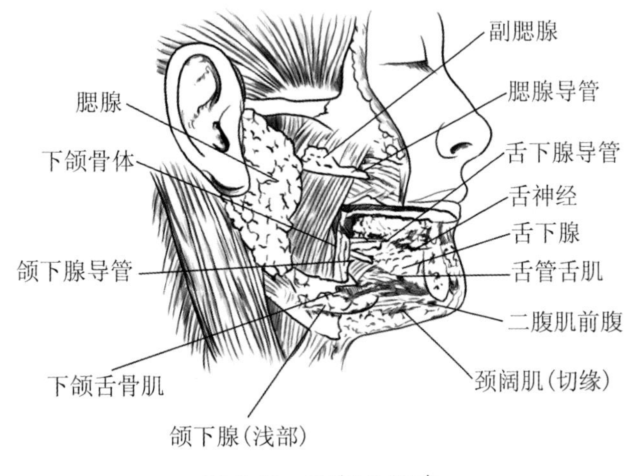

图 2-29　面部分泌腺

副腮腺。所以手术治疗腮腺肿瘤时，为防止术后复发，副腮腺也应一并切除。

腮腺位于腮腺间隙内，略呈不规则形状，分为上、外、前内及后内四面。各面隔腮腺鞘与下列结构相毗邻：上面形凹，邻外耳道及颞下颌关节后面；外面邻浅筋膜（含耳大神经及颈阔肌后缘），含有数个小淋巴结；前内面邻近咬肌、下颌支及翼内肌后部；后内面与乳突、胸锁乳突肌、二腹肌后腹、茎突和茎突诸肌、Ⅸ～Ⅺ对脑神经及颈内动、静脉相毗邻。

腮腺后内面有一排压迹，由外向内为：乳突压迹、胸锁乳突肌沟、二腹肌沟和茎突区。面神经干即从茎突处下方进入腮腺。

临床常以面神经主干和分支平面为界，将腮腺分为浅、深两叶，分别位于面神经主干和分支的浅面和深面。此种分法有其实用意义，因临床做腮腺切除保留面神经手术时，通常是按面神经主干和分支平面，分离腮腺浅、深两叶。

腮腺导管由腮腺浅叶前缘发出，在颧弓下约 1.5cm 处穿出腮腺鞘。导管长约 5cm，管壁较厚，管径 0.2～0.3cm。导管在腮腺咬肌筋膜浅面向前走行，与颧弓平行，其上方有面神经上颊支和面横动脉，下方有面神经下颊支伴行，故腮腺导管常用来作为寻找面神经颊支的解剖标志。导管横过咬肌外侧后在咬肌前缘，几乎以直角转向内，绕过颊脂肪垫，穿入颊肌，约成 45°角向前，在颊肌与颊黏膜之间走行一段距离后，开口于上颌第 2 磨牙牙冠颊面相对的颊黏膜上。导管口处的黏膜隆起，称为腮腺乳头。导管的开口部位是最狭窄处，导管穿过颊肌的部分也较狭窄，故易有结石嵌顿。手术时可从腮腺导管口注入 1%亚甲蓝溶液 2ml，使腮腺组织染成蓝色，以便腮腺组织与面神经及其四周组织颜色相区别；亦可经腮腺导管口导入塑料管，以便寻找腮腺导管。

5 腮腺咬肌区的淋巴结　腮腺淋巴结系面部较大的淋巴结群，一般约 20 个。根据腮腺与淋巴结的位置关系，又可分为腮腺浅淋巴结和腮腺深淋巴结（图 2-30）。

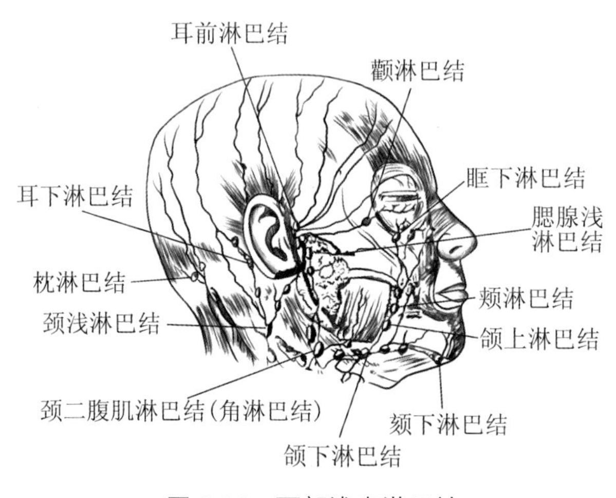

图 2-30　面部浅表淋巴结

（1）腮腺浅淋巴结：位于腮腺表面和腮腺咬肌筋膜的浅面，根据其位置分为耳前淋巴结和耳下淋巴结。

1）耳前淋巴结：1～4 个，位于耳屏前方，腮腺咬肌筋膜浅面与腮腺之间。

2）耳下淋巴结：在腮腺的下端，位于胸锁乳突肌前缘及面后静脉离开腺体处。耳下淋巴结亦可沿着腮腺后缘伸展到腮腺后方。该淋巴结常被胸锁乳突肌前缘的筋膜延伸包绕，从而形成淋巴结鞘，以此与颈浅淋巴结相隔。

腮腺浅淋巴结收纳来自颞区、额区的淋巴，以及耳郭、外耳道、上下睑的外侧部及鼻根部的淋巴，有时上唇和颧部的淋巴亦流入此淋巴结，其输出管入腮腺深淋巴结和颈深上淋巴结。

（2）腮腺深淋巴结：有 5～10 个，位于腮腺内，聚集在面后静脉和面神经的周围，有时深达腮腺与咽侧壁之间。腮腺深淋巴结收集腮腺与腮腺相应的面部皮肤、眼睑外侧的结合膜、外耳道、咽鼓管和鼓室黏膜的淋巴。腮腺浅淋巴结的输出管亦入此淋巴结（图 2-31）。

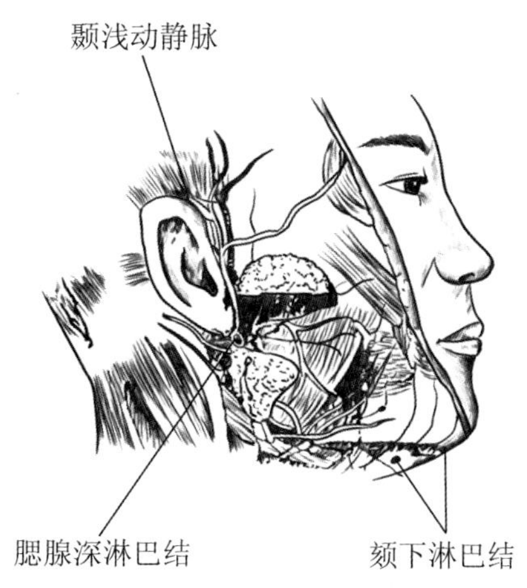

图 2-31　面部深淋巴结

浅部的腮腺深淋巴结输出管沿胸锁乳突肌前、后缘下行，前缘支常直接入颈深上淋巴结；后缘支伴随面后静脉注入颈浅淋巴结或伴随耳大神经向下，沿胸锁乳突肌后缘至锁骨上淋巴结。深部的腮腺深淋巴结输出管沿颈外动脉终止于颈深上淋巴结的颈二腹肌淋巴结。

6 腮腺的血管分布、淋巴回流及神经支配　腮腺由颞浅动脉、颌内动脉及耳后动脉的分支供血；静脉主要经颞浅静脉及下颌后静脉流入颈外静脉；淋巴回流经腮腺淋巴结及颌下淋巴结，注入颈深淋巴结群。腮腺的感觉神经由耳颞神经、耳大神经支配；腺体的分泌神经中副交感神经节前纤维来自延脑内的下涎核，经舌咽神经分支——鼓室神经的岩浅小神经达耳神经节更换神经元之后，经耳颞神经分布于腮腺；交感神经节后纤维来自颈外动脉丛。

7 腮腺与神经血管的关系

（1）腮腺内主要神经、血管的排列：腮腺内有面神经、耳颞神经、颈外动脉及其终支颞浅动脉和上颌动脉、面后静脉等穿行（图 2-32）。

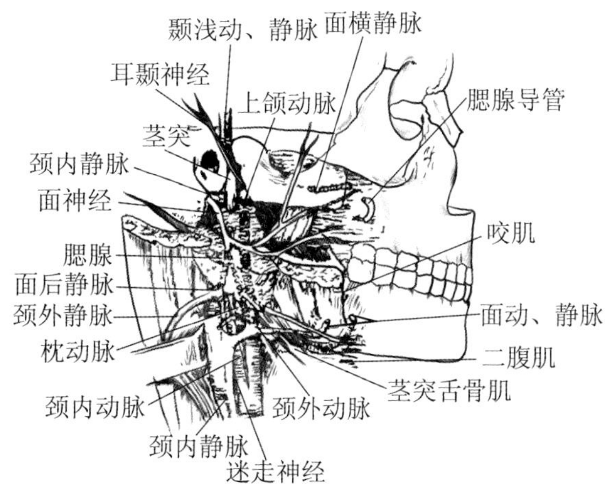

图 2-32　腮腺内血管、神经

颈外动脉自甲状软骨上缘平面从颈总动脉分出，上行达下颌后窝，初居腮腺深面，继在下颌支中、下 1/3 交界处进入腮腺后内面(有时经过腮腺深面)，于腮腺内分为 3 支，即耳后动脉从其后内面而出，颌内动脉从其前内面而出，颞浅动脉发出面横支从其上缘而出。颞浅、颌内二静脉在动脉之浅面汇合成面后静脉，此静脉在腮腺内分前后二属支，前支与面前静脉汇合成面总静脉，后支与耳后静脉汇合成颈外静脉。

面神经颅外段从茎乳孔穿出时位于茎突与乳突之间的间隙内，一般在乳突前缘相当于乳突尖上方约 1cm 处，距皮肤表面深 2～3cm，继而向前、外并稍向下经外耳道软骨与二腹肌后腹之间，在腮腺覆盖下，经过茎突根部的浅面，从腮腺后内面上部进入腮腺，由后向前越过上、下走行的面后静脉及颈外动脉浅面。通常在下颌支的后方，分为颞面干、颈面干。以二叉型多见，其余依次为三叉型、四叉型、干线型或五叉型。颞面干较粗，行向前上；颈面干较细，沿下颌支后缘并行向下。由两干发出 9～12 条神经，形成 5 组分支，即颞支、颧支、颊支、下颌缘支和颈支(图 2-33)，各分支之间在腮腺内外均有吻合，这种结构特点，可使面神经部分分支损伤时具有一定的代偿能力。

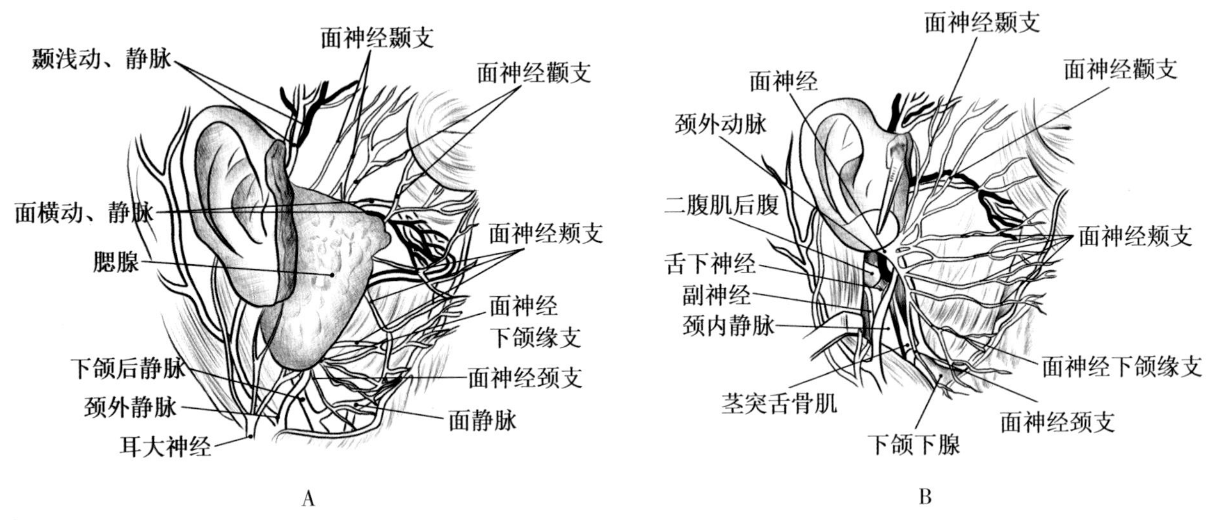

图 2-33 腮腺咬肌区面神经解剖

根据腮腺内血管、神经的走向，可将其分为纵行和横行两组：纵行组为颞浅动静脉、耳颞神经、面后静脉及颈外动脉；横行组为面神经、颌内动静脉及面横动脉。由于上述解剖关系，故腮腺炎症或肿瘤除使腮腺肿大外，尚可产生压迫症状：如耳颞神经受压，除感腮腺部位疼痛外，尚可放射至耳、颞下颌关节及颞区等处；面神经及其分支受侵，可出现面肌瘫痪；静脉受压，可出现面部水肿等症状。

(2) 腮腺浅叶上缘神经、血管的排列：此处有一排神经、血管，从后向前依次为颞浅静脉、耳颞神经、颞浅动脉、面神经颞支及颧支。

(3) 腮腺浅叶前缘神经、血管的排列：此处有一排神经、血管，还有腮腺导管。从上向下依次为：面横动脉、面神经颧支、面神经上颊支、腮腺导管、面神经下颊支及面神经下颌缘支。

(4) 腮腺浅叶下端神经、血管的排列：从前向后依次为面神经下颌缘支、面神经颈支、面后静脉及其至颈外静脉的交通支。

(5) 腮腺深叶深面的神经、血管：腮腺深叶的深面与茎突诸肌及深部血管神经(颈内动、静脉和Ⅸ～Ⅻ对脑神经)相毗邻(图 2-34)。上述结构称为“腮腺床”，其中，茎突诸肌及颈内静脉紧邻腮腺深叶的深面，更深层则为颈内动脉和Ⅸ～Ⅻ对脑神经。“腮腺床”内各重要血管、神经可以下列骨性标志进行辨别和寻找：①环椎横突约位于乳突尖端与下颌角连线的上、中 1/3 交界处。②颈内动、静脉和Ⅸ～Ⅻ对脑神经位于环椎横突的前方和茎突的深面。③茎突将其浅面的颈外动脉和其深面的颈内动脉分开。④Ⅸ～Ⅻ对脑神经在环椎横突前方开始分开:舌咽神经在下颌角上方向前穿过颈内、外动脉之间;舌下神经在下颌角下方,向前越过颈内、外动脉的浅面,进入颌下三角;迷走神经下行于颈内动、静脉之间的后方;副神经多越过颈内静脉的浅面行向后外下。

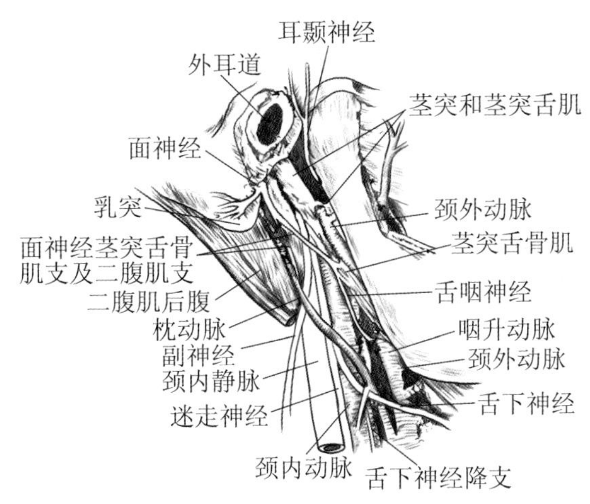

图 2-34　腮腺深叶深面的毗邻

8 咬肌　咬肌位于腮腺咬肌筋膜的深面,在咬肌深面与下颌支之间有咬肌间隙。

综上所述,腮腺咬肌区中,腮腺浅面并无重要结构,重要的神经、血管主要位于:①腮腺内;②从腮腺边缘呈辐射状露出;③腮腺深叶深面。因此,在面部手术时,应避免在腮腺浅叶或颊部作垂直深切口,以免伤及腮腺内或腮腺浅叶前缘走出的面神经分支或腮腺导管,导致面瘫、腮腺体或腮腺导管瘘。当腮腺肿瘤深入到"腮腺床"附近并与之有粘连时,或颈淋巴组织整块切除涉及"腮腺床"时,应特别谨慎,避免损伤"腮腺床"的重要血管、神经。

(三)面神经主干及其分支的标志

临床在进行腮腺切除术时,常根据肿瘤所在部位和移动性,一般采取两种不同方法解剖面神经以切除腮腺。先显露面神经主干,再循主干向远端分离其分支;或先显露面神经分支,再循其分支分离主干。下列数种标志,可作为手术时显露面神经主干或分支的参考。

1 显露面神经主干的标志　面神经主干位于上为外耳道软骨及骨部、下为二腹肌后腹、前为茎突、后为乳突前缘的间隙内(图 2-35)。因此,上述边界均可作为显露面神经干的标志。

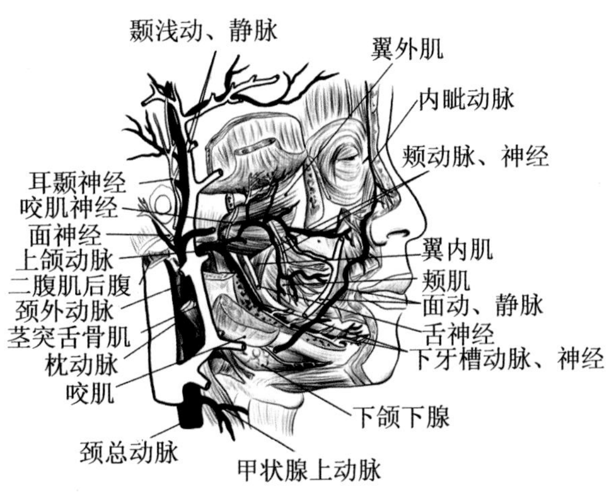

图 2-35　面神经主干的解剖位置

（1）乳突前缘标志：面神经主干与乳突前缘的关系较为恒定，一般在距乳突尖平面上方约1cm、距皮肤表面深2～3cm处，将腮腺向前推开，即可找到面神经主干。

（2）鼓乳裂标志：鼓乳裂位于外耳道的后下方，为颞骨鼓板与乳突连接处，该处位于皮下，循鼓乳裂向下至其转向内侧处，即鼓乳裂转折点。此点垂直向内约1cm即为茎乳孔，可在此找到面神经主干。

（3）外耳道软骨标志：腮腺鞘上端紧密地附着于外耳道软骨部的下缘，显露面神经主干而又使其不受损伤的关键在于紧密地循外耳道软骨弯曲的下缘分离，该软骨的下端略呈三角形，距三角形尖端内侧或后内约1cm，即可找到刚出茎乳孔的面神经主干。

（4）茎突标志：面神经主干位于茎突根部的后方，继而越过其浅面，其交叉处（间隔以腮腺组织）至茎突根部的距离约1cm。

（5）二腹肌后腹标志：二腹肌后腹起于颞骨乳突内侧之乳突切迹，该切迹前端正指向茎乳孔，面神经出茎乳孔时即位于二腹肌后腹起点的前方，继而经二腹肌后腹上缘向前下方走行。因此，在乳突前缘深面露出的二腹肌后腹上缘距面神经主干较近（约5mm），可在该处寻找面神经主干。

面神经主干位置恒定、标志明确，对先解剖主干的面神经解剖术是有利的。但神经主干距皮肤较深，且手术野窄小，行主干解剖面神经应审慎仔细，以免伤及。

2 显露面神经分支的标志及面神经分支出腮腺边缘后的走行

（1）颞支：可以耳屏或颞浅动脉作为标志。颞支一般在耳屏基部前1～1.5cm或颞浅动脉前约1cm处，从腮腺浅叶上缘穿出。

颞支从腮腺上缘露出，在皮下组织中越过颧弓后段的浅面行向前上，分布于额肌及眼轮匝肌上份、耳上肌和耳前肌。若该支损伤，同侧额纹消失。

（2）颧支：可以耳屏、耳垂及眼外眦作为标志。即过耳屏基部及耳垂前缘作一垂直线，再平耳垂下缘自后向前作该线的垂直线，使两线相交成一向前上方开放的直角。颧支约在此分角线（45°线）的腮腺浅叶上缘或前缘或两缘的交角处穿出。颧支也可在耳垂下缘与眼外眦连线的腮腺浅叶前缘穿出。

颧支经腮腺上缘和前缘穿出，其上部分支较细，越过颧骨，分布于上、下睑眼轮匝肌，其下支较粗，循颧弓下方及面横动脉之下平行向前，在颧肌及上唇方肌之深面，分布于该二肌，在眶下区与三叉神经之眶下神经组成眶下丛。颧支管理眼睑闭合，对保护眼球起重要作用。在颞下颌关节手术及颧骨和眶外侧壁手术时，应避免损伤。

（3）颊支：可以腮腺导管作为标志。颊支多位于腮腺导管上下约1cm范围内的咬肌筋膜上。

颊支出腮腺前缘，位于咬肌筋膜的表面，行向口角。根据其与腮腺导管的关系，分为上颊支（位于腮腺导管上方）和下颊支（位于腮腺导管下方）。上颊支一般较粗，位置较恒定，其体表投影位于耳屏间切迹与鼻翼下缘的连线上，平行于腮腺导管之上方；下颊支位于口角平面或稍上方向前走行。上、下颊支分布于颧肌、笑肌、上唇方肌、尖牙肌、切牙肌、口轮匝肌、鼻肌及颏肌等。由于颊支与腮腺导管的关系密切，因而腮腺手术可以腮腺导管作为寻找颊支的标志。值得注意的是：颊支有时互相吻合呈网状，不仅存在于腮腺导管的上方和下方，也可位于其浅面或深面，或与腮腺导管平行，也可与之交叉。颊支损伤，可出现鼻唇沟变浅。

（4）下颌缘支：可以颌外动脉、面前静脉、下颌角及面后静脉为标志。解剖时可在平下颌下缘处先显露面前静脉及颌外动脉，在其浅面（或深面）找出面神经下颌缘支，或于下颌角处找出面神经下颌缘支；也可先循颈外静脉及面后静脉向上找出面神经下颌缘支，再向上追寻面神经主干。

下颌缘支从腮腺前缘或下端穿出，其行程均恒定地位于颈阔肌深面与颈深筋膜浅层之间，约在下颌下缘平面，自后向前依次越过面后静脉、下颌角、面前静脉的浅面，但与颌外动脉关系有所不同。若下颌缘支为单支，可行经于颌外动脉的浅面或深面；若为多支，则其分支分别行经于该动脉的浅面和深面，继续向上经降口角肌的深面，分布于该肌及下唇方肌。但有少数仍继续平下颌下缘前行一段，再转向上，分布于降口角肌和下唇方肌。下颌缘支约有 1/5 于颈阔肌深面，越过面后静脉浅面，下行至颌下区，其具体位置关系是：在颌外动脉或咬肌前下角后，行于下颌下缘下方约 1cm 处；在颌外动脉及咬肌前下角处，则全部平下颌下缘；在上述 2 个标志以前，多数行于下颌下缘之上，少数(6%)在下颌下缘下方继续前行 0.8～1.5cm，而后再上行分布于降口角肌及下唇方肌。根据下颌缘支的行径，临床颌下区切口多选择下颌下缘下方 1.5～2cm 处，并应切开颈深筋膜浅层，使下颌缘支连同该层筋膜一并掀起，从而保护下颌缘支，以免损伤导致口角歪斜。

（5）颈支：可以腮腺浅叶下端作为标志，颈支多从该处穿出。颈支从腮腺下端穿出，并行于下颌缘支的后方，两者很少交通。颈支在颈阔肌深面、下颌角与胸锁乳突肌之间(距下颌角平均距离约 8mm)，行向前下至颌下三角，分布于颈阔肌，发出分支与颈丛颈前皮神经交通。颈支有时尚发出一返支向前上并入下颌缘支。

十三、面侧深区

（一）境界

前为上颌骨的后面，后界为腮腺鞘，内为翼外板，外以下颌支为界。该区亦即颞下间隙及翼颌间隙的范围(图 2-36)。

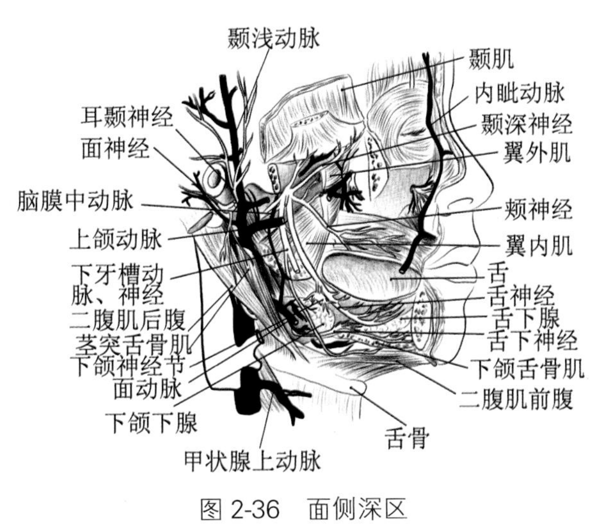

图 2-36　面侧深区

（二）层次

面侧深区位于腮腺咬肌区前部的深面，其中有大量的血管和神经位于下颌支、翼肌与翼外板之间，并为蜂窝组织所包绕。血管、神经互相交错(颌内动脉干与下颌神经分支)或伴行(颌内动脉分支与下颌神经分支)，层次排列不十分明显，由浅至深大致分层如下：

1　翼丛　当下颌支除去后，首先见到翼丛的浅部，该静脉丛位于颞肌与翼外肌之间及翼内、外两肌之间。

翼丛的形态视原始静脉丛的退化情况而有所差异，如面深部原始静脉丛退化受阻，则翼丛发育良好，吻合支众多；反之，若原始静脉丛显著退化，则翼丛发育不良，吻合支稀少。施行上颌结节阻滞麻醉时，应注意翼丛的位置关系，以免刺破发生血肿。

2 上颌动脉　与其下方的颌内静脉伴随，紧邻下颌骨髁状突颈部的深面向前走行，该动脉越过翼外肌浅面（少数在深面），经翼外肌两头间进翼腭窝（图 2-37）。

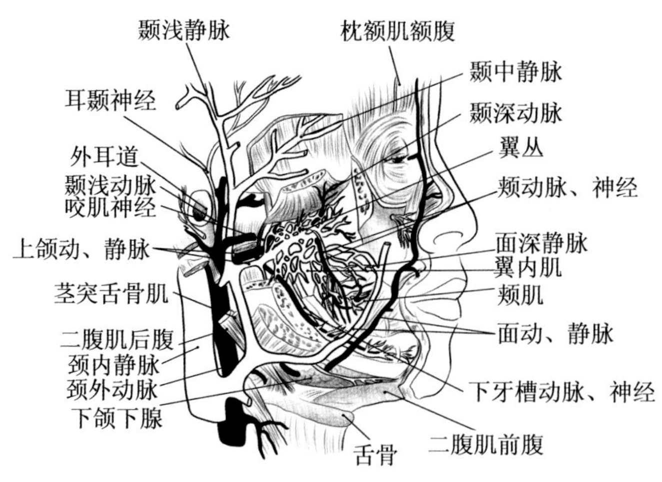

图 2-37　上颌动脉及其分支

从上颌动脉发出很多的分支，其中：①脑膜中动脉经棘孔进入颅腔供应硬脑膜；②下牙槽动脉与同名神经进入下颌管，其主干及分支供应下颌骨、下颌牙槽突、牙周膜及牙龈；③上牙槽后动脉通过上颌骨牙槽孔供应上颌磨牙、前磨牙及其牙槽骨、颊侧黏膜和牙龈及上颌窦；④眶下动脉经眶下孔到达面部；⑤腭降动脉下行于翼腭管，供应硬腭和软腭等；⑥蝶腭动脉通过蝶腭孔进入鼻腔。在颌内动脉周围有面深淋巴结。临床上作高位颞颌关节成形术或下颌骨切除时，应注意保护髁状突颈部深面通行的颌内动脉。当下颌骨髁状突颈部骨折时，亦可能伤及颌内动脉。行上颌骨切除时，可在翼外肌两头之间显露和结扎颌内动脉，以代替结扎颈外动脉。颌内动脉进入翼腭窝时，距翼突上颌缝非常近（约 5mm），有关手术（如上颌骨截断前徙术）分离该缝时，切勿伤及颌内动脉。

3 下颌神经与翼外肌　下颌神经及其分支与翼外肌关系密切，该神经出卵圆孔后即位于翼外肌深面，即发出分支，其中颞深前后神经和咬肌神经从翼外肌上缘穿出，分别布于颞肌和咬肌。颊神经从翼外肌两头之间穿出，行于舌神经的前方，分布于颊部皮肤和黏膜。舌神经位于翼内肌表面走在下牙槽神经的前方和稍内侧，鼓索在离卵圆孔附近进入舌神经。舌神经在通行于口腔黏膜深面的同时，发出分支走向唾液腺，以后发出分支支配口腔和舌的黏膜。

下牙槽神经经翼外肌下缘进入翼颌间隙。在下牙槽神经的后方有同名动脉和静脉沿翼内肌外侧面下行进入下颌孔。下牙槽神经在进入下颌孔以前发出下颌舌骨神经，后者走行于下颌骨下牙槽神经沟中，支配二腹肌前腹和下颌舌骨肌。

耳颞神经向后经髁状突颈部的深面，至其后方进入腮腺，颞下颌关节手术和腮腺手术等应注意此关系。

在下颌神经的深面有耳状神经节，舌咽神经支配腮腺的副交感纤维于该节交换神经元，经耳颞神经布于腮腺。

综上所述，翼丛、颌内动脉、下颌神经及其分支等均与翼外肌关系密切，故翼外肌可视为面侧深区的标志。

十四、颞下颌关节

颞下颌关节又称颞颌关节、下颌关节、颌关节和颅下颌关节等，是由盘颞关节和盘颌关节组成的复合关节，与翼外肌上头关系密切，关节盘又有盘锤韧带附着，通过转动和滑动，参与咀嚼、吞咽、言语和表情等。咀嚼时，关节需承受数十千克的压力；而在言语和表情等活动中，又极为灵活。

（一）颞下颌关节的构成

颞下颌关节由颞骨关节窝及关节结节（颞骨关节面）、下颌骨髁状突、两者间的关节盘，以及关节囊和周围的韧带所构成（图 2-38）。

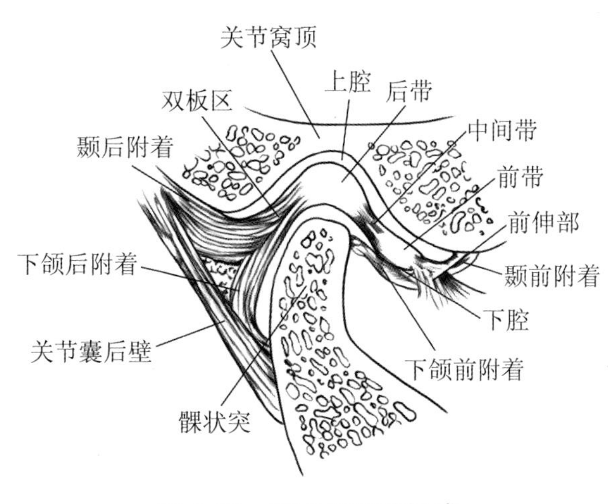

图 2-38　颞下颌关节组成

1 颞下颌关节窝及关节结节　颞下颌关节窝位于颞骨鳞部下面，大致呈三角形。直立位时，关节窝的前缘低于后缘，外缘低于内缘。关节窝的前壁为颧弓根部关节结节的后斜面，后方止于鳞鼓裂和岩鳞裂。关节窝顶与颅中窝仅有薄层骨板相隔，中央最薄处仅厚 1.2mm，脑膜中动脉经棘孔入颅腔，向外前走行，分为前、后二支。颞下颌关节手术时，若不慎损伤脑膜中动脉或其分支，由于脑膜中动脉前、后支与同侧及对侧的脑膜前、后动脉均有吻合，故结扎同侧颌内动脉或颈外动脉均难以完全止血，应立即开颅止血。关节窝上下两层骨板之间或有少量骨松质，也有些人的乳突蜂窝扩展至关节窝顶，致使颞下颌关节侧位相影像不清晰。由于颞下颌关节窝顶与颅中窝的特殊解剖关系，颞下颌关节的化脓性病变可破坏骨壁侵入颅内，引起脑膜炎或脑脓肿。关节窝后方经鳞鼓裂和岩鳞裂与中耳和外耳道相邻，中耳的炎症可直接扩散至颞下颌关节。幼儿时期的化脓性中耳炎可以造成颞下颌关节强直，同样，颞下颌关节的炎症亦可波及中耳。

关节结节为颞骨颧突根部的前脚，侧面观略呈圆丘形，由一骨将其分为前、后两斜面。后斜面构成关节窝的前壁，向前下倾斜，其与颌平面的夹角称为结节后斜面斜度。该斜度与骸状突的运动、颌关系及牙尖斜度均有密切关系。关节窝前壁并非平面，故其前壁的斜度不可能一致。

关节窝及关节结节表面均覆以纤维软骨，正常呈略带红的灰白色，平滑而有光泽，软骨在关节结节处增厚。该处组织分为四层：第一层近关节腔，纤维与关节面平行；第二层纤维与关节面垂直；第三层为软骨细胞层；第四层为一薄层钙化软骨。关节结节后斜面和嵴顶为关节的功能区，此区的改建活动大于关节窝。

2 髁状突　髁状突分为头、颈两部。头部略呈椭圆形，其前后径较短，为 8～10mm，内外径为 15～30mm。侧面观时，髁状突上面有一横嵴将其分为前后两斜面。前斜面较小，与关节结节后斜面构成一对关节的功能区，许多关节疾病常先破坏此处。从前面观察，髁状突上有内、外两斜面，其中外斜面较大，该斜面与侧方运动的工作侧有关，是承受压力的集中部位，其改建活动大于内斜面。内斜面与侧方运动的非工作侧有关。髁状突头的内、外两侧各有一突起，分别称为内极和外极。内极较大，突向后内方；外极较小，突向前外侧。开口运动时，耳屏前可触及部分为外极。髁状突颈部系下颌骨骨折的好发部位，该处骨折的重要意义在于能避免颅中窝骨折。

成人髁状突表面覆以纤维软骨，此软骨在前斜面较厚，髁状突的生长与改建和该纤维软骨有密切关系。纤维软骨深面依次为骨皮质及骨松质，骨松质小梁自髁状突颈部呈放射状排列，初为斜行，在近骨皮质处与之垂直，与所受压力相适应。

3 关节盘　关节盘介于关节窝、关节结节与髁状突之间，略呈椭圆形，内外径长于前后径。关节盘上面前凹后凸，与关节结节及关节窝的外形相吻合；下面凹，与髁状突的形态相适应。关节盘为一不能修复的特化的纤维性结缔组织，其上下均覆以滑膜，滑膜向关节腔突起呈皱襞或绒毛。关节盘由前向后分为五部分：即前伸部分、前带、中间带、后带和双板区（图 2-39）。

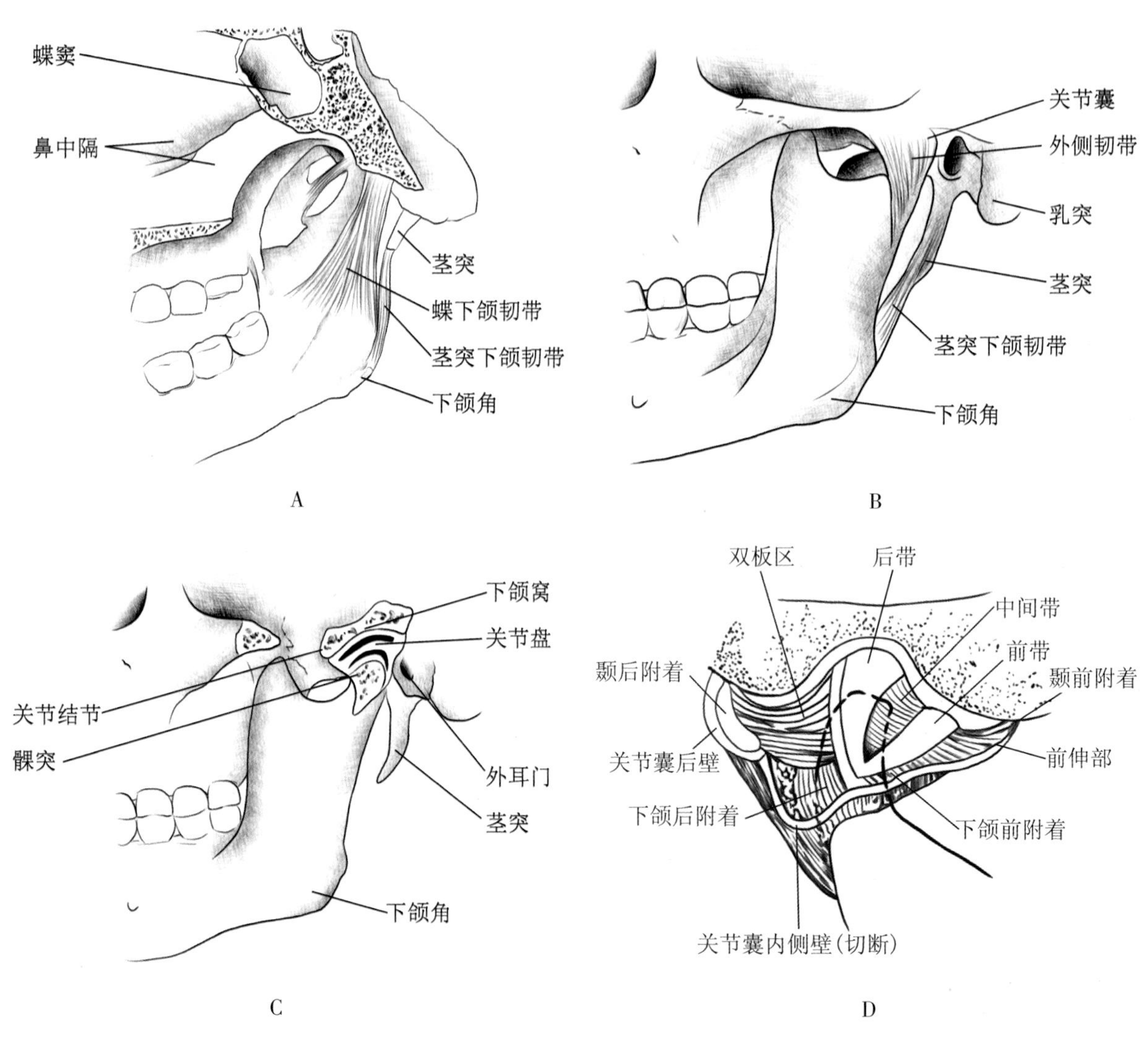

图 2-39　颞颌关节结构

A. 颞下颌关节内面观　B. 颞下颌关节外面观　C. 颞下颌关节矢状面　D. 关节盘的结构

（1）前带及前伸部：前带较厚，约为 2mm，主要由前、后方向排列的胶原纤维和弹力纤维所构成。纤维间有毛细血管、小动脉和神经。前带前方为前伸部，由上、下两部分构成。上部称为颞前附着，附着于关节结节前斜面之前端；下部为下颌前附着，附着于髁状突前斜面的前端，上、下两附着还与翼外肌上头肌腱及关节囊相连。

（2）中间带：为关节盘之最薄处，厚约 1mm，位于关节结节后斜面与髁状突前斜面之间，主要为前、后方向排列的胶原纤维和弹力纤维，但无血管及神经成分；有软骨基质及成纵行排列的软骨细胞，但无软骨细胞囊，属软骨样细胞。中间带为关节的负重区，亦是关节穿孔、破裂的好发部位。

（3）后带及双板区：后带为关节盘最厚处，厚约 3mm，介于关节窝顶与髁状突横嵴之间。后带的后缘正对髁状突横嵴的上方，如对位关系改变，关节盘后带的后缘移至髁状突横嵴前方时，则在开口初髁状突横嵴与关节盘后缘发生撞击而出现开口初弹响；若再向前移位，则可发生开口中期弹响；向前移位愈大，发生弹响愈晚；若关节盘移位至关节结节，则可发生开口末弹响。在关节盘复位术或关节盘修补术中，应将移位的关节盘复位至正常位置，否则术后仍可发生弹响。后带组织结构仍以胶原纤维及弹力纤维为主，但纤维方向不定，无血管及神经成分。后带后方分为上、下两板，即双板区。上板由胶原纤维及弹力纤维构成，附着于鳞鼓裂和岩鳞裂，称为颞后附着；下板全由胶原纤维构成，附着于髁状突后斜面的下端，称为下颌后附着。

上板弹力纤维在闭颌运动时，协助关节盘复位并维持关节盘的平衡。上、下两板间含有疏松结缔组织，其内含有丰富的静脉丛和神经。该处的神经受刺激，可产生关节疼痛，也是关节盘穿孔、破裂的好发部位。

关节盘的功能主要有：①使上、下关节面吻合，便于运动。关节盘将关节腔分为上、下两腔，上、下腔能分别进行滑动和转动。②改变颞下颌关节运动的轴向。③抑制下颌骨的生长。④营养、润滑和感觉功能。⑤缓冲作用。

4 关节囊和关节腔　关节囊呈袖套状，外为纤维层，内由滑膜层构成。正常滑膜光滑柔软，呈淡红色，透过表层的毛细血管清晰可见。滑膜富于伸展性，可随关节盘的运动改变。当关节盘向后移动时，关节盘后沟区滑膜皱褶加大、重叠；前移时，则皱褶消失。关节囊前内侧较薄，后部较厚，外侧最厚。关节囊上前方附着于关节结节前斜面的前端，上后方附着于鳞鼓裂及岩鳞裂，内外侧附着于关节窝的边缘。关节囊向下连接于关节盘的周缘，附着于髁状突颈部。关节盘将关节腔分为上、下二腔，均为潜在性腔隙。上腔大而松弛，有利于关节盘及髁状突进行滑动，称为滑动关节或盘颞关节；下腔小而紧缩，髁状突可在下腔作转动运动，称为铰链关节或盘颌关节。

5 韧带　韧带的主要功能为悬吊下颌，并限制下颌在正常范围内进行运动。颞下颌关节的韧带每侧各有 4 条（图 2-40）。

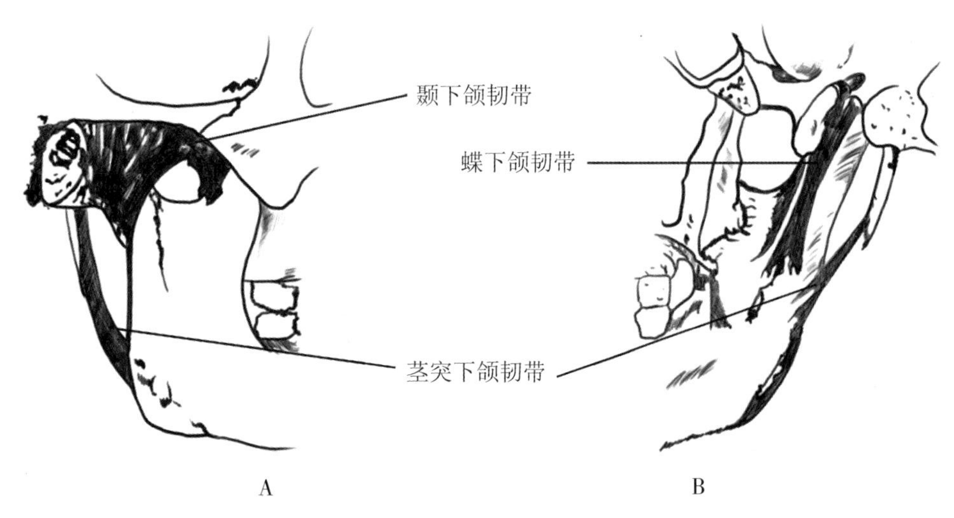

图 2-40　颞下颌关节的韧带

A. 外侧面观　B. 内侧面观

（1）颞下颌韧带：位于关节囊的外侧，故又称外侧韧带，实际上它是关节囊外侧的增厚部分。

组成韧带的纤维外层斜向后下，附着于髁状突颈部的外侧和后缘；内层水平，与关节盘紧密相连。两者均起于颞骨颧突根部。

（2）蝶下颌韧带：位于关节囊的内侧，故又称内侧韧带，起于蝶骨角棘，止于下颌小舌。

（3）茎突下颌韧带：位于关节囊的后方，故又称为后韧带，由颈深筋膜增厚形成，起于茎突，止于下颌角和下颌支的后缘。

对于上述三对韧带的作用，目前看法尚不一致。一般认为，颞下颌韧带可防止髁状突向外侧脱位。微开口时能悬吊下颌，大开口时松弛。下颌极度前伸时，茎突下颌韧带紧张，并固定下颌角，以防止下颌过度向前移位。此外，颞下颌韧带对下颌侧移（即 Bennett 运动）及下颌韧带位的形成均有一定作用。当下颌做侧方运动时，工作侧髁状突并非原位旋转。由于颞下颌韧带限制其过度向后运动，因而工作侧髁状突才代偿地朝着下颌所趋的方向移动。正常髁状突在关节窝内从正中咬合位可后退少许，此时由于颞下颌韧带的紧张限制其后退。髁状突的这一位置，因受韧带限制，属物理性定位，较为精确且可重复，故称韧带位。

（4）盘锤韧带：又称锤骨颞下颌关节盘韧带或下颌锤韧带。该韧带起自锤骨颈及锤骨前突，穿过鳞鼓裂，止于关节囊的后内上份、关节盘后内缘及蝶下颌韧带。牵拉此韧带，可使听小骨和鼓膜运动。由于颞下颌关节与中耳间的韧带连续，因此颞下颌关节紊乱综合征可出现中耳不适。

（二）血液供应

颞下颌关节的血供除主要来自颞浅动脉及上颌动脉的关节支外，邻近关节约 2cm 范围内的知名动脉均有分支分布于关节。它们是颞浅动脉及其分支颞中动脉和面横动脉，上颌动脉及其分支颞深后动脉和鼓室前动脉等。分布于关节的诸动脉分支并不均衡：关节囊纤维层血管稀疏而滑膜层血管丰富；关节盘中央区无血管而周围血管密集；关节窝、关节结节及髁状突的软骨面无血管，而髓腔内血管丰富，动脉主支细直，静脉粗大，窦腔血管密集，呈网状。

（三）神经分布

主要有三条神经分布于颞下颌关节，即耳颞神经、颞深神经和咬肌神经。耳颞神经的分支分布于关节囊的后内侧壁和外侧壁的大部分；颞深神经分布于关节囊前壁的一部分及外侧壁的一小部分；咬肌神经分布于关节囊前壁的其余部分及内侧壁的一小部分。关节盘的周缘有神经末梢，而中心区缺如。颞下颌关节可视为一个感受器，对体位与运动调节以及对该关节及其韧带的保护起作用。关节内感受器可限制张口过大（如打哈欠等），防止髁状突脱位。

颞下颌关节具有四种类型感受器：Ⅰ型为数众多，分布于关节囊，呈圆形小球体，具有低阈值慢适应性，即使下颌处于休息位，亦能感受刺激，因而是下颌位置感觉刺激的主要来源；Ⅱ型为有包囊的圆锥形终末器，分布与Ⅰ型感受器相似，但为数较少，具有低阈值快适应性，在关节运动后能产生即刻的短刺激；Ⅲ型位于外侧韧带中，具有高阈值，仅在外侧韧带过度紧张时起反应；Ⅳ型为疼痛感受器，由游离神经末梢和无髓神经丛组成。

（四）颞下颌关节的毗邻及其临床意义

颞下颌关节上邻颅中窝，脑膜中动脉前、后支，大脑颞叶。颏部及下颌受到向上或向后上的暴力冲击时，髁状突可向上使关节窝顶骨折进而突入颅中窝。颞下颌关节强直手术截骨平面过高，或凿骨时骨凿朝向颅底，或以暴力冲击，均可使关节窝顶骨折和损伤脑膜中动脉致颅内出血。颞下颌关节外为皮肤和筋膜：前有翼外肌附着；后邻腮腺、颞浅血管和耳颞神经；内邻蝶骨角棘、蝶下颌韧带、腭帆张肌、耳颞神经、鼓索、棘孔和穿行其内的脑膜中动脉。关节盘摘除术时，若不慎撕裂穿破关节囊内壁，可损伤脑膜中动脉。在髁状突颈部深面有颌内动、静脉横行，在下颌支上部深面，有下牙槽动、静脉及翼丛，颞下颌关节强直手术截骨时，若凿骨太深或不注意保护，就有可能损伤颌内血管和下牙槽血管。

（五）颞下颌关节的解剖生理特点

1 颞下颌关节的上、下关节面均覆以纤维软骨而不是透明软骨。纤维软骨具有耐压、耐磨和耐挤搓的作用。

2 关节的运动不完全取决于关节的形态，有关肌肉的收缩起着重要作用。

3 颞下颌关节与咬合关系密切，可视为第4磨牙。因此，咬合在颞下颌关节功能紊乱的致病因素中起重要作用。

4 左、右颞下颌关节为联合或联动关节，两侧功能必须高度统一协调。因此，当一侧关节发生病变时，常可波及对侧。

5 颞下颌关节在功能上既具有转动又具有滑动的关节。在结构上是由盘-颞关节和盘-颌关节组成的复合关节。

6 颞下颌关节是多运动轴心关节。在小开口、最大开口时以髁状突为轴心，大开口时则分别以下颌小舌及髁状突为轴心。侧方运动时，工作侧髁状突在一定范围内转动，非工作侧向前下内滑行。

综上所述，颞下颌关节解剖生理特点是：结构精细，功能复杂，与咬合密切相关。

第三节　骨组织

面型主要由骨性结构与软组织结构共同构成，但起决定性作用的是骨性结构。骨性结构形成了面型的框架，软组织则对面型起到了充实并使其丰满、圆滑、流畅的作用。

骨性结构主要包括额骨、颧骨、上颌骨、鼻骨、下颌骨。

一、额骨

额骨位于脑颅的前方，近似贝壳形，分为额鳞部、眶部及鼻部，是构成面上部的主要骨性部分。

（一）额鳞

额鳞构成额骨的大部分，薄而外凸内凹，似鳞片状。外面凸隆光滑，两侧各有嵴形隆起，称为额嵴。在额鳞中部前下方左、右各有一隆起，称为额结节。两结节下方有一对弓状隆起，称眉弓。眉弓下缘与眶上壁结合部，称眶上缘。在双侧眶上缘中内1/3交界处，有一骨孔或凹陷切迹，称眶上孔，孔内有眶上神经及血管通过。在眶上缘内侧，亦有一孔或切迹，称眶内侧孔，孔内有滑车上神经和血管通过。额鳞下缘于鼻部及眶部之间左、右各有一个骨腔，称为额窦，与鼻腔相通。

（二）眶部

眶部构成眶上壁的主要部分，呈三角形薄骨片。左、右眶部为筛骨所隔开。眶外侧部接颧骨，此处内侧面有一浅窝称为泪腺窝。

（三）鼻部

额部中央向下突出的部分为鼻部，位于左、右眶部之间。下端分别与鼻骨、上颌骨鼻突及泪骨相连接。

二、颧骨、颧弓

颧骨是形成面容的主要部分，颧骨体近似四边形，是嚼肌、颞肌、颧肌及上唇方肌的附着处。体部主要有 3 个面及 4 个突。3 个面：眶面，主要构成眶外侧壁的下 3/5 及眶下壁的外 1/3；颊面，为颧骨体的前面及外侧面；颞面，为与颞平面交界之面。4 个突：上颌突，与上颌骨颧突相连；额突，与额骨颧突相连，构成眶外侧壁中下部；颞突，与颞骨的颧突相连，形成颧骨弓；蝶突，与蝶骨大翼之颧嵴相连，形成颧骨的基部。

颧弓维持着颧骨的前突度及面部的宽度，其与颞骨颧突及前方颧骨体之间的位置关系决定颧骨与颅底的前后、垂直及水平间的位置关系。由上颌骨的泪囊开始，向外经由颧骨体达颞骨的颧突构成中面部的颧弓，决定着中面部的水平宽度和颧骨的前突度。

三、上颌骨

上颌骨为颜面中 1/3 最大的骨骼，左、右对称，于正中线部形成紧密连接，为面骨的主体部分，是构成面中部形态的主要骨性结构，分为 1 个体及 4 个突起。

上颌骨构成了上牙槽、上腭及两侧眶骨部及鼻腔，体内有一骨性腔隙称为上颌窦。上颌体分为 4 个面。前面：表面光滑，上部为眶下缘，下部为牙槽，表面有数个牙槽轭，牙槽轭外上有一尖牙窝，上方有一椭圆形孔称眶下孔，为眶下神经血管穿出部。上颌体内下方有一骨性小突起称为鼻棘，中部薄的隆起称为鼻窦，双侧合在一起构成梨状孔。后面：亦称颞下面，向后外方隆突构成颞下囊前壁，以颧突及自该突至第 1 磨牙的颧下嵴与前面为界。上面：平滑，呈三角形，构成眶下壁大部，中部有一眶下管与眶下孔泪切迹。内侧面：构成鼻腔外侧壁一部分，后上部有不规则形的上颌窦裂孔与上颌窦相通。孔的前侧有向后下方达下鼻道的浅沟，称泪沟，此沟与下鼻道的泪突及泪骨共同围成一骨性管道称为鼻泪管。上颌体内的上颌窦，为锥体状空腔。

上颌骨的 4 个突分别为额突、颧突、腭突、牙槽突。

1 额突　突向上方，接额骨、鼻骨和泪骨。

2 颧突　伸向外侧，接颧骨。

3 牙槽突　由体向下伸出，其下缘有牙槽，容纳上颌牙根。

4 腭突　由体向内水平伸出，于中线与对侧腭突结合，组成骨腭的前份。

四、鼻骨

（一）外鼻骨骼

额骨、鼻骨和上颌骨额突为鼻骨的支持骨骼，筛骨垂直板则为鼻骨的间接支持骨骼。鼻骨分左、右两块，呈长方形，上厚下薄。上缘呈锯齿状，下缘展开呈扇形。

（二）鼻的软骨

1 鼻侧软骨　略呈三角形，左、右成对，又称鼻背板或上鼻侧软骨。鼻侧软骨和鼻骨及上颌骨额突相邻接，并超越其边缘数毫米；其下缘游离，深入鼻前庭数毫米，形成鼻阈，并通过纤维组织和鼻翼软骨相连。在连接部为鼻前庭内软骨间切口之所在。

2 大翼软骨　又称下外侧软骨，左、右各一，有外侧脚和内侧脚，构成鼻软骨之下部，为鼻尖之支持结构，故又称为鼻下侧软骨或鼻尖软骨。大翼软骨是保持鼻孔形状和大小的主要组织。内侧脚位于鼻前孔的内侧，较外侧脚为细小。左、右两侧脚相会于鼻中隔软骨下缘，借纤维组织连接，成为鼻小柱。

3 籽状软骨　位于鼻侧软骨和大翼软骨间纤维组织内的小软骨，其形状、数目不一。

4 小翼软骨　位于大翼软骨与上颌骨梨状孔缘之间的脂肪纤维组织内，较籽状软骨为大，形状、数目因人而异，无一定规律。

5 鼻中隔软骨　源自筛骨垂直板、犁骨和上颌骨，为鼻背、上外侧和下外侧软骨提供支撑。鼻中隔软骨呈不规则的四边形，位于筛骨垂直板与犁骨之间。各软骨借纤维组织互相连接，在鼻翼软骨穹隆上部，称之为弱倒三角。

五、下颌骨

下颌骨是构成面部下 1/3 的主要骨性结构，也是头部唯一能活动的骨骼。下颌骨呈弓状，分为水平部的下颌体和垂直部的下颌支。下颌体为弓状板，有上、下两缘及内、外两面。下缘圆钝，为下颌底；上缘构成牙槽弓，有容纳下牙根的牙槽。下颌体外面正中突向前为颏隆突；内面正中有两对小棘，称颏棘。其下外方有一椭圆形浅窝，称二腹肌窝，其两侧各有一垂直向上的下颌支，下颌支上部分为前后两个突起，前方呈扁平状三角突起称为冠突（喙状突），后方突起顶端较粗大，表面为关节面，称为髁突，两突之间的凹陷为下颌切迹。髁突上端的膨大为下颌头，与下颌窝相关节，头下方较细处是下颌颈。下颌骨水平部较粗大坚实，下颌支呈扁平形。下颌支与体部相延续部分呈 90°～120°角，该部称下颌角，下颌角的角度可直接影响面下部的宽窄形态。下颌体外侧面于下颌第 2 前磨牙或第 2 前磨牙与第 1 磨牙之间的下方，其上、下缘之间的稍上方有颏孔。颏孔的前缘有伸向上后的骨突，称下颌小舌，颏神经和血管由此孔穿出，分布于下前牙唇侧牙龈及下唇黏膜和皮肤中。下颌体内侧面于近中线处有上、下两对突起，称为上颏棘和下颏棘，分别为颏舌肌和颏舌骨肌的起点，行下前牙水平截骨时易受损而发生舌下血肿。自下颏棘下方向后上有内斜线，为下颌舌骨肌起点，且此处骨质增厚，纵行截骨时阻力较大。颏孔和髁突颈部是下颌骨骨折的好发区域，手术中如施力不当可能导致这些部位骨折（图 2-41～图 2-45）。

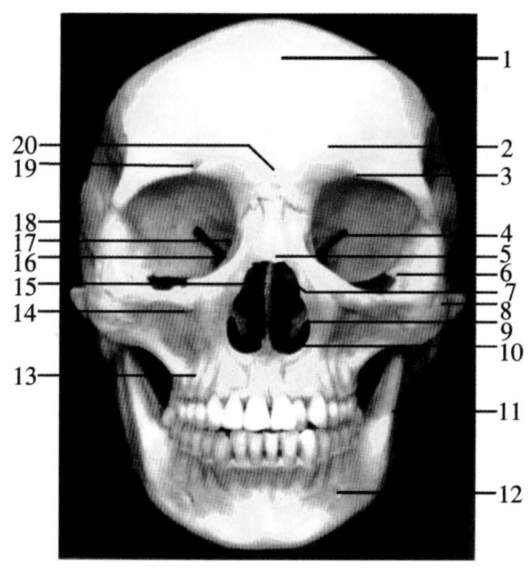

图 2-41　颅（前面观）

1. 额骨　2. 眉弓　3. 眶上切迹　4. 眶上裂　5. 鼻骨　6. 眶下裂　7. 中鼻甲　8. 颧骨　9. 下鼻甲　10. 梨状孔　11. 下颌支　12. 颏孔　13. 上颌骨　14. 眶下孔　15. 骨鼻中隔　16. 泪骨　17. 视神经管　18. 颞骨　19. 眶上孔　20. 眉间

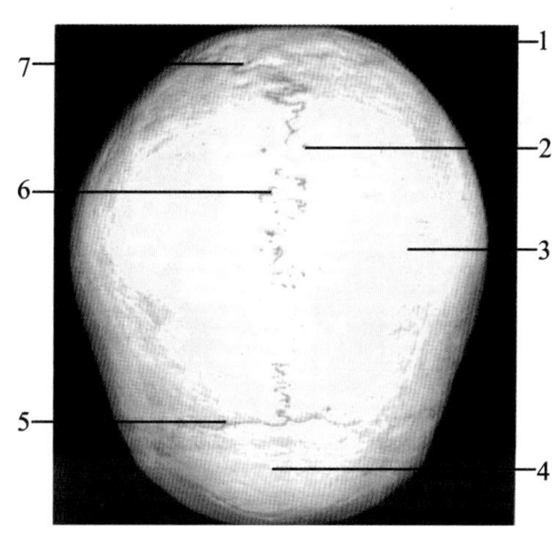

图 2-42　颅（上面观）

1. 枕骨　2. 顶孔　3. 顶骨　4. 额骨　5. 冠状缝　6. 矢状缝　7. 人字缝

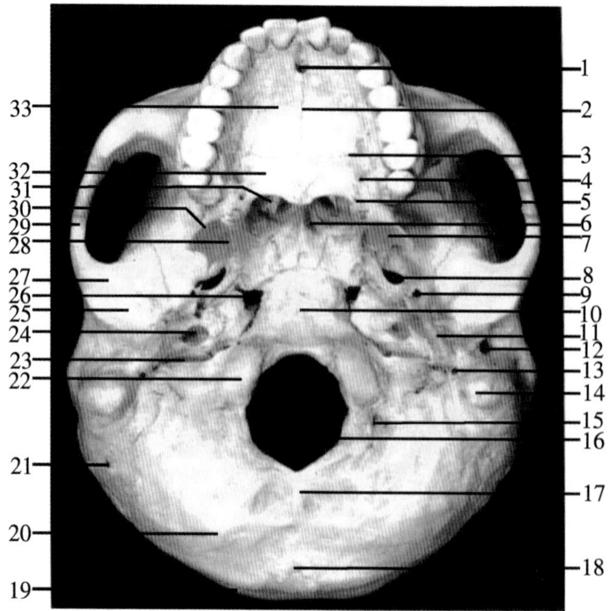

图 2-43　颅底外面观

1. 切牙孔　2. 腭正中缝　3. 腭横缝　4. 腭大孔　5. 腭小孔　6. 梨状孔　7. 翼窝　8. 卵圆孔　9. 棘孔　10. 咽结节　11. 茎突　12. 外耳门　13. 茎乳孔　14. 乳突　15. 髁管　16. 枕骨大孔　17. 枕外嵴　18. 枕外隆突　19. 上顶线　20. 下顶线　21. 乳突孔　22. 枕髁　23. 颈静脉窝　24. 颈动脉管外口　25. 下颌窝　26. 破裂孔　27. 关节结节　28. 翼突内侧板　29. 颧弓　30. 翼突外侧板　31. 鼻后孔　32. 水平板　33. 腭突

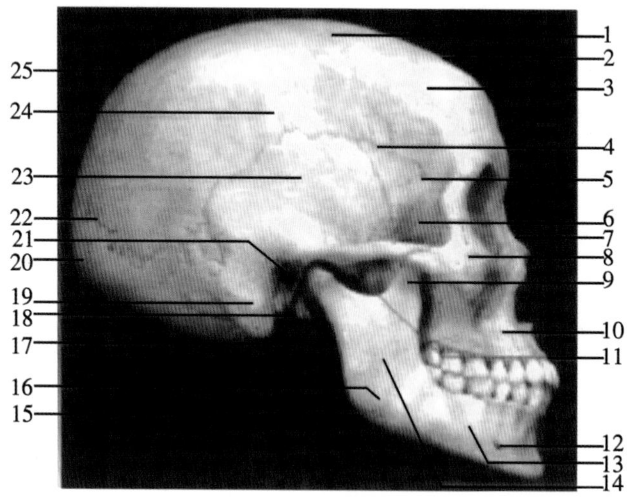

图 2-44　颅侧面观

1. 冠状缝　2. 额骨　3. 上颞线　4. 翼点　5. 蝶骨大翼　6. 颧弓　7. 鼻骨　8. 颧骨　9. 颧突　10. 上颌骨　11. 关节结节　12. 颏孔　13. 下颌体　14. 下颌支　15. 下颌角　16. 咬肌粗隆　17. 髁突　18. 茎突　19. 乳突　20. 枕骨　21. 外耳门　22. 人字缝　23. 颞骨　24. 下颞线　25. 顶骨

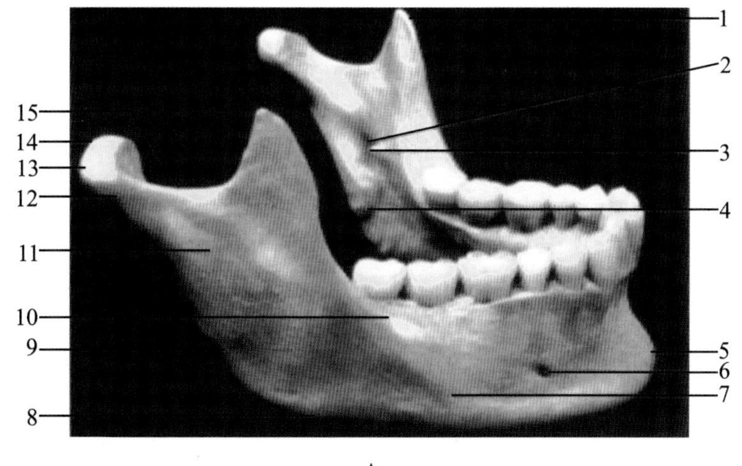

A

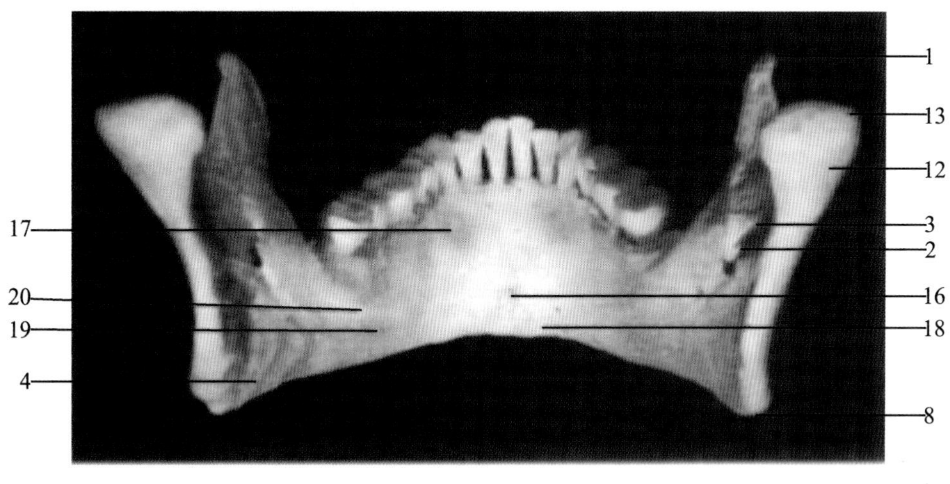

B

图 2-45　下颌骨外侧面观及后面观

A. 外侧面观　B. 后面观

1. 冠突　2. 下颌孔　3. 下颌小舌　4. 翼肌粗隆　5. 颏隆突　6. 颏孔　7. 下颌体　8. 下颌角　9. 咬肌粗隆　10. 斜线　11. 下颌支　12. 下颌颈　13. 下颌头　14. 髁突　15. 下颌切迹　16. 颏棘　17. 舌下腺凹　18. 二腹肌窝　19. 下颌下腺凹　20. 下颌舌骨肌线

六、面型轮廓的分类

面型轮廓的分类方法主要有以下几种：

(一) 图形分类法

按几何图形形容面型，如椭圆形、方形、菱形、梯形、圆形、长方形等。

(二) 字形分类法

按中国汉字的结构形态形容面型，如田字形、由字形、国字形、甲字形、目字形、申字形等。

(三) 指数分类法

按面高、宽比值与均数值比较分型(形态指数＝面高 / 面宽×100)。

1 超阔面型　形态指数＜78.9。

2 阔面型　形态指数 79～83.9。

3 中面型　形态指数 84～87.9。

4 狭面型　形态指数 88～92.9。

5 超狭面型　形态指数＞93。

第四节 软组织

一、面部皮下脂肪

面颈部各区皮下脂肪量有较大的差异，可分为多脂肪区、少脂肪区和无脂肪区(图 2-46)。现分述如下。

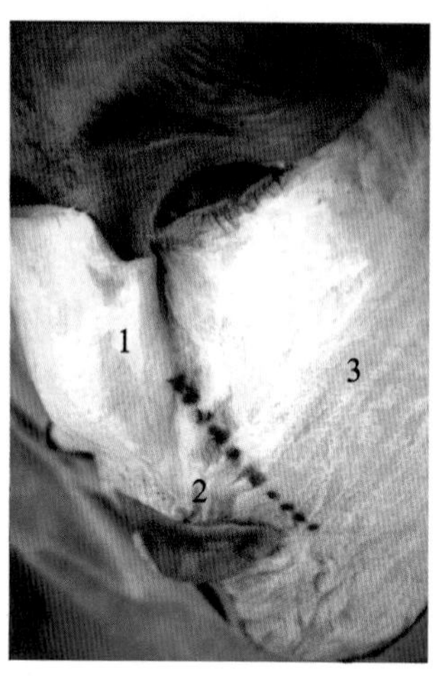

图 2-46 脂肪分布
1. 鼻部少脂肪区 2. 唇部少脂肪区 3. 颊部多脂肪区

(一) 多脂肪区

鼻翼外平均 1.9cm、口角外上平均 1.8cm 处，是皮下脂肪最厚的部位，均厚 0.8cm，一般在鼻唇沟外上方。这里的皮下脂肪位于由表情肌围成的三角形凹窝内，窝的上界是眼轮匝肌下缘，内侧界是上唇的表情肌，外侧界是颧肌。窝底有面动脉、上唇动脉以及面神经颊支分支等通过。此凹窝的下内方恰是多脂肪区和无脂肪区的分界线，该界线的表面解剖标志是鼻唇沟。这种解剖学特点似乎是鼻唇沟形成的机制之一。由此能解释肥胖可形成明显的鼻唇沟，消瘦也可形成明显的鼻唇沟，前者是由于"鼻唇隆起"，后者是由于皮肤松垂所致。不同原因引起的鼻唇沟畸形，采用不同的方法矫治。如系由鼻唇隆起引起，可采用局部梭形切除、吸脂、除皱术辅以吸脂等方法。如果由于消瘦、皮肤松垂引起，则可采用除皱术，局部填充膨体聚四氟乙烯、筋膜、脂肪和胶原等方法。

(二) 少脂肪区

颞区缺乏皮下脂肪。在皮肤和颞浅筋膜之间，仅有少量的薄层脂肪分布。耳垂下及乳突下区域是第二个少脂肪区，这里是颈阔肌耳韧带所在部位。

(三) 无脂肪区

口轮匝肌和眼轮匝肌表面几乎无皮下脂肪分布，真皮和口轮匝肌纤维直接连接。在上唇的口轮匝肌和上唇鼻翼提肌的上外缘，一方面是真皮和其深面的多量脂肪相对疏松连接，另一方面是真皮与肌纤维紧密连接，两者交界线即是鼻唇沟。另外，额肌表面也几乎少有皮下脂肪分布。

二、面部皮肤支持(固定)韧带

面部皮肤支持韧带(retaining ligaments)是皮肤和表浅肌肉腱膜系统(superficial musculoaponeurotic system,SMAS)与周围组织结构的固定装置,包括颧弓韧带、下颌骨韧带、颈阔肌耳韧带和颈阔肌皮肤前韧带。

(一)颧弓韧带

颧弓韧带(zygomatic ligament, ZL)是2束或3束腱性致密结缔组织束带,位于耳屏间切迹游离缘前方4.3cm处,恰在颧小肌、颧大肌起始部后方。颧弓韧带起始于颧弓前端下缘或颧骨颊面,穿过各层软组织抵止于表面真皮。

(二)下颌韧带

下颌韧带(mandibular ligament, ML)是位于下颌体前1/3的条状区域,在下颌体下缘之上0.6cm,距下颌角点5.3cm。下颌韧带起始于下颌体骨面,穿过肌层和皮下脂肪抵止于真皮。下颌韧带由平均12(8～15)束的结缔组织小带组成,小带呈双排平行并列。

(三)颈阔肌耳韧带

颈阔肌耳韧带(platysma-auricular ligament, P-AL)是指将颈阔肌后上缘连于耳附近的结构。颈阔肌后缘、上缘均与SMAS相接,此SMAS愈近耳垂周围皮肤时愈薄且愈致密。耳垂附近特别是下方、下后方,是前述的少脂肪区,与真皮、极少量皮下组织、SMAS及腮腺包膜等组织结构紧密融接,在耳垂下后方形成一略呈尖向下的三角形致密区。连接于颈阔肌后上缘与致密区的那部分SMAS特称为颈阔肌耳韧带。

(四)颈阔肌皮肤前韧带

该韧带出现率低,约20%,起于颈阔肌前上缘,斜向前上,止于浅层的真皮。

(五)SMAS颧颊部韧带

SMAS颧颊部韧带(SMAS-malar ligament, SMAS-ML)也称咬肌皮肤韧带。该韧带纵向排列于咬肌前缘,最上一组偏后,位于耳下基点前4.2cm的咬肌起始部表面,其余的均位于下颌角点前3.9cm的垂线上。SMAS颧颊部韧带是多条致密结缔组织束带,平均6～8束,粗细不等,长短各异,最上和最下两组短而粗韧,中间的较细长薄弱。最上一组多为1束(1束或2束)。颧颊部韧带起于近咬肌起始部的咬肌筋膜表面,斜向前、浅方向,止于SMAS。最下一组多为2束(1束或3束),起自下颌体近上缘骨面,斜向上、浅方向,止于颈阔肌。中间的几束起于咬肌筋膜前缘或颊咽筋膜,分别在颊脂肪垫的上、后、下缘走向浅面的SMAS。

(六)颈阔肌悬韧带

颈阔肌悬韧带(suspensory platysma ligament,SPL)位于腮腺、颌下腺与胸锁乳突肌前缘之间。上段位于腮腺与胸锁乳突肌之间,附着在SMAS的深面;下段位于下颌角及颌下腺与胸锁乳突肌之间,附着在颈阔肌深面。颈阔肌悬韧带由双层纤维性筋膜构成,前层是腮腺包膜与颌下腺包膜相互移行部分,后层是增厚的胸锁乳突肌纤维鞘。深面从上到下分别起始于茎突下颌韧带表面,茎突舌骨肌、二腹肌后腹表面;浅面附着在SMAS(上段)和颈阔肌(下段)的深面。

三、浅层肌肉筋膜

在面部皮下脂肪层的深面,存在一个明确的连续的解剖结构,它主要由肌、腱膜组织排列构成,我们沿用国外资料的名称——表浅肌肉腱膜系统(SMAS)。

（一）SMAS 的延伸范围

SMAS 向上过颧弓和颞浅筋膜延续，进而通过颞浅筋膜再向上和帽状腱膜连续，向前上接眼轮匝肌、额肌，向后上接耳上肌、耳后肌和帽状腱膜。SMAS 向下移行为颈阔肌。颧颊区的 SMAS 向前连接眼轮匝肌和颧肌的外缘，颈阔肌向前连接颧肌和口周肌。耳垂下方颈阔肌后缘以后移行为胸锁乳突肌浅面的颈浅筋膜。耳前 SMAS 向后渐薄，并融入耳面移行处的皮下和耳郭、外耳道的软骨膜（图 2-47）。在耳面移行的纵行带状区中，SMAS 与深面的腮腺筋膜和浅面少量的致密皮下组织紧密结合，形成纵行致密区。最近有人通过解剖学和临床观察研究，证实了前述的纵行致密带，并将其称为腮腺皮肤韧带。致密带和致密区需行锐性分离。

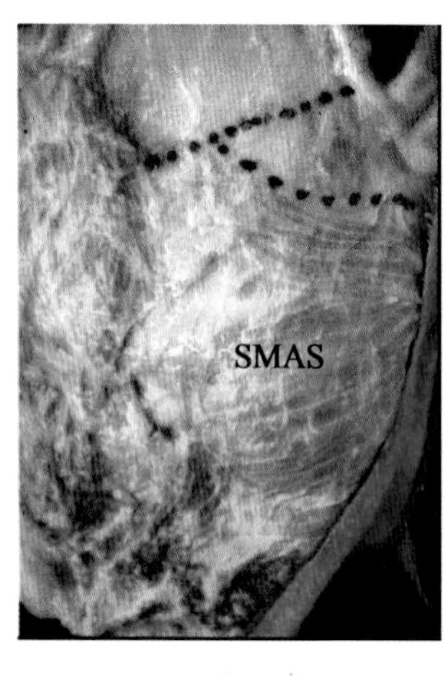

A

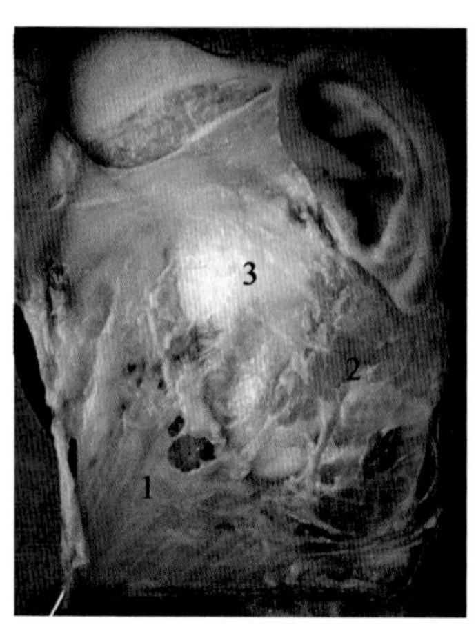

B

图 2-47　SMAS 的延伸范围

1. SMAS　2. 腮腺咬肌筋膜　3. SMAS 下脂肪

（二）SMAS 的各部构成

依各部位 SMAS 结构，可将其分为 3 种区域：①肌性区域；②腱膜性区域；③混合性区域。

1 肌性区域　SMAS 的肌性区域包括额肌、眼轮匝肌、颧大肌、颧小肌和颈阔肌所占据的范围。颈阔肌上缘能到达的高度个体差异极大，绝大部分的颈阔肌上缘位于耳下点以下 1.8cm 的水平。耳屏游离缘距颧大肌外缘是 5.0cm。颧肌上段和眼轮匝肌略偏后，颧肌下段略偏前。肌性部分多数较发达，耐牵拉。

2 腱膜性区域　包括胸锁乳突肌区、耳前区、颞区。

（1）胸锁乳突肌区：胸锁乳突肌浅面的颈浅筋膜与颈阔肌连续，少数情况（约 15%）下肉眼见其中有横行肌束。颈浅筋膜由多纤维的致密结缔组织构成，薄且与深浅面界线不清，内有不连续的肌束。因此认为胸锁乳突肌浅面的颈浅筋膜符合 SMAS 的结构特征，称为胸锁乳突肌区 SMAS。

（2）耳前区：SMAS 腱膜性范围上至颧弓，下至颈阔肌上缘，平均距离为 3.6cm。后界是耳屏的垂线，前界是颧肌外缘，距离为 5.0cm。耳前腱膜性区域中肉眼可见散在肌束，多是横行，也有纵行。SMAS 内有不连续的横行肌束，薄而致密，与皮下组织和腮腺筋膜无明显分界。

（3）颞区：颞区的颞浅筋膜在颧弓水平续 SMAS，再向上移行为帽状腱膜。颞浅筋膜前下部接眼轮匝肌，前上部接额肌，后部接耳后肌及其腱膜，并通过耳后肌、帽状腱膜与枕肌相连。颞浅筋膜由致密结缔组织构成，其中有连续的肌层，称为颞浅筋膜 SMAS。颞浅血管、耳颞神经及其分支由下向前上走行过程中，开始在颞浅筋膜的深面、深层，逐渐到中层、浅层及至皮下，即边走行，边分支，边斜向浅层。

3 混合性区域　40%的人存在着“混合性区域”。位于颧肌下半部分附近的颊脂肪垫浅面，通常为包括颧大肌下 1/2 外缘在内的 1.6cm 宽的带状范围。其结构特点是薄的纤维膜连接着纵行、横行肌束，膜的浅、深面有多量的脂肪。

（1）纵行肌束：颧大、小肌下半部分薄弱且渐分束，终编入口轮匝肌。另一纵行肌束是笑肌，与颧大肌后缘之间也分开一段距离，并以薄膜和脂肪连接。

（2）横行肌束：颈阔肌的前缘已渐薄弱且分束，编入口轮匝肌。

（3）膜浅面的脂肪：鼻唇沟外上方的丰富皮下脂肪即鼻唇隆起的外下部分。

（4）膜深面的脂肪：是颊脂肪垫，尚有通过其间的面神经颊支。

该混合性区域的肌束与肌束间易分离，薄弱的纤维膜又不耐牵拉，因此也称此区为“SMAS 的薄弱区”。SMAS 与颧肌缘相接，两者在同一平面。

没有明显薄弱区的情况或者是由于颧肌发达，始终未分离成束连至口周肌，或者是颈阔肌发达，厚密的颈阔肌前缘和颧肌、口周肌相汇。

（三）SMAS 与深、浅面组织结构的关系

1 与浅面组织的关系　SMAS 浅面是皮下脂肪层，其厚度不均。

2 与深面组织结构的关系　SMAS 深面的脂肪量很少（颊脂肪垫区除外），不能构成一个连续的脂肪层。面部各区 SMAS 深面的情况叙述如下：

（1）腮腺区：腮腺筋膜浅面几乎没有脂肪，SMAS 和腮腺筋膜连接紧密，耳屏前的腮腺筋膜与 SMAS 连接更为紧密。

（2）咬肌区：咬肌筋膜浅面有薄层脂肪，或者分布在咬肌上端，或者分布在咬肌下端，中段脂肪量较少。咬肌区的 SMAS 容易被锐钝性分离，往往可见隔着半透明的咬肌筋膜深面的面神经颧颊支和下颌缘支。

（3）颊脂肪垫区：颊脂肪垫位于咬肌前方，颊咽筋膜浅面，往往掩盖咬肌前缘甚至前 1/3。脂肪垫外被薄膜。此区的 SMAS 有两种情况：耳前腱膜性部分在此区上半浅面和颧肌外缘相接；此区下半浅面恰是 SMAS 的混合性区域（40%，详见前述）。这些“接合部”带来的问题首先是相对薄弱，不耐牵拉，其次是解剖分离平面相对不规则（图 2-48）。

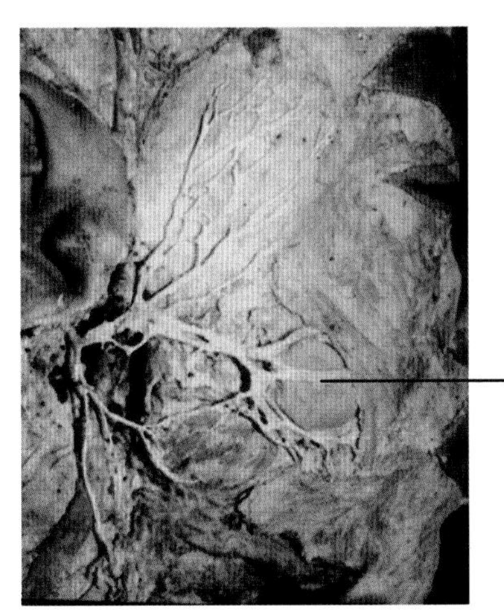

图 2-48　颊脂体

（4）颧弓区：SMAS 与颧弓浅面愈着较疏松，原因是面神经颞支过颧弓浅面时被颞中筋膜衬覆。在神经支周围有大量脂肪包绕。SMAS 与颧弓骨膜间存在着颞中筋膜、颞深筋膜浅层。

（5）颞区：颞浅筋膜 SMAS 深面的组织结构以颞浅动脉额支为界，上、下有所不同：上方是帽状腱膜下疏松结缔组织，下方是颞中筋膜及其中的面神经颞支。颞浅筋膜 SMAS 容易被钝性分离。颞浅筋膜与颞中筋膜只是结构上的不同，浅筋膜是致密结缔组织，中筋膜是疏松结缔组织，两者之间无明显的分界。

（6）胸锁乳突肌区：在胸锁乳突肌区，SMAS 与胸锁乳突肌纤维鞘紧密愈着，需锐性分离。耳大神经行于两者之间，近乳突区时，SMAS 和胸锁乳突肌纤维鞘及胸锁乳突肌抵止腱纤维，三者几乎融合为一体，不易解剖分离。

（7）下颌、颌（颏）下区：颈阔肌 SMAS 深面除各种韧带外，其余部分与深面组织结构连接疏松，尤其是下颌缘下方，很容易钝性分离。值得注意的是，颈阔肌深面和下颌体骨膜之间有一紧密的愈着点，位于下颌角点前 3.9cm 处，恰在 SMAS 颧颊部韧带最下束的下方。下颌缘支及其分支通过该愈着点之间走向前方。

（四）颞区筋膜结构特点

在颞区的皮下组织和颞肌之间存在着下述由浅入深的结构：颞浅筋膜、颞中筋膜、颞深筋膜浅层、颞浅脂肪垫、颞深筋膜深层和颞深脂肪垫等（图 2-49）。

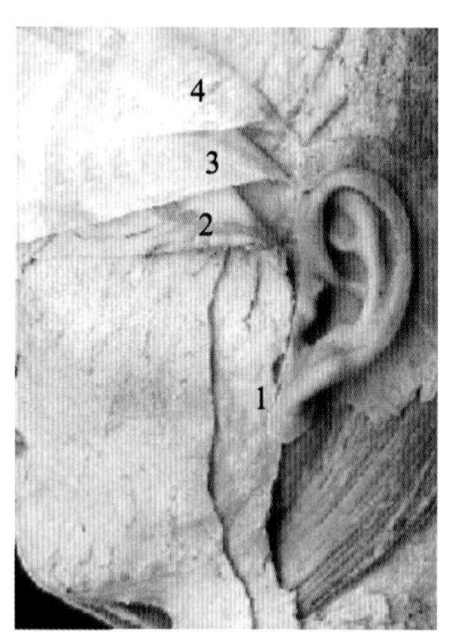

图 2-49　颞区筋膜
1. SMAS　2. 颞浅筋膜　3. 颞中筋膜　4. 颞深筋膜

1 颞浅筋膜　颞浅筋膜是 SMAS 过颧弓向颞区的延伸，其浅面与真皮之间、耳-眼之间有少量皮下脂肪组织。在颞浅动脉及其额支的前下方，颞浅筋膜深面是颞中筋膜，但有面神经后位颞支（颞支Ⅰ、颞支Ⅱ）在颧弓上方 1.0～1.5cm 跨越两层之间，从颞中筋膜进入颞浅筋膜的耳前肌，发支支配耳前肌并在耳前肌中前上行到达额肌深面。在颞浅动脉及其额支的后上方，颞浅筋膜借腱膜下疏松结缔组织与颞深筋膜相隔。

2 颞中筋膜　颞中筋膜是一层多脂肪的筋膜性结构，由疏松结缔组织构成。后下方在腮腺上缘和颧弓浅面附近较厚，向上、向前渐薄，至颞浅动脉及其额支的后上方时消失在腱膜下疏松结缔组织中。在眼轮匝肌外缘附近亦较薄，移行为眼轮匝肌深面的筋膜。

颞中筋膜来自腮腺筋膜，从腮腺上缘起始，包覆着面神经颞支及各神经支之间的脂肪，走向前上方。颞支先是在其中偏深层，斜向前上方时渐浅出。后位颞支先浅出到耳前肌和额肌，前位颞支在眼轮匝肌外缘稍外方浅出到眼轮匝肌和与眼轮匝肌相接处的额肌。许多神经支至眼轮匝肌深面才浅出进入肌层。后位颞支浅出颞中筋膜进入（颞浅筋膜 SMAS 中）耳前肌的位置不恒定，平均在颧弓上方 1.0～1.5cm。它们的分支均是分布到耳前肌和额肌。颞中筋膜的浅面是颞浅筋膜 SMAS，深面与颞深筋膜浅层之间隔有帽状腱膜下疏松结缔组织的延续部分。

3 颞深筋膜浅层　颞深筋膜起始于颞上线，向下覆盖颞肌。在颞浅脂肪垫上缘处，颞深筋膜劈分为浅、深二层，位于颞浅脂肪垫浅面的称为颞深筋膜浅层（以下简称浅层），它在颞浅脂肪垫上缘与深层愈着处称融合线。因脂肪垫上缘形态不同，融合线可呈斜向后下的直线状、弓向上的弧线状和曲线状。最高点距颧弓上缘平均 3.7cm。浅层沿脂肪垫浅面向下，过颧弓浅面后与咬肌筋膜连续。向前方在眶上缘和外缘处与颞深筋膜深层融合后移行为骨膜，向后至颞窝后界骨膜。浅层在颧弓上 1.0～1.5cm 范围内较薄弱。浅层的浅面隔着腱膜下疏松结缔组织与颞中筋膜相接，深面是颞浅脂肪垫。但是脂肪垫中有横行的脂肪间隔，它间断地附着在浅层的深面。

4 颞浅脂肪垫（superfical temporal fat pad，STFP）　位于颞深筋膜的浅深层之间。其前上大部分由脂肪组织构成，后下部分是致密结缔组织筋膜板，它来自 STFP 中的横行脂肪间隔。STFP 上界和融合线一致，下界是颧弓上缘，前界到达颞窝的前界，后方至耳屏点前 2.4cm 时移行为上述的致密结缔组织筋膜板。浅垫的后、上部较薄，前、下部较厚，最厚处位于眼轮匝肌外缘附近，眼轮匝肌外缘点深面处厚度平均 0.42cm。STFP 中有两种特别成分：①横行脂肪间隔；②较粗的弓形颞中静脉。弓形颞中静脉的最高点距颧弓上缘 2.4cm，整个情形如同框架围绕着 STFP，它接受眼轮匝肌、颞肌、颞浅脂肪垫和颞深脂肪垫的静脉属支，最后注入颞浅静脉。此外，STFP 中有较多的微小动脉分支（图 2-50）。

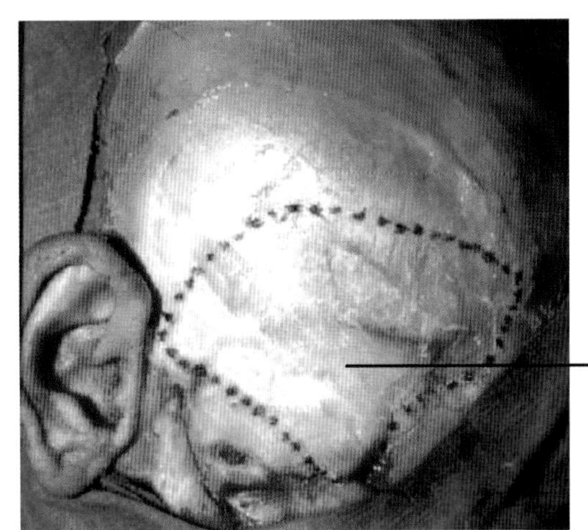

图 2-50　颞浅脂肪垫

5 颞深筋膜深层　由融合线向下，颞深筋膜分出颞深筋膜深层。它向下分隔颞浅、深脂肪垫，在颧弓上缘移行为颧弓深面和上缘的骨膜。颞深筋膜深层向前至颞窝前界和眶上、外缘，与颞深筋膜浅层融合后移行为骨膜，向后至颞窝后界部分与前界情况相同。颞深筋膜深层为致密的腱膜性组织，较浅层厚。颞深筋膜深层的浅面是 STFP，其深面是颞深脂肪垫，常有薄层颞肌间隔。

6 颞深脂肪垫（deep temporal fat pad，DTFP）　与 STFP 相比，DTFP 较薄、较小，其中混杂有颞肌肌束。DTFP 上界最高处距颧弓上缘平均 1.8cm，前界近眶外缘，后界至耳轮脚附近；向下过颧弓深面与颊脂肪垫相连；耳前 3.0～4.0cm、颧弓上 0.8～1.0cm 范围内较厚，平均厚度 0.36cm（图 2-51）。

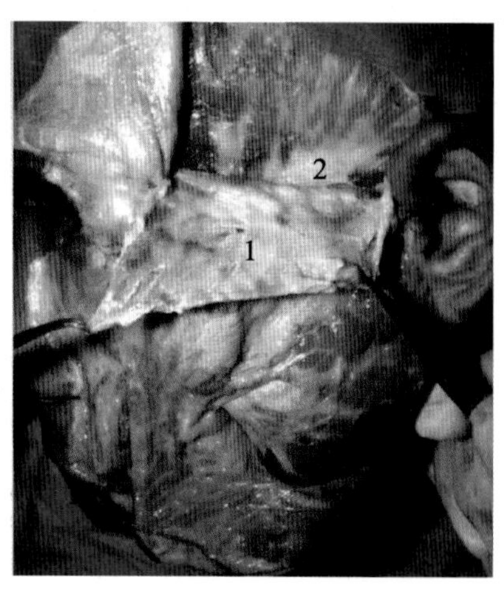

图 2-51　显露颞深脂肪垫
1. 颞深筋膜　2. 颞深脂肪垫

四、面部肌肉

头面部肌肉分为面肌和咀嚼肌。

(一) 面肌

面肌又称表情肌，属于皮肌肉，薄而纤细，起自颅骨或筋膜，止于皮肤。表情肌表面不覆盖深筋膜(颊肌例外)，肌纤维固着于皮肤，当其收缩时，直接引起皮肤的运动。表情肌主要围绕在睑裂、口裂、鼻和耳的周围，有缩小或开大孔裂的作用，收缩时可牵动皮肤，使面部呈现各种表情。面肌由面神经分支支配。

1 表情肌的分群　按表情肌的位置，可分为下列五群：

(1) 颅顶肌(epicranial muscle)：枕肌(occipitalis)、额肌(frontalis muscle)。

(2) 外耳肌(extrinsic auricular muscles)：耳上肌(auricularis superior muscle)、耳前肌(auricularis anterior)、耳后肌(auricularis posterior)。

(3) 眼周围肌：眼轮匝肌(orbicularis oculi)、皱眉肌(corrugator supercilii)、降眉间肌(procerus)。

(4) 鼻肌(nasalis)：鼻孔压肌(nostril compressor)、鼻孔开大肌、降鼻中隔肌(depressor septi)、鼻棘肌、鼻背肌、提上唇鼻翼肌。

(5) 口周围肌：①浅层：口轮匝肌(orbicularis oris)、提上唇肌(上唇方肌，levator labii superioris)、颧肌、笑肌(risorius)、三角肌(deltoid muscle)；②中层：犬齿肌、降下唇方肌；③深层：切牙肌(incisive muscle)、颏肌(mentalis)、颊肌(buccinator)。

2 表情肌的应用解剖

(1) 颅顶肌：位于颅顶部皮下，与颅部的皮肤和皮下组织共同组成头皮。头皮与颅顶的骨膜借疏松结缔组织相隔，故颅顶肌收缩时，头皮可前后移动。颅顶肌属于阔肌，其肌腹分为两部，后部叫枕肌，前部叫额肌，两肌腹之间连以帽状腱膜。该膜覆盖颅顶的中部，为一坚韧的纤维板，与头部皮肤紧密结合为一层，膜的两侧部分为耳上肌及耳前肌的起点，并有部分纤维移行于颞浅筋膜。

1) 枕肌：位于枕部两侧的皮下，起自上项线的外侧半和乳突部上面，肌纤维斜向上外方，移行于帽状腱膜的后缘。此肌向后方牵引帽状腱膜，与额肌共同作用时，使眼裂开大。枕肌受面神经的耳后支支配。

2) 额肌：居额部皮下，宽阔菲薄，较枕肌发达，起自帽状腱膜(该膜分为两层，包绕额肌的上部)，肌纤维向前下方，止于眉部皮肤并和眼轮匝肌相互交错。其深面的筋膜，止于眶上缘的上部，故筋膜深面的液体不能到达上眼睑。该肌内侧的肌纤维下部与对侧相互毗连，上部稍微分开。此肌两侧共同作用时，向前牵拉帽状腱膜，使头皮向前，并使额部皮肤产生横纹，上提眉部眼睑，使眼睁开，所以该肌是眼轮匝肌的拮抗肌。额肌受面神经颞支支配。

(2) 外耳肌：人类的外耳肌属于退化肌，位于耳郭周围。

1) 耳上肌：最大，呈三角形，肌腹阔而薄，起自帽状腱膜，抵止于耳郭软骨。作用为上提耳郭。

2) 耳前肌：较小，常缺如，起自帽状腱膜，止于耳郭软骨前部，作用为牵引耳郭向前。

3) 耳后肌：起自乳突外面，止于耳部软骨后面，作用为牵引耳郭向后。

(3) 眼周围肌

1) 眼轮匝肌：围绕睑裂周围的皮下，为椭圆形扁肌，深面紧贴于眶周骨膜和睑筋膜的浅面，分眶部、睑部及泪囊部。

a. 眶部(orbital part)：为三部中最大的、位于最外周的部分，在眼眶的前面。肌纤维起自睑内侧韧带及其周围的骨性部，肌束呈弧形，弓向外侧。在外眦处，上、下部肌纤维相互交错止于皮肤，部分肌纤维移行于邻近诸肌(额肌和上唇方肌)。作用是使眶部周围皮肤产生皱纹(包括鱼尾纹)，使眉下降，上提颊部皮肤，使睑用力闭合。

b. 睑部(palpebral part)：位于眼睑皮下，起自睑内侧韧带及其邻近的骨面，肌纤维弓向外侧，在睑外侧韧带附近，上、下睑的肌束相互会合，止于睑外侧韧带。肌束很薄，其深面穿插提上睑肌。作用为眨眼，并能舒张额部皮肤。

c. 泪囊部(dacryocyst part)：位于睑部的深面，起自泪骨的泪后嵴和泪囊的深、浅面，弓向外侧，与睑部肌纤维结合。作用为使眼睑紧贴于眼球上，防止外来异物侵入和藏于结合膜囊内，同时使泪囊扩大，囊内产生负压，以促进泪液流通。

眼轮匝肌受面神经的颞支和颧支支配。

2) 皱眉肌：位于眼轮匝肌眶部和额肌的深面，两侧眉弓之间，起自额骨鼻部，肌纤维斜向上外，终止于眉部皮肤。收缩时牵眉向下，使鼻根部皮肤产生纵沟，出现皱眉的表情。皱眉肌受面神经颞支支配。

3) 降眉间肌：是额肌的延续部分，起自鼻根部，向上终止于眉间部皮肤。收缩时牵引眉间部皮肤向下，使鼻根部皮肤产生横纹。

(4) 鼻肌

1) 压鼻孔肌：位于外鼻下部的两侧皮下，在上唇方肌深面，起自上颌骨犬齿及外侧门齿的齿槽，肌纤维先斜向上外方，然后绕过鼻翼渐增宽，弯向内方，在鼻背与对侧者借腱膜相连。收缩时使鼻孔缩小。

2) 鼻孔开大肌：居上肌的内侧部，较弱小。肌纤维向上止于鼻翼软骨的外侧面，收缩时牵引鼻翼向下外方扇动，尚能使鼻孔开大。

3) 降鼻中隔肌：分深、浅两部，浅部起自口轮匝肌；深部起自上颌骨的内侧门齿的齿槽轭，止于鼻中隔软骨的下面。作用为牵引鼻中隔下降。

鼻肌均由面神经颊支支配。

(5) 口周围肌：是一复杂的肌群，其中只有口轮匝肌是环行的，余肌皆呈放射状排列。为便于叙述，人为地将口周围肌划分为浅、中、深三层，实际上这三层是相互掩盖、相互交错的。

1) 浅层

a. 口轮匝肌：位于口裂周围的口唇内，为椭圆形的环形扁肌，上至外鼻，下至颏结节的上方。肌纤维部分起自下颌骨及下颌骨的切牙窝，部分起自口角附近的黏膜和皮肤内，部分肌纤维是颊肌、犬齿肌、颧肌和三角肌的延续，其他所有至口周围的肌肉，皆交错编织于该肌内。收缩时可使口裂紧闭，并可做努嘴、吹口哨等动作；若与颊肌共同动作，可做吸吮动作。口轮匝肌受面神经颊支和下颌缘支支配。

b. 上唇方肌：位于眶下部的皮下，上部肌束被眼轮匝肌遮盖。起点分三部：内侧部，为该肌的最内侧部分，起自上颌骨额突的下部，平梨状孔上缘附近；眶下部，居该肌的中部，最宽，起自眶下缘至眶下孔之间的部分；颧部，是该肌的最外侧部分，肌纤维部分起自颧骨前面，部分由眼轮匝肌眶部延续而来。这三部分肌纤维向下集中于上唇，终止于上唇、鼻翼和鼻唇沟附近的皮肤内。收缩时上提上唇，牵引鼻翼向上，使鼻孔开大，同时使鼻唇沟加深。该肌由面神经颊支支配。

c. 颧肌：位于上唇方肌的外下侧。起自同名骨的前面，肌束斜向内下方，止于口角的皮肤和颊黏膜，部分肌纤维移行于口轮匝肌。收缩时牵拉口角向上外方活动，呈现笑容。

d. 笑肌：由少数横行肌束构成，部分起自腮腺咬肌筋膜，部分起自鼻唇沟附近皮肤，还有部分肌束与颈阔肌后部肌束相连。肌束向内侧，集中于口角，终止于口角皮肤，并与降口角肌结合。收缩时牵引口角向外侧活动，显示微笑面容。

e. 降口角肌：位于口角下部皮下，呈三角形，起自下颌骨下缘（自颏结节至第 1 磨牙之间的部分），肌束斜向上内方，遮盖颏孔，渐集中于口角。部分肌纤维终止于口角皮肤，部分肌纤维移行为犬牙肌，部分肌纤维至上唇移行于口轮匝肌。收缩时使口角下垂，产生悲伤、不满和愤怒的表情。降口角肌受面神经下颌缘支支配。

2）中层

a. 犬牙肌：或称口角提肌，位于上唇方肌和颧肌的深面。起自眶下孔下方的犬齿窝，肌束斜向下外方，集中于口角，部分肌纤维终于口角皮肤，部分肌纤维与降口角肌结合，部分肌纤维至下唇，移行于口轮匝肌，收缩时上提口角。该肌受面神经颊肌支支配。

b. 下唇方肌：或称下唇降肌，位于下唇下方两侧皮下，外侧部分被降口角肌遮盖，起自下颌体前面的斜线，肌束斜向内上方，与口轮匝肌相互交错，终止于下唇的皮肤及黏膜。收缩时使下唇下降，产生惊讶、愤怒的表情。

3）深层

a. 切牙肌：位于口轮匝肌的深面，上、下各二，起自上、下颌骨侧切牙的牙槽轭与犬牙牙槽轭之间，肌束向外侧终于口角皮肤及黏膜。收缩时牵引口角向内侧。

b. 颏肌：或称颏提肌，位于下唇方肌的深面，起自下颌骨侧切牙及中切牙的牙槽轭部，肌束向内下方渐增宽，与对侧者靠近，终止于颏部皮肤。收缩时上提颏部皮肤，使下唇前送。该肌由面神经下颌缘支支配。

c. 颊肌：位于面的深部，被犬牙肌、颧肌、笑肌和三角肌遮蔽，内面贴于口腔黏膜，为一长方形的扁肌，起点成弧形，起自下颌骨颊肌嵴、上颌骨牙槽突的后外面及颊咽缝。颊肌起自上述各部位的肌束，向前至口角，部分终止于口角皮肤，部分混入口轮匝肌，其中一部分肌纤维于口角后部上下交叉。该肌中部对着上颌第 2 磨牙附近处被腮腺管所贯穿。该肌与咬肌之间隔以筋膜（颊咽筋膜），为表情肌中唯一被有筋膜者。颊肌受面神经颊肌支支配（图 2-52）。

（二）咀嚼肌

咀嚼肌包括咬肌、颞肌、翼外肌和翼内肌，它们均配布于下颌关节周围，参与咀嚼活动（图 2-53）。

1 咬肌　起自颧弓的下缘和内面，后下止于下颌支和下颌角的外面。

2 颞肌　起自颞窝，肌束如扇形向下会聚，通过颧弓的深方，止于下颌骨的冠突。

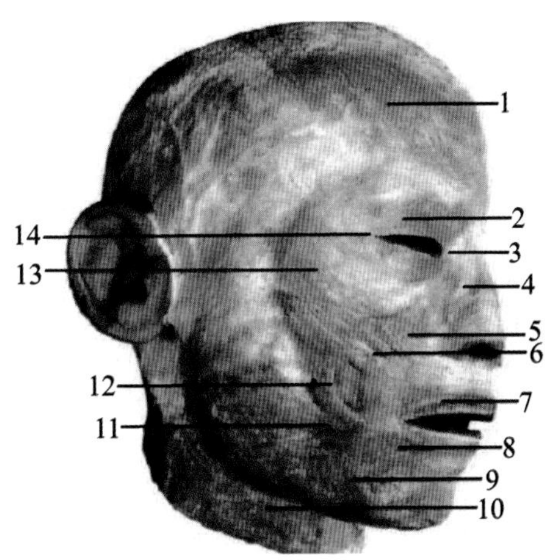

图 2-52　表情肌

1. 枕额肌额腹　2. 眼轮匝肌眼睑部　3. 睑内侧韧带　4. 提上唇鼻翼肌　5. 提上唇肌　6. 颧小肌　7. 口轮匝肌　8. 降下唇肌　9. 降口角肌　10. 颈阔肌　11. 笑肌　12. 颧大肌　13. 眼轮匝肌眶部　14. 睑外侧韧带

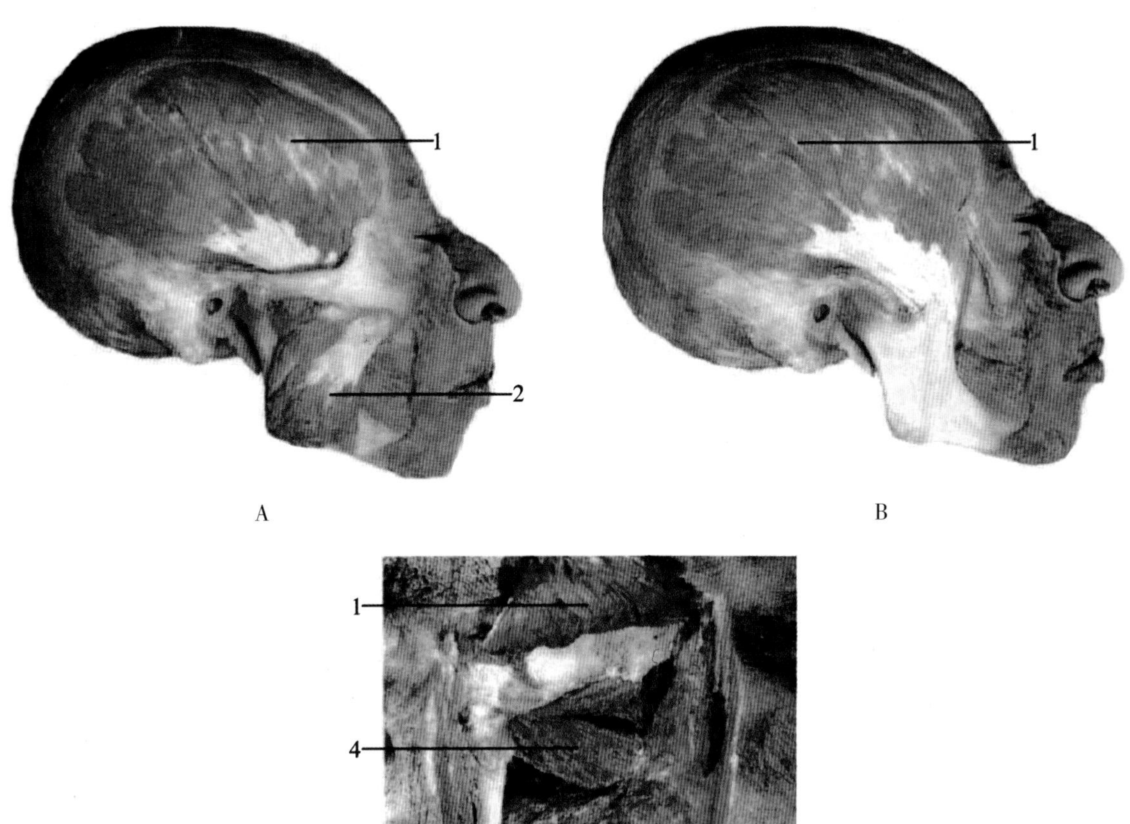

图 2-53　咀嚼肌

1. 颞肌　2. 咬肌　3. 翼内肌　4. 翼外肌

3 翼内肌、翼外肌　起自翼突窝，肌纤维向外下，止于下颌角内侧面的翼肌粗隆。翼外肌有两头，上头起自蝶骨大翼的颞下面，下头起自翼突外侧板的外面，两束肌纤维均斜向外后方，止于下颌颈前面的翼肌凹。翼内、外肌两肌腹间及其周围的疏松结缔组织中，有血管与神经交错穿行。

五、腮腺

（一）腮腺位置和形态

腮腺位于外耳道前下方，上缘邻近颧弓、外耳道和颞下颌关节，下缘平下颌角，前邻咬肌、下颌支和翼内肌的后缘，后邻乳突前缘及胸锁乳突肌上部前缘。腮腺呈不规则的楔形，底向外、尖向内突向咽旁。通常以下颌支后缘或以穿过腮腺的面神经丛平面为界，将腮腺分为浅、深两部：浅部多呈三角形或不规则卵圆形向前延伸，覆盖于咬肌后份的浅面；深部位于下颌后窝内及下颌支的深面，向内深至咽侧壁。

（二）腮腺管

腮腺管长 5～7cm，由腮腺浅部的前缘发出，在颧弓下 1.5cm 处向前横行越过咬肌表面，至咬肌前缘呈直角转向内，穿过颊脂体和颊肌，开口于与上颌第 2 磨牙相对处颊黏膜上的腮腺乳头。腮腺导管上方有面神经的上颊支及面动、静脉，下方有面神经的下颊支。腮腺管的体表投影相当于在鼻翼与口角的中点至耳屏切迹连线的中 1/3 段(图 2-54)。

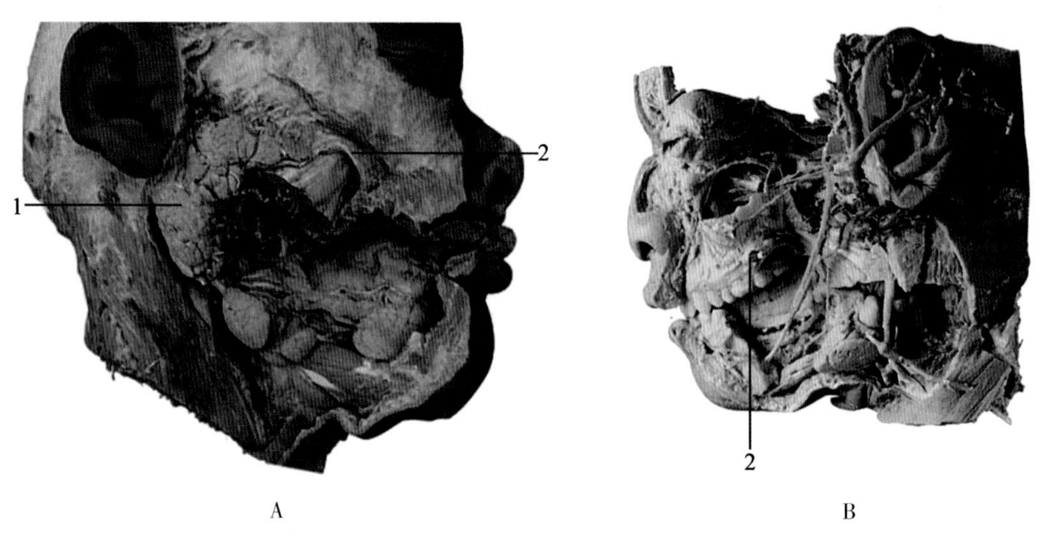

图 2-54　腮腺导管走行及导管开口部位

1. 腮腺　2. 腮腺导管

（三）腮腺淋巴结

腮腺淋巴结位于腮腺表面和腺实质内。前淋巴结引流耳郭、颅顶前部和面上部的淋巴，深淋巴结收集外耳道、中耳、鼻、腭和颊深部淋巴，其输出管均注入颈外侧淋巴结。

（四）腮腺血管神经结构

腮腺内有血管神经纵横穿行：纵行的有颈外动脉、下颌后静脉、颞浅动脉、颞浅静脉及耳颞神经；横行的有上颌动脉、上颌静脉、面横动脉、面横静脉及面神经分布。上述血管由浅入深依次为：面神经分支、下颌后静脉、颈外动脉及耳颞神经。

（杜本军　柳大烈）

参考文献

[1] 张志愿.口腔科学[M].第7版.北京:人民卫生出版社,2008:1-36.

[2] 张志愿.口腔颌面外科学[M].北京:人民卫生出版社,2012.

[3] 黄洪章,杨斌.颅颌面外科学[M].北京:科学技术文献出版社,2005:18-135.

[4] 张书琴.美容整形临床应用解剖学[M].第2版.北京:中国医药科技出版社,2011:61-152.

[5] 徐国成,韩秋生,王志军,等.美容外科解剖图谱[M].沈阳:辽宁科学技术出版社,2011:28-35.

第三章
面部轮廓外科的美学评定

第一节 面部轮廓外科的美学评定标准

一、一般美学评定

美的本质存在于各种具体的审美对象中，将这些对象按不同的标准加以分类，即可得到不同的形态。通常我们可以按性质不同将它们分成社会美、自然美、艺术美。

社会美是现实生活中社会事物的美，它是指那些包含社会发展的本质规律，体现人们的思想愿望，并能给人以精神愉悦的社会现象；自然美是以自然物为对象的美，是指那些经由“人化”而体现了人的本质力量，并为人的感官所感知，能引起人们精神愉悦的自然现象；艺术美是指艺术作品的美，是艺术家按照“美的规律”，运用先进的审美观点、审美理想创造出来的蕴含着社会生活本质规律、人们的理想和愿望，并能给人以美的享受的艺术形象的美。

人自身的美也是社会美的基本内容，它们都属于社会美，并具有共同的特点。社会美的内容往往胜过形式美。人们衡量一个社会事物美不美，主要是从内容着眼，看它是否符合社会发展规律，是否符合人们的需要、目的、利益、规范等。唐朝以肥为美，现代以瘦为佳，随社会环境不同，其审美观点也有所区别。自然美侧重于形式美，具有形式胜于内容的特点，具有多种属性，在一定的关系中自然美属于符合人们某方面的利益，就会使人想起美好的生活；反之则使人想起丑恶的生活。“燕瘦环肥”，“杜陵评书贵瘦硬，此论未公吾不凭。短长肥瘦各有态，玉环飞燕谁敢憎。”艺术美指的是艺术作品的美。

在美学评定中，形式美是重点。所谓的形式美，从广义上说，是事物的外在形式所具有的相对独立的审美特征；从狭义上说，是指构成事物外形的自然属性（色、形、声）以及它们的组合规律（如整齐、比例、对称、均衡、反复、节奏、多样的统一等）所呈现出来的审美特征。形式美的主要构成要素中的“色彩”是指物质的自然属性，不同的色彩有不同的美，色彩鲜艳、明亮，能使人兴奋；色泽灰暗、混浊，则让人感到压抑。而形式美的另一重要因素就是“形”，是人们从事物的形体、空间物象中抽象出来的形式属性，由点、线、面、体构成。线是点移动的轨迹，不同的线条具有不同的审美特性，如直线表示力量、稳定、坚强有生气；曲线表示优美、柔和，给人以动感。男性直线条可显示阳刚之美；女性曲线则显示阴柔之美。“声音”是形式美的最后一个要素，一般而言，高音表现为高亢激昂，低音表现为柔和，强音表现为兴奋，轻音表现为柔婉。

在美学评定中，必须强调“和谐美”，和谐是美的事物的基本特征之一，是指事物或现象的各方面的配合与协调符合理想，使人感到完美。在面部，面部轮廓、眼、鼻、口等相互协调会让人产生和谐之美。过分强调某个器官的美有可能打破均衡,让人产生不协调之感。

二、面部美学评定

(一)面部美学的医学基础

骨骼是头颅、面部轮廓的基础,骨骼的正常发育,各部分形态和比例的均衡,是容貌美的重要结构基础;肌肉是维持面部表情的主要因素,其发育的均衡、动作的大小均对容貌产生极大的影响;脂肪是影响面部丰满度(充盈度)的因素,脂肪多可导致面部轮廓丰满,脂肪偏少导致各种凹陷;五官和面部皮肤及附件,则决定人的容貌美。此外,神经系统及各个器官的正常发育与容貌美密切相关。

人的生命活动是建立在机体各系统、各器官的功能活动协调配合的基础之上的,人体各系统、各器官的生理功能健全,才能产生健康之美。神经系统调节和控制着各器官的生理功能,面部的各种表情均来源于神经的支配,和谐、平衡的表情表达才能让人感到舒适。血液具有多种功能,其中血红蛋白含量和携氧量的多少能影响皮肤的颜色,或显红润,给人以充满活力的健康美感;或显苍白,给人一种病态的感觉。

内分泌系统功能与容貌美关系也十分密切,如生长激素过多,会导致鼻宽耳阔,失去协调比例,影响容貌之美。甲状腺功能亢进,除了表现为基础代谢增高、疲乏、多汗外,在容貌上往往出现眼球突出、消瘦等体征。反之,甲状腺功能减退者,则出现皮肤苍白、水肿、唇厚、表情淡漠等。肾上腺分泌的激素对水盐代谢、糖代谢起到调节作用,同时对第二性征和身体发育有影响。库欣综合征(肾上腺功能亢进)表现为向心性肥胖、满月脸、腹大、四肢相对瘦小、女性长胡须等;爱迪生综合征(肾上腺功能减退症)表现为衰弱无力、面部色素沉着。性腺分泌激素,能促进生殖器官和第二性征的正常发育,增加男性的阳刚之气,女性的娇艳之美,过多过少,均会对容貌美产生不良影响。

(二)容貌美的评定要则

审美是指人们对于形式美的感觉、分析和评判。审美标准是人类在长期审美实践过程中逐渐形成的相对稳定的且为大多数人群认可的客观标准。审美标准根据其所代表的审美主体的不同可分为个人标准、科学标准、局部标准。个人标准是指审美个体特有的标准,代表的是个人的观点与标准,所谓的“情人眼中出西施”,就是个人标准。科学标准是指人们在长期的审美实践过程中形成的能够代表一个时代、一个民族,甚至一个国家的审美标准;既代表着大多数人的审美标准,又代表着美的发展方向。局部标准是指代表一类人群、某个社会团体或某个地域的审美标准,具有鲜明的局域特点,但未必科学。

容貌美是一种文化现象,观察容貌美,受到种族、社会各因素的影响,在人体审美上存在着差异,即使在同一时代、同一民族、同一阶级的个体之间,因文化素养、年龄和性别等不同也存在着审美标准与评价标准的差异性。东方女性的美表现在内在美,对人体的审美浓缩在面部,容貌美占据着极大成分,“三庭五眼”便是面部的审美标准;西方人愿意展示自身的形体之美,女性衣着暴露、少有禁忌,以躯体的曲线美为主体,以直露、主动的身体语言为直观表达形式,更注重的是外在的形体之美。

审美具有差异性,也就是存在着主观性,但同样存在着容貌美的客观性。英国社会学家 Iliffe 认为,一般公众对容貌美具有明显的一致性。曾经有报刊刊登了精选的 12 位女性照片,面型不同而拍摄条件一致,有 4300 名不同性别、年龄和职业的读者对她们的容貌美排出了一样的顺序。同样的 12 张照片在美国报刊发表,10 万名美国读者对前三名的选择与英国读者完全一致。国内学者以 3600 名演员、空中乘务员、仪仗队队员为研究对象得到容貌选择标准如下:①五官端正,侧貌轮廓协调;②眼、鼻、唇、颊左右对称;③双唇可自然闭拢,微笑时无牙龈外露;④颏唇沟清晰;⑤颧颊部及腮腺咬肌处无异常肥大、隆起和凹陷;⑥颜面无皮肤疾患。

容貌美具有以下一些特征:

1 容貌的曲线美　面部轮廓从具体形态上看，它是由各种不同的弧线所组成，如面部的轮廓,尤其是下颌的弧线、弯曲的眉毛、上下睑的曲线、外鼻的流畅线、唇的丘比特弓,以及侧面容貌的曲线均蕴含着曲线美的魅力。

2 容貌的比例美　人的容貌不仅拥有曲线美,同时也存在着最佳的比例关系,这种比例体现在局部与局部、局部与整体之间。我们平常称赞一个人的容貌,常说"五官端正",就是指五官之间的比例适度。在中国汉代画论中就记载了容貌比例的论述,提出了"三庭五眼"的面部纵横比例关系。德国数学家阿道夫·蔡辛克提出了"黄金律"(也叫"黄金分割律"),就是一种合度的比例关系。许多学者通过对容貌的眉、眼、鼻、唇、齿、耳、颏等美学参数研究得出结论,容貌美无不具有比例美要素,无不体现比例美的规律及原则,处处体现出黄金分割律。这种容貌结构的黄金比例正是容貌形态构成的基础特征。尽管美的形式大多符合黄金分割律,但符合黄金分割律的形体并不一定都是美的。

3 容貌的对称美与非对称美　对称性是容貌美学的重要标志之一。人的容貌以鼻为中心线,左右对称,这种对称协调给人一种平衡、均匀的美感。容貌的对称美不仅仅体现在静态结构上,同时也包含着容貌的动态协调一致。但是,所谓的对称性也是一个相对的概念,世界上没有一个人是绝对对称的。这些不对称可能与先天遗传因素、胎儿宫内发育影响、后天发育不协调、牙齿萌出的异常、咀嚼习惯及表情肌的作用等因素有关。国内颌面外科专家张震康等研究表明,美貌人群平均非对称率均在10%以内,也就是说,非对称率在10%以内者可视为对称,超过10%则认为有一定程度的不对称存在。

4 容貌的色彩美　人体的色彩包括:毛发、黏膜和皮肤的颜色。头发、眉毛、睫毛和胡须等毛发以玄色为美,但幼年和老年因色素代谢的不足或减退,则略显是棕玄色更为协调。眉毛较头发色素为浅、以深棕色较为柔和,故文眉术时采用的色料配比尽可能以深咖啡色为主,避免使用纯黑。睫毛的色彩一般较黑,能与白色的巩膜形成鲜明的对比,故常用墨色的睫毛膏美化睫毛,在文眼线时也采用纯玄色。

(1) 眼睛:黄种人的角膜范围以玄色为美,与白色眼结膜相比更加明亮传神。

(2) 唇色:口唇以红色为美,并具备一定的光泽和湿润度。苍白或紫暗都是缺乏生命力的表现。

(3) 皮肤:皮肤除光滑、雪白、细嫩之外,还应具备下面两种特点。①水色:指皮肤的光亮度、透明感,就是人们常说的"水灵"。幼年及油性皮肤者多具备这一特点,干性皮肤的人往往需要油性化妆品才能显示其皮肤的水色。②血色:指皮肤需有一定的红润感。红色代表着生命力,这就是化妆过程中常使用胭脂的意义。面部的血色,给人一种热烈、朝气和生命力强的感受。

(4) 气色:气色是人的精神面貌在面部表情中的具体体现。一个人尽管长得十分完美,但愁眉不展,精神萎靡颓丧,无论如何也称不上是美丽的。即一个人不仅要留意仪表容貌的修饰,同时也要保持良好的心理状态和精神面貌。

5 容貌的和谐美　和谐美表现为眼、耳、鼻、口等各器官间、器官与面部轮廓间的协调统一。面部多种曲线及直线统一在优美柔和的轮廓中,表现出面部形、色、面的统一性和整体性,使人感到一种整体美,从而体现个性的魅力。

三、头面部的美学测量

医学美学研究容貌美的目的，主要在于发现和揭示美的容貌的解剖、生理特征，寻求其形态学规律，从而运用各种医学手段和美学手段来维护、修复和塑造容貌美。美学测量就是运用各种工具测量研究容貌的外在美。

（一）直线测量法

直线测量法主要是利用各种传统的计量工具，在头颅面规定的测量点基础上，对容貌不同部位进行长度（如最长头长、眉间头长、鼻尖头长、颏下头长）、宽度（最大头宽、最小额宽、耳屏间距、外耳间距、乳突间距、面宽度、下颌角间距、两眼内宽、两眼外宽、眼裂宽度、容貌耳宽度、形态耳宽、鼻宽度、口裂宽度、瞳孔间距）、高度（头耳高度、全头高度、鼻下头高、口裂头高、头顶头后高、容貌额高、容貌面高、形态面高、容貌上面高、形态上面高、鼻长度、鼻高度、鼻深、唇高度、全上唇高度、全下唇高度、颏高度、容貌耳长、形态耳长）、转度与弧度（水平头围、颏顶围、头矢状弧、头冠状弧、耳屏点间眉间弧长、耳屏点间颏下弧长、耳屏点间颌下弧长、耳屏点间枕部弧长）、角度（侧面角、睑裂角、耳轴头角、耳郭头角、耳甲头角、鼻面角、鼻唇角、鼻额角）的测量。测量常用的工具有标尺、直线规、弯角规、量角器等。

（二）影像测量法

1 照片测量法　主要是通过容貌照片，对被测对象面部各局部比例和形态结构进行测量研究。其优点是方便、容易获取资料；缺点是不能显示出软硬组织关系，也不能提供三维结构的信息，有时受到照片质量（技术、光线、角度等）的影响，产生一些误差。

2 X 线头影测量法　头颅的正位片可显示面部两侧的对称性、面宽及下颌角宽度等情况；侧位片可以显示颅面的前后和垂直关系，主要对牙颌、颅面上各标志点描述出一定的线、角进行测量分析，从而了解牙颌、颅面软硬组织的结构。近年来，通过计算机技术，使 X 线测量成为临床上常用的分析手法。

3 云纹影像法　又称莫尔条纹法（Moretopopraphy），是 1970 年由英国人 Meadous 和日本人高琦宏分别发明的新光测技术，其基本原理是光线通过基准光栅，投射于凹凸不平的物体表面，产生随物体表面形态改变的变形光栅。变形光栅包含了物体表面的三维结构信息，可以有效地判断左右的差异性，尤其反映出凹凸的不同（图 3-1）。

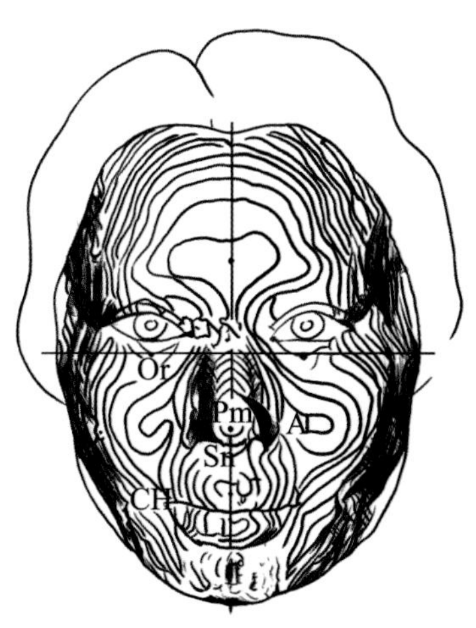

图 3-1　正位云纹影像图

4 立体摄影法　随着计算机功能的日益强大，计算机辅助的三维立体测量已经成为可能。目前除了测量外，更多用于计算机模拟，尤其对隆鼻效果及隆胸效果模拟比较成功。但由于需要功能强大的计算机及多台相机或摄像机，成本较高，不能作为一种常用的测量方法。

四、容貌美学观察标准

上天给人以美貌，极精妙之处在于令人痴迷的五官组合。在面部轮廓的框架结构上符合“三庭五眼”，而正中垂直轴上又有“四高三低”，横轴上符合“丰”字审美准则，达到以上十几个基本指标，那么这张脸可以称之为“美貌”了。这样的脸也必定符合人体美的“黄金分割”定律。

（一）头面部的比例关系

所谓的比例关系，就是利用数字来表达人体美，并根据一定的基准进行比较。用同一人体的某一部位为基准，来判断它与人体其他部位的比例关系的方法被称为同身方法。视为基准的身体部位被称为系数。如画人体有立七，即表示直立时人的高度为头长度的7倍(或为7.5倍)。

在面部正中作一条垂直轴线，通过眉弓作一条水平线，通过鼻翼下缘作一条平行线。这样，两条平行线就将面部分成三个等份：从发际线到眉间连线，眉间到鼻翼下缘，鼻翼下缘到下巴尖。上中、下、恰好各占1/3，谓之“三庭”；而“五眼”是指眼角外侧到同侧发际边缘，刚好一个眼睛的长度，两个眼睛之间也是一个眼睛的长度，另一眼角外侧到发际边也是一个眼睛长度，这就是“五眼”（图3-2）。

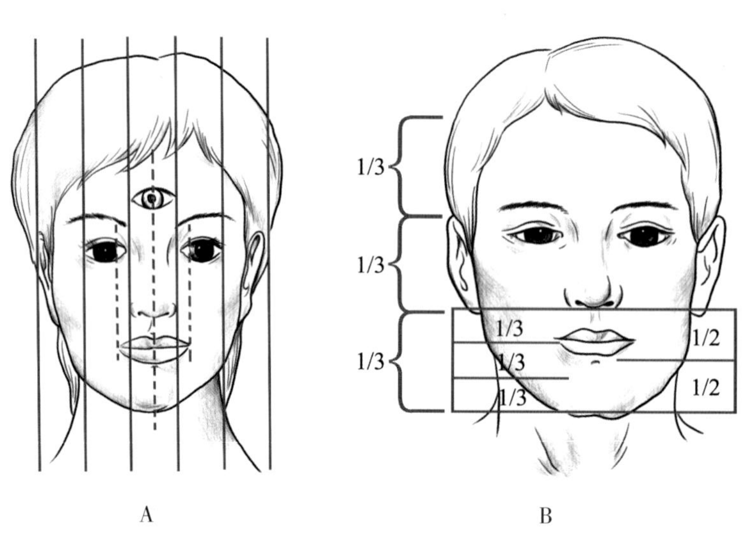

图3-2　三庭五眼

A. 表示横向的比例关系　B. 表示上下的比例关系

脸部类型的纵向和横向分类：

1 纵向分类

（1）上庭长：中庭和下庭长度相等，而上庭略长，即额头偏长。

（2）上庭短：中庭和下庭长度相等，而额部偏短。

（3）中庭长：上庭和下庭的长度相等，而中庭偏长，即鼻子较长。

（4）中庭短：上庭和下庭的长度相等，而鼻子短。

（5）下庭长：中庭和上庭长度基本相等，下庭长度偏长，即下巴略长。

（6）下庭短：中庭和上庭长度基本相等，下庭长度偏短，即下巴略短。

2 横向分类　分为两眼距离远、两眼距离近两种类型。

（二）黄金分割律

关于黄金分割比例的起源，大多认为来自毕达哥拉斯。据说在古希腊，有一天毕达哥拉斯走在街上，在经过铁匠铺时他听到铁匠打铁的声音非常好听，于是驻足倾听，他发现铁匠打铁节奏很有规律，这个声音的比例被毕达哥拉斯用数理的方式表达了出来。

黄金分割又称黄金律，是指事物各部分间一定的数学比例关系，即将整体一分为二，较大部分与较小部分之比等于整体与较大部分之比，其比值为 1: 0.618 或 1.618 : 1，即长段为全段的 0.618。0.618 被公认为最具有审美意义的比例数字。上述比例是最能引起人的美感的比例，因此被称为黄金分割(图 3-3)。黄金分割数有许多有趣的性质，人类对它的实际应用也很广泛。最著名的例子是优选学中的黄金分割法或 0.618 法，是由美国数学家基弗于 1953 年首先提出的，20 世纪 70 年代由华罗庚提倡在中国推广。

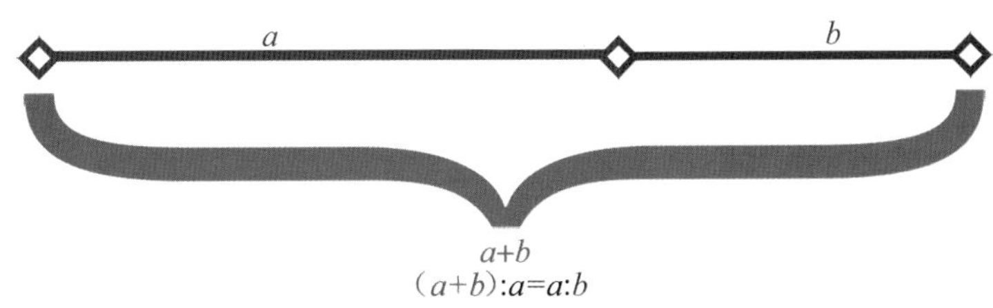

图 3-3　黄金分割比例

黄金比例≈1.618:1，其性质是与它的倒数正好相差 1。

1 黄金分割点　是指分一线段为两部分，使得原来线段的长跟较长的那部分的比为黄金分割的点。线段上有两个这样的点。

利用线段上的两个黄金分割点，可以作出正五角星、正五边形等。

2 黄金分割线　由黄金分割点联想到黄金分割线，并类似地给出黄金分割线的定义：直线 L 将一个面积为 S 的图形分成两部分，这两部分的面积分别为 S_1、S_2，如果 $S_1=S_2$，那么称直线 L 为该图形的黄金分割线。

3 黄金分割三角形　正五边形对角线连满后出现的所有三角形，都是黄金分割三角形(图 3-4)。

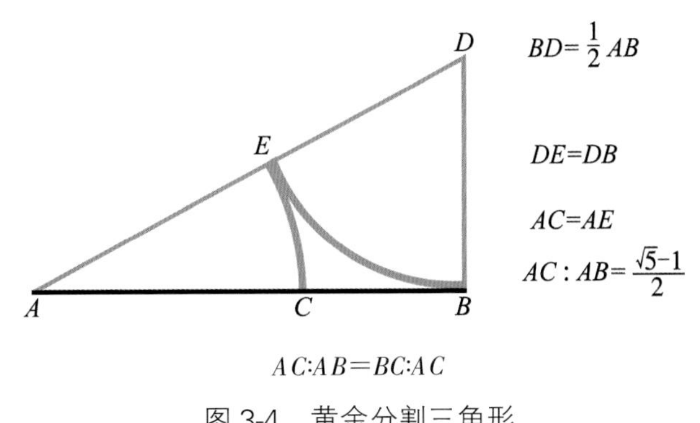

图 3-4　黄金分割三角形

黄金分割三角形有一个特殊性，即所有的三角形都可以用 4 个与其本身全等的三角形来生成与其本身相似的三角形，但黄金分割三角形是唯一一种可以用 5 个而不是 4 个与其本身全等的三角形来生成与其本身相似的三角形的三角形。由于五角星的顶角是 36°，这样也可以得出黄金分割的数值为 2sin18。

将一个正五边形的所有对角线连接起来，所产生的五角星里面的所有三角形都是黄金分割三角形（图 3-5）。

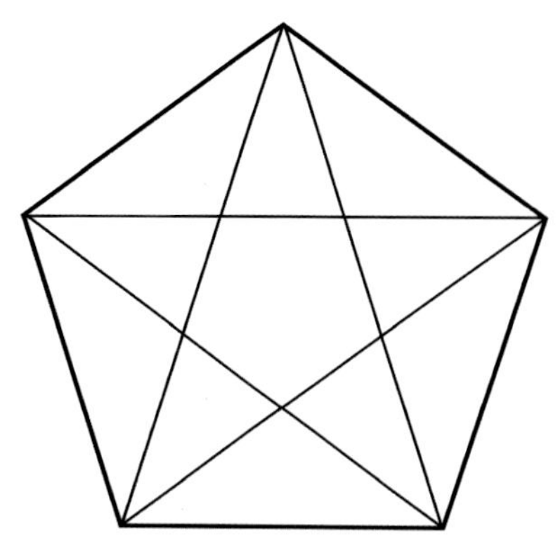

图 3-5　正五边形内的黄金分割三角形

4 黄金矩形　若矩形的宽与长的比等于$(\sqrt{5}-1)/2\approx0.618$，那么这个矩形称为黄金矩形（图 3-6）。

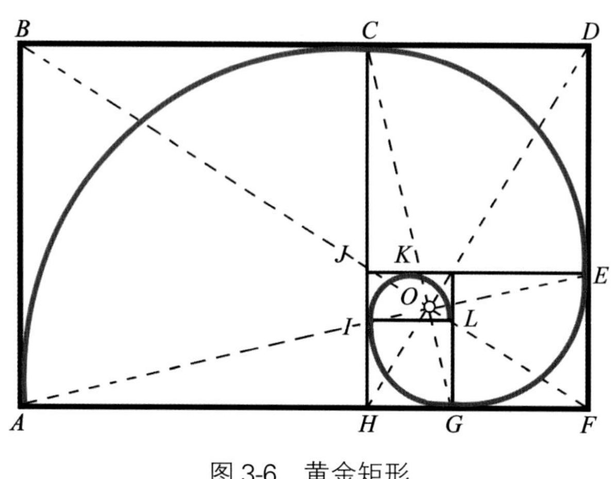

图 3-6　黄金矩形

（三）黄金分割与人体关系

近年来，在研究黄金分割与人体关系时，发现了人体结构中有 18 个“黄金点”（物体短段与长段之比值为 0.618 或近似值的分割点）、15 个 “黄金矩形”（宽与长的比值为 0.618 或近似值的长方形）、6 个 “黄金指数”（两物体间的比例关系为 0.618 或近似值） 和 4 个 “黄金三角”（腰底之比为 0.618 或近似值的等腰三角形）（图 3-7，图 3-8）。

1 人体黄金点

（1）眉间点：发际-颏底间距上 1/3 与中下 2/3 之分割点。

（2）鼻根点：鼻根中线与睑板软骨上缘连线的分割点。

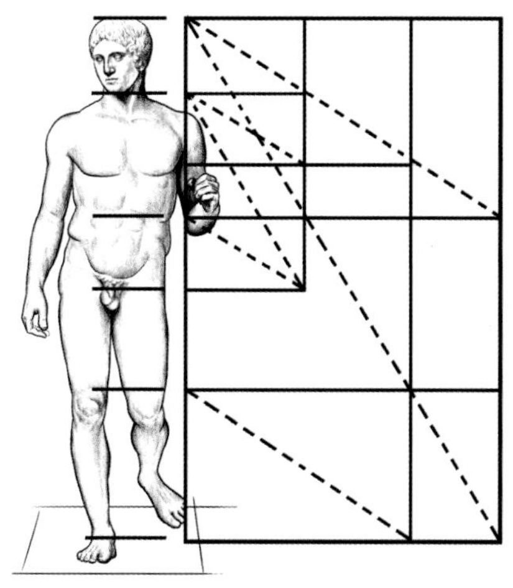

图 3-7　人体黄金分割律

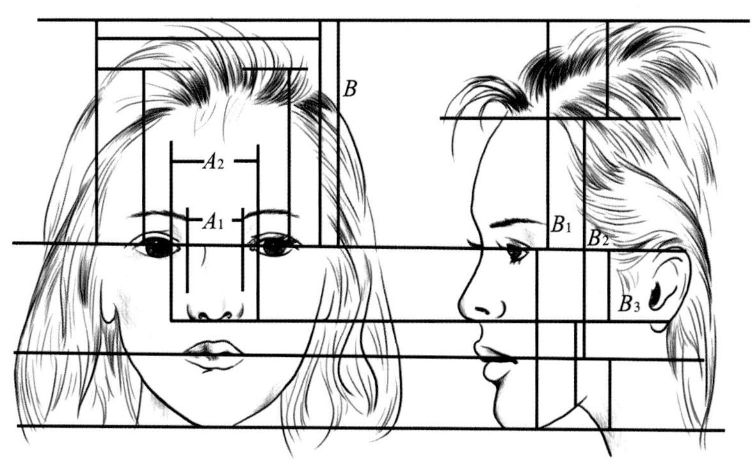

图 3-8　面部黄金分割律

（3）鼻下点：发际-颏底间距下 1/3 与上中 2/3 之分割点。

（4）唇珠点：鼻底-颏底间距上 1/3 与中下 2/3 之分割点。

（5）颏唇沟正中点：鼻底-颏底间距下 1/3 与上中 2/3 之分割点。

（6）口角点：正面观时口裂水平线左(右)1/3 与对侧 2/3 之分割点(双)。

（7）颏凹点：口裂至颏下缘，上 1/3 与中下 2/3 交界点的正中线上有一凹点为分割点。

（8）肚脐：头顶-足底之分割点。

（9）咽喉：头顶-肚脐之分割点。

（10）肘关节(鹰嘴)：肩关节-中指尖之分割点(双)。

（11）膝关节(髌骨)：肚脐-足底之分割点(双)。

（12）乳头：躯干乳头纵轴上之分割点(双)。

（13）风市穴：双手自然下垂中指尖的部位，为足底到头顶之分割点(双)。

2 人体黄金矩形

（1）头部轮廓：头部长(颅顶至颏部)与宽(两侧颧弓突端中间距)。

（2）面部轮廓：眼水平线的面宽(两外眦点)为宽，前发际至颏底间为长。

（3）鼻部轮廓：鼻翼为宽，鼻根至鼻下点间距为长。

（4）唇部轮廓：静止状态时，上、下唇峰间距为宽，口角间距为长。

（5）外耳轮廓：耳屏至耳轮外缘间距为宽，耳轮上缘至耳垂下缘间距为长（左、右各一）。

（6）上颌前牙轮廓：切牙、侧切牙、尖牙最大的远近中径为宽，龈径为长（左、右各三个）。

（7）躯干轮廓：肩宽与臀宽的平均数为宽，肩峰至臀底间距为长。

（8）手部轮廓：手指并拢时，掌指关节水平线为宽，腕关节至食指尖正中线为长（左、右各一）。

3 人体黄金指数

（1）鼻唇指数：鼻翼宽度与口角间距宽度之比。

（2）目唇指数：口角间距宽度与两眼外眦宽度之比。

（3）上下唇高指数：面部正中线上下唇红高度之比。

（4）目面指数：两眼外眦间距与眼水平线的面宽之比。

（5）切牙指数：下颌中切牙与上颌中切牙远近中径之比。

（6）四肢指数：肩峰至中指尖连线为上肢长，髂嵴至足底连线为下肢长，两者之比。

4 人体黄金三角

（1）外鼻正面观呈黄金三角。

（2）外鼻侧面观呈黄金三角。

（3）鼻根尖与两侧口角点组成黄金三角。

（4）两肩端点与头顶中央组成黄金三角。

（四）黄金分割律在美容外科的运用

德国心理学家布劳恩和格林德尔等人拍摄了 96 名年龄在 17～29 岁的志愿者的照片，其中 8 人为模特。随后，500 多名不同年龄、不同阶层的人士按研究者给出的七个等级，对上述照片进行打分，第一级为最丑陋，第七级为最漂亮。试验分七个阶段进行，每次除原有照片外，心理学家们还增加了他们通过电脑移花接木后制成的新照片。他们将最美丽照片中最美丽的特点集中在了一起，按照人类面孔的黄金分割比例以及多数人的审美标准，利用电脑合成了完美人脸（图 3-9）。

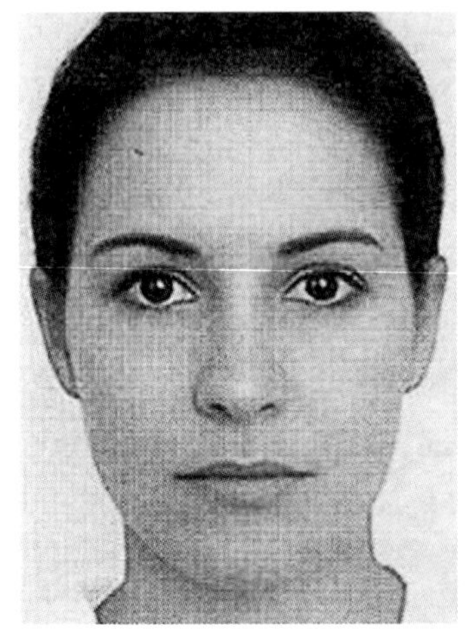
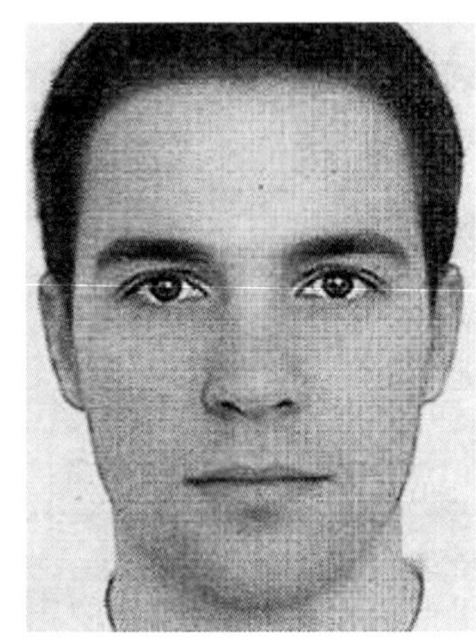

图 3-9 按照黄金分割律合成的完美人脸

细细打量这组肖像后，多数人会喜欢上这对俊男美女。由于电脑制作非常精细，所产生的肖像并无不食人间烟火的感觉，看上去与真人无异。心理学家还对其面部比例和肤色、肤质等进行了改变。在处理女性照片时，他们引入了孩童的特征，成年女性的面部被赋予了某些孩子气：头部略大、额头略微凸出、其他五官略往下移、鼻子短小、眼睛又大又圆。研究发现，类似孩子的面部比例能令成年女性更有魅力。仅有 9.5%的人对此持有异议，大多数人则认为，加入了 10%～50%孩子气的女性面孔更招人喜欢。成熟优雅与童真稚气相结合，这样的女性往往更具风韵。这有心理学方面的原因。男人在潜意识中更喜欢年轻女子，因为她们的青春岁月更长、更适宜生育，能够孕育出继承父亲优良基因的下一代；而成熟风韵则意味着她们已经长大，不再是懵懂的孩子，能够与男性一样承担责任。

韩国李承哲教授将美女分为五类：黑人美女、白人美女、中国美女、日本美女和韩国美女。他选择了网络上最受欢迎的各国明星，然后再运用电脑技术选择她们的优点。李承哲教授选用的明星脸形共计 63 张，其中黑人 13 张、白人 16 张、中国人 20 张、日本人 14 张。

李承哲教授还公布了五类美女的典型脸庞示意图（图 3-10）。合成的中国美女通过美学分析，可以看到完全符合“三庭五眼”（图 3-11）。

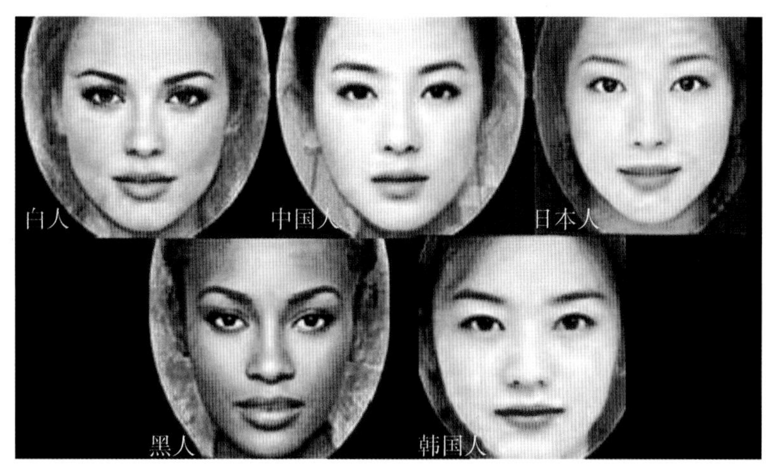

图 3-10　不同种族的美女合成照

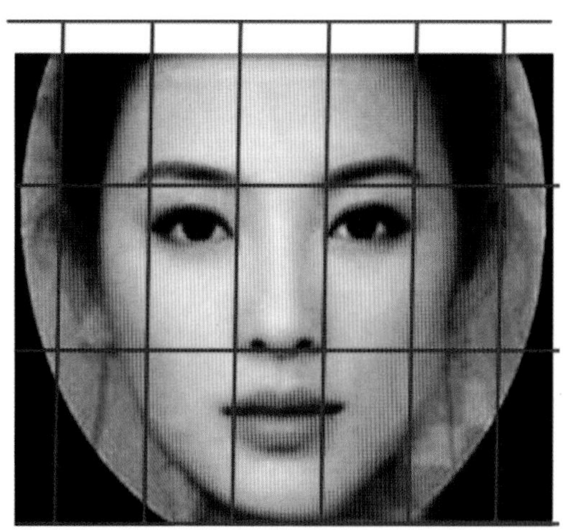

图 3-11　电脑合成的中国美女符合传统的审美观点“三庭五眼”

美女标准中西融合，以前西方人喜欢轮廓和五官都很分明的脸，以 20 世纪 50 年代意大利性感影星索菲亚·罗兰为代表，用我们的话说是粗犷的美。东方人长期以来都喜欢林黛玉那样的，细眉细眼，锥子脸。而现在，可以说全球化的步伐也涉及了美学领域，人们对美的概念也开始逐渐统一，西方人也认同东方相对精致的小脸，而东方人则接受了西方鲜明的轮廓，这几幅图就是很好的中西融合的体现。这种变化其实在演艺界已经表现出来了。前几年，最吸引人的是尖下巴、大眼睛、柔和的五官，而现在是有颧骨和下颌骨，面部轮廓立体感强的明星变成了最美。

心理学家总结出了美丽面容的必要条件。对于女性而言，这便是麦色或是黝黑的光洁皮肤、狭长的脸形、丰满性感的嘴唇、两眼间距要大、深色的浓密睫毛、细而黑的眉毛、高颧骨、小鼻子。男子的标准同样如此，只需要加上坚毅的下巴。

世人对于美丑是有一套约定俗成的标准，而且不同国家、民族人民的标准竟然几乎一模一样。2003 年，英国广播公司（BBC）委托 Dr. Stephen R. Marquardt 进行的一项研究发现，不论肤色、文化、种族、地域的差异，都一致认为只有五官的比例对称，亦即符合美容界所指的 1:1.618“黄金比例”，才有资格称得上美丽。Dr. Stephen R. Marquardt 做了一张面具（图 3-12），在不同的国家做了调查，发现从古至今，从远东到非洲，所有被公认漂亮的面孔，无论什么人种，都符合这个面具上的比例（图 3-13）。

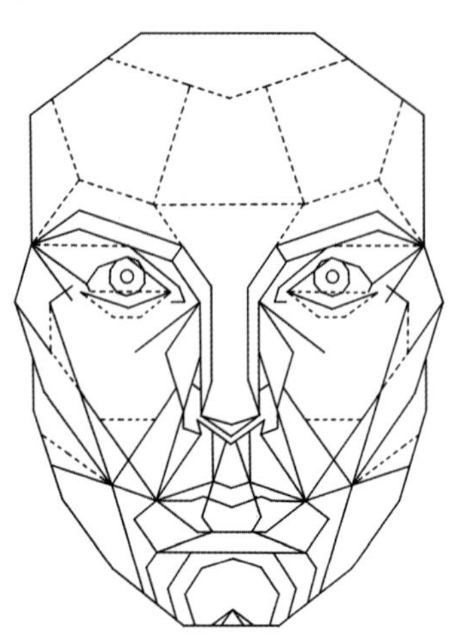

图 3-12　黄金面具

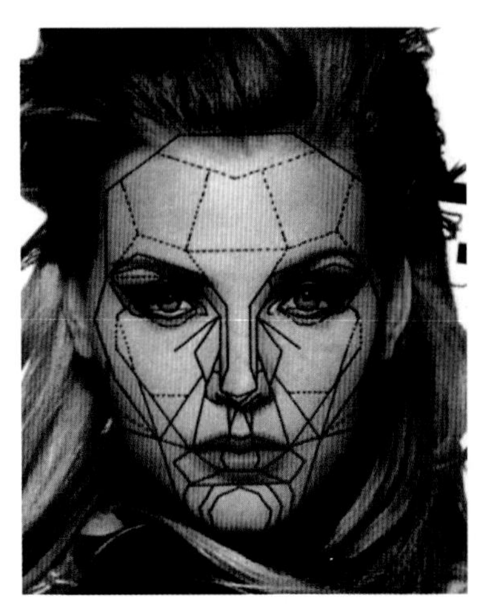
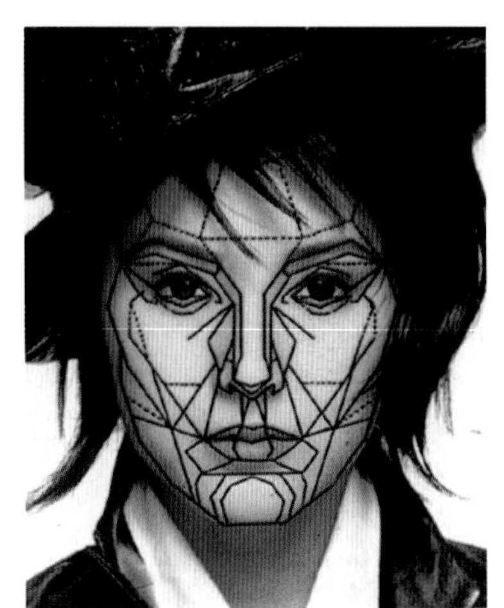
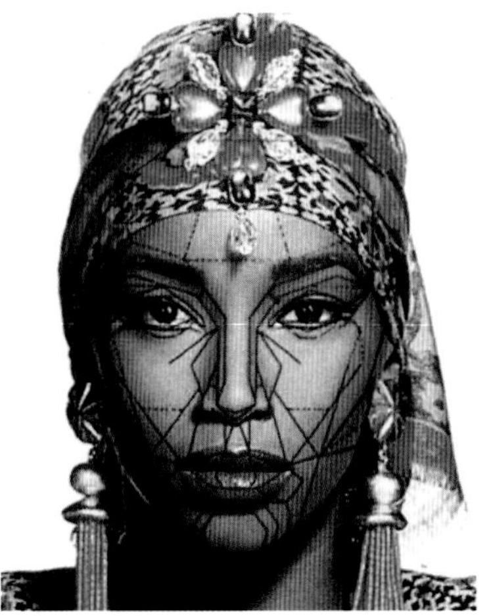

图 3-13　不同种族美女符合黄金面具比例

（五）角度关系与人体美

从不同的角度观察，所反映的人体形态也各不相同，Belt 和 Campen 等提出了测角学说，就是通过角度来体现出人体形态美，其中 Campen 的学说是以水平连线鼻下点与耳孔点的直线为其标准，来测量侧面观察时额头的倾斜角度的方法。将 Campen 的侧面角的美作为一个固定的形态来表现，将具有复杂立体感的头部，用简单的轮廓线进行描述，称为侧面定性分析方法。

鼻唇颏部分（即面下 1/3）历来为容貌美学研究重点，人们针对此区域设计了许多方法。Ricketts

提出了连接鼻尖点与颏前点的连线，恰好通过下唇红前缘，被称之为“审美平面”。Merrifield 设计连接颏前点与上、下唇之中的最前突点与眶耳平面（FH 平面）所形成的夹角——Z 角来观察颏唇相互关系。

（六）头面部其他的一些审美观点

面部中线的“四高三低”。“四高”：①额部；②鼻尖；③唇珠；④下巴尖。“三低”：①两个眼睛之间、鼻额交界处必须是凹陷的；②在唇珠的上方，人中沟是凹陷的，美女的人中沟都很深，人中脊明显；③下唇的下方，有一个小小的凹陷。另外，对于眶骨下方的区域，软组织的充盈程度与年龄衰老、组织下垂关系密切；颞部软组织充盈程度除了对头面部轮廓产生影响外，也反映出年龄变化。

“丰”字审美准则：就是在一个人的面部上画上一个“丰”字，来进一步判断是美还是丑。先作面部的中轴线，再通过太阳穴（颞部）作一条水平线，通过两侧颧骨最高点作一条平行线，再通过口角到下颌角作一条平行线，形成一个“丰”字。在“丰”字的三横上面，颞部不能太凹陷，也不能太突起；颧骨应该是往前方伸展，而不是往外侧横向发展，而且不能太高也不能太宽；对下颌角而言，不能太肥大或外翻，否则就成了“国”字脸。

假如一个女孩，其面部轮廓在框架结构上符合“三庭五眼”，而正中垂直轴上又有“四高三低”，横轴上符合“丰”字审美准则，达到以上十几个基本指标，那么一定可以称之为“美女”了。这位美女也必定符合人体美学的“黄金分割律”。

五、面部各局部的审美标准

根据以上的审美准则，我们很容易判断一个人的美丑。但是，这些准则还远远不够，它只是一个较为粗略的评估和硬性的指标，而现代审美是非常灵活和强调细节与整体配合的。

精确地分析面部各个器官和部位的审美标准。

（一）先从额头开始观察

额头有很多种，主要有两大基本类型：第一种类型，就是整个额头的最高点在中间部位，然后从这个最高点往两侧弥散着渐变，成一个平缓的坡，这是一种形状，以东方女性居多；第二种类型，就是整个额头的高点在额头中线两旁，中间基本上是平的，但整体高度比较高，高点在每一侧眉弓中间位置的上方，这样显得比较周正而大气，以西方女性较为常见。这两种类型都可以造就一个比较好看的额头，也就是说，一个女孩额头基调是一定要高一些才好看，古语所说的“天庭饱满”即是如此。

额头的宽度也是有一定讲究的，那就是额部的宽度与颧骨的宽度要成比例，比两侧颧骨稍窄或略宽。额部与发际之间的交界也应该平缓过渡，不能太高或太低，额部发际的边缘最好有一个“美人尖”（即好看的发际线）。女性的额部与男性稍有不同，女性的额部与地面成 80°～90°最好，额部与眉弓之间千万不能在同一高度，否则就像外星人的额头，没有层次。

（二）颞部

颞部不能过于隆起，相对于额部和颧骨部位应该是较浅的凹陷区域，它体现了人体颞骨的形状。假如颞部过高，就跟练了“内功”似的，影响美观；太低了，颞部陷下去，显不出面部上宽下窄的卵圆形，而有点像三角形，就显得颧弓过高，有消瘦、衰老等现象。

（三）眉弓

眉弓不能高于额部的平面，即使是等高，在额头跟眉弓交界的地方一定要有一个浅浅的过渡；而眉弓相对于眼睛来说，眉毛的平面比眼球要高。眉毛的形状一定要与眼睛匹配，眉毛与眼睛之间的距离要适当。内敛而乖巧的女孩，往往眉毛是弯弯的、细细的；大气的女孩，眉头，即眉毛前 1/2，一定不要做过多的修剪，眉头要略宽，假如前面拔得特别细或前后一样细，显得过于轻挑，很不雅致，尤其是脸形较大的女性，这种眉型更加不匹配。眉毛后1/2则可以变化多一些，一般都有一个微微的像燕子的翅膀似的眉线，上方挑起来或略向后下方延长，这要根据不同的脸部轮廓而定。眉毛其实也传达了不同的信息，表现出女孩不同的风格和味道。

（四）眼睛

眼睛是人类心灵的窗户。眼睛的美有单眼皮的美和双眼皮的美，并不是说双眼皮的眼睛就好看，也不是说单眼皮就好看。单眼皮的美是眼内角的内眦赘皮比较明显，内阜不露出来，显得内敛，个性不张扬，给人的感觉很好。中国人的外眼角适合稍大一些，且往外方上扬几度较好，也就是所谓的"桃花眼"比较吸引人。

一般来说，双眼皮主要有五种类型：第一类是平行型。双眼皮与上眼睑睑缘是基本平行的。重睑线的设计，外侧以不超过外眼角为度，适合眼睛比较大，眉弓比较高，眉毛距眼睛较远而上眼皮又比较薄的女性。第二类是开扇型。这也是最经典的双眼皮之一，类似"桃花眼"，深得年轻女孩的喜爱。其特点是内窄外宽，适合眉毛与眼睛的距离适中，眼皮较薄，眼睛的横轴与平面呈一定角度，眼角微微往上抬，有神采飞扬的感觉，样子很神气。以上两类双眼皮占80%以上。第三类是指内侧宽外侧略显窄的双眼皮。此类型没有内眦赘皮，眉毛与眼睛之间的距离比较近，在西方女性中较为常见。第四类是指双眼皮的内侧1/3～1/2不双，只有外侧一部分成双，这种双眼皮显得很妩媚、很性感。第五类就是所谓"欧式眼"的双眼皮，基本上只适合欧洲人面部的骨骼结构，这也是其眼睑睑板的生理解剖结构所决定的。她们的眉弓特别高，眉毛靠近眼睛，因而双眼皮往往宽而夸张，但这并不太适合大部分的东方女性。

（五）颧骨颧弓

颧骨颧弓外突不能太明显，可以稍前突，但不应过高，否则影响外观，硬性感过高，缺少柔和感。颧骨一般由四个平面构成：与眼睛下方形成一个平面；与鼻子外侧形成一个平面；与耳屏前方形成一个平面；与颊部也形成一个平面。一个好看的颧骨部位一定是这四个"面"的良好组合，这是影响面宽的主要原因。

（六）鼻

男性的鼻梁要挺拔笔直，而女性的鼻梁一般比较纤秀，鼻尖微微上翘，但不能太尖。好看的鼻孔是水滴形，而且与面部中轴线呈45°角的相互支撑。鼻翼沟一定要存在，没有鼻翼沟，显得鼻尖肥大，呈所谓的"蒜头鼻"，影响鼻尖美观；但鼻翼沟不能过深，尤其鼻翼部过薄时，就如鼻翼先天发育不良，在中国传统观念上就显得无福相。鼻子的类型由鼻背部的弧度和鼻尖部的高低来确定，基本上是三种类型：第一种是鼻背部比较平直，鼻尖不往上翘，也不往下垂，这是一种基本类型，显得比较正统、大气。第二种是鼻尖微微上翘，鼻背呈一个略带弯曲的弧度，显得比较调皮、可爱、俏丽而又生动。第三种是鼻尖微微下垂，鼻背没有太明显的弧度，最终显得内敛而乖巧。所以说，鼻子可以表现一个人的性格和脾气。

（七）嘴

嘴是人类用来表达语言的器官，同样也有着美的形态要求。具体来说，上嘴唇的美涉及四个方面：第一是比例。上嘴唇和下嘴唇要有一定的比例，一般上嘴唇要比下嘴唇薄1/3左右。第二是曲线。上嘴唇要有明显的唇弓线，唇弓的曲线是决定一个人的唇长得好看与否的重要指标之一。有些人的唇弓曲线直接下拉，类似一个不经意的小括弧，没有任何跳跃和激荡，甚至面呈苦相；而特别好的唇弓曲线，像飞鸟展开的翅膀，很有美感。第三是唇珠。就是指上唇中央的一块小突起，有了它，上唇就会显得精致得体。但唇珠的有无，也要视下嘴唇的形状而定。第四是人中沟。人中沟要深一些。除了人中沟深以外，两侧还最好有两条人中脊，这一点在前文“四高三低”里面已经强调过了。所以说上嘴唇结构很复杂，在一个方寸之间，至少有四种结构影响了它的美：比例、厚薄、弧度、唇珠和人中沟。下嘴唇的结构较之上嘴唇来说略微简单一些，它的美基本涉及以下三个方面：第一是厚度。下嘴唇往往要比上嘴唇略厚，整个下嘴唇的厚度也不是全一样厚就好看，太厚显得特别笨而木讷呆板；太薄，上下唇比例又会失调。第二是形状。下嘴唇一般是要微微下翻，红、白唇之间也有交界线，这个交界的轮廓线越明显就越好看。如果仅仅只是一个过渡，无明显交界，就失去了下嘴唇轮廓线，影响唇的美观。第三是下嘴唇下方要有一个小小的凹陷，这也是审美上的一个黄金点。跟人中沟一样，是“四高三低”中的一个低点。

除形状外还需要观察嘴的大小。小嘴不一定好看，大嘴也不一定难看。我国的传统以樱桃小口为美；而西方则相反，大嘴而嘴唇还要有一定的丰满程度。它的丰满并不是说整个嘴唇从内到外都是均匀一致的厚薄，那也不好看。另外，要观察嘴唇的颜色，有些人嘴唇没有一点血色，苍白，甚至发乌发紫，就如缺氧，给人以无活力的感觉；还要注意光泽度和湿润度，为什么现在很多的时髦女性要用保湿唇膏呢？就是强调它这种感觉，这是一个独特的审美。

（八）面颊部

面颊部丰满，似娃娃脸的人显得年轻，但形态不精致，轮廓感不明显，衬托出面部过于肥胖。但是年龄偏大时，这个面部的结构还不改变，并且靠近颏旁处软组织堆积，就是一个衰老的象征。面颊凹陷明显，年轻时显得好看，但年龄偏大、凹陷明显时，就衬托出颧弓突出，尤其是偏后方的凹陷会导致人显得苍老。现代的审美对于颊部，主张有稍微凹陷，接近一个平面。颧骨略微高一点，颧骨的高不能往两侧发展，要向前方。现在流行的是颊部一定要平展，即便是笑起来，颊部也不能鼓起来一块赘肉。年纪大的人做颊部或者是瘦脸的手术，不能过度，否则容易显得面颊凹陷，更显老态。

（九）颏部

一个精致的、优美的、好看的颏部，要做到以下三个方面的配合：第一，颏部跟下嘴唇之间有一个凹陷，是“四高三低”的最后一个低，假如没有这个凹陷，就会失去优美的弧线；第二，颏旁与下颌缘的过渡应该流畅，不能有台阶感，否则显得颏部不自然或显得面部软组织下垂、衰老；第三，颏部与颈部的过渡比较平整流畅，没有双下巴。

（十）耳朵

中国人对耳朵的审美，应该是外耳轮高于内耳轮，或至少是外耳轮不能低于内耳轮。耳垂比较精致，耳垂小，影响耳朵整体外形，也显得小气无福相。耳朵太贴近颅骨也不好看，耳朵平面跟颅骨之间是有一定夹角的，一般是 30°左右。耳郭的大小与鼻子的长度大致相当，约占面部长度的 1/3。

最后，要强调的是人体的面部五官是一个不可分割的整体，各个部分虽然有一定的比例和尺度，也就是所谓的黄金分割律；但更重要的是五官之间的组合和搭配，这样才能相得益彰。比如，有的女孩面部五官并不一定完全符合一种固定的比例，而且单个的器官如鼻子、耳朵或眼睛等单独来看也都不见得好看，但是组合在一起立刻就会变得生动靓丽，配合其发型、穿着打扮，更散发出一种特有的气质和女人味，这就达到了美的最高境界——自然和谐就是美！

第二节　面部轮廓外科的美容心理学

美容心理学是以心理学特别是医学心理学为基础，以美容特别是医学美容实践为领域的应用心理学分支学科，是美容专业学生的基础课。美容心理学是建立在广泛的心理学及分支学科的基础上的，涉及一般的心理学理论，如动机、需要、人格等，还涉及医学心理学和社会心理学等。近年来，随着美容医学尤其是美容外科的发展，越来越多的美容工作者意识到，美容手术不同于其他治疗学科的手术，美容手术的最终目的不是传统治疗医学的"切病"，而是要通过手术改善美容就医者的形象，从而增强其生活的信心，提高其生命质量；是以解决心理问题，从而达到社会适应为终极目标的。因此，在临床工作中研究和处理美容就医者的情感、心理以及社会要求和渴望等是一个不可忽视的内容和领域。这就要求美容工作者必须了解和掌握美容心理学的知识和技能。

一、美容心理学的主要研究对象、范围

1 以人格心理学理论为基础，研究个体容貌对人格形成的影响，以及个体有关自身审美的心理学问题，如体像的形成、美欲、求美动机等。

2 以缺陷心理学和病理心理学为基础，研究容貌缺陷对人的心理影响，及容貌问题导致的各种心理障碍，包括各种容貌问题引起的神经症。

3 以社会心理学为基础，研究容貌美的社会价值、人们对美容的态度，以及文化观念导致的审美心理差异等社会审美心理学问题。

4 以临床心理学为基础，研究容貌引起的心理问题的心理咨询、心理诊断以及心理治疗、心理疏导，研究心理问题导致的损容性心身疾病的诊断与治疗。

5 以审美心理学为基础，研究容貌审美的心理学要素，以及美容实践中所涉及的审美心理学问题。

二、容貌缺陷心理学

（一）容貌缺陷心理概念

容貌缺陷心理包括容貌缺陷及容貌缺陷感。容貌缺陷是指人体美学方面的缺陷，或是指能够引起丑感的躯体缺陷。容貌缺陷包括影响美观的身体外在的某些组织器官或部分的缺如、缺损、异位、畸形、色泽异常等，以及可以引起不美感或丑感的相貌形体。容貌缺陷的标准包括生物学标准、心理学标准和社会学标准。容貌缺陷感是指个体对其形体的不满意的感觉。容貌缺陷感包含个体对其容貌或形体的否定性认知评价和消极的情绪体验。

（二）容貌缺陷心理与容貌缺陷心理学

容貌缺陷心理是指个体由于容貌缺陷而导致的心理行为改变。容貌本身就具有社会价值，当个体存在容貌上的某种缺陷时，其社会价值可能会受到一定的影响，给其工作、生活、人际交往、恋爱、婚姻等方面带来一些负面的影响，这就会使人心理失衡，可能引起心理行为上的改变，形成各种心理问题，包括认知、情绪、性格、行为等方面的改变或异常。

（三）形成容貌缺陷心理的因素

形成容貌缺陷心理的因素是多方面的，总的来说是生物学因素和心理社会因素共同作用的结果。缺陷本身的因素：客观容貌缺陷对个体而言是一种负价值，本身就是对人的精神冲击，会引起个体心理和行为上的反应，如焦虑、抑郁、愤怒等不良情绪，严重的则可能导致心理障碍。容貌缺陷发生的时间、原因、部位、程度和性质与心理问题的种类和程度有关。容貌缺陷可能是先天的，也可能是后天的，发生的原因多种多样，常常会引起焦虑、自责、抱怨天地不公等。他们往往把注意力更多地投向自身，一般都比较关注自己的缺陷和因缺陷导致的心理痛苦，或多或少存在着自卑感，对自己缺乏信心，遇事瞻前顾后、犹豫不决，容易出现美容强迫症、美容抑郁症、美容焦虑症、美容癔

症和其他的美容神经症。此外,还有美容手术的心理禁忌证。

（四）容貌缺陷者的一般心理特点

1 自卑感与自卑情结 是一种自我否定的感觉,是一种消极的自我评价或自我意识,是个体对自己能力和品质评价偏低的消极情感,从而形成一种内在压力,使之在心理上失衡不安。

2 缺乏自信心 这是容貌缺陷者的基本特征,表现为不能接受自己、否定自己、极低的自我效能感和情绪体验。

3 自我封闭 由于自卑、缺乏自信,从而导致自我封闭,与外界隔绝,极少参与社交活动,很少与他人交往,孤独、情感淡漠、人格扭曲,最终可以导致人格异常与变态。

4 孤独寂寞 这是自我封闭的必然结果。容貌缺陷往往不被他人或社会接受,工作、生活、爱情均比他人受到更多的阻力,于是自我封闭,不与他人交流,缺乏人际沟通,从而产生孤独感。

5 焦虑、忧郁 是容貌缺陷者普遍具有的情绪反应。焦虑是试图摆脱、逃避某种情境时的情绪反应。由于对容貌缺陷的本身担心,加上害怕见人,企图躲避他人,从而产生焦虑;由于情绪低落,从而变得忧郁。

6 抱怨命运 容貌缺陷者经常会抱怨上天不公,常常怀疑自己的人生价值。

三、美容求美者的心理分析及评估

马如梦等采用美国弗吉尼亚州老道明大学 Thomas F. Cash 教授所编制的多维自我体像关系调查问卷以及英国 Psytech 国际有限公司提出的 15FQ 加上个性因素问卷,对女大学生和美容受术者进行自我体像和人格因素的测量,发现整形美容受术者与一般人群在对自我体像的关注程度上有所不同。在健康评估和身体部位满意度方面,一般人群的得分高于整形美容受术人群;在相貌倾向、超重和自我分类方面,整形美容受术人群的得分高于一般人群。

（一）按心态分类

王肃生对美容整形受术者的心态进行了分析,分为以下几类:合理美容型(理智型和固执型)、适应环境型(主动型和被动型)、取悦他人型、畸形自卑型(先天性畸形者和后天性畸形者)、思维波动型等。

徐宏志等对 283 名美容门诊的美容受术者术前心态进行了统计学分析,依据心态将病人分为三种类型:

1 Ⅰ型求美者 以 16～25 岁年龄段为多,具有引起他人注目与关心的心态,以自我为中心,表现出一种过高的自我陶醉意向,美容手术往往难以满足其要求,其手术目的是为了在容貌上超过他人。此类求美者对手术的期望值远远超过手术所能达到的客观效果。

2 Ⅱ型求美者 对美容手术的要求其实并不强烈,只是因为他人的议论、侮辱或公开的轻蔑,才开始为容貌而苦恼。此类求美者心理不稳定,易受他人影响,他们的手术是被动的,做手术的目的是为了改变别人对自己的看法。

3 Ⅲ型求美者 容貌缺陷往往比较明显,他们心理非常苦恼,缺乏自信心,性格内向,精神不振,常感到自己卑下,畏惧他人的眼光,迫切要求通过手术改变这种境况,从而开始新的生活。

（二）按心理健康状况分类

丁锐对 142 名美容手术病人进行术前访谈,采用美容受术者心理健康状况调查表,将其分为三种类型:

1 Ⅰ型 根据自我需要坚决要求手术,以适应工作及环境的需要或弥补身体某部位的缺陷,从而增强自信心。

2 Ⅱ型　自我愿望不强，经他人议论或劝告要求手术。

3 Ⅲ型　异常心理。

（三）按人格分类

国外的相关研究时间较早，方法也相对比较成熟。Napoleon 对 135 名美容整形病人进行了长达一年半的跟踪随访研究，把美容外科病人按人格划分为十一类：自恋型、依赖型、表演型、边缘型、强迫型、反社会型、分裂型、分离型、回避型、偏执型以及被动攻击型。发现不同人格类型的美容受术者对自我体像的满意程度完全不同，呈显著相关。

Reich 根据美容整形病人的人格特点，将他们分为五种类型：

1 忧虑型　这类病人优柔寡断，表面上与医师特别配合，实际上顾虑重重。他们在手术前往往要医师提供详细的手术方案及术后容貌改善的情况。对此类病人不能急于手术，要耐心做好工作，让其充分考虑成熟再做决定。

2 依赖型　这类病人容易受到周围人的暗示，如果周围人说手术成功，他们会表现得非常高兴；但是如果周围人稍有议论，他们会表现得非常沮丧和忧虑。

3 情感型　这类病人易于表达自己的情感，思想活跃但不切合实际。由于其愿望明确，因而手术少有顾虑，对出现的一些并发症及不良后果也丝毫没有异议。他们往往给医师以好感。

4 偏执型　这类病人往往夸大自己的缺陷，常常怀疑别人，易激惹，常要求他们所熟悉的或以前给其做过手术的医师再次进行手术。有些医师将这类病人看作潜在危险。

5 分裂型　这类病人胆怯、害羞，给人一种怪僻感。他们缺乏表达自己思想的信心和勇气，就诊时常常由家人陪同代言。

（四）从求美者咨询动机分类

1 探询型　此类求美者多是文化程度较低、知识与美容医学知识均缺乏者，或者阅历和经历有限的年轻人。由于对医学美容知识较贫乏，对自身的容貌缺陷认识不足或是受经济承受力、时间等因素的影响，尚未下决定尽快接受美容手术或者其他美容治疗，故抱着试探的心理前来咨询以求了解医学美容知识，明确美容欠缺的性质与程度，或者打听治疗的价格、治疗所需要的时间甚至最佳的季节等，以便作出是否手术或其他治疗的决定。

2 审慎型　此类咨询者多是中老年及知识分子，或性格稳重，或处世优柔寡断者。他们往往对美容医学知识一知半解，对于自身的容貌缺陷与治疗手段有粗浅的了解，但对治疗全过程及效果等不甚明确，或是处事慎重，反反复复进行多方面的问询。

3 急于求治型　此类人对自身容貌缺陷和美容医学知识均有一定的了解，由于求美的强烈欲望或特殊的需要，希望尽快改善或美化自身的容貌，故其咨询的重点是治疗方法、手术何时能进行、是否能够达到预期效果等。

对于探询型，重点在于普及美容医学知识，不要急于让他们接受治疗，而应“等待”他们的认识提高；对于审慎型，应进行针对性的解答，做到细致、认真，不厌其烦，以解除其疑虑，提高信心；对急于求治型，则应实事求是地说明治疗预期的效果，以及可能出现的正常意外与并发症，使其求美期望值不脱离实际。

（五）求美者特殊人格分类

1 自恋型　与正常人比较，自恋型的求美者手术满意率较低。这些病人会因为经济因素而决定是否手术。他们中的绝大多数接受手术出于自我动机，并且保持着“自我驱动”的行为趋向，表现在他们对手术效果的非现实期望上。

2 依赖型　此类求美者多是被动地寻求美容手术，在与其他的类型比较中，他们自愿做手术的人最少，而且非常关心费用问题，并根据费用来决定是否做手术。总的说来，他们容易对手术效果满意。

3 表演型　此类求美者对手术的满意或不满意都很多见，他们有易冲动、易变的人格特征。表演型的求美者多为女性，其中自愿手术的人也不多，往往较年轻。

4 边缘型　边缘型的求美者对手术满意程度往往低于其他类型的病人，而且病人对手术满意程度与手术的客观标准无关，即使是最轻微的并发症也会导致一场大灾难。这类求美者往往低估自己容貌，即主观评价低于客观的评价，也可以说存在明显的体像障碍问题。

5 强迫型　此类求美者对手术结果的满意度较低，并乐此不疲地吹毛求疵，常常拒绝承认手术效果不错或比原来要好些，这与他们的自我满足阈值较高有关。他们一般不会提出与手术无关的意见，且仅要求一个部位的手术。是否接受美容整形手术，费用对他们来说是一个决定性的因素。

（六）求美者的心理状态分类

1 单纯美容型　最常见，要求切合实际，审美观正常。

2 过高要求型　对美容要求和意见多不成熟，审美观多偏激，术后表现为急躁。

3 恋爱婚姻型　多有失恋、夫妻不合、离婚等因素，把希望寄托在美容手术上。

4 敏感多疑型　对自身缺憾有自卑感，手术要求均不高，效果较满意。

5 强迫意识型　有某一部位缺点或不足，忧虑过重，手术要求强烈。

6 缺陷障碍型　有明显心理缺陷，手术要求十分强烈，术后大多较满意。

7 缺陷恐惧型　心理缺陷十分明显，并带有恐惧色彩，不宜轻易手术。

8 精神障碍型　不属于整容手术对象，应采取心理和精神治疗。

对整形美容求美者的分类及心理评估，仁者见仁，智者见智，但都以心理状态评定标准为参考，其目的也都为了对求美者的心理状态有个较为准确的了解，严格选择手术适应证，从而决定对各种不同心理的求美者采用手术治疗或辅以心理干预，更好地为求美者服务。

四、美容手术的心理禁忌证

美国著名的美容外科专家芮斯（Rees）提出的 10 种不正常心理为手术禁忌或应慎重手术者：①求美者指着画报要求美容医师把正常的鼻子或口唇做成某个明星的样子；②就诊者头不梳，脸不洗，衣冠不整，仪表不佳，表示他们对美的认识缺乏基本的素养；③求美者叙诉“我根本不想做美容手术，都是我丈夫（男友）要我做手术”；④求美者对美容医疗缺乏信心，对同一问题反复追问，表现出不信任医师的态度；⑤对美容医师满口虚伪的夸奖或过高奉承者；⑥过分挑剔，对一些轻微的畸形瘢痕也极端苛求者；⑦对治疗方案不同意的病人；⑧对医务人员态度粗暴无礼者；⑨术前拒绝照相者；⑩多次不按时就诊或入院者。

但是，作为美容医师，不能一概而论，比如第一种情况，你可以通过此信息知道求美者需求点，可以以此为依据，充分沟通，从而选择一个双方均能接受的方式。根据临床经验，我们把整形美容的心理禁忌证分为两种。

（一）相对心理禁忌证

相对心理禁忌证指在没有明确的心理诊断或心理辅导协助下，应该暂缓手术，等到时机成熟时再慎重选择手术的就医者。包括以下几类：

1 对手术期望值过高者。

2 不能与医师充分沟通者。

3 对医师不信任者。

4 对手术犹豫者。

5 有躯体感觉异常者。

6 推测有体像障碍表现者。

7 推测有人格障碍者。

（二）绝对心理禁忌证

绝对心理禁忌证指完全不适合手术者，包括以下几类：

1 医者与就医者意见分歧明显。

2 经精神医学鉴定，有明确的、严重的心理障碍者。

3 有明确的妄想症状者或诊断明确的精神分裂病人。

第三节　面型的分类及特点

一、面型的分类标准

面型的分类标准是人类学中的重要性状之一。面型，活体通常是用面宽（颧弓间宽）与面高比的百分率来表示。这个百分率，称为颜面指数。面高的测量：上端的测点用发缘中点（trichion）或鼻根点（nasion），下端的测点位于下颌中央下端的颏下点。如选用上面的测点发缘中点则称为容貌颜面指数；如选用鼻根点则称为形态颜面指数。一般多采用后者。头骨的面型用相当于形态颜面指数的科尔曼颜面指数。面型根据上述的颜面指数的数值分类如下：活体与头骨分类标准不同，是基于软组织的影响。此外还有不根据测量，而是根据观察的分类方法。人的面型各种各样，分类方法很多，如图形分类法，即用几何图形形容面型；字形分类法，即用汉字字形比喻面型；指数分类法，即用形态面高及面宽的形态面指数将面型分类。

二、面型的不同分类法及其特点

（一）图形分类法

根据玻契（Poch）分类法，将面型分为十种（图 3-14）：椭圆形、卵圆形、倒卵圆形、圆形、方形、长方形、菱形、梯形、倒梯形和五角形脸。

1 椭圆形脸特征　脸呈椭圆，额部比颊部略宽，颏部圆润适中，骨骼结构匀称。总体印象是脸型轮廓线自然柔和，给人以文静、温柔、秀气的感觉，是东方女性理想脸形。此种脸形也最受化妆师的青睐。

2 卵圆形脸特征　额部较宽、圆钝，颏部较窄、带圆，颧颊饱满，面型轮廓不明显，比例较协调。此种面型对女性不失美感。

3 倒卵圆形脸特征　与卵圆形脸相反，额头稍小，下颌圆钝较大。此面型不显秀气灵性，但显文静、老成。

4 圆形脸特征　上下颌骨较短，面颊圆而饱满，下颌下缘圆钝，五官较集中。总体印象是长宽比例接近 1，轮廓由圆线条组成，给人温顺、柔和的感觉。此种脸形年轻人或肥胖人多见。

5 方形脸特征　脸的长度和宽度相近，前额较宽，下颌角方正，面部短阔。总体印象是脸形轮

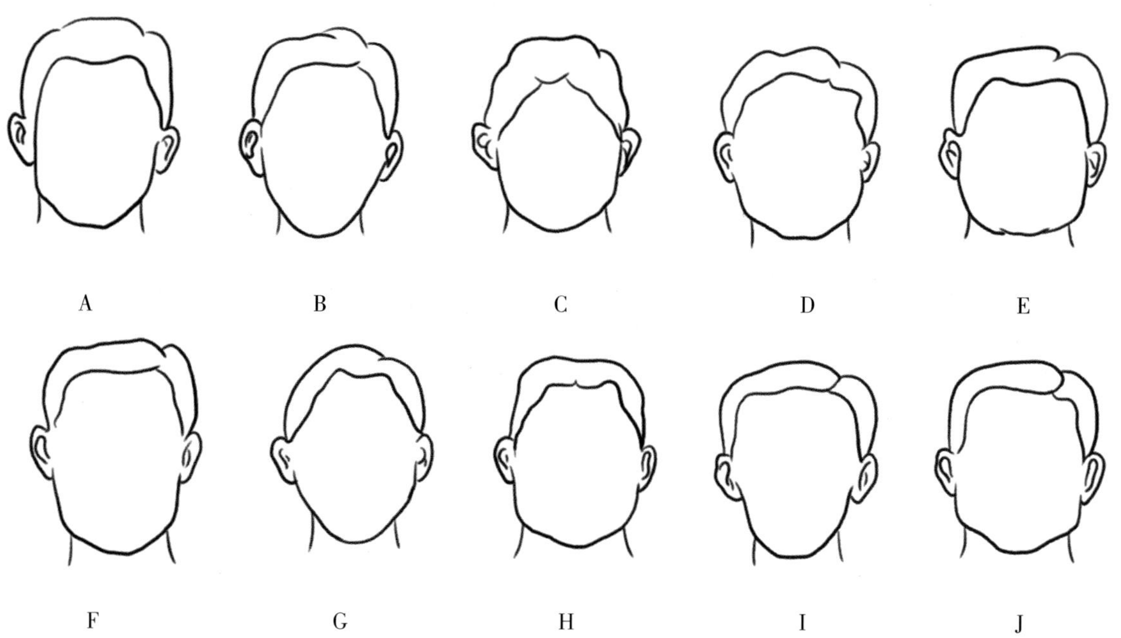

图 3-14　面型的图形分类（玻契分类）

A. 椭圆形脸　B. 卵圆形脸　C. 倒卵圆形脸　D. 圆形脸　E. 方形脸　F. 长方形脸　G. 菱形脸　H. 梯形脸　I. 倒梯形脸　J. 五角形脸

廓线较平直呈四方形，给人以刚强坚毅的感觉。多见于男性。

6 长方形脸特征　额骨有棱角，上颌骨长，外鼻也长，下颌角方正。总体印象是脸的轮廓线长度有余，而宽度不足。多见于身高体壮、膀大腰圆的人。

7 菱形脸特征　面颊清瘦，额线范围小，颧骨凸出，尖下颏，上下有收拢趋势，呈枣核型。总体印象是脸的轮廓线中央宽、上下窄，有立体线条感，多见于身体瘦弱者。

8 梯形脸特征　额部窄，下颌骨宽，颊角窄，两眼距离较近。总体印象是脸形轮廓线下宽上窄。显得安静、呆板。

9 倒梯形脸特征　额宽，上颌骨窄，颧骨高，尖下颏，双眼距离较远。总体印象是脸形轮廓线上宽下尖，显得机敏，但清高、冷淡。

10 五角形脸特征　轮廓突出，尤其是下颌骨发育良好，下颌角外展，颏部突出，常见于咬肌发达的男性。

（二）字形分类法

将面部用汉字分类，可分为八类：

1 田字形　扁方而短，类似方形脸。

2 由字形　上削下方，类似梯形脸。

3 国字形　面型方正，类似长方形脸。

4 用字形　额方，下颌宽扁。

5 目字形　面部稍狭，类似长方形脸。

6 甲字形　上方下削，类似倒梯形脸。

7 风字形　额圆宽，腮及下颌宽大，类似五角形脸。

8 申字形　上下尖削，类似菱形脸。

（三）亚洲人分类法

根据亚洲人脸形的特点，一般可以分为八种类型（图 3-15）：①圆形脸；②椭圆形脸；③长圆形脸；④心形脸；⑤菱形脸；⑥方形脸；⑦长方形脸；⑧三角形脸。

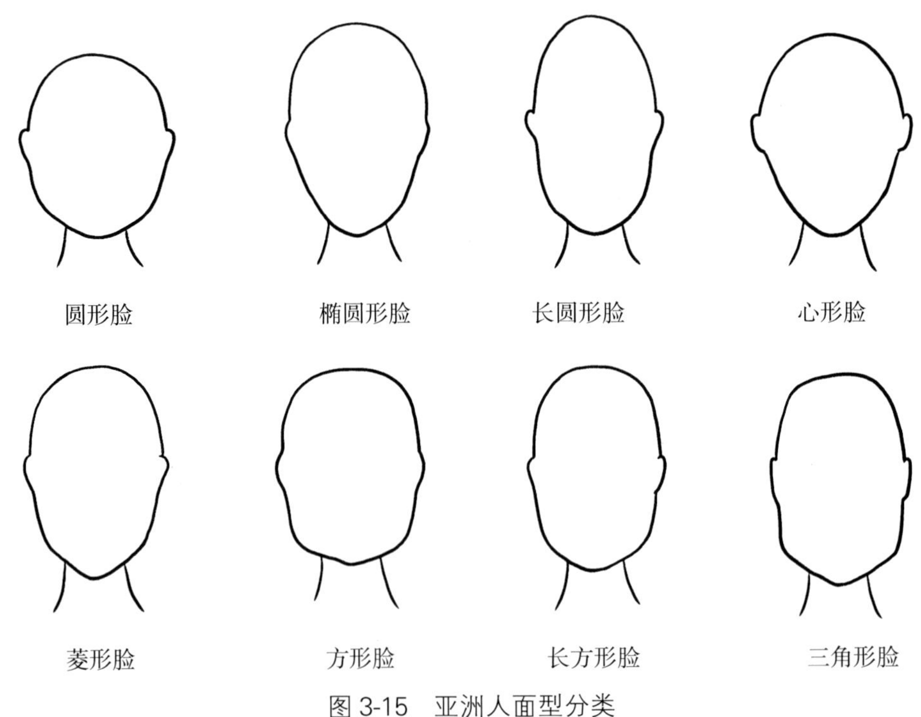

图 3-15　亚洲人面型分类

（四）指数分类法

采用形态面高（鼻根至颏下的距离）和面宽（左右颧点之间的距离）两种测量值，组成形态面指数（形态面高 / 面宽×100），根据指数大小将面型分为五种：

1 超阔面型形态指数＜78.9。

2 阔面型形态指数 79～83.9。

3 中面型形态指数 84～87.9。

4 狭面型形态指数 88～92.9。

5 超狭面型形态指数＞93。

第四节　面部骨性测量学标准

一、X 线头影测量

（一）研究颅面生长发育

X 线头影测量是研究颅面生长发育的重要手段，一方面可通过对各年龄阶段个体作 X 线头影测量分析，从横向研究颅面生长发育；另一方面也可用于对个体不同时期的测量分析，而作颅面生长发育的纵向研究。通过 X 线头影测量对颅面畸形的个体进行测量分析，可了解畸形的机制、主要性质及部位，是骨骼性畸形还是牙殆性畸形，能对畸形作出正确的诊断，而这种诊断的依据，来源于明确了颅面软、硬组织各部分间的相互关系。而对于牙颌、颅面畸形的诊断分析基础，又必须先通过 X 线头影测量对正常人颅面结构进行分析，得出正常人各项测量的参考标准，并应用到对畸形的诊断分析中去。

（二）头影测量标志点

标志点是用来构成一些平面及测量内容的点。理想的标志点应该是易于定位的解剖标志，在生长发育过程中应相对稳定。但并不是常用的标志点均能符合这一要求，不少标志点的确定是由各学者提出的不同测量方法而定，而标志点的可靠性还取决于头颅 X 线片的质量以及描图者的经验。头影测量标志点可分为两类：一类是解剖的，这一类标志点是真正代表颅骨的一些解剖结构；另一类是引申的，这一类标志点是通过头影图上解剖标志点的引申而得，如两个测量平面相交的一个标志点（图 3-16）。

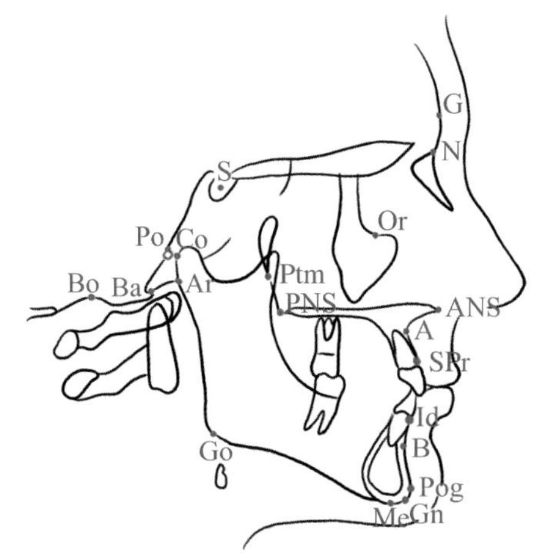

图 3-16　头影测量骨性标志点

1　颅部标志点

（1）蝶鞍点（sella，S）：蝶鞍影像的中心。

（2）鼻根点（nasion，N）：鼻额缝的最前点。这是前颅部的标志点，代表面部与颅部的结合处。

（3）耳点（porion，P）：外耳道之最上点。头影测量上常以定位仪耳塞影像之最上点为代表，称为机械耳点。但也有少数学者使用外耳道影像之最上点来代表，则为解剖耳点。

（4）颅底点（basion，Ba）：枕骨大孔前缘之中点。一般此点较易确定，常作为后颅底的标志。

（5）Bolton 点：枕骨髁突后切迹的最凹点。

2　上颌标志点

（1）眶点（orbitale，Or）：眶下缘之最低点。

（2）翼上颌裂点（pterygomaxillary fissure，Ptm）：翼上颌裂轮廓之最下点。翼上颌裂之前界为上颌窦后壁，后界为蝶骨翼突板之前缘，此标志点提供了确定上颌骨的后界和磨牙的近远中向间隙及位置的标志。

（3）前鼻棘（anterior nasal spine，ANS）：前鼻棘之尖。前鼻棘点常作为确定腭平面的两标志点之一，但此标志点的清晰与否与 X 线片的投照条件有关，一般不作近远中长度测量所用。

（4）后鼻棘（posterior nasal spine，PNS）：硬腭后部骨棘之尖。

（5）上齿槽座点（subspinale，A）：前鼻棘与上齿槽缘点间之骨部最凹点。此点仅作为前后向测量所用。

（6）上齿槽缘点（superior prosthion，SPr）：上齿槽突之最前下点。此点常在上中切牙之牙釉质-

牙骨质界处。

(7) 上中切牙点(upper incisor,UI):上中切牙切缘之最前点。一般上中切牙的测量有两种方法,一种是以此点与根尖相连作为中上切牙牙长轴来作为角度测量的一个平面;另一种是测量此点与其他结构间的距离。

3 下颌标志点

(1) 髁顶点(condylion,Co):髁突的最上点。

(2) 关节点(articulare,Ar):颅底下缘与下颌髁突颈后缘之交点。关节点常在髁顶点不易确定时而代替髁顶点。

(3) 下颌角点(gonion,Go):下颌角的后下点。可通过下颌支平面和下颌平面交角之分角线与下颌角之相交点来确定。

(4) 下齿槽座点(supramentale,B):下齿槽突缘点与颏前点间之骨部最凹点。

(5) 下齿槽缘点(infradentale,Id):下齿槽突之最前上点。此点常在下中切牙之牙釉质-牙骨质界处。

(6) 下切牙点(lower incisor,LI):下中切牙切缘之最前点。

(7) 颏前点(pogonion,Pog):颏部之最突点。

(8) 颏下点(menton,Me):颏部之最下点。

(9) 颏顶点(gnathion,Gn):颏前点与颏下点之中点。

(10) D 点:下颌体骨性联合部之中心点。

这些标志点中,有些是在正中矢状面上,是单个的点,如鼻根点、蝶鞍点等;而有些则是双侧的点,如下颌角点、关节点等。若由于面部不对称而使两侧之点不重叠时,则取两点间的中点作为校正的位置。

4 软组织侧面标志点

(1) 额点(glabella,G):额部之最前点。

(2) 软组织鼻根点(nasion of soft tissue,Ns):软组织侧面上相应的鼻根点。

(3) 眼点(eye,E):睑裂之眦点。

(4) 鼻下点(subnasale,Sn):鼻小柱与上唇之连接点。

(5) 唇缘点(vermilion borders)

1) 上唇缘点(UL′):上唇黏膜与皮肤之连接点。

2) 下唇缘点(LL′):下唇黏膜与皮肤之连接点。

3) 上唇突点(UL):上唇之最突点。

4) 下唇突点(LL):下唇之最突点。

(6) 软组织之颏前点(pogonion of soft tissue,Pos):软组织颏之最前点。

(7) 软组织颏下点(menton of soft tissue,Mes):软组织颏之最下点。

(8) 咽点(K):软组织颈部与咽部之连接点。

软组织侧面标志参见图 3-17。

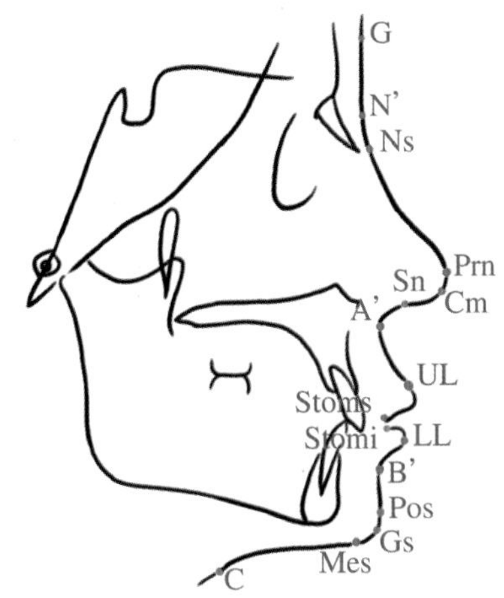

图 3-17 软组织侧面标志点

（三）头影测量平面

1 基准平面 是在头影测量中作为相对稳定的平面。由此平面与各测量标志点及其他测量平面间构成角度、线距、比例等 8 个测量项目，因此，目前最常用的基准平面为前颅底平面、眼耳平面和 Bolton 平面（图 3-18）。

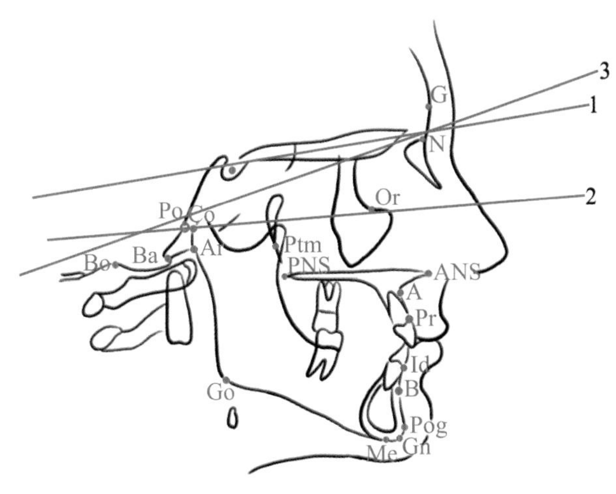

图 3-18 X 线头影基准平面

（1）前颅底平面（plane，SN）：由蝶鞍点与鼻根点之连线组成，在颅部的矢状平面上，代表前颅底的前后范围。由于这一平面在生长发育上具有相对的稳定性，因而常作为面部结构对颅底关系的定位平面。

（2）眼耳平面（frankfort horizontal plane，FH）：由耳点与眶点连线组成。大部分个体在正常头位时，眼耳平面与地面平行。

（3）Bolton 平面：由 Bolton 点（枕骨髁突后切迹的最凹点）与鼻根点连接线组成。此平面多用作重叠头影图的基准平面。

2 测量平面

（1）腭平面（palatal plane，ANS-PNS）：后鼻棘与前鼻棘的连线。

（2）全颅底平面（Ba-N）：颅底点与鼻根点之连线。

（3）𬌗平面（occlusal plane，OP）：一般有两种确定方法，一种是以第 1 恒磨牙的咬合中点与上下中切牙间的中点(覆船或开船的 1/2 处)的连线;另一种是自然的或称功能的船平面,由均分后牙船接触点而得,常使用第 1 恒磨牙及第 1 乳磨牙或第 1 前磨牙的船接触点,这种方法形成的船平面不使用切牙的任何标志点。

(4) 下颌平面(mandibular plane,MP):下颌平面的确定方法有三种:通过颏下点与下颌角下缘相切的线;下颌下缘最低部的切线;下颌角点与下颌颏顶点间的连线(Go-Gn)。

(5) 下颌支平面(ramal plane,RP):下颌升支及髁突后缘的切线。

(6) 面平面(nasion-pogonion line,N-Pog):由鼻根点与颏前点之连线组成。

(7) Y 轴(Y axis):蝶鞍中心与颏顶点之连线。

(四) 角度测量

1 SNA 角　由蝶鞍中心、鼻根点及上齿槽座点所构成的角,反映上颌相对于颅部的前后位置关系。当此角过大时,上颌前突,面部侧貌可呈凸面型;反之,上颌后缩面部呈凹面型。

2 SNB 角　蝶鞍中心、鼻根点下齿槽座点所构成的角,反映下颌相对于颅部的位置关系。此角过大时,下颌呈前突;反之,下颌呈后缩。

3 ANB 角　上齿槽座点、鼻根点与下齿槽座点构成的角。此角亦即 SNA 角与 SNB 角之差。此角反映上、下颌骨对颅部的相互位置关系。当 SNA 大于 SNB 时 ANB 角为正值;反之,ANB 角为负值。

4 NP-FH(面角)　面平面 NP 与眼耳平面 FH 相交之后下角,此角反映下颌的突缩程度。此角越大表示下颌越前突,反之则表示下颌后缩。

5 Y 轴角　蝶鞍中心与颏顶点连线(SGn)与眼耳平面(FH)相交之下前角,此角亦反映颏部的突缩。此角越小则表示颏部越突,反之则表示颏部越缩。Y 轴同时代表面部的生长发育方向。

6 NA-PA(颌突角)　由鼻根点至上齿槽座点连线(NA),与颏前点至上齿槽座点连线(PA)延长线之角,此角反映面部的上颌部分相对于整个侧面的关系。当 PA 延长线在 NA 前方时,此角为正值,反之为负值。此角越大表示上颌的相对突度越大,反之表示上颌相对后缩。

7 MP-FH(下颌平面角)　由下颌平面(MP)与眼耳平面(FH)的交角。此角代表下颌体的陡度、下颌角的大小,也反映面部的高度。

(五) 面部高度的常用测量项目

1 全面高(N-Me)　从鼻根点至颏下点的距离。

2 上面高(N-ANS)　从鼻根点至前鼻棘点的距离。

3 下面高(ANS-Me)　从前鼻棘至颏下点的距离。

4 上面高与全面高之比　N-ANS/N-Me×100%。

5 下面高与全面高之比　ANS-Me/N-Me×100%。

二、面中部的测量学标准

面中部的形态主要取决于颧骨及颧弓,颧骨肥大可致颧骨部高耸,颧弓外突明显可致面中部两侧外突明显,呈菱形脸表现。颧骨发育不良,可导致面中部上份塌陷,眼球外突。

(一) 颧骨的测量及诊断方法

1 面部线性测量以两侧颧骨额突根部(zygomatic-frontal,ZF)的外侧缘与眶下缘(infraorbital-margin,IM)连线交点之间的水平距离 ZFIM 表示两侧颧骨体外侧的宽度,以两侧颧弓最高点之间的距离表示颧弓宽度(zygomatic arch width,ZAW),也就是面中 1/3 的宽度。以两侧额骨颧突(frontomalar,FM)外侧缘与眶上缘(supraorbital margin,SM)连线交点之间的距离 FMSM 表示面上

1/3 的宽度(图 3-19)。

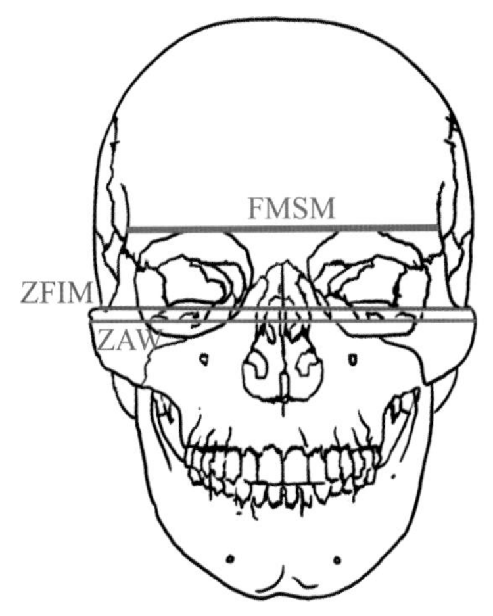

图 3-19　面部线性测定

2 颧突的前后径突度用外耳道中点至颧突最高点的直线距离 EM 表示；外耳道前壁至颧突最高点及鼻根点交角以∠AMN 表示,这两个指标分别反映颧突的突度(图 3-20)。

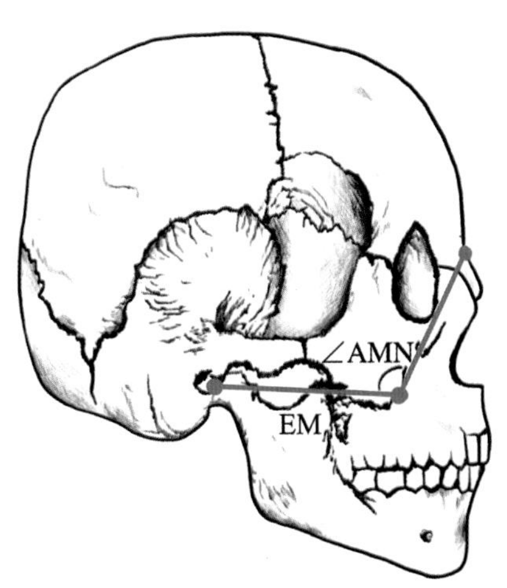

图 3-20　颧突的前后径突度

3 X 线片投影测量。摄头颅正、侧位 X 线片,在正位 X 线片上测量双侧颧骨体外侧宽度、颧弓宽度和面上 1/3 的宽度,在侧位 X 线片上测量颧突的高度和∠AMN 的角度。

4 三维 CT 测量。病人术前摄面中 1/3 的三维 CT 片,在重组的颧骨颧弓影像中测量颧弓的大小和宽度。

(二)计算面型宽度比值

根据面部线性测量数值,反映面部包括软组织在内的面部形态,其面型必然受到面部软组织丰满程度的影响。通过面上 1/3 宽度与面中 1/3 宽度之比,即可获得面部软组织的宽度比值。为了确定真实的颧骨颧弓大小和宽度,摄头颅正侧位定位 X 线片,进行投影测量,以获得 FMSM、ZAW、ZFIM、EM、∠AMN 的骨性数值,计算出骨性面型宽度比值:

$$面型宽度比值=\frac{面上\ 1/3\ 的宽度}{面中\ 1/3\ 的宽度}$$

$$骨性面型宽度比值=\frac{\text{FMSM 的距离}}{\text{ZAW 的宽度}}$$

（三）颧弓肥大的诊断标准

1 面型宽度比值　面型宽度比值＝10.08/13.51＝0.75。

2 骨性面型宽度比值　骨性面型宽度比值＝FMSM 的距离 /ZAW 的宽度＝9.89/12.99＝0.76。

软组织面型宽度比值和骨性面型宽度比值都是相对数值，当测得值小于正常范围时，可能是颧弓肥大，也可能是 FMSM 过于狭窄造成的，在此基础上要参考 FMSM、ZAW、ZFIM 的绝对值。FMSM 在正常范围内，ZFIW 或 ZAM 任何一项大于正常范围都可以诊断为颧弓肥大；FMSM 小于正常范围时，ZFIM 和（或）ZAW 小于或等于正常范围不能诊断为颧弓肥大，说明面上 1/3 或 FMSM 狭窄；当 FMSM 等于和（或）大于正常范围时，ZFIM、ZAM 在正常范围内，是正常面型，而 ZFIM 和（或）ZAW 任何一项大于正常范围都可以诊断为颧弓肥大。∠AMN 代表颧突的高度，EM 表示颧突矢状位的突度。当∠AMN 小于正常范围时，EM 大于或等于正常范围均可以考虑颧突过高，相反不能诊断为颧突过高。

（四）颧弓狭窄的诊断标准

目前国内尚无统一诊断颧弓狭窄的标准，临床上仅根据病人的要求或面型大体轮廓来诊断，缺乏科学依据。根据临床测量及经验，骨性面宽（FMSM 的距离 /ZAW 的宽度）比值约为 0.76，如该面宽比值大于 0.9 时，则可考虑为颧弓狭小。

三、面下部的测量学标准

面下部的宽度主要取决于下颌角的宽度及咬肌的厚度。

（一）咬肌

咬肌是咬合动作的主要执行肌肉，其与颊肌、颞肌、翼内肌、翼外肌、口轮匝肌等一起，协同作用，共同完成咀嚼动作。浅部纤维起自颧弓前 2/3，深部纤维起于颧弓后 1/3 及其内面，为强厚的方形肌肉，纤维行向下后方，覆盖于下颌支外面，止于下颌支外面及咬肌粗隆。用力咬牙时，面颊两侧比较硬的部位就是咬肌。所以，咬肌是影响面部中下 1/2 外观的重要因素。

咬肌受人种、性别、年龄、脸形等多种因素影响，一般来讲：男性比女性发达，年长者比年少者发达，但决定因素还是咀嚼。因为其收缩产生用力闭嘴运动，故经常爱吃硬食的人，咬肌会相应地发达肥厚，例如：常吃牛肉干、爱嚼口香糖的人，其咬肌均较常人发达。如果从小就吃硬的，青春期也嚼得多，那么下颌骨往往会在其作用影响下发育过度，形成方形脸、国字脸等下颌角肥大的外观。同时，因为其相互影响，下颌角肥大的病人，往往合并咬肌肥大，又称咬肌良性肥大。在你闭口咬紧牙齿的同时，在下颌角位置触摸两侧咬肌，感觉咬肌的收缩范围和咬肌厚度。如果你的咬肌比较大，在收缩咬肌时可明显感觉到咬肌范围大和咬肌明显增厚。这是简单的判断方法。

（二）下颌角肥大的临床表现

下颌角咬肌肥大的求医者，通过对其常规临床检查，摄 X 线颌骨全景片、头影测量片，在除外肿瘤及外伤的情况下对所有资料进行研究与分析。这类求医者的特征表现有：

1 从正面看颜面下 1/3 明显宽大，成方形脸，多同时伴有颏部垂直高度发育不良，面下 1/3 高度过短。

2 从侧面看可见下颌角角度较锐，向后下突出，骨质异常增大。

3 此区域的软组织厚度有时也明显增加，但触诊此部位软组织柔软、无肿块及压痛，嘱病人用力咬牙时可触及明显肥大硕实的咬肌。

（三）X 线头影测量片特征性表现

X 线头影测量片特征性表现主要有以下几种：

1 两侧下颌角间距（Go-Go）增大，甚至大于两颧突间距（Zy-Zy，ZAW）（图 3-21）。

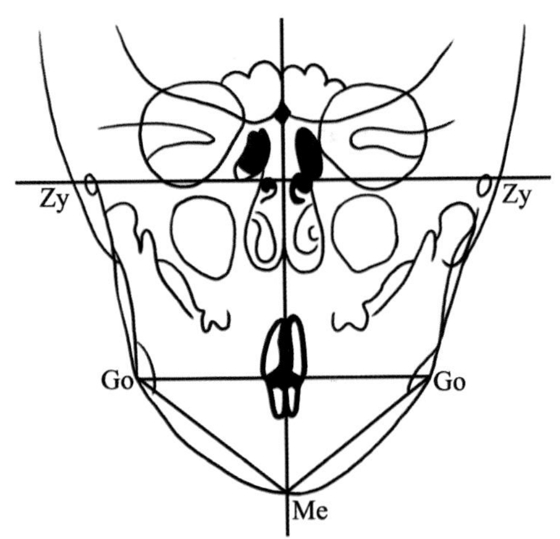

图 3-21　X 线正面测量

2 侧位 X 线片观察

（1）下颌角角度（Ar-Go-Me 角）：正常为 120°，下颌角肥大者变锐。

（2）下颌平面角（MP 与眼耳平面 FH 的夹角）及下颌平面-前颅底平面（SN）夹角：可反映下颌角向下突出程度，正常人下颌平面角为 28°，下颌角向下突出愈明显，则角度愈小。

（3）升支平面（ramus plane RP）与前颅底平面（SN）之前下交角：可反映下颌角向后方突出程度随着下颌角向后突出程度的加重而增大。通过侧位片的测量分析可以确定下颌角向下及向后两个方向上肥大突出的程度（图 3-22）。

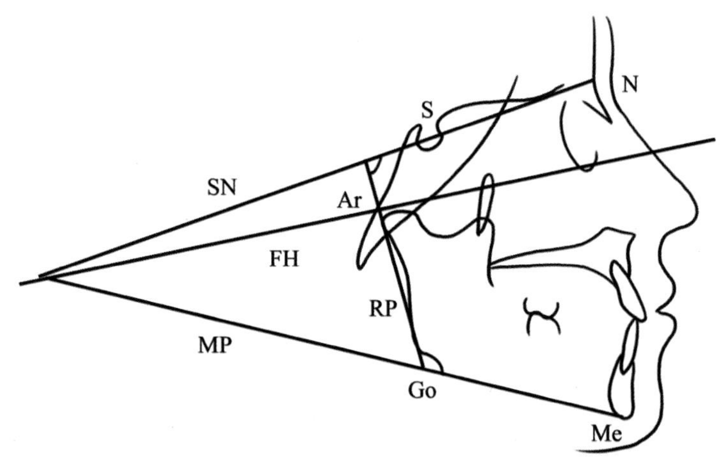

图 3-22　X 线侧位测定下颌角测量

3 下颌角肥大的程度受多种因素的影响，包括下颌角角度、下颌骨体外翻角度、下颌骨体的厚度以及咬肌肥大程度、颊部丰满度、与面中部宽度的相对比例关系等。有关下颌角肥大的诊断，目前尚无统一的诊断标准，其判断往往受病人、医师主观因素以及不同地域和文化背景等的影响。

Barlett 等提出的三组美学评判数据对下颌角肥大的诊断具有指导意义：①在侧位照片上从下

鼻点(Sn)到颏部(Gn)的距离(三庭中的下庭)应为整个面部长度的 1/3;②在正位照片上面部最宽的横径为两侧颧弓间的距离(ZAW),而两侧颞部的距离应与两下颌角间的距离相等,并应比双颧弓间的距离小 10%;③下颌角的角度一般在 105°~115°。

国内学者曾对下颌角 X 线侧位片做过统计,国人的下颌角角度 59%在 110°~120°之间,认为角度＜110°即可诊断;也有人认为,正位相下颌角宽度等于或大于颧骨宽度即可诊断。

人体面部是强调和谐统一的,诊断下颌角肥大是一个综合性因素考虑的结果,在考虑下颌角诊断特别是治疗的时候,需要综合考虑下颌角角度、下颌间距、面部比例关系等,在面部轮廓整体协调的考虑中才能作出综合判断。此外,为避免误诊,还需与一些疾病相鉴别,如腮腺疾病、颊脂肪垫肥厚、肿瘤、下颏部炎症、骨化性肌炎等。

(潘宝华　艾玉峰)

参考文献

[1] 邵象清.人体测量手册[M].上海:上海辞书出版社,1985.
[2] 艾玉峰,柳大烈.美容外科学[M].北京:科学出版社,1999.
[3] 宋儒耀,方彰林.美容整形外科学[M].第 3 版.北京:北京出版社,2002.
[4] 高景恒.美容外科学[M].北京:北京科学技术出版社,2003.
[5] 李世荣.现代美容整形外科学[M].北京:人民军医出版社,2006.
[6] Marquardt S R, Stephen R. Marquardt on the Golden Decagon and human facial beauty, interview by Dr. Gottlieb[J]. J Clin Orthod, 2002, 36(6): 339-347.
[7] Rhee S C, Lee S H. Attractive composite faces of different races[J]. Aesthetic Plast Surg, 2010, 34(6): 800-801.

第四章
面部轮廓整形的头影测量

第一节　概述

X线头影测量是通过头颅定位仪的严格定位下摄取的头颅X线影像，采用角度、线距和比例等测量技术方法分析颅面及牙颌面硬、软组织结构特征和形态变化的一项技术。该技术于1931年由美国的Broadbent和欧洲的Hofrath分别提出，并得到了空前的发展。从单纯手工测量分析发展到计算机辅助分析，从人机交互的半自动分析发展到计算机自动分析。该技术一直是正畸、正颌外科等颌面部轮廓整形领域进行临床治疗分析和研究的重要手段之一。

X线头影测量分析技术已经历了三个发展阶段：人工测量分析阶段、计算机辅助测量分析阶段、计算机自动测量分析阶段。

一、人工测量分析阶段

最初的X线头影测量是将X线头影片在X线片灯或专用的描图下，通过硫酸描图纸、毫米尺、半圆仪及铅笔等工具，人工确定标志点，测量标志点间的距离和角度。这种方法的缺点是：①由于描图纸的透明度不高，描绘人的个体差异较大，影响诊断结果；②工作量大，需要人工测量。

二、计算机辅助测量分析阶段

X线头影片经过扫描仪输入计算机，医师用鼠标在屏幕上确定标志点，然后利用专门的软件进行测量分析。该方法优点在于不需要人工测量，省时省力，但同样存在定点误差大、缺乏客观指标等问题。

三、计算机自动测量分析阶段

X线头影片自动测量分析包括两个过程：①X线头影片的自动识别；②X线颅颌影像的自动定点。X线头影片的自动识别包括三部分内容：①颌面软组织外轮廓的自动识别；②颌面硬组织外轮廓的自动识别；③对面部硬组织内部结构的自动识别。自动识别完成之后，计算机会自动生成颅颌面硬、软组织的外轮廓及其内部结构的轮廓线，根据这些轮廓线计算出所要提取的标志点的位置。标志点的确定是自动测量分析的关键，而绝大多数标志点都在不同组织的轮廓线上，只有准确地提取了颅颌面影像轮廓，才能使计算机自动定点得以顺利进行。所以，提取X线头影片的轮廓是计算机自动定点的关键，在完成了自动定点的基础上，才能进行各种角度等的测量。目前，X线头影片的计算机自动测量分析研究尚处于初级阶段。

第二节　面部硬组织头影测量分析

X线头影测量一般在头颅定位侧位和正位X线片上进行，侧位片主要分析颅颌面骨骼前后及垂直向关系。正位片分析颅颌面骨骼横向关系、左右侧对称性、中线切牙关系以及面宽等。在临床上，头颅定位侧位片X线头影测量的应用较正位片更为广泛，这是因为大多数错殆畸形是表现在颅面和牙颌面结构前后向和垂直向上的异常。标志点是用来构成一些平面及测量内容的点，理想的标志点应该是易于定位的解剖标志，在生长发育过程中应相对稳定。但并不是常用的标志点均能符合这一要求，不少标志点是由各学者提出的不同测量方法而定，而标志点的可靠性还取决于头颅X线片的质量以及描图者的经验。头影测量标志点可分为两类：一类是解剖的，这一类标志点是真正代表颅骨的一些解剖结构；另一类是引申的，这一类标志点是通过头影图上解剖标志点的引申而得，如两个测量平面相交的一个标志点。

一、头颅定位侧位片常用X线头影测量硬组织标志点

常用X线头影测量硬组织标志点（图4-1）。

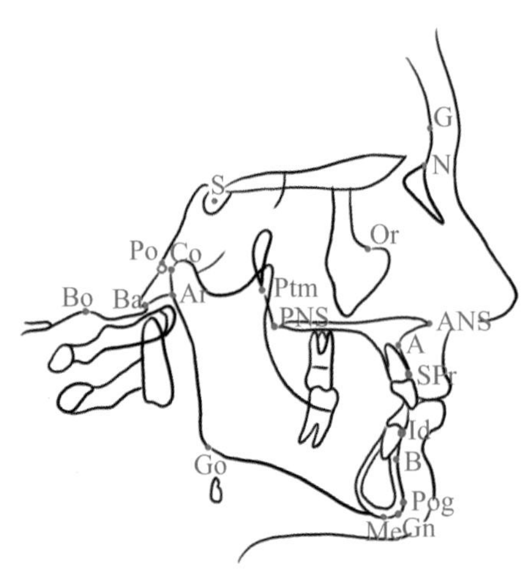

图4-1　头颅定位侧位片常用X线头影测量硬组织标志点

1 蝶鞍点（S）　蝶鞍中心点。

2 鼻根点（N）　鼻额缝最前点。

3 眶点（O）　眶下缘最低点。

4 鸡冠中心点（CG）　前颅底筛板正中心形同鸡冠的骨性结构的中心点。

5 Zyg点　颧弓根的中点。

6 Lo点　眼眶侧壁与蝶骨大翼（斜线）之间的交点。

7 髁顶点（Co）　髁突最上点。

8 耳点（P）　骨性外耳道最上点。一般用头影测量定位仪耳塞金属环最上点来代表，又称机械耳点。

9 前鼻棘点(ANS) 前鼻棘最前点。

10 后鼻棘点(PNS) 硬腭后缘中央区骨棘向后最尖点。

11 上齿槽座点(A) 前鼻棘与上牙槽缘间弧形骨凹的最凹点。

12 上中切牙点(UI) 上中切牙切缘最前点。

13 上中切牙根尖点(UIA) 此点与上中切牙切点的连线,表示上中切牙长轴。

14 上第1磨牙点(U6) 上颌第1恒磨牙近中颊尖点。

15 下中切牙点(LI) 下中切牙切缘最前点。

16 下中切牙根尖点(LIA) 此点与下中切牙切点的连线,表示下中切牙长轴。

17 下第1磨牙点(L6) 下颌第1恒磨牙近中颊尖点。

18 下牙槽座点(B) 下颌联合唇侧与下牙槽突间弧形骨凹的最凹点。

19 颏前点(Pog) 骨颏部最前点。

20 颏下点(Me) 骨颏部最下点。

21 颏顶点(Gn) 颏前点与颏下点之间的中点。

22 下颌角点(Go) 下颌角后下点,可通过下颌支平面与下颌支后缘平面的交角的分角线与下颌角之相交点来确定。

23 关节点(Ar) 后颅底下缘与下颌髁突颈后缘之交点。

二、头颅定位侧位片常用X线头影测量项目

常用X线头影测量项目及意义(图4-2,图4-3)。

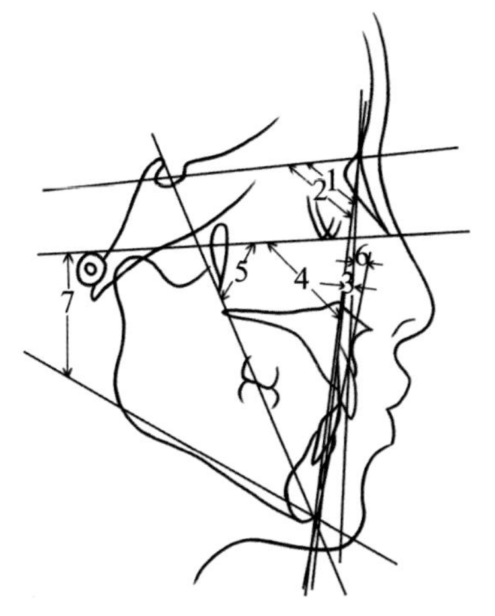

图4-2 头颅定位侧位片常用X线头影测量项目
1. SNA 2. SNB 3. ANB 4. 面角
5. Y轴角 6. 颌突角 7. 下颌平面角

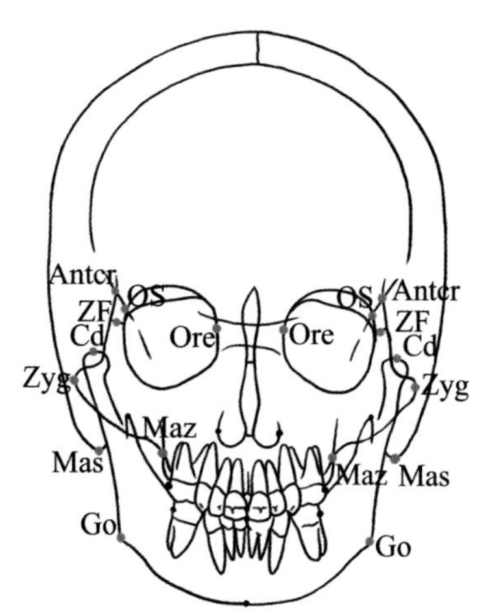

图4-3 X线头颅定位正位片常用测量硬组织标志点

1 ∠SNA 前颅底平面(SN)蝶鞍中心点与鼻根点至上牙槽座点连线(NA)之间的夹角。代表上颌与前颅底的前后向相对位置关系。此角增大表示上颌前突,面部侧貌可呈凸面型;缩小则表示上颌后缩,面部可呈凹面型。

2 ∠SNB 前颅底平面(SN)与鼻根点至下牙槽座点连线(NB)之间的夹角。代表下颌与前颅底的前后向相对位置关系。此角增大表示下颌前突,缩小则表示下颌后缩。

3 ∠ANB ∠SNA与∠SNB之差。代表上颌基骨与下颌基骨的前后向相对位置关系。此角增

大表示上颌前突，缩小则表示上颌后缩或下颌前突。

4 面角(facial angle) 指眶耳平面(FH)与面平面(NPg)之间的夹角。此角代表了下颌的突缩程度。此角越大表示下颌越前突，反之则表示下颌后缩。

5 Y轴角 蝶鞍中心与颏顶点连线(SGn)与眶耳平面(FH)相交之下前角，反映颏部突缩情况，越小表示颏部越突，反之越缩。

6 下颌平面角(MP-FH) 下颌平面(MP)与眶耳平面(FH)之间的夹角。代表下颌平面的陡度和面部的高度。

7 颌突角(NA-PA) 鼻根点至上牙槽座点连线(NA)，与颏前点至上牙槽座点连线(PA)延长线之间的夹角。此角反映面部的上颌部分相对于整个侧面的关系，越大表示上颌相对突度越大，反之为相对后缩。

8 上中切牙倾角(UI-SN) 上中切牙长轴与前颅底平面之间的夹角。代表上中切牙与上颌基骨的相对位置关系。

9 下中切牙倾角(LI-MP) 下中切牙长轴与下颌平面之间的夹角。代表下中切牙与下颌基骨的相对位置关系。

10 上、下中切牙角(UI-LI) 上、下中切牙长轴之间的夹角。代表切牙突度。

11 上中切牙突距(UI-NA) 上中切牙切端至NA平面的垂直距离。

12 下中切牙突距(LI-NA) 下中切牙切端至NB线的垂直距离。

上述各种角度、线距因种族、年龄、性别及测量方法不同而有所差异。临床上最常用的线、角为NS、NA与NB线，以及∠SNA、∠SNB和∠ANB。

三、X线头颅定位正位片

常用X线头影测量项目及意义(图4-4)。

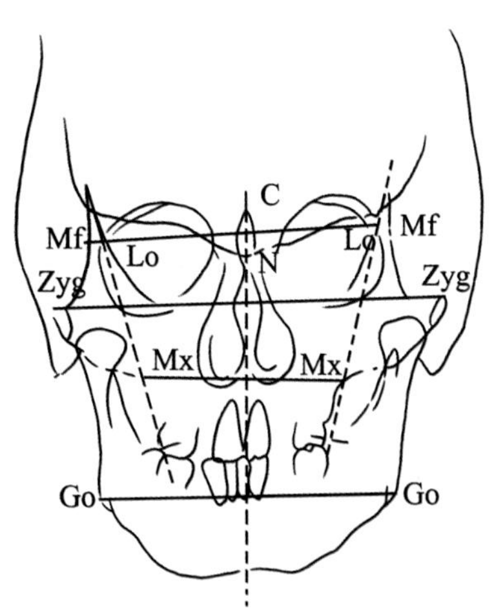

图4-4 X线头颅定位正位片常用X线头影测量项目

1 Zyg距 两侧Zyg点间的距离，反映面中份宽度。

2 眶横距(Lo-Lo) 两侧Lo点之间的距离，表示眼横距即上面宽。

3 鼻宽距(Bm-Bm) 左、右鼻孔侧壁之间的最大距。

4 Co距 两侧Co点至面中线距，反映髁突对称情况。

5 上颌宽距(Mx-Mx)　两侧 Mx 点之间的距离。

6 J 距　两侧 J 点至面中线距,反映上颌宽度和对称情况。

7 下颌角宽距(Go-Go)　两侧 Go 点之间的间距,表示下面部宽度。

在分析评估及治疗设计中,要注意颜面的对称性,面部的不对称可以发生在水平、矢状和冠状三个方向。在水平方向,即左、右侧的对称性评价较常用,须以通过额中点、眉中点、鼻梁点和颏下点的正中矢状线绝对数据为基准。

四、面高的测量分析

面高的测量分析对诊断、治疗和疗效评估亦有重要意义。面高的测量分析方法是:分别以发际最低点(T)、鼻根点(N)、上牙槽座点(A)及颏下点(Me)做与眶耳平面平行的延长线,测量各平行线间的垂直距离,即可分析出面高的各部分比例。正常值为 T-Me 线被均分为三等份(图 4-5)。

1 全面高(N-Me)　鼻根点至颏下点的垂直距离。

2 上面高(N-ANS)　鼻根点至前鼻棘点间的垂直距离。

3 下面高(ANS-Me)　前鼻棘点至颏下点的垂直距离。

4 上面高 / 全面高(N-ANS/N-Me)　上面高占全面高的比例。

5 下面高 / 全面高(ANS-Me/N-Me)　下面高占全面高的比例。

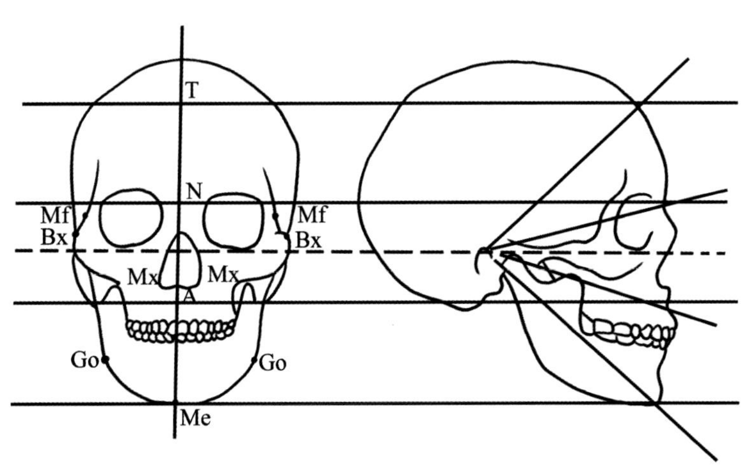

图 4-5　面高的测量

第三节　面部软组织头影测量分析

在临床上,面部软组织的轮廓外形可以为医师提供最为直观的印象,在评价面部形态的同时,我们更多的是借助于软组织,而不是硬组织,因此软组织的结构形态在面部轮廓整形分析中起着重要的作用,越来越多地被应用于正畸及正颌外科等领域。

一、常用的面部软组织主要头影测量标志点

其主要头影测量标志点见图 4-6。

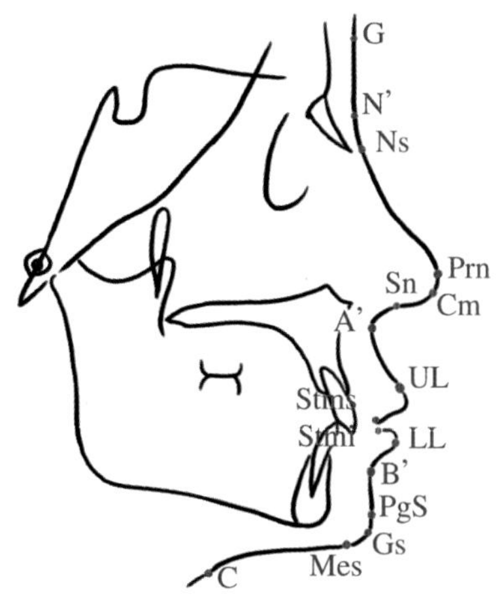

图 4-6　软组织标志点

1 额前点(G)　前额部软组织最突出点。

2 鼻根点(NS)　与硬组织鼻根点相对应的软组织点。

3 外眦点(Ex)　眼裂最外点。

4 鼻小柱点(Cm)　鼻小柱最前突点。

5 鼻下点(Sn)　鼻小柱与上唇底的交界点。

6 上唇突点(Ls)　上红唇缘人中部最突点。

7 上口裂点(Stms)　上红唇下缘最下点。

8 下口裂点(Stmi)　下红唇上缘最上点。

9 下唇突点(Li)　下红唇缘最突点。

10 软组织颏前点(PgS)　颏部软组织的最前点。

11 软组织颏下点(Mes)　颏部软组织的最下点。

12 颈点(C)　颏下区与颈前线的交点。

二、常用软组织测量内容

常用软组织测量内容见图 4-7、图 4-8、图 4-9。

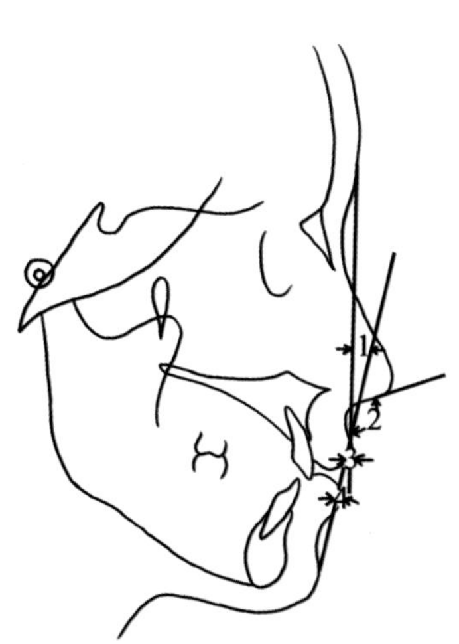

图 4-7　常用软组织侧面测量内容(一)

1. 面型角　2. 鼻唇角　3. 上唇突度　4. 下唇突度

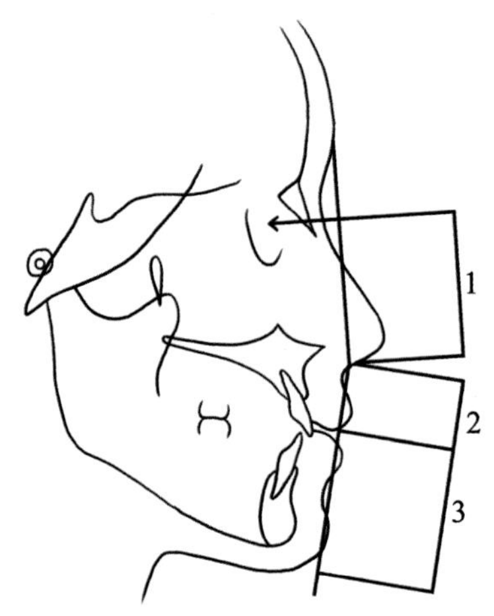

图 4-8 常用软组织侧面测量内容(二)
1. 面上部高 2. 上唇长 3. 下唇长

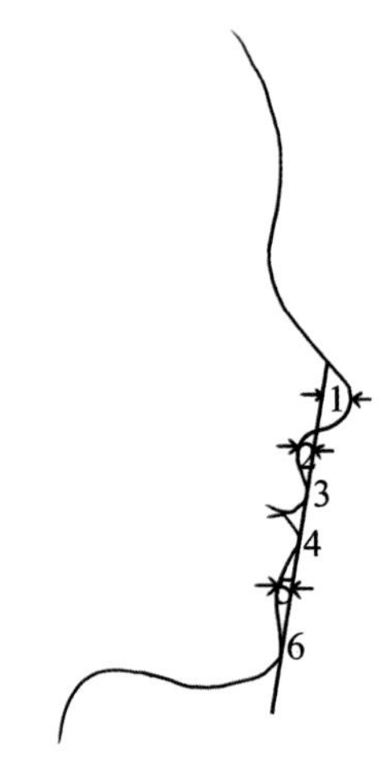

图 4-9 常用软组织侧面测量内容(三)
1. H 线与鼻的关系 2. H 线与鼻唇沟的关系 3. H 线与上唇的关系 4. H 线与下唇的关系 5. H 线与颏唇沟的关系 6. H 线与颏的关系

1 面型角(FCA) 额点与鼻下点连线和鼻下点与软组织颏前点连线的后交角,代表软组织的面型突度。

2 鼻唇角(NLA) 鼻下点与鼻小柱点连线和鼻下点与上唇突点连线的前交角,代表上唇与鼻底的位置关系。

3 面上部高(UFH) 分别从 E 点、Sn 点向 GSn 连线作垂线,两垂线间距。

4 上唇长(ULL) 分别从 Sn 点和上口点(upper stomion)向 Sn-Pos 连线作垂线,两垂线间距。

5 下唇长(LLL) 分别从 Mes 点和下口点(lower stomion)向 Sn-Pos 连线作垂线,两垂线间距。

6 上唇突度(ULP) UL 到 Sn-Pos 连线距。

7 下唇突度(LLP) LL 到 Sn-Pos 连线距。

8 H 角 Pos-UL 连线又名 H 线(Holdaway 线)与 NB 的交角,代表软组织颏部与唇的位置关系。

9 H 线与软组织侧面的关系　包括 H 线与鼻、鼻唇沟、上唇、下唇、颏唇沟、颏部的关系。

三、软组织侧貌分析

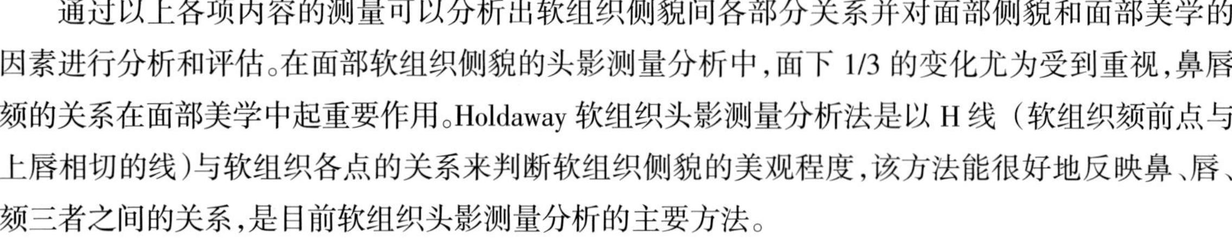

通过以上各项内容的测量可以分析出软组织侧貌间各部分关系并对面部侧貌和面部美学的因素进行分析和评估。在面部软组织侧貌的头影测量分析中，面下 1/3 的变化尤为受到重视，鼻唇颏的关系在面部美学中起重要作用。Holdaway 软组织头影测量分析法是以 H 线（软组织颏前点与上唇相切的线）与软组织各点的关系来判断软组织侧貌的美观程度，该方法能很好地反映鼻、唇、颏三者之间的关系，是目前软组织头影测量分析的主要方法。

Holdaway 软组织头影测量分析法：

1 软组织面角(FH-Pg′G)　耳点与眶点连线构成的眼耳平面与软组织面平面相交之后下角。此角代表软组织颏部的突缩程度。

2 鼻突度(Pn-Sn)　通过鼻下点作一线垂直于 FH 平面，测量鼻尖至此线的距离。

3 上唇突深度(SS-Ls)　从上唇突点向 FH 平面作垂线，测量上唇凹点至此线的距离。

4 鼻下点至 H 线距(Sn-H)　鼻下点至 H 线(上唇突点与软组织颏前点连线)的距离。

5 骨骼侧面突度或 A 点突度(A-NPg)　上牙槽座点至面平面的距离。

6 上唇基部厚度(A-Sn)　牙槽突基部至鼻下点距离。牙槽突基部在 A 点下 3mm。

7 上唇厚度(Ls-SI)　上切牙唇面至上唇突点的距离。

8 H 角(H-N′Pg′)　H 线与软组织面平面的交角。

9 下唇至 H 线距离(Li-Pg′Ls)　下唇突点至 H 线的距离。

10 颏唇沟深度(Si-Pg′Ls)　下唇凹点至 H 线的距离。

11 颏部软组织厚度(Pg-Pg′)　软组织颏前点至硬组织颏前点的距离。

第四节　常用头影测量方法

头影测量分析方法现已有几十种之多，主要测量分析颅面骨骼间的关系以及牙颌与颅面骨骼间的关系，对错殆畸形进行机制分析，作出诊断及矫治设计。常用的有 Steiner、Downs、Tweed、Ricketts、Wylie、Mcnamara 法，各种分析法各有其特征，Steiner 以臂章分析为特色，Downs 测量法以角度测量为主，Tweed 分析法以“Tweed 三角分析法”为主，Ricketts 以生长预测为主，Wylie 以线距为主，但并不是每一种分析方法都较全面，它们各自也有不足之处。因此，临床上常从各种分析法中选择一些项目，这些项目分别能表明面部与颅部，上牙弓、下牙弓、上下颌骨结构的特征与相互关系，从而进行综合分析，并发现异常的部位及异常程度，为错殆畸形的诊断及治疗提供依据。

一、Downs 分析法

Downs 于 1948 年提出了他的分析法，该分析法是以眼耳平面作为基准平面，测量内容包括骨骼间关系的测量和牙殆与骨骼间关系的测量(图 4-10)。

(一) 骨骼间关系的测量

1 面角。

2 颌凸角(angle of convexity)。NA 与 PA 延长线之交角。此角代表面部的上颌部对整个面部

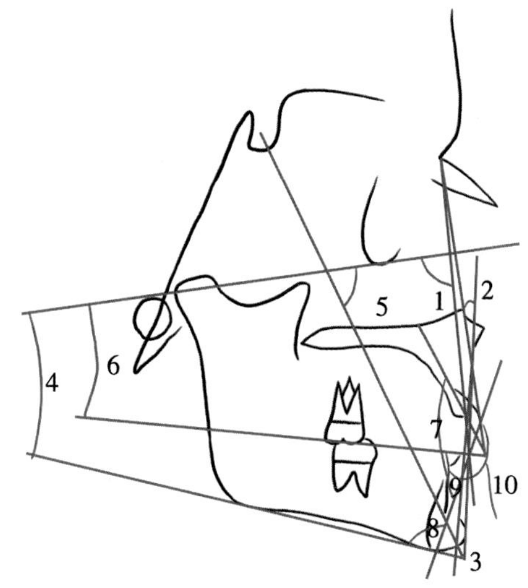

图 4-10　Downs 分析法测量内容

1. 面角　2. 颌凸角　3. AB 平面角之对角　4. 下颌平面角　5. Y 轴角　6. 殆平面角　7. 上下中切牙角　8. 下中切牙-下颌平面角　9. 下中切牙-殆平面角　10. 上中切牙凸距

侧面的关系。当 PA 延长线在 NA 前方时，此角为正值；反之，若 PA 延长线在 NA 之后方时，则此角为负值。此角越大表示上颌相对突度越大，反之表示上颌相对后缩。

3 上下牙槽座角(AB plane angle)　AB 或其延长线与面平面的交角。此角代表上下牙槽基骨间的相互位置关系。此角在面平面之前方形成为负值角，反之在面平面之后方形成则为正值角。此角大表示上颌基骨对下颌基骨的相对位置显后缩；反之，此角小则表示上颌基骨对下颌基骨的相对位置关系前突。

4 下颌平面角(man dibular plane angle, MPA)　下颌平面与眶耳平面的交角。下颌平面由通过颏下点与下颌角下缘相切的线所代表。此角表示下颌平面的陡度和面部的高度。

5 Y 轴角(Y axis)　Y 轴与眼耳平面相交之下内角，此角也表示颏部的突缩。Y 轴代表面部的生长发育方向。

（二）牙殆与骨骼间关系的测量

1 殆平面角(cant of occlusion plane)　殆平面角与眶耳平面的交角。此角代表殆平面的斜度。此角越大，代表殆面越陡，反之，此角越小，代表殆平面越平。

2 上、下中切牙角　上、下中切牙牙轴的交角。此角代表上、下中切牙间的突度关系，特别是上下、前部牙弓的突度。此角越大则表示突度越小，反之，此角越小表示突度越大。牙长轴以切缘与根尖的连线来代表。

3 上中切牙-颅底平面角(Txx-SN)　上中切牙长轴与 SN 平面相交的下内角，反映上切牙与颅底平面相对倾斜度过大表示切牙唇倾，过小表示切牙舌倾。

4 下中切牙-下颌平面角(Tx-MP)　下中切牙长轴与下颌平面之交角。此角表示中切牙唇舌向的倾斜度，过大表示下中切牙唇倾，过小表示下中切牙舌倾。

5 下中切牙-殆平面角　下中切牙长轴与殆平面相交之下前角。此角表示下中切牙与功能平面的关系。

6 上中切牙凸距　上中切牙切缘至 AP 连线的垂直距离(mm)。此距代表上中切牙的突度，当上中切牙切缘在 AP 连线前方时为正值，反之为负值。

该分析法的优点是它能很精确描述骨骼间及牙殆与骨骼间的关系。以眶耳平面作为参考平面是 Downs 首先提出的，他指出眼眶平面作为评估面部的形态是非常充分的，但眶耳平面在研究生长发育的变化方面却是不够的。Downs 分析法虽然有它的优点，但它是以角度测量为主，相对线距测量来说不太容易直观地被理解。

二、Steiner 分析法

Steiner 分析法是 Steiner 于 1953 年提出的一个具有 14 项测量内容的头影测量分析法，他的分析法的测量内容是以往其他分析法择优而集成的（图 4-11）。

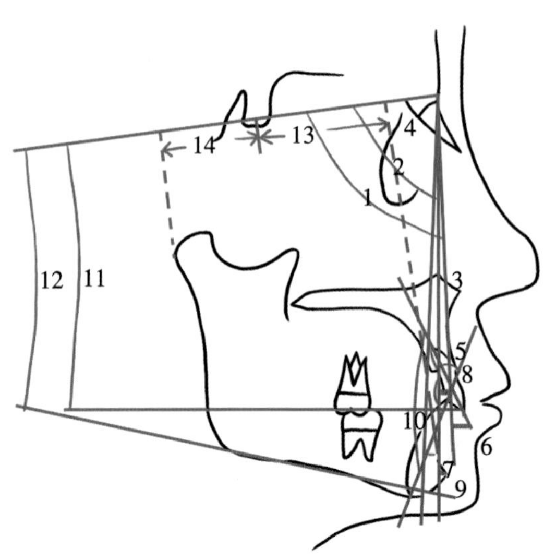

图 4-11　Steiner 分析法测量内容

1. SNA 角　2. SNB 角　3. ANB 角　4. SND 角　5. LI-NA 角　6. LI-NA 距　7. UI-NB 角　8. UI-NB 距　9. Po-NB 距　10. LI-UI 角　11. OP-SN 角　12. GoGn-SN 角　13. SL 距　14. SE 距

测量内容：

（一）测量角度

1 SNA 角　前颅底平面-上齿槽座点角。代表上颌基骨对颅部的位置关系。

2 SNB 角　前颅底平面-下齿槽座点角。代表下颌基骨对颅部的位置关系。

3 ANB 角　上齿槽座点-鼻根点-下齿槽座点角。此角为 SNA 与 SNB 角之差，代表上下颌基骨间的位置关系。

4 SND 角　前颅底平面-骨性下颌联合中点构成的角。代表下颌整体对颅部的位置关系。

5 UI-NA 角　上中切牙长轴与 NA 连线的交角。代表上中切牙的倾斜度和突度。

6 LI-NB 角　下中切牙切缘与 NB 连线的交角。代表下中切牙的倾斜度和突度。

7 UI-LI 角　上、下中切牙长轴交角。

8 OP-SN 角　殆平面与前颅底平面之交角。代表殆平面的斜度。

9 GoGn-SN 角　下颌平面与前颅底平面交角。代表下颌平面的斜度及面部高度。下颌平面由下颌角点与颏顶点连线所组成。

（二）测量线段

1 UI-NA(mm)　上中切牙切缘至 NA 连线的垂直距离。此线距亦代表上中切牙的倾斜度和突度。

2 LI-NB(mm) 下中切牙切缘至NB连线的垂直距离。此线距亦代表下中切牙的突度。

3 Po-NB(mm) 颏前点至NB连线的垂直距离。

4 SL(mm) 蝶鞍点至颏前点向SN平面作垂线的交点间距离。代表下颌颏部对颅底之位置关系。

5 SE(mm) 蝶鞍点至髁突最后点向SN平面作垂线的交点间距离。代表下颌髁突对颅底的位置关系。

SL及SE两项测量相结合,可了解下颌位置的变化及下颌生长发育情况。

这些测量内容全面地描述了上颌骨、下颌骨对颅部的位置关系及相互之间的关系,以及上、下牙齿相对位置关系。从这些测量内容中还可以了解下颌的位置变化及下颌生长发育情况。Steiner在14项测量分析的基础上又提出了一个由ANB角与上、下中切牙和颅面颌骨位置关系,主要适用于安氏Ⅰ类和Ⅱ类错𬌗畸形的病例的臂章分析法。但在实际病例的临床应用中发现ANB角可能受到其他因素的影响。许多学者也指出,在一些病例中ANB角不能准确描述上颌与下颌基骨的关系,这是由于如SN平面的旋转,SN平面的相对长度,腭骨顺、逆时针的旋转,以及真正的前下面高等因素的影响。所以在临床应用中,Steiner分析法要与其他分析法结合使用,对牙𬌗畸形进行诊断及制订治疗计划。

三、Tweed分析法

Tweed分析法也称Tweed三角分析法,其主要测量由眶耳平面、下颌平面和下中切牙长轴所组成的代表面部形态结构的三角形构成(图4-12)。

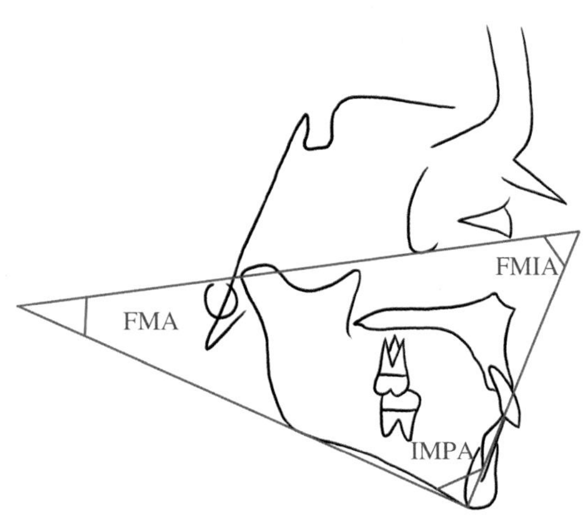

图4-12 Tweed分析法测量内容

1 眶耳平面-下颌平面角(FMA) 眶耳平面与下颌平面的交角,以下颌下缘的切线作为下颌平面。

2 下中切牙-眶平面角(FMIA) 下中切牙的长轴与眶耳平面的交角。

3 下中切牙-下颌平面角(IMPA) 下中切牙长轴与下颌平面交角。

应用Tweed分析法时,下切牙的倾斜度和矫正应根据外貌骨骼不调的稳定等作出正确的选择。

四、Ricketts 分析法

Ricketts 分析法于 1961 年提出，它揭示了骨骼、牙齿及软组织侧貌的相互关系。其测量内容包括：骨骼间关系的测量、牙殆关系的测量和深部结构分析三部分。Ricketts 分析法自提出至今已发展为数十项测量内容。临床上常用且有较大意义的有以下六项测量指标（图 4-13）。

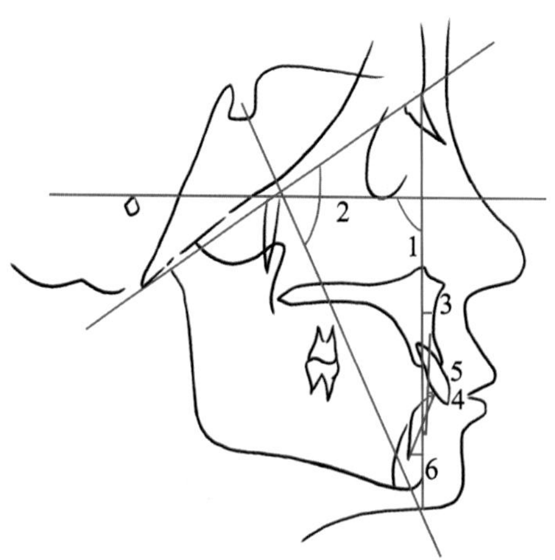

图 4-13　Ricketts 分析法测量内容
1. 面角　2. XY 轴角　3. A 点突度　4. 上中切牙凸距　5. 下中切牙凸距　6. 下中切牙倾斜度

1 面角。

2 XY 轴角（Nba-SGn）　X 轴与 Y 轴相交之前角。X 轴为鼻根点至颅底点连线，Y 轴为蝶鞍点至颏顶点连线。此角若大于正常则反映下颌生长趋势是垂直向大于水平向；反之，反映下颌的生长为水平向大于垂直向。

3 A 点突度（facial contour）　上牙槽座点 A 至面平面 NP 的垂直距离。在正常生长发育过程中，随着年龄的增长，下颌的生长较上颌向前，故这一测量值随着年龄增长而减小。这表明正常生长发育过程中面部中份的突度逐渐减小。

4 上中切牙凸距（UI-AP）　上中切牙切端至 AP 平面的垂直距离。代表上中切牙对上下颌的突度。

5 下中切牙凸距（LI-AP）　下中切牙切端至 AP 平面的垂直距离。代表下中切牙对上下颌的突度。下中切牙的位置对正畸矫治的稳定十分重要。

6 下中切牙倾斜度　下中切牙长轴与 AP 平面的交角。代表下中切牙的倾斜度及其相对于上下颌的关系，这一测量值一般很少随年龄的增长而发生变化。

Ricketts 分析法可以描述、分类颌骨畸形和牙殆畸形的特点，通过这种分析法，可以对病例进行准确的诊断。Ricketts 分析法通过头影测量的合成，可以预测牙齿的运动和骨骼结构的变化。

五、Wylie 分析法

该分析法的全部测量为线距测量，主要反映了牙、颌、面形态结构的深度和高度情况。面部深度测量以蝶鞍点作为测量坐标，以眶耳平面为基准平面，由蝶鞍中心和所有测量的各标志点向眶耳平面作垂线，测量标志点垂足与蝶鞍点垂足之间的距离，或测量标志点垂足之间的距离。所有测量均以 mm 为测量单位。图 4-14 为 Wylie 分析法之各测量项目。

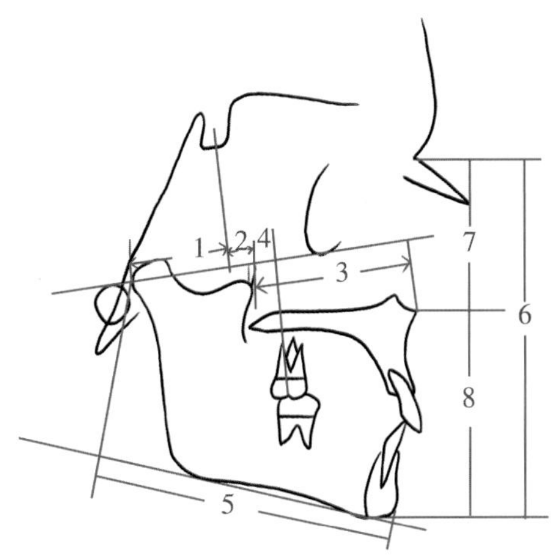

图 4-14　Wylie 分析法测量内容

1. 髁突后切线-蝶鞍点距　2. 蝶鞍中心-翼上颌裂距　3. 上颌长　4. 翼上颌裂-上颌第 1 恒磨牙距　5. 下颌长　6. 全面高　7. 上面部高　8. 下面部高

（一）深度测量

1 髁突后切线-蝶鞍中心距（CO-S）　髁突后缘和蝶鞍中心向眶耳平面作垂线，两垂足之间的距离。代表髁突的前后位置，即代表下颌的前后位置。

2 蝶鞍中心-翼上颌裂距（Ptm-S）　蝶鞍中心垂线至翼上颌裂垂线间的距离。用来代表上颌的前后位置。

3 上颌长度（ANS-Ptm）　翼上颌裂垂线至前鼻棘垂线间的距离。

4 翼上颌裂-上颌第 1 恒磨牙（Ptm-6）　翼上颌裂垂线至上颌第 1 恒磨牙颊沟垂线间的距离。代表上牙弓的前后位置。

5 下颌长度（mandible length）　此测量不在眶耳平面，而在下颌平面上进行。由髁突后缘作切线垂直下颌平面，再从颏前点作切线垂直下颌平面，测量垂线间的距离。

（二）高度测量

1 全面高（N-Me）。

2 上面高（N-ANS）。

3 下面高（ANS-Me）。

4 上面高 / 全面高（N-ANS/N-Me）。

5 下面高 / 全面高（ANS-Me/N-Me）。

第五节　头影测量在面部轮廓整形中的应用

根据临床表现及 X 线头影测量资料，将所得数据与各项相应正常值进行比较分析，以明确牙、颌、面是否存在异常及性质、部位和程度，同时确定是骨性或牙源性牙颌面畸形，并列出所有存在的异常问题，作出最后诊断。

一、牙颌、颅面畸形的诊断分析

通过X线头影测量对颅面畸形的个体进行测量分析，可以了解畸形的机制、主要性质及部位，是骨骼畸形还是牙颌面畸形，能对畸形作出正确的诊断，而这种诊断的依据，来源于明确了颅面软、硬组织各部分间的相互关系。而对于牙颌、颅面畸形的诊断分析基础，又首先必须通过X线头影测量对正常人的颅颌面结构进行分析，得出正常人各项测量的参考标准，并应用到对畸形的诊断分析中去。

二、研究矫治过程中及矫治后的牙颌、颅面形态结构变化

X线头影测量亦常用作评定矫治过程中牙颌、颅面形态结构发生的变化，从而了解矫治器的作用机制和矫治后的稳定及复发情况。如关于口外支抗唇弓矫治器及下颌颏兜矫治器等对牙颌、颅面结构的作用及变化，都是在使用X线头影测量以后才得以明确和澄清的。

三、正颌正畸的诊断和矫治设计

通过X线头影测量对需进行正颌的严重颅面畸形病人进行颅面软、硬组织的分析，得出畸形的主要机制，以确定手术的部位、方法及所需移动或切除颌骨的数量，同时应用X线头影图迹进行剪裁，模拟拼对手术后牙颌位置，得出术后牙颌、颅面关系的面型图，为正颌正畸提供充分的根据，从而提高其诊断及矫治水平。

第六节　面部轮廓测量的发展趋势

尽管X线头影测量因拍摄简便、费用低廉，能同时显示软、硬组织等优点而得到广泛应用，但头颅侧位片对非对称畸形的诊断不足，而头颅正位片前后影像重叠严重，它们均是将三维头颅结构投射到二维平面上，存在投影几何放大、组织重叠等缺点。因此，对颅颌面进行三维重建与测量分析具有重要的意义。

一、颅颌面硬组织三维数字化重建

（一）三维CT颅面重建技术

三维CT颅面重建技术是将X线的断层扫描二维图像数字信息通过三维软件处理，在二维显示器上显示三维重建的影像。三维CT的影像能从多个视角显示及观察，并能单独显示颅颌面某一分离的结构。三维CT的优点是立体、直观、图像清晰细致，能够全面展示颌面骨的立体解剖结构。其缺点是放射剂量高、费用昂贵以及对牙和颌骨的成像较差。

（二）锥型光束CT

锥型光束CT是一种在传统CT基础上有一系列增强和完善头颈部图像的技术，该技术缩小球管发射孔，以正好适用于头颈部，使数字化传感器和X线光源之间真实状态得以反馈，并可调节X线的量使之与病人的实际情况和组织密度变化相匹配，以进一步提高图像清晰度并减少放射剂量。优点是硬组织可获得最优显像，精确度高，曝光时间短。

（三）双平面 X 线立体摄影法

双平面 X 线立体摄影法（coplanar x-ray stereophotogrammetry）的工作原理是：利用相同条件、垂直交叉的 X 线对颌面正侧位投照曝光，同时获取颌面部正位和侧位 X 线影像，颌面部任意骨性标志点 D 沿 X 线方向分别在正位和侧位胶片平面上形成相应的投影点 DP 和 DL，结合 DP 和 DL 二维平面坐标分析，即可确定实际标志点 P 的三维空间坐标，即 DP 和 DL 反 X 线方向形成的交叉点的位置。该方法可以比较直观地显示颌面部骨骼的三维模式结构，有助于从定量及定性的角度对复杂畸形进行诊断分析。

（四）共平面 X 线立体摄影法

共平面 X 线立体摄影法（coplanar x-ray stereophotogrammetry）的基本原理是：两个处在同一水平且不同角度的 X 线球管对颌面部正位或侧位进行投照，使其在同一平面上分别形成两张正位或侧位片，根据同一平面两张正位或侧位片上相同标志点的位置变化，利用三角形相似原理，求出标志点实际三维空间坐标。该技术求出标志点的三维坐标值精确，但需要特殊设备，且计算方法复杂，因此在临床上没有得到广泛推广和应用。

二、颅颌面软组织三维数字化重建

（一）云纹影像测量法

云纹影像法是一种光学图像测量法，是近 20 年发展起来的三维物体外形测量技术。云纹影像测量法目前已比较成熟，广泛应用于各个领域中。此法具有准确、可靠的测量结果，精度高，获取信息量大，能准确记录特定部位的形态大小，是一种值得推广的生物测量技术。该方法不适用于过于平缓或陡峭的面形，灵敏度低，无法进行角度测量和形态观察。

（二）结构光测量技术

结构光测量技术是一种光学测量技术，具有获取数据速度快、准确度高的优点。但因为受头颅定位仪的限制，在头面部的使用尚在尝试中。

（三）激光三维扫描测量技术

激光三维扫描测量技术提供了一种非介入性面部三维重建的方法，是目前国际上较先进的软组织测量技术。激光三维扫描测量技术具有精度高、抗干扰能力强、立体重构快捷、对人体无害等优点。但不能扫描面部较深的倒凹，扫描过程中病人需闭眼，使病人的面部图像有部分失真，无法观察软组织质地，对过黑或过白的扫描对象，激光扫描后图像转换有障碍。

（四）立体摄影测量技术

立体摄影测量技术（stereophotogrammetry）是运用双目视觉的原理，用照相机或摄像机从不同角度摄取立体像，然后对立体像进行技术处理，并输入计算机，用相关软件进行处理和分析得出三维定量资料。三维立体摄影技术是一种非介入性、高速度、收集图像信号快、高精度，并可直接观察软组织质地的方法，是目前面部软组织三维重建与测量最有效的方法。

（封兴华　潘宝华　居兆钰）

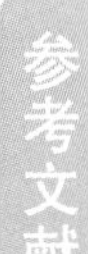

［1］Broadbent B H. A new X-ray technique and its application to orthodontia［J］. Angle Orthod, 1931, 1(2): 45-66.

［2］Downs W B. Variations in facial relationships: their significance in treatment and prognosis[J]. Am J Orthod, 1948, 34(10): 812-840.

[3] Samir E Bishara.口腔正畸学[M].段银钟,丁寅,金钫,译.西安:世界图书出版公司,2003:95-112.

[4] 林久祥.现代口腔正畸学:科学与艺术的统一[M].第3版.北京:中国医药科技出版社,1999:162.

[5] 邱蔚六.口腔颌面外科学[M].第5版.北京:人民卫生出版社,2004:425-429.

[6] 傅民魁.口腔正畸学[M].第4版.北京:人民卫生出版社,2006:66-84.

[7] 邱蔚六.邱蔚六口腔颌面外科学[M].上海:上海科学技术出版社,2008:1121-1124.

[8] Holdaway R A. A soft-tissue cephalometric analysis and its use in orthodontic treatment planning: part Ⅰ[J]. Am J Orthod, 1983, 84(1): 1-28.

[9] 傅民魁,田乃学.口腔X线头影测量理论与实践[M].北京:人民卫生出版社,1992:6.

[10] 曹丽琴,李金源,梁永强,等.X线头影测量与面部美学关系的研究进展[J].河北联合大学学报:医学版,2012,14(1):45-47.

[11] Beatty E J. A modified technique for evaluating apical base relationships[J]. Am J Orthod, 1975, 68(3): 303-315.

[12] Tweed C H. Evolutionary trends in orthodontics, past, present and future[J]. Am J Orthod, 1953, 39(2):81-108.

[13] 罗颂椒.当代实用口腔正畸技术与理论[M].北京:北京医科大学-中国协和医科大学联合出版社,1996:66-95.

[14] Ricketts R M, Schulhof R J, Bagha L. Orientation-sella-nasion or Frankfort horizontal[J]. Am J Orthod, 1976, 69(6): 648-654.

[15] Ricketts R M. Cephalometric analysis and synthesis[J]. Angle Orthod, 1961, 31(3): 141-156.

[16] 杨秀梅,邓锋,王华桥,等.尼泊尔正常殆成人面部软组织侧貌头影测量分析[J].重庆医科大学学报,2011,36(3):344-347.

[17] 徐光宙,周正炎.颅颌面数字化三维重建研究进展[J].国外医学:口腔医学分册,2003,30(4):307-309.

第五章 面部轮廓外科的临床范围、技术条件及基本原则

第一节 面部轮廓整形美容外科的临床范围及条件

面部轮廓整形美容外科是以改善面型轮廓为主要目的，以外科手术为基本手段的临床学科。该学科是在保证功能的基础上，通过对骨组织的移动或部分截除，或对部分软组织的提紧、皮下脂肪的部分去除或充填，或通过人工材料及注射材料的充填，最大限度地达到改善面部轮廓的美容效果。

面部轮廓外科所涉及的骨性组织的结构异常或形态不理想，如额骨的宽窄、颧骨的高低、颧弓的宽窄、上下颌骨的咬合关系是否正常、颌骨的前突程度、下颌弓的宽窄、下颌角的大小以及眉弓的高低、鼻部的形态、颏部的大小、颌颈部的轮廓等。通过病史采集、X线片、三维CT、三维数字成像模型模拟外科、实验室检查、心理咨询等多方面的充分准备后方可实施该项手术。

作为一名能实施面部轮廓整形美容的外科医师，他(她)除了具备担当医师、外科医师所应有的基本知识外，还需具备一定的整形外科、美容外科、颅颌面外科、神经外科、耳鼻喉科、眼科的基本知识，应当熟悉面部解剖知识；还要具有处理术中、术后意外情况发生的能力和条件。对于面部外伤骨折的处理，上述的知识是必备的。他(她)除了是一名外科医师之外，还要有良好的美学修养及较好的艺术造诣。

面部轮廓外科的概念，首先提出的是上海交通大学医学院附属第九人民医院的王炜教授，开展这方面手术较早的单位为上海交通大学医学院附属第九人民医院、中国医学科学院整形外科医院、北京大学第三医院、第四军医大学西京医院、南方医科大学珠江医院等几家专科医院或科室。随着求医者的需求增加，开展此类手术的单位越来越多，目前在全国范围内除公立医院的整形美容专科以外，许多民营整形美容医院大都开展了面部轮廓整形美容手术。

开展面部轮廓整形美容外科手术应该具备各种基本条件，首先要具备手术资质，有一定的颅面外科整形美容手术经验的主刀医师；同时要有一定的面部轮廓整形手术护理经验的护理队伍。手术基本要求在全身麻醉(简称全麻)下进行，所以要求有足够经验及技术能力的麻醉医师配合。其次，要有自动麻醉机和心肺功能监护仪，能满足术中、术后检查及输血条件，如果本单位没有X线摄片机器、CT机或输血条件，必须与友邻医院、上级医院有着紧密的协作，以便随时能满足检查及输血等要求之需。第三，医院要具有一定抢救能力的抢救小组和抢救设备器材，并与上级医院建立急救抢救无障碍通道。

面部轮廓整形美容手术的术后护理、饮食及局部的管理和及时处置，直接关系到手术的安全、成败及效果，一定要有足够临床经验的医师、护士才能恰当地处置所发生的一切情况。围术期病人合理应用抗生素及营养饮食的配给，对术后的顺利康复会起到重要的作用。具有专科及口腔外科经验，对面部轮廓整形美容外科术前、术中、术后临床治疗会起到良好的指导作用，对于手术及术后的恢复及效果的保证会发挥积极作用。

第二节　面部轮廓整形美容外科医师应具备的知识与技能

作为面部轮廓整形美容外科医师，除了应具备普通的外科医师技术及无菌观念、整形美容外科医师的精细操作技能外，还应具备颅面外科医师的基本知识，熟悉颅颌面局部解剖，掌握颅骨及软组织的三维立体结构。对于骨性组织和软组织的血液、神经支配及走向应非常清楚，对手术的方案及手术过程的设计要精准无误，对手术的难易程度及可能发生的情况要判断准确，并设定相应处理预案。熟悉并熟练运用手术器械设备，使用中要尽量保护设备器材，使之完好无损。保持设备器械的最佳状态，对手术的顺利进行会有很大帮助。引入数字化三维模拟外科技术对于手术的效果和预后的判断会更精准。掌握数字化整形美容外科技术也是未来整形美容外科医师所必须具备的条件之一。

面部轮廓整形美容外科医师与其他整形美容外科医师一样，应具备一定的心理学知识，这对于术前医师与求医者之间的沟通以及对求医者心理状态评估是很重要的。

良好的技术和医德是每个医师都应具备的，医者仁心是医师救死扶伤所应有的基本素质。

第三节　面部轮廓整形美容外科医师与求医者的交流

1 首先要认真听取求医者的诉求，明确求医者及家属或陪同者所提出的目的和要求，对所提出的问题给予正确的诊断和评判，实事求是地解答求医者所提出的任何问题。

2 准确地作出诊断，判定所存在问题的程度，详尽地分析所能获取的实验室所有检查化验结果，并将情况告知求医者。

3 了解求医者的心理素质情况，尽量了解求医的真实目的以及家属和个人状况等资料。

4 向求医者承诺并坚决保守私密的原则。

5 解释手术效果并讲解可能出现的问题及处理方法。要根据求医者要求及问题存在的程度实事求是地告知手术效果、预后、并发症及手术所存在的风险。

6 手术方法的选择通常取决于以下几个方面。

（1）对面部轮廓所存在问题的诊断及程度的判定。

（2）提供达到最佳目标效果的合适方案。

（3）根据术者的经验采取最熟练的手术方法，不可在无经验、无人指导情况下盲目手术。

（4）在不影响效果的前提下力求简捷、安全的术式。

（5）全面考虑受术者的意见，根据医院手术室条件、医疗护理综合条件来确定手术方案。

第四节　整形美容手术基本原则

一、无菌原则

无菌操作是任何外科手术都应严格遵守的原则。整形美容手术最基本的要求是手术切口愈合良好，如果切口感染、组织坏死，或对位不佳，均会导致切口愈合不良、瘢痕显露，影响手术效果。导致伤口感染的因素很多，如病人全身及局部情况、缝合材料、操作技术、引流情况等，但临床实践中，最重要的是无菌操作。为避免发生伤口感染，引起伤口瘢痕增生，手术时必须严格遵守无菌操作原则。

（一）受术者准备

术前受术者应无全身及局部感染，若有，应治疗痊愈后方能手术。毛发长的部位术前应备皮，并严格消毒。碘酒、乙醇消毒皮肤被视为首选，但近年来已被碘附替代。碘附不仅可以用于皮肤的消毒，稀释后还能作为口腔黏膜、阴道黏膜的消毒，其杀灭细菌能力强。为预防感染，一般在手术前即开始应用抗生素，这样手术时受术者体内已有一定浓度的抗生素，以保持良好的预防感染能力。

（二）对器械物品的要求

器械物品必须经灭菌消毒。灭菌敷料及手术包应标明日期，超过一周以上需要重新消毒。尽可能避免采用浸泡方法灭菌消毒器械，如必须采用，则浸泡器械的消毒液应定期更换，并经常测量比重、浓度等指标。手术室及手术台应保持清洁，每天手术后用紫外线照射消毒。

（三）对手术人员的要求

参加手术的医师、护士均应遵守无菌操作规程，按规定洗手、消毒。手术操作过程中应区分有菌伤口和无菌伤口操作原则。术中如遇手套破裂要及时更换；器械碰到无菌区外应弃用，若需用，要将其在碘附中浸泡 5min 以上方可使用。

进行面部消毒时，务使上、下睑皱褶得以完全消毒，但注意勿将有刺激性的药物流入眼中。鼻部手术前需用棉签将鼻孔消毒干净，并塞上无菌棉球，以免鼻涕等分泌物污染伤口。

手术消毒范围要足够大，头部铺巾应规范操作，力求稳固、可靠，避免滑脱后污染术区。由于不可能把头发剪光，在头发的包扎上尤其要特别注意不要使头发污染伤口。如施行两个以上手术，应将后一手术区域以消毒巾遮盖。

无菌操作是一个严肃、细致、认真的工作，任何环节都不能违反无菌原则。

二、无创原则

所有手术都对皮肤、皮下组织或肌肉有一定程度的损伤，手术中的每一刀、每一剪、每一个动作都可能导致组织细胞损伤，甚至坏死。手术中粗暴操作，如过度牵拉、夹持、挤压，电凝止血时能量设定过大，均会引起细胞或组织坏死。这些坏死组织将成为细菌的培养基，导致伤口感染，愈合延迟，瘢痕形成。因此，整形美容手术医师应养成爱护组织的良好习惯，时刻牢记并使用无创操作技术，将组织的损伤降低到最低程度。此外，手术器械、物品要方便、实用。时常要更新手术刀剪、缝针，保证此类器械精巧、锋利、型号齐全。一般来说，手术刀用过 2～3 次，特别是切除瘢痕后，不能再用于皮肤组织切开操作；吸引器、电凝止血器的参数设定合适，功能齐全，方便实用。缝合线不仅要型号齐全，可供不同部位手术选择，还要便于使用；反复消毒、浸泡的线其牢固的程度较差、易存留消毒液，影响组织修复质量，应弃用。整形美容手术中，当前使用的可吸收线、无损伤尼龙线、免缝胶布，以及伤口黏合胶、医用功能敷料、伤口贴等都有利于伤口愈合，应尽可能应用这些新产品。质量好的手术器械、物品，不但用起来方便，而且对组织的创伤小。临床工作中使用陈旧、残缺不全及功能差的刀、剪及医疗器械，必然导致手术创伤增大。因此，从美容的角度上考虑，不断更新及保养好手术器械十分必要。在应用一些美容物理器械，如激光治疗、光子治疗，必须保证仪器设备功能完好，并在使用前测试，经常维护。使用的药品应是由国家批准的正规药品，以免给求美者带来伤害。

整形美容手术必须严格按照无创操作技术要求进行，用小切口替代大切口；采用轻揉操作代替粗暴操作；采用先进闭合切口方式代替传统闭合切口方式，有效地避免伤口部位出血、肿胀、感染，使伤口一期愈合。必要时可采用注射等方式替代手术切开。

三、无张力原则

皮肤切口张力过大，不但会使组织器官牵拉变形，功能障碍，还会使组织挤压明显，局部血供障碍，导致组织坏死、伤口裂开、愈合延迟及瘢痕增生，影响手术效果。应避免在过高张力下闭合伤口。术前对手术方式、切口设计、修复方式等应做充分评估及精密设计；术中有张力时应充分游离周围组织，采用减张缝合技术分层缝合，将张力分散消除在皮下各层，以保证皮肤外层的无张力缝合。若创面或缺损较大，难以直接缝合，应选择皮瓣转移、皮片移植等方法修复，不应勉强缝合，否则极易导致瘢痕增生，甚至皮缘坏死、愈合延迟等。

四、无血肿、无无效腔原则

由于术中止血不彻底或术后引流不畅，血液在皮下或组织间隙聚集，形成血肿，轻则导致细菌感染，伤口愈合延迟；严重者会造成组织坏死，或压迫气道等重要结构，如处理不及时，会导致严重并发症，甚至窒息、死亡。血肿的形成一般与病人的凝血功能异常、术中止血不彻底、局麻药中加入肾上腺素以及引流不畅等因素有关。而无效腔则是由于闭合伤口时未按解剖层次逐层对合缝合有关，无效腔的形成在一定程度上容易发生血液聚集、血肿形成。因此，必须术前严格化验检查，术中认真止血、逐层缝合，必要时放置引流，术区适度加压包扎，术后严密观察，发现血肿及时清除。

五、无痛原则

任何手术均会产生疼痛，病人的紧张和恐惧也会加重疼痛不适感。目前，越来越多的病人希望在完全无痛和无记忆的状态下接受手术，特别是对于要求较高的非疾病性整形美容手术，应选用合适的麻醉方法，避免或减少手术痛苦，以缓解病人焦虑情绪，使手术医师有足够的时间和注意力处理手术的每个环节。特别应避免因术中追加镇痛麻醉，引起病人的不配合，影响术中手术医师的情绪，导致手术医师急于结束手术而发生医疗差错或意外。临床上因麻醉不完善，使手术医师不能细致操作而导致术后效果不佳的问题非常普遍。对于涉及范围大、预计时间长的手术尤其应合理选用麻醉，以保证医师可以在全程无痛的状态下顺利完成手术。

第五节　整形美容手术基本操作技术及要求

一、麻醉技术

整形美容手术应根据手术部位、大小，以及病人年龄来选择不同的麻醉方法。由于整形美容手术多为择期手术，这使手术和麻醉能够有计划地进行。常用的麻醉是局部麻醉、肿胀麻醉、阻滞麻醉、硬膜外麻醉和分离麻醉，其中局部麻醉应用最多。近年来，肿胀麻醉在吸脂减肥的应用上特别多见。以下主要对常用麻醉方法作介绍。

（一）局部麻醉

1 局部麻醉药的药理特性　局部麻醉（简称局麻）药有数十种，按其化学结构大致可分为醇类、酯类及杂类。目前整形美容外科临床常用的局麻药是酯类中的普鲁卡因、丁卡因以及杂类中的利多卡因等，其药理特性见表 5-1。

表 5-1　常用局部麻醉药的药理特性

药名	各种麻醉时应用药物浓度及单位最大剂量（成人）			药理特性				
	表面麻醉	局部浸润麻醉	神经阻滞及硬膜外麻醉	毒性	效能	作用时间（h）	稳定性	备注
普鲁卡因（奴佛卡因）	效果差，偶尔以 6%～10%，10～15mg 用于尿道或支气管	2%，35ml 1%，80ml	2%，35ml 1%，80ml	800mg/kg	1%皮内麻醉时间 11min	1	耐热，可煮沸灭菌，暴露于空气中日久变质	
丁卡因（地卡因）	5%，40mg；2%，80mg	少用，0.05%～0.5%，不超过 100mg	15%～33%，（50～60）mg	10	10	2	耐热，可煮沸灭菌，遇碱沉淀，作用消失	易使血管扩张，吸收迅速
利多卡因	2%～8%，500mg	0.25%～0.5%，50mg	1%～2%，400mg	1.5	1.5	1.5～2	最稳定，当遇热、酸、碱时皆不变质	对组织浸润扩散较强

注：药理学规定普鲁卡因的毒性、效能为 1，其他局麻药的毒性、效能均为普鲁卡因的倍数。

为使局麻药吸收缓慢，延长麻醉作用时间，减少局麻药中毒的机会，可在局麻药中加入肾上腺素。对肾上腺素敏感者，容易产生心悸、脉搏快、血压升高等。特别是甲状腺功能亢进者，有引起极度兴奋的危险，应该禁用。如果肾上腺素用量较大，机体吸收后的反应也类似局麻药的中毒反应，两者容易混淆。因巴比妥类药物对局麻药有一定抵抗作用，故术前应用巴比妥类药物可能增加机体对局麻药的耐受量，以减轻或避免中毒反应。此外，所有的局麻药均能使心肌不应期延长，降低心肌的应激性，但超量时反使心肌应激性增高，产生期前收缩或心室颤动等并发症。局麻药物在体内被破坏的速度与药物种类有关，如普鲁卡因大部分在血内迅速被假性胆碱酯酶破坏，而其他局麻药多在肝脏被破坏，较普鲁卡因稍缓慢。近年来，整形美容手术局部麻醉多选用利多卡因，因其较为安全。

2 局部浸润麻醉的操作 局部浸润麻醉是将局麻药注射于手术部位的组织内，直接阻滞支配神经末梢的一种方法，其操作方法简单，不需特殊器械，是整形美容外科中最常用的麻醉方法之一。

（1）操作方法：用6～8号针头或22号细针头沿手术切口走向在皮内做连续皮丘。做新皮丘时，注射针应在前一个皮丘内刺入，以使局麻过程中只有第一针刺入时有痛感；经皮丘按层浸润皮下、肌膜等。为了浸润确切，也可浸润一层切开一层，使注射与手术交替进行。这样还可延长麻醉时间，减少单位时间内局麻药的用量。注药时可加压注射，使局麻药注射在针头前方，一边注药一边进针，使局麻药在组织内形成张力性潜行浸润，这样，局麻药可借水压作用而浸入神经末梢，增强局麻效果，并对周围组织起到水压分离及止血作用。

（2）注意事项：局部浸润麻醉是一种简便的麻醉方法，但使用时如发生处置错误，就可能导致致命的合并症；接受局部浸润麻醉的受术者往往情绪不安，因此在手术和麻醉之前，应对受术者做充分说明并给予安慰，以避免受术者在无精神准备条件下接受手术。

3 局部麻醉的并发症及防治措施 在进行局部浸润麻醉时如出现合并症，应及时处理。合并症出现的原因、症状、治疗及预防见表5-2。

表5-2 局部浸润麻醉的合并症及防治措施

合并症	原因	症状	治疗	预防
毒性反应	局麻药血中浓度升高	初期：兴奋、痉挛、恶心、呕吐、血压升高、脉搏增快、呼吸增快；末期：意识丧失、呼吸停止、血压下降	抗痉挛药：硫喷妥钠、地西泮，必要时可输液、升压	避免血管内注入局麻药
过敏反应	致敏作用	休克症状：低血压、脉频、呼吸加快、意识障碍、恶心、呕吐、支气管哮喘	抗过敏治疗	术前了解病史，尤其是药物过敏史
精神反应（紧张）	神经反射	出冷汗、面色苍白、血压下降、缓脉、失神	吸氧、输液、镇静药	术前合理用药
肾上腺素毒性反应		心悸、脉频、血压升高、呼吸加快、出汗、不安	吸氧、镇静药、β-受体阻断剂	避免局麻药中肾上腺素浓度过高

（1）晕厥：俗称“昏倒”，是一个短暂的意识丧失过程，系神经反射引起的暂时性脑缺血、缺氧，多属精神因素。此外，在通气不良、空气闷热、疲劳、空腹等情况下也易发生晕厥。晕厥与施用麻醉剂本身无关，多见于注射麻醉剂时，受术者自觉头晕、眼花、恶心、呕吐、心悸、气憋、无力，严重时可有一过性意识丧失、面部及口唇苍白、出(冷)汗、脉搏起初快弱而后减慢、血压短暂下降、呼吸短促等。因此，对于精神紧张的受术者，麻醉前应消除其恐惧情绪。出现晕厥后，应立即停止注射药物，使病人处于头低脚高位，松解颈部衣扣，使呼吸道通畅，并给予安慰，多能迅速好转。意识丧失者，可给予其闻氨水、乙醇，刺人中穴等促其苏醒；遇心率慢、血压低者，可予皮下注射阿托品0.5mg、麻黄碱30mg或肾上腺素1mg，有条件者可吸氧。

（2）麻醉药中毒：单位时间内血液中麻醉剂的浓度超过机体的耐受力，可引起程度不一的毒性反应。中毒反应的发生和反应的轻重，取决于麻醉剂的剂量、浓度、注射速度以及受术者对麻醉剂的耐受力。有时麻醉药误入血管，也易出现中毒反应。轻度中毒者，一般表现为兴奋、多语或昏沉嗜睡、心率加快、血压升高、呼吸加快等；中度中毒者，可有错觉甚至神志模糊或消失，还有恶心、呕吐、心前区压迫不适感、心动过速、面色苍白或发绀等；中毒严重者，可导致惊厥，甚至呼吸、循环衰竭、死亡。出现中毒症状时，应立即停止注射麻醉剂。

处理方法：中毒轻微者，使其平卧，松解颈部衣扣，使呼吸通畅，待麻醉剂在体内分解后症状即缓解。中度中毒者，除以上处理外，尚需吸氧。当出现惊厥时，应加压辅助呼吸，并用2.5%硫喷妥钠静脉缓慢注射，直至惊厥或躁动停止；如血压下降，可静脉滴注葡萄糖，并加用少量升压药。对用局麻药量较大的受术者，术前可肌内注射苯巴比妥钠0.1～0.2g，并要掌握常用的局麻药量。

（3）特异质反应和过敏性反应：特异质反应是指给受术者注入小剂量麻醉剂后，迅速出现类似中毒的严重反应。过敏性反应是指受术者曾使用过某种麻醉剂，从无不良反应，但再度注射后却出现不同程度的中毒症状。此两种情况比较少见，急救处理同中毒反应的处理方法。

发生特异质过敏反应的受术者，以后应禁用该种麻醉剂以及化学结构相似的药物。如对普鲁卡因有过敏反应，一般可改用利多卡因，但在注药前应做过敏试验。

（二）神经阻滞麻醉

神经阻滞麻醉是将麻醉剂注射于神经干或神经丛的周围，使神经传导受阻，是神经分布区麻醉的一种方法。此法优点是用药量少，麻醉区域广，麻醉维持时间较长。神经阻滞麻醉最适用于头面、颈部、上肢等部位的整形美容手术。常用的麻醉剂为2%普鲁卡因、2%利多卡因（均可加肾上腺素）。使用局部阻滞麻醉进行手术时，麻醉前需向受术者说明，以解除顾虑，防止精神紧张。术者需熟悉头颈部各区及身体其他各部浅表组织的神经分布。

1 头部的神经阻滞　与唇颊、颌面、颈部麻醉有密切关系的感觉神经，主要是三叉神经和颈丛皮支（颈浅神经丛）。支配头顶部皮肤的神经有：三叉神经第一支眼神经的分支滑车上神经和眶上神经；三叉神经第二支上颌神经的颧颞神经和颧面神经；三叉神经第三支下颌神经的分支耳颞神经及第二、第三颈神经发出的枕大神经和枕小神经。这些神经分支在骨膜和帽状腱膜间，穿出后支配头皮的感觉，沿各神经主干周围注入局麻药可阻滞各相应的神经（图5-1）。在行全头皮及局部头皮手术的麻醉时，可用封闭式方法进行（图5-2）。

2 眼睑的神经阻滞　上眼睑受眶上神经及滑车上神经支配，下眼睑受眶下神经支配。因此，进行上眼睑手术时，可沿眶上缘向眼轮匝肌下注射局麻药；进行下眼睑手术时，可阻滞眶下神经（图5-3）。

3 鼻部的神经阻滞麻醉　鼻的神经支配比较复杂，外鼻受滑车上神经、筛前神经外鼻支、滑车下神经及眶上、眶下神经支配。在外鼻的整形美容手术中，可同时对双侧眶下神经、滑车神经、滑车下神经进行阻滞麻醉，同时配合由眉间向鼻梁皮下，由鼻腔向鼻前庭黏膜进行局部浸润麻醉。

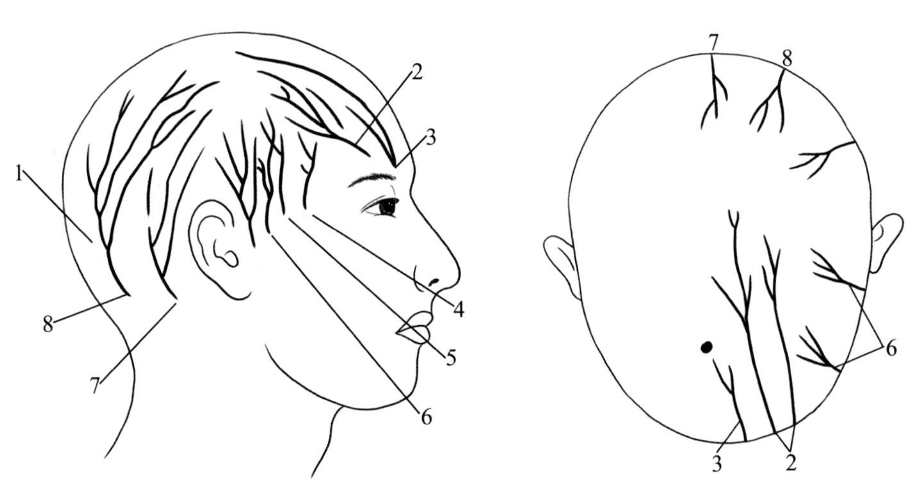

图5-1　头面部主要神经分布及浸润阻滞麻醉位置

1. 浸润麻醉线　2. 眶上神经　3. 滑车上神经　4、5、6. 面神经分支　7. 枕大神经　8. 枕小神经

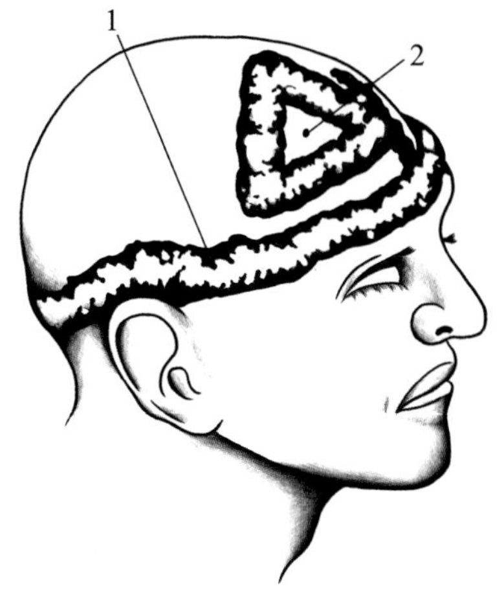

图 5-2　头皮阻滞麻醉示意图

1. 全头皮阻滞麻醉　2. 小范围手术的局部麻醉

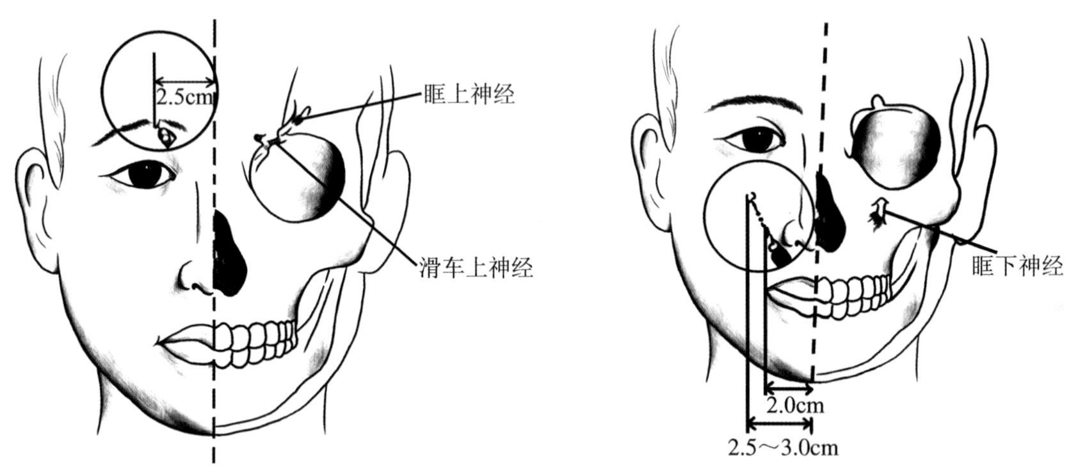

图 5-3　眶上神经、滑车上神经及眶下神经解剖及阻滞麻醉位置

4 外耳的神经阻滞　外耳受耳颞神经、迷走神经耳支、耳大神经(第三颈神经)、耳后神经(面神经的运动支)的支配。对外耳的手术麻醉，常围绕耳底部一周注入局麻药，以阻滞上述各支配神经。

(三) 肿胀麻醉

1987 年 Klein 首先发明并应用肿胀吸脂技术，将大剂量稀释的含有肾上腺素的利多卡因注射液浸注至皮下脂肪组织内。作为脂肪抽吸的麻醉方法，因具有出血少、组织损伤轻、麻醉维持时间长、安全性高、并发症少等优点，取代了干性及湿性吸脂术。

术者根据需要最多可一次注射 3000～5000ml 这种混合液。混合液中利多卡因浓度相当低，为 0.5mg/ml，虽然所用总量有时可达到中毒剂量，但不会到中毒水平；相反，如果很快注射 250mg 利多卡因，即使低于中毒剂量，也可能造成危险。

应用这种局麻混合液的优点还在于减少手术和麻醉的危险，病人术后恢复快，手术效果好，很少出现皮肤高低不平的并发症，而且不必住院，门诊即可进行。

肿胀麻醉液的配制方法有多种，其内含药物有多种。笔者认为以下两种配方，任选一种，在临床中应用即可满足需要。

配方一：2%利多卡因 20ml，1/1000 肾上腺素 0.5ml，8.4%碳酸氢钠 3ml，生理盐水 500ml。

配方二：2%利多卡因 30ml，1/1000 肾上腺素 1ml，生理盐水 1000ml。

具体的麻醉技巧是用特制的麻醉长注射针头，通过注液泵或注射器将上述肿胀麻醉液注入术区皮下。

一般分两层注射，即浅筋膜层及深筋膜层注射，直到吸脂部位有肿胀、坚实感。注射量与吸脂量比为 0.7:1.1。每隔 5cm 注射肿胀麻醉液 20ml 于皮下深层，总量不少于预定抽吸量的 1.5 倍。在面、颈部区域一般只需注射至皮下浅层即可，不需注射两层，以免伤及面神经。为了使肿胀麻醉更为安全，注射一个部位后即吸除一个部位，这样可避免大量麻药吸收后引起的副作用。

（四）硬膜外阻滞麻醉

硬膜外阻滞麻醉是向硬脊膜外腔注射麻醉药以阻断神经的一种麻醉方法。这种方法一般是在硬膜外腔留置导管，借导管分次注药，进行连续的硬膜外麻醉。它可应用于除头部之外的从颈到下肢的分节段麻醉，有比较安全和麻醉时间长等优点。在整形美容外科，如颈部瘢痕切除植皮、乳房整形、腹壁整形等手术均可采用，但必须由麻醉医师操作。硬膜外阻滞麻醉穿刺部位与用药见表5-3。

表 5-3　硬膜外阻滞麻醉穿刺部位与用药

手术部位	穿刺部位	麻醉范围	利多卡因或奴佛卡因局麻初次注射量(ml)	术中递加量(ml)	术中布比卡因递加量(ml)
颈部、上肢	C6～7	C4～T1	10	5	6
乳房	T3～4	T1～8	12	6	7
上腹部	T8～9	T5～12	12	6	7
中腹部	T12～L1	T8～L4	14	7	8
下腹区	L1～2	L1～4	12	6	7
腰部	L2～3	L1～5	14	7	8
下肢	L2～3	L2～S1	12	6	7

1　麻醉方法

（1）麻醉前的准备工作和体位同蛛网膜下腔阻滞麻醉。

（2）穿刺针应以椎板为标志向前探进，抵黄韧带时有致密感，此时进针宜缓慢，再慢慢地向前推进即达硬膜外腔，此时应无脑脊液流出。

（3）穿刺针抵达硬膜外腔时有以下标志：①针尖过黄韧带时，有阻力突然消失感，或者仅有过致密组织感。②用 2ml 或 5ml 注射器装少量生理盐水，内留一气泡，接上针头后轻推注射器活塞，可感有阻力和气泡受压缩小。一旦针尖过黄韧带后，则无阻力，气泡也不变小。这是应用较广的一种试验方法。③还可用悬滴法或玻管接管法等测定硬膜外腔内负压来判定针尖是否已达硬膜外腔。

2　注意事项

（1）穿刺前应将麻醉机及气管内插管等器械准备妥善，以备随时应用。

（2）硬膜外阻滞麻醉技术操作必须谨慎无误，如果穿破硬脊膜，有脑脊液流出，一般应放弃用这种方法麻醉。

（3）一旦硬膜外腔出血，首先应停止操作，注意观察，如出血不能自行停止，可用生理盐水并加入少量肾上腺素冲洗硬膜外腔，待出血停止后方可注药；否则应更换穿刺间隙或改用其他麻醉方法。

（4）穿刺成功后，先注入 3～5ml 局麻药作为试验剂量，观察 5min，无蛛网膜下腔阻滞现象时，单次法可将其余药物一次注完;连续法则应根据阻滞范围追加局麻药。连续法应用时具体方法是:留置插入的塑料导管,并牢牢固定于背部后,酌情经导管分次给药,使麻醉作用持续不断。

(5)受术者平卧后,应反复测定其阻滞范围和血压,直至稳定,以后每隔 5～15min 测量血压、脉搏和呼吸各一次。加药时,也应注意血压的变化。

(6)如果发生全脊麻,应立即进行抢救。

(五)分离麻醉

肌内注射或静脉注射氯胺酮,以选择性地抵制丘脑-下丘脑皮层系统和大脑的联络径路,对网状结构和边缘系统影响较小,使某些部位抑制、某些部位兴奋而产生的麻醉现象,称为分离麻醉。这种方法适用于小儿的唇裂修,斑、痣切除等手术,或与其他麻醉方法配合使用。

1 麻醉特点　分离麻醉的作用迅速,选用的药物为氯胺酮。静脉注射后 30s、肌内注射后 3～4min 即产生疗效。持续时间:静脉注射为 10～15min,肌内注射为 25～30min。在麻醉过程中,受术者处于浅睡眠状态,但具有深度镇痛作用,并保持保护性反射及睁眼状态。氯胺酮注入人体后可引起一定程度的血压上升和脉率增速(收缩压平均约上升 24%,舒张压平均约上升 22%),呼吸一般不被抑制。但当大量快速静脉注射氯胺酮时,可引起暂时性呼吸减弱、减慢,潮气量降低,一般在 2～3min 内即可恢复。咽喉反射不受抑制,故一般保持呼吸道通畅,但因咽喉部的局部受刺激仍可引起喉痉挛。分离麻醉的恢复一般较平顺,可早期进食,少数人有恶心或呕吐症状;有的人苏醒时可出现兴奋、幻觉、幻梦等现象。分离麻醉能使颅压和眼压升高,但对肝、肾功能无不良影响。

2 麻醉方法　麻醉前 20～30min,肌内注射颠茄类药物,以抑制迷走神经兴奋。静脉注射氯胺酮的剂量:首次为 1～2mg/kg,维持 20～30min,以后每次追加注射液量为首次量的 1/2～2/3。一般小儿年龄越大,相对用量越小,体弱者适当减量。

在麻醉前用药的同时,可用适量的强化麻醉剂,以增强分离麻醉效果,延长麻醉时间 10～20min,并可改善血压升高、心律增快及精神方面的症状,同时对防止喉痉挛的发生也起一定的作用。

3 注意事项

(1)氯胺酮过量时可产生呼吸抑制,此时应施行辅助呼吸,不宜用呼吸兴奋剂。

(2)手术过程中应避免血液或其他刺激物进入咽部,以免刺激导致喉痉挛。

(3)麻醉前应备好氧气、粗针头及气管切开包等。

二、皮肤切开技术

切开是外科手术基本操作技术之一。手术野的充分暴露是保证手术顺利进行的先决条件。在良好的显露情况下,可使手术野内解剖关系清楚明了,不但操作容易、方便,而且也更安全。但整形美容手术为了达到美观的目的,必须减轻切口瘢痕。为保障手术效果及安全,减少术中出血、意外损伤及术后瘢痕增生等异常,整形美容手术的切口选择应综合考虑以下因素。

(一)切口选择

1 解剖结构因素　了解切口及手术区的神经、血管等重要组织结构的位置和行径,使切口尽量与之平行,以避免意外损伤。如下颌角截骨整形手术应采用口内切口,避免口外皮肤切口可能造成的面神经下颌缘支损伤。

2 选择隐蔽切口　应尽可能选择结膜囊内切口行眼袋整形术、口内切口去除颊脂肪垫或去除下颌角、齿龈沟切口行丰下颌术、鼻孔内缘切口行隆鼻术、肚脐内缘行吸脂术、阴毛部分小切口行腹壁吸脂术等。

3 沿 Langer 皮纹线做切口　1878 年维也纳解剖学家 Langer 绘制了第一张人体皮肤裂线图,

称为 Langer 皮纹（图 5-4）。1892 年瑞士外科医师提出手术时切口应平行于 Langer 皮纹。1984 年，有学者对 Langer 皮纹进行进一步深入研究，认为 Langer 皮纹线代表皮肤内部弹力纤维的走向，有一定的规律性，和皮肤的自然纹理常常一致；若手术切口顺着皮纹方向进行，则切开后创口裂开小，愈合后瘢痕不明显；当切口与皮纹方向垂直时就会有较多的弹力纤维被切断，使切口的分裂增大，缝合后的张力也增大，可致切口愈合后产生较宽的瘢痕。

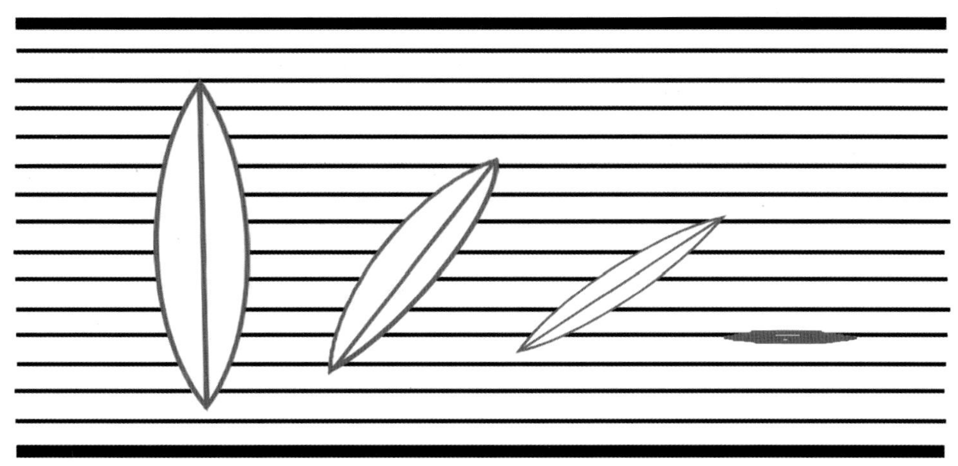

图 5-4 皮肤切口方向、张力与 Langer 皮纹线

4 沿皱纹线做切口 除张力线以外，皮肤还有其自然的曲线，它通常表现为皮肤皱褶，即皱纹。面部皱纹是由表情肌反复和习惯性收缩所产生的。皱纹是肌肉收缩而皮肤不能相应收缩的结果。皱纹与其下面的肌肉收缩方向呈直角交叉，沿皱纹线的切口，术后瘢痕不明显，如沿额纹、鱼尾纹切口等瘢痕不明显。

5 沿轮廓线做切口 如选择发际缘切口做除皱术、耳垂后切口行下颌脂肪吸除术等。

6 切口尽可能短小 在不影响操作及疗效的情况下，微创美容外科提倡充分利用各种先进医疗器械及设备来完成手术而切口尽可能短小，一般主张在 1cm 之内。切口过长，组织损伤多，术后瘢痕明显，且可能引起瘢痕挛缩。然而，切口过短，则显露困难，易引起意外损伤，且过分牵拉组织反而加重损伤，对切口愈合不利。因此，切口设计时，应充分考虑切口的形状和延长切口的可能性，留有余地，以获得最佳效果。

（二）准确切开皮肤

切口线应预先画好部位及长短，按设计切口线准确切开。对于不应延长的切口多切开 1mm，也是违反微创原则。为了达到切开的准确性，使用的刀片要小而锋利，整形美容手术时常选用 11 号小尖刀片及小圆刀片。

（三）刀刃稍稍斜向内侧切开皮肤

这种切开方法可以使缝合缘轻度隆起，以预防日后因弹力纤维牵拉作用产生的创缘增宽，使创缘平整，瘢痕小。在头发部及眉毛部，刀刃应与毛发自然走行方向平行，尽可能少一点损伤毛囊，减少毛发脱落。

（四）一次切开至真皮下

切开皮肤时最好避免来回拉锯式切开而形成锯齿状切口，因此，手术医师一定要对局部皮肤的厚薄有充分的认识。在切短而小的瘢痕时，为了尽可能少地切掉正常皮肤组织，宜选用尖刀片。对于松弛的皮肤组织，如老年人的上下睑皮肤，用刀片切开不易达到创缘整齐，可改用眼科剪刀剪开。如遇过于松弛的皮肤组织，为了不致切斜、切歪，医师可用左手将松弛皮肤绷紧，必要时让助手将皮肤绷紧，这样切开皮肤才能准确到位。

三、剥离技术

剥离是整形美容手术中最常见的基本技术操作。由于人体组织由浅至深一般分为皮肤、浅筋膜、深筋膜、肌肉、骨膜（软骨膜）相互独立的五层，各层之间组织间连接松散，存在自然间隙，因此原则上应在上述解剖层次剥离，这样不但容易分离，而且组织损伤最小、出血最少、恢复快。整形美容手术分离原则上要求沿组织自然间隙进行，以保证术后局部外形及功能，特别是减少不必要的重要神经、血管损伤。

通过剥离，可以显露重要的解剖部位或内容，保护正常和重要组织，切除异常组织。皮下剥离后，可使皮肤方便挪动，减少张力，创缘良好对合，减少术后瘢痕的形成。剥离还可以在肌肉下、筋膜下和骨膜下进行，剥离出应有的腔隙以置放假体或填充自体组织或人工材料。在局部有炎症、多次手术而瘢痕粘连严重的情况下，按自然解剖层次剥离有一定困难，可在远离炎症及瘢痕粘连的正常区域开始剥离。但有时仍无法避免较多的组织损伤，出血也较多。

剥离分锐剥离和钝剥离两种。锐剥离是用手术刀或手术剪在直视下做准确而细致的剥剪；钝剥离是用刀柄、血管钳，或手指，或专用剥离器等分离组织，可在直视或非直视下进行。微创美容手术多用非直视下或内镜下剥离。

（一）锐剥离

锐剥离是将圆刀片的刀刃与组织面呈 90°角，边剥离边推组织，切断瘢痕或粘连；用剪刀做锐剥离时，应先用刀片找到层次后，再改用剪刀在正确层数剥离。锐剥离由于在直视下操作，剥离层次清楚，出血较少；加上锐性分离，组织较易分开或切断，组织损伤少，所以术后组织柔软，瘢痕增生不明显。但应注意，遇有神经、血管时应注意仔细辨认清楚后再做处理，不要轻易切断，以免造成不应有的损伤。整形美容手术大多数都在身体浅表部位进行，涉及面积一般不大，选用锐剥离较为常见、可行。

（二）钝剥离

钝剥离不仅用于小切口除皱术、隆乳术等较大范围的剥离，而且用于充填软组织凹陷的皮下剥离，它损伤皮下、肌肉筋膜组织较多，但不易将神经血管分离割断，对保护重要神经、血管有益。有时锐剥离和钝剥离应结合起来进行，如除皱术在能可视的头皮部位用锐剥离，在切口的远端，易损伤神经的部位改用钝剥离较好。

上述两种方法在术中常交替使用。无论哪种方法均应防止粗暴操作及意外损伤，即便是钝剥离，动作也不能过于粗暴，必须沿正确的组织层次轻轻剥离，以免加重组织损伤，影响手术效果。

手术剥离范围应根据具体需要而定，即使是小范围的皮肤缺损，张力很小时，仍需剥离皮肤创缘 0.3mm 左右，以利于创缘对合，减少术后瘢痕增生。一般情况下，剥离范围应根据整形美容手术的需要而定，如额颞部小切口除皱的范围额部至眉上缘，颞部在外眦下缘约 1cm，头顶剥离到枕部。由于整形美容手术一般切口较小，部分剥离在盲视下进行，因此，手术者必须熟悉局部解剖，尤其是在盲视下进行锐剥离时决不能损伤较大的血管，以免引起术中大出血、休克，甚至死亡。

四、止血

止血是整形美容外科手术过程中的重要环节，对减少术中失血、保持手术野清晰、防止重要组织损伤、保证手术安全以及术后创口愈合有重要意义。在整个手术过程中，止血花费的时间最多。

对手术野的止血要求迅速、有效、可靠。一个比较干净、出血少的手术野，可使手术时间大大缩短，而且可以避免不必要的组织损伤。整形美容手术一般对预后的期望值高，彻底止血可以减少出血量，避免术中、术后输血，避免术后血肿、血清肿、感染等并发症的发生，提高伤口愈合质量及病人满意度，减少医疗纠纷。

手术中常用的止血方法有压迫止血，电凝止血，钳夹、结扎止血，药物止血，低温止血，以及降压止血等。局部麻醉时在麻醉药内加入一定量的肾上腺素以减少毛细血管渗血是常用的止血方法。只要不是高血压病人，一般在100ml 的麻药中可加肾上腺素 0.5ml，以利于术中止血。

（一）压迫止血

使用外力压迫局部，使微小血管管腔闭塞，从而达到止血效果。对于瘢痕切除等较大面积的渗血，可用温热盐水纱布压迫止血；对于局限性出血又查不出明显出血点的疏松结缔组织出血区，可采用荷包缝合或多圈式缝扎压迫止血；对基底组织移动性差，不能采用缝合或缝合止血效果不佳时，可以采用注射超量含肾上腺素的盐水或局麻药于局部组织，或采用邻近肌肉或其他组织覆盖、填塞加压止血；对于骨髓腔或骨孔内的出血，只能采用骨腊填充压迫止血；对于腔窦内出血或颈静脉破裂出血不能缝合结扎时，可用碘仿纱条填塞压迫止血，以后再分期抽出；对于急性动脉性出血（外伤或术中），可用手指立即压迫出血点，或压迫供应此区的知名动脉的近心端，然后再用钳夹或其他方法止血。

（二）钳夹、结扎止血

钳夹、结扎止血是最常用、最普遍使用的止血方法，即用蚊式血管钳对看得见的出血点进行迅速、准确的钳夹。要求钳夹的组织要少，以避免过多损伤正常组织。表浅的微小血管通过单纯的钳夹即可达到止血目的；而较大的出血点，则需要在钳夹后用丝线结扎，称为结扎止血，或采用电凝止血。浅部组织的结扎不宜过多，过多的线头作为异物长期遗留在组织中，可造成感染或组织炎性反应，影响伤口愈合。故结扎后剪线时线头尽可能留短，尤其对于整形手术植皮创面，应尽可能采用非结扎止血。

对某些钳夹组织较多、钳夹组织游离端过短以及钳夹组织内有明显血管时，为避免结扎线结滑脱后出血，应采用缝合结扎止血。对于大块肌肉断端出血，应先钳夹再缝扎，以防止肌肉内血管回缩及结扎线滑脱，通常采用贯穿缝合结扎止血。

（三）药物止血

使用药物止血，分为全身和局部用药两种方式。

1　局部药物止血　术中渗血可以用可吸收明胶海绵、淀粉海绵、止血粉等药物。使用时先将上述药物敷贴于出血创面上，再以盐水纱布轻压片刻，即可取得止血效果。为减少术中出血，更多采用局部注射 1/1000 肾上腺素盐水或利多卡因，或肾上腺素盐水纱布直接压迫止血。但局部应用有增加心率的副作用，对于小儿及高血压病人，应慎重使用。此外，药物作用过后，有可能因血管扩张而再次出血。

2　全身用药止血　大多数整形美容手术常规使用止血药，特别用于凝血机制障碍的病人或大量输血时。为防止术后继续出血，可以注射酚磺乙胺、卡巴克络、维生素 K 等药物。但当前最好、最有效的注射止血药物是巴曲亭。

（四）电凝止血

电凝止血是指用高频电流凝结小血管而止血，实际上是电热作用使血流凝固。这种止血方法可以使小块组织炭化。常用于浅表部位较广泛的小出血点止血，有时也用于深部止血。其优点是操作时间短，伤口内无线结。在大面积瘢痕切除时，如能熟练掌握电凝止血方法，往往可以取得较好的手术效果。但对于凝血功能差的病人,止血效果较差;有伤口污染时,电凝止血引起的组织损伤易诱发感染,应慎用。

电凝止血时,血管钳应准确夹住出血点或血管口处,也可用单极或双极电凝镊直接夹住出血点,然后通电止血。注意使用前检查电凝器有无故障,检查室内有无乙醚或其他易燃的化学物质;使用时应用吸引器吸去电凝部位的血液,或用纱布将手术野拭干;电凝头或导电的血管钳、镊子不可接触其他组织,并随时刮除头端的血痂。

(五)低温止血

借助局部低温技术或全身低温降压麻醉,可以有效减少手术出血。对于不需要精细解剖的手术,则以选择低温麻醉为宜。低温麻醉(体温降至32℃左右)可以有效地减少周围组织血容量,对机体,特别是对中枢神经系统有保护作用,并可增加机体对休克的耐受性。

(六)降压止血

术中使收缩压降至80~90mmHg,可以减少术中出血量,但低压时间不宜过长,一般以30min左右为宜。对有心血管疾病的病人禁用。

以上各种止血方法应视手术类型、术中出血情况、病人全身及局部情况酌情选用,可联合使用。但不论使用何种方法止血,均应在手术结束前及冲洗后反复仔细检查止血是否彻底、结扎是否牢靠。

此外,四肢整形美容手术可以采用肢体近端充气止血带或橡皮止血带止血配合上述电凝、结扎等止血方法进行,以减少术中出血量,有利于术中操作。

术后一般采用局部冷敷止血。冷敷可使血管收缩,防止出血,且有止痛效果。一般手术后可用冰袋冷敷手术区局部2~4h,第2天仍可再冷敷2~4h,第3天不再做冷敷。如无冰袋,可用袋装牛奶放入冰箱冷藏后替代使用。在眼、鼻等面部手术后采用冷敷止血的辅助方法效果特别明显,但必须注意冷敷的水不能渗漏、污染伤口,以免导致伤口感染。

五、外科引流技术

外科引流是指将渗出液、坏死组织或其他异常增多的渗出液,通过引流管或引流条引出体外的技术。不必要或不正确的引流,常导致继发感染,使伤口延迟愈合;正确、恰当的引流,可以防止感染的发生和扩散,有利于愈合。

外科引流应遵循五项基本原则,即通畅、彻底、对组织损伤或干扰最小、顺应解剖和生理要求、确定病原菌。

(一)外科引流的适应证

1 感染或污染伤口 感染伤口,如脓肿切开等必须放置引流,以使腔内脓液得到有效引流;切口有严重感染或手术本身属于污染伤口,为防止感染,也应放置引流;无菌伤口,特别是浅表整形美容手术,一般不放置引流。

2 渗出多的伤口 对范围广泛的大手术及部位深在的中等手术,考虑术后仍有部分渗血、渗液,应放置引流。

3 存在无效腔的伤口 凡术中组织缺损量大、未能完全消灭无效腔的伤口,均应常规放置引流。引流管或引流条应放置于无效腔底部,以利于引流。

4 止血不全的伤口 对术中止血不彻底和凝血功能低下的病人,为防止血肿形成,应放置引流。

（二）引流物的种类

外科引流的方式多种多样，按作用原理及目的分别可分为：

1 被动引流和主动引流　按照引流的作用原理，可分为被动引流和主动引流。被动引流的原理是靠吸附作用（如纱布引流）或重力作用（如体位引流）而起到引流效果；主动引流是指借助外力作用的引流，如封闭负压引流。

2 治疗性引流和预防性引流　根据引流的目的不同，还可分为治疗性引流和预防性引流。治疗性引流是对已存在的病变通过引流进行治疗（如脓肿切开引流）；预防性引流是防止体液积聚或感染的引流（如整形美容术后引流），同时可观察术后是否有并发症发生。

整形美容手术常用的引流物有乳胶橡皮片、橡皮管、碘仿纱条、凡士林纱条、负压引流球等。负压引流球一般市场上有售，如无市售可用带针头橡皮管及250～500ml空瓶制作（也可用使用过的葡萄糖输液瓶代替）。制作方法是用7号针头连接一橡皮管并插入瓶中，橡皮管另一头侧方剪几个小孔插入手术需要引流部位。为防止橡皮管滑脱可用线在皮肤处固定1～2针，然后用大号注射器将瓶中空气抽尽形成负压，此时积液可流入瓶内。平时应检查引流管是否通畅，负压是否存在，必要时要换引流管和继续抽吸形成负压。

近年来，笔者应用20ml注射器抽吸，并用输液器管连接做负压吸引，效果好，固定方便，还可随时放出引流物（图5-5）。

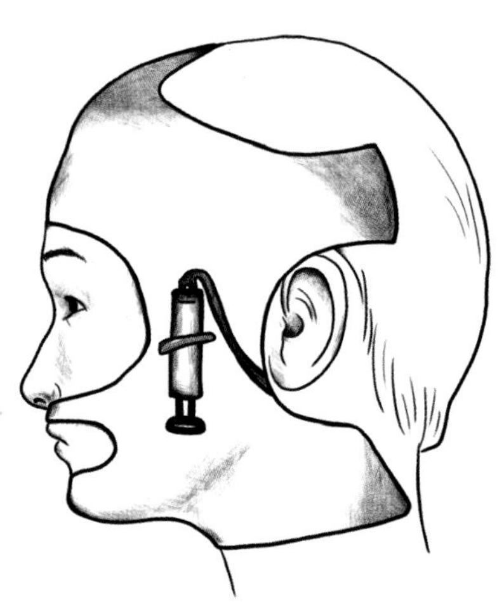

图5-5　注射器负压引流示意图

（三）外科引流注意事项

1 引流物的选择　乳胶橡皮片多用于创口有轻度渗血的时候，橡皮管及负压引流多用于创口剥离面大，且有较多渗血的时候，如小切口除皱术、面部轮廓整形美容手术等。

碘仿纱条多用于口腔及鼻腔美容手术且兼有抗感染的作用，凡士林纱条一般用于表浅伤口引流。

2 引流时间　引流物的放置时间因手术不同而有区别。引流物为异物，原则上在引流目的达到后应尽早拔除。感染伤口或为防止积血、积液而放置的引流物，一般术后24～48h内拔除；脓肿或无效腔的引流物应放置至脓液及渗出液完全消除为止；负压引流一般在引流量少于30ml/24h时拔除。根据经验，对于渗血或渗液多的手术，负压引流放置时间可以延长至数天，此时引流处的伤口仍能长好，不会留瘢痕。

3 引流部位　开放引流的引流物内端应放置在创口内深处，其外端应依体位放在创口最低处，以利于重力引流。负压引流管应避免放置在重要神经、血管的附近，皮肤外口也应缝合闭合，以维持负压。引流口大小要适当，太小易堵塞引流口，不利于引流；太大会引起瘢痕。

4 引流物的固定　引流物应妥善固定，以免推入伤口深部或脱出。常用办法是引流口附近缝线缝合固定。此外，引流条或管不能因包扎或缝合而阻塞，应经常检查引流是否通畅，并及时更换。

六、缝合技术

组织切开及分离后必然出现回缩。缝合是复位组织、闭合伤口的唯一有效办法。然而，错位缝合或缝合技术不佳，往往引起切口错位、无效腔、积血等，导致愈合不良或感染，产生明显瘢痕，影响局部外形及功能。为尽可能使术后瘢痕小，闭合创面时可采用以下一些技术。

（一）常用缝合方法

1 间断缝合　间断缝合是最基本、最常用的切口缝合方法，适用于各种切口的缝合。特点是每针打结，各针之间相互独立（图 5-6）。

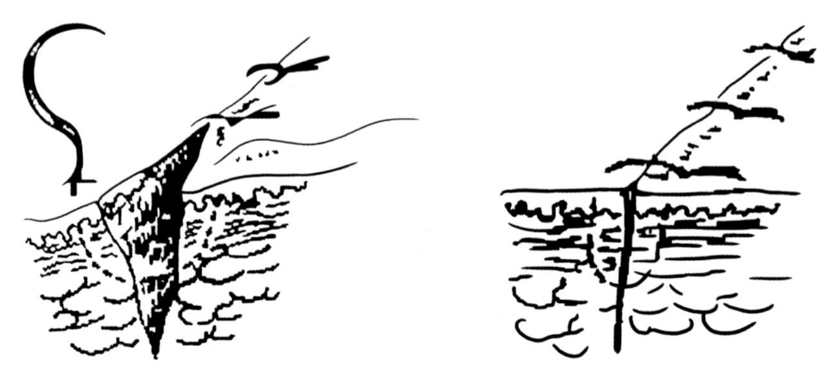

图 5-6　间断缝合示意图

2 褥式缝合　褥式缝合主要用于张力组织的缝合，也用于容易内翻的皮肤切口缝合。优点是创缘外翻对合，增加接触面，进而有利于切口愈合并提高愈合牢固程度。根据缝合方式不同，分为水平褥式缝合和垂直褥式缝合两种（图 5-7）。

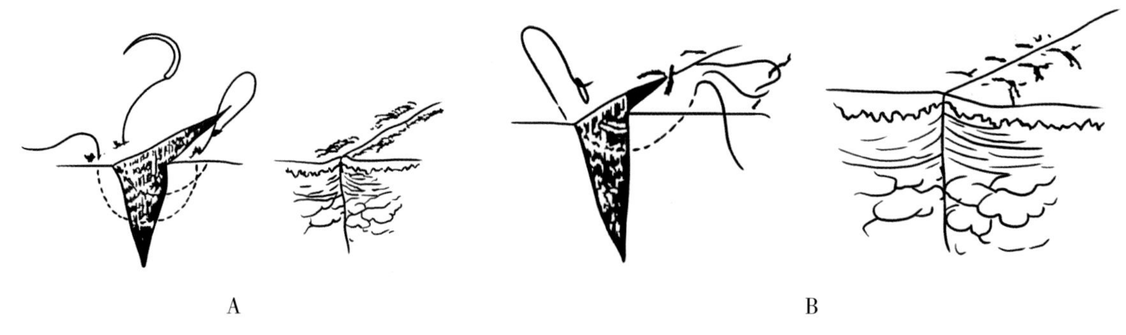

图 5-7　褥式缝合示意图
A. 水平褥式缝合　B. 垂直褥式缝合

3 皮内缝合　皮内缝合同样分为两种方法：连续皮内缝合、间断皮内缝合。

（1）连续皮内缝合：主要用于切口两边边缘松弛、张力小的切口。优点是皮肤对合好，愈合后切口周围无缝合痕迹（图 5-8）。

（2）间断皮内缝合：用于张力稍大的切口，使切口两边的皮缘对合更紧密。注意浅部进出针不

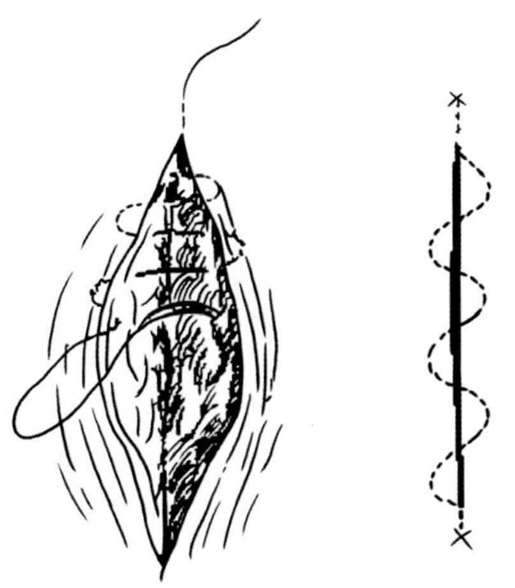

图 5-8　连续皮内缝合

宜过浅，以防缝线外露（图 5-9）。

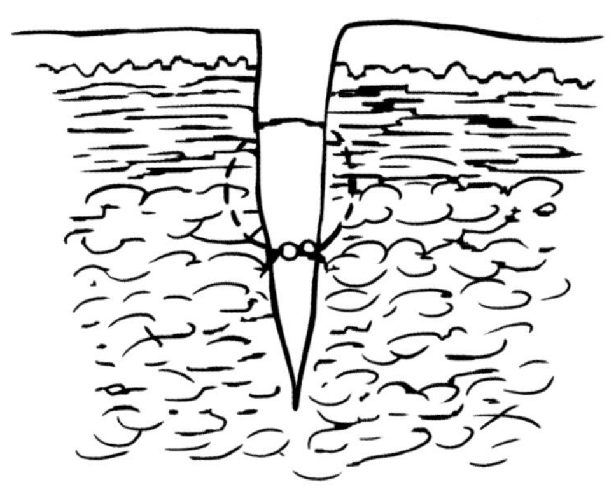

图 5-9　间断皮内缝合

（二）特殊情况下切口缝合

1　创缘厚度不等的切口缝合　缝合时应从创缘厚的一侧浅层进针，创缘薄的一侧深层进针，以抬高皮肤薄的一侧，压低厚的一侧，使缝合后切口平整。可连续多针采用此缝合方法，直至切口平整为止（图 5-10）。

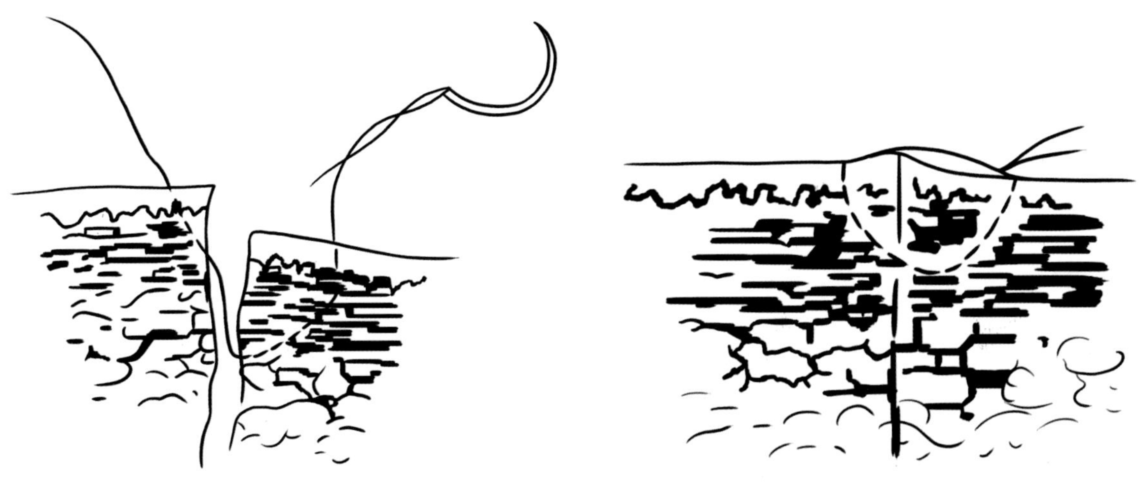

图 5-10　创缘厚度不等的切口缝合示意图

2 三角形切口尖端缝合　缝合时应从切口一侧进针，横行穿过三角形皮肤尖部皮下或真皮，再由另一侧切口进针，拉拢打结，使三角形皮瓣尖部与两边切口缘对合良好（图 5-11）。如采用间断缝合，往往因尖端牵拉，引起皮瓣尖部缺血、坏死。

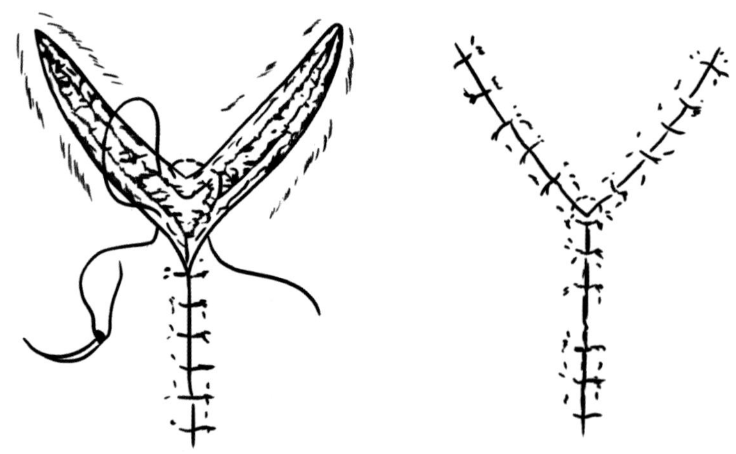

图 5-11　三角形切口尖端缝合示意图

3 两边长度不等的切口缝合　应由切口两边中点开始缝合，然后再按未缝合处中点继续缝合（图 5-12），使多余皮肤分散至全长切口，防止一端形成猫耳，影响美观。

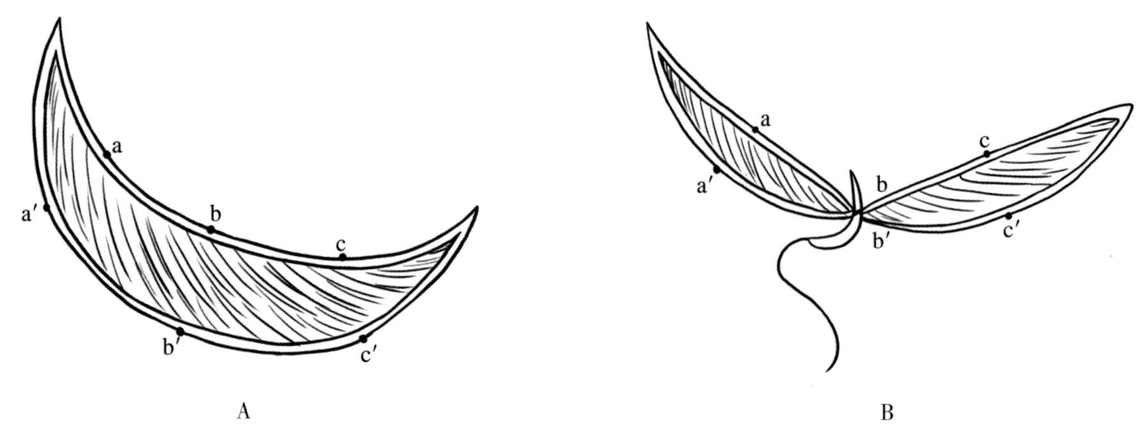

图 5-12　两边长度不等的切口缝合示意图

4 猫耳的处理　将猫耳牵向一边，使皮瓣折叠后展平，根据折叠情况去除部分组织，然后对位缝合（图 5-13）。

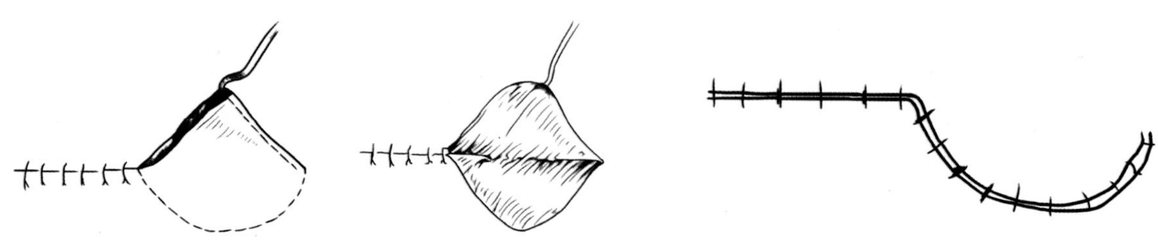

图 5-13　猫耳的处理示意图

（三）缝合技巧

选用最优的缝合方法，选取组织反应小而细的针线缝合，使缝合伤口的瘢痕尽可能的细、短、隐蔽、平整，这是整形美容手术者所期盼的效果。

整形美容手术的皮肤缝合均宜选择三角针缝合，眼部宜选用细小的三角针，较小而又较深部位的组织缝合及瘢痕的缝合应选用短而粗的三角针，以便于容易进出针和穿透组织。

面部整形美容手术的皮下缝合和结扎一般用 3-0 丝线或 5-0 可吸收缝线进行。在张力不大时，面部手术选用 6-0 丝线缝合较好，过细易断，过粗则切口缝线瘢痕增大。尼龙线较丝线的组织反应小，可用 6-0 尼龙线做面部皮肤缝合和埋线重睑术，但尼龙线易滑脱，应打 3～4 个结。可吸收缝线一般用于皮下和真皮内缝合。当前微创外科手术中可吸收线用得相当普遍，且效果相当好。为了减少缝线反应，如确无张力，微创切口的缝线一般 3～4 天即可拆除。

（四）免缝胶布及黏合胶闭合切口

免缝胶布为已消毒好的可黏性胶条，用在一些张力不大的伤口，如切眉、小的瘢痕切除。由于皮下及真皮进行了有效的缝合，在创缘两侧已基本对合的情况下可以应用。应用时要擦去伤口的渗血，确认无继续渗血后，将免缝胶条剪成 1～1.5cm 之长短将伤口闭合，应用 7 天后拆去，不需外面再缝线。这样做避免了缝线反应及缝线后留下的针迹，也减去了拆线的麻烦，节约了受术者的时间。免缝胶布使用时，应避免局部出汗、沾水及揉搓，以免伤口裂开。对一些张力稍大的伤口，或有感染或可能被泪水、口水浸湿的伤口，以及活动部位如关节处都不宜使用免缝胶布。

伤口黏合剂是生物组织中提取的酶制剂，具有黏合、止血、促进愈合、减轻瘢痕的功能，缩小愈合间隙，使之无针和线的创伤。使用时，将切口的渗血渗液擦净，挤少许黏合剂于创面，用手指对合按压，或用镊夹对合按压 1～2min。术后用纱布覆盖创面。

对于隐蔽小切口如去除眼袋采用的结膜囊内小切口，由于结膜愈合能力强，伤口愈合快，可不必缝合。只要以小剪刀修整切口使之创缘整齐，并用小镊子夹拢对合即可。

此外，某些引流小切口，如吸脂术后为引流设置的低位小切口，只要包扎妥当，也不必缝合，伤口在引流完毕 3 天后即可自行愈合。

七、包扎技术

整形美容外科手术的包扎固定有两个目的：一是防止伤口暴露而感染，二是有加压止血及塑形的作用。手术后包扎除保证不松脱外，还应讲究包扎的美观。因此，对整形美容手术后包扎有以下要求：

（一）包扎范围应大于剥离范围

手术剥离到的范围均会有渗血，因此包扎范围应大于剥离范围。在面部有时由于怕影响视觉、呼吸和进食，有人将包扎范围小于剥离范围，这是导致术后血肿的一个重要原因。此外，包扎敷料应有一定的厚度，才有制动作用和止血作用。加压包扎时压力要均匀适当，压力不宜过大，以免影响供血。在四肢包扎时胶布应缠绕成螺旋状，禁忌环形粘连而影响血液循环。

（二）无须经常更换

较大的整形美容手术，特别是涉及塑形的手术，如包扎完整一般无须更换，只要病人无明显的不适，可在拆线时进行第一次换药。但需注意以下三点：第一，观察包扎纱布有无浸湿、渗血；第二，病人有无局部疼痛感；第三，伤口有无异味。如无异常，可继续包扎，无须换药。换药过早、过勤，既不利于止血，也不利于塑形。

（三）儿童眼部术后包扎

6岁以下小儿一只眼手术后需要包扎时，应把健侧眼也进行遮盖，以免由于患眼包扎时间过长，健眼视力代偿过多，包扎打开后患眼形成弱视。而成人视力对外界光线变化的适应能力比小儿要强，故成人健眼不需要包扎。

（四）包扎要讲究美观

整形美容手术大都在面颈部的暴露部位。除了包扎要彻底稳妥起到加压止血，防止伤口污染的作用外，也要讲究美观。其敷料剪裁要大小合适，不妨碍视线，不影响通气，不妨碍进食与饮水。其粘贴的胶布要选用抗过敏的透气胶布，以防皮肤过敏。

八、拆线技术

整形美容手术由于切口张力小，使用免缝胶布即可，常常不用线缝合，这样既没有缝线的针迹与印痕，也避免了拆线。但对于张力较大、较长的切口，为了有利创口愈合，大多数情况下仍需用线进行皮肤表面的缝合。为减少缝线反应及其带来的细小瘢痕以及针迹，一般情况下，无张力在3天即可拆除缝线；若有张力，特别是在活动部位，如口角、口内等部位的缝线仍然主张缝合后5～6天再拆线。有些情况下希望局部皮肤组织与相关组织产生粘连，则也需按规定要求不宜过早拆线。如小切口重睑术，术后眼睑部皮肤与睑板前组织发生粘连是形成牢固重睑的基础，因此拆线不宜过早，也应在术后6天以上再拆线。

拆线方法：先用75%乙醇消毒伤口，用无齿镊夹住留长线头的一侧，并轻轻牵起，使线从皮内出来一小段，然后以小剪刀的一叶伸入线结的下方将线剪断，再将线拔出。由于整形美容手术缝线都很细小，在拔除时很容易断裂，因此，拆线动作必须轻柔。如线断裂在皮内，必须细心地将断线找到并挑出。近年来，笔者采用11号尖刀片进行拆线，其效果比用小弯剪要准确而方便，并减少了线的断裂。

采用免缝胶布闭合切口时，免缝胶布的拆除也应在术后6～7天伤口愈合后才能拆除。

九、换药技术

换药看似简单，但它是整形美容术后一个重要工作，如果操作不当，会导致不良结果。换药应由手术医师亲自进行，特别是一些复杂的伤口换药，更应在有经验的医师指导下进行。

（一）一般伤口的换药

伤口的换药应视不同的手术而进行。原则上是手术后1～2天打开伤口，检查伤口有无渗血，伤口愈合是否良好，然后清理伤口，更换敷料，以促进伤口早日愈合。解开敷料时动作要轻巧，避免损伤局部组织，减少病人痛苦。要逐层揭开敷料，遇有内层敷料有粘连时，应以生理盐水浸湿后，顺切口方向揭开敷料，不要猛力地向上提，以免损伤表皮或牵断缝线。当确认伤口无感染，并愈合良好时，可用75%乙醇擦拭伤口，用松节油擦去贴胶布的痕迹，然后盖上无菌纱布或凡士林纱条，外用敷料覆盖，并用抗过敏透气胶布粘贴，必要时外面用绷带包扎，以后可隔两天再换药一次，直至拆线。

（二）感染伤口的换药

如为感染伤口，局部多有红肿，甚至糜烂，有分泌物和脓液。此时应分析伤口感染的原因，如因为线头和植入假体等异物引起，应及时取出异物，感染伤口才能被控制。如试图不取出这种异物（如乳房假体、硅胶隆鼻假体），只是简单冲洗和应用抗生素局部或全身治疗往往难以控制。异物取出后，局部用过氧化氢溶液或庆大霉素溶液冲洗，然后用生理盐水再冲洗，局部敷凡士林纱条，或用橡皮片进行引流，如此每天一次，分泌物减少后可隔天一次，待基本无分泌物后，可使用贝复济（此药是近年来一种新的创面修复剂，又称碱性成纤维细胞生长因子）。在使用贝复济前，创面必须处理干净，包括清除坏死组织、陈旧肉芽等。使用贝复济可每天一次，或早、晚各一次。使用时创面可先盖一小纱片，药液直接喷洒其上。每天换药不必揭除小纱片，以免破坏新生或表皮组织，可直接喷洒于内层纱片上。必要时可在外覆盖凡士林纱布，以保持创面湿润环境，以利生长。用此药换药比常规用凡士林纱布换药伤口愈合快。

（三）肉芽伤口的换药

陈旧性伤口，肉芽生长过快也会妨碍伤口愈合。可以用刀剪清除不健康的肉芽组织，见红色新鲜肉芽及少许出血时即可停止，生理盐水纱布压迫不出血后，敷以贝复济后覆盖纱布。此外，清除腐烂肉芽后，应用美宝换药，每天 1～2 次。当分泌物减少时可隔天一次，这样也有较好疗效。

十、注射技术

在微创美容过程中，常要用到注射技术。注射方法看似容易，但有很多技术要求。

（一）注射针头的选择

皮内注射常选用 4 号、5 号、5 号半或 6 号针头，这是为了减轻疼痛和避免将表皮穿破或注射过深；皮下注射选用 6 号或 7 号针头；自体脂肪颗粒注射选用 12 号或 16 号针头；面部肿胀麻醉则选用带细孔 10cm 长的钝性针头；吸脂时的抽吸头则可达 4mm 粗或 6mm 粗，长达 40cm，这其中还有不同长度不同粗细的吸脂钝性针头可供选用。为了减轻组织损伤及刺入血管内造成严重并发症，目前填充注射大都采用各种型号钝头注射针。

（二）注射器的选择

注射肉毒毒素、胶原蛋白时常选用 1ml 注射器，这是为了推注药物的准确性。皮下及肌肉的注射一般选用 2ml、5ml 注射器，如果注射量较多，则选用 10ml 注射器。对于瘢痕组织，由于其组织坚硬，瘢痕内注射则必须选择专用注射器。瘢痕注射器分有针和无针瘢痕注射器两种，后者主要是通过压力将药物压进皮内。20ml 注射器及 50ml 注射器主要用于手工吸脂及注射脂肪隆胸等。

（三）注射方法

因注射的药物、材料，注射的层次不同，注射方法应有区别。爱贝芙、透明质酸、胶原蛋白充填注射要注射到真皮深层，因此必须以 15°～30° 角的方法进针，进到远处后边退边注充填物；肉毒毒素注射去额纹、鱼尾纹时，需垂直进针达皮下与肌肉层交界处注射；而对于增生性瘢痕注射治疗时，由于瘢痕组织密度大，为避免压力过大导致明显疼痛，注射速度宜慢。

此外，自体颗粒脂肪填充软组织凹陷时，不仅要准确注射到皮下，还要进行扇形交叉注射，注射完毕后还要轻度按摩、揉挤，以使脂肪颗粒均匀分布到凹陷处。注射爱贝芙胶原蛋白充填物也可以用手指揉平，使之更好地填平皱纹。但注射肉毒毒素后不能揉挤。深部皮下或肌内注射时应避免将药物直接注射到血管内，注射前应抽吸观察有无回血，无回血时方可注射。

十一、皮肤软组织扩张技术

皮肤软组织扩张术是通过皮肤扩张器对皮肤组织施加一定方向的力，造成皮肤的膨胀扩张或牵拉，使皮肤面积扩展并促进皮肤组织细胞增生，进而获得额外的皮肤用以修补组织或器官缺损的一种方法。皮肤扩张术依据扩张的方向不同分为内扩张和外扩张。

1959 年，Neuman 首先将橡皮扩张囊埋置在耳郭部位，扩大耳上区皮肤，以进行外耳郭再造。此方法在当时未引起人们的注意。1982 年，Radovan 首先研制并报道了应用硅胶扩张器进行乳房再造，并将该方法正式命名为皮肤软组织扩张术。20 世纪 90 年代中期，上海长海医院首次研制了皮肤外扩张器，通过皮肤的牵拉伸展获得额外的皮肤。由于扩张获得的皮肤质地、颜色、结构等均与受区相似，是理想的修复材料，且供区继发畸形小，具有传统整形外科方法无法比拟的优点，因此，皮肤扩张术迅速被推广应用，成为一种安全、有效、切实可行的治疗方法。

（一）扩张器的类型

1 皮肤内扩张器 皮肤内扩张器分为可控型和自行膨胀型两大类，需要埋置在皮下软组织内。

（1）可控型软组织扩张器：由扩张囊、注射壶和连接导管构成，为硅橡胶制品。扩张囊具有良好的弹力伸缩性、密闭性和抗压能力。设计有多种形状（方形、圆形、肾形、椭圆形、新月形等）和容量不同的规格（20～600ml）供选择。注射壶是接受穿刺、注射扩张液的部件，基部有防止穿透的不锈钢片或尼龙片；注射壶还具有自我封闭功能，防止穿刺孔渗漏；连接导管具有一定的厚度，不易被压瘪、扭曲、折叠。

（2）自行膨胀型扩张器：最初由 Austad 设计，其原理是利用硅胶扩张囊内外的渗透压差吸收组织间液，自行膨胀使表面皮肤扩张。它没有注射壶，扩张囊内有一定量高渗压的氯化钠饱和液，其缺点是不易控制扩张速度和程度，临床上较少使用。

2 皮肤外扩张器 皮肤外扩张器由皮肤夹和牵引装置构成。皮肤夹由两个圆柱形的夹头夹持皮肤缺损边缘，利用杠杆原理与牵引装置相连。当施加一定的牵引力时可以扩张病损周围的皮肤，获得额外的皮肤面积。与内扩张器扩张表面皮肤不同的是外扩张器通过牵拉扩张周围的皮肤。

（二）皮肤软组织扩张的机制

皮肤扩张后增加的皮肤面积来自三个方面：一是局部皮肤的膨胀扩展；二是周围邻近皮肤的牵拉移位；三是局部皮肤软组织细胞有丝分裂增加，组织再生。局部皮肤的膨胀扩张和周围皮肤的牵拉移位与局部皮肤的弹性和活动度密切相关，活动度越大，局部皮肤扩张的程度越大，而组织再生的比例越小。

局部皮肤受到一定的膨胀压力后，纤维组织扩张，毛细血管灌流减少，当超过一定的压力时，毛细血管血流完全被阻断，组织局部缺氧，代偿性周围毛细血管扩张、新生，轴型血管增粗。因此，扩张后面部皮肤血供增强，可以提高皮瓣的成活能力。

（三）皮肤软组织扩张的方法

皮肤软组织扩张的基本方法有以下几个步骤：①埋置扩张器；②经注射壶注水扩张、维持；③取出扩张器，皮瓣转移，修复组织缺损。

埋置扩张器时应依据组织缺损的大小，选择适当形状、大小的扩张器，同时尽量减少供区的继发畸形。扩张囊埋置应有足够大小的腔隙，防止扩张囊折叠成角。手术当时可以注射一定量的生理盐水，一方面可以压迫创面，有利于止血，另一方面可以起到即时扩张的作用。扩张器埋入后视情况放置引流管，以防止积液、积血。

开始注水的时间一般为术后 5～7 天，此时尚未拆线。如果会影响到伤口愈合，则适当推迟注水时间。每次注水间隔时间无统一的标准，多数采用间隔 2～3 天注射一次的常规方法。注射液多数为无菌生理盐水，也可在生理盐水中加入止痛（利多卡因）、抗感染（甲硝唑、庆大霉素）、减轻纤维包膜形成（地塞米松）以及促进扩张（茶碱类）的药物。值得注意的是：由于扩张囊为半透膜，注射液中添加的药物必须是小分子物质才能有效。

组织扩张的量应大于缺损的量，即超量扩张。扩张达要求的量后，扩张囊应放置一定的时间，即后扩张阶段。扩张囊放置时间越长，扩张的皮肤收缩性越小。

扩张术的最后阶段是取出扩张器，将获得的额外皮肤组织设计适当的皮瓣转移修复组织缺损。皮瓣转移方式可以是滑行推进、旋转或交错异位。扩张后扩张囊周围有一定厚度的纤维包膜形成，该包膜含有丰富的血管，有利于皮瓣的血液供应，一般情况下不需处理，但有时会影响到皮瓣的舒展，可以根据情况将其切除、切断或多处划开。

（四）特殊的扩张方法

1 术中即时扩张 术中即时扩张有两种方法：一是埋入扩张器后，暂时关闭切口，术中注射扩张，维持20～60min，然后放水减压5～10min，再次注水，如此反复2～3次。二是切除病变组织后，用大号毛巾钳数把，夹持创缘，暂时关闭创面，维持10～20min，然后放开5min，反复1～3次。术中即时扩张可以使局部皮肤松弛，增加皮肤的活动度，而非组织再生，有利于较小面积创面的闭合。

2 快速扩张和亚快速扩张 扩张器埋入后，术后第二天开始注水，快速扩张是每天1次，7～14天完成扩张过程；亚快速扩张为2～3天注水1次，3～4周内完成扩张过程。快速扩张和亚快速扩张适用于扩张囊埋置较深、组织缺损偏小、要求缩短治疗时间的病人。

3 外扩张术 应用外扩张器夹住病损周围正常组织，通过皮肤牵引使周围正常组织得以扩张，至正常皮肤可以直接拉拢缝合时，切除病损组织，闭合创面。

4 皮肤伸展术 用不锈钢针离创面边缘1cm穿入皮下，或用缝线将创缘与不锈钢针缝合，在钢针两端套入橡皮筋，间隔一定的时间加套橡皮筋，扩展周围皮肤，至创缘拉拢时，去除钢针，缝合创缘。目前已有成品伸展器出售。

（五）扩张术在整形美容外科中的应用

1 皮肤扩张术治疗秃发 头皮扩张术是治疗秃发的良好方法。一般选择圆形或肾形扩张囊，将扩张器添置在帽状腱膜下，扩张到足够大小后，取出扩张器，将扩张的头皮转移到秃发区。值得注意的是设计皮瓣修复秃发时应特别注意发际区域和头皮四周，注意毛发的生长方向。头皮扩张时毛囊的数量并没有增加，而是剩余毛发的再分布。

2 皮肤扩张术在创面修复中的应用 体表瘢痕、肿瘤、文身等切除后的创面修复，借助扩张器，可以获得颜色、质地相匹配的皮瓣。修复面部组织缺损时应避免因皮瓣牵拉造成眼、鼻、口等器官的移位。皮瓣应有足够的大小，按照面部皮肤美学单位按区域修复。

3 皮肤扩张术在器官再造中的应用 皮肤扩张术为器官再造提供有效的途径。常用的方法有额部皮肤扩张后鼻再造，耳后区域皮肤扩张后全耳郭再造，胸部皮肤扩张后植入假体进行乳房再造等。

4 皮肤扩张术减少皮瓣供区缺失 为了达到增加皮瓣或皮肤的面积，减少供区继发畸形的目的，可以先对皮瓣供区预先扩张，修复大范围的组织缺损。

5 皮肤扩张器在皮瓣预构中的应用 为了更好地修复组织器官缺损，有时对皮瓣进行预构，将血管作为蒂携带少许软组织移位到预构皮瓣区域，将扩张器置入血管底面，经过一定时间可以人工构造皮瓣、骨皮瓣等。

6 扩张术在神经扩张延长中的应用 随着软组织扩张以及骨牵拉延长的进展，人们开始对神经延长产生浓厚的兴趣。有学者将扩张器置于神经下，定期注水，缓慢扩张延长神经长度，以修复神经缺损。

（六）并发症及防治

1 血肿 多由于止血不彻底、引流不畅引起。术中应仔细止血，必要时放置负压引流管。

2 扩张器外露 造成扩张器外露的主要原因是：①伤口裂开；②扩张囊未展平或腔隙过小，

易于穿破皮肤外露；③扩张过程中一次注水量太大；④伤口血肿或发生感染。因此，放置扩张器时应尽可能远离切口部位，腔隙应足够大，将扩张囊展平，每次注水量不可太多，以免阻断表面皮肤的血液循环，彻底止血，防止血肿及伤口感染。发生扩张器外露时应尽早进行二期手术，利用已扩张的皮肤。

3 感染　在手术置入和注水扩张过程中应注意无菌操作，防止积血、积液，减少感染机会。

4 扩张囊不扩张　多由于扩张囊破裂造成，术前应检测扩张囊是否有破裂，扩张囊避免与锐器接触，注射壶与扩张囊要有一定的距离，防止注水时误伤。

第六节　面部轮廓外科手术基本技术

颅颌面口腔外科通过颅颌面截骨、骨块移位及重新组合、植骨、固定等手术步骤来完成颅颌面畸形的矫正。手术入路、方案设计依据畸形具体情况而定。有些畸形可以应用颅外径路，如 Le Fort 截骨手术。但对于颅狭症等的治疗，则必须采用颅内径路才能完成。在治疗一些复杂的颅颌面畸形时，还必须通过颅内外联合径路进行手术。所有手术操作都需严格遵守颅颌面外科技术操作规范。目前常用的颅颌面口腔外科技术主要有以下几种：

一、前额部颅骨开窗手术

前额部颅骨开窗手术常是颅内径路进行颅面畸形矫治手术的一个操作技术步骤。通过打开前额部颅腔，才可以暴露颅前窝和眶顶，并得以进行眼眶骨架部分或全部截断游离，同时结合颅骨、鼻骨、上颌骨的立体式截断，以全方位的重新组合来矫治畸形。

（一）适应证

前额或颅顶部畸形，如小儿颅狭症的早期治疗或成年人颅额畸形。将前额及颅顶部骨截成几块，交换部位和重新排列组合，是获得彻底矫正头颅畸形的必要手段。通过前额部颅骨开窗，可清晰地暴露手术视野，安全和最方便地进行各类手术操作。缺点是手术时间较长，手术后恢复较慢，并具有一定的并发症和危险性，要求手术者有熟练的操作技术。

（二）技术方法及要点

作头皮冠状切口，在骨膜上、帽状筋膜下翻开前额皮瓣，直抵眶上缘。于眶上缘上 1.5cm 处切开骨膜，在骨膜下分离，注意保护眶上血管神经束。两侧软组织分离部位应达到颧骨下方部位，鼻中央部应到达鼻梁中上部。在分离过程中注意止血。使用电钻及电锯将前额骨一块半圆形颅骨截下，注意勿损伤硬脑膜及中央部的矢状静脉窦，如有硬脑膜破裂，应设法缝合修补。取下的额颅骨板妥善保护、备用。

在硬脑膜外用脑压板轻轻将大脑额叶向上后方牵拉，可以暴露颅前窝及眶顶部，实行相应手术操作。

二、前额眶上桥制备手术

前额眶上桥亦称额骨桥，是指在前额颅骨开窗部的下缘与眶上缘之间，保留一条横形的额骨桥（图 5-14）。眶上桥的作用是骨桥上、下两侧骨架（额颅和眶骨）游离移位后，作骨间固定之用。眶上桥的宽度视病人年龄而定，一般约 1cm，两侧与颞骨相连接。骨桥还可有多种形式，有时可连同

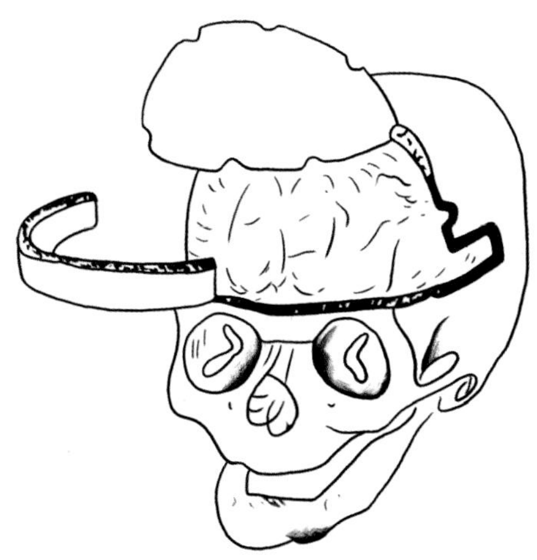

图 5-14　前额眶上桥的制备

眶上缘骨骼在内进行整块前移；在浮动前额骨瓣前移手术中，则可在两侧作 Z 形骨瓣而整块地同眶上缘一同前移。

在眶上桥同时前移过程中，可在两侧颞骨上设计舌形凹沟，这样在前移手术后，两侧眶上桥骨端可以获得更好的嵌接位置，以便进行结扎固定。前移骨桥可同时作为前额及中面部前移术的骨性支持。

三、眼眶周围的截断游离手术

先从一侧开始，在冠状切口外侧，横行切开颞筋膜，分离颞肌而进入颞窝骨膜下，分离和暴露颧骨和颧弓；再在眼结膜囊内下睑板上缘处切开睑结膜，分离软组织直抵眶下骨缘，切开该处骨膜。用骨膜分离器插入骨膜下，向后方分离眼球和眶组织，直到离视神经孔及眶下裂 1cm 部位；随后用骨膜分离器插入眶上缘骨膜下，分离眶内组织，直到离眶上裂及视神经孔 1cm 部位。在内眦部切断内眦韧带，用黑丝线缝上一针作为标记，以便于手术后期将它作为内眦成形的标记，重新复位固定。细心分离泪囊，切勿损伤。来复锯或小骨凿从眶外侧及前颅窝外侧处插入，将眶侧壁骨组织锯断或凿断，直抵眶下裂部位。眶下裂部位的骨壁极薄，操作便捷，然后沿眶侧壁的颧骨部将颧骨锯开，如感到操作存在困难，可在颧骨部作一皮肤上辅助小切口以协助操作，再通过下睑板上缘的切口用小拉钩暴露眶下孔区域。在孔下方用电锯或小骨凿在眶下部作骨的横行截断，注意保护眶下神经血管束不受损伤。这时手术区就进入了上颌窦，可进行局部冲洗，再于面部鼻中央做纵行皮肤切口，向两侧分离鼻根部及上颌骨鼻突部，以暴露整个鼻根部位。用电锯在左右眶上缘横行锯开骨板以形成眶上桥，小骨凿截除前颅凹中央的筛骨板及嗅窝组织，将中央区宽大的鼻骨、鼻中隔及发育不良的筛骨及筛窦一并去除。在眶距增宽症手术中可采用保留鼻骨中央部及鼻中隔的术式，再通过上颌窦腔用骨凿在上颌窦内侧壁作横行截断，直达上颌窦后壁。最后在明视操作下，用电锯在颅前窝、眶顶部的前 2/3 与后 1/3 之间的交界线上，凿断眶顶部。至此，整个眼眶骨组织已从上下左右及后方全部被截断，可以进行移位、固定，矫正畸形。

四、颅骨板移位成形手术

颅骨板截下后移位或加工成形操作手术，常适用于婴幼儿的尖头、斜头或短头畸形的矫治。手术可在 1 岁以内进行，亦可应用于儿童期或成年病例。有颅内高压时，可采用颅顶及颅额两块颅骨板相互更换位置的方法来进行调正、整治，有时再加上包括眶上缘在内的前额眶上桥前移的方法来彻底矫治畸形(图 5-15)。两侧颞部则应用 Marchac 提出的 Z 形骨板镶嵌来加强固定。颅骨骨板除移位手术外,还可应用各种弯曲成形的骨板、人工骨折、柳枝状骨折等方法来矫正骨板畸形。例如在婴幼儿病例中,由于颅骨较薄,极易用骨钳弯曲改变形态。在成年病例,颅骨板较厚而硬,则可在内板上截除一楔形骨组织,就可以弯曲成所需弧度。在治疗三角头畸形时,可在前额眶上桥内板上作多个截开,进行弯曲,并在中央部进行植骨,结扎固定,以防止复发。

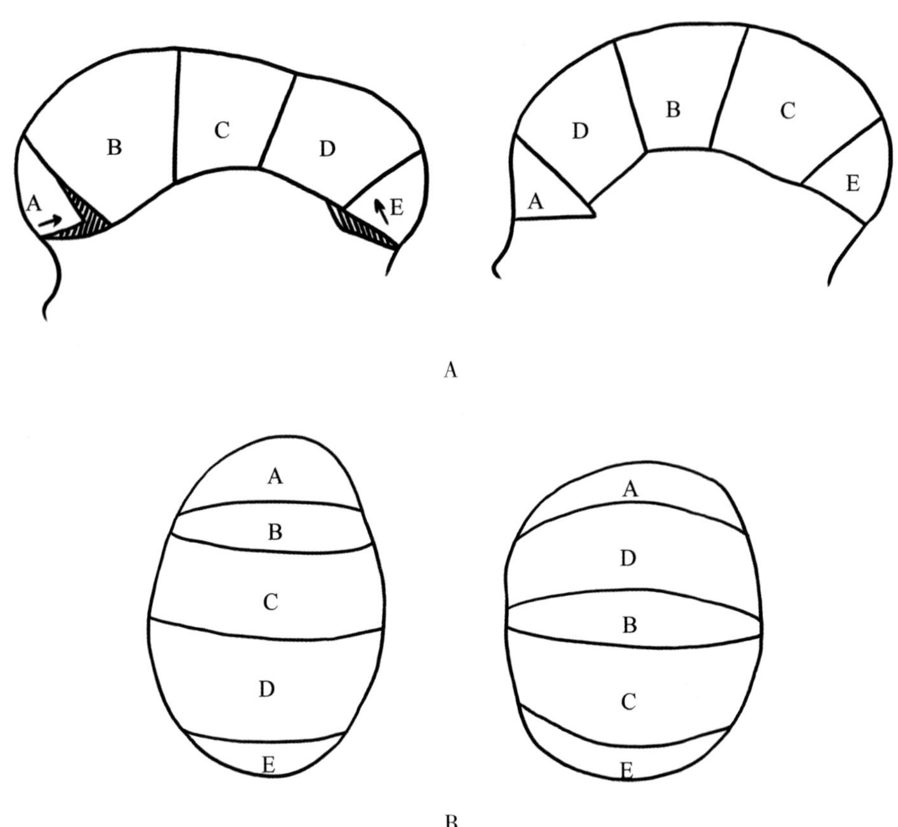

图 5-15　颅骨板移位成形
A. 头颅侧面观　B. 头颅顶面观

五、颅骨成形手术

颅骨成形技术在颅颌面外科临床中应用较多,常见于重型颅脑损伤、高血压脑出血及大面积脑梗死并脑疝形成术后病人,往往由于术中脑水肿较重,需去骨瓣减压术。然而,颅骨缺损不仅影响美观和安全,而且存在某些不适症状。特别是大气压的影响将导致局部脑萎缩,更影响小儿脑的正常发育。所以,病人常要求行颅骨成形术。

(一) 适应证及禁忌证

1 适应证

(1) 骨缺损直径>3cm,使脑的保护受到影响(但枕鳞区由于有较厚的肌肉覆盖,一般不需修补)。

(2) 有严重的自觉症状,如头痛、头昏、眩晕,在咳嗽或头位改变时症状加剧。

(3) 有严重精神负担,对颅骨缺损有恐惧心理和不安全感者,如害怕声响、震动,担心遭受外伤等。

（4）额区、眶缘缺损影响外貌，缺损区虽直径<3cm，也应考虑行修补术。

（5）缺损区存在癫痫灶或按压缺损处可诱发癫痫。

（6）颅骨缺损伴逐渐加重的脑积水，缺损处日益隆起，在行脑脊液分流术的同时应做颅骨修补术。

2 禁忌证

（1）创伤处有感染，或感染虽已痊愈但不足半年者。

（2）仍有颅内压增高者。

（3）颅内清创不彻底，有碎骨片或异物存留者。

（4）有严重神经功能障碍或精神失常者。

（5）长期卧床，营养不良或头皮瘢痕广泛，致头皮菲薄，修补术有引起切口愈合不良或有头皮坏死的可能者。

（二）操作要点

1 有机玻璃颅骨修补术

（1）一般按原切口沿缺损边缘行荸荠形切开，在设计皮瓣时应充分考虑皮瓣的供血。因皮瓣下无颅骨，故必须小心，勿切破硬脑膜或脑表面的纤维组织层，以免损伤脑皮质和发生脑脊液漏。自帽状腱膜下分离，翻转皮瓣后牵开切口，在骨缺损的边缘上将硬脑膜剥开，显露骨缺损缘。为使修补材料与骨缺损贴合良好，原则上应将缺损周边的骨缘都要分离出来。对不整齐的骨缺损缘，用咬骨钳加以修整，使骨缘整齐且呈斜坡状，以使成形的补片置入后不致内陷。

（2）将消毒后备用的补片置于缺损处，按缺损的大小和形状将补片加以剪修，使补片边缘的外侧面锉成斜面，外形适合颅骨的突度，放置在缺损处后十分稳妥，不易移动。

（3）在补片和颅骨边缘对应选定固定点，用颅骨钻孔器钻孔，用粗丝线固定。如补片较大，可在硬脑膜或纤维层上进行悬吊固定于补片上，以减少无效腔，防止术后血肿及积液。最后缝合头皮，于头皮下放置负压外引流条。

2 钛网颅骨修补术

（1）分离颅骨缺损区皮瓣，暴露至骨窗缘外 1cm 左右。

（2）根据缺损区大小和形状进行修剪、塑形钛网，应超过缺损区 1cm。

（3）用钛钉固定钛网，放置引流管，分层缝合头皮。

3 骨水泥颅骨修补术　术前将整袋粉料及安瓿液用 75%乙醇浸泡 30min，使外袋消毒。查无破漏后，按比例将粉料及粉料配液混合后进行调和，待成面团状时塑形，其厚度与颅骨厚度大致相同，也可略薄些，面积略大于骨窗，应保持与颅骨的外形一致。待骨水泥散热时，用庆大霉素盐水（庆大霉素 8 万单位加生理盐水 100ml）冲洗，冷却固化后，取出骨水泥瓣，修剪打孔，使日后肉芽组织能伸入置片孔中，与硬脑膜帽状腱膜融为一体，增加抗压强度，以 7 号丝线固定。

4 自体骨颅骨修补术

（1）自体颅骨片回植术。去骨瓣减压时，将切下的颅骨片放入生理盐水中冲洗，术后放入超低温冷藏冰箱（-86℃）。

（2）再回植时，先取出颅骨片，放入生理盐水中清洗，继而暴露骨窗，植回骨瓣。为促进骨片存活，可在骨片与骨窗接触的任一骨缘剥出新创面，以促进骨窗与骨片之间尽快建立血运。

（3）将颅骨片嵌入，如稳定，不再钻孔固定，只需在骨瓣外以 7-0 丝线行十字形固定。如稳定性差，可采用专门固定颅骨用的钛钉固定骨瓣；也可在骨窗与骨瓣相应部位钻孔，用丝线固定。

5 硅橡胶板颅骨修补术

（1）做皮瓣和修整颅骨缺损边缘的方法与有机玻璃修补术相同。

（2）硅橡胶修补材料为甲基乙烯基硅橡胶铸成的形如半个颅骨的壳，其间夹有一层涤纶丝网，分左右两半，上面有很多小孔，使用时只需剪下与颅骨缺损相应部位的一片即可，故不需要塑形，是目前较好的一种修补材料。先用一纸片按颅骨缺损大小和形状剪成纸样，然后在硅橡胶壳上的相应部位按纸样剪下硅橡胶补片，比颅骨缺损周边大出 3mm。将补片周边的外侧面修成斜坡，这样与颅骨间不会有一棱角，以免引起疼痛。

（3）将补片盖在骨缺损处，用粗丝线缝合固定。在头皮下放置引流，头皮依层次缝合。

（三）术中注意事项及术后处理

1 术中注意事项

（1）在游离皮瓣、剥离原切口瘢痕时，应保留一定厚度的皮瓣，以免头皮剥离过薄，使血液供应不足而引起头皮坏死。

（2）修补好缺损的硬脑膜，以免发生脑脊液漏。

2 术后处理

（1）术后 24～48h 拔除引流。

（2）应用抗生素预防感染。

（3）有皮下积液时应穿刺抽出，加压包扎。局部理疗有助于加快吸收（有金属钛网者禁忌，以免引起头皮灼伤）。

（4）注意切口有无肿胀及补片的浮动。如有脑压迫症状，提示有颅内血肿或积液，对血肿要行手术清除，而积液则可行穿刺抽吸治疗。

（四）并发症及其防治

1 皮下积液　为颅骨修补术中最常见的并发症之一，可能与以下几个因素有关：

（1）置入材料：可能与修补材料组织相容性的纯度高低及修补材料的处理有关。人体组织对替代修补材料有不同程度的反应。采用超低温冷藏自体颅骨修补者，皮下积液发生率明显低于用其他材料修补者。

（2）术中局部应用肾上腺素：修补术中常习惯在局麻药内加入适量肾上腺素，虽然减少了术中出血，但术后血管扩张可致局部渗出形成皮下积液。

（3）修补时机：6 个月内行颅骨修补术者皮下积液发生率小于 6 个月以后修补者。这可能是一期术后时间过久，使硬脑膜失去弹性，影响与补片的内面紧贴，形成无效腔而引起积液。

（4）局部炎症：术中未将炎症病灶完全清除，炎症可致液体渗出，甚至造成化脓性感染，因此，局部有炎症者，不应行颅骨修补术。

（5）缺损部位：额颞及颞部缺损修补术后皮下积液发生率高于前额及顶枕部，主要是因为颞肌下减压后，脑表面常直接与颞肌粘连，修补时不宜将脑与颞肌分离，勉强分离出血增多，术后容易形成皮下积液。对此部位术中可沿颅骨缺损边缘切开颞肌，补片直接覆盖颞肌后固定。积液经穿刺抽吸及加压包扎后常可自愈。

（6）术中残留硬脑膜外无效腔：术中充分悬吊硬脑膜的同时，应常规置血浆管于硬脑膜外间隙引流，对减少术后皮下积液及感染的发生均能起较好的效果。

2 硬脑膜外血肿　因粘连的瘢痕中新生毛细血管较多，分离后极易出现创面的广泛渗血。在缝合切口之前，应彻底地进行止血，细致地悬吊硬脑膜，并留置负压引流管。

3 脑脊液漏　通常颅骨缺损处皮肤瘢痕广泛，在分离头皮瘢痕时损伤了硬脑膜而未严密缝合引起。因此，在做皮肤瘢痕多的颅骨缺损修补术时，应特别注意勿伤及硬脑膜，一旦伤及了它，应随时进行严密的修补与缝合。另外，固定补片的悬吊线应从硬脑膜夹层穿过，避免脑脊液从针眼里漏出。

4　头皮感染　是造成颅骨修补失败的主要原因。多由于皮下积液或积血，多次反复抽吸、头皮分离过薄致头皮坏死、头皮伤口裂开、补片撬起、磨损头皮等所致，感染后必须将补片取出，才能控制感染。强调在分离头皮，尤其是在瘢痕处，切勿将头皮分离过薄，这样易发生缺血坏死；补片应精心塑形，与颅骨保持平整，防止补片磨损皮肤；头皮要分层缝合，帽状腱膜需用 4-0 丝线缝合。这样即使缝线松脱，伤口也不会全层裂开。此外，要严格掌握手术适应证，对颅骨缺损处有广泛瘢痕或局部血液供应不良者，应慎重手术。

六、Le Fort 骨切开手术

法国 Le Fort（1901）将颌面部创伤造成的骨折分成Ⅰ、Ⅱ、Ⅲ三型。Ⅰ型骨折是指上颌骨的低位横行骨折；Ⅱ型骨折是指上颌骨的离体型中位骨折；Ⅲ型骨折属于颅骨和面部骨骼彻底脱开的一种最严重的骨折，即面部和颅底的全部分离。在颅颌面外科手术时，为了治疗需要，就是利用这些容易发生骨折的部位按骨折线进行骨切开，即 Le Fort Ⅰ、Ⅱ、Ⅲ型骨切开术，其中尤以Ⅲ型手术最为常见。

（一）Le Fort Ⅰ型骨切开术

Le Fort Ⅰ型骨切开术又称为全上颌骨水平骨切开术。该术式基本上是按上颌骨 Le Fort Ⅰ型骨折骨折线的走向和部位，切开上颌窦各壁，仅保留以腭侧黏骨膜软组织蒂，使断离的上颌骨在不同方向移动或旋转，用以矫治涉及上颌骨大小与位置异常的畸形（图 5-16）。

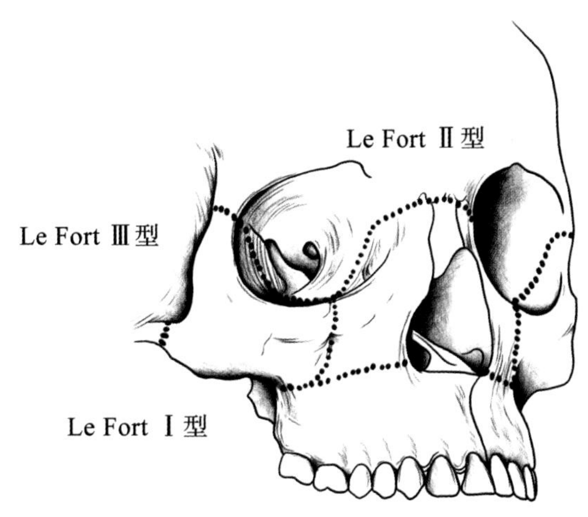

图 5-16　Le Fort 骨折

1　手术适应证

（1）前徙上颌：矫治上颌骨前后向发育不足。

（2）后退上颌：矫治上颌骨前后向发育过度。

（3）下移上颌：矫治上颌骨垂直向发育不足。

（4）上移上颌：矫治上颌骨垂直向发育过度。

（5）旋转移动上颌：矫治上颌骨不对称性畸形及颌平面偏斜。

（6）与其他部位的手术配合：矫治复杂的，累及上、下颌骨的牙颌面畸形。

2 技术方法及要点　在上颌前庭沟或龈颊沟黏膜转折上方 6mm 处，自一侧颧牙槽嵴后方(第 2 磨牙根尖)向前越过中线，止于对侧颧牙槽嵴后方，骨膜下剥离暴露上颌骨的前、外侧壁，并向后剥离直达翼上颌缝，梨状孔边缘向内剥离鼻腔外侧壁及鼻底黏骨膜。来复锯或细裂钻自一侧梨状孔缘至上颌翼突连接部磨牙根尖上方 5～6mm 处做水平骨切开，由浅入深切开上颌窦前外侧壁及后壁。在保护好鼻侧壁黏骨膜的情况下，用一把专用骨刀沿水平骨切开线将上颌窦内壁切开，用鼻中隔骨凿或组织剪自上颌前鼻棘向后将鼻中隔软骨与上颌骨分离，最后用弯骨刀凿断、分离翼突与上颌骨后部的连接，按同法于对侧施术。用手指将已切开的上颌骨块向下施压至完全离断其骨性连接，折断下、上颌骨的同时向后剥离鼻底黏膜，并保持鼻底黏膜的完整。继用上颌松动钳分别夹持鼻底及腭部，向前方及左右侧缓慢施力，向前牵引骨块至设计的矫正位置。用骨钻磨除可能存在的不规则骨刺，使松动的上颌骨块在殆板的引导下能完全平稳地就位。用微型钛板行骨间内固定，固定的位置可选在梨状孔边缘及颧牙槽嵴等骨质较厚的部位。在前徙超过 6mm 的病例，需在前徙后遗留于上颌后壁与翼突之间的间隙内植入相应大小的自体骨块，以阻止前徙的上颌后退，最后缝合黏膜创口。

（二）Le Fort Ⅱ型骨切开术

Le Fort Ⅱ型骨切开术目前临床上很少采用。曾应用于治疗 Treacher-Collins 综合征，以加长和前移上颌骨，但需同时进行下颌骨前移及植骨、颌间结扎等手术(图 5-17)。

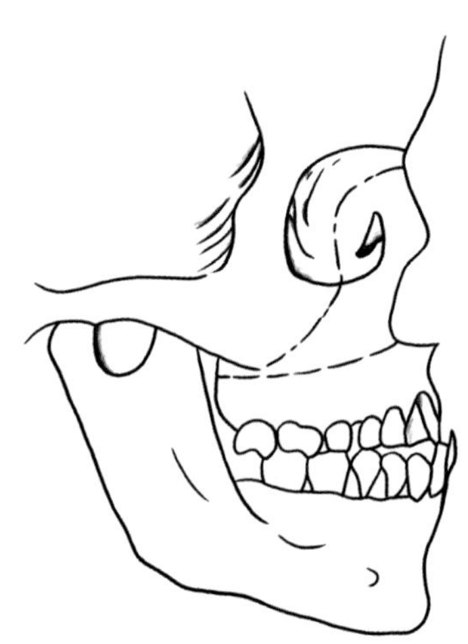

图 5-17　Le Fort Ⅱ型骨切开截骨线

（三）Le Fort Ⅲ型骨切开术

Le Fort Ⅲ型骨切开术是一个较复杂和困难的手术过程，具有一定的危险性，但在目前的技术条件下，手术已可以在准确、高效、时间较短和很少并发症的情况下进行和完成。

Le Fort Ⅲ型骨切开术现有三种径路可供选择：①颅外径路(Tessier Ⅰ法)；②扩大颅内外联合径路(Tessier Ⅱ法)；③自动固位法(Tessier Ⅲ法)。

1 适应证　矫正眶距增宽、突眼、上颌后缩等畸形。

2 技术方法及要点　经鼻插管下进行全身麻醉。先作冠状切口切开头皮，在骨膜下将额面部软组织向下方分离，暴露前额骨直到眶上缘上方，并进入眶壁四周，以及上颌骨前方部位，两侧则到达颧骨颧弓。先将右侧颧弓截断，然后在适当位置，自外向内用来复锯截断眶外侧壁，再由外侧行眶上壁截骨。眶下壁截骨从眶下裂开始，自下而上截断眶底部，直抵眶内侧壁。在内眦韧带部，将眼球推向外方，以确定眶内侧壁上的截断口，从此点向上方用电锯截开骨壁，直抵鼻泪沟的后方。

如备有一只顶端带有照明小灯的拉钩，则可以得到一个明视的手术区，以便术中分离。至此，整个眶架骨骼已被全部截断。同法进行左侧操作，最后截断鼻根部的额鼻联合部，将左右两侧的截断线相联合。术中应小心保护好眼球及其他眶内容物组织，使之不受损伤。两侧眼眶完全分离后，用骨膜剥离器插入额鼻联合部截断的骨间隙中，轻轻地撬开和扩大间隙，将上颌骨及眶部推向前方；再进一步用肋骨分离器插入其中，轻柔地扩大间隙，使整块中面骨骼向前方移位。然后，手术者将左手食指伸入口腔中，扪出翼颌结节部位，用弯式骨凿（Kawamoto 凿）自后向下，插入翼颌缝中，用小锤轻敲，将上颌结节和翼突分离。注意黏膜组织有无撕裂，如有裂开，应缝合。在两侧完成同样操作后，整个上颌骨及眶架已基本上被完全离断，然后用 Rowe 骨钳分别插入鼻腔及口腔中，钳夹住整块骨组织，轻柔地左右摆动和向前方牵拉，以使整块中面部骨骼和颅底离断，再将弯形骨膜分离器插入翼颌结节缝中将骨块推向前方。游离必须充分彻底，应包括四周软组织的松解，注意切不可勉强，以免造成颅底骨折。应注意在进行牵拉前移时，可使眼球受到一定程度的刺激，导致病人血压下降，故分离牵拉动作必须轻柔和间歇地进行操作。最后，按手术设计要求，进行中面部整块骨前移和骨间固定。但在条件缺乏时，可用钢丝结扎固定，同样可达到固位目的。在大部分病例中，前移后所造成的骨间隙均需进行植骨以防止复发。植骨部位主要在眶侧壁前移后与颅底所形成的空隙，另一部位是上颌结节后方和翼突的间隙。手术结束时，在口腔中放置预制的咬合垫板，最后行颌间结扎。

七、上颌前部骨切开手术

上颌前部骨切开术通常是指在上颌前部双侧第 1 前磨牙间，包括前鼻棘及骨性鼻底前份牙骨块在内的阶段性骨切开术。根据手术入路及软组织蒂的设计部位不同，分为唇侧或腭侧入路。

（一）适应证

1 矫治 Angle Ⅰ类𬌗的上颌前牙及牙槽骨前突畸形，包括前后向的前突和垂直向的过长。

2 配合下颌前份根尖下骨切开术矫治双颌前突及轻度开𬌗畸形。

（二）技术方法及要点

一般需要先拔除两侧第 1 前磨牙（偶尔拔第 2 前磨牙），可以在术前正畸排齐牙列后、术前 2～3 个月拔除或术中进行拔除。

自一侧第 2 前磨牙远中至另一侧第 2 前磨牙远中，上颌颊侧前庭沟黏膜转折处上方 5～6mm 做水平切口，逐层切开软组织直达骨面。在骨膜下向上分离黏骨膜，暴露上颌骨前壁、梨状孔外下缘、鼻底、鼻腔侧壁及鼻中隔黏膜。在拔牙区垂直骨切开处，潜行剥离颊侧黏骨膜至牙槽嵴顶；用小球钻在骨面间隔钻孔标出第 1 前磨牙区的垂直截骨界限，尖牙根尖上方至少 5mm 处转向前上方切至梨状孔边缘；用裂钻将标记好的骨孔连接在一起，两侧深面逐渐截除需要移去的骨质。注意不要损伤两侧的邻牙根，切开梨状孔边缘时避免损伤鼻腔侧黏骨膜。对侧以同样方法行骨切开。双侧截骨完成后，凿断鼻中隔软骨连接，再用骨刀或骨钻分别从两侧垂直骨切口伸入，将腭骨水平板完全横行切开。在整个骨切开过程中应始终放置手指于腭侧对应部位，感觉器械切割或凿入深度以避免损伤腭侧黏骨膜。完成骨切开后，用骨刀插入两侧骨切开间隙轻轻向前撬动，检查所有的骨性连接都已离断。用手指将上颌前部骨块折断下降，根据术前模型外科确定的骨质截除范围，用球钻在直视下去骨修整。将前颌骨段移动至术前设计位置，检查是否完全吻合，如果𬌗板就位困难，应找出并消除骨干扰。在需要上移骨块时，应用球钻在骨性鼻底中线部磨出一条相应深度的凹形骨沟，必要时可将鼻中隔软骨下缘适量切除，以免在前颌骨上移后引起鼻中隔偏移。最后用铁板将就位的上颌前份骨段固定。

八、下颌支矢状骨劈开手术

下颌支矢状骨劈开术是由欧洲颌面外科医师在1957年首次报道。这种手术根据下颌支解剖特点进行巧妙设计，既可前徙也可后退下颌。该术式的发明是下颌骨外科矫治技术发展的一大突破，后经Hunsuck和Epker等学者改进，使下颌支矢状骨劈开术成为矫治各种下颌骨畸形应用最为广泛的一种手术方式。

（一）适应证

1 前徙下颌　矫正下颌发育不足所致下颌后缩。

2 后退下颌　矫正下颌发育过度所致下颌前突。

3 与其他手术协同　矫治伴有小下颌畸形或下颌前突的双颌畸形等。

（二）技术方法及要点

1 用开口器将上、下牙列适度撑开，切口设计在距下颌殆平面上约1cm的下颌支前缘处向下至下颌第1磨牙远中龈颊沟偏颊侧处，连续切开黏膜下组织、肌肉和骨膜，将骨膜掀起后，用尖端呈“燕尾”形的下颌支专用牵开器沿升支前缘向上适当剥离颞肌附着后，用弯Kocher钳夹持住喙突，在下颌小舌和乙状切迹之间行骨膜下分离，向后直至可以看见下颌小舌或下齿槽神经血管束。

2 用大骨膜剥离器或专用下颌支内侧牵开器将掀起的软组织与骨面隔离，用细长裂钻或薄刃来复锯在下颌小舌上方2～3mm处作水平骨切开，骨切口从下颌支前缘向后与上颌殆平面平行。切口后端越过下颌孔的后方至下颌神经沟，但不必切至下颌支后缘。注意不可切骨过深，否则可能造成下颌支横断。

3 当升支内侧水平骨切开完成后，填入纱条止血。牵开口角，在骨膜下剥离并显露下颌支前缘及外斜线。通常在下颌第1磨牙颊侧软组织切口处转向下剥离直到下颌骨下缘，从升支前缘内侧骨切口前端开始，逐渐向下向外转向第2磨牙外侧骨板是设计的矢状骨劈开位置。用小球钻或短裂钻在此切开线上打孔若干，用裂钻将各骨孔连成一条深达骨髓质的连续骨沟，自此骨沟前端即第2磨牙近中处转向下用来复锯或长裂钻作垂直皮质骨切开，直达下颌下缘。这条骨切开线基本与下颌下缘垂直或与下颌支前缘平行。在完成三个方向的骨切开后，仔细检查各个切骨线连接处有无皮质骨相连，切开深度是否达到骨髓质。从切开缝内有血液渗出是深度达到骨松质的标志。

4 用一把较窄（宽度<10mm）的骨刀，在水平骨切口处轻轻将下颌支内外板分离，再用2～3把骨刀交替使用将下颌角及体部的颊舌侧骨板劈开。注意劈骨时骨刀柄稍向内侧倾斜，使刀刃紧贴颊侧骨板。用骨锤敲击逐步深入，当用骨锤敲击骨刀时，最好用手托住病人的下颌角。当近、远心骨段被劈开后，用一把宽刃骨刀插入骨间隙进行旋转性撬动或用下颌支矢状劈开分离器，将下颌支颊舌骨板之间的骨性连接完全离断。如果该手术用于矫正下颌发育不良，则需要前徙远心骨段；如果用于治疗下颌发育过度，则需要后退远心骨段，这时候还需在近心骨段垂直骨切口处作二次切骨，截除一段与远心骨段后退距离相当大小的皮质骨。无论是前徙还是后退下颌，均先将预先制作好的定位殆板戴入牙列，引导远心骨段移动到矫正位。当近、远心骨段就位后，用Kocher钳或专用骨片把持钳将它们夹在一起，再用钛板、螺钉进行骨间固定。

九、下颌支垂直骨切开手术

经口内入路下颌支垂直骨切开术是临床上矫治下颌前突畸形用得较多的手术之一。如果从乙状切迹向下至下颌角前切迹的骨切开线与下颌支后缘基本平行，称为垂直骨切开；如果骨切开线下部斜向后方达下颌角称为下颌支斜行骨切开术。两者除了骨切开线走行方向稍有不同，其余均无差异。因手术入路不同又可分为口外途径与口内途径,由于手术专用器械的发展和操作技术的进步,加之经口内途径施术有不留瘢痕、面神经损伤风险小等优点,除非特殊原因,一般采用口内途径手术。

(一) 适应证

下颌支垂直或斜行骨切开术主要用于矫正下颌后缩不超过 10mm 的骨性下颌发育过度,可配合其他手术矫正较为复杂的伴有下颌前突的复杂病例。

(二) 技术方法和要点

口内切口设计基本与下颌支矢状骨劈开术类似。切开黏膜、黏膜下组织与肌肉至下颌支外侧骨面,在骨膜下分离显露下颌支前缘外侧面、下颌切迹、喙突及髁突颈下部,并将颞肌下端附着与喙突分离。但下颌支内侧与升支后缘上端的软组织不应作剥离。用弯头 Kocher 钳夹持喙突,将专用升支后缘牵开器钩住下颌支后缘,再用一把长拉钩辅助显露手术野。

用摆动锯先在对应下颌孔位置后方的外侧于下颌支表面(距升支后缘 6~7mm 处)进行切割。先切透内外层骨板,然后几乎平行下颌支后缘上下摇动切割;先向下颌角方向切割,随后向上切至乙状切迹最低点或稍偏后的位置,逐渐全层切开下颌支内外侧骨板。估计基本切开时,也可用一把弯骨刀插入切开口轻轻敲击将近、远心骨段的骨性连接彻底分离,随即用骨膜分离器插入骨间隙将近心骨段撬引向外侧,使之重叠贴附于带牙列的远心骨段之颊侧骨面。对侧按同法施术。

将𬌗板戴入上颌牙列,后退远心骨段至下牙列与𬌗板咬合面完全吻合。用橡皮圈进行颌间固定。由于术后不解除颌间结扎,因此术后的监护以及呼吸道的管理及保持通畅至关重要。一般在术后 2~4 周解除颌间橡皮圈固定,并进行开口训练。必要时在夜间戴上𬌗板或行数组颌间橡皮圈牵引,防止骨段移位。张口恢复正常后可开始术后正畸治疗。

十、颏成形手术

颏成形术包括矫治颏部发育过度、发育不良以及颏部偏斜等涉及颏部三维空间异常的手术。临床上常用下颌骨颏部舌侧口底肌肉为血供蒂的水平切开前徙术。

(一) 适应证

可单独用于矫正颏部后缩或前突畸形,也可用于减小或增大颏部的高度或宽度,还可用于矫正颏部偏斜。颏成形术还经常与其他正颌外科手术配合,矫治复杂的牙颌面畸形。

(二) 技术方法及要点

自一侧尖牙远中至对侧相应部位,在距前庭沟黏膜转折 8~10mm 处作口内黏膜切口,斜行切开黏膜下组织、肌肉、骨膜达骨面。注意保留靠牙龈方向切口下方的少部分唇肌,以利于缝合伤口。自骨膜下分离软组织,向下直至下颌下缘,自黏膜切口末端小心向后分离至第 1 前磨牙后方,显露颏孔及由此穿出的颏神经,并适当游离松解,以减少牵张与意外损伤。必要时可横向切开近下颌下缘处已翻起的骨膜,从而减少牵引颏部骨块向前的阻力。

用矢状锯在下颌中线、正对两侧尖牙近中的颏部骨面上做三条垂直标记线。在根尖下约 6mm、颏孔下方 3~4mm 沿水平面,用来复锯或长裂钻由唇侧骨板至舌侧骨板全层切开下颌颏部,其切开方向可根据需要呈水平或斜向上或向下,用骨刀分离、松动颏部骨段,骨蜡填塞处理明显髓腔出血,夹持颏部骨段向前牵引至设计位,然后将前徙的骨块以钛板或钢丝固定。在行骨切开及骨段的移位、固定时,要注意避免损伤或拉断颏神经血管束。

十一、下颌角成形手术

由于下颌角及咬肌肥大导致下颌后部过宽、面部长宽比例失调，称为方颌畸形。在亚洲，下颌角肥大以骨性为主，表现为下颌角向下、向后或向侧方发育过度，一些病人还伴有颏部发育不足。由于东方人比较青睐“瓜子脸”、“鹅蛋脸”，因此，要求进行面部轮廓整形的病人越来越多。对下颌角区进行整形美容的手术可以统称为下颌角成形术。与西方人不同，在东亚更多的病人要求做的是下颌角缩小成形术。这种手术的方法较多，但主要有下颌角截骨术与下颌角区骨外板矢状截除术两大类。

（一）下颌角截骨术

1 适应证　下颌角向侧方与后方发育过度，伴或不伴咬肌肥大者。X线头影测量显示下颌角张度过小（正常约120°），下颌平面低平，角度小的病人比较适合行下颌角截骨术。

2 技术方法及要点　口内黏膜切口从下颌升支前缘外侧沿外斜线向前下，长4～5cm，完整剥离咬肌附着，暴露下颌支下份外侧骨板及升支后缘，同时暴露出下颌角与角前切迹前方的下颌下缘。用牵开器钩住下颌支后缘，并向侧方牵开软组织显露下颌角。然后，用摆动锯或直角弯机头骨钻按照术前设计的截骨线在下颌角外侧骨板作标志线，标志线一般从下颌支后缘中上份开始略呈弧形或L形切开至角前切迹稍前方，必要时向前延伸至颏孔下方，以纠正下颌体肥大及可能出现的第二下颌角。用摆动锯沿标志线进行全层截骨，截骨时要确保升支后缘已经全层切开，尽可能不用骨刀凿开，以减少意外损伤。当截骨完成后，用Shea牵开器钩住截断的下颌角骨块，剥离下颌角内侧的翼内肌附着，完整取出截除的下颌角。在截除肥大下颌角时尽量行一次性弧形或L形切除，必要时分两次或三次截骨，使得下颌骨侧方线条流畅自然。如咬肌肥大，可同时切除紧贴下颌支外侧面的内层咬肌。用生理盐水冲洗伤口，彻底止血后，缝合口内切口，放置引流条或持续负压吸引。在口外下颌支与下颌角相应部位放置棉垫加压包扎。

（二）下颌角区骨外板矢状截除术

1 适应证　对下颌角开张度与侧方轮廓基本正常，但从正面观下颌角区外翻，面下部较宽。此类病人若行下颌角截骨术，不仅会破坏下颌角自然的弧度，而且也达不到缩窄面下部宽度的效果。

2 技术方法及要点　口内黏膜切口类似于下颌角截骨术，但适当向前方延伸至颏孔后方，骨膜下剥离咬肌附着，暴露下颌支下份外侧骨板及升支后缘，同时显露出下颌角与角前切迹前方的下颌下缘。在下颌支外侧中份用来复锯或长裂钻从升支前缘至后缘作一条水平骨切开线，以刚切透外侧骨皮质为度。然后用小球钻或裂钻，沿下颌升支外斜线向前钻一排孔，深达骨髓，再用裂钻将孔间骨皮质切开形成矢状骨切开线。根据病人具体情况决定此矢状骨切开线的长短，最多可至颏孔后方。用来复锯从矢状骨切开线的前端垂直向下颌下缘作骨皮质切开；用裂钻将水平、矢状与垂直骨切口完整相连，消除所有的骨皮质连接后，用薄骨刀插入骨切口内，插入时注意刀刃应紧贴骨外板之内侧面，轻轻敲击骨刀，劈开下颌骨外板，将下颌下缘与下颌角后缘的骨板完全劈开后，用Kocher钳夹持骨外板并摘除。去除骨外板后，用电动骨锉磨平垂直骨切口处的台阶，确保此处下颌轮廓的自然流畅。用骨蜡止血后，缝合口内黏膜切口。

十二、下颌前部根尖下骨切开手术

该手术指在下颌骨前份以舌侧软组织为蒂，根尖下水平骨切开，辅以尖牙处垂直截骨，通过向后或（和）向下移位达到矫治畸形的目的。

（一）适应证

用于矫治下颌前牙及牙槽骨前突，常配合上颌前部骨切开术矫治双颌前突。

（二）技术方法及要点

1 从一侧下颌尖牙远中至对侧尖牙远中，距下颌前庭沟黏膜转折处 8mm 的唇侧黏膜做切口，骨膜下剥离，显露下颌前部，在尖牙根尖下至少 5mm 用来复锯标记水平骨切口。

2 将拔除的下颌第 1 或第 2 前磨牙间隙处的黏骨膜向上挑起，显露截骨区域及牙根。用骨钻标记垂直截骨线，此线走行尽量与邻牙的长轴方向平行，上端至齿槽突顶，下方与水平骨切口交会。用骨钻逐步切开颊侧皮质骨、髓质骨。在切开舌侧骨板时，将食指置于对应位置，避免损伤舌侧软组织蒂。

3 完成两侧垂直骨切开后，用来复锯沿水平骨切口将舌侧骨板切开。如需要下降牙骨，需要在此切开线的下方再作一条水平骨切开线，两线之间的距离为需要截除下降的距离。用骨刀轻轻离断所有骨性连接，只留附着的软组织蒂。

4 参照模型外科结果，用骨钻逐步去除阻碍前部牙骨段移位的干扰骨质，随后在𬌗板引导下将下颌前部骨段就位，用微型钛板固定。

十三、双颌手术

双颌手术又名双颌外科，是指将上颌及下颌的手术同期进行用来矫治双颌畸形的一种手术模式。在临床上，双颌外科通常是指上颌 Le Fort Ⅰ型骨切开术与下颌矢状骨劈开术或垂直骨切开术合并使用，有时加颏成形术。

（一）适应证

用于矫正同时累及上下颌骨，体积大小与三维空间关系异常复杂、对称或不对称牙颌面畸形，如下颌前突伴上颌发育不良、上颌前突伴下颌发育不良及骨性开𬌗伴下颌后缩等。

（二）技术方法及要点

双颌手术是将单颌手术同期进行的一种手术模式，具体方法与单颌手术一样。目前通常采用的手术步骤是：上颌手术→下颌手术→颏部手术。

1 上颌手术　按前述 Le Fort Ⅰ型手术方法完成上颌骨的切开后，用上颌复位钳将松动的上颌骨在中间𬌗板的引导下按术前设计就位。用橡皮圈或钢丝暂时行颌间结扎，用钛板行内固定。随后拆除颌间结扎开始行下颌手术。

2 下颌手术　如果需要后退下颌，有两种术式可以选择，一种是下颌支矢状骨劈开术，另一种是下颌垂直骨切开术。如果需要前徙下颌，则采用下颌支矢状骨劈开术。当完成下颌骨切开术后，移动远心骨段，使其牙列就位于𬌗板，接着进行颌间结扎。

3 颏成形术　由于上下颌骨的移动和位置关系的变化将影响到颏点的位置，因此应根据具体情况决定是否有必要行颏成形术，以及颏部骨块的移动方向与范围。

十四、常用绷带技术

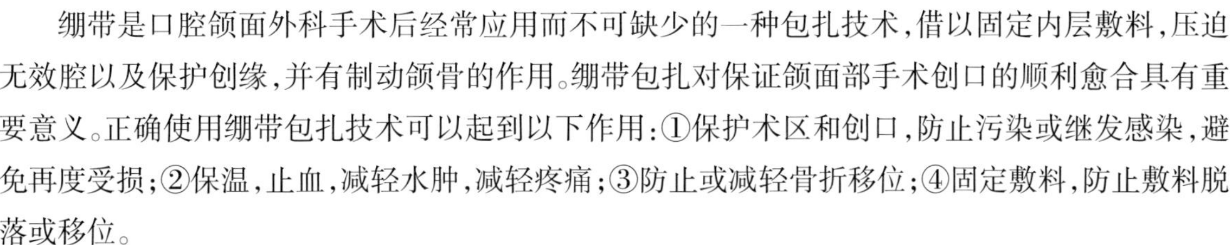

绷带是口腔颌面外科手术后经常应用而不可缺少的一种包扎技术，借以固定内层敷料，压迫无效腔以及保护创缘，并有制动颌骨的作用。绷带包扎对保证颌面部手术创口的顺利愈合具有重要意义。正确使用绷带包扎技术可以起到以下作用：①保护术区和创口，防止污染或继发感染，避免再度受损；②保温，止血，减轻水肿，减轻疼痛；③防止或减轻骨折移位；④固定敷料，防止敷料脱落或移位。

绷带多用纱布或棉布制成，也可加丝类制成弹性绷带，加石膏粉制成石膏绷带。颌面部常用宽8～10cm、长5m左右的绷带。

（一）绷带包扎的基本原则

1 包扎绷带应力求严密，稳定，美观，清洁。

2 压力均匀，并应富有弹性。

3 松紧适度，利于引流。

4 注意消灭无效腔，防止出血。

5 经常检查，发现绷带松动、脱落时，应及时予以加固或更换。如有脓血外溢或渗出，应酌情加厚或更换。

（二）注意事项

创口的包扎应根据创口所在部位的解剖特点，结合创口的性质和手术要求，并综合考虑以下几点：

1 无菌创口在包扎时，应注意无菌操作，覆盖的无菌纱布应有一定的厚度和范围。感染创口也要防止其再污染，保持引流通畅。

2 绷带在包绕下颌下区和颈部时，应特别注意保持呼吸道通畅，防止压迫喉头和气管。

3 所施压力应均匀适度，防止组织因过度受压而坏死。

4 腮腺区创口的包扎，应施以一定压力，并应富于弹性，以免发生涎瘘。

5 对于切开引流的创口，第一次包扎应加以适当压力，以利止血，以后换药包扎时.应注意引流通畅，而不宜过紧。

6 整形手术后的创口包扎，压力不宜过大，以免影响组织的血运。游离植皮术后包扎时，覆盖创面的纱布应力求平整，外加疏松纱布和棉垫，再以绷带作适当的加压包扎。

7 骨折复位后的创口包扎，应注意防止错位。

（三）绷带的选择

绷带的种类较多，常用的有卷带、四头带和三角巾。此外，还有弹性绷带和石膏绷带。绷带的包扎方法有多种，可根据创口的部位、特点等选择适宜的绷带和包扎方法。颅颌面包扎最常使用卷带，有时也可用三角巾或毛巾等代替。某些颌骨中、小型手术后，为止血和减轻水肿，常用四头带包扎或加压。四头带也用于鼻、颏部创口的包扎固定。石膏绷带的用途广泛，在颌面部常用于制作石膏帽，以利颌骨骨折的牵引、复位和固定。上、下颌骨骨折的固定，有时还加用弹性吊颌帽。

（四）基本包扎技术

绷带的应用最为广泛和简便，可适用于各种部位创口的包扎。包扎的方法则因不同的部位和要求而多样。

1 环形包扎　包扎时，将绷带单纯作环形围绕需要包扎的部分，每圈绷带都互相重叠。

2 螺旋形包扎　先作一圈环形包扎，使之固定，然后将绷带依行进方向继续环绕。每一圈绷带的方向应与前一圈平行，而且都盖住前一圈绷带的1/2或1/3宽度。

3 反折包扎　有时为了使绷带与包扎部位的皮肤密切贴合，在作环形或螺旋形包扎时，每圈均可进行反折，故称为反折包扎。

（五）常用绷带类型及应用技术

1 四头带　四头带亦称四尾带。其制作方法简便，常用一段绷带，将其两端从中线剪开一定长度，形成每端有两头的四头带。带的长度一般为70cm左右，剪开的长度视需要而定。其用途如下：

（1）包扎鼻部伤口：将四头带中份置于鼻部（覆盖敷料，并于鼻孔处剪洞以利呼吸），后方两头自左右分别至枕下打结，另两头自左右反折向上至头顶打结。

（2）包扎下颌、颊部伤口：将四头带中份置于并兜住颊部（可垫以棉垫），上方两头分左右绕至枕下打结，下方两头分别向上经下颌部与前者交叉，由耳前上至头顶打结，最后将顶、枕部打结后的头再互相拴结。如此可较稳定地达到下颌骨制动、限制开口的目的。多用于临时性固定颌骨。

（3）压迫术后伤口：于四头带中份包入纱布数块，使之卷成圆柱状，使用时将其置于伤口外区，带头仍在枕下和头顶打结。如此可起到减轻疼痛、止血、防止或减轻水肿的目的。

2 交叉十字绷带　交叉十字绷带亦称环绕法，广泛用于颌面部（例如耳前区、耳后区、腮腺区、下颌下区、颏下区）和上颈部术后包扎固定。用绷带先由额部至枕部环绕两周，继而反折，自一侧耳前腮腺区向下，经下颌下、颏部至对侧耳后向上，经顶部向下至同侧耳后，绕下颌下、颏部至对侧耳前。如此反复缠绕，最后再如前作额枕部环绕，以防止绷带滑脱，末端以胶布固定。缠绕时应注意不要压迫耳根及影响呼吸。

3 巴唐（barton）绷带　巴唐绷带类似十字交叉绷带。自顶部开始，经一侧耳前绕颊部至对侧耳前，再越顶部回至同侧耳上反折，行额枕环绕一圈再回至同侧，继绕枕部经对侧下颌体，包绕颏部再回到同侧枕部，如欲多缠绕几圈加固，则可反复循此途径进行。

巴唐绷带的优点是固定下颌骨比较牢固，缺点是有使下颌骨后移的作用，故对下颌骨骨折以及全身麻醉手术后病人应予慎用，以免发生呼吸道压迫。

4 面部绷带　面部绷带亦称单眼交叉绷带。于健侧鼻根部先放置一块上下斜行的短绷带或纱布条，并在患侧耳周垫以棉垫或纱布，以免包扎时压迫耳郭。绷带自额部开始，先环绕额枕两圈，继而斜经头后绕至患侧耳下并斜行向上，经同侧颊部、眶下至鼻背、健侧眶上，如此环绕数圈，每圈覆盖前一层绷带的 1/3～1/2，直至包扎妥善为止；最后再绕头周一圈，以胶布固定，将留置的短绷带或纱布条打结收紧，以暴露健侧眼。面部绷带常用于上颌骨、面、颊部手术后的创口包扎。

5 头部绷带　缠绕绷带时常需两人一同进行（如为换药无助手时，可请病人协助）。先在额枕部作环行缠绕两圈，然后自头中线一侧额前开始反折向枕部；至枕部后再反折向前至另一侧额部。按此顺序反复向两侧额枕来回进行。每来回一次后反折的绷带，必须盖住前一次反折绷带的 1/3～1/2 宽度；每次反折处在额部和枕部应由术者本人及助手（或病人）用一手压住，以免松脱。也可采用两卷绷带，一卷用作额枕来回反折，另一卷作额枕环绕，每来回额枕绷带反折之前，用环绕之绷带将前者压住后再行反折，此法比手压法更为牢固。当整个头部反折包绕完毕时，绷带可于任何一侧再回复到额枕环行包扎，此时正好将额枕部各反折头一并包扎压迫固定，最后以橡皮膏固定绷带末端，还可用宽长橡皮膏自一侧横越头顶至另一侧（与冠状切面平行）进行粘贴加固。这种绷带包扎好后的形态酷似西瓜之花纹，故亦有“西瓜绷带”之称。头部绷带主要用于头皮部手术，如皮瓣转移、游离植皮以及颅颌根治术后等。

6 颅颌弹性绷带　颅颌弹性绷带系用特制的帽、颏托及弹力牵引装置等组合而成，亦称吊颌帽或吊颌绷带。主要用于各类颌骨骨折以及手术后颌骨制动。

7 石膏绷带　石膏绷带主要形式为石膏帽，常用于上颌骨骨折的牵引复位、上臂皮管转移固定等。

8 多头带　在口腔颌面外科主要用于供组织区的创口包扎，例如胸、背、腹部取皮，取肋骨、髂骨等术后。

无论何种绷带，使用时均应注意：术后最好使用经过消毒的绷带，以防止创口渗出液浸湿绷带而将细菌带入，污染创口；包扎应该平整、贴合，用力得当，太松达不到预期目的，太紧则影响呼吸、局部血循环，甚至导致窒息、局部组织坏死等严重后果。

（许龙顺　艾玉峰）

参考文献

［1］董莲花，董春姬.微创与无创医学美容新技术［M］.北京：学苑出版社，2007：61-68.

［2］程代薇，彭毅志，岑瑛.美容整形外科学［M］.北京：人民军医出版社，2004：4-8.

［3］亓发芝.美容外科学［M］.北京：中国医药科技出版社，2006：9-15.

第六章
面部轮廓外科术前准备与围术期处理

面部轮廓外科手术通过对头面骨各种形式的截骨、移动、固定及去骨和植骨等操作，以及对软组织的增减、提紧等达到面部轮廓整形美容的目的。求美者对手术期望值高，手术要通过口内、外入路完成，手术复杂，有些手术操作甚至是在深在部位进行。由于手术部位较多且手术时间长，骨断面和软组织切口的出血量较大，手术范围广，术后早期水肿等术后反应较严重，所以，面部轮廓手术病人在术前做全面的身体检查以及充分的心理、生理准备是非常重要的，完善而细致的术后监护和护理，都是面部轮廓外科治疗效果的关键。面部轮廓外科手术对麻醉和术中监护提出了更高的要求，除了少数简单的面部轮廓外科手术（如颏成形术等）可在局麻下进行外，绝大多数手术必须在全麻下进行，且术中还需要采用控制性低血压技术和肌松技术等，这就要求外科医师、麻醉医师与监护病房工作人员密切合作，才能使病人平稳度过围术期。

第一节　面部轮廓外科手术的术前准备

面部轮廓外科手术的准备工作包括常规的询问病史、体格检查、术前诊断及术前特殊准备等。

一、诊断

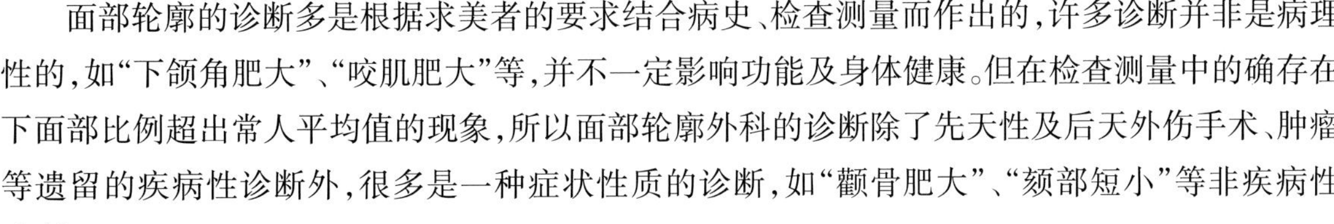

面部轮廓的诊断多是根据求美者的要求结合病史、检查测量而作出的，许多诊断并非是病理性的，如“下颌角肥大”、“咬肌肥大”等，并不一定影响功能及身体健康。但在检查测量中的确存在下面部比例超出常人平均值的现象，所以面部轮廓外科的诊断除了先天性及后天外伤手术、肿瘤等遗留的疾病性诊断外，很多是一种症状性质的诊断，如“颧骨肥大”、“颏部短小”等非疾病性诊断。

（一）询问病史

大部分面部轮廓手术病人都需住院治疗，需按常规询问病史。询问时要特别注意以下几点：①出血性疾病史；②用药史，如是否服用阿司匹林、维生素 E、双嘧达莫和激素类，以及中药人参、丹参等，术前需停用 5～7 天；③月经史，手术时间最好安排在两次月经之间。

（二）体格检查

按照住院病人常规做物理检查和实验室检查。特别注意以下指标：①血红蛋白量；②出凝血时间和凝血酶原时间；③肝功能；④血糖、尿糖值等。

（三）特殊准备

1 术前照相

（1）面颈部正位、侧位以及45°角斜位。

（2）摄头颅正、侧位片及下颌角全景片、颧弓位片，有条件者进行颧弓或者下颌角三维CT摄片，亦可行电脑模拟设计术后效果。

2 术前测量

（1）测量颧骨宽度、突度，下颌角宽度，上面宽等。

（2）测量皮肤弹性、延展度等。

3 术前用药

（1）术前30min肌注阿托品0.5mg、地西泮10mg和巴曲亭1～2U。

（2）神经紧张者，手术前夜酌情口服镇静安眠药。

4 术前切口准备

（1）术前剪去切口头发，长发扎成小辫。

（2）术前洁齿并作口腔清洁，用甲硝唑液漱口等。

二、术前交流

医师与病人的交流对其面部轮廓手术治疗是手术前的非常必要的程序。对于包括畸形所在部位和诊断，拟进行的手术类型，手术可以解决的问题和本次手术不能解决的、需术后用其他治疗或二期手术才能解决的问题，要进行详细的解释。对于手术和麻醉所存在的风险、治疗费用等一定要明确告知病人或家属。医师可以通过头影测量描绘或电子计算机扫描预测病人的术后面貌，使病人预知术后将获得的面容。医师应该耐心地听取病人的要求，充分与病人协商，以达到审美观的统一，在可能和允许的范围内考虑病人的意见。同时，通过模型外科拼对完成的石膏模型告知病人术后咬
殆关系，并讲解术前、术后调整的可能性与必要性，病人家属对手术不能解决的问题也应有足够的心理准备，术后需随访和复查等事宜。根据恢复咀嚼功能和容貌的不同要求制订不同的护理计划，介绍术后伤口疼痛的处理，颌间固定带来的张口受限、饮食和语言交流不便的护理等，使病人有充分的心理准备，更好地配合治疗。交谈中还需告诉病人术前、术后的注意事项，并协助做好术前准备，如手术将在全身麻醉下进行，需经鼻气管插管，气管插管可能留至术后第二天方可拔除；术后可能放置胃管，进行胃肠减压，等等。

三、术前检查

面部轮廓整形美容外科手术的病人大部分是年轻人，除要求改善面部轮廓形态外，身体是健康的，而且在既往史中大多无有意义的记载。因此，对于面部轮廓外科这样一类较大规模、较长时间的全身麻醉手术而言，需要对病人进行认真细致的术前检查，并详细记录客观发现，要做到准确无误。

（一）头颈部及口腔内检查

头颈部检查包括从解剖外形到手术所涉及的各组织器官的功能状况。应对病人的鼻腔通气道、头颈部动度、颞下颌关节功能、下颌与咽腔通气道等进行详细检查。

（二）全身健康检查

1 心血管功能检查　每一位住院病人都必须完成全面体检，这对判断病人的全身健康状态和其对手术的耐受性十分重要。临床检查的重点应该是心血管系统，应注意病人有无心功能不全

和心脏杂音、心律不齐的表现。有冠状动脉供血不足和心肌梗死病史的病人，全身麻醉和手术中发生心肌梗死的危险性比正常人高50倍。先天性心脏病是小儿和青少年先天性畸形中最常见的一类，包括动脉导管未闭、室间隔缺损、房间隔缺损等。面部轮廓整形美容外科病人术前心血管功能评估应包括心电图检查，必要时还需做超声心动图检查。除此之外，外科医师应在手术前与心血管内科医师会诊，权衡病人术后并发症风险的利弊关系，决定是否施术。

高血压应被视为面部轮廓整形美容外科手术的相对禁忌证。高血压病人循环系统不稳定，术中血压难以控制，可能造成心脏和肾脏的损害；术中出血较多且不易止血，延长手术时间；术后渗血多，肿胀反应大。高血压病人术前应接受专科医师指导下的系统药物治疗，待收缩压控制在150mmHg以内，舒张压控制在90mmHg以内，方可接受面部轮廓整形美容外科手术。

2 肺功能检查　面部轮廓整形美容外科手术虽然对慢性肺部疾患并不产生直接影响，但呼吸系统疾病特别是感染和慢性阻塞性肺病会影响全身麻醉及其复苏过程，因此术前X线检查及必要的肺功能和动脉血气检查对病人呼吸系统功能的评估有很大的帮助。活动性肺结核应视为手术禁忌。

3 实验室检查　面部轮廓整形美容外科术前常规化验包括血常规、大小便常规、血型、出凝血时间、肝肾功能、乙型肝炎表面抗原抗体、HIV、梅毒、血糖等。较大手术前还应检查肺功能、动脉血气分析、血清电解质检查、凝血酶原时间和活动度等。病人可根据不同情况作必要的选择。

面部轮廓整形美容外科手术属于选择性手术，对于全身严重疾病或各种检查显示有异常者，都应该暂时终止手术的准备工作，待全身疾病或异常得到有效控制之后再考虑手术。

（1）出血性疾病：血友病、原发性血小板减少性紫癜的病人有凝血障碍，故手术时有出血倾向。面部轮廓整形美容手术会导致伤口出血难止，引起大出血而发生生命危险，当出现凝血时间和凝血酶原时间超过正常时应视为手术的禁忌证。

（2）贫血：对贫血病人应在术前进行治疗，必要时可以在术前输血纠正。术后应用抗生素时忌用氯霉素等对造血系统有影响的药物。对于血小板＜80×10^9/L，同时实验室检查提示凝血时间延长或血块收缩不良者应禁忌手术，转入内科治疗。当红细胞总数低于正常值，血红蛋白＜90g/L时，不可急于手术，否则会影响手术安全及术后的恢复。

（3）糖尿病：糖尿病病人应在术前将血糖水平控制在9mmol/L以下。由于糖尿病病人的抵抗力较正常人低，易致创口感染和骨愈合延迟，对于截骨手术者，存在一定风险，术前一定要将血糖控制在正常水平。

（4）甲状腺功能亢进：甲状腺功能亢进（简称甲亢）病人手术可能引起甲状腺危象，甚至导致死亡。甲亢是由于甲状腺激素分泌过多所致的一种常见内分泌疾病，主要表现为多食、消瘦、多汗、心悸、激动等高代谢症候群，病人常有神经和血管兴奋性增强，伴有不同程度的甲状腺肿大和眼突、手颤、颈部血管杂音，严重的可出现甲亢危象而昏迷，甚至危及生命。对有明显甲亢症状或检查确诊为甲亢的，应列为手术禁忌证，因为有时虽然临床表现不明显，但由于情绪不稳定可能造成术后纠纷。

（5）其他：肝功能异常（ALT、AST升高，A/G倒置）、肾功能异常（血尿素氮或肌酐升高）都可视为手术相对禁忌证。对于HIV检查阳性者应到上级医院复查，如已确诊者则劝其放弃手术，到专科医院治疗，对梅毒等传染性疾病在发病期者，应禁止手术。

四、面部轮廓整形美容专科检查

在检查中，应根据美学标准和病人的特点，判定哪些地方需实施手术，并根据病人的要求为其实施手术。对面型的测量以及面部轮廓的认真检查评估分析是保障手术成功的关键。在检查畸形病人时,应仔细察看畸形范围、大小、深浅与受累组织的缺损程度,周围组织与异常组织的情况,皮肤黏膜的挛缩程度,局部有无筋膜、肌肉、软骨、骨等与病变粘连,这些组织有无缺损或外露,同时要与健侧做对比检查,以利于作出正确的判断和制订出正确的治疗方案。

面部轮廓整形美容手术的要求相当高,又多为择期手术,因此对手术部位及其附近有无炎症的检查非常重要。若发现有一个小的毛囊发炎,都需治愈后再施行手术,否则有可能导致感染,严重影响美容效果,这一点不可忽视。

对于头面部有骨畸形的病人,应做 X 线平片、CT、三维 CT 等检查,以便于术前研究、术中参考、术后对照。X 线检查常用的投照位如下:颅骨,正侧位;颞骨,许氏位、美氏位、斯氏位、颅底位;上颌骨,瓦氏位、铁氏位、咬合位;下颅骨,后前位、侧位、咬合位;颞颌关节,侧位(张口、闭口);鼻骨,侧位;颧骨,后前位、颧弓位;腮腺、喉、气管造影,后前位、侧位;鼻咽造影,侧位、颅底位。

X 线头影测量是对面部轮廓术前诊断和手术设计的最可靠方法,应熟练掌握模型外科,如研究咬合模型也是面部轮廓诊断和制订手术方案的重要依据。

五、术前照相

照片是面部轮廓整形美容外科病例记录的主要资料之一,它可以直观反映手术效果,便于总结经验,进行教学和学术交流,也是美容外科医师工作成绩的记载。手术前后的对比照片还可作为病人与医师在对手术效果看法不一致、发生纠纷时的公证资料,为解决这类纠纷预做准备,因此要重视手术前后的照相。为了更好地反映手术后效果,不仅要拍摄手术后出院时的照片,还应设法拍摄术后 1～3 个月、半年或一年后的远期照片,因为不少美容手术的远期效果与近期效果有很大差异,远期效果常常更好、更自然。因此,所有照片均应很好地分期、分类妥为保存。

照相要有专用的设备器材和场地、环境。术前照相并非艺术照,一定不能化妆修饰,照相的体位、姿势、曝光速度、光圈大小、距离等一定要标准。术后照一定要与术前照一致。

六、签署手术同意书

为了保证美容手术的顺利实施并取得预期效果,使受术者与术者都慎重、严肃、正确地对待美容手术,避免术后发生一些不必要的纠纷,不论进行何种美容手术,术前签订手术同意书十分重要。同意书的签订会产生法律效力,为日后一旦发生医疗纠纷找到解决的途径。协议书的签订并不意味着医师可以少负责任或不负责任,相反,医师更应严格履行协议中应尽的义务。受术者在签订同意书时也会了解到手术可能出现的问题,并对存在的疑问向手术医师详尽地咨询,医师有责任如实地讲清楚手术的难易程度和自己对手术技术的掌握程度。当遇到不满意的手术结果时,受术者也不能以手术前未认真看协议为理由,不履行自己所签订的同意书。

七、术前输血准备

估计手术中失血较多时,需做好输血准备。若采用传统异体供血方式,应提前抽取病人的血样,以供配血。

使用血浆代用品可以有效地维持正常血容量,但对于大量失血的病人,由于其不具有凝血成分和结合携氧能力,因此作用有限,无法完全代替输血。一般而言,术前血细胞压积在 34%以上,血红蛋白在 110g/L 以上者,都可以耐受 200～4000ml 的自体输血。采血时间应于术前 2～3 周,并且采血前后应给予补铁药物。无输血条件医院必须与上级医院或协作医院合作,在需要时可以马上给予输血。

八、术前给药

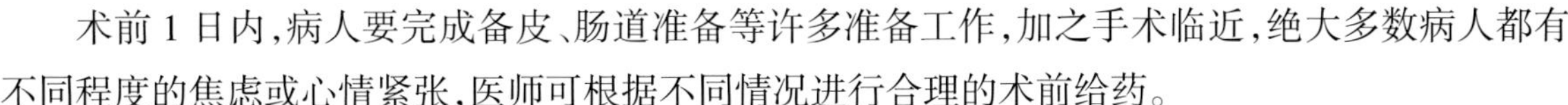

术前1日内，病人要完成备皮、肠道准备等许多准备工作，加之手术临近，绝大多数病人都有不同程度的焦虑或心情紧张，医师可根据不同情况进行合理的术前给药。

（一）镇静剂

术前1日睡前使用镇静剂，保证术前夜间能够很好地休息。对确实由于心情紧张影响夜间休息或有失眠和神经衰弱史者，术前晚可在睡前给予镇静剂，以保证良好的睡眠。外科医师在给病人使用镇静剂时应与麻醉医师商量，以免影响麻醉。术前晚间使用地西泮5mg或苯巴比妥0.03～0.06g口服，可使病人安睡。

（二）抗胆碱能神经药

大多数全麻手术前都使用阿托品，以减少全麻过程中呼吸道和口腔内的分泌物。面部轮廓整形美容外科病人麻醉前少数情况下分泌物过多，影响插管进行，可使用东莨菪碱。

（三）抗生素

面部轮廓整形美容外科的手术野大多数是经口腔或者头发内入路，属于Ⅱ类切口，预防术后感染是十分必要的，手术前一日、术中和术后早期使用抗生素很重要。病人进入手术室前可肌注青霉素80万单位或头孢拉定2g等，能预防感染。

第二节　制订手术方案

面部轮廓整形美容外科手术方案的制订与设计相当重要，它关系到手术效果的好坏及成功与否。它与普通外科有固定的术式设计不同，因为面部轮廓整形美容外科手术受术者各人的情况各不相同，要求也不同；又由于医师的审美能力、术式选择习惯不同，所以几乎没有一个固定的模式，一定要根据具体情况进行手术设计，但是基本的手术设计原则、手术时间的选择、手术方法设计、切口设计是有一定的原则和规律的，所以每个面部轮廓整形美容外科的医师一定要认真掌握并灵活运用。

一、手术设计原则

（一）美学设计原则

在进行手术设计时，要遵循面部五官比例的“三庭五眼”学说、黄金分割定律以及对称和谐整体美的原则，还应与求美者的年龄、民族及时代气息相结合。这些原则在手术设计时是一定要遵守的。

（二）整体设计原则

当某人要求做某一美容手术时，一定要对其外貌进行整体观察，以便决定施行手术后对整体面部轮廓是锦上添花的手术，做到什么程度才是恰到好处，而不是弄巧成拙，这就需要外科医师要有艺术家的审美眼光，要有数学家的精准设计，要有精雕大师精益求精的操作技能，要根据整个面部的美的曲线从整体设计出发，达到满意效果。在对待有多个缺陷的求美者时，可同时做几种手术，有时须分次完成，主要取决于手术效果。

（三）安全简便原则

面部轮廓手术并不是做得越大、越复杂，效果就越好，越能显出医师的水平。美容手术首先是要考虑到求美者的生命安全，无论在何种情况下安全是第一位的。从安全及减少并发症出发，需要再次手术时需隔几个月后再做第二次手术。另外，美容手术不一定都选择复杂的术式进行，而是以效果和安全为主。

二、手术时间选择

（一）即时手术

求美者符合手术适应证，且手术动机明确，精神心理正常，身体检查状况良好，医院或门诊条件具备，医师有把握胜任该种手术，则可在当天或1～2天内施行手术。

（二）择期手术

虽然求美者要求的手术可以实施，但有以下情况时手术要予以推迟。

1 求美者手术动机不够明确，沟通不太顺畅，需要进一步沟通者。

2 求美者心理准备不足，期望值过高，对可能发生的并发症不理解。

3 求美者全身情况差。当全身抵抗力低下如大病后初愈、生育后未满6个月，或有其他重要脏器疾患时，暂不宜手术。

4 手术区附近有炎症。手术区有毛囊炎、疖肿或其他慢性感染时，应推迟到炎症痊愈后方能手术。

5 女性在月经期或在经期前后2～3天内，不宜手术。

6 服用保健品、抗凝剂、活血化瘀药物时，则需停药2周后才可进行手术。

第三节　面部轮廓整形美容外科的围术期处理

一、麻醉和体位

手术时应选择可升降、可调体位、较好的手术台，可按手术中的需要随时调整体位。受术者的体位安置应遵循有利麻醉和手术顺利实施，保护病人在整个手术过程中免受意外伤害的原则。手术台应铺垫柔软的垫子，便于病人的四肢在固定状态下处于自然松弛状态，并便于心电、血压等导联器放置，头部置于可以限制摆动的塑形头垫上，或在两侧颈后部塞垫固定，整个身体可呈10°～15°头高脚低位。

随着麻醉插管技术的发展，目前的经鼻气管插管已相对容易一些，而且能将病人的痛苦降至最小限度。无论是盲插还是使用纤维插管镜辅助，受术者都可在清醒或诱导状态下完成插管步骤。

面部轮廓外科手术术中需要多次改变头的位置，而且手术时间较长，常规使用直接经鼻气管插管可能造成管道脱出，所以要求气管插管有良好的固定，以防止术中发生脱管。

麻醉医师随时注意导管不能因体位的变动而产生折叠，造成通气障碍，并防止波纹管与导管间的连接松动或脱落。

二、手术术中监护

所有现代化的手术室都具备完善的监测功能、中心供氧系统、中心吸引系统，麻醉医师可借助于各种先进的监护仪器和辅助配套系统随时密切观察病人术中(包括术后短期)的情况,保证对术中所发生的问题能及时有效处理,防止各种并发症的发生。

术中监测的内容一般包括:①血压和脉搏;②心电图;③血氧饱和度;④体温。使用现代化监护仪可在同一个仪器上同步监测上述 4 项指标。如果不具备这种监测能力,血压袖带和心前区听诊器是必需的。

如有必要,动脉血气分析、血电解质和血糖等亦可随时监测。

术中应维持正常体温,这对于减少术后并发症、加速康复具有重要意义。术中体温过低,会使机体的神经内分泌系统反射性地增加去甲肾上腺素水平,导致血流动力学改变,外周血管收缩,血压升高,并持续到术后复苏阶段。因此,术中应保持室内温度恒定,病人的铺盖物适宜。

手术时间超过 2h 以上的面部轮廓外科手术病人术前要常规导尿,防止发生尿潴留或膀胱过度膨胀。术中的尿量检测可以反映病人的体液容量和肾脏灌流量情况,一般术中排尿量应维持在不少于 0.5～1ml/(kg·h)的水平,此时判断血液有效循环有一定的意义。

三、控制性降压技术

控制性降压的目的是:减少术中出血和输血的可能;使手术野相对比较干净和清楚,便于精细操作;避免反复吸血,缩短手术时间。面部轮廓外科的手术操作,如上颌 Le Fort Ⅰ型截骨术完成降下折断术、下颌升支矢状劈开术、上下颌前部截骨术和水平截骨颏成形术等由于出血较多,比较适合使用这种技术。

控制性降压技术的效果是稳定的。Shaberg 和 Chan 认为,术中血压较术前水平降低 20%,可减少术区出血 40%。Bergman 通过动物实验证实,控制性降压药物和氨氟醚协同使用,可明显地减少口面部的血流量。

四、术中输血输液

手术中大量失血,会影响血液对脏器的供氧能力,当血液丢失量超过 800ml 或失血导致血压不稳定时必须输入同型血液以补充红细胞的不足。

出血量一旦超过全血量的 15%～20%、尿量低于 50ml/h 时,血压降低,应该给予输血。补血量与失血量之间的差别,一般不能超过 400～600ml。

术中保证输液通道畅通,每小时输入量维持在 800～1200ml。

五、术中用药

除麻醉用药外,术中常使用抗生素和激素类药物。面部轮廓整形美容外科手术并非绝对无菌,术中需完成深在部位操作,甚至游离骨或骨代用品植入,有术后感染的可能性,而术后感染主要是术中污染所致。病人处于全麻状态,加之手术原因,全身免疫力和抵抗力都不稳定,因此面部轮廓整形美容外科手术中使用抗生素是必要的,一般常规使用青霉素 480 万单位或头孢拉啶 2g 加入生理盐水 100ml 静脉滴注,以预防感染发生。

术中使用激素类药物可减弱麻醉和手术带来的喉头、气管黏膜、头面部水肿反应,术中常规使用氢化可的松 100mg 或地塞米松 5～10mg 静脉滴注。

六、术中保护

面部轮廓整形美容外科手术时间较长,距眼、耳等器官近,而且眼、耳都包裹于铺巾下,不便保护，所以其保护工作应在铺巾前进行。耳应使用棉球填塞，以防血液和冲洗液流入外耳道。眼应在麻醉后，将具有润滑和保护作用的红霉素眼膏或金霉素眼膏挤入眼中，使其闭合，防止角膜和巩膜损伤。眼睑表面使用一次性无菌贴眼膜覆盖保护，术后轻轻揭除眼膜，并将少量眼药膏放入结膜囊中。全麻成功后，常规消毒铺巾完毕，口咽腔使用柔软的纱布填塞，因为即使气管内插管配有气囊，仍不能完全避免误吸和术中吞咽血液。术后清点纱布时，必须牢记取出口咽填塞物。

长时间手术操作，病人体位保持不动，肘部、臀部、足跟等受压部位可能发红甚至产生压疮样反应。巡回护士应随时检查这些部位，在可能的情况下变换受压部位或垫以柔软敷料，加强对皮肤的保护。

另外，手术中反复使用凡士林油或红霉素眼膏涂抹唇黏膜，是防止术中反复牵拉、器械触碰造成术后唇黏膜溃疡、糜烂的有效手段。在进行上颌骨高位截骨操作时，术者应确保同时观察器械操作与眼部的位置关系，避免意外伤害。

在施行控制性降压麻醉的面部轮廓整形美容外科手术中，由于皮肤的血液灌流量明显下降，对压迫缺血变得敏感，术者长时间的无意压迫或鼻腔插管对鼻翼的过度牵拉，都可能导致受累部位损伤甚至坏死。

（艾玉峰　倪云志）

参考文献

［1］丁芷林，汪良明.美容外科手术技巧［M］.北京：北京出版社，1997.
［2］李世荣.现代美容整形外科学［M］.北京：人民军医出版社，2006.
［3］柳大烈，艾玉峰.美容外科学［M］.第2版.北京：科学出版社，2003.
［4］高景恒.美容外科学［M］.北京：北京科学技术出版社，2003.
［5］亓发芝.美容外科学［M］.北京：中国医药科技出版社，2006.

第七章 面部轮廓整形美容外科常用设备器械材料

第一节　图像影像采集设备

一、医学中的 CT

电子计算机断层扫描(computed tomography,CT)是利用精确准直的 X 线束与灵敏度极高的探测器一同围绕人体的某一部位作一个接一个的断面扫描,每次扫描过程中由探测器接收穿过人体后的衰减 X 线信息,再由快速模 / 数(A/D)转换器将模拟量转换成数字量,然后输入电子计算机,经电子计算机高速计算,得出该层面各点的 X 线吸收系数值,用这些数据组成图像的矩阵,再经图像显示器将不同的数据用不同的灰度等级显示出来,这样该断面的解剖结构就可以清晰地显示在监视器上;也可利用多幅相机或激光相机把图像记录在照片上。CT 检查主要是横断面的检查,直接的冠状检查仅限于颅脑和五官(图 7-1)。

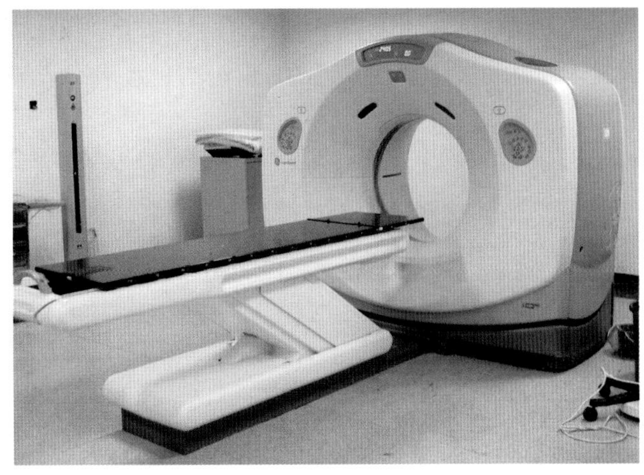

图 7-1　CT 机

(一) 三维 CT

目前使用的 CT 扫描机多为第四代螺旋 CT 机,它有一个 2MHU 的旋转阳极 X 线管和 4800 固体探测器,探测器环行排列,固定在扫描架上,螺旋扫描是利用 X 线管连续旋转,配合检查床的连续均匀运动,对某一部位持续不断地扫描,得到该部位连续的螺旋式断面解剖图像。其特点就是螺旋扫描中无间隙,避免了器官随呼吸而运动时“小的病理”改变被漏掉,假如把传统的 CT 切层当成像切萝卜片那样一片一片地切,则螺旋式 CT 就像做螺钉那样的螺旋式切割一片一片的萝卜,并且螺旋式 CT 可重建出比传统 CT 扫描质量高的 CT 三维图像,这样我们就可以利用 CT 的三维重建技术,进行术前的测量和标记(图 7-2)。

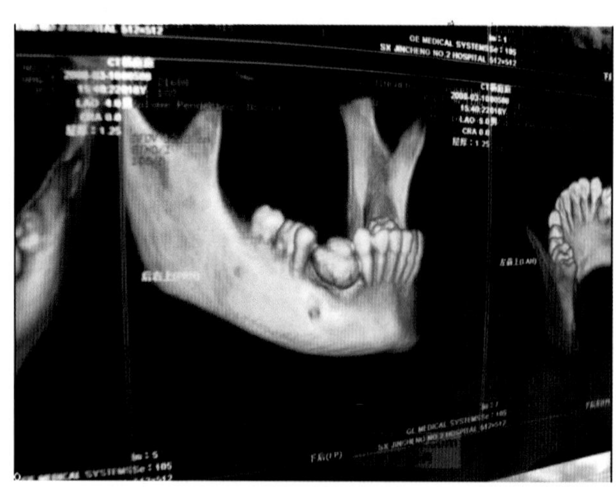

图 7-2 三维 CT 扫描成像

（二）三维摄影

1 传统胶片相机 胶片照相机是用感光胶片反景物拍摄下来的摄影器材。随着柯达公司的倒闭,胶片相机也进入了博物馆。

2 数码相机 数码相机是一种利用电子传感器把光学影像转换成电子数据的照相机。数码相机是集光学、机械、电子为一体的产品。它集成了影像信息的转换、存储和传输等部件,具有数字化存取模式,与电脑交互处理和实时拍摄等特点。其优点:拍照之后可以立即看到图片,从而提供了对不满意的作品删除后立刻重拍的可能性,减少了遗憾的发生;只需为那些想冲洗的照片付费,其他不需要的照片可以删除;色彩还原和色彩范围不再依赖胶卷的质量;感光度也不再因胶卷而固定;光电转换芯片能提供多种感光度选择(图 7-3)。

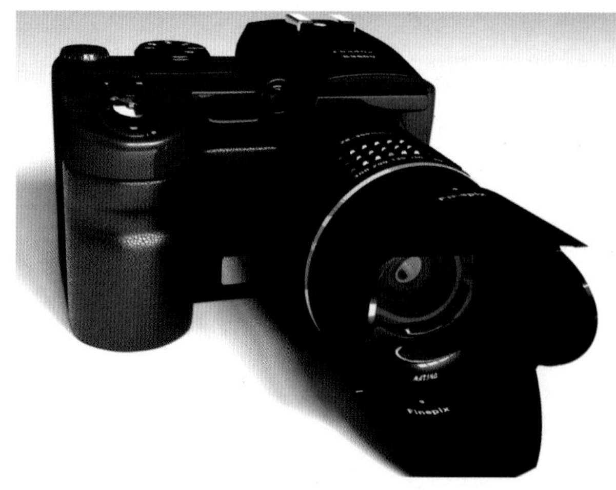

图 7-3 数码相机

3 三维相机

（1）三维相机结构：三维数码相机装配有 2 个镜头。我们用双眼看物体的时候，左右眼分别从稍微不同的角度捕捉物体，因此左右的影像有微妙不同，这两个影像在大脑中合成后，我们便可以立体性地把握住物体的轮廓。因此，从理论上来讲，照相机装上左右两个镜头便可以再现立体影像。但是，原有的照相机技术不可能实现接近于人眼的功能。例如，即使让左右两个快门同时开闭，也会产生微小的时间偏差，造成左右影像的偏离。

（2）三维相机工作原理：揭开三维影像原理，可以把它的原理简单化。我们可以做一个实验：两只手同时拿上笔或者筷子，闭上一只眼睛，仅用另一只眼睛，尝试将两只手中的笔或者筷子尖对到一起。你会发现完成这个动作要比想象的难。一只眼睛看到的物体是二维图像，利用物体提供的有关尺寸和重叠等视觉线索，可以判断位于背景前这些物体的前后排列次序，但是却无法知道它们之间究竟距离多远。好在人的视觉系统是基于两只眼睛的，水平排列的两只眼睛在看同一物体时，由于所处的角度有略微不同，所以看到的图像略微差别，这就是所谓的视差。大脑将这两幅画面综合在一起，自动合成分析，就形成一种深度的视觉。同时，大脑还能够根据接收到的两幅图像中，同一物体之间位差的大小，判断出物体的深度和远近，距离眼睛越远，位差就越小，反之就越大。这就是三维影像的基本原理(图 7-4)。

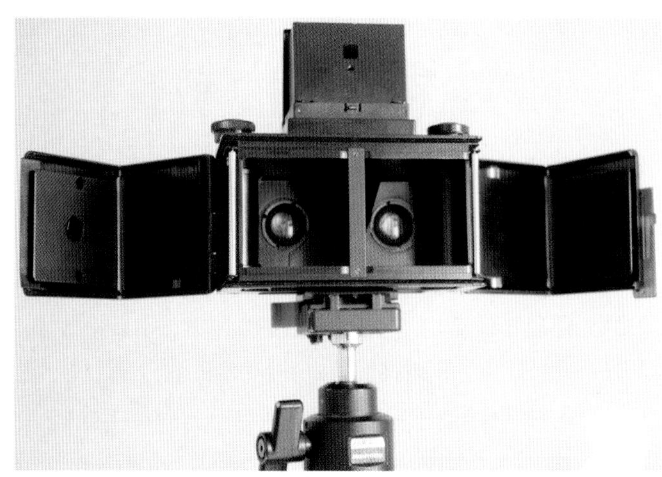

图 7-4　三维相机

二、轮廓整形模拟系统

轮廓整形模拟系统是一种模拟逼真的整形手术，根据医师或求美者的需求，进行手术部位拖动、增长和收缩，达到两者所希望的效果的编辑软件。在世界各地有超过 100 万的用户和真正的整形外科医师在使用该程序。

该系统用以模拟各种整形手术：①隆鼻（鼻整形术）；②隆（瘦）胸、臀部；③隆唇；④下巴和面部轮廓整形；⑤瘦身、吸脂；⑦隆肌肉；⑧任何部位都可重塑、增长或收缩。您可用此程序编辑某人的照片取乐，或用于严肃的整容决策过程。

此程序简单易用，即使在小屏幕上也非常方便。使用方法：

（1）从您的相机或设备的照片库中导入半身或全身照片。照片应背景颜色单一、拍摄光线充足、轮廓清晰可见。

（2）用手指拖动、增长或收缩您想编辑的身体部位。例如，消除您鼻子上突起、隆胸甚至瘦身。

（3）如果对上一步修改不满意，您可以撤销最近的更改。

（4）您可旋转设备，从单视图切换到双视图，在同一屏幕上轻松地比较编辑前后的图片。

（5）放大并使用双视图的方式可查看您对实时工作区镜像所作的更改。这对在小屏幕上进行精确的编辑非常有帮助。

（6）播放原始照片和编辑后照片之间的动画，进行新旧照片对比（图 7-5）。

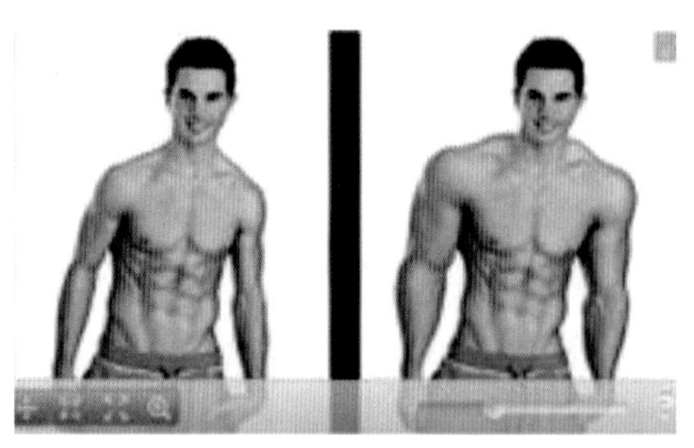

图 7-5　模拟软件成像

第二节　微动力系统

微动力系统主要供颌面骨手术磨削、钻孔、切割等外科骨骼造型、接驳、骨体移植实施应用包括：下颌骨切除术，下颌骨圆弧截骨术，下颌骨矢状截骨术；下颌骨前伸，外科整畸术，颞下颌关节切除术；上颌骨切除术，上颌前突外科整畸术；颧骨过高整容术，上、下颌骨内固定术，等等。现在还有双动力的动力系统，其特点：①带冷光源照明，微电机传动和轴传动双动力数显主机。②快速急刹车。③可在一个病人身上同时开展两个不同的手术。在实际应用中，一动力出现故障，另一动力作为备用。④功率大、特大扭矩、恒定转速、高效率。⑤低噪声，不发热。颌面部的手术器械还包括：骨锤、剥离器、下颌缘剥离器、冷光源拉钩、骨刀、定位器、钢尺、组织钳、脑压板、持针器等（图 7-6，图7-7）。

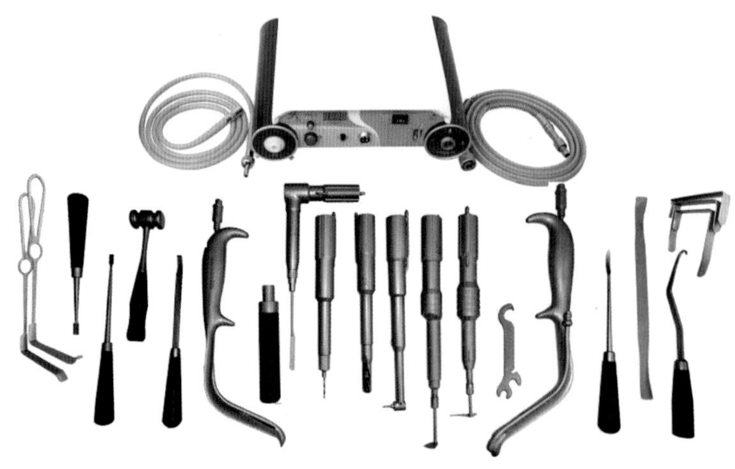

图 7-6　颌面外科器械

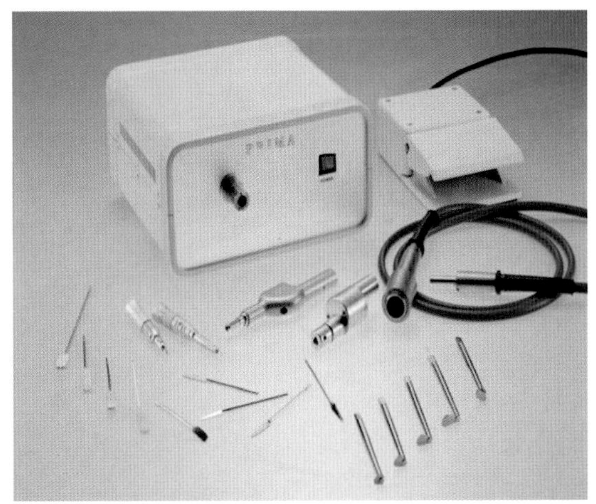

图 7-7　微动力系统及各种电锯

艾玉峰教授还发明了独特的下颌角定位器(图 7-8,图 7-9,图 7-10),大大提高了截骨的准确性,节省了手术时间。

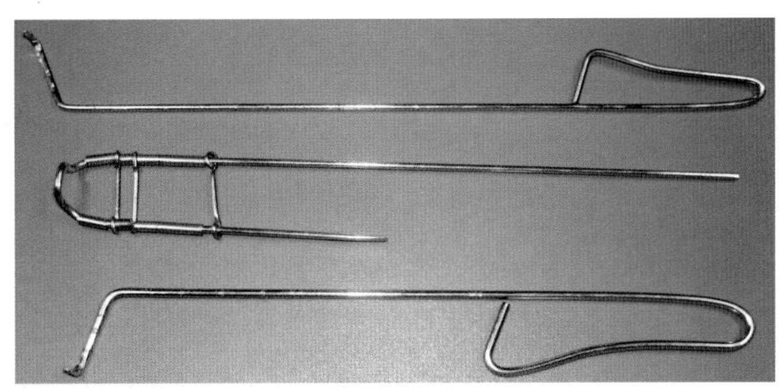

图 7-8　下颌角定位器

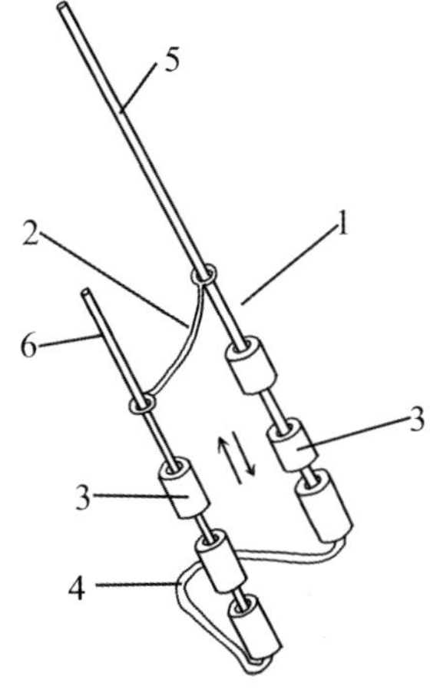

图 7-9　定位器结构图

1. 定位器滑杆　2. 定位横杆　3. 定距滑动套管
4. 下颌角环状钩　5. 长柄　6. 短柄

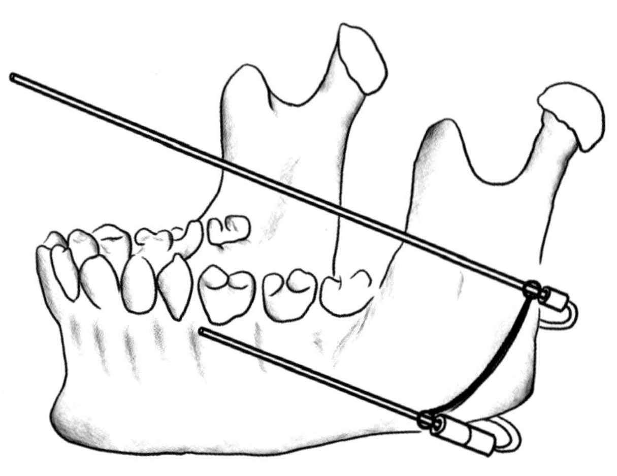

图 7-10　定位器使用示意图

一、内镜

内镜是一种光学仪器，是由冷光源镜头、纤维光导线、图像传输系统、屏幕显示系统等组成，它能扩大手术视野。使用内镜的突出特点是手术切口小，切口瘢痕不明显，术后反应轻，出血、青紫和肿胀时间可大大减少，恢复也较传统手术快，非常符合美容外科美丽不留痕的要求。

内镜通常有两个玻璃纤维管，光通过其中之一进入体内，医师通过另一个管或通过一个摄像机来进行观察。有些内镜甚至还有微型集成电路传感器，将所观察到的信息反馈给计算机。内镜大体可分为三大类：硬管式内镜、光学纤维（软管式）内镜和电子内镜。

内镜分为单功能镜及多功能镜。单功能镜是指没有工作通道，仅有光学系统的观察镜；多功能镜指除具有观察镜的功能外，在同一镜身还具有至少一个以上的工作通道，具有照明、手术、冲洗及吸引等多种功能（图 7-11）。

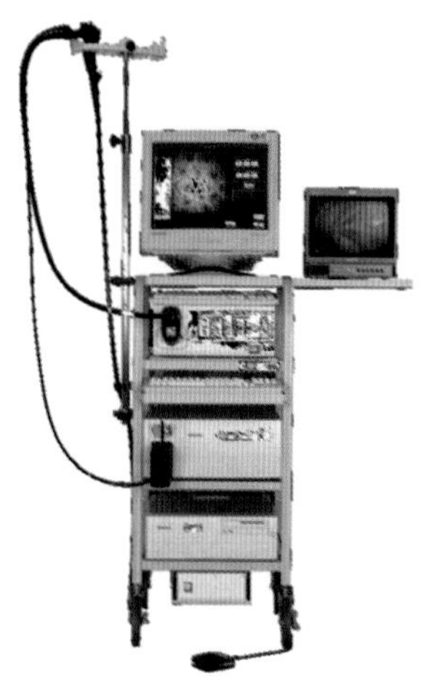

图 7-11　内镜系统

二、电刀

高频电刀（高频手术器）是一种取代机械手术刀进行组织切割的电外科器械。它通过有效电极尖端产生的高频高压电流与肌体接触时对组织进行加热，实现对肌体组织的分离和凝固，从而起到切割和止血的目的。

高频电刀有两种主要的工作模式：单极和双极。

（一）单极模式

在单极模式中，用一完整的电路来切割和凝固组织，该电路由高频电刀内的高频发生器、病人极板、接连导线和电极组成。在大多数的应用中，电流通过有效导线和电极穿过病人，再由病人极板及其导线返回高频电刀的发生器。

（二）双极模式

双极电凝是通过双极镊子的两个尖端向机体组织提供高频电能，使双极镊子两端之间的血管脱水而凝固，达到止血的目的。它的作用范围只限于镊子两端之间，对机体组织的损伤程度和影响范围远比单极方式要小得多，适用于对小血管（直径＜4mm）和输卵管的封闭。故双极电凝多用于脑外科、显微外科、五官科、妇产科以及手外科等较为精细的手术中。双极电凝的安全性正在逐渐被人们所认识，其使用范围也在逐渐扩大（图 7-12，图 7-13）。

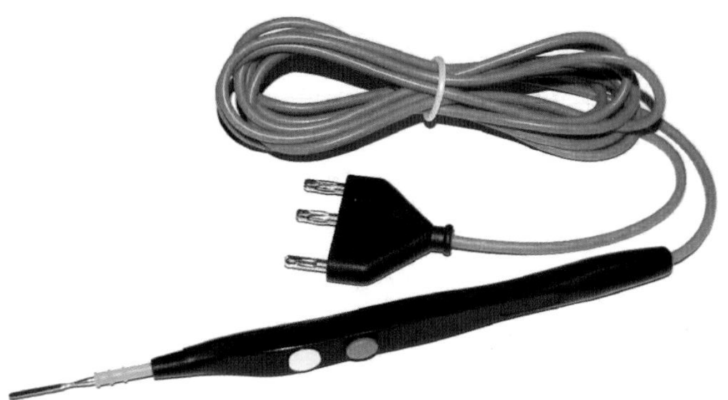

图 7-12　电凝

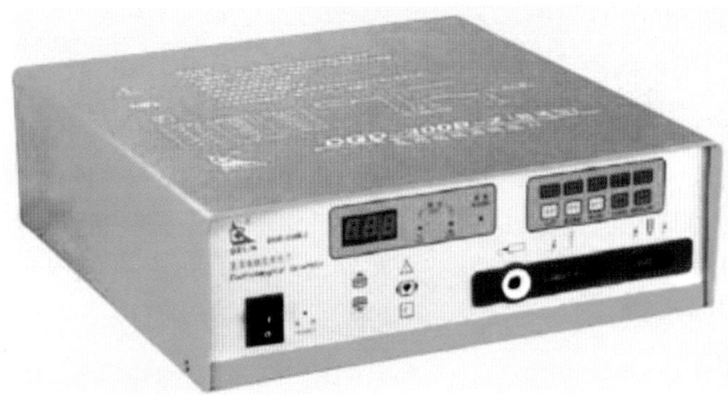

图 7-13　电凝机

三、冷光源

冷光源是利用化学能、电能、生物能激发的光作为光源，具有亮度强、不发热的优点及变闪特性。物体发光时，它的温度并不比环境温度高，这种发光叫冷发光，我们把这类光源叫做冷光源（图7-14）。

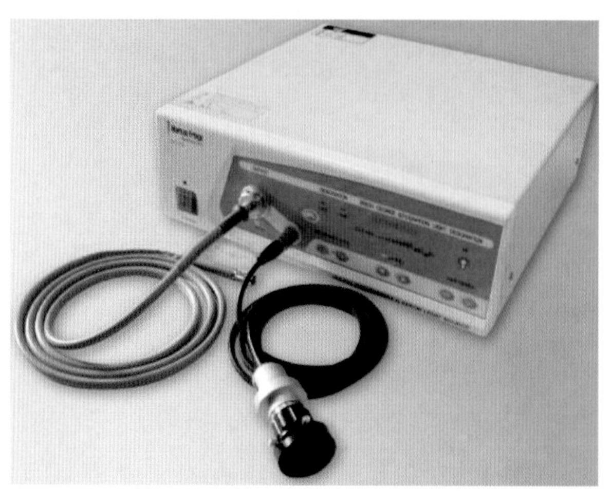

图 7-14 冷光源

冷光源的特点是把其他的能量几乎全部转化为可见光了，其他波长的光很少；而热光源就不同，除了有可见光外还有大量的红外光，相当一部分能量转化为对照明没有贡献的红外光了。热光源加红外滤波片后出来的光应该和冷光源发出的光差不多，因为已经滤掉了红外光。

四、吸脂机

负压吸脂术是利用较大的负压、特定的吸管、吸头和适当的麻醉将局部脂肪吸出。负压抽吸机：从理论上讲，凡是电动吸引器真空负压达到 100kPa（1 个大气压），均可将脂肪吸出。但是普通的电动吸引器有两个不足：一是达到额定的负压速度较慢，因而所需的时间较长；二是抽吸的引力不够恒定，如吸头较小，则吸出脂肪较困难。专业的吸脂机则可弥补以上的不足，保证手术的需要。

导管：通过导管将吸引机器与吸头连接起来。导管应为透明的硬质硅胶管或塑胶管，透明以便于随时观察管内流动的内容物，硬质可以承受管内负压的压力，否则管壁的强度如抵抗不住负压的压力，管腔会变小、变窄瘪缩，影响压力的传导。同时管壁也要有一定的弹性，以适应导管弯曲，避免折断。

脂肪抽吸器：由吸头、吸管和手柄三部分组成。质地有不锈钢、镀层铜管钢质和硬塑等。脂肪抽吸器要求有一定的强度、韧性，能适度弯曲而不会造成折断。吸头的发展可谓走过了漫长的道路。最初应用的是锐性头，在吸孔内有锐性的类似刀刃的孔缘，以便于术中切割和刮吸脂肪。但由于损伤太大，逐步变为钝头小吸孔的吸头。吸孔分单孔、双孔、三孔不等。目前比较成熟的吸头有双孔或三孔的钝性吸头。吸管常为一空心金属管或高强度硬塑管，管的外直径从 2～10mm 不等，常用的是 2～6mm 直径的吸管。吸管一端与吸头连接，另一端与手柄连接。手柄包括手持部分和导管连接部分。手持部分又分为有气孔和无气孔两种。

吸脂机根据原理不同种类及分类主要有如下五种：

（一）湿性吸脂机

20 世纪 70 年代中期，Arped 和 Geoge Fisoher 创造了负压吸脂术，并经历了湿性抽脂机和干性抽脂机。1987 年，Klein 发明了肿胀麻醉技术，使负压吸脂手术的损伤小、出血少、并发症较低，故在临床上广泛使用。

（二）超声波吸脂机

1992 年，Zocchi 首先应用超声波吸脂机。相对于负压吸脂术，超声波吸脂机由超声波发动机、传感器、连接线以及钛金属头组成。其原理改进基于两点：超声波在液体传导时产生的膨胀与压缩周期作用;人体脂肪组织与液体相似的低密度特性。

(三)双泵共振吸脂机

利用共振原理,在电脑程序准确控制下的吸管模拟取脂肪细胞固有频率相同的机械性共振波进行损坏大厚脂肪细胞,吸收大厚脂肪。

(四)聚能震波吸脂机

该吸脂机采用聚能震波原理选择性地吸取脂肪,并在以往的吸脂机的基础上进行了技术升级改进,以压缩气体为动力产生聚能震波。

(五)水动力吸脂机

水动力吸脂塑身系统是基于精确螺旋式水刀,通过加压水流精确作用于目标组织,有选择地分离脂肪细胞的利用水动力的吸脂技术(图 7-15)。

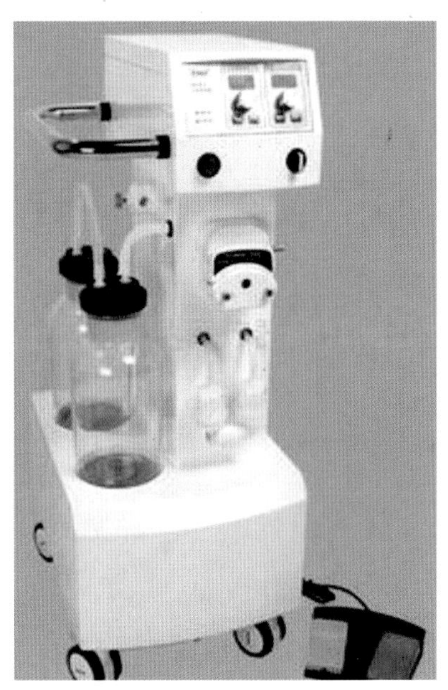

图 7-15　吸脂机

第三节　常用材料

一、固定用材

(一)钛板

钛板是用于制造植入人体内的医疗器件、假体或人工器官和辅助治疗设备的钛合金,主要有钛 6 铝 4 钒、钛 5 铝 2.5 锡、ELI 钛 6 铝 4 钒等合金。它们强度高、力学性质接近人骨,强度远优于纯钛,还具有耐疲劳、耐腐蚀及生物相容性优良等特点,广泛用于各种人工关节、人工骨、骨固定器件、义齿、齿科嵌、固定桥等。钛合金人体植入物是与人的生命和健康密切相关的特殊的功能材料。同其他金属材料相比较,使用钛及钛合金的优势主要有六点:①质轻;②弹性模量低;③无磁性;④无毒性;⑤抗腐蚀性;⑥强度高、韧性好(图 7-16)。

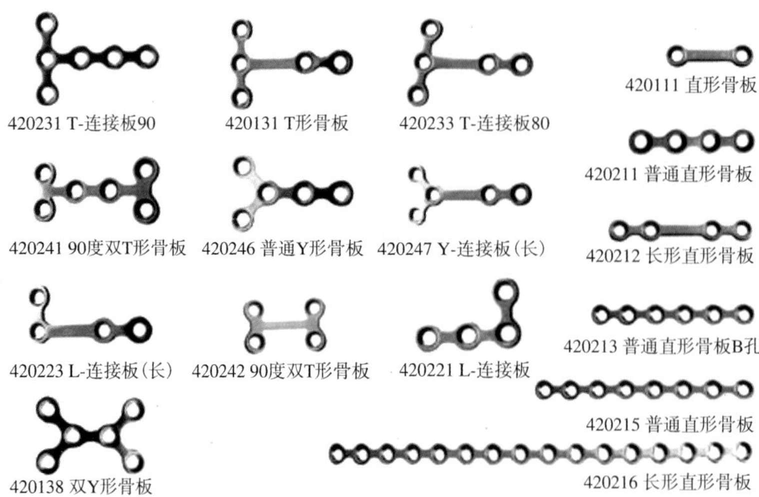

图 7-16　各种钛板

(二) 可吸收螺钉

1 生物学特点　以自增强-聚丙交酯为材料生产的拉力螺钉已广泛用于治疗松质骨骨折、截骨内固定及关节融合内固定。可吸收螺钉生物弯曲度＞130MPa，是松质骨强度的 20～30 倍；拉伸强度为 48MPa，置入体内 2h 后开始发生轴向膨胀、纵向收缩，产生自动加压作用，使固定更牢固；可吸收时间长达 2～4 年。因其生物特点能可靠地固定骨块，并且降解速度慢、机械强度的维持时间长。

2 可吸收钉优点

(1) 用可吸收材料内固定，无金属内固定物突入关节内损伤软骨之忧，减少了感染机会。

(2) 螺钉在降解过程中生物降解率明显滞后于生物吸收率，故降解产物不会在骨组织局部堆积而产生副作用。SR PLLA 螺钉的初始剪切强度是松质部骨质的 3～4 倍，植入体内 12 周后仍与松质部骨质剪切强度相当，故足以维持股骨头骨质的早期稳定。

(3) 无菌包装、无须消毒、使用高效、创伤小、出血少。

(4) 有利于病人进行全面的 MRI 检查(图 7-17)。

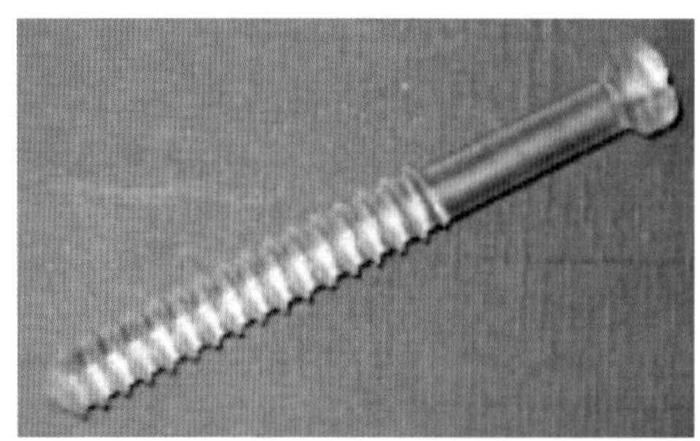

图 7-17　可吸收螺钉

二、赝复体材料

（一）硅胶

医用硅胶是美容外科中应用相当广泛的生物材料，有多种形态，如液态硅胶油、胶冻样硅胶、泡沫状硅胶海绵及弹性固体硅橡胶等。目前应用较多的是固体硅橡胶。硅橡胶具有良好的生物相容性，对人体组织无刺激性、无毒性、无过敏反应、机体排异反应极少；具有良好的理化特性，与体液以及组织接触过程中能保持其原有的弹性和柔软度，不被降解，是一种相当稳定的惰性物质；能耐高温，可消毒；加工成型方便，易加工雕刻形状，使用方便。它的成本比较低，实用性大，不容易出现排斥反应，不对人的身体有任何危害，生物适应能力好，不与人体的毛细血管粘贴（图 7-18）。

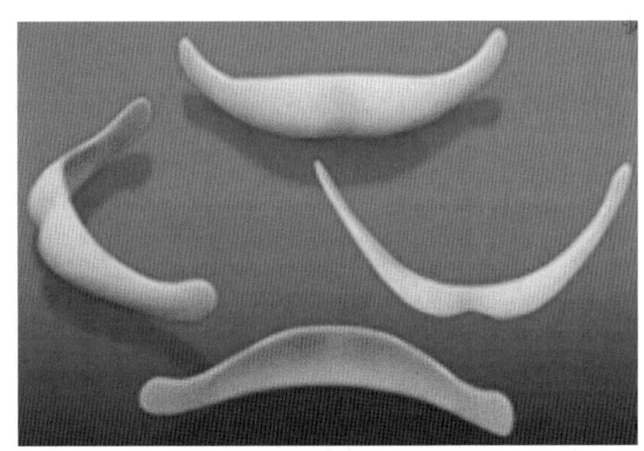

图 7-18　硅胶假体

（二）膨体聚四氟乙烯

膨体聚四氟乙烯（expanded polytetrafluoroethylene，ePTFE）是一种新型的医用高分子材料，由聚四氟乙烯树脂经拉伸等特殊加工方法制成。白色，富有弹性和柔韧性，具有微细纤维连接而形成的网状结构，这些微细纤维形成无数细孔，使膨体聚四氟乙烯可任意弯曲（过 360°），血液相容性好，耐生物老化，用于制造人造血管、心脏补片等医用制品。从医学角度来看，它是目前最为理想的生物组织代用品。由于其良好的生物相容性及特有的微孔结构，无毒、无致癌、无致敏等副作用，而且人体组织细胞及血管可长入其微孔，形成组织连接，如同自体组织一样。

因为膨体聚四氟乙烯是纯惰性的，具有非常强的生物适合性，不会引起机体的排斥。GORE 膨体聚四氟乙烯具有多微孔结构，可以用于多种康复解决方案，包括用于软组织再生的人造血管和补片，以及用于血管、心脏、普通外科和整形外科的手术缝合，从而使医师和病人都能从中获益（图7-19）。

（三）曼特波（Medpor）

曼特波英文学名为 Medpor，是高密度聚乙烯的商品名，此聚合物的自然状态为白色和多孔。曼特波材料的孔较大，平均尺寸在 150μm 以上，孔的容积在 50%左右，每一块种植体材料双层无菌包装，内包装可直接与手术区域接触，产品形状有片状、块状和相应于颅面再造和填充部分解剖形态的形状。曼特波是目前国内安全运用比较广泛的高端假体材料（图 7-20）。

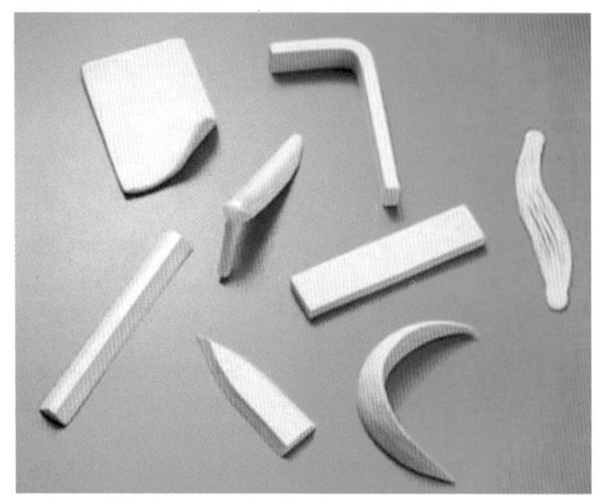

图 7-19　膨体聚四氟乙烯

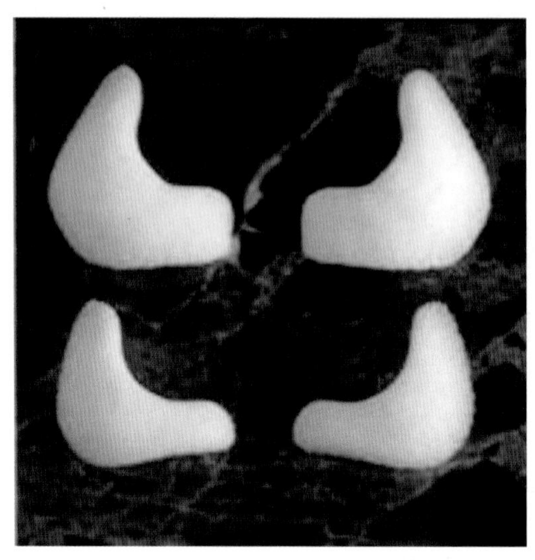

图 7-20　曼特波

三、注射材料

（一）玻尿酸

玻尿酸学名为透明质酸(hyaluronicacid,简称 HA)或称糖醛酸,由双糖单位(葡萄糖醛酸-N-乙硫氨基葡糖)组成的直链高分子多糖,是一种组织中自然存在的物质。自然界中广泛地存在于脊椎动物的结缔组织、黏液组织、眼球之晶状体及某些细菌的夹膜中,在人类皮肤的真皮层中扮演了基质的重要角色,无论是组织结构上整体的保养或是细胞之间的运送都具有很重要的功能。玻尿酸主要用于医疗和美容两大领域,大有取代胶原蛋白、胎盘素和肉毒杆菌之势。由于玻尿酸的不溶水性、低代谢率、高吸水、高保水以及不易在组织转移的特性,热门发展就是使玻尿酸于软组织填充(soft tissue augmentation)的应用上(图 7-21)。

一般而言,注入体内的玻尿酸所维持的效果在 6～9 个月,但这与注射部位的不同及个人体质的差异有关,例如用于嘴唇整形,所能维持的时间就比其他脸部部位要来得短。

注射玻尿酸在使用上相当安全,过敏的概率十分低,一般不需要先做皮肤的敏感测试。不过,仍然有一些并发症是值得我们注意的,像动脉栓塞、纤维化及肉芽组织的形成、局部的红肿及疼痛、局部血肿甚至感染、病人的焦虑及异物感等。

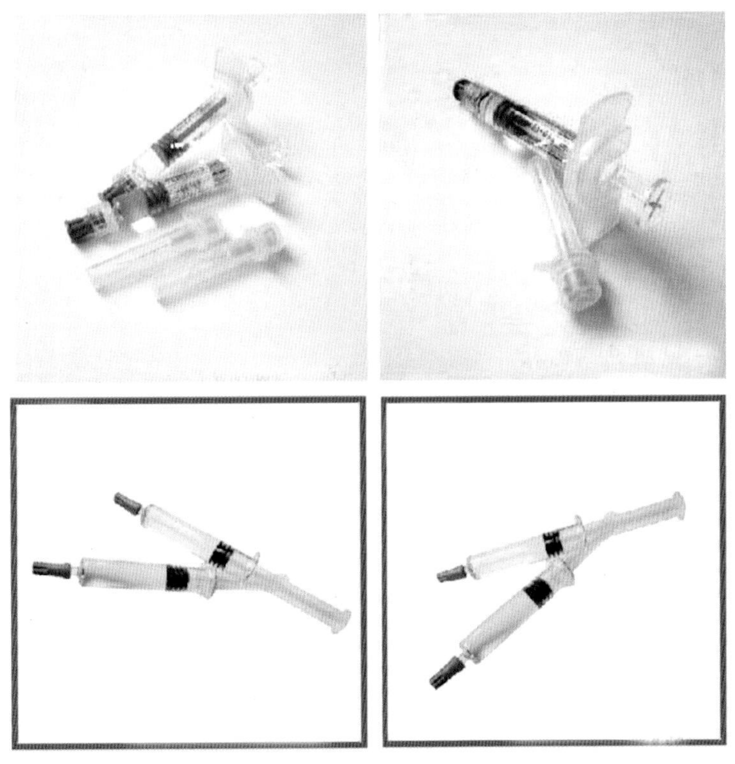

图 7-21　玻尿酸

（二）爱贝芙

爱贝芙(artecoll)的主要成分是胶原蛋白，是一切哺乳动物构成最丰厚的物质之一，由聚甲基异丁烯酸甲酯（PMMA）微球和胶原组成。PMMA 制成外表润滑的圆形微球，直径 32～40μm，以 3.5%的胶原溶液为载体，将圆形润滑微球悬浮在胶原溶液中，经注射进入整形部位。PMMA 圆形润滑微球的特性既保证了其不被人体的巨噬细胞所消化吸收，也保证了将 PMMA 对组织的刺激性降到最小。PMMA 能刺激纤维细胞合成和分泌胶原蛋白。

（三）伊维兰

伊维兰的作用原理基于“暂时细胞矩阵在组织中再生功用”的研讨。由于欧特莱 & 伊维兰的分子链带有温顺的正电荷，能够吸收细胞外基质中带有负电荷的分子(可溶性胶原纤维、弹性蛋白、葡萄糖氨基多糖)渗入细胞矩阵，与四周组织粘连。当电荷平衡后就不再吸收，从而到达圆满填充的目的，同时不会有过度增生的状况发生。伊维兰中的可降解成分会随着岁月流逝迟缓降解，零落成小分子片段(分子量 400～600)，经过肝脏代谢，分泌入胆汁，从肠道排出体外。而组分中的微球则不会降解，其共同的多孔构造可使本身胶原长入微球，构成永世细胞矩阵，效果自然耐久，且不会产生肉芽肿。欧特莱 & 伊维兰产品微球含量高，可以存留 65%以上，是其他同类产品无可比拟的。

四、缝合材料(各类缝线)

医用缝合线是一种用于人体手术缝合的线型材料，从材质发展来看其发展史，经历了丝线、羊肠线、化学合成线、纯天然胶原蛋白缝合线；从吸收性来看，经历了非吸收缝合线和可吸收缝合线；从其物理形态来看，可以分为单纤体和多纤体；根据原材料的来源分为天然缝合线(动物肌腱缝线、羊肠线、蚕丝和棉花丝线)和人造缝合线(尼龙、聚乙烯、聚丙烯、PGA、不锈钢丝和金属钽丝)两种；根据生物降解性能，可分为非吸收缝合线(金属线、棉线、聚酯、聚丙烯等)和可吸收缝合线(羊肠线、聚乙交酯等)。

（一）医用缝合线的要求

1 在创口愈合过程中能保持足够的强度，还应当能够伸长以便适应伤口水肿，并随伤口回缩而缩回到原有长度。

2 创口愈合后能自行降解吸收，不再留下异物。

3 不产生炎症。

4 无刺激性和致癌性。

5 易于染色、灭菌、消毒等处理。

6 可形成安全牢固的结。

7 制作方便，价格低廉，能大量生产。

（二）可吸收缝合线

1 肌腱缝合线　也叫纯天然胶原蛋白缝合线，取自特种动物肌腱组织，具有胶原蛋白材质的诸多特性，和其他缝合线相比具有吸收效果好、拉力强、促进伤口愈合等独有功能。

2 化学合成线　是现代化学技术发展的产物，具有生产容易、成本低等特点。

3 羊肠线　是由羊肠内黏膜下层的胶原基质制得。动物胶原基质通常用三价铬盐处理后可增加强度，通过交联可延长被吸收的时间，但仍改变不了拉力不足、吸收效果不理想、存在排异反应的缺点(图 7-22)。

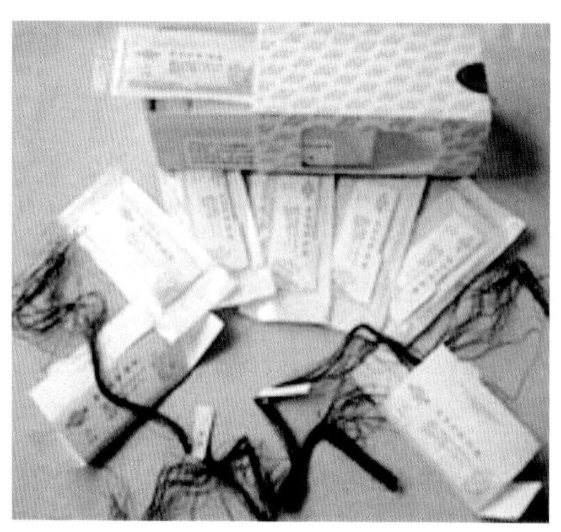

图 7-22　各类缝线

五、包扎材料

（一）普通材料

普通绷带是常用的一种包扎材料(图 7-23)。

（二）弹性绷带

弹性绷带用自然纤维编织而成，质料柔软，弹性极高。

1 用途　主要用于外科包扎护理。

弹性绷带用途广泛，身体各个部位外用包扎、野外训练、外伤急救等可感受到此绷带的各种好处。优点：弹性高，关节部位使用后活动不受限制，不缩水，不会妨碍血液循环或令关节部位移位；质料透气好，不会使伤口凝结水汽，携带方便。

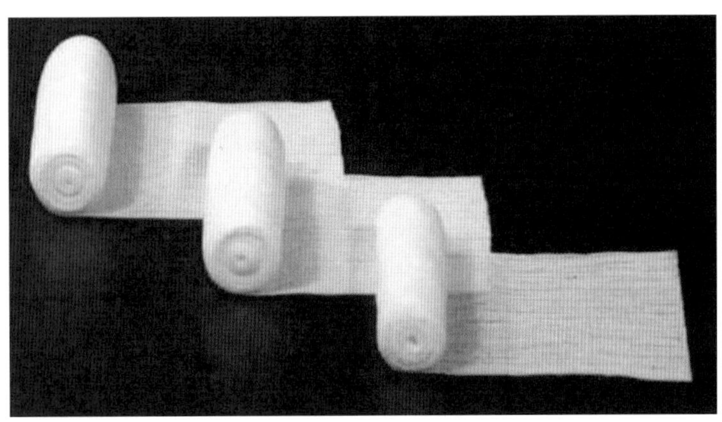

图 7-23　普通绷带

2 分类　自黏性弹性绷带、高弹性绷带、氨纶弹性绷带、100%全棉弹性绷带、PBT 弹性绷带、弹性面罩、弹性头套、全棉织边纱布绷带、PBT 带吸水垫绷带、石膏绷带等(图 7-24,图 7-25)。

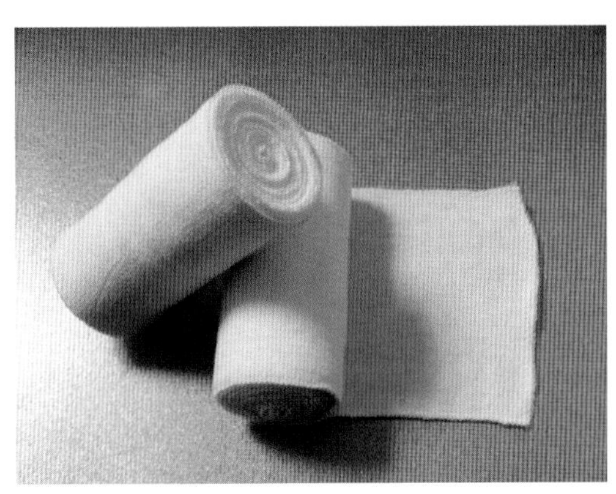

图 7-24　弹性绷带

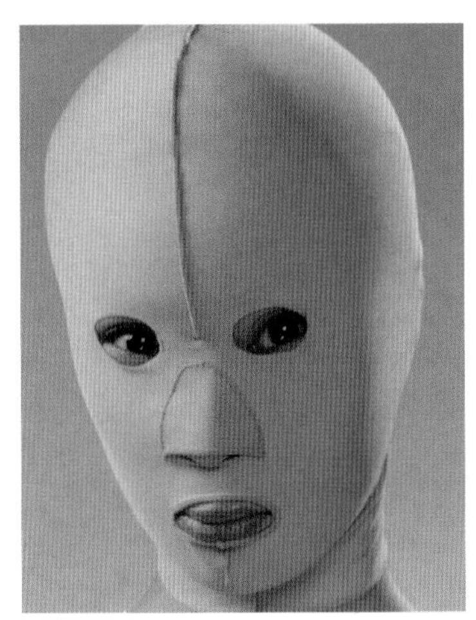

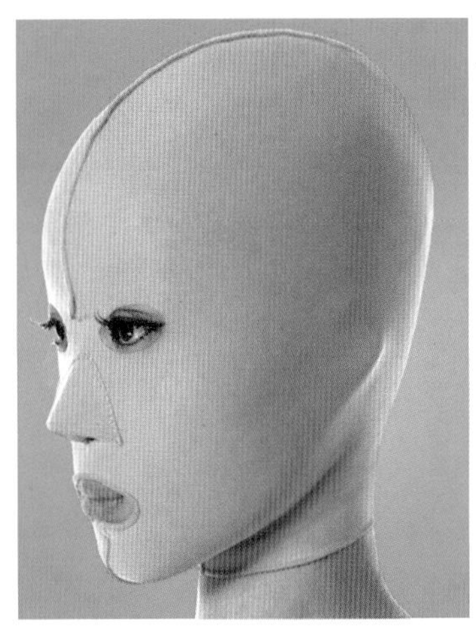

图 7-25　弹性面罩

（艾玉峰　倪云志）

参考文献

[1] 王炜.整形外科学[M].杭州:浙江科学技术出版社,1999.

[2] 宋儒耀,方彰林.美容整形外科学[M].北京:北京出版社,1990.

[3] 艾玉峰,柳大烈.美容外科学[M].北京:科学出版社,1999.

[4] Matthew I R, Frame J W. Policy of consultant oral and maxillofacial surgeons towards removal of miniplate components after jaw fracture fixation: pilot study[J]. Br J Oral Maxillofac Surg, 1999, 37(20): 110-112.

[5] Davidson J, Nickerson D, Nickerson B. Zygomatic fractures: comparison of methods of internal fixation[J]. Plast Reconstr Surg, 1990, 86(1): 25-32.

第八章
面部轮廓整形美容常用充填材料

常用的充填材料根据材料的来源可分为自体材料、异体材料、异种材料及医用生物材料等几个不同种类。

自体材料是指充填材料取自病人自身的皮肤、皮下组织、神经、血管、骨、软骨、筋膜、脂肪等组织，自体组织多为即时采取、及时移植，移植后能重新在受区建立血液供应并存活下来。自身材料不会产生免疫反应，是临床上经常采用的充填材料。

异体组织移植，是具有活性的新鲜异体皮，用液氮保存备用，常用的有异体软骨。异体组织植入体内多是起到临时性的修复作用，除软骨外多需要进行封闭抗原处理，以最大限度减少移植后的免疫反应。

异种材料是指材料来源于人类以外的动物体，如猪、牛等动物的皮肤、真皮、软骨、腱膜等。由于异种动物材料的抗原性较强，所以在应用前必须经过复杂的物理及化学的脱抗原处理才能用于临床。

医用生物材料（biomedical materials）简称生物材料（biomaterials），是医疗用植入生物体或与生物组织相结合，对生物体的组织器官进行置换、替代、填充，以治疗疾病、修复损伤、增强功能、美化形态的材料。1987 年，国际标准化组织对生物材料的定义为：以医疗为目的，用于和活组织接触以重建功能的无生命材料，包括那些具有生物相容性或生物降解性的材料。20 世纪 60 年代以来，高分子工业技术的迅猛发展，极大地推动了医用材料的发展。

生物材料包括人工合成的以及加工后的生物天然材料，主要是指体内植入性材料。广义的生物材料也包括与人体表面相接触的各种修复、固定、修饰材料。生物材料的主要用途是恢复解剖结构及其相关的运动功能，近年来在生物材料中加入一些药物，也可以治疗病理生理疾病而应用于临床。美容整形外科的主要目标是对形体与外观实施改造修饰，经常需要进行缺损组织的替代与填充，应用生物材料移植是美容整形外科的常用手段，很多情况下，人工合成的材料比移植的活体生物组织更加稳定可靠，手术也更方便与安全，因而这个领域的生物材料开发与研究更具有实际意义。

第一节　自体材料

一、自体骨

在整形外科领域，自体骨移植主要用作支持和保护性组织，填充体表凹陷，修复颅骨、眶骨、颧骨缺损及上、下颌骨的缺损和畸形，以及手指再造和手指延长术等。随着颅面外科的发展，骨移植的应用更加广泛。

（一）自体髂骨

一般采用局部浸润麻醉。先将髂嵴部皮肤向下牵拉，沿髂骨嵴作皮肤切口，切口前端不超过髂前上棘。切开髂嵴肌肉附着点和骨膜，在内、外板骨膜下剥离即可显露髂骨（取单侧骨板时，仅剥离该侧骨膜）。放松皮肤的牵拉，皮肤切口即回到髂嵴上方，如此形成的瘢痕可避开骨缘和皮肤的摩擦。然后根据所需取骨范围，用骨凿或电锯取下骨块。病人取仰卧位，可切取髂骨的前 1/3 部分，但要保留髂前上棘，以便维持缝匠肌和股薄肌起始部的完整性。

（二）自体肋骨

以气管内插管全身麻醉为佳，一般取右后肋。皮肤切口循第 7 肋从腋前线向肩胛骨下角方向，切开皮肤、皮下组织和背阔肌，继之分开斜方肌和前锯肌纤维，向上、下方向充分剥离，即可显露第 2～10 肋骨。根据所需植骨的长度和曲度要求，将选定的肋骨骨膜切开、剥离。剥离肋骨上缘骨膜时要从后向前推，剥离下缘时要从前向后推，然后再剥离肋骨深面的骨膜。将肋骨完全游离后用肋骨剪剪断，取下肋骨。骨断端用骨蜡止血，冲洗肋骨床，分层缝合各层组织。用略宽胶布封闭伤口，以减轻术后疼痛，但不宜用长条胶布固定，以免妨碍呼吸。需要用多条肋骨移植时，应间隔切取，以免造成胸壁塌陷。术中慎勿穿透胸膜，术后还应严密观察呼吸情况。

（三）自体颅骨外板

颅骨及颌面骨缺损可以切取自体颅骨外板移植充填修复缺损，供区多选额顶及颞顶部。可根据缺损区的形态大小用微型锯及骨凿截取相应大小的颅骨外板用于移植充填。

二、自体软骨

自体软骨主要用作填充和支持材料，如修复颅骨、颧骨、额部、颏部和眶部等位于皮下的硬组织凹陷性畸形或缺损，下颌骨髁状突截除或脊柱裂所形成的腔洞形缺损，眼球摘除后眶内充填，耳郭再造术支架材料等；也可和与其连接的皮肤或黏膜一起移植，如用耳郭和鼻中隔复合组织修复鼻翼和眼睑缺损。

（一）自体肋软骨

手术在局部浸润麻醉下进行。一般切取第 6～8 肋软骨是沿拟切取的肋软骨走向作切口，长 3～5cm，切开皮肤、皮下和腹直肌前鞘，纵行分开或切断腹直肌纤维，显露肋软骨。纵向切开软骨膜，并在切开的两端各作一横行切开，使软骨膜切口呈“H”形，用骨膜剥离器分离软骨膜，充分显露拟切取的软骨，在拟切断点软骨下方垫以前端弯曲的剥离器，用手术刀切断软骨将其取下。如需切取较大的软骨块，应注意保持软骨间的纤维连接稳定。剥离软骨膜时应仔细，勿用力过猛，以免损伤胸膜。一旦穿透胸膜，应立即缝合，术后严密观察，必要时做闭式引流术。

（二）自体耳软骨

局部浸润麻醉下，在耳郭后方皮肤上作纵切口，分开皮肤，显露软骨。按需要切断软骨周围，仔细于软骨前方皮肤剥离，取下软骨。如不携带软骨膜，可用剥离子分离软骨膜，将其留在原位，但操作较困难，有可能损伤软骨。止血后，缝合皮肤切口，加压包扎。

如将软骨和耳前方皮肤一并切取，应在耳郭前方皮肤上作切口，深及耳前皮肤和软骨，保持耳郭后方皮肤的完整性，再在供区移植全厚皮片。

（三）自体鼻中隔软骨

鼻中隔软骨在鼻整形美容术中由于切取比较方便，故经常被采用。切取鼻中隔软骨时注意在骨与软骨交界处靠近鼻背浅面的软骨长度要保留 1cm 以上，以防造成鼻梁塌陷。

三、自体筋膜

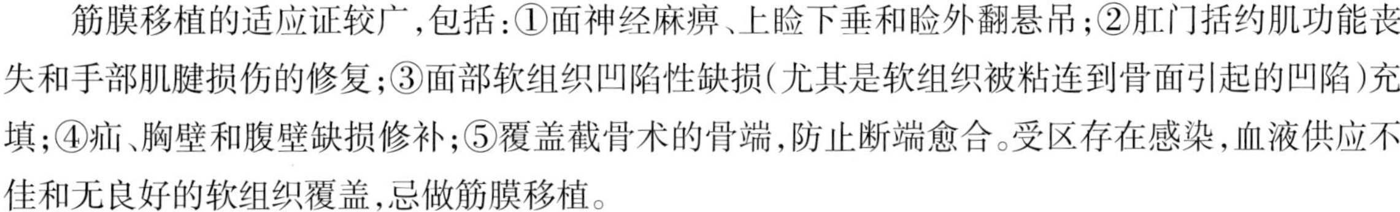

筋膜移植的适应证较广，包括：①面神经麻痹、上睑下垂和睑外翻悬吊；②肛门括约肌功能丧失和手部肌腱损伤的修复；③面部软组织凹陷性缺损（尤其是软组织被粘连到骨面引起的凹陷）充填；④疝、胸壁和腹壁缺损修补；⑤覆盖截骨术的骨端，防止断端愈合。受区存在感染，血液供应不佳和无良好的软组织覆盖，忌做筋膜移植。

（一）颞筋膜

在耳前上方触及颞浅动脉搏动，由此向颞顶部头皮作 T 形切口达毛囊深面。在毛囊和颞筋膜间的皮下组织中钝锐结合剥离，充分显露颞筋膜。用作岛状瓣移植时，按所需筋膜大小将其切开，保留颞浅血管蒂，即可进行转移。小面积耳轮缺损，可用颞浅血管额支携带邻近发际的小块皮肤形成岛状皮瓣修复，但术前最好先用多普勒血流仪检测血管行径。修复耳郭较大范围的缺损或进行耳再造时，可将头皮创缘向内卷折并缝合固定，在颞筋膜上移植中厚皮片；2～3 周后再沿皮片边缘切开，连同筋膜和血管一并掀起，转移至受区。用颞浅筋膜瓣进行颞下颌关节成形术时，注意勿损伤越过颧弓向前上方走行的面神经颞支和颧支。

（二）阔筋膜

小块筋膜可在大腿前外侧作纵切口，翻开皮下组织直接切取。切取较大面积筋膜宜用 S 形切口或作两个平行切口。长的筋膜条可用筋膜抽取器切取，方法是在膝上外侧作一小切口，显露阔筋膜，依所需要宽度将阔筋膜横行切断，将切断的近侧端用止血钳提至皮肤切口外，并将其由抽取器环状口穿出；用止血钳夹住并向远侧牵拉，而将抽取器纵向往近侧推进，达预定长度时推进外套管并做旋转动作，即可切断筋膜条，并从切口抽出。筋膜切取后的缺损可自行愈合或缝合，宽度不超过 1.5cm 就不会发生肌疝。

四、自体复合组织

（一）游离皮瓣

对于面颌部较大范围的皮肤软组织缺损需要修复时，修复所用的组织量比较大，需要同时移植皮肤、皮下组织，甚至包含肌肉筋膜及骨组织时，局部无足够组织供转移充填，则可选用游离皮瓣移植修复的方法。所谓游离皮瓣即在含有知名动脉的供区根据需要大小形态，切取皮肤皮下组织并保留供应皮瓣的动静脉血管蒂一定长度，完全游离于供区，移植于面颌部受区位置，并通过显微外科技术与受区的动静脉血管吻合，使移植组织得以重新建立血液供应并成活，从而达到修复缺损目的。

（二）真皮脂肪瓣

供区宜选在皮肤较厚的部位，如臀、背、侧胸和腹部。最好用鼓式切皮机按画线范围完整地切取薄中厚皮片，皮片的蒂部不切断，然后用手术刀自深筋膜浅面切取该区的真皮-脂肪组织。充分止血后，将皮片原位回植并加压包扎。移植体应较需要量大 1/3 左右（20%～40%），使之矫枉过正以抵消日后的吸收。

五、自体脂肪组织

（一）自体脂肪块

术前应给予预防性抗生素，保证供区无感染。严格备皮，防止毛囊和腺体内的潜在感染。

单纯小块脂肪组织切取：供区可选在腹、臀、上臂或大腿等处，血运要好。切开皮肤后，用利刀和无损伤器械切取，一般切取为薄片状或小块状，应避免挟捏脂肪组织。切取的脂肪组织应立即移植。

（二）自体脂肪颗粒

取大腿内外侧、下腹部、髂腰部、上臂内侧等部位皮下脂肪作移植供区，用膨胀液注入供区皮下脂肪层，不宜过浅，以免形成供区皮肤凹凸不平，然后用 20ml 注射器连接 2mm 内径单孔抽脂管抽取脂肪，将所吸出的脂肪混悬液倒置，采集量大于受区所注入的膨胀液量的 5 倍。如需脂肪颗粒较多时可用无菌贮脂器连接负压吸脂机抽吸脂肪，用敷料贴封闭吸脂针孔，加压包扎供区。

脂肪颗粒的纯化与制备：因抽吸出的脂肪颗粒含有脂肪碎片、液化的脂肪细胞、血液、纤维组织、麻醉药及组织液等，需进行沉淀、清洗。将在注射器中抽吸的脂肪颗粒倒立静置、沉淀后，弃除下层液体成分及上层液化脂肪，留下浓缩的颗粒脂肪备用。

六、脂肪干细胞

脂肪干细胞又称脂肪前体细胞（preadipocyte）或脂肪基质细胞。大量的深入研究表明，脂肪干细胞可能为脂肪移植成功带来希望。研究者认为，脂肪组织中含有一种成纤维细胞样间充质细胞，被认为是未成熟脂肪细胞（immature adipocyte）或前体脂肪细胞。这些细胞体积较小，为低分化细胞，对创伤和缺氧的耐受力比成熟脂肪细胞好。移植初期，成熟脂肪细胞因缺氧和营养不足而坏死，释放脂质，分化为前体脂肪细胞；当氧和营养充足时，前体脂肪细胞又吸收合成脂质，分化为成熟脂肪细胞。这对细胞成活论是个有力的支持。

第二节　生物性充填材料

生物性材料又称生物衍生材料，即将天然的生物体组织经过特殊处理后制成的材料，也称为生物再生材料。这些材料主要取自于动物体，也可取自人类异体。生物性材料又可分为天然生物衍生材料和提纯生物衍生材料。

一、天然生物材料

天然生物材料是将生物体组织取下后用固定、灭菌、冷冻、辐照等物理方法处理，改变组织的一些生物活性（去除或封闭免疫原性等），但保持其原有的组织结构，如戊二醛固定处理的心瓣膜、血管、肌腱，冻干处理的皮片、骨、软骨、辐照皮等。

二、生物衍生材料

生物衍生材料是将生物体组织进行一定的生物化学处理，改变原有的构型，重建新的物理形态，如用再生胶原、弹性蛋白、透明质酸、硫酸软骨素、纤维素、壳聚糖等构成的粉体、纤维膜等，用胶原制品制作的人工皮肤、人工血管、人工晶状体等，用纤维素制作的各种医用膜，用甲壳素与壳聚糖制成的可吸收缝线等。

1 胶原蛋白（zyderm 和 zyplast）　是人体内普遍存在的重要蛋白，占人体蛋白总量的 1/3 以上（25%～45%）。主要分布在皮肤、骨、软骨、肌腱、韧带、筋膜、牙齿和毛囊的细胞外基质中。随着生命体老化，胶原逐渐减少，组织开始逐渐萎缩。

胶原蛋白是细胞外基质中最重要的组成部分，是人体内含量最丰富的蛋白质，占全身总蛋白质的30%以上。胶原蛋白最普遍的结构特征是三螺旋结构，即独特的三重螺旋结构，使其分子结构非常稳定，这样的结构也决定了其特殊的生物学特性。

2　透明质酸(hyaluronic)　具有生物稳定性，不易转移及不溶于水，使其可以成为良好的组织充填剂。临床上当凝胶进入体内组织间隙后，三维立体结构凝胶逐渐降解，由于凝胶逐渐降解，凝胶充填物逐渐消失，凝胶中的透明质酸链缓慢释放，其生物降解过程与内源性的透明质酸降解相同。整个降解过程非常缓慢，且降解过程中能够始终保持原有体积，这种降解过程称为等容降解。等容降解意味着组织中凝胶充填物的体积能够一直维持到透明质酸完全降解之后。凝胶开始降解时，每个透明质酸分子都可以进行性地结合更多的水分子，每个透明质酸分子上都有多个空的水分子结合位点，因此在持续降解和消失过程中，凝胶充填剂可以一直保持着原有的体积和形状。

第三节　人工生物充填材料

有机硅聚合物类材料即硅胶材料是目前美容整形外科应用最广的生物材料。医学上使用的硅胶材料一般为高分子有机化合物聚硅酮，简称硅酮(sillcone)。20世纪英国人发明了聚硅酮，由于其具有无腐蚀性、无毒、无污染、耐高温与低温、耐老化、容易加工等特点，最初开始作为电动机隔热材料、电路包封材料等，后来改为民用防水、耐温材料。20世纪60年代以后作为组织代用材料开始用于医学领域，是当今发展最快、应用最广的一类生物材料。

一、硅胶材料

固体硅橡胶具有一定的强度与韧性，可随意雕刻塑形，有较好的弹性，易清洗，可反复灭菌而不发生理化性能改变，可代替软硬两种组织，在美容整形外科的应用范围很广。

（一）理化性能

硅橡胶具有良好的理化稳定性和生理惰性，具有疏水性、透气性、耐热性以及良好的工艺性能；具有较强的抗老化性能，永久变形率非常低，有一定的抗酸、碱能力，可以耐高温、高压，并具有术中可塑形、色泽可调配、有弹性、易清洗、可反复消毒灭菌等特点。

（二）生物学性能

硅橡胶具有良好的生物相容性和生物惰性，植入机体后组织不能长入，会使局部产生轻微的异物反应，并产生纤维包膜，包裹植入的硅胶体，对周围组织及血液无明显的毒、副作用，无组织学改变。

（三）临床应用

1　隆鼻术　应用固体硅橡胶假体隆鼻是目前隆鼻术中应用最多、效果较佳的一种方法。目前常用的硅橡胶隆鼻假体形状有两类，一种是柳叶形，不带鼻尖及鼻小柱部分；另一种是L形，带鼻尖及鼻小柱部分。L形假体又分带鼻翼与不带鼻翼两种，每种假体均有大、中、小等不同型号，供不同病人使用，在手术中还需要进一步修剪塑形。隆鼻假体一般从鼻翼内侧或鼻小柱正中切口向上植入鼻背筋膜下，手术时需注意保持假体位于正中位置，并随时调整高度。

2　隆颏术　隆颏硅橡胶假体呈扁平弧形，与下颌正中的曲线相适应，一般从口内下唇龈沟切口植入，紧贴骨面放在下颌骨颏尖部位。隆颏手术损伤小，操作也较容易，手术效果显著，大多数情况下均能获得自然满意的外形。注意假体大小的选择要适当，贴合下颌骨的假体与两侧下颌体的过渡要自然。另外，术中分离腔隙的大小要适中，腔隙太大，假体易移位；太小，假体不易植入，且造成较大张力，导致按触部分的骨吸收。

3 额骨、颧骨、颅骨等的充填及再造手术　因先天发育不足或后天(如肿瘤术后、外伤等)因素造成的额部扁平、颧弓塌陷、颅骨内陷或不对称等畸形，均可采用硅橡胶假体充填扩大。一般使用扁平型硅橡胶假体，注意修剪假体边缘使之逐渐弯曲变细，避免出现台阶。充填量不足时，可多层硅胶片重叠使用。在额、颧部植入假体时，植入的层次不要太浅，否则周围包膜收缩后会使假体轮廓变得明显，从而影响美观。

二、聚四氟乙烯生物材料

聚四氟乙烯(polytetrafluoroethylene，PTFE)又称聚四氟乙烯碳(polytetrafluoroethylene carbon，PTFEC)，是一种有机氟化物-四氟乙烯的多聚体。在整形外科、神经外科、颌面外科等领域，需采用海绵状、片状或块状 PTFE 充填骨组织缺损或面部软组织凹陷。近年来还广泛用于腹壁、胸壁缺损的修补。在美容整形外科领域，近年来常用于耳、鼻的成形术等，同样取得了良好的疗效。海绵状或块状聚四氟乙烯的缺点是机械性能不够好，不适合提供结构的支撑作用，不能用于承受较大应力的部位。它在切应力的作用下可形成颗粒从而导致慢性炎症反应，引起感染、骨吸收和慢性疼痛。

(一) 理化性能

由于其良好的生物相容性、柔韧性及易雕刻塑形等优点而备受青睐，不断有用于颅颌面部凹陷畸形的充垫、永久性面瘫的悬吊、面部除皱和隆鼻、隆下颌等实例。

(二) 生物学性能

膨体聚四氟乙烯又称 Gore-Tex，是一种极其稳定的四氟乙烯多聚体(ePTFE)，其膨体状态由平均长度为 10～30pm 的聚四氟乙烯纤维相连而成；为多孔结构，其 PTFE 纤维平均长 22μm，直径 5～10μm，紧密交联排列，使其具有良好的强度与韧性，聚合物内的孔隙扩展到 10～30μm，使受区周围的组织可向内生长。ePTFE 于 20 世纪 60 年代开始制成人工血管应用于临床，20 世纪 80 年代开始应用于整形外科作为软组织填充材料。ePTFE 是一种高分子填充材料，由内在聚四氟乙烯纤维多方向相连，它的内在间隙为 30μm，有活细胞难以渗入、很少存在慢性炎症以及异物反应的特点，具有良好的生物相容性，排异反应发生率低。由于该材料价格较昂贵，目前还不能取代其他材料。ePTFE 的优点是无致敏性，有不同的形状，以适应缺损修复的需要，植入体内后可获得自然逼真的感觉效果，是目前美容整形临床最适合的软组织替代品。

(三) 临床应用

在整形外科领域，以 PTFE 作为充填或悬吊材料的应用较多。PTFE 作为充填材料，具有如下特点：①可按需要术中塑形；②比硅橡胶软，术后更趋自然；③无硅橡胶假体的那种透明感；④组织可长入材料内，假体远期固定较好；⑤因硬度欠佳，用于支撑鼻小柱、鼻尖显不足；⑥术后需外固定巩固塑形，以防止愈合前的外形改变；⑦因张力造成的穿出率相对较低。由于 PTFE 具有人体筋膜的特点，用 PTFE 行上睑下垂、永久性面瘫的悬吊，以及用其充填在鼻唇沟、唇周、额部、眶颧部等，也可以修复凹陷缺损或减少皱纹，起到除皱的效果。PTFE 还可作为防止神经、肌腱、关节、皮肤、黏膜等粘连的间隔物。用 PTFE 作人工韧带时需注意，因耐磨损性差，磨损颗粒在组织中有明显的异物反应，可引起关节或其他周围组织的慢性炎症。

三、高密度聚乙烯

高密度聚乙烯(high density polyethylene，HDPE)的商品名为 Medpor，1976 年开始出现临床报道。由于很多医师对一度广泛应用的低密度聚乙烯的硬度、毒性、致癌性等安全总是持有疑虑，因此在相当长一段时期，高密度聚乙烯的应用仅限于头颈部范围。近年来，在美容整形外科领域频频见到这种材料的应用报道，对其生物相容性及临床应用的可行性有了进一步的认识和评价。

四、聚甲基丙烯酸甲酯

聚甲基丙烯酸甲酯为一种热塑性丙烯酸对脂类塑料，是由甲基丙烯酸酯的两种类型组织成的丙烯酸聚合物。一种是经热固化，预先形成的坚硬移植物；另一种是经冷固化的液体，可在手术时塑形。由于其使用中存在一定的并发症，现在多用其聚合物聚甲基丙烯酸甲酯(polymethylmethacrylate，PMMA)。PMMA 俗称有机玻璃，又常称为硬组织替代材料，质硬而轻，机械性能良好，火烤下易塑形，是颅骨成形术或其他骨缺损、隆鼻等充垫的常用材料，也用于人工关节的固定，防止关节粘连的间隔物。与硅橡胶一样，PMMA 植入机体后四周组织不能长入，只是在其外围形成一层纤维包膜。与硅橡胶相比，PMMA 对组织的刺激性较大，周围组织的炎性反应较明显。尽管如此，由于其具有良好的机械强度，曾一度是临床上需要满足一定机械强度或负重部位骨缺损修复的首选材料。另外也有隆鼻、固定人工关节或作为防止关节粘连的间隔物等应用。

第四节　金属类生物材料

一、不锈钢

医学上不锈钢(stainless steel)一直作为制作手术器械的材料，20 世纪 20 年代开始作为组织代用品用于临床。不锈钢是最易制作的组织代用品，其理想的组成成分包括高浓度的镍(可使之质地坚硬)、低浓度的碳(可防止炭化物形成)、一定量的铬和钼(可提高合金的抗腐蚀性)。根据所含元素的不同分为多种型号，目前常用的是 316L 超低碳钢(碳含量不大于 0.03)、不锈钢($OCr_{18}NiMo_2$)等。含氮不锈钢($OOCr_{18}Ni_{14}Mo_3N$)的医用性能更好。这类材料比重较大，约为人体骨密度的 2 倍，常作为人工骨材料。不锈钢价格便宜且容易加工，应用广泛，具有良好的耐腐蚀的特性，尤其适用于植入体内环境。

二、钴-铬合金

钴-铬合金(cobalt-chromium alloys)含 60%～65%的钴、25%～30%的铬，另外还有少量的钼，质地坚硬，但较易被折断，在耐腐蚀性、耐疲劳性及耐磨耗性等方面优于不锈钢。钴-铬合金价格较高，加工比不锈钢困难，常用在摩擦较多的部位或人工关节的金属间滑动连接部分。

三、钛合金

金属钛(titanium)强度大、耐高低温，密度与人骨相近，具有极好的耐腐蚀性与生物相容性，还有良好的理化、力学和综合工艺性能。实践证明，以前凡是用不锈钢或钴-铬合金制成的各类外科植入体均可用钛来制作，且钛与人体有着良好的生物相容性。20 世纪 20 年代以后，钛在医学领域的应用已比较普及，不断有各类钛制人工关节、种植体，以及钛制人工椎体、人工喉、额骨、心脏瓣膜、心脏起搏器等的开发和应用。

第五节　陶瓷类生物材料

陶瓷(ceramics)是目前医用无机非金属材料的主要部分。生物陶瓷包括用于生物医学及生物化工的各种陶瓷材料，是陶瓷材料的一个重要分支，在医学尤其是在骨科、整形外科领域约有 50 余种陶瓷材料的复制品和代用品。陶瓷材料无毒无害，具有良好的生物相容性与生物活性，且硬度较高，杨氏模量与人体骨组织相近，在外科临床应用较广。

一、羟基磷灰石

羟基磷灰石(hydroxyapatite, HA)，分子式为[$Ca_{10}(PO_4)_6(OH)_2$]，是人体和动物骨骼的主要无机成分。由于其与人体骨及牙釉质内天然 HA 的组成成分和晶体微观结构类似，从而使其具有极佳的生物相容性，可与骨组织发生化学性结合，可微弱地促进骨生成，从而使其在临床上得到广泛应用。长期的临床实践证明，HA 具有优良的生物相容性，无毒性、无刺激性、无排斥反应、无老化、无致畸、不致癌，是一种理想的人工生物材料。近年来，HA 与骨形成蛋白、胶原、高分子材料、金属等复合材料的研究与应用得到较大的发展。

1 骨缺损填充　常作为人工骨填充体表，尤其是面部的凹陷畸形，由于其强度并不大，因此常应用于不负重部位的骨缺损充填，临床上多用于上下颌骨、颧骨、眶弓、眶底骨性凹陷的修复，也可用于鞍鼻畸形矫正、隆额、隆颞、隆鼻、隆下颌手术等。

2 骨窝洞类缺损填充　颗粒状 HA、多孔型 HA 可充填骨窝洞类缺损。

3 眼窝内容填充　由于眼外伤、肿瘤等造成眼球摘除后眼窝内没有内容物，可应用 HA 眼座进行填充，其具有良好的组织相容性，优于以往的硅胶眼台植入，也减少了因为自体材料取材给病人造成的不必要的痛苦。

4 牙槽窝填充　拔牙后由于牙槽窝空虚，牙槽嵴发生吸收、改建，引起牙槽嵴萎缩，造成义齿固位不良，使修复效果不理想。临床上对此一般只能行前庭沟加深术等方法来解决，但效果不佳。在拔牙后即刻植入羟基磷灰石微粒人工骨，可以减少术后牙槽嵴的吸收和萎缩。

二、钙磷陶瓷

钙磷陶瓷又称磷酸钙陶瓷(calcium phosphate ceramics)，由于其组成、结构与机体骨、牙等硬组织的无机成分相接近，植入体内对组织细胞无不良刺激、无抗原性、不引起过敏反应、不影响正常骨的自然矿化过程，能促进组织修复，具有良好的组织相容性及骨引导作用，是目前比较理想的用于骨组织修复的复合涂层材料。钙与磷酸根离子形成的化合物有很多种，每一种化合物均有各自的晶体结构和各自的钙磷组成比，其中以磷酸三钙(TCP)的应用较广。

第六节　可降解生物材料

可降解生物材料(degradable biomaterials)指在生物体内逐渐被破坏,最后完全消失的材料。生物降解指特定的生物活动引起的材料逐渐被分解吸收。生物可降解材料是适应医学应用的需要而发展起来的,最早出现的是名为"Dexon"的聚羟基乙酸可吸收缝线,这种可吸收线解决了羊肠线所存在的免疫等方面的问题,成为目前临床常用的手术缝线。经过十多年的发展,可降解材料不断发展,应用范围包括药物控释载体、手术缝线、骨折固定装置、器官修复材料、人工皮肤、手术防粘连膜及组织工程材料等。可降解生物材料应具有以下特性:①有良好的生物相容性和生物安全性,聚合物及其降解产物均无毒。与普通非降解材料相比,医用可降解材料有更严格的限制,特别强调材料及其分解产物无毒性作用。除了材料本身外,其可能具有的潜在渗出物,如残留单体、引发剂等也要求具有无毒性。②具有需要的生物学功能,材料维持的强度与降解速度符合临床要求。③力学性能、化学性能和生物性能可调控,最好能通过调控分子结构而达到指定的要求,而不需要其他添加剂和辅料。④材料具有良好的可加工性,可用常规的方法加工而不会引起材料性能改变。

一、聚羟基乙酸

聚羟基乙酸(polyglycolic acid, PGA)具有简单规整的分子结构,可形成结晶状聚合物。它不溶于常用的有机溶剂,只溶于六氟异丙醇这样的强溶剂。PGA 可熔融纺丝加工成高强度纤维,世界上第一个合成可吸收线 Dexon 即由 PGA 制成。Dexon 在体内两周后仍能保持 50%以上的原始强度,4 个月左右完全吸收。以 PGA 为主结构,与其他聚合物共聚可以大大改善其物理性能,如羟基乙酸与乳酸形成的共聚物 PLGA 制成的第二代可吸收缝线,在体内维持有效强度的时间更长而完全吸收的时间变短(约 90 天),是更优良的可吸收缝线。PLGA 的性能和组成关系具有重要的意义,因为两种单体无规共聚后破坏了原聚物的分子规整性,完全变成无定形态,其性能变化与组成不是简单的线性关系。

二、聚乳酸

聚乳酸(polylactic acid, PLA)分子中有 1 个不对称的碳原子,有 2 种光学异构体,可形成 4 种不同构型的聚合物:2 种立体规整性构型,即右旋聚乳酸(D-PLA)和左旋聚乳酸(L-PLA);1 种外消旋聚乳酸(DL-PLA);1 种内消旋聚乳酸。

左旋聚乳酸分子中的不对称碳构型,可形成半结晶聚合物,具有优良的力学强度且溶解吸收的时间很长,可达 3～3.5 年,适用于制作承载或固定装置,可用作植骨固定装置,外消旋聚乳酸分子中的不对称碳链为非规整结构,可形成无定形聚合物,降解可吸收速度快,为 3～6 个月,可用于药物控释系统和软组织修复材料。这些材料都具有良好的生物相容性,还具有可调节的物理和力学性能。

三、聚己内酯

聚己内酯(polycaprolactone, PCL)是线性的脂肪聚酯,大多数高分子量的 PCL 都是由聚己内酯单体开环聚合而成的。常用聚合方法是用辛酸亚锡催化,在 140～170℃下熔融本体聚合,分子量在几万到几十万。

PCL是半结晶态聚合物，其主要特征是超低玻璃化温度和低熔点，在室温下呈橡胶态，这可能是比其他聚酯有更好的药物通透性的原因。PCL还具有很好的热稳定性，分解温度为350℃(其他聚酯一般在250℃左右)。

PCL及己内酯单体都无毒并具有良好的生物相容性，PCL可经水解降解，也可被酶降解，低分子量碎片可被吞噬细胞降解。其组织反应和吸收代谢过程与PGA和PLA类似，但降解速度慢，吸收时间较长。它的一个重要的特征是对小分子药物有很好的通透性。PCL可与其他聚酯嵌段和接枝共聚，形成具有多组分微观相分离结构特征的聚合物。PCL具有生物降解性、药物透过性、生物相容性好等特点。

四、聚羟基烷酸酯

聚羟基烷酸酯(polyhydroxyalkanoate，PHA)是完全由微生物合成的生物高分子聚合物，可以作为医用高分子可降解材料。PHA具有良好的生物相容性、压电性、可塑性、可生物降解性等优良性能，是临床骨科、整形外科、颅颌面外科具有固定、支撑、充填等广泛应用前景的新型生物材料。

第七节　注射充填生物材料

一、自体脂肪颗粒

随着脂肪抽吸术的广泛应用，自体脂肪颗粒注射移植术越来越受到整形外科界的关注和青睐，近年来已在国内外得到广泛应用。该手术是将病人脂肪丰厚的部位，如腹、臀、大腿或上臂等处的脂肪，用湿性真空吸脂方法吸出，经特殊处理制成纯净脂肪颗粒后，注射植入需要改变的有缺陷的受区内，以完善受区的形态的一种手术方法。

脂肪颗粒的自体移植已广泛应用于各种软组织缺损的修复，这一技术的优点是：移植物为自体组织，其生物学特性远远优于任何人工的组织代用品、异体或异种材料，脂肪颗粒移植取材容易，组织来源丰富，操作简便，安全可靠，易于成活。传统的手术切除脂肪块或真皮脂肪块移植术创伤大，留有较大的手术瘢痕，而且可能会造成供区的缺损；而采用自体脂肪颗粒注射移植创伤小，供、受区都不留明显瘢痕，受区形态均匀自然，无体表投影；可重复注射，易于塑形；吸脂减肥与软组织充填特别是隆乳术一次完成，痛苦小。自体脂肪颗粒注射移植在面部轮廓整形美容中主要用于充填面部皮下凹陷性缺损或畸形，如单侧或双侧颜面萎缩，面部软组织发育不良，颧、颞、额、眶区的凹陷，面部手术或外伤致使的凹陷，上唇过薄或人中过短，鼻唇沟过深，耳垂较小等。

二、脂肪干细胞

脂肪干细胞亦称为脂肪前体细胞或脂肪基质细胞，是广泛存在于成体脂肪中的未分化细胞，具有较强的自我分化为脂肪细胞的能力，是一种处于全能干细胞与成熟脂肪细胞之间的中间体。脂肪干细胞较骨髓干细胞等其他干细胞具有供体来源广泛、取材方便、分化能力强等优点。脂肪干细胞在局部诱导因子的影响下可以分化为脂肪细胞、成骨细胞、成软骨细胞、成肌细胞、成神经细胞等(图8-1)。

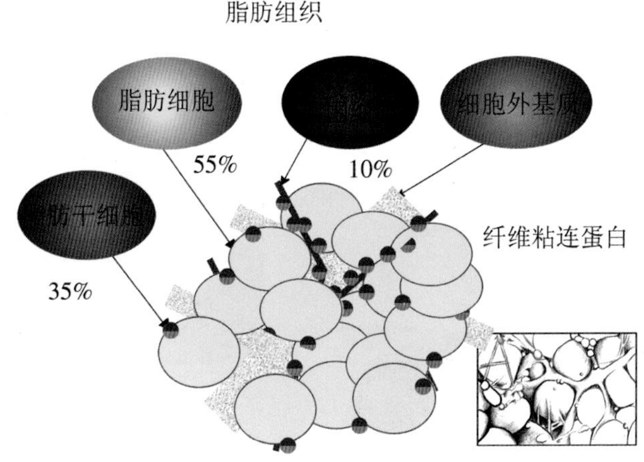

图 8-1　脂肪组织的成分

由于脂肪干细胞具有细胞再生、更新的潜能及免疫相容性，易于基因修饰，因此脂肪干细胞在脂肪移植充填术中被广泛地应用，将来有可能成为组织工程器官的再生重建修复医学的首选种子细胞（图 8-2）。

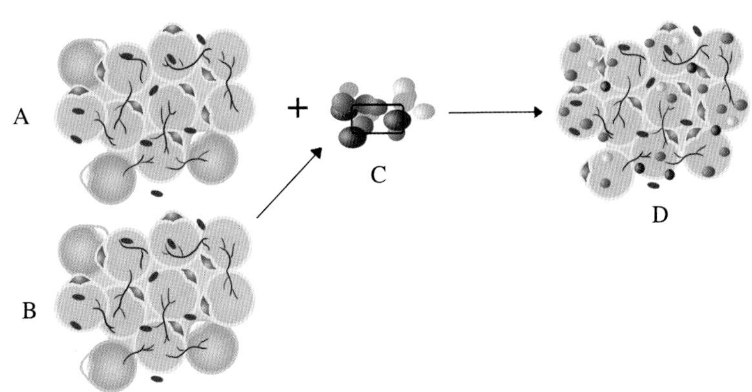

图 8-2　自体脂肪干细胞辅助移植的概念

A. 抽取脂肪　B. 孵化分离　C. 分离出血管基质细胞混悬物

D. 加入到用于充填的脂肪中混匀

脂肪来源的干细胞主要存在于脂肪组织中的血管基质片段内，具有自我更新和多向分化的潜能，与骨髓来源的间充质干细胞具有相同的定向分化能力，所以脂肪干细胞是具有广泛应用前景的干细胞。

脂肪干细胞的分离提取

采用全封闭无菌收集吸脂法。可以手工用注射器吸脂，亦可连接负压吸脂机吸脂。负压吸脂机吸脂时，压力不可过高，速度不要太快。吸脂前先于吸脂部位均匀注射肿胀液麻醉。

吸取的脂肪每 20ml 存放于一支收集器中，垂直放置于支架上，静止 10min 后弃除上层油脂及底层水分。

以特制均浆器将脂肪颗粒切割为更细小的脂肪微粒，而后加入Ⅰ型胶原酶，加生理盐水 20ml 配成 0.4%浓度的胶原酶，与 20ml 处理好的脂肪 1:1 混合，在 37.5℃孵箱内孵化 30min 后，放入 1200r/min 离心机内，离心 5min，获得锥形离心管底部的血管基质细胞（SVFs）混悬物（图 8-3）。

脂肪干细胞与颗粒脂肪混合移植的作用包括：

（1）促进移植颗粒脂肪组织的血管再生，加速移植脂肪的血运建立。

（2）防止移植脂肪的纤维化并抑制脂肪细胞的凋亡坏死。

（3）提高移植脂肪成活率，提高临床效果。

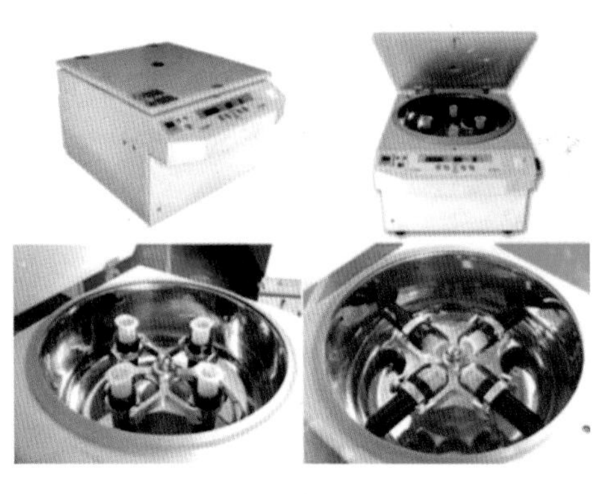

A

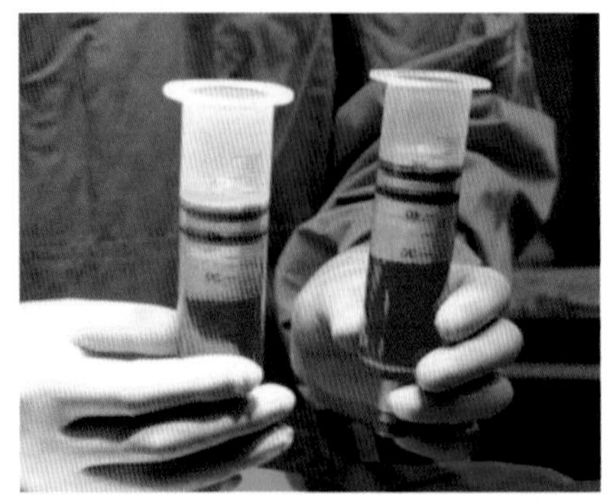

B

图 8-3 分离与提取

A. 离心机 B. 离心后获取血管基质细胞混悬物

三、聚甲基丙烯酸甲酯胶原注射剂

Artefill 是 Artecoll 之后的第三代持久性软组织充填材料，2006 年 10 月美国食品及药品管理局（Food and Drug Administration，FDA）批准 Artefill 用于治疗皱纹，治疗前需要皮试。Artefill 是由 20%PMMA 微球（直径 30～50μm）与 80%的 3.5%牛胶原溶液和 0.3%利多卡因组成的。目前欧洲和美国应用较普遍。

四、聚甲基丙烯酸甲酯明胶注射剂

1991 年在欧洲开始广泛应用聚甲基丙烯酸甲酯明胶注射剂（arteplast），主要在法国、英国、德国和意大利等发达国家应用。它是由 PMMA 微球（直径 20~40μm）悬浮在明胶（gelatin）液中，是 PMMA 的第一代产品。鼠的动物实验证明，明胶在 3 周时被吸收，由胶原所替代，其后胶原密度增加，微球间隙缩小，胶原沉积和固定。临床应用证实，将其注射到真皮和真皮下治疗皱纹是安全的。

五、玻尿酸注射剂

玻尿酸又称为透明质酸（HA）、透明质酸钠，广泛分布于人体各部位。皮肤中含有大量的透明质酸，它是真皮层基质的重要成分。透明质酸独特的生理功能包括：润滑关节，调节血管壁的通透性，调节蛋白质、水、电解质扩散及运转，促进创伤愈合等。它具有可以吸收 500～1000 倍体积水分的主要结构，随着年龄的增加，皮肤中透明质酸含量不断减少，是引起皮肤外观衰老的重要原因。皮肤含水量下降，皮下组织体积减小，会改变皮肤的营养结构、细腻度、光滑度、皱纹、弹性等情况。注射透明质酸可以改变皮肤老化，使皮肤恢复活力。

六、胶原蛋白注射剂

注射胶原蛋白除皱或充填凹陷缺损等，是利用极细的针头将胶原蛋白直接注入皮下，经注射后立即对原本因为老化而塌陷的真皮层结构进行填补，迅速填平皱纹或凹陷缺损等，获得治疗效果。同时，注入体内的胶原蛋白还可以诱发自身胶原蛋白的再生，使皮肤得到修复，延缓皮肤的老化，从而达到除皱或永久充填效果。

（艾玉峰）

参考文献

［1］高景恒.美容外科学［M］.北京：北京科学技术出版社，2003.

［2］Achauer B M, Vanderkam V M, Celikoz B, et al. Augmentation of facial soft-tissue defects with AlloDerm dermal graft［J］. Ann Plast Surg, 1998, 41(5): 503-507.

［3］Al-Sukhun J, Tornwall J, Lindqvist C, et al. Bioresorbable poly-L/DL-lactide［P(L/DL) LA 70/30］plates are reliable for repairing large inferior orbital wall bony defects: a pilot study［J］. J Oral Maxillofac Surg, 2006, 64(1): 47-55.

［4］Enislidis G, Lagogiannis G, Wittwer G, et al. Fixation of zygomatic fractures with a biodegradable copolymer osteosynthesis system: short- and long-term results［J］. Int J Oral Maxillofac Surg, 2005, 34(1): 19-26.

［5］Al-Sukhun J, Lindqvist C. A comparative study of 2 implants used to repair inferior orbital wall bony defects: autogenous bone graft versus bioresorbable poly-L/DL-lactide［P(L/DL) LA 70/30］plate［J］. J Oral Maxillofac Surg, 2006, 64(7): 1038-1048.

［6］Erol O O. Facial autologous soft-tissue contouring by adjunction of tissue cocktail injection (micrograft and minigraft mixture of dermis, fascia and fat)［J］. Plast Reconstr Surg, 2000, 106(6): 1375-1387; discussion 1388-1389.

［7］Psillakis J M, Rumley T O, Camargos A. Subperiosteal approach as an improved concept for correction of the aging face［J］. Plast Reconstr Surg, 1988, 82(3): 383-394.

［8］Man D. Stretching and tissue expansion for rhytidectomy: an improved approach［J］. Plast Reconstr Surg, 1989, 84(4): 561-569; discussion 570-571.

［9］Goldwyn R M. The unfavorable result in plastic surgery: avoidance and treatment［M］. Boston: Little and Brown Company, 1972: 335.

［10］Fodor P B. Platysma-SMAS rhytidectomy-a personal modification［J］. Aesthetic Plast Surg, 1982, 6(3): 173-176.

［11］Pessa J E. An algorithm of facial aging: verification of Lambros's theory by three-dimensional stereolithography, with reference to the pathogenesis of midfacial aging, scleral show, and the lateral suborbital trough deformity［J］. Plast Reconstr Surg, 2000, 106(2): 479-488; discussion 489-490.

［12］Tonnard P, Verpaele A, Monstrey S, et al. Minimal access cranial suspension lift: a modified S-lift［J］. Plast Reconstr Surg, 2002, 109(6): 2074-2086.

［13］Saylan Z. The S-lift: less is more［J］. Aesthetic Surg J, 1999, 19(5): 406-409.

［14］Portner R, Goepfert C, Wiegandt K, et al. Technical strategies to improve tissue engineering of cartilage-carrier-constructs［J］. Adv Biochem Eng Biotechnol, 2009, 112: 145-181.

［15］Reichwein A, Schicho K, Moser D, et al. Clinical experiences with resorbable ultrasonic-guided, angle-stable osteosynthesis in the panfacial region［J］. J Oral Maxillofac Surg, 2009, 67(6): 1211-1217.

［16］Zhou H, Xiao C, Wang Y, et al. In vivo efficacy of bone marrow stromal cells coated with beta-tricalcium phosphate for the reconstruction of orbital defects in canines［J］. Invest Ophthalmol Vis Sci, 2011, 52(3): 1735-1741.

第九章 麻醉

第一节 概述

面部轮廓整形美容外科手术是通过对颌骨进行各种形式的截骨、去骨、植骨、移植和固定以及对面颌颈部的软组织的提紧，以达到面部轮廓整形美容的目的。由于面部轮廓外科基本都从口内及面部周围施行手术，手术部位深、范围广，手术时间长，术中出血量较多，因此对麻醉和术中监测提出了更高的要求。面部轮廓外科手术由于涉及口腔、头、面、颈等部位，因此对于气道的管理尤为重要，气管内插管全身麻醉是理想的麻醉选择，且术中常需应用控制性降压技术，这就需要外科医师、麻醉医师和护士等密切合作，使病人安全度过围术期。较大的面部轮廓整形美容外科手术的特点是将颅骨板或面部骨板大块切断游离，并重新排列组合。其治疗对象包括各类先天性颅面发育畸形，并进一步扩大到后天获得性严重颅面畸形。根据不同病种，手术可分为经颅内、经中面部、经下面部三种类型。这类手术麻醉特点是可能有困难气道，存在面罩通气困难或(和)气管插管困难，术后易发生上呼吸道梗阻；创伤大，颅面眶骨甚至两侧眼眶均需移位、重新组合，术中对脑组织可能有振动或挤压；出血多，有时难以正确估计出血量，需大量输血；手术时间长，需在大创伤、大出血的过程中始终维持内环境稳定，以确保在整个麻醉和围术期的生命体征平稳安全，是麻醉的主要任务。

第二节 麻醉前检查与准备

面部轮廓整形美容外科手术大多需要全身麻醉，因此所有病人均需进行严格的术前访视、检查和评估，其目的在于了解病人的治疗史、身体和精神状况，并从家属及受术者本人处了解到受术者既往手术史、过敏史、个人史等方面的相关信息，全面评估病人对手术和全身麻醉的耐受力，并向病人详细介绍麻醉、围术期管理和术后疼痛的治疗措施等，征得病人的同意，签订麻醉知情同意书。

一、病史采集

麻醉前要对病历资料采用系统性复习方法，尽可能做到全面、详细的了解。病史采集应包括病人的一般情况、既往史、手术史、过敏史及家族史等。询问病人最近是否接受过治疗、是否服用过药物、是否有药物过敏史等。要注意询问以往做过哪种手术，用过何种麻醉药和麻醉方法，麻醉中及麻醉后是否出现不良反应，有无意外、并发症和后遗症等。个人史包括饮酒、吸烟史，术前应询问是否应用违禁药品或娱乐性药品，是否已形成习惯使用，如果是，对这类病例应列入高危病例，以及是否有人造装置（如义齿、矫正器）、是否戴隐形眼镜等。先天颅面畸形的病人有相当一部分可能存在心理疾患，术前应给予适当的心理或药物治疗。了解病人的智力发育情况，并向家属讲明全身麻醉不会对智力造成影响。

二、体格检查

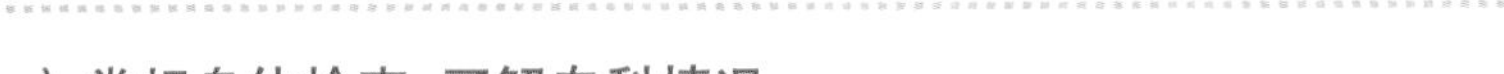

（一）常规身体检查，了解专科情况

术前查体应重点检查口腔情况及颈部情况。由于面部轮廓整形美容外科的全身麻醉插管以经鼻腔插管为主，所以应检查双侧鼻孔的通气情况，如鼻中隔有无偏曲、鼻甲有无肥大等。插管时应尽量选择通气良好、不影响手术台操作的一侧鼻腔插管。

检查张口度的大小，牙齿咬合和缺牙修复情况，是否有口底抬高、松动牙和义齿。对已完成术前正畸治疗及术后可能采取颌间结扎固定的病例，还要仔细检查锁槽是否松动、脱落。活动性义齿应取出。了解咽部是否正常，有无炎症等。下颌骨后缩和短颈、肥胖常提示插管困难，上颌骨前伸使面罩通气和喉镜窥视困难，对于可能并发先天呼吸道畸形者可造成气管插管及面罩通气困难。术前要予以详细的安全评估。临床上有多种预测方法，较为常用的有测量张口度、甲颏间距、颈部活动度、下颌骨水平支长度、Mallampati 试验、Cormack-Lehane 喉头分级和 Wilson 危险评分等。

（二）心血管系统检查

了解心功能情况，排除先天、后天心脏疾病。体格检查通过测血压、心率、脉搏及检查胸廓形状、心尖搏动、听心音、观察病人的状况，保证手术及全身麻醉时心脏循环系统的安全。

（三）呼吸系统检查

术前需了解是否有气道阻塞，颈部、下颌活动是否受限，头颈面部畸形是否影响通气功能，是否有上呼吸道急慢性炎症、哮喘等。通过临床体检和胸部影像检查也可发现相关体征。活动性肺结核应视为禁忌证。存在肺部疾患的病人，还可以做肺功能测定以及动脉血气分析，对肺功能进行评估，确保术中安全及术后的顺利恢复。

三、实验室检查

常规进行系列术前实验室检查，包括血常规检查，肝、肾功能及电解质检查，凝血功能检查，血糖检查，乙肝三系、HIV、梅毒、丙肝病毒和大小便常规检查等。对贫血病人应在术前进行治疗，必要时可以在术前输血纠正。对于血小板低于正常，同时实验室检查提示凝血时间延长或血块收缩不良者禁忌手术，或予以治疗后再行手术。

四、术前准备

麻醉前需根据病情对病人做好各方面的准备工作，总的目的在于提高病人的麻醉耐受力和安全性，保证手术顺利进行，术后恢复更迅速。多数病人在手术前存在种种不同程度的思想顾虑，或恐惧、或紧张、或焦急等心理波动、情绪激动或彻夜失眠，导致中枢神经系统活动过度，麻醉手术耐受力明显削弱，术前必须设法解除病人的思想顾虑和焦急情绪，从关怀、安慰、解释和鼓励着手，晚间给予睡眠药，手术日晨麻醉前再给予适量镇静催眠药。成人一般应在麻醉前至少 8h，最好 12h 开始禁饮、禁食，以保证胃彻底排空。入手术室前应嘱其排空膀胱，将活动假牙摘下，以防麻醉时脱落，甚或误吸入气管或嵌顿于食管。除需做好一般性准备外，还必须根据个别情况做好特殊准备。

第三节　麻醉的选择实施与管理

一、麻醉的选择

（一）麻醉要求

面部轮廓整形美容外科手术的麻醉需满足以下要求：确保足够镇痛和镇静、生命体征平稳、减少手术野渗血、苏醒平稳、术后有效的止吐和镇咳。由于病人的头部位置被手术医师占据，麻醉医师远离病人的呼吸道，因此尤其需要注意术中的呼吸监测和气道管理。

（二）麻醉方式

可选择的麻醉方式包括局部麻醉和全身麻醉。部分成人的简单手术可在局部麻醉下进行，但对于较大的截骨整形美容手术或复杂的充填手术则选择经鼻或经口气管插管全身麻醉。

1　局部麻醉　局部麻醉（简称局麻）包括表面麻醉、局部浸润、球后阻滞、球周阻滞和面神经阻滞等。局部麻醉对机体影响较小，术后发生恶心、呕吐少，心、肺和脑血管并发症少，且还有良好的术后镇痛作用。对于大多数受术者，即使在局部麻醉下进行，也要在开始给予局麻药前辅助给予适量的静脉麻醉药物。

2　全身麻醉　对于小儿、不能合作者、复杂的眶颧手术，全身麻醉（简称全麻）可能是更好的选择。

麻醉的选择取决于病情特点、手术性质和要求、麻醉方法本身的优缺点、麻醉者的理论水平和技术经验，以及设备条件等几方面因素，同时还要尽可能考虑手术者对麻醉选择的意见和病人自己的意愿。因此，麻醉的具体选择必须结合病情和麻醉者的自身条件和实际经验，以及设备条件等因素进行全面分析，然后才能确定（图 9-1，图 9-2）。

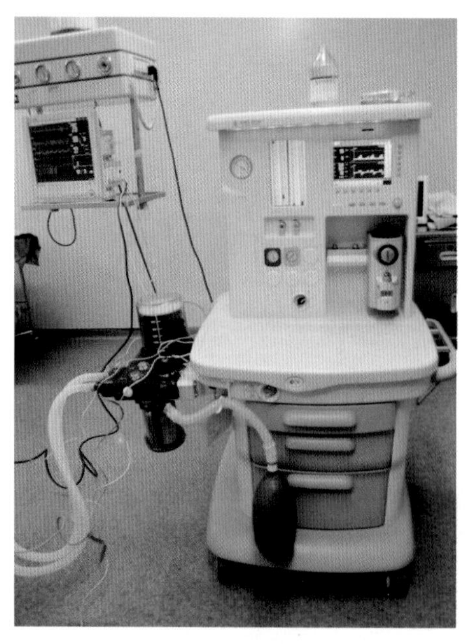

图 9-1　麻醉机

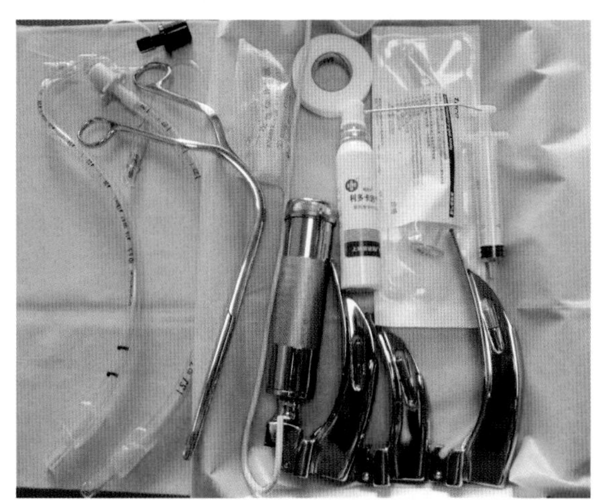

图 9-2　麻醉器械盘

二、常用麻醉药物

（一）术前用药

术前可常规给予镇静剂和抗胆碱能神经药，用药目的在于镇静、抑制腺体分泌、阻滞迷走反射。

1 镇静剂　大多数病人都有不同程度的焦虑或心情紧张，术前晚间可使用镇静剂以保证良好的睡眠，如口服地西泮 5mg。术前 30min 苯巴比妥 100mg 肌内注射，同时应用咪达唑仑，可产生良好的镇静、抗焦虑或部分顺行性遗忘作用。氟马西尼与地西泮共同作用于同一中枢神经系统受体，是苯二氮䓬类特异性竞争性拮抗药，可拮抗其所有的效应。一般术后给予氟马西尼 0.1～1mg 静脉注射或静脉滴注，有效剂量为 0.4mg，1～5min 即可产生临床效应，作用持续 90～120min。

2 抗胆碱能神经药　抗胆碱能神经药主要用于减少气道和口腔分泌物，便于气管内插管和手术操作，常见的有阿托品、东莨菪碱、盐酸戊乙奎醚（长托宁）等。前两者为经典的抗胆碱能神经药，能非选择性地拮抗 M 受体；盐酸戊乙奎醚对 M_1、M_3 受体的选择性作用较强，抗腺体分泌的效果强于阿托品，对心脏和神经元突触前膜的 M_2 受体不明显，对于心率影响、术后尿潴留等副作用少。

（二）常用的吸入麻醉药

1 异氟烷（isoflurane）　是恩氟烷的异构体，化学性能稳定。异氟烷的 MAC 值为 1.15%。由于血中溶解度低，异氟烷较恩氟烷诱导、苏醒更为迅速。异氟烷对心功能的抑制小于恩氟烷，并有扩张冠状动脉的作用，有利于心肌缺血的病人。

2 地氟烷（desflurane）　是异氟烷的衍生物。地氟烷的 MAC 值为 6%。吸入地氟烷可迅速产生吸入肺泡浓度和脑内浓度的平衡，苏醒后无嗜睡、宿醉现象，恶心、呕吐少。当地氟烷与氧化亚氮（N_2O）一起应用时，可导致 β 受体激活，心率、血压明显增高。

3 七氟烷（sevoflurane）　是无色透明、带香味、无刺激性液体，血气分配系数为 0.63。其低溶解度能迅速调节麻醉深度，病人苏醒迅速、平稳，尤其适合短效手术麻醉的要求。七氟烷对气道的刺激非常小，对循环系统的抑制较弱，对心率的影响不明显，安全性高。临床常用 8% 七氟烷-氧气面罩吸入诱导，约 2min 后病人意识即可消失。然而七氟烷麻醉术后恶心、呕吐的发生率较异丙酚高，术后可能要辅用止吐药治疗。有部分病人在苏醒期还可出现躁动，尤其是小儿，严重时甚至会影响手术效果，需要格外注意。

4 氧化亚氮（nitrous oxide，N_2O）　无色、有甜味、无刺激性的气体，俗称“笑气”。早在 1844 年已用于拔牙麻醉，并沿用至今。氧化亚氮的MAC值超过100%，只有吸入80%以上方有麻醉作用，主要表现为中度增加痛阈，轻度丧失记忆作用，有欣快感。氧化亚氮对循环呼吸影响小，恢复非常快，但常引起术后恶心、呕吐，而异丙酚有一定的抗恶心、呕吐作用，故与异丙酚合用则效果较好。氧化亚氮有增大体内气体容积的作用，肺气肿病人可发生气胸，应列为禁忌。在氧化亚氮麻醉结束时，血中溶解的氧化亚氮迅速弥散到肺泡内，冲淡肺泡内氧浓度，造成弥散性缺氧。为防止低氧血症，必须在氧化亚氮麻醉后继续吸纯氧5～10min。

（三）常用的静脉麻醉药

1 氯胺酮（ketamine） 经多年临床应用证实氯胺酮是一种具有强镇痛作用的静脉麻醉药，多用于低年龄儿童。氯胺酮的常用剂量为1%溶液0.5～2mg/kg静脉注射，5～8mg/kg肌内注射；静脉注射1min左右起诱导剂量的1/4～1/2作为维持量。氯胺酮有兴奋心血管中枢的作用，可造成血压和心率上升，对于高血压、冠心病病人极为不利。由于其有阻断脑皮质联系作用，用药可产生幻觉。

2 依托咪酯（etomidate） 是一种速效的催眠性静脉麻醉药，对呼吸循环影响轻微，诱导与苏醒均较快，相对安全。常用剂量为0.3mg/kg（0.2～0.6mg/kg），在1min内可完成诱导。依托咪酯对肾上腺皮质功能有一定的抑制作用，单次注射或短时间应用对肾上腺皮质功能并无明显影响，长时间给药可能产生肾上腺皮质功能的抑制。

3 丙泊酚（propofol） 是一种起效快、苏醒快的静脉麻醉药，目前临床上使用的脂肪乳剂内含1%丙泊酚、10%大豆油、2.25%甘油和1.2%精制蛋黄磷脂酰胆碱。丙泊酚持续输注后无蓄积，是其他静脉麻醉药所无法比拟的。目前普遍用于麻醉诱导、麻醉维持，麻醉诱导剂量为1.5～2.5mg/kg；麻醉维持一般采用持续静脉滴注或以微量泵持续输注，每小时4～12mg/kg，然后根据病人手术刺激的反应调整注药速度。由于丙泊酚缺乏镇痛作用，故麻醉维持常与氧化亚氮或阿片类药物如芬太尼或舒芬太尼等复合应用。

4 右美托咪定（dexmedetomidine） 是高选择性α_2肾上腺素受体激动剂，具有抗交感、镇静和镇痛的作用。剂量依赖性镇痛镇静，无呼吸抑制，显著抑制术中应激反应，有利于围术期血流动力学的稳定，术后无躁动。多用微量泵给药。成人剂量：配成4μg/ml浓度以1μg/kg剂量缓慢静注，输注时间超过10min，维持剂量为0.2～0.7μg/（kg·h）。主要用于全身麻醉的手术病人行气管插管和机械通气时的镇静。因能镇痛镇静，不抑制自主呼吸，所以在困难气道的麻醉诱导中更具优势。

（四）常用的肌肉松弛药

面部轮廓外科一般手术不需要肌肉松弛药（简称肌松药），但对于一些需要气管插管保护气道的病人则需要应用肌松药。近年来，一些起效快、作用时间短、残留作用轻微的非去极化肌松药被不断开发并成功运用于临床，已逐步取代琥珀胆碱，成为临床应用的主要肌松药。

1 泮库溴铵（本可松，pancuronium） 是一种人工合成的甾类非去极化肌松药。泮库溴铵的EF95（95%的有效药物剂量）为0.07mg/kg。静脉注射给予0.1～0.15mg/kg的剂量可施行气管插管，其起效时间为1～2min，维持时间约为120min。

2 维库溴铵（vecuronium） 该药没有拟交感神经或拟迷走神经作用，没有组胺释放作用，因此被认为是目前对心血管影响最小的非去极化肌松药。静脉注射剂量为0.07～0.15mg/kg，可施行气管插管，起效时间为2～3min，维持时间为45～75min。最长可维持120min。维库溴铵主要经肝脏代谢和胆汁排泄，还有部分由肾脏排除。在老年人、肝功能损害和黄疸病人中，可出现恢复延迟。由于维库溴铵更多地从非肾脏途径消除，肾脏损害时可通过肝脏消除来代偿，因此，在肾功能不全病人中使用维库溴铵仅表现为作用时间稍有延长。

3 罗库溴铵（rocuronium） 是起效快的中时效甾类非去极化肌松药，其作用强度为维库溴铵的 1/7,时效为维库溴铵的 2/3。罗库溴铵是至今临床上广泛使用的非去极化肌松药中起效最快的一个,ED95 为 0.3mg/kg,起效时间 3～4min,时效 10～15min,90%肌颤恢复时间 30min。气管插管量为 0.6mg/kg,注药 90s 后可做气管插管,肌松维持 45min。

4 阿曲库铵(atracurium,卡肌宁) 于 20 世纪 80 年代进入临床,其突出特点是在碱性条件下可自发降解成两个没有活性的衍生物。由于它被霍夫曼(Hoffmann)首先描述,因此将这种药物依赖 pH 自发降解的过程称为 Hoffmann 消除。另外,阿曲库铵在体内也同样被血浆胆碱酯酶分解代谢,且有研究证实其为阿曲库铵的主要代谢途径。临床剂量下,阿曲库铵并不产生迷走或交感阻滞作用,大剂量时可因组胺释放作用导致低血压。阿曲库铵的气管插管剂量为 0.4～0.5mg/kg,其起效时间和维持时间均与维库溴铵相似。阿曲库铵在体内消除时不受肝、肾功能的影响,故最适合在肝、肾功能不全病人中使用。由于反复用药后蓄积少,因此,它还十分适合于长时间持续静脉输注,数小时后也不会造成体内蓄积,仍可迅速从血浆中清除。

5 美维库铵(mivacurium) 美维库铵的化学结构与阿曲库铵相似,其特点是可迅速被血浆胆碱酯酶水解。美维库铵的 ED95 为 0.08mg/kg。给予 0.2mg/kg 剂量可施行气管插管，起效时间为 1～2min,维持时间为 15～20min。

(五) 常用的静脉阿片类镇痛药

1 芬太尼 镇痛作用强,约为吗啡的 100 倍。快速分布半衰期为 1～1.7min,缓慢分布半衰期为 13～28min。与吗啡和哌替啶相似,静脉注射后 60min,98%的芬太尼从血浆中消失。芬太尼的消除半衰期较长,为 3.1～7.9h,静脉注射 0.025～0.1mg 后 1min 迅速起效,约维持 30min,应缓慢给药以预防胸壁僵硬及减少呼吸抑制。一旦发生以上症状,可通过静脉滴注纳洛酮以拮抗或给予琥珀胆碱,通过面罩及气管插管控制呼吸。对那些麻醉后出现心动过缓和(或)恶心、呕吐的病例,可给予阿托品对症处理。

2 舒芬太尼 其作用与芬太尼基本相同,镇痛作用强度为芬太尼的 5～10 倍,持续时间约为芬太尼的 2 倍。舒芬太尼对呼吸有抑制作用,但停药后恢复更快,停止输注后 3～5min 即可恢复自主呼吸。舒芬太尼对血管系统的影响很小,不引起组胺释放。舒芬太尼也可引起心动过缓、恶心、呕吐和肌肉僵硬,但发生率较低。

3 阿芬太尼 是一种短效镇痛药,治疗剂量为 5～20mg/kg。阿芬太尼较芬太尼起效更快(约 30s),持续时间更短(11min),对心血管系统影响小。其副作用同芬太尼,可引起呼吸抑制、胸壁僵直。由于阿芬太尼分布容积小,消除半衰期短,在肝内迅速转为无活性的代谢产物,故长期应用也不易发生蓄积作用。临床常辅以异丙酚行全凭静脉麻醉,也可与七氟烷等吸入麻醉药联用。

4 瑞芬太尼(remifentanil) 是新近合成的超短效阿片类药,具有起效快、清除快等特点。瑞芬太尼适合于临床输注给药,不论输注时间多长,停药后药效能够很快终止。其作用与芬太尼相似,强度为阿芬太尼的 15～30 倍。常用诱导剂量为 0.5～1μg/kg,麻醉维持 0.1～1μg/(kg·min)。瑞芬太尼可有效抑制自主神经、血流动力学以及躯体对伤害性刺激的反应。瑞芬太尼对呼吸有抑制作用,其程度与阿芬太尼相似,但停药后恢复更快,停止输注后 3～5min 即可恢复自主呼吸。瑞芬太尼可使动脉压和心率下降 20%以上,下降幅度与剂量不相关;不引起组胺释放;可引起恶心、呕吐和肌僵硬,但发生率较低。

三、局部麻醉

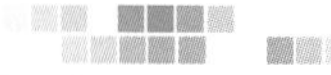

(一) 表面麻醉

直接将局部麻醉药(常用 0.25%～1%丁卡因)滴入结膜囊,1～3min 起效,持续 1～2h,用于局限在角膜和结膜或刺激性较小的手术。优点：容易操作，风险最小。术中注意经常用生理盐水湿润角膜，以防角膜干燥损伤，但不能用麻醉剂湿润角膜。

（二）浸润麻醉

将局部麻醉药注入手术区域的皮肤和皮下组织，阻断疼痛反射通路，用于较简单的眶颧外科手术。注意注入前要回抽，以免局部麻醉药误入血管。

（三）神经阻滞麻醉

该麻醉方法可阻滞面神经、三叉神经及颈纵、眶上、眶下、枕大、枕小等涉及的各个分支，消除面肌的运动及手术区域的感觉。

局部麻醉辅以镇静术，可以减轻病人术中的恐惧和焦虑，但是深度镇静可能导致呼吸抑制、呼吸道梗阻、躁动无法配合等问题，因此需在病人舒适和手术安全之间获得一个平衡点，维持合适的镇静深度。

四、全身麻醉

（一）全静脉麻醉

全凭静脉麻醉（total intravenous anesthesia，TIVA）是指完全采用静脉麻醉药及其辅助药来对病人实施麻醉的方法。由于目前还没有任何一种静脉全身麻醉药能够同时满足意识消失、镇痛和骨骼肌松弛的需要，因此临床上的静脉全身麻醉往往是多种静脉麻醉药的复合使用，主要涉及三大类药：

1 静脉麻醉药　如异丙酚、咪达唑仑等。

2 麻醉性镇痛药　如芬太尼、瑞芬太尼等阿片类药。

3 骨骼肌松弛药（肌松药）　如去极化肌松药琥珀胆碱及非去极化肌松药维库溴铵、罗库溴铵、阿曲库铵等。

TIVA 复合用药原则是以合适剂量的静脉全身麻醉药确保病人术中意识消失、无知晓，以足够剂量的麻醉性镇痛药减弱或消除病人对手术的应激反应，再辅以肌松药以满足手术和机械通气的需要。异丙酚、芬太尼等复合性中短效非去极化肌松药是比较理想的全凭静脉麻醉药组合，尤其适合于时间较短的手术。氯胺酮有良好的镇痛作用，并能保留自主呼吸；复合异丙酚能减少氯胺酮引起的术后精神症状，作为不做气管插管的静脉麻醉方案，可用于短小的眶颧外科手术，但必须注意保持术中呼吸道通畅和避免呼吸抑制。

（二）全吸入麻醉

吸入麻醉药包括氟烷、异氟烷、七氟烷和地氟烷等，其中七氟烷诱导快、苏醒快、对循环系统抑制作用较轻，不增加心肌对儿茶酚胺的敏感性，尤其是对呼吸道的刺激小，可松弛气管平滑肌，可用于吸入麻醉诱导插管，是目前能用于全凭吸入麻醉的首选药物。术毕应将七氟烷充分“洗出”，避免苏醒时躁动。

（三）静吸复合麻醉

由于静脉麻醉起效快，诱导平稳，而吸入麻醉易于管理，麻醉深浅易于控制，因此静脉麻醉诱导后采取吸入麻醉或静吸复合麻醉维持，充分展现了静脉麻醉与吸入麻醉各自的优点。如采用保留自主呼吸的七氟烷吸入诱导致意识消失后，在维持呼吸道通畅的条件下开放静脉通路，再行静脉快速诱导插管，更能体现出平稳、舒适的麻醉特点。

五、诱导与气管插管

（一）麻醉诱导

麻醉诱导应以安全、舒适、平稳为原则，根据病人的全身情况、是否存在插管困难以及现有的麻醉设备、药物、技术来选择合适的诱导方法。常用方法有以下几种：

1 快速诱导法 即静脉给予镇静药、镇痛药、催眠药、肌松药或吸入麻醉药进行诱导、插管，这种方法较为常用。肌松药可使直接喉镜下插管变得更为容易，但不应常规使用。快速诱导法宜在病人全身情况尚可、估计面罩通气和插管无困难、麻醉设施完善和有熟练的麻醉医师在场的情况下采用。

2 慢速诱导法 是保持自主呼吸的诱导，通常诱导前静脉给予适量的镇静、镇痛药物，在完善咽喉、气管内黏膜表面麻醉，保留自主呼吸的条件下采用盲探、光棒、视频喉镜或纤维支气管镜等技术施行气管插管。慢速诱导法主要用于麻醉前评估气管内插管可能存在困难、无法行面罩加压通气的病人，因不使用肌松药，一直保留自主呼吸而相对安全。

3 吸入麻醉诱导 适用于不能建立静脉通路的病人的诱导，如对于不配合的患儿，通常选择七氟烷进行吸入诱导。七氟烷有芳香味，对呼吸道无刺激，易于被患儿接受，麻醉诱导迅速、安全、有效。目前普遍认为高浓度七氟烷（6%～8%）的吸入诱导适用于小儿麻醉。

4 静脉麻醉诱导 是目前最常用的诱导方法，几乎所有气管内插管没有困难的成人均可采用静脉麻醉快速诱导。首先给病人面罩吸氧去氮，使用静脉全身麻醉药、镇痛药，使病人意识、痛觉消失，面罩通气证实气道通畅的情况下使用肌松药，病人肌松后给予气管内插管，其特点为诱导时间短，利于喉镜显露声门，插管条件较为良好，容易顺利完成。麻醉快诱导的最大不足是自主呼吸消失，病人的安全可能受到影响。静脉麻醉慢诱导的特点为诱导时间长，不使用肌松药，常辅用表面麻醉，保留自主呼吸，比较安全。

5 静吸复合麻醉诱导 是临床上常用的诱导方法，既可以先吸入麻醉气体，入睡后开放静脉，采用静脉麻醉药诱导；也可以先用静脉麻醉药麻醉，等病人入睡后，再用吸入麻醉药、麻醉镇痛药和肌松药实施麻醉诱导。

（二）气管内插管

1 气管内插管的目的 ①维持气道通畅；②保障有效的气体交换；③减少呼吸做功；④防止误吸；⑤便于进行机械通气；⑥实施吸入麻醉。

2 插管前器具及药物的准备 插管前应按常规准备好所需的插管器具和麻醉诱导药物，检查氧气供源、麻醉机或简易呼吸器、急救药品和器械以及监护仪器等，以防意外发生。常用的插管器具有喉镜、导管芯、插管钳、牙垫、胶布、衔接管、喷雾器、面罩、通气道、吸引管和吸引器等。麻醉药品和准备包括吸入麻醉药、静脉麻醉药、麻醉镇痛药及肌松药等。

3 经口腔明视气管插管 使病人仰卧，头后仰，颈上抬，用右手将病人嘴打开，左手持喉镜，沿右侧口角置入镜片，压舌并推向左侧，使镜片移至正中，见到悬雍垂后进入咽喉部并见到会厌，弯镜片置入舌根与会厌交界处上提喉镜，随之会厌翘起而显露声门，将导管经声门裂插入气管内，再向前深入 5～6cm，使套囊全部越过声门，观察确认导管已在气管内后给套囊充气，两肺听诊呼吸音一样大小，塞入牙垫后退出喉镜，固定导管和牙垫。

4 经鼻气管内插管 美容整形外科手术由于频繁移动头部，手术部位深，为了便于固定气管导管，利于手术操作，常选择鼻腔插管。插管前可用呋麻滴鼻液收缩鼻腔血管，预防出血。气管插管导管选用异形气管导管（ring-adair-elwyn，RAE），如无该种气管导管，可用带钢丝气管导管代替。使用气管导管便于紧贴面部固定于所需位置，最大限度地暴露手术区域，方便手术操作。插管前先在气管导管前端涂上润滑止痛胶，在麻醉诱导用药后，将导管轻轻插入鼻孔并略向后移，沿与面部垂直方向推进，使导管从下鼻道经鼻后孔穿出到达口咽腔。用左手持喉镜显露声门，右手持导管在明视下继续向前推进入声门；若遇困难，可用插管钳夹持导管前端协助送入声门。插管后，检查管口气流并听诊肺部，确认插管位于气管内（判断导管在气管内的金标准是呼气末二氧化碳出现波形和数据）。套囊充气一般不超过 8ml，应以刚好不漏气为佳；压力不超过 30cmH_2O（2.9kPa）。同时，外端使用胶带妥善固定，以防止术中不断改变头位及手术操作导致导管从气管内脱出。术前估计可能会出现插管困难者，使用清醒插管时，应行完善的上气道黏膜表面麻醉后实施盲探插管或纤维支气管镜插管等其他插管方法（图 9-3）。

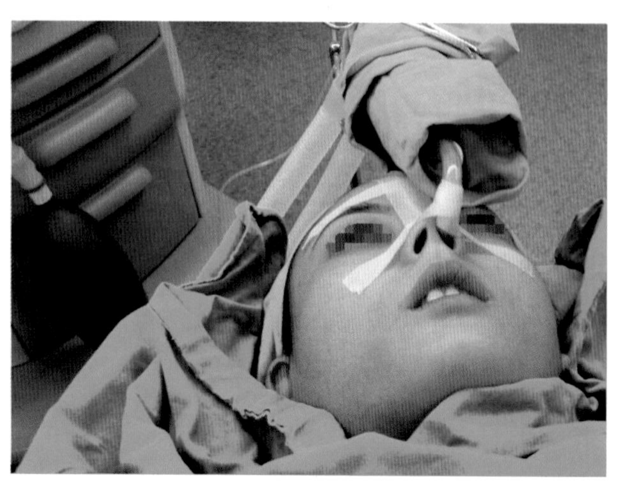

图 9-3　经鼻插管

（三）麻醉维持

1 静吸复合麻醉　气管插管完成后，可继续采用静吸复合方法以维持麻醉。近年来各种新的吸入麻醉药、静脉麻醉药、麻醉性镇痛药、肌松药不断问世，全麻的方法也有许多更新，使之更合乎生理要求，更安全，更易为病人、手术医师和麻醉医师所接受。目前多主张采用平衡麻醉技术，即复合使用不同的麻醉药物和方法，在满足手术需要的前提下，尽可能地减少麻醉药用量，以降低其对生理的不良影响。临床上常用静吸复合麻醉的方法，如恩氟烷、异氟烷、地氟烷或七氟烷-氧化亚氮-氧吸入，非去极化肌松药和麻醉性镇痛药静脉注射。使用肌松药的目的并不是单纯为了有足够的肌肉松弛效果，而是为了便于施行机械通气以加强术中呼吸管理，并减少麻醉药的用量，降低药物副作用引起的不良影响。吸入麻醉药有较好的中枢性肌松效应，可与非去极化肌松药产生协同作用，复合应用时能减少肌松药的用量。吸入氧化亚氮可获得良好的镇痛效果，从而能减少术中麻醉性镇痛药的用量。

2 全凭静脉麻醉　全凭静脉麻醉是近年发展起来的全静脉复合麻醉技术，其不使用吸入麻醉药，而是通过复合应用多种静脉麻醉药以维持麻醉。临床上最常采用镇静药-镇痛药-肌松药的药物配方，如异丙酚-瑞芬太尼-维库溴铵或阿曲库铵等。全凭静脉麻醉的优点在于能有效避免吸入麻醉药的不良反应和环境污染，对于伴有肺部疾患的病人尤为适合。全凭静脉麻醉的主要缺点是无法精确调整用药的剂量和时间，易造成术中知晓、恢复期苏醒和肌松逆转延迟。给药方式最好选用输注泵（图 9-4）。

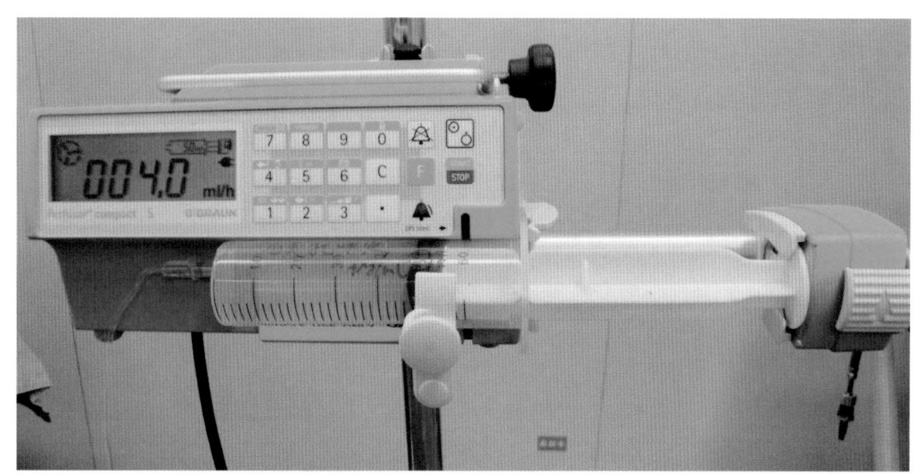

图 9-4　静脉给药泵

六、全身麻醉期间的监测

（一）呼吸监测

一般监测主要包括各种物理检查方法，通过望诊、触诊、叩诊、听诊等可观察到呼吸功能的变化。麻醉诱导及麻醉后观察麻醉机呼吸囊，病人胸廓起伏的活动频率、幅度及节律来判断呼吸运动的变化，必要时可配合触诊、叩诊进行检查；同时观察口唇黏膜、指甲、颜面皮肤及手术野皮肤的颜色，可了解病人是否存在低氧血症；利用听诊器或食管听诊器监听呼吸音的强度、音调、时相、性质的改变，可鉴别正常呼吸音与病理呼吸音，呼吸音的监测可确定气管插管是否到位、气道内有无分泌物和有无单肺通气等异常情况。

机械通气时潮气量一般为 8～10ml/kg，呼吸频率（成人）为 8～12 次 /min，I:E 为 1:2，但围术期的参数要根据病人的具体情况进行调整。

呼吸道压力一般为 7.7～15.4mmHg。附带的监测设备可显示气道峰压、平台压、呼气末压、容量-压力环和流速-容量环等，从而计算出顺应性和气道阻力。

脉搏血氧饱和度监测是麻醉管理中氧合的基本指标，其可连续、无创地监测血红蛋白氧饱和度和脉率。其测得的脉搏血氧饱和度（SpO_2）与动脉血氧饱和度（SaO_2）具有很好的一致性，而 SpO_2 与动脉血氧分压（PaO_2）在一定范围内呈直线相关关系，因而利用 SpO_2 可间接估计动脉血氧的水平，以早期发现和预防低氧血症。

血气分析是监测组织氧合和通气功能最直接、准确可靠的方法。通常取肝素化动脉血，用血气分析仪可较准确地测定血氧分压和二氧化碳分压、血氧饱和度和酸碱代谢的变化。有的分析仪还包括离子、乳酸、血糖和血细胞压积等指标，更有利于呼吸及循环的调控。

（二）循环功能监测

1 心电图监测　是临床麻醉的常规监测项目，可反映病人有无心律失常、心肌缺血等。通过对心电图进行监测，有助于了解心脏功能、心脏疾患，为治疗和处理提供依据。

2 血压监测　监测血压可反映心肌收缩力、血容量、外周血管阻力及器官的灌注情况。血压监测有无创和有创两种。某些时候需有创监测动脉血压，如休克病人、控制性降压等；无创血压监测是临床常用的监测方法之一。术中常需控制性降压，为了获得及时准确的动态血压变化，应行有创血压监测，即在动脉内插管，通过换能器把机械性的压力波转变为电子信号，经放大在示波屏上直接显示动脉压力波形和由数字标出收缩压、舒张压及平均动脉压的数值，读数快捷准确，可靠性高，并可连续记录、储存。有创动脉压监测可采用桡动脉、足背动脉、股动脉、肱动脉和腋动脉等，正颌外科病人常选用足背动脉行有创动脉压监测，临床常用的多功能监护仪（图 9-5）。

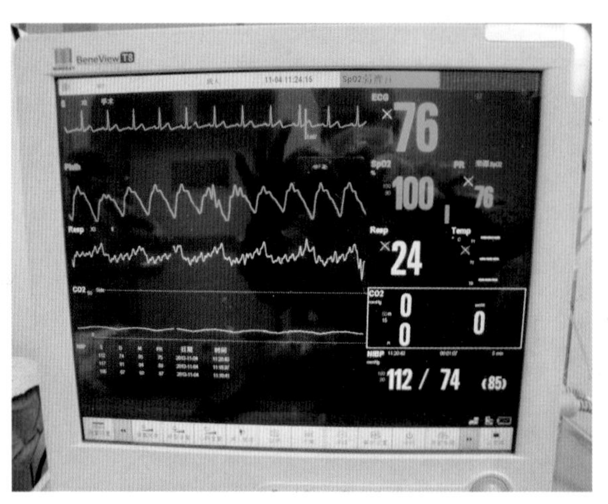

图 9-5　监护仪

3 尿量监测　尿量可反映器官、组织的灌注情况。预计手术时间不超过 4h 的，无须术前导尿；估计手术时间长、出血多的病人，为防止尿潴留、膀胱膨胀，均需安置导尿管。尿量检测可以反映出病人的体液容量和肾脏灌注情况，一般术中尿量不低于 0.5～1ml(kg·h)水平。

七、术中失血量的估计与输血

面部轮廓整形美容外科基本上都是从口内及颜面部施行手术的，由于术区位置深、解剖结构复杂、血管丰富，各种骨切开手术比较多见，故出血是面部轮廓整形美容外科术中、术后最常见的并发症。颌面部血管无静脉瓣，术中易渗血及不易止血，手术可伤及颌面部动脉造成短时间内急性大出血，术中应及时补充血容量，保证组织器官的灌注。

（一）术中失血量的估计

血容量占正常人体重的 5%～8%。机体在失血的早期，通过收缩外周血管、增加心排血量和增快心率，以及收缩肾小动脉、降低肾小球滤过率、减少尿量来维持血压；当失血量超过 20%血容量时，则代偿功能不易维持，易出现低血容量性休克。有经验的麻醉医师可以通过观察心率、血压变化和尿量的测定，以及敷料浸血程度，精确估计出失血量，决定输血时机和输血量；也可以通过测定血细胞压积（Hct）精确算出失血量。如为成人手术，术中失血量在 300ml 左右时麻醉师即应提醒手术医师，当失血量估计为 500ml 时则需向手术医师提出警示，如＞800ml 的失血则需给予输血，如失血量＞1000ml 时即需停止手术，立即填塞压迫止血，给予输血、输液、升压等抗休克措施。

（二）输血指征

根据 2000 年卫生部输血指南规定：Hb＞100g/L，不必输血；Hb＜70g/L，可输浓缩红细胞；Hb 为 70～100g/L，可根据病人的代偿力、一般情况和有无其他脏器器质性病变分别对待。急性大出血出血量＞30%血容量可考虑输全血。Hb 也可用 Hct 代替。临床用血最好根据 Hb 或 Hct 的值来精确计算输血量，以避免不必要的输血或过量输血，增加输血并发症的风险。

（三）输血的知情同意

术前沟通时即应向受术者及家属告知术中输血的可能，如术中决定输血，输血前应向病人及家属书面告之输血的风险,尤其是传染疾病的危险以及不良反应的发生,以征求病人及其家属的同意,并签字为证。

八、控制性降压

控制性降压是指人为地降低全身灌注压,将收缩压降至 80～90mmHg 或平均动脉压降至 50～65mmHg 时不至于导致重要器官的缺血缺氧性损害,终止降压后血压可迅速恢复正常,控制血压时尚能维持各脏器功能,不产生永久性损害。

应用控制性降压技术的主要目的是减少术中出血,降低对输血的需求,并获得一个相对无血的手术视野,使术者能更清楚地观察重要结构,大大缩短手术时间,还能降低感染血液传播性疾病的风险。控制性降压要求麻醉医师具有很好的临床评判和细致入微的观察能力,并且有精良的麻醉监控系统,但对于心脑血管供血不足、心肌缺血、肾脏病、贫血和低血容量为绝对禁忌证,麻醉实施者的经验不足是相对禁忌证。

九、术中麻醉的注意事项

1 面部轮廓整形美容外科手术复杂、范围广、时间长、失血多,并且病人可伴多种畸形,如颧弓发育不良、小口、后鼻孔闭锁。这类病人多存在面罩通气困难或(和)气管插管困难。在术前评估有困难气道的病人,要有充分的思想准备,麻醉诱导时需保留病人的自主呼吸,忌用肌松药,在浅麻醉或清醒状态下施行气管插管。常用的困难气管插管技术有单纯盲探插管法、纤维光导喉镜、视频喉镜及逆行、光索和盲探气管插管装置引导插管法等。

2 完成气管插管后,要有良好的监控设备,严密监控生命指标。应常规进行两肺听诊,避免插管过深造成支气管插管,单肺通气。术中采用呼气末二氧化碳监测,指导潮气量调整。要有完善的应急预案及意外情况的抢救措施。

3 面部轮廓整形美容外科手术时间较长,术区距眼、耳等器官近,应注意对眼、耳的保护。在麻醉实施后,角膜涂以眼药膏,使眼闭合,用无菌膜覆盖,防止角膜和巩膜损伤。手术时间长,还要注意对臀部、肘部和足跟等皮肤的保护。另外,手术中应使用凡士林油涂抹嘴唇,防止术中器械牵拉、触碰造成嘴唇黏膜损伤。

4 术中病人头部周围被术者占据,麻醉师难以主动管控呼吸道及插管的局部情况,头位常因手术操作而变动,为防止气管导管滑脱,术前应将导管以缝线固定于鼻小柱。术中应严密观察,及时发现导管的扭曲、折叠、滑脱及接头脱落等异常情况。

5 对于气道困难所带来的困难气管插管风险,麻醉医师尤须予以高度重视。麻醉前评估病人为困难气道者,特别是存在气管插管困难兼有面罩通气困难的情况,除安排有经验的麻醉医师操作外,还应准备一些困难气管插管器具,如可调试喉镜、气管内导管的管芯、纤维光学插管器械、逆行插管设备、盲探气管插管装置以及紧急通气设备,如经气管喷射通气、喉罩、食管-气道联合导管和环甲膜切开或气管切开装置。操作时尽量选择病人在清醒状态时气管插管,在轻度的镇静、镇痛和充分的表面麻醉下,选择熟悉的方法进行气管插管。困难气道者气管插管后都应监测呼气末二氧化碳,看是否确实已插入气管内。

第四节 麻醉复苏及拔管注意事项

一、从手术室到麻醉恢复室的转运

手术结束，将病人转往麻醉恢复室（postanesthesia care unit，PACU）之前，病人应具有稳定和确定的气道，恢复一定的自主呼吸能力，或是给予辅助通气，能够进行充分的氧合，血流动力学稳定，然后由一名熟知其病情的麻醉医师将病人送往恢复室。转运过程中应有便携式监护仪监护和持续供氧支持治疗。

病人转到麻醉复苏室后，应迅速判断气道情况、生命指征和氧合情况，常规每隔 5min 测一次血压、脉搏和呼吸频率至病人情况稳定，此后每隔 15min 测一次。全麻苏醒的病人应持续监测脉搏氧饱和度，应用抬头、伸舌、握力等方法进行神经肌肉功能的临床评估。

在记录下入室病人的生命指征后，麻醉医师应与麻醉复苏室的护士进行交接班，其内容包括术前的情况、术中的有关情况（包括手术方式、引流管、口腔内有无压迫止血纱布或填塞物、失血量和并发症）、可能的术后问题以及麻醉后医嘱（输血、输液和术后通气等）。麻醉医师要在麻醉复苏室护士接纳了对病人管理的责任后方可离开。

二、拔管的注意事项

PACU 护士接纳病人后，应严密观察病人的全身情况，直到病人达到比较清醒的状态，肌力恢复，吞咽反射活跃，并有足够的潮气量，SpO_2 正常，血流动力学稳定，才可以考虑拔除气管导管。如术后口底及颌周软组织肿胀明显，常需留置气管导管，待组织水肿消退后再拔管。

1 口腔内部的手术，应在无血肿或无活动性出血的情况下拔管，并且等到病人完全清醒后拔管为宜。

2 拔管前应吸除口、咽、鼻、气管导管和胃管内的分泌物和内容物，并间断予以几次叹息通气，持续几秒钟，充分扩张肺。在病人吸气末予以正压通气，同时将套囊放气，轻柔地抽出气管导管，这样有利于排除套囊外上端积存的分泌物。

3 导管拔出后，应立即再次用吸引器吸除口腔分泌物，然后再给氧及必要的辅助呼吸。拔管后鼓励病人深呼吸，观察有无喉痉挛或呼吸道梗阻，同时应备好重建通气道的各种准备，包括可能的应对措施和设备。

4 对插管困难病人的拔管必须持十分慎重的态度，因拔管后有可能再度出现呼吸困难而需要再次插管，这时将极度困难甚至生命危险。因此，拔管前先通过气管导管放入导管交换器（或利用有空腔的弹性橡胶导引管代替），拔出气管导管后，保留导管交换器在气管内，观察一段时间，根据病人的呼吸情况决定拔出导管交换器还是顺着导管交换器再次插入气管导管（图 9-6）。

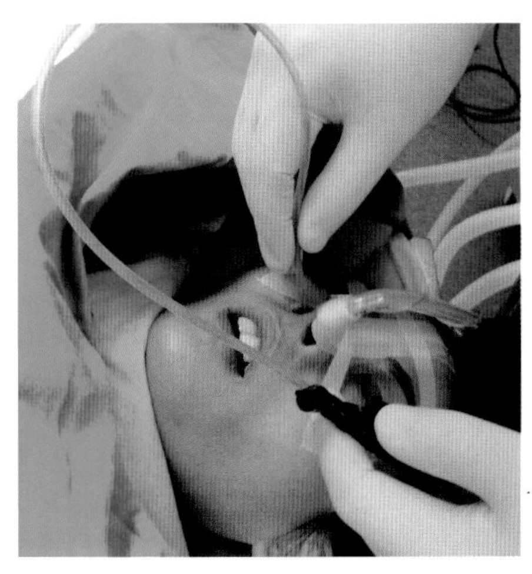

图 9-6　谨慎拔管

第五节　术后镇痛

面部轮廓整形美容外科手术后病人多担心术后的疼痛，而且术后早期病人如因伤口疼痛烦躁不安，易导致手术区的出血，不能安静休息对术后恢复不利，故术后为了镇静止痛，多给予镇痛措施，除必要的口服或注射给药外，自控镇痛泵（patient controlled an anlgesia，PCA）的应用很有必要。

PCA 技术的原理是运用微电脑根据病人的情况设定镇痛泵上的各项技术参数，镇痛药在安全、有效的范围内由病人自控给药。当病人感到疼痛时，只需按镇痛泵的自控按钮，镇痛药便通过导管慢慢输入体内，其量小且输入均匀，使药物在体内保持稳定的血药浓度。PCA 的按压次数和药物用量可由病人自行调节，这样可使镇痛药按需供应，以最小的剂量达到最佳的效果，且副作用最小，避免了传统方法血药浓度波动大、副作用大的情况。

实施 PCA 镇痛时，应在麻醉药物作用未完全消失前预先予以一负荷剂量，使术中镇痛药与术后镇痛药的效果达到良好衔接。术后镇痛可采用非麻醉性镇痛药或麻醉性镇痛药联合应用。术后镇痛一般持续 48h，疼痛可有效缓解；如发生持续性疼痛，应考虑存在感染和骨段固定不牢等外科因素。术后镇痛可能产生的并发症有呼吸抑制、恶心、呕吐、尿潴留和低血压等，应予以密切观察，及时有效地处理。

第六节　全身麻醉术后并发症及处理

近年来，由于监测设备和手段的日臻完善，PACU 和 ICU 的设置，麻醉人员素质的提高，使病人接受手术和麻醉安全性有了更好的保证。尽管如此，我们仍然不能完全避免或摆脱麻醉意外和严重并发症的发生，因此麻醉并发症的及时发现，恰当的评估和处理对于消除和减少不良后果是至关重要的。

一、呼吸系统并发症

面部轮廓整形美容外科手术结束24～72h内是术后并发症的高发期，尤其以24h之内为甚。并发症中呼吸系统问题是最常遇到的，如不及时处理，可能迅速发展并危及生命，所以术后对病人呼吸道的管理尤为重要。

（一）气管内插管的并发症

发生气管内插管的并发症，多系操作不当所致。常见的并发症有损伤、出血、喉头水肿和神经反射性意外、声带麻痹等。

1 损伤　常因使用喉镜用力不当和插管方法粗暴所造成。咀嚼肌未松弛而勉强用喉镜暴露声门，或以上前牙为支点用力向后扳压喉镜，造成上前牙松动、脱落，安放喉镜时由于未注意保护下唇，往往可将下唇挤压在镜片和下前牙之间，造成下唇的切压伤和血肿；喉镜放入过猛、过深，以及在盲探插管时用力粗暴，常发生梨状窝损伤，致使黏膜撕裂、出血或形成血肿，甚至发生颈部的皮下气肿，造成病人呼吸困难，此时应以粗针头在颈部皮下穿刺吸出。注意规范化操作，当可避免损伤。

2 出血　多因损伤所致，特别是鼻腔插管时，由于鼻腔黏膜有水肿，鼻中隔偏曲或有骨嵴，以及鼻后孔狭窄，如遇阻力仍勉强插管，可造成严重的鼻腔出血。尤其是张口困难的病人（如颞下颌关节强直），可因血凝块堵塞于鼻后孔或流入呼吸道而出现上呼吸道梗阻的严重情况，此时又不能借助托起下颌骨或牵舌来获得解除，则应放低头位，鼻腔内滴入麻黄碱液，并立即更换较细的气管导管，迅速经鼻腔插入咽腔作为鼻咽通气道，并经导管进行吸引和给氧。只要导管一过鼻后孔，出血多可自行停止，并可解决通气问题。如果导管不能通过鼻后孔，应改从另一侧鼻孔插管，在吸出鼻咽部的血液和血凝块后，应争取尽快用纤维支气管镜或盲探插入气管导管，吸出气管内的血液和分泌物，并充分给氧。如果在插管未成功之前，鼻腔大量出血造成病人窒息，则应立即做气管切开术，吸出气管内的分泌物，同时给氧，并密切注意病人的生命体征。

3 自主神经反射性意外　有时因张口受限，或在麻醉前已有部分上呼吸道梗阻现象，病人往往有不同程度的缺氧和二氧化碳蓄积。在这种情况下，如果进行浅麻醉下气管内插管或拔管术，可能导致迷走神经系统兴奋而发生喉痉挛、心律失常，甚至心脏停搏。因此在麻醉诱导期应尽量避免缺氧和二氧化碳蓄积，诱导麻醉应平稳，时间应尽量缩短，更应避免在浅麻醉下勉强插管等不良操作。有人提出在插管前1min静脉推注利多卡因可明显减轻插管的心血管反应。一旦发生心跳骤停，应立即进行心脏复苏。

（二）气道阻塞

手术后气道阻塞常见原因有以下几种：

（1）麻醉恢复不完善，发生舌后坠。

（2）口内创面出血或残留的血块、异物、分泌物堵塞气道。

（3）气管插管及上颌骨手术操作造成鼻腔、上颌窦黏膜及喉、气管黏膜水肿。

（4）口底或颌颈周围及咽部周围软组织血肿引起气道阻塞。

（5）上、下颌骨的移位有可能缩小鼻腔及口腔容积并发由肿胀所致的咽腔狭窄、舌后退等，造成通气不畅，引起通气障碍。

（6）手术后面颌颈部包扎过紧、或上、下颌截骨术后施行颌间结扎等引起的张口困难，也使其在术后的气道阻塞风险明显增大。

病人术后可能因疼痛不适、咳嗽受限而无法吞咽，导致口内和鼻腔分泌物积聚，因此术后应保持头部抬高 20°～30°体位，并在床旁准备负压吸引器、钢丝剪、气管切开包，随时做好抢救准备。

（三）气胸

在麻醉过程和手术后发生张力性气胸，多与麻醉操作不当和病人原有的疾病（如肺大泡）有关。对此并发症如未及时发现和处理，可引起一侧或两侧肺受压萎陷，肺泡无法进行通气，使肺通气（血液灌流）严重失衡，病人出现极端呼吸困难，纵隔偏移，导致心脏移位和腔静脉回流受阻，从而引起心排血量显著下降、严重低血压或休克。若不立即解除张力性气胸，病人可在短时间内因呼吸、循环衰竭而死亡。

对张力性气胸病人应立即采取措施，用粗径针头对患侧经锁骨中线第 2～3 肋间进行穿刺抽气。如果抽气后症状仍不缓解或需多次抽气时，则应在胸腔内放置闭式胸腔负压吸引，以促进萎陷肺的复张。

（四）急性肺不张

急性肺不张是指病人骤然出现肺段、肺叶或一侧肺的萎陷，从而丧失通气功能的现象。急性大面积肺不张时，可突发气急、咳嗽、发绀以及急性循环功能障碍，肺底部或背部可出现小水泡音，呼吸音和语颤消失。气道阻塞性肺不张，通过 X 线检查多可确认，小区域或散在性肺沟萎陷，X 线检查结果可呈阴性。动脉血气分析有助于诊断。

（五）肺水肿

全身麻醉术后发生的肺水肿与输液过快过量、术后急性高血压及原有的心血管疾病有关。肺水肿最常出现在术后几个小时内，超过半数的病人在肺水肿发生前出现高血压。病人常因此出现喘息呼吸。对于肺水肿的治疗首先是在保持器官充足灌注的前提下尽可能降低肺内静水压，给予利尿剂、限制液体输入量、使用扩血管药物等。正压通气对严重低氧血症或呼吸性酸中毒有效。

二、循环系统并发症

全身麻醉术后最常见的循环系统并发症是低血压、高血压和心律失常等。

（一）低血压

低血压通常由于有效循环血容量减少、心肌收缩力减弱或过度的动脉血管舒张所致。麻醉复苏过程中发生的低血压大多是由于低血容量所致。可通过血流动力学监测、静脉补充血液和晶体液、使用小量血管加压药物等措施调整血压，并维持正常水平。

（二）高血压

全身麻醉恢复期高血压较常见。随着麻醉药作用的消退，血循环功能恢复，体液中药物回吸收、吸痰、拔除气管导管的刺激等原因极易引起高血压的发生。

首先要发现和了解引起高血压的原因，并给予相应的处理。通常病人的血压增高超过基础值的 20%～30%，或者血压增高引起并发症时应及时治疗。轻中度的血压增高可静脉内应用 β-肾上腺受体阻滞剂（如拉贝洛尔、艾司洛尔）、钙通道阻滞剂（如尼卡地平）或硝酸甘油等治疗。

（三）心律失常

全身麻醉后心律失常的主要因素为电解质紊乱（特别是低钾）、缺氧、高碳酸血症、酸碱平衡失调及已有的心脏病。常见的心律失常有窦性心动过速或窦性心动过缓、房性和室性期前收缩、室上性快速型心律失常等。窦性心动过缓通常是因为胆碱酯酶抑制剂（新斯的明）、阿片类药物（舒芬太尼）或 β-受体阻滞剂的残留作用。治疗时应注意消除可能的诱因，如缺氧、高碳酸血症、低血压、酸中毒等，必要时予以抗心律失常药物处理。

三、苏醒延迟

全身麻醉在停止给药后，病人一般在60～90min内可获得清醒，对指令动作、定向能力和术前的记忆完全恢复；若超过此时限神志仍不十分清晰，可认为是全麻后苏醒延迟。苏醒时间除了与病人个体的肝、肾、心脏及肺等脏器功能生理和病理状态有关外，还与麻醉药血(气)分配系数及肺泡通气功能直接相关。此外，麻醉前用药、诱导和维持麻醉的药物、复合用药(如阿片类、肌松药、镇静药)的剂量和持续时间等也是影响病人苏醒的因素。

四、术后躁动

全身麻醉恢复期，短期内大多数病人嗜睡、安静或有轻度定向障碍，脑功能逐渐恢复趋于正常，但仍有部分病人会出现较大的情感波动，表现为不能控制的躁动。术后疼痛可能是引起躁动的主要因素。此外，低氧血症、高碳酸血症、胃胀气、尿潴留及膀胱膨胀等也可引起躁动，故临床上应仔细观察，排除这些潜在的因素。

充分的术后镇痛，保持充分的通气供氧和血流动力学的稳定，消除引起躁动的因素，可防止因躁动而导致的病人自身的伤害。小剂量的镇痛药和镇静药可以有效地控制躁动，如应用小剂量的咪达唑仑或异丙酚。

五、恶心呕吐

全身麻醉术后恶心呕吐是很常见的并发症，可造成病人不适而影响休息，甚至延迟出院的时间。手术后病人要做头面颌颈部包扎或进行颌间结扎，更有呕吐、误吸的危险，常见于麻醉苏醒、恢复期。术后的监护观察非常重要，完全清醒前床边一定要有护理人员或家属。

病人完全清醒后拔管，拔管后，清理及吸引口咽腔及气管内分泌物，待病人吞咽反射恢复，床旁备好负压吸引器、钢丝剪、气管切开包等，随时做好抢救准备。一旦发生反流，立刻将病人调整为头低侧卧位，开放口腔，保持呼吸道通畅。

(艾玉峰　李永荣)

参考文献

[1] 杭燕南.当代麻醉学[M].上海:上海科学技术出版社,2002.

[2] 王炜.整形外科学[M].杭州:浙江科学技术出版社,1999.

[3] Berry A J, Knos G B.美国名医诊疗手册:麻醉学[M].耿立成,李诚,译.天津:天津科技翻译出版公司,2001.

[4] 王世泉,王世端.麻醉意外[M].北京:人民卫生出版社,2001.

[5] Griffith K E. Preoperative assessment and preparation[J]. Int Anesthesiol Clin, 1994, 32(3): 17-36.

[6] Pandit S K, Green C R. General anesthetic techniques[J]. Int Anesthesiol Clin, 1994, 32(3): 55-79.

[7] Smith I, Taylor E. Monitored anesthesia care[J]. Int Anesthesiol Clin, 1994, 32(3): 99-112.

[8] Feeley T W. Postanesthetic complications and discharge criteria[J]. Int Anesthesiol Clin, 1994, 32(3): 127.

[9] 刘俊杰,赵俊.现代麻醉学[M].北京:人民卫生出版社,1987.

第十章
上、下颌前突畸形的治疗

第一节　概述

上、下颌前突畸形是各种牙颌面畸形中的一种,以上、下颌骨在水平方向发育过度为主要特征,进而引起咬合关系失调及颜面形态异常。国内外治疗此类疾患主要有两个学科,一个是口腔医学领域中的正颌外科,另一个是整形外科学领域中的颅颌面外科。它们的共同特点是应用外科和正畸的手段,以美学理论为指导,调整和改建颌面骨结构,重建美观和有效的咬合关系,通过面中、下部结构的变换,达到恢复口腔功能,改善、美化容貌的目的。

运用外科手段来矫正上、下颌骨前突畸形已有百余年历史。1849 年,美国弗吉尼亚 Simon. P. Hullihen 医师首先报道一例烧伤后致畸的病例,由于面下部瘢痕挛缩导致下唇外翻,下颌前突伴开𬌗畸形,采用下颌骨截骨的方式向上、向后移动得到改善。这是现代医学文献中记载最早的颌骨前突整形术。19 世纪后叶,陆续有文献报道下颌骨畸形的整形,主要围绕在下颌体部、下颌升支部和髁状突区进行。直到 1954 年 Caldwall 和 Letterman 进行下颌升支垂直截骨和 1956 年 Robinson 改为下颌升支斜行截开,使远心骨段后推与近心骨段重叠以矫正下颌前突畸形。这是下颌骨整形术历史上的一大进展。1957 年,Obwegeser 首次报道了著名的下颌升支矢状劈开截骨术,使下颌骨整形取得突破性进展,成为矫正下颌畸形应用最为广泛的术式。上颌骨整形术发展历史比下颌骨整形晚,而且进展较慢。1921 年,Wassmund 报道上颌前部的错𬌗手术矫正,1927 年又用横向截骨矫正开颌畸形,但翼上颌联合区未分离,经过术后长期牵引达到效果。1951 年,Dingman 和 Harding 首次在行 Le Fort Ⅰ型截骨时分离翼上颌连接,从而一期完成整个手术。近年来随着正畸技术、控制低压麻醉技术、坚固内固定技术、牵引成骨技术等的发展使相应外科技术日臻完善,上、下颌前突畸形的整复治疗取得了长足的进步。

第二节　术区局部解剖学研究

上、下颌前突畸形的治疗方式主要是通过后退颌骨及其上生长的牙齿,达到矫治牙颌面畸形的目的。术区解剖主要涉及上、下颌骨。

一、上颌截骨区局部应用解剖

上颌手术涉及的解剖主要是上颌牙槽突为主体的两联合、三腔、四支柱及其毗邻解剖。

两联合指上颌后面的下份与两侧蝶骨翼突相连区，即翼上颌联合。翼上颌联合上的裂隙是翼颌裂，颌内动脉翼腭段经翼颌裂进入翼腭窝，颌内动脉在此分出上牙槽后动脉、眶下动脉、腭降动脉、蝶腭动脉、咽降动脉、维杜斯动脉（翼管动脉）。颌内动脉在翼腭窝的位置，距翼上颌连接下端25mm，翼上颌联合的高度为14.6mm。翼上颌联合区截骨离断时，一定不要高于翼上颌联合的上份，以免伤及颌内动脉的分支，引发术中大出血。

三腔指鼻腔与两侧上颌窦腔，上颌手术需尽可能完整剥离鼻底黏膜，鼻腔侧壁不宜剥离过高，在距前鼻孔3～3.5cm处，下鼻道前上方有鼻泪管开口。过高剥离截骨易伤及鼻泪管，出现鼻泪管狭窄。两侧的上颌窦腔易有上颌窦分隔，截骨时应注意充分截骨。一般上颌截骨要伤及上颌窦黏膜，但不会影响后续的颌骨及上颌窦的愈合。

四支柱指鼻中隔支柱、梨状孔缘区尖牙支柱、颧牙槽嵴支柱、上颌后区的翼突支柱。鼻中隔支柱由前份的鼻中隔软骨与后份的犁骨组成，鼻中隔的长度即前鼻棘到后鼻棘的距离，男性为49.13±2.79mm，女性为47.41±3.70mm。梨状孔缘区尖牙支柱为上牙槽前动脉穿行处，截骨后出血较多，术中注意止血。此处骨壁较厚，为截骨后常用的微型板坚固内固定区域。颧牙槽嵴支柱为上颌体前外面与后面的交界，骨壁较厚，也是截骨后常用的微型板坚固内固定区域。上颌后区的翼突支柱，即上颌体后份，此区由于上颌窦的发育不同，甚至上颌第三磨牙的阻生，骨厚度变异较大，上颌截骨特别注意此区的充分截骨。

上颌骨的血液供应来自颌内动脉的分支：上牙槽后动脉、眶下动脉、腭降动脉、蝶腭动脉、腭升动脉等，这些动脉互相吻合，血运丰富。上颌Le Fort Ⅰ型截骨尽可能保持腭降动脉的完整性，因此熟悉掌握腭降动脉周围的解剖尤其重要，腭降动脉与腭神经穿行于翼腭管中，在翼上颌连接的前方，从翼上颌连接上缘向前下移行至腭大孔，腭降动脉在翼腭管内分出腭小动脉，从腭小孔穿出。翼上颌连接截断时，骨凿方向应朝向内下方，高度不宜超过翼上颌连接上缘，避免伤及腭降动脉。梨状孔缘至翼腭管的距离，男性为35.18±2.56mm，女性为32.90±1.40mm。上颌窦内壁与鼻中隔夹角，男女分别为10.30°±1.36°与9.52°±1.97°（图10-1）。充分掌握截骨的深度、角度，是安全顺利进行手术的保证。

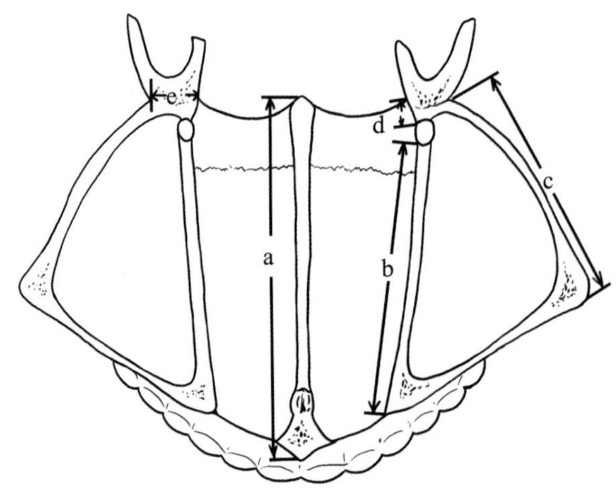

图10-1　上颌Le Fort Ⅰ型截骨横断面测量

a. 前鼻棘到后鼻棘的距离　b. 梨状孔前缘到翼腭管的距离　c. 颧牙槽嵴至翼上颌联合的距离　d. 翼腭管到翼上颌连接的距离　e. 翼上颌连接宽度

二、下颌截骨区局部应用解剖

下颌骨由水平、U形下颌体部和两个垂直的升支组成。

下颌体的外面正中直嵴称正中联合，正中联合近下颌下缘处向前突出称颏隆突，其两侧大约在尖牙下方近下颌下缘处，左右各有一隆起称颏结节。自颏结节斜向后上与下颌支前缘相连的骨嵴称外斜线，有下唇方肌及三角肌附着。下颌升支矢状劈开截骨术的矢状截骨线就是延外斜线截开皮质骨。在外斜线上方，下颌第1、第2前磨牙之间，或第2前磨牙的下方，下颌骨上、下缘之间有颏孔，颏神经血管自此孔通过。在下颌升支矢状劈开截骨术或下颌前份根尖下截骨术都要注意保护颏神经血管的完整性。

下颌体的内面近中线处有上、下两对突起，称为上颏棘和下颏棘，分别为颏舌肌及颏舌骨肌的起点。自颏棘下方斜向后上与外斜线相应的骨嵴称内斜线。下颌前份根尖下截骨舌侧截骨线就在内斜线上，下颌体内侧黏骨膜较薄，截骨易穿破黏骨膜，术中注意用手指触压保护。

下颌升支上端的两个突起分别称喙突与髁状突，升支外面上部光滑，下部粗糙为嚼肌粗隆，有嚼肌附着。升支内侧中央稍偏后上方处有下颌孔，朝向后上方，向前下通入下颌管。成人下颌孔约相当于下颌磨牙颌平面，其前方有一薄锐的小骨片称下颌小舌，下颌孔后上方骨质凹陷，形成一浅而宽的沟称下颌神经沟。下牙槽神经、血管通过下颌神经沟、下颌孔进入下颌管。下颌升支矢状劈开截骨术的舌侧水平截骨线就是在下颌小舌上，深度至下颌神经沟区，不必深入到下颌支后缘。

下颌管起自下颌支内侧的下颌孔，为一致密骨形成的骨管，穿行于下颌骨松质中。管内有下牙槽神经、血管通过。下颌管从下颌孔至颏孔的位置具有以下规律：下颌管距颌骨内板较外板为近；下颌管距升支前缘较后缘为近；下颌管距离下颌下缘较牙槽缘为近。下颌升支矢状劈开截骨时，关系密切的是下颌管与骨外板间骨松质的厚度，一般在下颌升支区，下颌管与外侧骨板间有较多的骨松质相隔；在下颌角以及下颌第3磨牙区下颌管与外侧骨板间骨松质较少，甚至缺如；在下颌第1、第2磨牙区下颌管与外侧骨板间骨松质较厚。有学者发现，约20%的病人下颌管与骨外板之间无骨松质，这些病人的下牙槽神经极易受到损伤，甚至看作下颌升支矢状劈开截骨术的相对手术禁忌证(图10-2)。不同的病人存在很大的个体差异，因此有条件尽可能术前做CT检查，定位评估手术的安全性。截骨过程尽可能沿外侧骨板截骨。

下颌骨的血液供应主要来自下牙槽动脉离心性血液，也接受来自骨周围软组织动脉的向心性血液，如翼外肌、翼内肌、颞肌、嚼肌动脉、颞下颌关节囊动脉、舌下动脉，以及颌外动脉分支供应给附着在下颌骨上表情肌的小动脉。这些血管互相交通，为颌骨截骨手术的愈合提供了有利的条件。

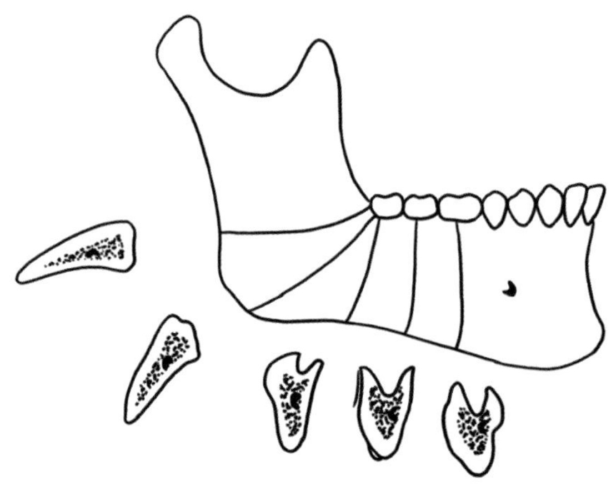

图10-2　不同区域下颌管的位置解剖

第三节 畸形诊断与术前检查

上、下颌前突畸形是上、下颌颌骨畸形中的一类疾病，主要指上颌骨或下颌骨在水平方向发育过度。

一、上颌前突畸形

（一）诊断与鉴别诊断

上颌前突表现为开唇露齿，自然状态下双唇不能自然闭拢，微笑状态，牙龈外露较多，鼻唇角较锐。上牙列常表现为拥挤、排列不齐，上颌前牙唇倾，唇齿关系不调，前牙深覆颌、深覆盖。

上颌前突分为真性上颌前突与假性上颌前突两类，真性上颌前突指上颌骨在水平方向前突，其又可分为整个上颌骨的过度发育，称之为面中部前突，这种类型极为少见。临床多见的是以上颌牙槽突为中心上颌前份骨及上颌前牙的前突畸形。假性上颌前突又分为两种，一种是上颌骨发育正常，而下颌骨后缩甚至颏后缩，如果用 Ricketts 审美平面评价鼻唇颏的关系，可见上唇突出于此平面前方，在视觉上显得上颌突出。另一种是上颌骨发育正常，但上颌前牙过度唇倾，致使上唇前突，鼻唇角变锐，即所谓的上颌牙源性前突。

鉴别诊断一方面依靠临床检查，观察上颌唇齿关系、鼻唇颏关系、后磨牙的近远中关系、鼻唇角角度而定；另一方面依靠定位头颅侧位 X 线片测量分析 SNA 角度，上颌前牙的唇倾度。诊断时准确判断真性上颌前突与假性上颌前突。

（二）术前检查

治疗前检查包括病人的审美诉求，颌面部及咬合关系的评价，颌面部软硬组织的 X 线测量分析。此类病人在就诊时常有明确的要求，希望减少上颌的前突度，包括唇部的前突与牙的前突，减少露龈。询问病史时注意有否不良习惯，如口呼吸、吮指等，是否有鼻部疾患，如鼻甲肥大、鼻息肉、鼻中隔偏曲等。以上长期不良习惯与疾患，都可以引起上颌的前突。

临床检查时，观察自然静止状态与微笑功能状态上颌唇齿关系，上唇与牙龈的关系。理想的唇齿关系是上切牙切端暴露于唇红缘下方 2～3mm，上颌前突病人的唇齿关系多大于 3mm。还要注意上唇的高度，有的病人存在着上唇过短，使唇齿关系更加不调。鼻唇角是诊断与手术设计的另一个重要的参考指标，正常的鼻唇角角度在 90°～110°之间，上颌前突病人鼻唇角常呈锐角，上唇向上翘起。同时要注意鼻唇颏关系的检查，相对后缩的颏常加重了鼻唇颏协调关系的破坏。

口内检查后磨牙的近远中关系；前牙覆颌、覆盖关系；腭盖的高拱情况。

X 线头影测量分析显示，SNA 角和 ANB 角大于正常，有的病人上中切牙长轴与 NA 连线的交角以及上中切牙缘至 NA 连线的垂直距离同时增大。CT 或 CBCT 检查可以清晰显示上颌骨后壁的厚度，上颌骨内侧壁的角度、厚度以及翼腭管的位置。了解上颌第 3 磨牙根尖位置、翼上颌联合的情况，可以准确测量梨状孔缘至翼腭管的距离，定位腭降动脉的位置（图 10-3）。

治疗前模型外科分析，通过石膏模型检查观察上、下牙弓宽度的协调关系，模拟上颌前份截骨后退或上颌 Le Fort Ⅰ型截骨后退后，上、下颌前牙的覆颌覆盖关系，后牙的咬合接触关系。外科模型上制作定位殆板或个性化固定唇弓。

术前面型预测分析，预测颌骨后退后面型侧貌，进一步确定手术移动方向、距离及截骨量，以保证手术能够定量化进行。上颌后退后，软组织标志点鼻底点变化比率为 30%，上唇突点的变化比率为 50%～65%，鼻唇角角度增加 1.2°/mm[3]。

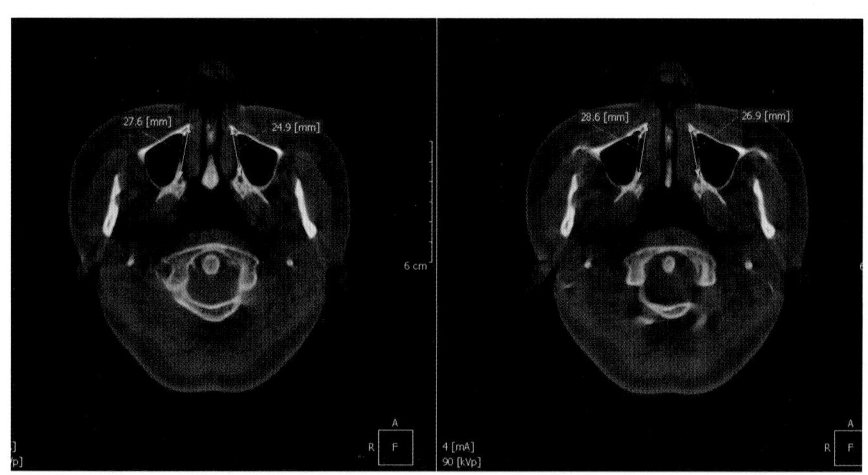

图 10-3　不同截骨高度下梨状孔前缘至翼腭管间距离测量

术前正畸，上颌前突病人前牙存在前倾，甚至拥挤，需术前正畸排齐牙列，去除牙代偿，整平颌曲线。对于上颌前份截骨的病人，根据相邻牙根的接触情况，必要时扩展根尖距，避免术中截骨损伤邻牙根。

二、下颌前突畸形

（一）诊断与鉴别诊断

下颌前突在临床上较为多见，其发病因素较多，常见的有遗传、疾病和创伤。下颌前突使面下 1/3 向前突出，从正面可以看到下颌突出，面下 1/3 较正常人宽，鼻翼基底部较窄，部分病例两侧不对称，面中部显得后缩，可伴鼻唇沟消失或变浅，颏部可以前突；从侧面观察，下颌前突或伴有颏前突，下颌角较钝，下唇位于上唇前方，可以外翻，严重的病例可导致闭口不全，影响发音。下颌前突常会造成严重的咬合错乱，前牙呈对刃或反颌、开颌，后牙呈安氏Ⅲ类错𬌗。

Converse 将下颌前突分为以下四个类型：①下颌前突，上颌发育正常；②下颌前突，上颌发育不足；③下颌前突伴开颌；④上、下颌均前突。笔者认为下颌前突可分为两大类：真性下颌前突与假性下颌前突。真性下颌前突又分为三种类型：①上颌正常或后缩，而下颌前突，可伴颏前突；②下颌偏突，下颌前突且偏向一侧；③下颌前突伴开颌。假性下颌前突指上颌后缩，下颌正常，临床上显得下颌突出。

鉴别诊断特别要注意因上颌发育不足而呈现的假性下颌前突。

（二）术前检查

临床检查时，观察自然静止状态与微笑功能状态上、下唇齿关系，下颌突度与颏部突度。颏唇角与颏唇沟深度是诊断与手术设计的一个重要的参考指标，王兴教授建立的国人男、女正常的颏唇角角度分别为 129°与 130°，颏唇沟深度为颏唇沟距审美平面距离；国人男、女颏唇沟深度分别为 6mm 和 5mm。口内检查后磨牙的近远中关系；前牙反颌情况；下前牙的代偿舌倾状况；下颌第 3 磨牙的阻生情况等。

X 线头影测量分析显示下颌骨长度大于正常，SNB 角＞80°，ANB 角减小甚至为负角，由于下颌及颏部前突，面下 1/3 垂直向增高，下颌角角度大于正常的 120°。术前 CBCT 影像检查可以观测不同断面定位下颌管在下颌骨内颊舌向位置，序列纵断面视图观察不同部位骨松质密度、比例，避免意外骨折的发生（图 10-4）。

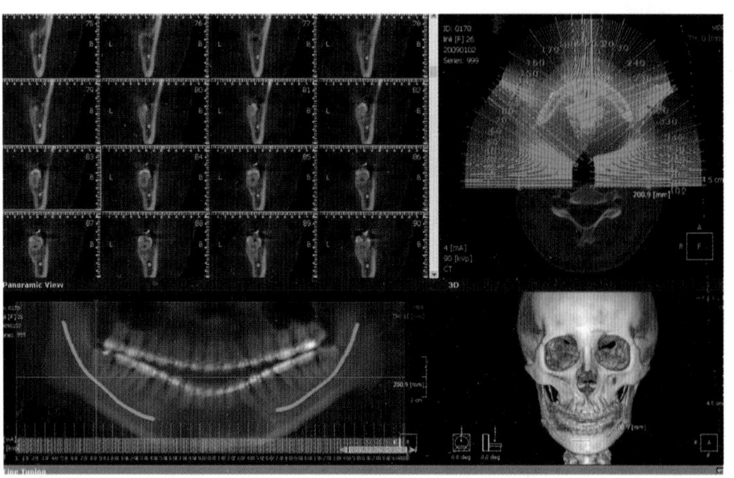

图 10-4　CBCT 图像中下颌管的定位

治疗前模型外科分析，通过石膏模型检查观察上、下牙弓宽度的协调关系，模拟下颌前份根尖下截骨后退或双侧升支矢状截骨后退后，前牙覆颌覆盖关系，后牙的对位接触关系，调磨个别牙尖的干扰。外科模型上制作定位𬌗板或个性化固定唇弓。

术前面型预测分析，下颌前份根尖下截骨后退下唇突点的变化比率为 75%，下颌整体后退下唇突点、软组织颏唇沟点与颏前点后移的变化比率均为 90%，颏部截骨后退软组织颏前点的变化比率为 85%。

术前正畸，多数病人须做术前正畸准备，排齐牙弓，去除下前牙的舌代偿，纠正倾斜的牙轴，平整颌曲线，协调上、下颌牙弓宽度，去除颌干扰，以便术后获得良好的𬌗功能和稳定的治疗效果。此项工作一般由正畸科医师实施，但颌面外科医师一定要积极参与，及时与正畸科医师沟通，制订出完美的治疗计划并使计划顺利进行。

三、双颌前突畸形

（一）诊断与鉴别诊断

双颌前突是由于上、下颌前部牙槽骨向前发育过度引起的一种牙颌面畸形，在东方人及黑人中较常见。临床表现为双唇及上、下前牙向前突出，开唇露齿，上、下唇不能自然闭合，强行闭唇时可见颏唇肌紧张并明显前突。临床上可根据露齿程度判断前突程度。在静止状态下双唇不能闭合，上颌门齿外露在 2/3 以上为轻度前突；门齿完全外露为中度前突；如有门齿全齿及部分齿龈外露为重度前突。双颌前突，多伴有颏后缩畸形，前牙排列整齐或轻度拥挤，上、下前牙牙轴唇倾，前牙关系可为深覆颌或开颌，后牙多为安氏 I 类颌。研究表明，影响双颌前突侧貌美观主要为唇颏关系的不协调，特别是软组织颏部形态。

临床诊断并不困难，上、下唇前突，鼻唇角锐，唇齿关系超过 3mm 以上。颏后缩，颏唇沟缺如。X线头影测量分析显示 SNA 角和 SNB 角都较正常值大，上、下前牙牙轴唇向倾斜，牙齿长轴与水平面、下颌平面的夹角分别大于正常值。以审美平面评价，双唇突点均位于此平面前方。

（二）术前检查

X 线头影测量分析显示主要是 SNA 角以及 A 点突距大于正常，SNB 角以及 B 点突距大于正常，颏点后缩。软组织测量显示上切牙暴露过多，上唇过短，颏唇沟变浅甚至消失。

治疗前模型外科分析，通过石膏模型检查观察上、下牙弓宽度的协调关系，模拟手术截骨后退后，前牙覆颌覆盖关系，后牙的对位接触关系，调磨个别牙尖的干扰。外科模型上制作定位𬌗板或个性化固定唇弓。

术前面型预测分析：参照上述上、下颌前突截骨后退术式软组织变化比率，但双颌前突的病人多有颏部后缩情况，手术有必要做颏部水平截骨前移，截骨前移软组织颏前点的变化比率为 90%。

术前正畸，上、下颌前突伴有前牙拥挤，或下颌 Spee 曲线过度弯曲，单纯手术不能取得良好的咬合关系，必须术前正畸，用正畸的方法排齐并压低下前牙。严重上、下颌前牙前倾的病人，拔出前磨牙后，排齐牙列，矫正牙轴方向，以后再行手术可以大大减少手术操作难度。术前正畸加手术治疗常可以收到非常理想的效果。

第四节　上颌前突畸形手术治疗

针对病人的 X 线头影测量结果和畸形的严重程度以及模型外科分析结果，结合病人主观要求制订科学合理的治疗计划。对真性骨性上颌前突的病人，常用的外科手术有两大类：上颌前部截骨术与上颌 Le Fort Ⅰ型截骨术。

一、上颌骨前部根尖上截骨术

（一）临床适应证

上颌轻度水平方向前突畸形或伴有轻度垂直方向过长畸形。上颌后退不超过第 1 前磨牙宽度，上移在 3mm 以内首选上颌前部截骨术。

（二）手术方法及要点

上颌前部截骨术有三种手术方法：Wassmund 法、Wunderer 法与上颌前部折断降下法。各种手术方法主要的区别就是软组织切口的设计不同，截骨方式基本相同，以上颌前部折断降下法视野开阔、操作方便，是临床上最常用的方法。因此，手术程序主要介绍这种方法。

1 体位　采用仰卧位。

2 麻醉　经鼻腔气管插管的全身麻醉下进行，局部黏膜切口区域给予 1/100000 肾上腺素低浓度局部麻醉。

3 切口　在双侧上颌第 1 前磨牙附着龈上 5mm 处黏膜上作水平切口。

4 剥离与显露　黏膜切开后，在骨膜下向上剥离黏骨膜，暴露上颌骨前壁、双侧梨状孔下缘和部分侧缘，仔细剥离鼻腔侧壁、鼻腔底和鼻中隔前份的黏骨膜，根据设计拔除第 1 前磨牙，并在拔除的第 1 前磨牙区向下剥离牙槽黏骨膜和附着龈，直达牙槽嵴顶。

5 截骨　用细裂钻标记垂直截骨线，截骨线应与两侧牙根方向平行，以免造成牙根损伤。使用矢状锯完成垂直截骨，在垂直截骨的间隙里矢状锯完成牙槽突与硬腭交界区骨壁截骨。操作时必须以左手食指置于垂直骨切口腭侧相应的黏骨膜表面，确定矢状锯仅穿透骨组织而不损伤腭侧黏骨膜。去除垂直截骨处应截去的骨组织，用长柄球钻或薄骨凿完成腭侧骨板的水平骨截开。用鼻中隔骨凿将鼻中隔与上颌前份分离直达水平骨切开线之后方。

6 折断降下　截骨完成后，用骨刀插在截骨线之间轻轻撬动，确认骨性连接都已截开后，可稍用力将上颌前部骨块向下方旋转下降，以圆形骨钻修整切开断面的锐利骨刺。如须将前颌骨段向上移复位者，则可将已分离的鼻中隔软骨下缘切除适量，或用圆钻在骨性鼻底中线部磨出一条相应深度的骨沟，以免在前颌骨块上移复位后引起鼻中隔偏移。按设计后退或上提骨块，使牙列准确就位于预制𬌗板中。

7 固定　术前已正畸的病人，可直接利用先前粘结在唇侧牙面的锁槽，拴结扎丝行上颌牙列的整体固定。未正畸的病人安置预制的唇弓，再检查确定骨段复位正确后，梨状孔边缘两侧使用微型钛板坚固内固定上颌前部骨段。

8 关闭切口　缝合切口前，先作两侧鼻翼基底悬吊收紧鼻翼，避免术后鼻翼增宽。上唇过短者，可在中线缝合时做 V-Y 缝合，以延长上唇。可吸收线缝合黏骨膜切口。

（三）围术期的处理

1 术前处理　手术方案制订后，医师应与病人及家属做一次全面细心的长谈，详细了解病人对畸形的心理状态和对手术的要求；可通过头影预测性描绘的侧面轮廓或计算机预测术后面貌，使病人知道自己术后将获得的面容。用模型外科拼对好的石膏模型使病人了解术后将达到的咬合关系。交谈中还须告知病人术前、术后可能会遇到的问题和不适，如手术须在全麻下进行，需要经鼻腔气管内插管；由于气管内插管，术后会有咽喉部疼痛；上唇及颌面部会有一定程度的肿胀，这些都要使病人有足够的思想准备。同时检查上、下颌唇弓固位情况，牵引钩安置情况。向病人交代术前正畸（去代偿）、术后正畸的必要性。术前根据模型外科分析，拔牙后退前份骨段，如牙弓形态良好，前牙覆颌覆盖关系基本正常，双侧尖牙、前磨牙区间隙距离及开颌距离＜1mm 者，可以不进行术前正畸，否则需先进行术前正畸。术后正畸的主要目的是关闭双侧尖牙、前磨牙间遗留间隙，关闭垂直向的小开颌。

2 术后处理　术后鼻唇沟区敷料包扎压力适中，注意观察后移骨段的牙龈等黏膜色泽，如有发绀或苍白等血运障碍征象，应查明原因，酌情处理。定时冲洗，保持口腔清洁卫生。术后要加强抗感染治疗，一般静脉用抗生素 5～7 天，口内的可吸收缝线不用拆线。术后 1 个月拆除𬌗板，术后 3 个月拆除唇弓丝，酌情进行必要的术后正畸治疗，以获得功能与美容俱佳的效果。

（四）常见并发症的原因及防治

1 腭部穿孔　硬腭中缝区骨壁较厚，骨阻力多在此区，而两侧硬腭骨板相对较薄，截骨过程操作粗暴或锐利器械截骨，均可造成腭黏膜穿通损伤。各处截骨时，无论使用裂钻、矢状锯或骨凿，都应同时使用食指触压截骨线相对的腭黏膜，以感觉器械深度，避免腭侧黏骨膜瓣的损伤。

2 出血　上颌前部截骨术有两个容易出血的部位，一个是梨状孔边缘截骨要离断上牙槽前动脉，此区出血可以用骨蜡填塞，也可以电凝止血。另一个部位是在牙槽突与硬腭交界区，骨壁形态不规则，紧邻腭大动脉分支，伤及血管出血时用骨蜡或纱条填塞都效果不佳，可以手指按压腭黏膜片刻往往奏效。

3 牙根损伤　术中损伤牙根可至术后牙齿变色、牙髓坏死，甚至松动脱落。术前应仔细观察 X 线片，以了解截骨线两侧牙根的方向和牙根间间隙的大小，术中需在骨面上观察牙根的形态与走行方向，垂直截骨线应平行于牙根的走行方向，水平截骨应在尖牙根尖上至少 5mm 以上。

（五）典型病例

女性，25 岁，因上颌前突、开唇露齿要求手术治疗。临床检查面部左右基本对称，面部上、中、下比例尚协调；静止状态下，上、下唇不能闭合，上前牙开唇露齿；侧面观，上颌位置前突，下颌位置基本正常，颏后缩，颏唇角形态差；开口度开口型无异常，上、下颌牙弓宽度协调，上、下颌第 1 磨牙关系基本中性关系；前牙深覆颌覆盖，上前牙牙轴唇倾。头影测量结果：SNA 87°，SNB 77°，ANB 10°，

Gs-Sn 72mm，Sn-Mes 73mm，Sn-Sts 24mm，Sts-Mes 49mm。诊断为上颌前突、颏后缩畸形。手术方案：上颌骨前部截骨术，双侧上颌第 1 前磨牙拔除术，截骨块水平向后退 4mm，垂直向高度减少 2.5mm，立轴关闭拔牙间隙。水平截骨颏成形术，颏前点前移 5mm。

术后伤口一期愈合，无渗出及骨的坏死，前牙覆颌覆盖良好，唇齿关系改善。术后 2 个月接受正畸治疗，关闭两侧尖牙与第 2 前磨牙间的间隙，调整上、下颌尖牙对位关系并保持已获得的颌关系的稳定。术后随访 11 个月，见上、下唇部关系良好，唇齿关系和谐，鼻唇角外形满意（图 10-5）。术后一年头影测量结果：SNA 82°，SNB 77°，ANB 5°，Gs-Sn 72mm，Sn-Mes 74mm，Sn-Sts 24mm，Sts-Mes 50mm。

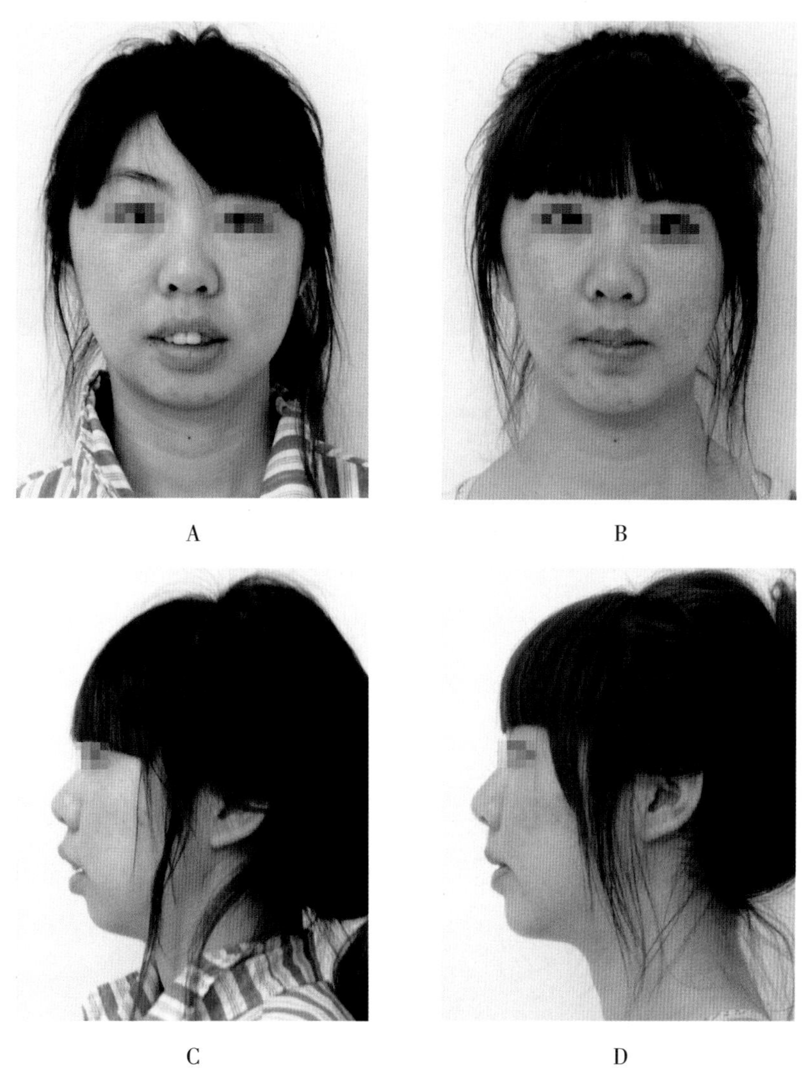

图 10-5　上颌前突术前术后对比

A. 术前正位　B. 术后正位　C. 术前侧位　D. 术后侧位

二、纵行齿龈切口上颌前份根尖上截骨术

纵行齿龈切口上颌前份根尖上截骨是常规的上颌骨前部根尖上截骨的改良方法，手术方法主要是将齿龈上水平切口，改为与牙齿长轴、平行的纵行切口，最大限度地保留了齿龈及齿龈黏膜与截断后的上颌骨前份骨瓣的软组织连接，以便更好地保留上颌骨前份齿龈部的血运。该方法可以明显缩短截骨处齿龈出血时间，增加齿龈部切口的愈合时间，降低了该手术的风险。

（一）适应证

该方法适应于单纯上颌前突或上、下颌双突者。

（二）诊断

临床症状主要表现为上颌前突，呈努嘴状，静止状态下开唇露齿，轻度者仅有门齿大部分外露，中度者可伴有齿龈外露，重度者可在微笑时齿龈沟呈暴露状态。X 线片头影测量显示 SNA 角＞82°（图 10-6）。

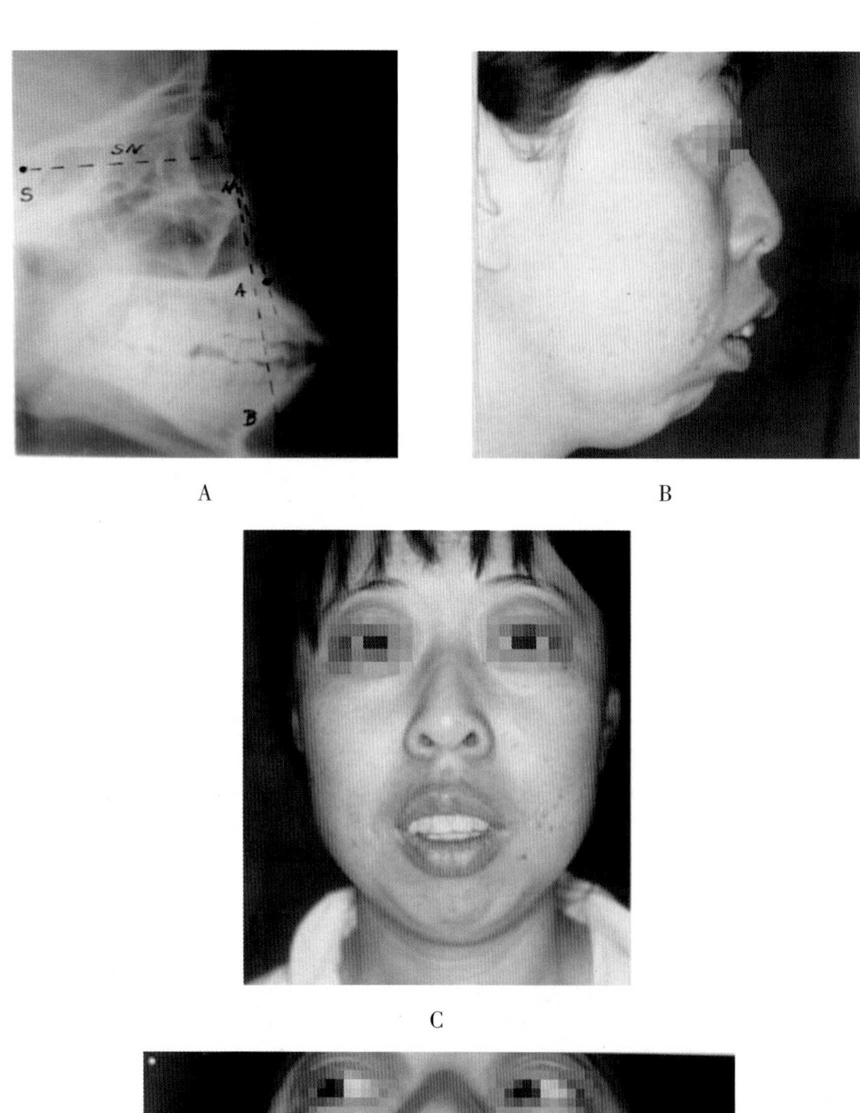

A　　B

C

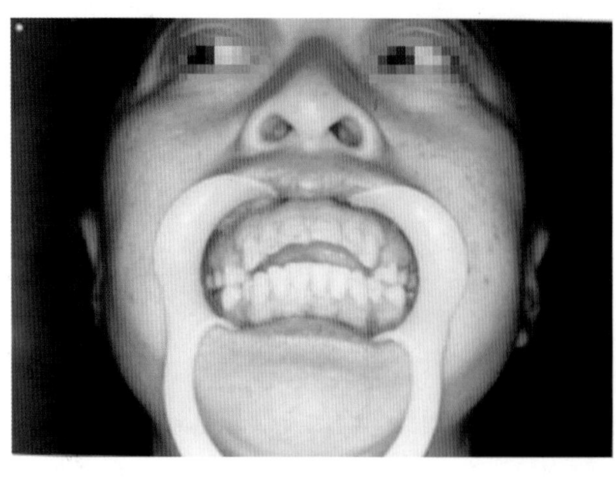

D

图 10-6　上颌前突

A. X 线头影 SNA 角＞82°　B、C、D. 患者开唇露齿侧、正面观，以及上、下颌咬合对比情况展示

（三）术前准备

1 常规术前检查　心电图，超声波，肝、肾功能检查，X 线头部正位、侧位，头影定位测量。

2 咬合定位研究模型　了解咬合情况并在咬合研究模上进行模拟截骨设计，确定矫正前突的截骨后退上颌前份的距离(图 10-7)。

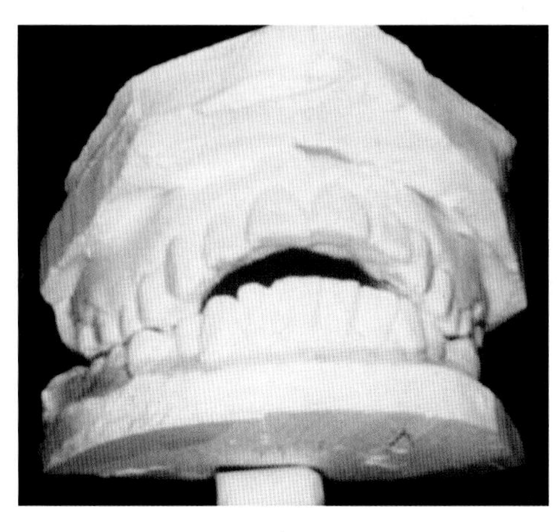

A

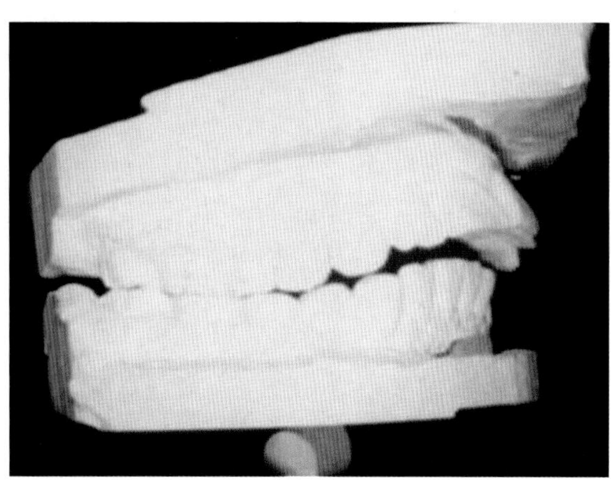

B

图 10-7　模型

3 演示　演示截骨后退后的上、下颌前部重建的咬合关系。

4 术前拔牙　最好于术前 2 周拔除上颌两侧第 2 前磨牙，如此可以缩短手术时间，并可降低术中拔牙将造成切口部被污染的风险。

5 术前漱口、抗感染　术前 3 天，用波尔多液或 3%盐水溶液漱口，3 次 / 日，术前 24h 开始静脉应用抗生素。

（四）手术方法

1 切口线设计。两侧纵切口分别设计在齿龈处自齿龈缘依牙齿长轴方向向上达根尖上 8～10mm 处，中间切口设计在上颌左右。用画线笔或亚甲蓝标记切口位置(图 10-8)。

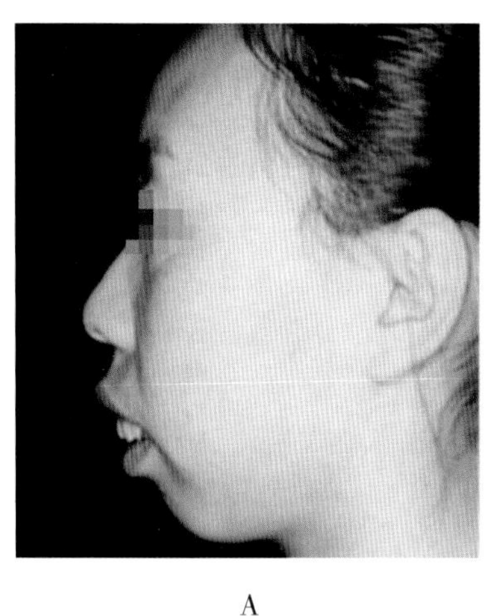

A

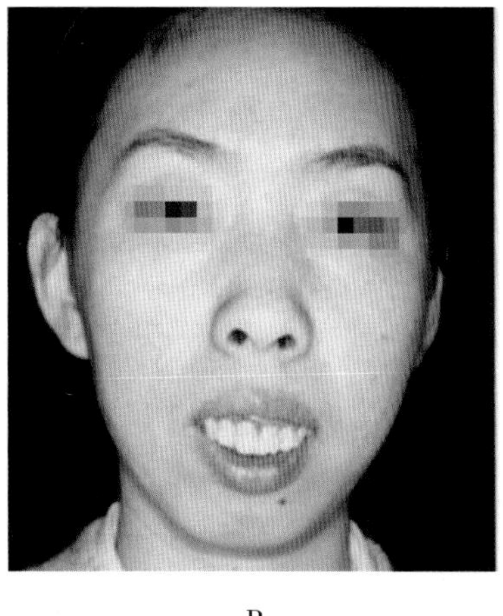

B

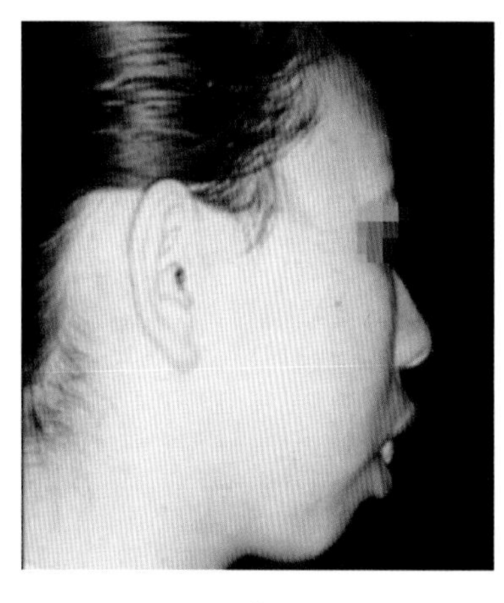

C

图 10-8　术前正、侧面观

2 首先切开中央切口处黏膜及骨膜，用黏骨膜剥离器于骨膜下自下向上剥离至前鼻棘，并向两侧剥离显露梨状孔下缘(图 10-9)。而后用弯头黏骨膜剥离器沿梨状孔下缘内侧面骨膜下缘，向下缘内侧面骨膜下，略向下剥离，显露鼻隔软骨与鼻棘的附着处。再在两侧的齿龈切口处切开齿龈黏骨膜，在骨膜下剥离至根尖上 8～10mm 处开始转向内上方梨状孔基部外侧缘，并与中央切口剥离腔隙贯通(图 10-10)。

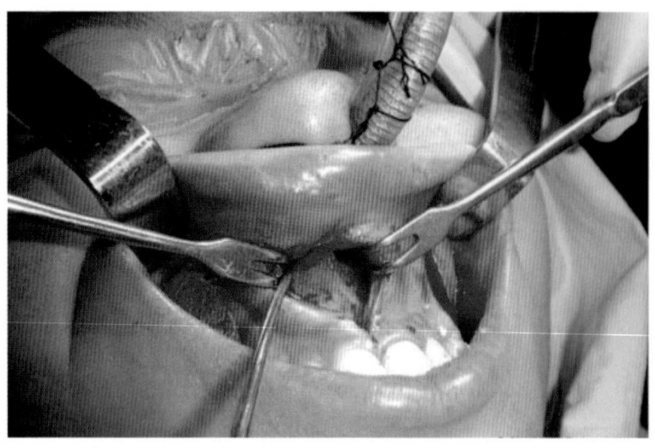

图 10-9　中央切口剥离显露梨状孔下缘

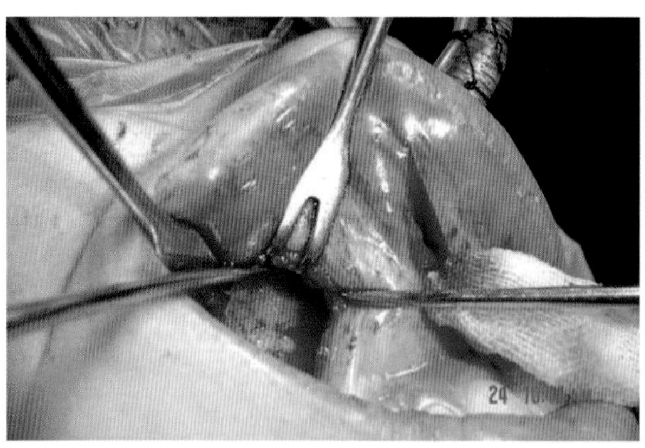

图 10-10　齿龈切口，骨膜下剥离至根尖，转向梨状孔基部外侧缘

3 用画线笔标出截骨线截骨方向及截骨宽度，其截骨宽度以在咬合研究模型上测得的截骨宽度为准，一般宽为 5～8mm。但要注意斜向梨状孔的截骨线要比纵行截骨线的截骨宽度小 2mm 左右，可以防止截骨后的上颌前份后退的同时出现过度上移(图 10-11)。

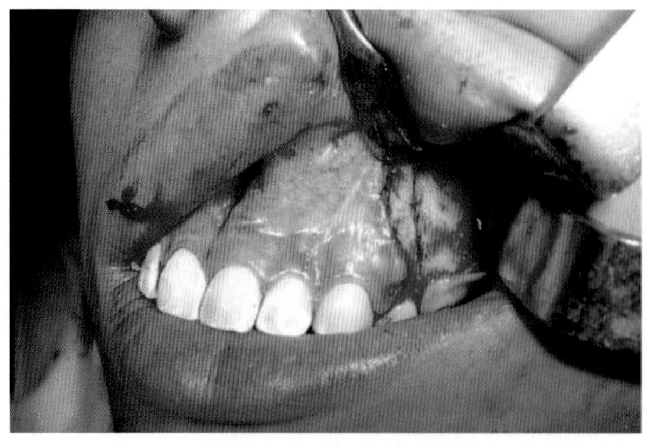

图 10-11　用画线笔标出截骨的方向、宽度

4 用微型矢状锯沿截骨线将上颌骨前壁截开，用窄骨凿凿除截开，自齿槽缘至梨状孔，精准地依设计的画线截开，用窄骨凿凿除截开的上颌骨前壁，然后用圆形磨钻逐渐向深层钻磨截骨，向深面截断硬腭部分。如用矢状锯或来复锯截断硬腭时，需先用黏骨膜剥离器，自上颌缘内侧沿截骨线平行方向，使上腭黏骨膜与骨有一定的分离，目的是在截腭骨时保护腭大动脉。如此可以确保截断后的上颌骨部血液供应完好。

当双侧硬腭完全截断后此时上颌前份的骨性组织仅有犁骨与其相连接，此处可用小骨凿自中央切口处紧靠下颌鼻棘内侧面将骨凿对准双侧硬腭截骨线交流处轻轻将犁骨凿断。凿犁骨时一定要用右手食指放置在腭部截骨线部位，可以在凿骨时保护腭部黏骨膜不被凿穿，并可感觉到凿骨位置是否正确。犁骨被凿断后上颌骨前份骨性组织完全断离松动（图 10-12）。

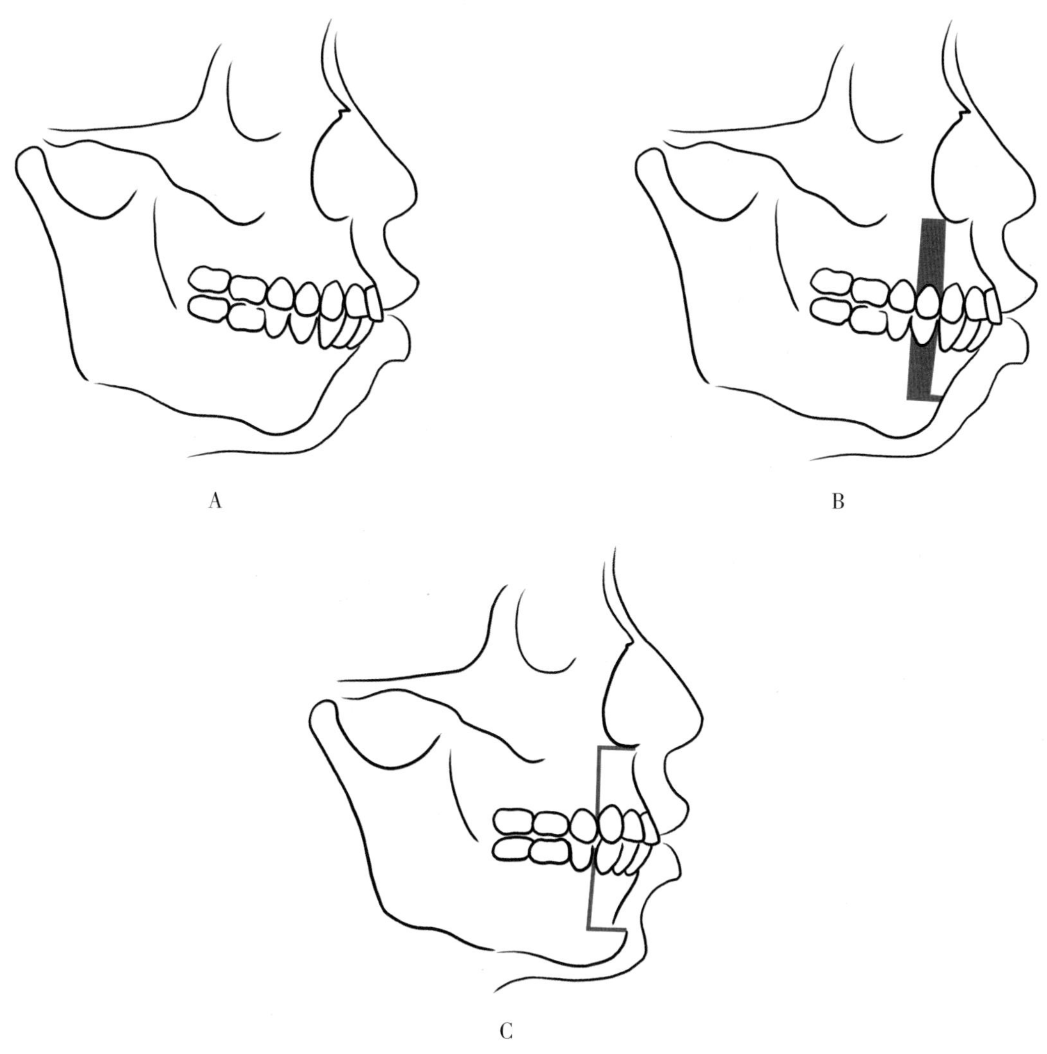

图 10-12　上、下颌骨性部分截骨画线设计

5 双手握住离断的上颌骨部向后推移，检查截骨后退位置是否推到设计要求。特别注意犁骨截骨部位是否对后退有阻碍，并检查后退后上颌形状、上颌前份咬合关系以及双侧咬合平面是否能处在一个水平。

6 检查截骨后退达到设计要求后用细钢丝将牙齿绑扎在一起，再次检查截骨后退之上颌骨平衡、稳定，咬合关系恢复到正常位置，并注意检查门齿的前倾角度有无过度内收或过度前倾（图10-13）。

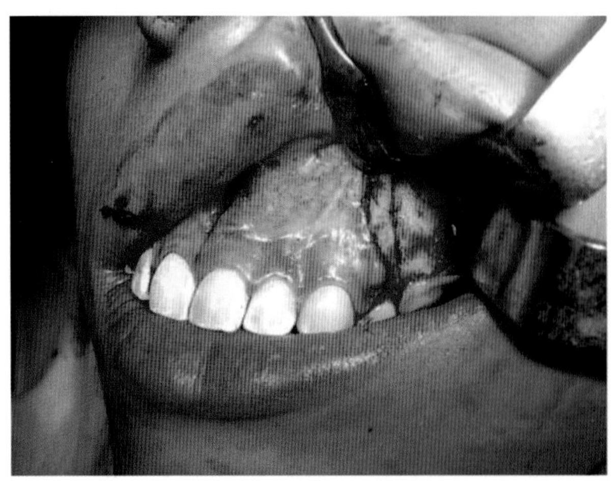

图 10-13　检查截骨后退的咬合关系、门齿的前倾角度

7 检查后退位置准确无误后，绑扎牙弓夹板（图 10-14），用微型钛板螺丝钉或可吸收骨板螺钉固定。

8 缝合切口。

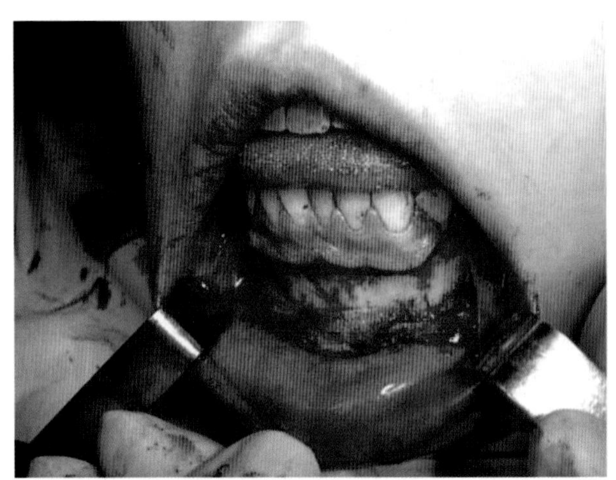

图 10-14　检查后退位置准确

（五）术后处理

1 术后静脉用抗生素 5～7 天。

2 术后 24h 开始用弹性橡胶圈行颌间固定（图 10-15）。前 3 天用单环橡胶圈弹性固定，3 天后改用双环橡胶圈弹性固定。持续固定 2 周后，可于次日早、中、晚进餐时解除橡胶圈进食，进食毕立即将橡胶圈重新固定。再固定 2 周，可以解除颌固定的橡胶圈，但牙弓夹板仍需坚持固定 2～4 周，之后可拆除牙弓夹板（如果单纯是下颌前份截骨可不做颌间固定）。

3 术后营养支持非常重要，因颌间固定，只能吸食全流质食物，每日维持 1700～2000kcal 热量，并给予各种维生素及微量元素的补充，以保证手术 I 期愈合和恢复。

4 术后 2 个月随访，检查外貌改善情况，注意上颌前部的咬合关系是否正常。X 线摄片复查上颌骨前突矫正情况，了解截骨愈合情况。

5 医学摄影进行术前术后对照。

6 3～4 个月内不可咬食过硬食物。

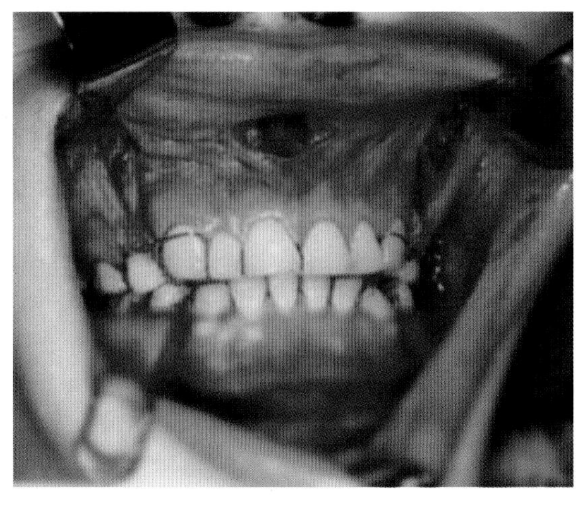

A

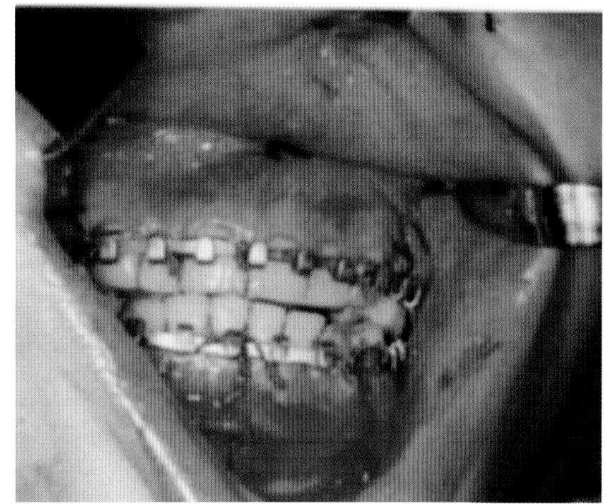

B

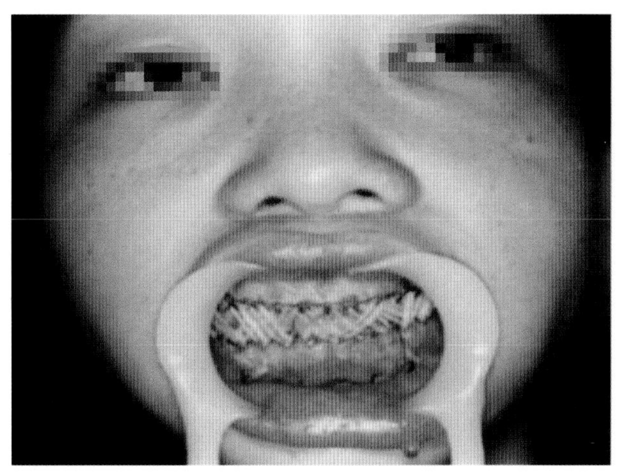

C

图 10-15　术后颌间固定情况

A. 术后咬合情况展示　B. 术后牙弓夹板放置情况　C. 橡胶圈位置展示

三、上颌骨 Le Fort Ⅰ型截骨术

（一）临床适应证

上颌重度水平方向前突畸形或伴有重度垂直方向过长畸形。上颌后退距离超过 6mm 以上，上颌上移距离超过 3mm 以上选用 Le Fort Ⅰ型截骨整体后移辅助前份截骨后退上移上颌骨。

（二）手术方法及要点

1 体位　采用仰卧位。

2 麻醉　在经鼻腔气管插管的全身麻醉下进行，控制性低压麻醉有助于减少出血，黏膜切口区域给予 1/100000 肾上腺素低浓度局部麻醉。

3 切口　位于上颌前庭沟附着龈以上 5mm 处，一般自一侧第 1 磨牙至对侧第 1 磨牙，切口过度延长或位置过高会造成颊脂垫溢出，从而影响手术野以及此后的手术操作。

4 剥离　剥离黏骨膜，暴露上颌骨前、外侧壁，然后自颧牙槽嵴拆向后内方，于牙槽嵴顶大约相当于两倍磨牙牙冠高度的骨壁处向后沿上颌结节的弧度于骨膜下潜行剥离，直至翼上颌连接处。但切口龈方之软组织不予剥离。在上颌前部，充分暴露前鼻棘、梨状孔下缘及外侧缘，鼻腔剥离子剥离鼻底、鼻侧壁、鼻中隔区黏骨膜，各剥离区在剥离后立即用长纱条充分填塞压迫止血。

5 截骨线设计　从梨状孔外侧缘至颧牙槽嵴区做前壁截骨线，截骨线至少应位于单尖牙根尖上 5mm 处，在磨牙区应距牙槽嵴顶相当于磨牙牙冠高度的两倍以上，以避免截骨时损伤上颌牙根，并保证术后牙髓血供充足。

6 截骨　可先用裂钻或来复锯完成上颌窦前、外侧骨壁处的截骨，用骨膜牵开器置入鼻腔外侧骨壁与黏骨膜之间，以保护黏骨膜。然后用薄刃骨凿完成上颌窦内侧壁及上颌窦后壁的截开。

7 离断翼上颌连接　使用宽约 1cm 的弯形骨凿，从翼上颌连接处向内、向下劈开上颌后内壁与翼板腭骨的连接，腭侧手指感知保护腭部骨膜。

8 鼻中隔的离断　使用鼻中隔骨凿从前鼻嵴向后完全离断鼻中隔骨部。

9 降下折断　用薄型骨凿在颧牙槽区插入骨切开线，试行轻轻撬动分离骨块后，利用上颌把持钳或徒手从梨状孔前缘下压上颌骨前段，使整个骨块折断松弛。切忌粗暴强力降下折断，以避免颅底骨折或翼板断裂损伤颌内动脉。

10 检查鼻底黏骨膜　有撕裂处应严密缝合，避免术中、术后的鼻腔出血。

11 保护腭降动脉血管神经束　按设计去骨量球钻去除血管后上颌后壁骨。上颌前份截骨后退者，在截骨降下前拔除双侧上颌第 1 前磨牙，后退前份骨，根据术前设计，处理骨折线，修整鼻中隔骨嵴，依靠预制殆板准确定位移动距离，选用 4 个微型钛板分别于梨状孔边缘和颧牙槽骨壁区固定。

12 缝合切口　关闭切口前，先作两侧鼻翼基底悬吊收紧鼻翼，避免术后鼻翼增宽。上唇过短者，可在中线缝合时做 V-Y 缝合，以延长上唇。用可吸收线缝合黏骨膜切口。

（三）围术期的处理

1 术前处理　手术方案制订后，应做好充分的医患交流，详细了解病人对畸形的心理状态和对手术的要求；向病人讲清畸形所在的部位，通过头影预测性描绘的侧面轮廓或计算机预测术后面貌，使病人知道自己术后将获得的面容。医师应耐心听取病人的要求，在可能的情况下考虑并采纳病人的意见。用模型外科拼对好的石膏模型使病人了解术后将达到的咬合关系，还须告知病人在术前、术后可能会遇到的问题和不适。如手术须在全麻下进行，需要经鼻腔气管内插管；术前需留置鼻胃管和导尿管；由于气管内插管，术后会有咽喉部疼痛、鼻黏膜水肿或鼻腔内积血，造成鼻呼吸不畅；颌面部会有一定程度的肿胀，术后数天口鼻腔分泌物可能带有少量血性渗出物；强调术后数周须行颌间结扎，病人要在不能张口的情况下进食和说话。要采取恰当的方式实事求是地向病人及家属讲明手术中可能出现的并发症，既要使其充分了解又勿使其过度紧张。向病人交代术后正畸的必要性等，使病人及其家属不但要了解手术方案，且需要有充分的心理准备。

手术病人需做全面、认真的体格检查，做好口腔卫生，如洁牙及口腔含漱等，还要拍面部正、侧位及咬合的医学摄影照片。

2 术后处理　术后当日应在严密监护下观察病情，特别注意保持呼吸道通畅，及时处理口内创口及鼻底可能出现的渗血。术后 2 日内用冰袋局部冷敷，可有效地减轻术后肿胀。术后给予雾化吸入 3～5 天，以减轻呼吸道刺激症状。定时冲洗，保持口腔清洁卫生。术后要加强抗感染治疗，一般静脉用抗生素 5～7 天。口内可吸收缝线不用拆线。术后 1 个月拆除殆板，术后 3 个月拆除唇弓丝。术后 2 个月骨性愈合稳定后，可进行必要的术后正畸治疗，以巩固疗效，获得较理想的咬合与美容效果。

（四）常见并发症的原因及防治

1 术中大出血　Le Fort Ⅰ型截骨术中要注意保护的血管有腭降动脉与颌内动脉。腭降动脉位于上颌窦内后壁交界处的骨壁内，另半数位于上颌窦内后壁交汇处的后方。因此在行 Le Fort Ⅰ型截骨术时通常会遇到腭降动脉。

据国内学者研究，梨状孔边缘至翼腭管的距离平均为35.25mm，颧牙槽嵴至翼上颌联合的距离平均为25.47mm。国外学者研究发现，梨状孔边缘至翼腭管的距离男性平均为38.4mm（34～42mm），女性平均为34.6mm（28～43mm）。手术截骨过浅可遗留过多的骨连接，并引起上颌后壁高位骨折或不良力传导，从而引发眼部症状；过深则可损伤腭降动脉或折断翼板，从而导致出血等严重并发症。笔者利用CBCT系统的CT断层扫描及其测量功能，以及与被投照物之间1:1的比例，可进行实际测量，进而在术前准确定位梨状孔缘至翼腭管的距离。颌内动脉损伤是引起大出血，导致术中死亡的最严重的并发症。其原因多是在离断翼上颌连接时，凿子安装过高，或凿劈方向失当，手术者应引起高度重视。避免此并发症的要点是，在磨牙区截骨线应距牙槽嵴顶相当于磨牙牙冠高度的两倍，不宜太高，也可应用台阶式Le Fort Ⅰ型截骨，在颧牙槽嵴处以前的截骨线可以设计得较高，而在其后方的截骨线设计得较低，从而在颧牙槽嵴处形成一个台阶，这样既可矫正比较严重的眶下区及鼻旁区的凹陷，而又不易损伤颌内动脉。据国内学者研究，翼上颌联合的平均高度是13.15mm，最短为6.76mm。建议用10mm的弯骨凿行翼上颌联合截骨。据国外学者研究，翼上颌联合的平均高度是15.14±2.46mm与14.6±3.1mm，建议翼上颌联合截骨高度不要超过硬腭平面上10mm以上。另外在凿断翼上颌联合时，凿子一定要安放在截骨线下方且稍向下方倾斜，从而避免损伤位于翼腭管内的颌内动脉翼腭段（图10-16，图10-17）。

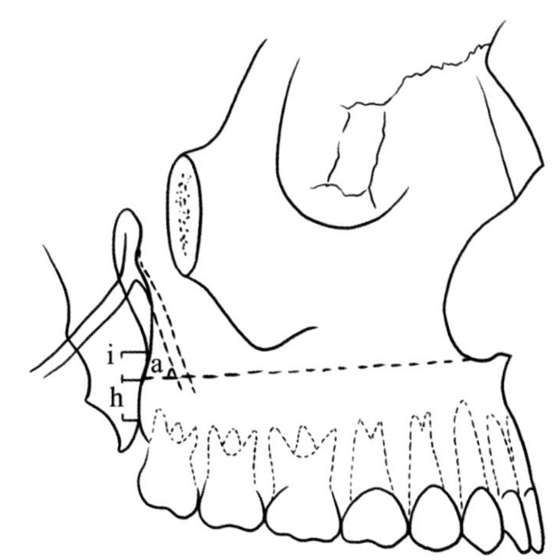

图10-16　Le Fort Ⅰ型截骨上颌侧面测量
h. 翼上颌连接下缘点至腭平面的距离　i. 翼上颌连接上缘点至腭平面的距离　a. 翼腭管与腭平面之间夹角

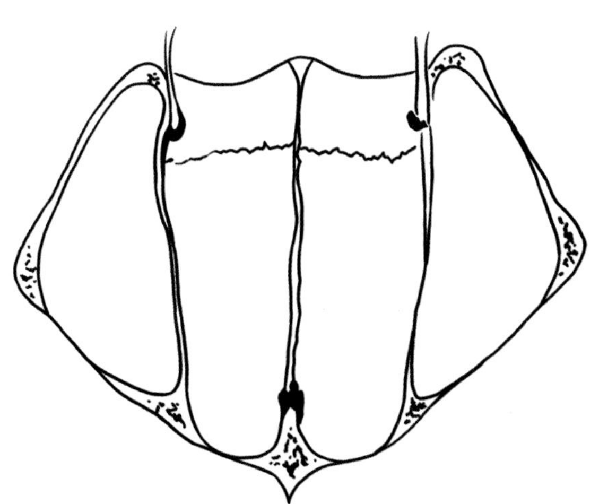

图10-17　截开后的上颌复合体

2 意外骨折 最常发生的骨折有两处，一是上颌骨腭侧水平板与腭骨之间的骨折，二是上颌窦内后壁交汇处上方的骨折。前者是过分小心保护位于上颌窦内后壁交汇处的腭降动脉，而遗留了此处太多的骨连接未予离断，后者则是由于上颌窦外后壁离断不充分而强行下降折断时造成。防止其发生的措施即充分截骨离断。特别是在降下折断时，如觉阻力过大，切勿强行使用暴力，应再次检查截骨线并补充截骨后再行降下折断。

3 鼻翼基底增宽 由于术区广泛剥离、上移颌骨等多种因素造成鼻翼基底变宽，鼻孔变扁平。为避免此问题出现，上颌缝合前应行双侧鼻翼收拢缝合、上唇改形缝合。

第五节 下颌前突畸形手术治疗

下颌前突畸形的矫治已有近200年的历史，从早期的体部截骨以及髁突部位的截骨，到下颌升支部位的截骨，经历了许多学者的完善改进，逐渐发展到今天的几个典型术式就可以矫治各种程度的下颌前突畸形。这几种术式包括：下颌升支矢状劈开截骨术、下颌升支垂直截骨术、下颌前部根尖下截骨术。

一、下颌升支矢状劈开截骨术

下颌升支矢状劈开截骨术是临床应用最广泛的矫正下颌骨畸形的正颌外科手术。其突出的优点是提供了大面积的骨接触面，减少了并发症的发生。双侧下颌升支矢状劈开截骨术可使整个下颌体做各种方向的移动，因此可以矫正各种下颌骨前突畸形。它是现代正颌外科中一个经常应用的重要手术。

（一）临床适应证

适用于矫正各种下颌前突畸形或骨性Ⅲ类错䝉畸形。

（二）手术方法及要点

1 体位 采用仰卧位。

2 麻醉 在经鼻腔气管插管的全身麻醉下进行，控制性低压麻醉有助于减少出血，黏膜切口区域给予1/100000肾上腺素低浓度局部麻醉。

3 切口 自口内下颌升支前缘中点（即翼颌韧带中点）稍偏颊侧到第1磨牙远中的龈颊沟稍偏颊侧黏膜处，沿外斜线切开黏骨膜，切口长度约为3cm。上界切口不要超过翼颌韧带中点，避免切断横跨升支前缘走行的颊动静脉而出血，影响手术野及手术操作。切口的位置也不宜过分偏向颊侧或舌侧，否则会造成颊脂垫或咽旁间隙的脂肪外溢，影响手术野及手术操作。

4 剥离与暴露 剥离喙突根部的颞肌附着，然后用弯形Kocher钳夹住喙突以暴露上半部手术野，接着使用骨膜剥离器于升支内侧下颌小舌和升支乙状切迹之间行骨膜下剥离，剥离范围以能完成水平骨切口为度，一般宽约1cm，向后达升支后缘前方的舌侧沟；然后将黏骨膜切口向前下端牵拉，并行升支前缘以及第1、第2磨牙颊侧的骨膜下剥离，直达下颌体部下缘。

5 截骨 下颌升支的矢状劈开术由3个截骨线组成，分别为位于升支内侧面下颌小舌上方的水平截骨线、沿着升支前缘的矢状截骨线和位于磨牙颊侧的垂直截骨线。一般先用长裂钻在乙状切迹与下颌小舌之间完成水平截骨线，截开内侧骨皮质，达到骨松质即可，截骨线深度不必太深，可减少手术损伤下颌后区重要血管、神经（颌内动脉、面神经总干）的危险性。使用裂钻或来复锯在内外骨皮质之间完成矢状截骨线，最后使用裂钻或来复锯在第 1、第 2 磨牙部位颊侧骨板处完成垂直截骨线，使各截骨线连接处应无骨皮质相连，充分截开骨皮质以避免劈裂时意外骨折的发生。

6 劈裂　首先使用薄而锐利的直骨凿，沿截骨线深达松质骨，使皮质骨充分截开，微弯骨凿紧贴外侧骨皮质的内侧走行，先劈开角前区的骨皮质，使这一部分两骨段间的皮质骨连接充分离断，然后先使用一窄刃骨刀插入角前区的骨切口内，轻轻转动骨刀撬开截骨段上缘，检查下齿槽神经血管情况，确保神经血管无障碍情况下，向下方深凿劈，使近远心骨段充分裂开。同样方法完成对侧的切口、剥离暴露、截骨和劈开。下颌第 3 磨牙阻生，最好在正畸前或术前 3 个月拔除，未及时拔除的病人如果后移量较大，可以术中一并拔出，避免以后牙体牙髓治疗时的不便(图 10-18)。

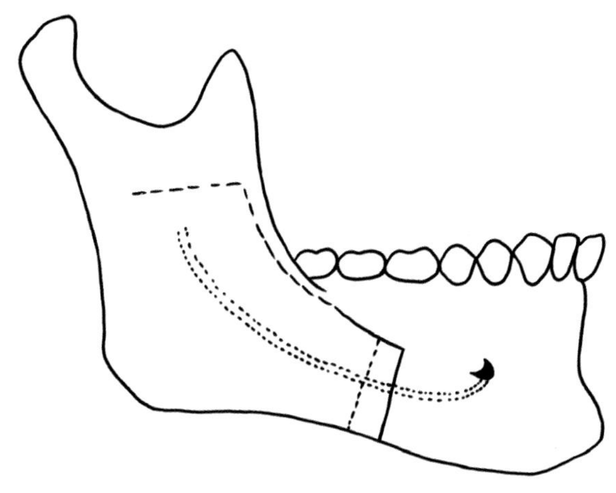

图 10-18　下颌升支矢状截骨术

7 固定　双侧下颌升支矢状劈开截骨术步骤完成后，下颌骨远心骨段根据术前设计后退，使下颌牙列完全就位于𬌗板中，暂时行颌间结扎。确定髁状突位于颞下颌关节凹内，然后根据设计截除近心骨段重叠多出的皮质骨，使近远心骨段紧密接触。最后使用小型钛板沿外斜线方向坚固固定近远心骨段。

8 冲洗缝合　用生理盐水冲洗创口，可吸收线严密缝合。颌下穿出留置微创负压引流物装置。

（三）围术期的处理

1 术前处理　术前做好充分的医患交流，详细了解病人对畸形的心理状态和对手术要求；通过头影预测性描绘的侧面轮廓或计算机预测术后面貌，使病人知道自己术后将获得的面容。用模型外科拼对好的石膏模型使病人了解术后将达到的咬合关系，还须告知病人在术前、术后可能会遇到的问题和不适。如手术须在全麻下进行，需要经鼻腔气管内插管；术前需留置鼻胃管；由于气管内插管，术后会有咽喉部疼痛、鼻黏膜水肿或鼻腔内积血，造成鼻呼吸不畅；颌面部会有一定程度的肿胀，术后数天口鼻腔分泌物可能带有少量血性渗出物；强调术后数周须行颌间结扎，病人要在不能张口的情况下进食和说话。要采取恰当的方式实事求是地向病人及家属讲明手术中可能出现的并发症，既要使其充分了解又勿使其过度紧张。向病人交待术后正畸的必要性等，使病人及其家属不但要了解手术方案，且需要有充分的心理准备。

手术病人需做全面认真的体格检查，做好口腔卫生，如洁牙及口腔含漱等，还要拍面部正、侧位及咬合的医学摄影照片。

2 术后处理　术后当日应在严密监护下观察病情，特别注意保持呼吸道通畅，及时处理口内创口及鼻底可能出现的渗血。术后2日内可用冰袋局部冷敷，可有效地减轻术后肿胀。术后给予雾化吸入3~5天，以减轻呼吸道刺激症状。定时冲洗，保持口腔清洁卫生。术后要加强抗感染治疗，一般静脉用抗生素5~7天。口内可吸收缝线不用拆线。术后1个月拆除颌间结扎与 板，术后3个月拆除唇弓丝。术后2个月骨性愈合稳定后，可进行必要的术后正畸治疗，以巩固疗效，获得较理想的咬合与美容效果。

（四）常见并发症的原因及防治

1 出血　下颌升支矢状劈开截骨术术中大出血的主要原因是下齿槽血管、面后静脉以及个别有颌内动脉和颈外动脉的损伤所引起。这些重要知名血管的损伤主要是由于手术操作过程中使用钻、骨凿及牵开器不当而引起。下齿槽血管的损伤在未完全离断的情况下可能引起严重失血，此时应结扎或将其充分离断，一般情况下完全离断的血管可自行收缩而止血。面后静脉以及颌内动脉等其他重要的大血管损伤，可采取填塞以及颈外动脉结扎等方法止血。

2 下齿槽神经损伤　该神经的损伤多数为暂时性的，可因过分牵引、挤压、术后肿胀导致的局部压迫所引起，出现局部感觉迟钝以至麻木。可根据损伤程度的不同，一般在数天、数周或数月后逐渐恢复，有的则表现为持久性麻木或感觉异常，因此术中尽可能保护下齿槽神经。Tamas研究发现约20%的病人下颌管与骨外板之间无骨松质，这些病人的下牙槽神经极易受到损伤，可看做是矢状劈开截骨术的相对禁忌证。在劈开时一定沿外侧骨皮质内移行，先劈开角前区的骨皮质，使近、远心骨段松动，然后先使用一窄刃骨刀撬开骨间隙，检查下齿槽神经情况，如发现神经暴露于骨裂内，可剥离保护到舌侧，确保在神经、血管无障碍情况下，向下深方凿劈，使近、远心骨段充分裂开。

3 骨折　可以发生在近、远心骨段的多个部位。水平、矢状和垂直截骨线的连接处还存在皮质骨桥便开始劈裂，是发生近心段骨折的主要原因。骨皮质过薄，骨凿进入时又过于贴近皮质、松质交界处，也容易发生骨折。注意到这两点，骨折当可避免。若发生了骨折，根据折裂骨段体积的大小作相应的固定处理。

（五）典型病例

1 病例一　女性，22岁，因下颌前突、咬合错乱要求手术治疗，曾接受正畸治疗，排齐上、下颌前牙拥挤。临床检查面部左右基本对称，面部比例不协调，面下1/3较长，静止状态下，上颌唇齿关系尚可。侧面观，上颌鼻翼旁区稍凹陷，上颌骨基本正常，下颌明显前突，颏唇沟浅，颏颈角锐。口内检查开口度开口型无异常，上、下颌牙弓宽度协调，牙齿排列整齐，上、下颌第1磨牙关系完全近中性关系，下前牙反颌。头影测量结果：SNA 81°，SNB 88°，ANB−7°，Gs-Sn 68mm，Sn-Mes 73mm，Sn-Sts 22mm，Sts-Mes 51mm。诊断为下颌前突畸形。手术方案：双侧下颌升支矢状劈开截骨术，整体后退带牙骨段，并逆向旋转少许与上颌牙建立正常颌。

术后切口一期愈合，无渗出及骨的坏死，口内上、下颌咬合关系良好；术后2个月接受正畸治疗，调整个别牙颌干扰并保持已获得的颌关系的稳定。术后随访12个月，口腔各种功能恢复良好，上、下唇部外形良好，颏唇沟及颏部突度等各个结构外形满意(图10-19)。术后1年头影测量结果：SNA 81°，SNB 78°，ANB 3°，Gs-Sn 68mm，Sn-Mes 70mm，Sn-Sts 22mm，Sts-Mes 48mm。

2 病例二　男性，24岁，以上颌后缩，下颌前突畸形入院手术治疗，8个月前在正畸科接受术前正畸，解除牙列拥挤与牙代偿。术前牙列整齐，托槽固位良好。临床检查：颜面部左右对称，上颌鼻翼旁凹陷，鼻唇角稍钝，唇齿关系1mm，上颌中线居中，下颌前突，前牙反颌伴开颌，后牙近中颌关系，颏唇沟浅，下颌中线居中，两侧颞下颌关节无异常。头影测量结果：SNA 79°，SNB 89°，ANB−10°，Gs-Sn 74mm，Sn-Mes 76mm，Sn-Sts 20mm，Sts-Mes 56mm。入院后按上述手术方法，按

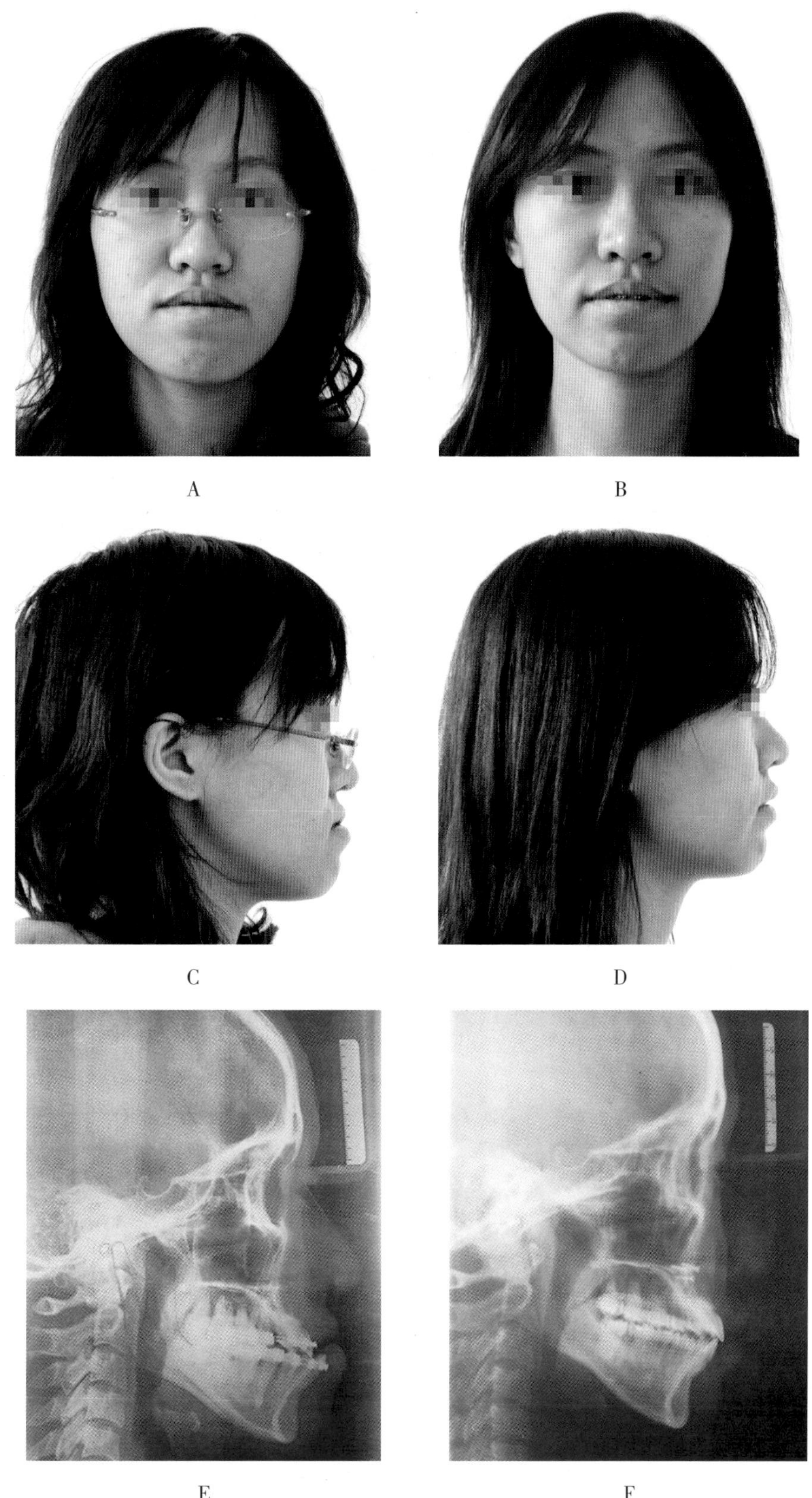

图 10-19　下颌前突，咬合错乱
A. 术前正位　B. 术后正位　C. 术前侧位　D. 术后侧位　E. 术前侧位片　F. 术后侧位片

CBCT 测量距离截骨，折断降下骨块后，直视下剥离右上颌窦内占位性病变，术后组织病理学检查证实为上颌窦囊肿。术后咬合关系良好，面型改变明显，无血管及神经损伤(图 10-20)。术后头影测量结果：SNA 82°，SNB 79°，ANB 3°，Gs-Sn 74mm，Sn-Mes 73mm，Sn-Sts 24mm，Sts-Mes 49mm。

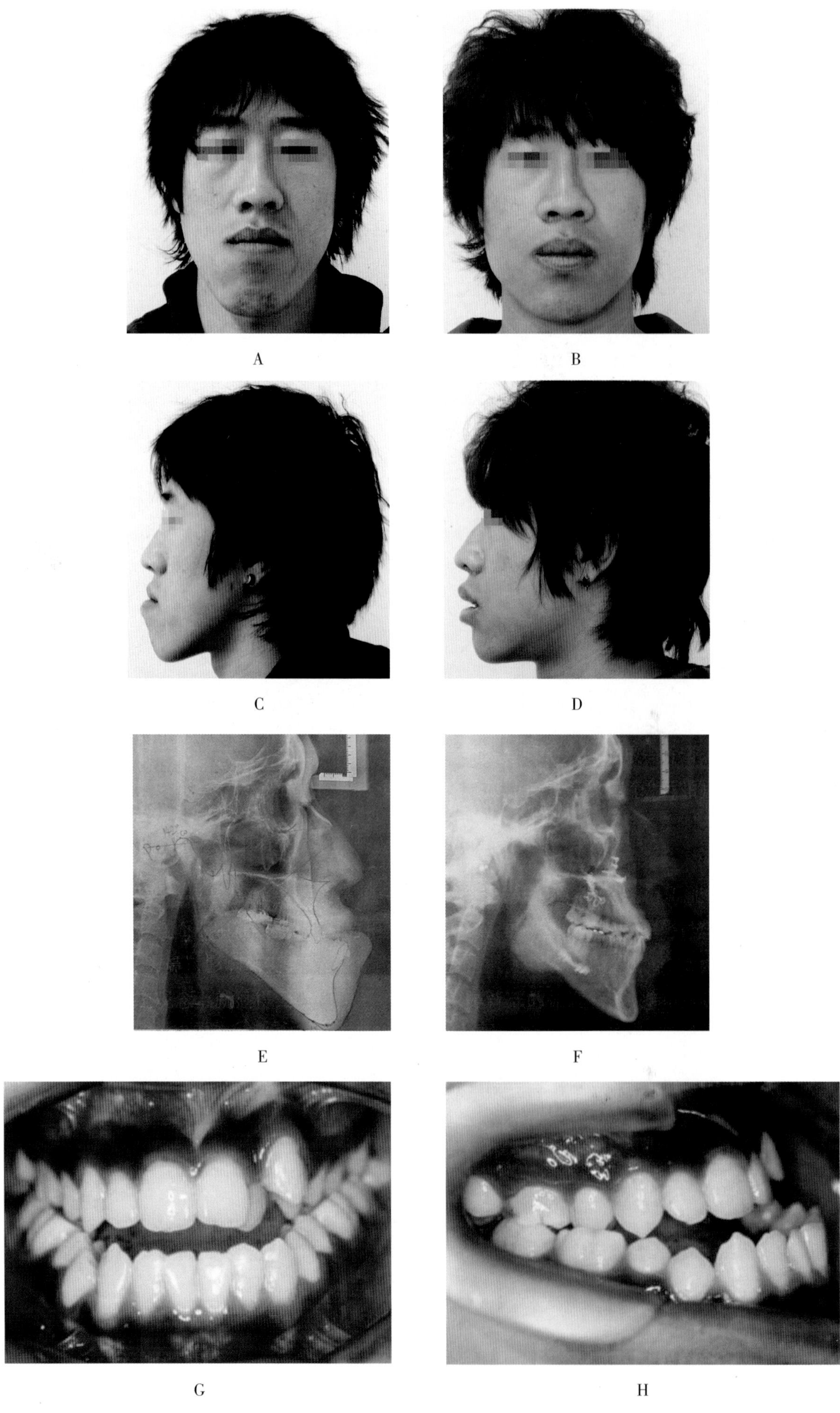
A
B
C
D
E
F
G
H

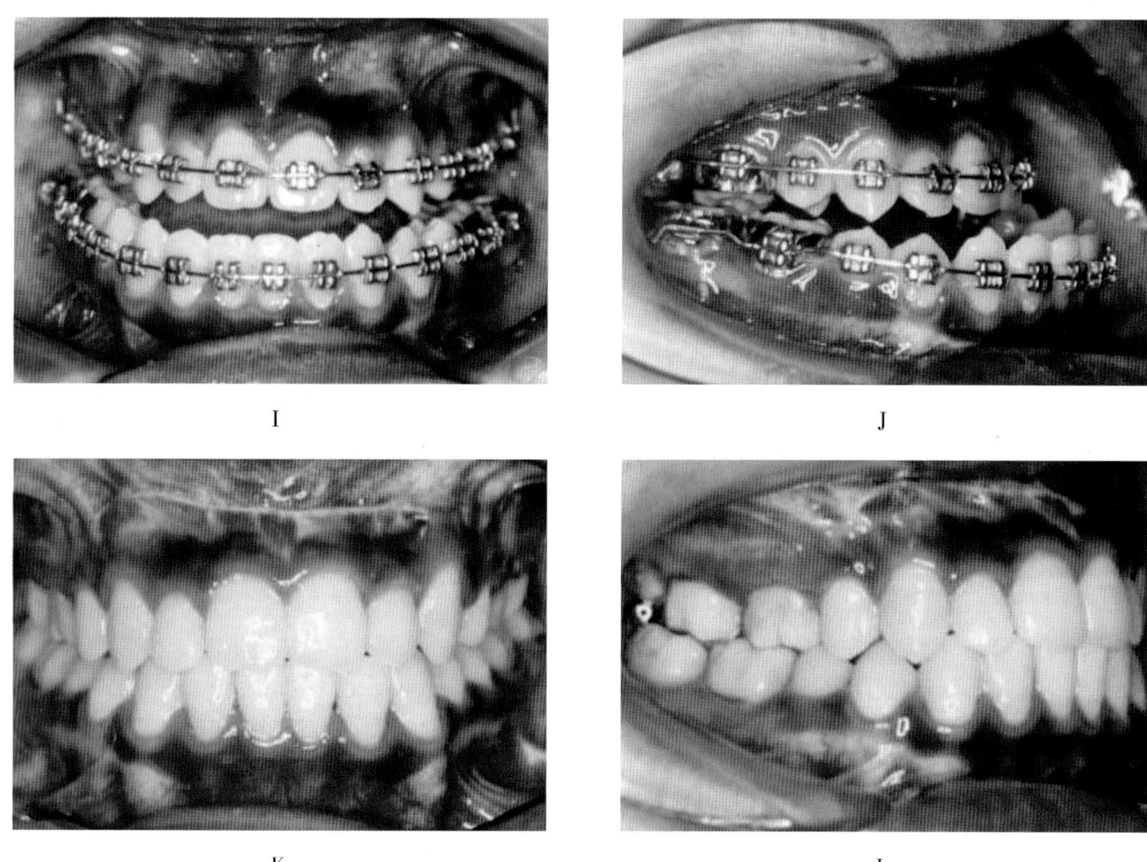

图 10-20　上颌后缩，下颌突出

A. 术前正位　B. 术后正位　C. 术前侧位　D. 术后侧位　E. 术前定位头颅侧位片　F. 术后定位头颅侧位片　G. 正畸前咬合关系（正位）　H. 正畸前咬合关系（侧位）　I. 术前咬合关系（正位）　J. 术前咬合关系（侧位）　K. 治疗后咬合关系（正位）　L. 治疗后咬合关系（侧位）

二、下颌升支垂直截骨术

（一）临床适应证

口内入路下颌升支垂直截骨术也是矫正下颌前突的有效方法，因截骨线方向不易把握、固定不确切等因素，近年使用较少，但对有颞下颌关节症状的病人以及下牙槽神经邻近下颌外侧骨板的病人，仍是良好的选择。

（二）手术方法及要点

1 体位　采用仰卧位。

2 麻醉　在经鼻腔气管插管的全身麻醉下进行，控制性低压麻醉有助于减少出血，局部黏膜切口区域给予 1/100000 肾上腺素低浓度局部麻醉。

3 切口　沿下颌升支前缘，上达颌平面水平，下端约在第 2 磨牙颊侧，切开黏骨膜，切口长约 3cm。

4 剥离与暴露　骨膜下剥离暴露下颌升支外侧面，上缘暴露乙状切迹，下至下颌角下缘，然后用 Shea 拉钩插入升支后缘，保护后缘及颊侧软组织，同时定位垂直截骨线。

5 截骨　确定下颌支外侧隆突的位置，作为骨切开的起始位置。Shea 拉钩紧贴升支后缘，角型摆动锯紧贴拉钩台阶缘，从下颌升支中部下颌孔水平，距离后缘 5～7mm 处截开升支内外侧骨板，后转动摆动锯向上延伸截骨线至乙状切迹中部，向下延伸至角前切迹。

6 后退远心骨段 在近、远心骨段之间插入弯形骨凿，撬开近、远心骨段，并用 Kocher 钳固定近心骨段，剥离近心骨段内侧骨膜及部分翼内肌附着，后退远心骨段，使近心骨段重叠于远心骨段的外侧。

7 固定 下颌骨远心骨段根据术前设计后退，使下颌牙列完全就位于㓟板中，暂时行颌间结扎。在近心骨段远中部钻孔，穿入钢丝或可吸收线，牵拉固位近心骨段于下颌后牙区唇弓上。

8 冲洗缝合 生理盐水冲洗创口，可吸收线严密缝合。颌下穿出留置微创负压引流物装置。

（三）围术期的处理

1 术前处理 术前做好充分的医患交流，详细了解病人对畸形的心理状态和对手术的要求；通过头影预测性描绘的侧面轮廓或计算机预测术后面貌，使病人知道自己术后将获得的面容；用模型外科拼对好的石膏模型使病人了解术后将达到的咬合关系，还须告知病人在术前、术后可能会遇到的问题和不适，如手术须在全麻下进行，需要经鼻腔气管内插管；术前需留置鼻胃管；颌面部会有一定程度的肿胀；强调术后数周须行颌间结扎，病人要在不能张口的情况下进食和说话。要采取恰当的方式实事求是地向病人及家属讲明手术中可能出现的并发症，既要使其充分了解，又勿使其过度紧张。向病人交代术后正畸的必要性等，使病人及其家属不但要了解手术方案，且需要有充分的心理准备。

手术病人需做全面、认真的体格检查，做好口腔卫生，如洁牙及口腔含漱等，还要拍面部正、侧位及咬合的医学摄影照片。

2 术后处理 术后当日应在严密监护下观察病情，特别注意保持呼吸道通畅，及时处理口内创口及鼻底可能出现的渗血。术后 2 日内用冰袋局部冷敷，可有效地减轻术后肿胀。术后雾化吸入 3~5 天，减轻呼吸道刺激症状。定时冲洗，保持口腔清洁卫生。术后要加强抗感染治疗，一般静脉用抗生素 5~7 天。口内可吸收缝线不用拆线。不同于双侧下颌升支矢状劈开截骨术，术后颌间结扎固定的时间较长，一般需 6～8 周，给病人术后进食与语言方面带来不便。术后 6～8 周解除颌间橡皮圈固定，拆除㓟板，开始张口训练。随后进行必要的术后正畸治疗，以巩固疗效，获得较理想的咬合与美容效果。

（四）常见并发症的原因及防治

1 近心骨段骨折 一般是截骨线失准，向后弯曲，造成髁颈下骨折；或者截骨线不充分，强行撬动造成骨折，所以术中设计准确的截骨线非常重要。截骨线距离升支后缘 5～7mm 是安全可靠的，可以避免损伤下牙槽神经血管束，但事实上精确估计和判断这一距离十分困难。Shea 拉钩紧贴升支后缘，一方面保护后缘及颊侧软组织，同时可以保证截骨方向，使截骨线距离升支后缘的距离保持在 8mm 左右。可以利用 Shea 拉钩在预计骨切开处先做浅的截骨，再探查确定其与后缘的位置关系，确定无误后，深入全层截骨。

2 出血 多数是截骨过程伤及下颌管附近的下牙槽血管或乙状切迹处的咀嚼肌血管，其实还是与截骨线不当有关。一旦发生出血，采用纱布填塞创口，加压观察。一般来说，受损血管可能自行收缩并无大碍；但如果发生难以控制的动脉性出血，应迅速截开近、远心骨段，分离两骨段间隙，直视下结扎下牙槽血管束，同时用骨蜡填塞下颌孔或下颌管。

（五）典型病例

女性，21 岁，因下颌前突伴偏斜要求手术治疗。临床检查面部左右基本不对称，面部上、中、下比例不协调，面下 1/3 过长，静止状态下，两侧口角高度不一致，下唇偏斜，下颌及颏部左偏。侧面观，上颌位置基本正常，下颌位置前突，颏唇角形态差。开口度、开口型无异常，右侧颞下颌关节张闭口有弹响，疼痛。上、下颌牙弓宽度协调，上颌中线居中，右侧后牙深覆盖，左侧后牙反颌，下颌中线左偏。头影测量结果:SNA 82°,SNB 84°,ANB−2°,Gs-Sn 72mm,Sn-Mes 73mm,Sn-Sts 24mm,Sts-Mes 49mm。诊断为下颌前突伴偏斜。手术方案:右侧下颌升支垂直截骨术,左侧下颌升支矢状劈开截骨术,旋转后退下颌体部,使上、下颌牙正确对位。

术后切口一期愈合,无渗出及骨的坏死,口内上、下颌咬合关系良好;术后 2 个月接受正畸治疗,调整个别牙颌干扰并保持已获得的颌关系的稳定。术后随访 12 个月,口腔各种功能恢复良好,上、下唇部外形良好,颏唇沟及颏部突度等各个结构外形满意(图 10-21)。术后 1 年头影测量结果:SNA 82°,SNB 78°,ANB 4°,Gs-Sn 72mm,Sn-Mes 71mm,Sn-Sts 24mm,Sts-Mes 47mm。

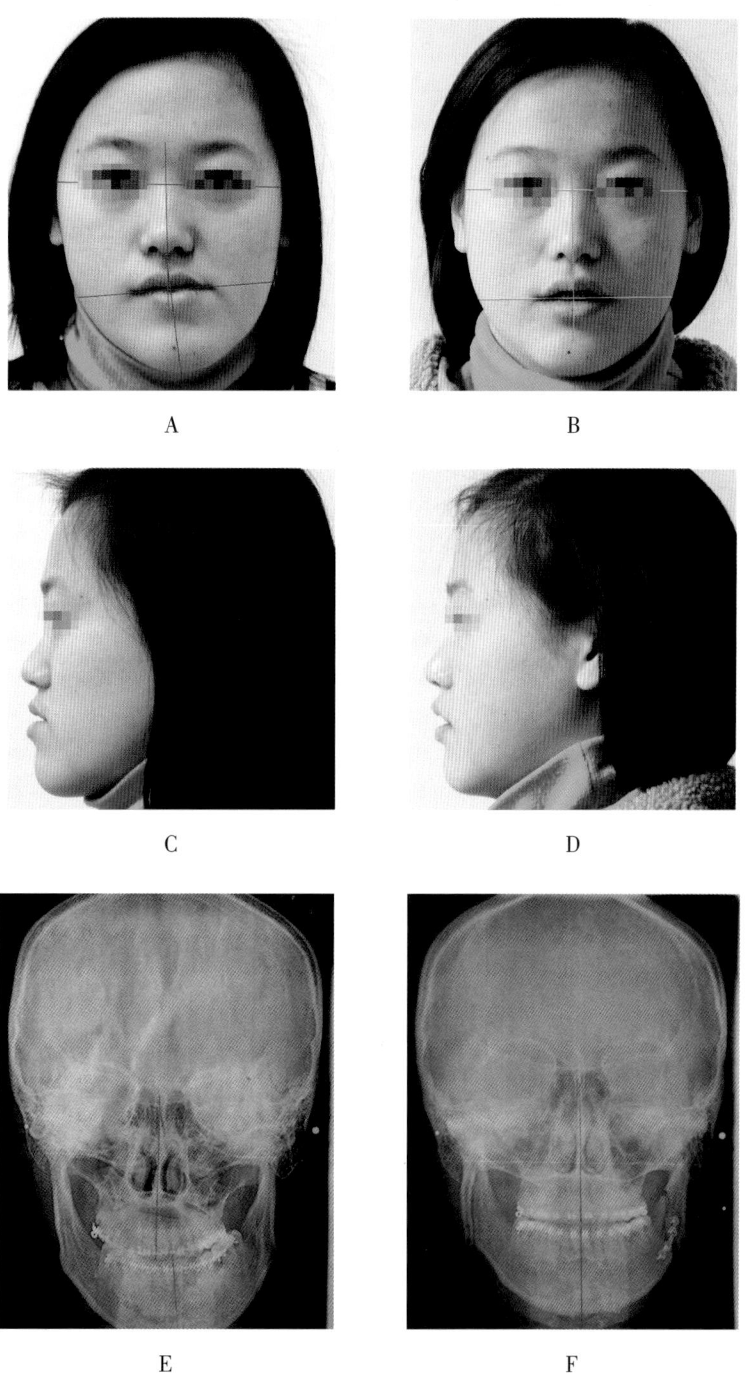

A　　B

C　　D

E　　F

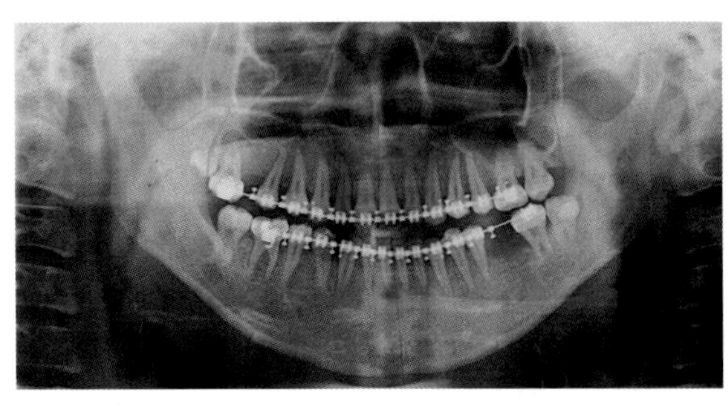
G

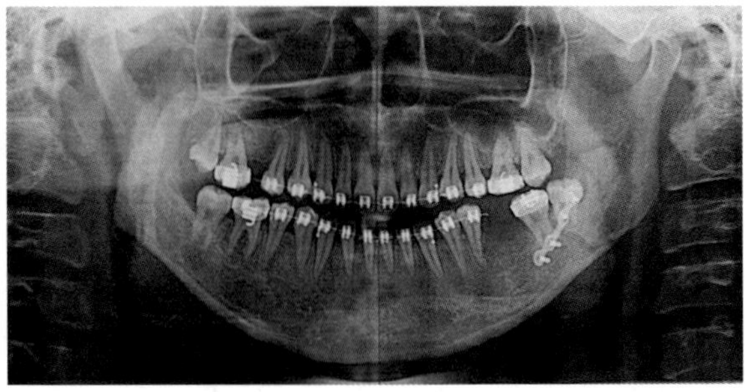
H

图 10-21　下颌前突伴偏斜

A. 术前正位　B. 术后正位　C. 术前侧位　D. 术后侧位　E. 术前定位头颅正位片　F. 术后定位头颅正位片　G. 术前曲面断层片　H. 术后曲面断层片

三、下颌前部根尖下截骨术

（一）临床适应证

适用于矫正下颌前份牙及牙槽前突，Spee 曲线曲度过大；配合其他手术矫治双颌前突或关闭某些类型的前牙开颌。该手术目前已成为临床上普遍应用的一种辅助术式，很少单独使用。

（二）手术方法及要点

1 体位　采用仰卧位。

2 麻醉　单纯下颌前部根尖下截骨术，可采用双侧下齿槽神经和舌神经的传导阻滞麻醉加术区局部浸润麻醉，如同时进行其他的正颌外科手术，应选择经鼻腔插管的全身麻醉。

3 切口　在两侧下颌前磨牙前庭沟底以上 3～5mm 的唇黏膜处作水平黏骨膜切口。

4 剥离与显露　切开黏膜及黏膜下组织，下前牙骨段上保留部分颏唇肌，骨膜下剥离，注意保护颏神经。

5 截骨　根据术前设计拔除牙齿，用细裂钻在唇侧骨皮质上标记垂直截骨线，截骨线应与两侧牙根方向平行，以免造成邻牙牙根损伤。在下颌尖牙下方 5mm 左右的位置设计水平截骨线。食指置于截骨部位下颌骨舌侧的相应部位，触压以感觉截骨深度，矢状锯截骨截透唇颊侧骨皮质。将水平截骨线与两侧的垂直截骨线连接起来，充分离断骨性连接，将根尖下牙骨段离断松动(图 10-22)。

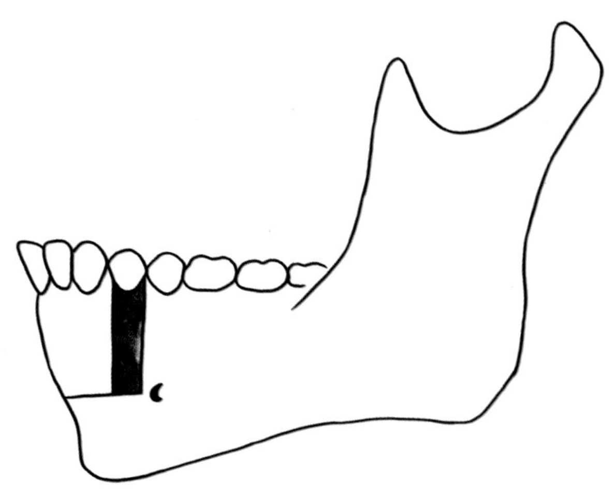

图 10-22　下颌前部根尖下截骨术

6 就位及固定　使牙骨段按术前设计后退或下移，就位于术前预制的𬌗板中，钢丝结扎骨段固定在下颌唇弓上。使用小型钛板及螺钉坚固固定，一般使用两块钛板即可。治疗轻度开颌时，将根尖下截骨段上移，关闭开颌，遗留的骨间隙植骨。

7 缝合　严密止血，用生理盐水冲洗创口，将颏唇肌复位并间断缝合，可吸收线严密缝合。无须常规放置引流物。

（三）围术期的处理

1 术前处理　术前做好充分的医患交流，详细了解病人对畸形的心理状态和对手术的要求；通过头影预测性描绘的侧面轮廓或计算机预测术后面貌，使病人知道自己术后将获得的面容。用模型外科拼对好的石膏模型使病人了解术后将达到的咬合关系，还须告知病人在术前、术后可能会遇到的问题和不适。如手术须在全麻下进行，需要经鼻腔气管内插管；术前需留置鼻胃管；颌面部会有一定程度的肿胀。向病人交代术后正畸的必要性等。做好全面、认真的体格检查，做好口腔卫生，如洁牙及口腔含漱等，还要拍面部正、侧位及咬合的医学摄影照片。

2 术后处理　术后当日应在严密监护下观察病情，特别注意保持呼吸道通畅，观察口底肿胀情况。术后 2 日内可用冰袋局部冷敷，可有效地减轻术后肿胀。术后雾化吸入 3~5 天，减轻呼吸道刺激症状。定时冲洗，保持口腔清洁卫生。术后要加强抗感染治疗，一般静脉用抗生素 5~7 天，口内可吸收缝线不用拆线。单独的下颌前部根尖下截骨术可不做颌间结扎固定。2 个月后进行必要的术后正畸治疗，以关闭裂隙，巩固疗效，获得较理想的咬合与美容效果。

（四）常见并发症的原因及防治

1 骨段坏死及骨愈合障碍　多由于手术中操作不当，造成软组织严重损伤撕裂、软组织营养蒂与牙骨段剥脱分离所致。由于截开后的牙骨段完全由舌侧黏骨膜维持血供，因此无论使用钻、锯，还是骨凿，术者另一手食指应放在与其相对的舌侧黏膜上，防止舌侧黏骨膜的意外穿破。

2 牙根损伤　术前应仔细观察 X 线片，以了解截骨线两侧牙根的方向和牙根间间隙的大小，术中需在骨面上观察牙根的形态与走行方向，垂直截骨线应平行于牙根的走行方向，水平截骨应在尖牙根尖下 5mm 左右位置。

（五）典型病例

女性，21 岁，因下颌前突、咬合错乱要求手术治疗。该病人曾接受正畸治疗，排齐上、下颌前牙拥挤。临床检查面部左右基本对称，面部比例不协调，面下 1/3 较长，静止状态下，上颌唇齿关系尚可。侧面观，上颌骨为主基本正常，下颌明显前突，颏唇沟浅，颏稍后缩。口内检查开口度、开口型无异常，上、下颌牙弓宽度协调，牙齿排列整齐，上、下颌第 1 磨牙关系为中性关系。下前牙反颌。头影测量结果：SNA 81°，SNB 83°，ANB 2°，Gs-Sn 67mm，Sn-Mes 72mm，Sn-Sts 23mm，Sts-Mes 49mm。诊断为下颌前突，颏后缩畸形。手术方案：下颌前部根尖下截骨术，双侧下颌第 1 前磨牙拔除，后退带牙骨段，与上颌牙建立正常颌，水平截骨颏成形术前移颏部 6mm。

术后切口一期愈合，无渗出及骨的坏死，口内上、下颌咬合关系良好；术后 2 个月接受正畸治疗，调整个别牙颌干扰并保持已获得的颌关系的稳定。术后随访 12 个月，口腔各种功能恢复良好，上、下唇部外形良好，颏唇沟及颏部突度等各个结构外形满意（图 10-23）。术后 1 年头影测量结果：SNA 81°，SNB 80°，ANB 1°，Gs-Sn 67mm，Sn-Mes 70mm，Sn-Sts 23mm，Sts-Mes 47mm。

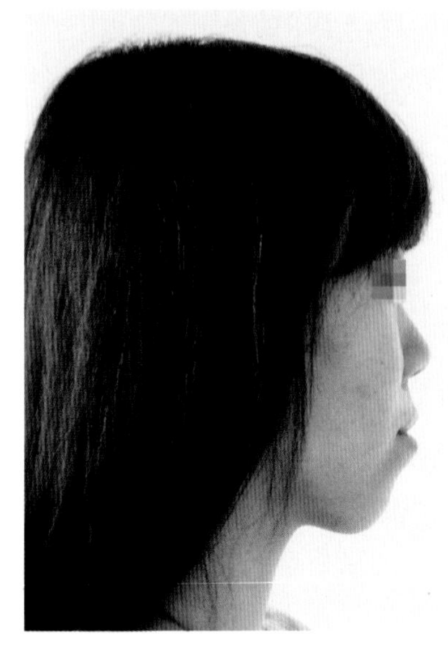
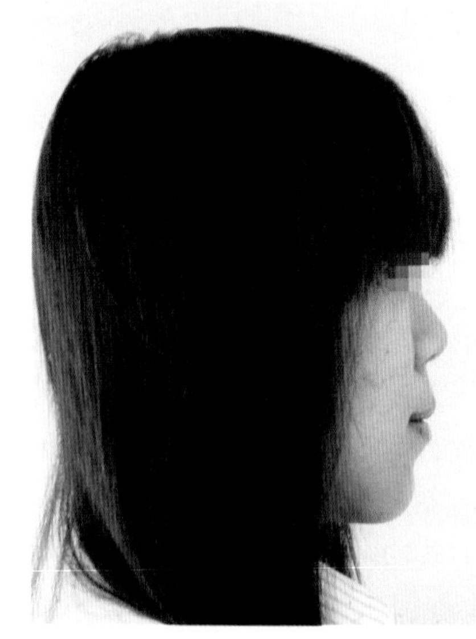

图 10-23　下颌前突，咬合错乱
A. 术前侧位　B. 术后侧位

第六节　双颌前突畸形手术治疗

治疗双颌前突畸形最简单的方法是拔除双侧第 1 前磨牙，行上、下颌前部截骨后退上、下前牙骨段并同时上移上前牙骨段，下移下前牙骨段。有些病人需同期行颏部前移成形术以取得良好的面形。上颌 Le Fort Ⅰ型截骨折断降下视野清楚，操作方便，辅助前部分块截骨后退，牙骨段更容易移至预想的位置，而且可以调整上、下牙弓的宽窄，下颌采用前部根尖下截骨术后退。该术式在一些医院使用比较广泛。

一、临床适应证

病人侧面观表现为明显的双颌前突，成年病人且仅正畸矫治疗效不佳者，要求改善面型明显者，SNA 角与 SNB 角明显大于正常值者，可以采用正颌外科手术的方法矫治。具体参照上颌前部截骨术与上颌 Le Fort Ⅰ型截骨术及下颌前部根尖下截骨术的适应证。

在口腔正畸学领域中，通过减数拔牙、后退前牙来治疗双颌前突。这种治疗主要适用于牙弓轻微前突或颌骨轻度前突，颏唇部软组织外形改变要求较少的病人。单纯正畸治疗对改善软组织面型有一定局限性。对于牙性前突过大的双颌前突病人，可采用正畸正颌联合治疗，既要改变颌骨的前突畸形，又应通过前牙的转距作用改变前牙倾斜度过大的问题。

二、手术方法

具体的手术方法，如上颌前部截骨术、上颌 Le Fort Ⅰ型截骨术、下颌升支矢状劈开截骨术、下颌升支垂直截骨术及下颌前部根尖下截骨术等。

三、围术期的处理

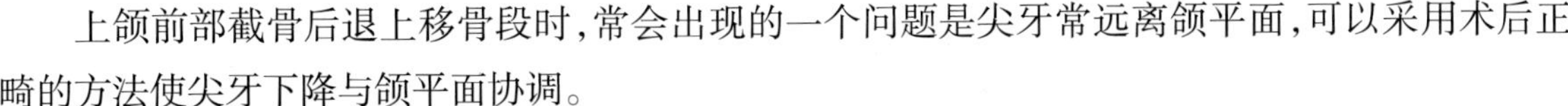

上颌前部截骨后退上移骨段时，常会出现的一个问题是尖牙常远离颌平面，可以采用术后正畸的方法使尖牙下降与颌平面协调。

如果单纯用拔除双侧第 1 前磨牙，上、下颌前部截骨后退的方法矫治双颌前突，由于手术未累及后牙，术后可以做短期的颌间结扎，对进食功能影响较少。

四、常见并发症的原因及防治

（一）牙齿失去活性

进行前份截骨或分块截骨时，截骨区接近牙根，切断了供应牙髓的血管，致使牙髓失去活性。由于尖牙牙根最长，尖牙牙根受损伤的概率最大，所以根尖下截骨一般要距离根尖下＞5mm 左右位置。一般牙齿在术后 6 个月会恢复对刺激的反应；也有一部分牙齿虽然没有神经支配，但仍然是活髓，不必要做牙体牙髓治疗。

（二）牙根与牙槽骨粘连

进行前份截骨或分块截骨时，垂直骨切开线距离牙根过近，波及牙根周膜，可以导致牙根与牙槽骨粘连，致使后续的正畸移动牙齿困难。

（三）并发症原因

不同的截骨手术并发症原因及防治详见第四、五节。

五、典型病例

女性，23 岁，因双颌前突、开唇露齿要求手术治疗。临床检查面部左右基本对称，面部上中下比例尚协调。上、下颌位置前突，颏略显后缩，颏唇角形态差。开口度、开口型无异常，上、下颌牙弓宽度协调，上、下颌第 1 磨牙关系基本中性关系。上、下颌前牙牙轴唇倾。头影测量结果：SNA 84°，SNB 82°，ANB 2°，Gs-Sn 70mm，Sn-Mes 69mm，Sn-Sts 24mm，Sts-Mes 45mm。诊断为双颌前突畸形。手术方案：上颌骨前部截骨术，上颌双侧第 1 前磨牙拔除术，截骨块水平向后退 4mm，垂直向高度减少 1.5mm，立轴关闭拔牙间隙。拔除双侧下颌第 1 前磨牙，后退前牙骨段，关闭拔牙间隙。

术后伤口一期愈合，无渗出及骨的坏死，咬合关系达到模型外科设计要求，前牙覆颌覆盖关系良好，术后 2 个月接受正畸治疗，关闭两侧尖牙与第 2 前磨牙间的间隙，调整上、下颌尖牙对位关系并保持已获得的颌关系的稳定。术后随访 13 个月，病人面容及咬合关系改善明显，鼻唇角、颏唇沟及上下唇突度比例协调满意（图 10-24）。头影测量结果：SNA 81°，SNB 78°，ANB 3°，Gs-Sn 70mm，Sn-Mes 70mm，Sn-Sts 24mm，Sts-Mes 46mm。

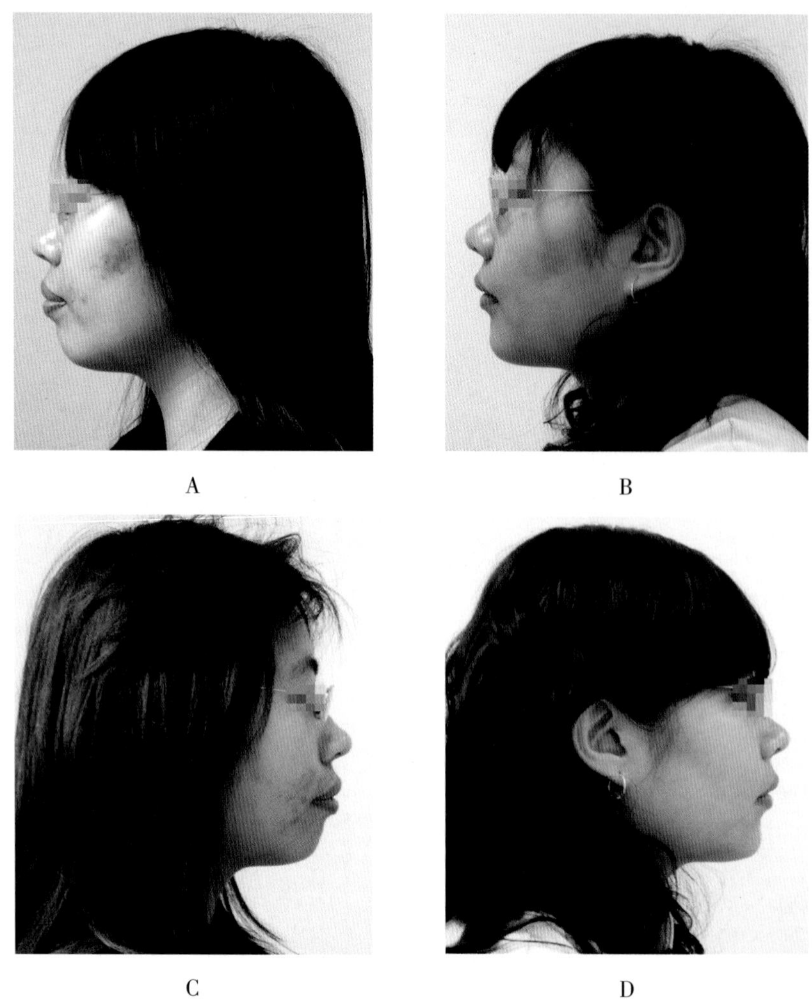

图 10-24　双颌前突，开唇露齿
A. 术前侧位　B. 术后侧位　C. 术前侧位　D. 术后侧位

（张兰成　侯敏）

参考文献

［1］Turvey T A, Fonseca R J. The anatomy of the internal maxillary artery in the pterygopalatine fossa: its relationship to maxillary surgery［J］. J Oral Surg, 1980, 38(2): 92-95.

［2］侯敏，张兰成，张锡忠，等.锥型束 CT 在上颌 Le Fort Ⅰ型截骨术中的应用［J］.中华整形外科杂志，2011，27(4)：246-249.

［3］胡静，王大章.正颌外科［M］.北京：人民卫生出版社，2006：34-35.

［4］王兴，张震康，张熙恩.正颌外科手术学［M］.济南：山东科学技术出版社，1999：63-64.

［5］侯敏，王洪云，宋大立，等.锥束 CT 在正颌外科中的应用［J］.口腔颌面外科杂志，2009，19(5)：341-344.

［6］罗卫红，王壬，傅民魁.成人正常殆与双颌前突错殆侧貌特点的临床研究［J］.实用口腔医学杂志，2000，16(3)：226-228.

[7] 段银钟，付建宏，钱红，等.正畸正颌技术联合矫治成人严重双颌前突[J].中国美容医学，2002，11(5)：470-472.

[8] 华泽权，陈志洪，胡欣，等.上颌后部截骨术相关应用解剖[J].中华整形外科杂志，2000，16(5)：302-304.

[9] Li K K, Meara J G, Alexander A Jr. Location of the descending palatine artery in relation to the Le Fort Ⅰ osteotomy [J]. J Oral Maxillofac Surg, 1996, 54 (7): 822-825; discussion 826-827.

[10] Apinhasmit W, Chompoopong S, Methathrathip D, et al. Clinical anatomy of the posterior maxilla pertaining to Le Fort Ⅰ osteotomy in Thais [J]. Clin Anat, 2005, 18(5): 323-329.

[11] Tamas F. Position of the mandibular canal[J]. Int J Oral Maxillofac Surg, 1987, 16(1): 65-69.

[12] Panula K, Finne K, Oikarinen K. Incidence of complications and problems related to orthognathic surgery: a review of 655 patients [J]. J Oral Maxillofac Surg, 2001, 59(10): 1128-1136; discussion 1137.

[13] 张震康，张熙恩，傅民魁.正颌外科学[M].北京：人民卫生出版社，1994：265-271.

[14] 段银钟.口腔正畸临床固定矫治技巧[M].西安：世界图书出版公司，2001：160-163.

[15] Tsai H H. Cephalometric characteristics of bimaxillary dentoalveolar protrusion in early mixed dentition[J]. J Clin Pediatr Dent, 2002, 26(4): 363-370.

[16] Kim J R, Son W S, Lee S G. A retrospective analysis of 20 surgically corrected bimaxillary protrusion patients[J]. Int J Adult Orthodon Orthognath Surg, 2002, 17(1): 23-27.

[17] 李东，白宇明，段银钟，等.双颌前突患者正颌手术及拔牙矫治的软组织变化分析[J].第四军医大学学报，2004，25(18)：1704-1706.

第十一章 下颌角肥大的手术治疗

颌骨构成了下面部的主要形态，下面部的宽窄程度是构成下部面型的关键，而决定下面部宽窄的主要因素有两点：一是下颌弓宽度，二是下颌角的大小。在临床上，正方形或梯形面型者上述两种因素可能同时并存。对于一般的下面部宽大，即面下部宽与面上部宽相比明显宽大的求美者，多伴表现有下颌角肥大，而下颌角肥大者常伴有咬肌的肥厚，所以在治疗时经常在下颌角截骨的同时行咬肌的部分切除。下颌角肥大截骨术是目前较常见的面部轮廓整形美容手术之一。由于下颌角截骨及咬肌部分切除能明显地改变下面部形态，故近年来要求做下颌角截骨及咬肌部分切除手术的求美者人数在逐年上升。

早在1880年，Legg首次报道了咬肌肥大对面部的影响。1947年，Currey报道了口内入路下颌角截骨改善面部轮廓形态的手术。此后下颌角手术的方法不断得到改良，手术效果也在不断提高。20世纪80～90年代，下颌角截骨术及咬肌切除术开始在我国逐渐普及，手术方法也不断增加。1998年，艾玉峰在第四届全国整形外科大会上首次报道了耳后切口下颌角截骨及咬肌部分切除术，该法很快在国内、外被广泛应用。为了提高手术效果及手术的安全性，许多临床工作者还进行了大量的基础研究，这些研究为临床诊断和治疗提供了有力的帮助。如柳大烈对下颌截骨的相关解剖学研究对于提高手术效果、预防术后并发症起到了良好的指导作用；还有许多学者对下颌角肥大的诊断及治疗进行了影像学、测量学及流行病学等方面的研究和调查，这些研究将对我国头面部轮廓整形美容外科学的发展起到推动作用。

第一节 下颌角肥大的诊断

一、面部美学评估

下颌角肥大目前尚无统一的诊断标准，但在下颌角是否肥大的衡量标准上，采用面上部与面中部比值、面下部与面中部比值以及面上部与面下部的比值作为诊断下颌角是否肥大，是学者们在临床上一致采用的方法（图11-1）。笔者通过500余例临床面型统计结果发现：X线片中颧骨间最大间距（颧骨间距）与颞骨嵴基部宽度（颞嵴间距）比为1:0.69～1:0.71，颧骨间距与下颌角间距为1:0.68～1:0.72，颞嵴间距与下颌角间距比为0.96:1。

张海钟等分析了中国美貌女性人群颅面骨结构的比例协调的因素，研究结果表明：美貌女性面下部与面中部宽度之比值的平均数为0.678，而下颌角度平均值为116.16°。同普通人测量结果相比，美貌者下颌角更加开阔，其下颌角点通常在口裂水平之上，这样侧面观下颌角的弧线圆滑而

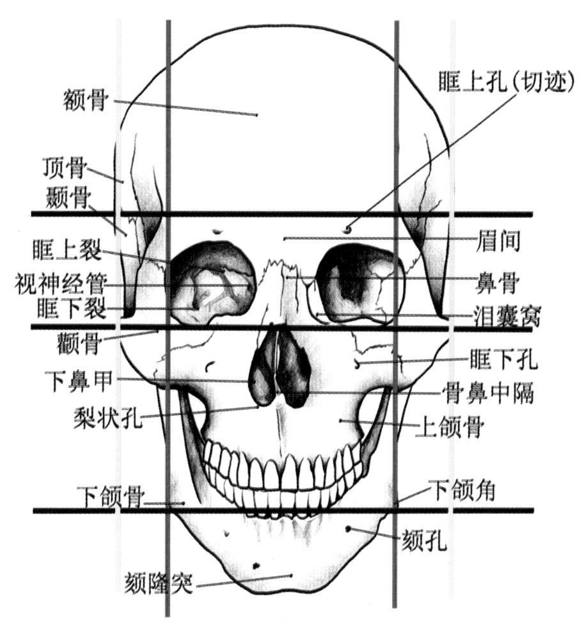

图 11-1　面上、中、下三份比例

优美；其面下部宽度相对面中部宽度而言显得狭窄而长，颧弓较窄，颧骨较低平。前鼻棘到上颌中切牙切缘距离与下颌中切牙切缘到颏下点的距离的比值均数为 0.625，接近黄金分割 0.618，显示美貌女性下颏长而饱满，并向前微翘(图 11-2)。

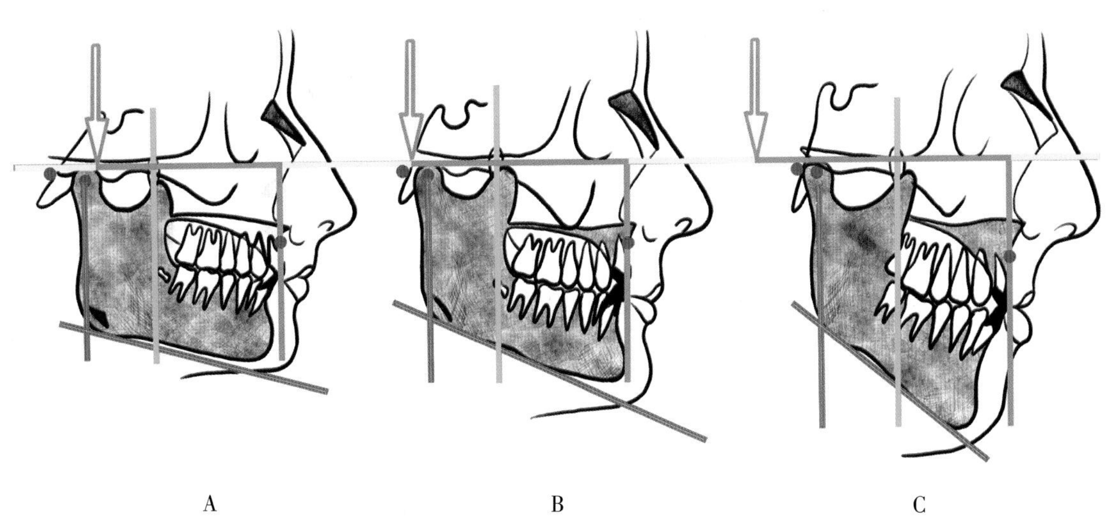

图 11-2　下颌角角度(正常为 110°～120°)
A. 角度过小(<110°)　B. 正常下颌角(110°～120°)　C. 角度过大(>125°)

二、诊断

目前对下颌角肥大尚缺乏统一的诊断标准。王侠等对下颌角 X 线侧位片作过统计，认为角度<110°即可诊断。陶宏炜等认为正位相下颌角宽度等于或大于颧骨宽度即可诊断。胡静等根据下颌角肥大的 X 线片认为主要包括：①下颌角部肥大；②下颌平面角(MP2FH 夹角)小于正常；③在侧位 X 线片上，下颌角开张度变小；④面下 1/3 高度过短；⑤非对称性改变。廖进民等认为，

110°为理想下颌角角度，且髁突间宽、下颌角间宽、下颌支宽度和下颌支高度对下面部的轮廓具有重要的影响。周智等认为在描述下颌角肥大时就必须同时结合下颌间距、头面比例、面中比例等才能作出综合判断。面颌宽比（面中宽 / 下颌宽）男女相对集中在 1:1.33 左右，因此，面颌宽比可作为男女下颌角肥大通用的诊断标准之一。张余光等测得正常女性下颌角角度为 120°±5.9°，乳突下颌角高度与下面高度比值为 1:2.00±0.30。硬组织正位片测量，双下颌角间距与双颧间距比值为 1:1.30±0.14。李慧超等对 102 例下颌角肥大病人进行三维 CT 测量，提出以下诊断标准：①下颌角间距与全面高比值＞0.8；②下颌角角度＜120°；③∠GoMeGo（下颌角点-颏下点-下颌角点）＞65°；④下颌角间距＞95mm；⑤下颌骨升支长度＞57mm；⑥下颌骨体部长度＞82mm，Ⅶ角区最大宽度＞35mm。将三维测量上具备第一条标准并符合其他任意两条标准者定义为下颌角肥大。可见，对下颌角肥大的描述和诊断，经历了从单纯关注下颌角到包括下颌升支、下颌骨体、下颌间距等整个下颌骨，从二维到三维的不断完善的过程。

下颌角肥大多为双侧同时发生，可以双侧不等大。但也有少数案例仅为一侧下颌角肥大，在此类案例中，往往伴有对侧的颧骨颧弓肥大，在临床诊断下颌角肥大时要予以注意。

咬肌肥大在临床上也比较常见，但在对咬肌肥大的诊断方面尚无临床标准。

咬肌是完成咀嚼功能的肌肉，起于颧弓下缘向后，下止于下颌支与下颌角外侧面的咬肌粗隆。咬肌可分为 3～4 层。浅层咬肌起点以腱性部分为主，止点以肌性部分为主，而深层则相反，起点以肌性组织为主，止点以腱性组织为主，此解剖学特点在临床上治疗咬肌肥大时有一定的参考意义。如手术切除时就应根据效果需要切除浅层咬肌对面部轮廓的效果影响比切除深层要明显，如用注射肉毒素的方法瘦咬肌，在注射时则要注意在下部注射时要浅一些，而对咬肌上部注射则相对进针要深一些，才可以获得更佳效果。

对于咬肌肥大的诊断无特异性方法，主要是通过以下几个方面来判断是否有咬肌肥大：

1 咬肌肥大者均伴有面下部较宽，下颌角肥大，面型呈方形或梯形。

2 静止状态下面下部比较丰满，面部最宽点位于腮腺区前缘。当闭嘴咬合时可见耳垂前方，腮腺前缘有肌性隆起。

3 触摸下颌角咬肌部位，令受检者咬牙时咬肌收缩，可明显感觉咬肌范围增大，厚度增加。

4 X 线拍片显示下颌角有肥大。

5 B 型超声波可以确定咬肌的范围及厚度均比正常者有明显增加。

第二节　下颌角截骨手术前准备

一、病史采集

病史是任何疾病正确诊断的关键环节，应尽量全面准确地收集宝贵的第一手资料。

1 一般情况，如姓名、性别、年龄、种族、籍贯、职业、永久通讯地址等。

2 主诉症状，现病史的发生发展，有无治疗史，以往健康状况。

3 家族史、个人史、遗传病史等情况。女性应询问月经史及末次月经时间。

二、全身检查

1 一般情况。

2 生命体征。

3 神态、精神状况、有无智力障碍。

4 头颈、躯干、四肢发育情况，各脏器物理检查有无异常，会阴、生殖器检查情况等。

三、专科情况检查

根据病史详尽检查颅面发育及有无畸形情况，准确记录畸形发生部位、范围及严重程度，对面型精确测量并记录测量结果，尽量确切地绘出示意图，面上部宽以眉弓外侧与颞骨嵴交界处为基准点，中面部以颧弓最外侧突出点(颧点)为基准，下面部以下颌角顶点为基准点。

四、X线头影测量检查

主要摄取头颅侧位和正位片及下颌骨全景片，要求严格定位，咬合处于正中靠拢位自然状态，曝光条件要掌握好，要求既能清晰显示骨组织，也能显示出软组织结构轮廓。X线片上至头顶，下至颏尖要全部显示，片位要端正。在全景片上标出咬合平面水平线、下颌升支前缘垂直线、水平线与升支后缘交点、垂直线与下颌下缘交点，以此标出下颌角截骨的安全三角区(图11-3)。

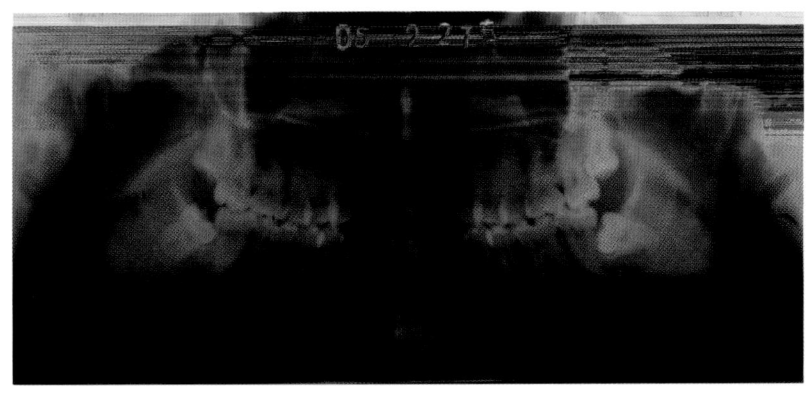

A

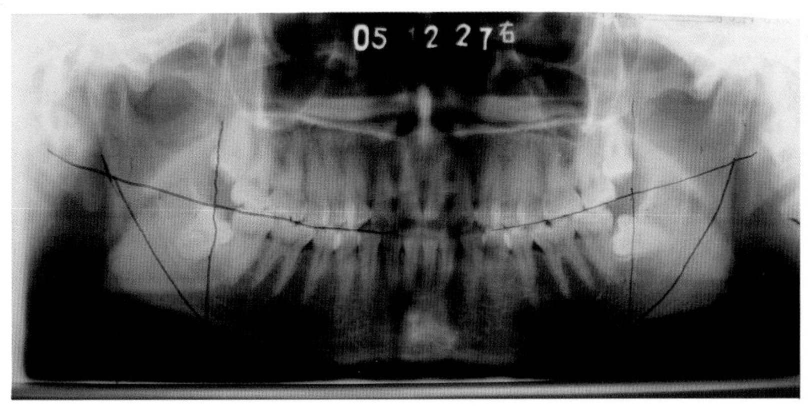

B

图11-3　下颌骨全景片截骨线设计
A. 下颌骨全景片　B. 全景片上截骨线设计

五、常规化验检查

血常规、出凝血时间、凝血酶原时间、尿常规、肝功能、肾功能、心电图、超声波检查等。

六、与受术者的沟通

1 了解手术目的及要求。

2 详尽地介绍手术方法、过程、预期效果以及可能出现的并发症及预后。

3 术前受术者的准备及要求。

4 术后注意事项。

5 签署手术同意书。

第三节 治疗原则与要求

一、治疗原则

1 面部轮廓的整形美容手术是以美为目的,要在保证功能不受影响的前提下实施,要达到美与功能的统一。

2 手术操作要与术前设计相一致,手术要与设计或模型模拟外科一致,要求定位精确、截骨线整齐、对位后骨面平滑。

3 显露要充分,但注意避免粗暴牵拉,剥离过程中要注意保护血管、神经勿受损伤。

4 保证浮动骨瓣的血液供应及附着其表面的软组织血运。

5 动作轻柔,固定准确、可靠、有效。

6 严格无菌操作。

二、治疗要求

1 要求术者详尽掌握病情,了解病人要求,作好解释及思想工作,使病人对手术有较全面的了解,以取得病人家属及其本人术前、术后的配合。

2 制订较完善的治疗计划,确定手术时机,女性手术应避开月经期。

第四节 手术方法分类

一、按手术方式

1 截骨法　即用微型锯将肥大的下颌角完整截断取出。

2 磨骨法　用铣钻、爪形钻、骨锉等将肥大的下颌角磨除或锉平。

3 外板劈除法　用骨凿、骨锯等器械将肥大的下颌角以及宽大的下颌体骨外板部分切除。

4 截骨、磨骨及外板劈除联合应用　多用于下颌角肥大较严重者。

二、按手术入路

1 口内入路　切口选在口内颊龈沟内。

2 口外入路　切口选择在下颌缘前端或后端。

3 口内口外结合入路　口内颊龈沟切口，结合口外下颌缘切口，此法截骨锯自口外切口进入距离较近，截骨线与锯片平行，便于截骨操作。

4 耳后切口入路　耳后皮瓣翻开或耳后颅耳沟入路。

三、按截骨线

1 弧线截骨　将截骨线设计为自然圆滑的弧线。

2 多直线截骨　用来复锯多条直线将下颌角分段截除。

3 L 形截骨线截骨　将截骨后下颌角角度截为 120°左右角，L 形长臂截骨线位于下颌骨下缘部，短臂位于升支后缘部。

第五节　下颌角截骨的定位设计

一、X 线全景片的定位测量

本着安全三角定位方法确定截骨线，设计时注意截骨线应在距下齿槽神经管下方 5mm 以上，过近可造成骨锯对下齿槽神经的直接损伤。另外，锯片截骨时局部产生的高热亦可造成对下齿槽神经的热损伤。

二、体表定位

在下颌角局部标记出下颌升支后缘、下颌角及下颌下缘位置，并标记出颏孔的位置，以上石弘安全三角定位法标记出咬合平面水平线 a，升支前缘垂线 b，及两线分别与下颌升支后缘交点、下颌下缘交点的连线 c，此即为下颌角截骨安全三角。在 c 线的基础上，沿 c 线的下方设计出一条弧形截骨线（图 11-4）。

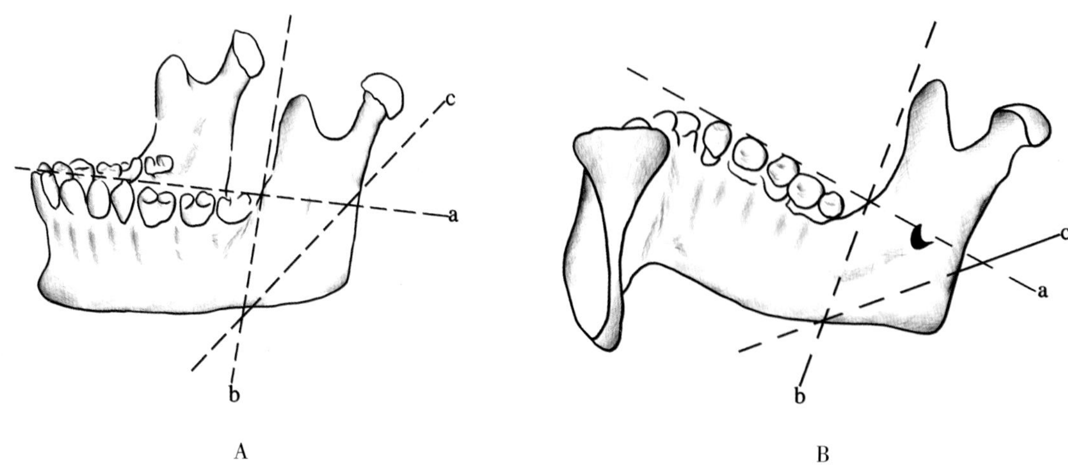

图 11-4　上石弘下颌角截骨安全三角区

a. 咬合平面水平线　b. 下颌升支前缘垂线　c. 水平线与下颌升支后缘交点、垂线与下颌下缘交点的连线

第六节　下颌角截骨麻醉

由于下颌角截骨手术部位大多位于口腔内部且手术位置较深，视野不甚开阔，手术时间相对较长，有时手术区出血较多，所以术中的麻醉选择尤为重要，对麻醉及监护的要求也比较高。为了下颌角手术的安全，要求在全身麻醉下施行手术。由于手术切口在口腔内，所以要求全麻时最好选择经鼻插管全麻。这就要求麻醉师技术比较熟练、经验丰富。

一、麻醉评估

1 了解是否有嗜烟、嗜酒史，有无麻醉史及药物过敏情况，有无神经、精神及心理障碍等病史。

2 查体了解心肺功能情况，了解血压情况，排除肺部慢性疾病及心脏疾病。

3 了解口腔是否有义齿、鼻甲有无肥大及上呼吸道有无炎症，检查是否有张口困难、鼻腔通气通畅与否。

4 精神紧张者给予一定的镇静药。

二、经鼻插管全身麻醉

1 麻醉诱导　静脉给予镇静药、镇痛药、催眠药、肌松药。

2 经鼻腔气管插管

（1）插管前用呋喃西林麻黄碱滴鼻液滴鼻以利于鼻腔血管收缩，减少因插管造成鼻黏膜损伤而出血。咽腔内给予丁卡因喷雾麻醉以减轻插管时的反应。

（2）选用带钢丝的硅胶气管导管经一侧鼻腔缓缓插入至咽部，在口腔内气管镜的视测引导下插入气管内。

3 检查　插管确实在气管内后，用丝线缝合结扎固定于鼻孔基底部或用长条胶布固定于两侧面颊部。

4 麻醉　选用静脉、吸入复合或全静脉麻醉。

三、麻醉监护

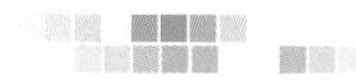

1 呼吸监护　维持呼吸平稳，通道通畅，呼吸频率 8～10 次 /min，机械通气输气量 8～10ml/kg，气道压力 7.7～14.5mmHg，血氧饱和度在 95%以上。

2 循环功能监护　心电监护，心率平稳、血压正常、无心律紊乱。

3 尿量监测　一般术中尿量不低于每小时 0.5～1ml/kg。

四、对手术失血量及输液量的监护

手术中失血量超过 500ml 时建议输血，如失血超过 800ml 时建议停止手术进行抗休克处理。输液速度要适当，并根据血压及尿量情况及时给予调整。

第七节　下颌角截骨术后处理

一、术毕放置负压引流管

术后持续负压吸引 24h 以上，如引流量较多时负压引流可维持 2～3 天后拔除。

二、术后局部适当加压包扎

如渗血较多时，外层可敷以弹性绷带包扎 4～6h。弹性绷带不可过紧，亦不可持续应用超过 6h，否则可能造成颏部或下颌缘部的压伤。

三、术后佩戴弹性颌托

术后 3 天解除包扎，佩戴弹性颌托 2～3 周(图 11-5)。

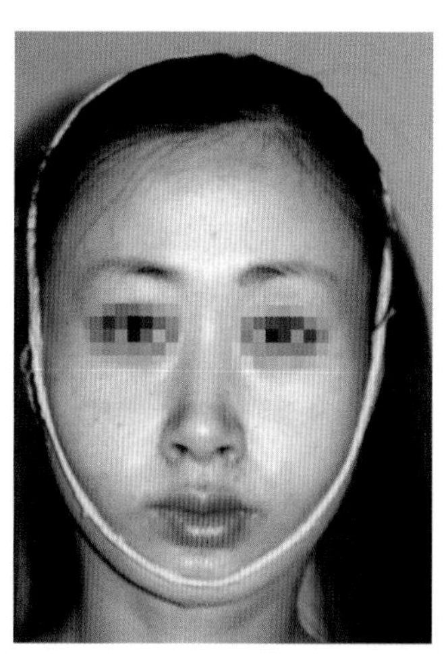

图 11-5　术后佩戴弹性颌托固定

四、预防水肿

术后局部水肿可给予地塞米松预防。

五、术后预防感染

术后常规应用抗生素 3～5 天。做好口腔清洁护理。

六、术后饮食

术后 3 日内进食无渣流质食物。

第八节　并发症及其防治

一、意外骨折

意外骨折是下颌角截骨术较常见的一种并发症。在行下颌角截除时，由于截骨线设计失误或在骨切开不完全，尤其在升支后缘处还有骨皮质相连时，就用骨刀强行离断下颌角，会造成截骨线不从升支后缘而从相对薄弱的乙状切迹处断开。因此，应特别注意下颌角后方截骨线的走向，务必将升支后缘的骨质完全切开后再用骨刀离断下颌角，使用骨刀时也不要使用暴力。由于下颌角后上方升支后缘骨质厚实，可先用来复锯或裂钻在升支后缘预计骨切口，然后再用摆动锯沿此切口向前下切至下颌角的前方下颌下缘。这样的操作方法使得凿骨时容易从此骨切口断开，而不会造成乙状切迹处的意外骨折。

当下颌角截断后，用 Kocher 钳夹持住切开的骨块，同时用手触摸耳屏前髁突，轻轻摇动截下的下颌角，感觉髁突动度。如果髁突随下颌角骨块一起活动，说明发生了意外骨折。如果出现这种情况，切忌摘除切开的下颌角骨段，否则将连同髁状突一并摘除，造成严重后果。这时候应仔细探明下颌角后上方原截开线位置，用来复锯或摆动锯彻底离断此处的骨连接后再将下颌角去除。对怀疑有意外骨折者，处理措施是在上、下颌牙列上栓结牙弓夹板，从术后第 1～2 天开始用橡皮圈牵引固定 4～5 周即可。在口内狭窄手术野中实施骨间固定，不仅操作困难，而且可能使髁状突移位。

二、术中意外出血与术后血肿形成

下颌角截骨成形术不慎损伤知名血管才会发生意外出血。口内黏膜切口位置过高，可能切断颊动、静脉，这时应予以结扎或电凝止血。在截骨时，如果切骨线位置过高伤及下颌管内的下牙槽神经血管束，可以引起较严重的出血。因此，在设计截骨线时应注意避开下颌管，不可截除下颌角过多。另外，器械损伤延升支后缘走行的面后静脉也可能造成较明显的静脉性出血，此区域的手术操作应在骨膜下进行。术后加压包扎也是防止伤口渗血和血肿形成的有效措施。术中损伤下颌角后行的下颌后静脉或者下颌体部前行的面动脉会引起大出血，导致遮盖手术视野的情况，在这种情况下首先通过已经剥离的空间，用纱布迅速压迫出血部位，外部用手压迫下颌防止继续出血，然后再仔细寻找相应的对策。用手压迫之后经结扎可以阻止面动脉的出血，虽然下颌后静脉血管的直径大，但是血管壁薄，所以术中不容易直接找到出血点进行结扎止血，如果压迫时间持续30min

后不再出血的话，尽量迅速结束手术，然后压迫包扎伤口。如果压迫 30min 以后仍然无法彻底止血的话，在用纱布压迫出血部位的情况下关闭伤口，进行伤口压迫包扎，过 1～2 天之后再完成手术。最坏的情况下可以用血管造影技术及选择性栓塞技术进行彻底止血，但实际上这种情况较少见。如果行皮质截骨术或长曲线截骨术时，切面太靠近下牙槽神经则容易损伤下牙槽动脉，进而引起出血，行长曲线截骨术时应与神经保持一定距离进行切口设计，皮质截骨时在直接目视外侧皮质内侧面的情况下谨慎切断才能减少出血的风险。术中一旦出现骨渗血，用纱布压迫先止血，再进行其他操作。在缝合皮肤之前用氧化纤维素等止血材料覆盖骨渗血处后再压迫包扎伤口，此时大部分的出血均可以有效止住。手术部位入口，即口腔黏膜的切口区出血的情况下术中不容易被发现，但术后发现伤口持续出血，用电凝止血可以防止出血风险。如果术中发现出血的话，与术前局部麻醉的方法一样，用 1/100000 肾上腺素和 1%利多卡因的混合液 10ml 左右在切开部位附近注射，再压迫出血部位后等一段时间，1～2h 过后如果不再出血，隔 1～2h 再密切观察病人。如果出血无法止住，则果断进行全身麻醉后打开伤口重新确认止血。如果术后面部或颈部软组织因血肿引起肿胀的现象，则不能怠慢，应密切观察病情变化。如果适当进行加压包扎的情况下一般不会引起持续出血，但是假如持续出血进而压迫颈部，会导致压迫气管引起致命的后果，所以一旦判断血肿扩大时应果断打开伤口进行止血或者用纱布压迫等止血措施。

在下颌角截除后，有时候需要对截骨断端与边缘进行打磨修整。在咬肌稍前方的下颌下缘处有面动脉经过，当用球钻进行骨创缘修整时，最好用大骨膜剥离器将钻头与其表面软组织隔开，以免伤及此血管。选择电动骨锉进行修整，可以避免出现这种意外。

三、矫治效果不满意

下颌角截骨术的整形效果如何取决于两个因素：其一是病人自身条件；其二是手术者的技术水平。一些病人不仅有下颌角发育过度和咬肌肥大，导致面下部过宽，同时面上部也明显宽阔，单纯行下颌角成形术不可能使病人达到理想的治疗效果，为此有些病人抱怨手术后由“大方脸”变成“大圆脸”。因此有必要在术前对病人的面型作综合分析与评价，实事求是地告诉病人存在的问题和手术可能取得的整形和美容效果，不可随意夸大矫治效果，以免日后造成医疗纠纷。由于手术视野有限，操作不方便，切骨线的定位及实际切除量难以按设计要求准确实施。如果手术去除组织的多少有误，可能导致面部左右不对称。另外，对术前就存在不对称的病人，术后有可能达不到矫治不对称的治疗目的。因此，从口内入路完成下颌角成形术对手术者的操作技巧和临床经验要求较高。

从口内近路完成下颌角截除术是一个有相当难度的颌骨整形术，从事这种手术的医师需要接受比较系统而严格的培训，包括截骨器械的熟练掌握与运用才能获取满意的美容效果。

四、面神经与腮腺导管损伤

经口内入路行下颌角成形术不易伤及面神经，但术中分离咬肌过于表浅或者错将外层咬肌切除时，有可能损伤面神经颊支和下颌缘支。进行长曲线截骨术的时候应通过拍摄 X 线片来计算下牙槽神经的神经管的高度，在手术时至少应确保离下牙槽神经约 3mm 以上的安全距离进行手术，才能避免损伤下牙槽神经。实行皮质截骨时术前应拍摄面部骨骼 CT 来确认冠状面离下牙槽神经管及外侧皮质之间的距离，可以避免术中损伤下牙槽神经。在不能拍摄面部骨骼 CT 的情况下，假设下牙槽神经紧挨着外侧皮质前行的情况来进行外侧皮质截骨。如果术中发现已经损伤下牙槽神经，可用 7-0 无损伤线进行神经吻合术。即使不能在显微镜下进行神经吻合术，也应用肉眼进行缝合，经过一段时间后可以恢复一定程度的感觉。

下牙槽神经经过下颌形成的颏神经，应注意术中剥离过程中不要损伤及牵拉该神经，如果发现术中神经断裂，应进行神经吻合术。因离颏孔较近而神经吻合难度较大时，应使用薄的剥离子保护神经，用1～2mm直径的切割钻削掉颏孔周围的骨，露出神经末端，可有助于进行神经吻合术。

即使在没有直接损伤神经的情况下，部分病人由于术中的牵拉、肿胀、包扎压迫等原因，术后也可以出现下嘴唇及前颏皮肤、下颌前部及牙齿和牙龈的感觉迟钝，感觉减退；极少数病人也偶见刺痛感，触摸皮肤的时候有触电的感觉等感觉异常的症状。

一般来说，感觉减退或者感觉异常的情况在经过1年左右时间之后大部分病人会逐渐好转，但个别病人有嘴唇周边感觉异常而较长时间不恢复的情况。

能预料到哪些人经历长时间的感觉异常，预料到这种症状经过多长时间才可以恢复，这种预料对所有面部整形医师来说是无法达到的境界。虽然上述的症状不会引起日常生活中明显的障碍，但对病人来说会引起不便，所以术前与病人交流的时候应明确说明这一点，让病人在充分了解手术风险的情况下自愿接受手术。分离与切除咬肌位置过高和过于表浅，还可能损伤腮腺导管。因此，在手术操作时要求只做内层咬肌的切除，而且切除肌肉的范围仅限于下颌支下半部，以免伤及面神经和腮腺导管。

五、口角与周围软组织损伤

在口腔内施术，视野受限，有时为了充分暴露截骨部位而过度牵拉软组织可以造成口角拉伤。涂抹少许凡士林油膏（可用眼膏代替）于口唇四周，可有效防止和减轻此种并发症。另外，术中使用截骨器械如骨锯、骨钻以及使用电刀、电凝不当都可能误伤嘴角、舌和口腔黏膜。因此在使用这些工具时，要掌握好支点。主刀医师与助手必须时刻注意保护好手术区域周围的软组织。

六、伤口感染

下颌角成形术后发生感染的概率不高，除非术后有明显的血肿形成，因此防止伤口渗血是预防感染的关键措施。在伤口内短期放置负压引流管，有利于引流出伤口渗出物和面部消肿。术后合理使用抗生素以及加强口腔清洁卫生也是预防术后感染的有效措施。

第九节　口内入路下颌角截骨术

1989年韩国的Beak等首先提出“下颌角肥大”这个诊断术语，并且认为亚洲人主要是骨性结构突出，应将治疗重点转移到下颌角截骨整形手术。下颌角截骨整形术通过截除下颌骨后缘、下颌角、下颌骨下缘部分骨质的方法以达到改变下面部轮廓的目的。他的观点得到广大东方学者的认同。随后提出许多针对下面部美学评价的指标以及下颌角肥大整复手术方式，同时深入研究相关的临床应用解剖和新技术。

一、下颌角肥大的诊断

（一）下颌骨边缘的分区

下颌角截骨整形术的截骨对象为下颌骨升支后缘、下颌角、下颌骨下缘部分骨质，但目前仍没有对这些区域的明确界定，因此，应对下颌骨升支后缘、下颌角、下颌骨下缘进行明确的规定，其方法如下：

在下颌骨三维重建图像上通过咬合平面画一直线，与下颌骨后缘相交处为点 A；通过颏孔与下颌骨下缘平行画一平行线，与下颌骨后缘相交处为点 B；通过下颌骨升支前缘作下颌骨下缘的垂线，与下颌骨下缘相交处为点 C；通过颏孔与下颌骨下缘作一垂线，相交处为点 D；AB 段规定为下颌骨升支后缘，BC 段规定为下颌角区，CD 段规定为下颌骨下缘（图 11-6）。

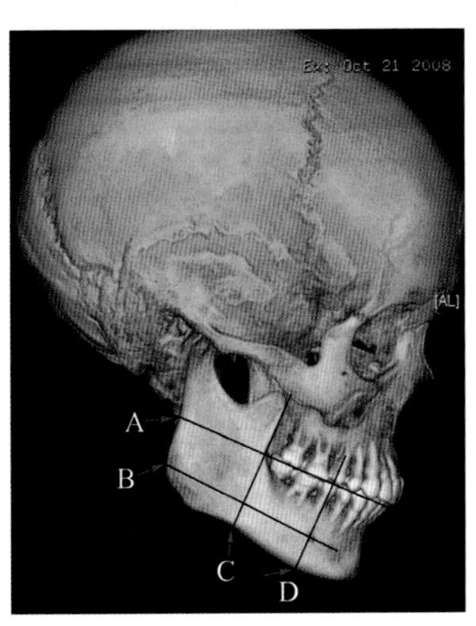

图 11-6　下颌骨后缘、下颌角、下颌骨下缘划分示意图

（二）下颌角肥大的临床诊断

关于下颌角肥大的诊断和分型目前仍没有统一的标准，头影测量仍是目前大部分学者对下颌角肥大进行诊断和分型的主要客观指标。Farkes 在 1981 年通过对西方人种的颜面部的测量，提出正面观下颌角间距应比颧弓间距短 10%。1991 年 Barlett 等提出的三组美学评判数据对下颌角肥大的诊断具有指导意义：①在侧位照片上从鼻下点到颏下点的距离应为整个面部长度的 1/3；②在正位照片上面部最宽的横径为两侧颧弓间的距离，两下颌角间的距离应比颧弓间的距离短 10%；③下颌角的角度一般在 105°～115°。

Beak 等将下颌角分为三型：①外翻型：下颌角外翘、下颌角间距超过颧骨间距；②后下突出型：下颌角向下、向后突出，角度＜110°；③复合型：具有前两者综合表现者。2001 年韩国的 Kim 等结合下颌角骨骼形态和下面部轮廓特征，将下颌角肥大分为四类：①轻型：下颌角较小，没有明显方形脸的感觉，采用下颌角截骨整形术治疗；②中型：以下颌角肥大并外翻为主要表现，以下颌角全层截骨和矢状截骨为宜；③重型：典型的下颌角肥大合并咬肌肥大，在下颌角截骨时需同时切除部分咬肌；④复合型：严重下颌角肥大伴小颏畸形，需同时行下颌角截骨和颏部成形术。

王侠、陈育哲等通过对正常人群和下颌角肥大病人 X 线侧位片的测量，得出结论认为，中国人的下颌角角度 59%在 110°～120°之间，认为角度＜110°即可诊断为下颌角肥大。他们借鉴了 Beak 的观点，将下颌骨分为三型：①外翻型：下颌角明显外翘，下颌角间距超过颧骨间距；②后下突出型：下颌角向后、向下突出，角度常小于 110°；③复合型：综合具有前面两者特性者。

李慧超对 102 例国内汉族女性病人下颌骨影像三维重建后进行三维测量，提出下颌角肥大的三维测量诊断标准：①下颌角间距与全面高比值＞0.8；②下颌角角度＜115°；③双侧下颌角点与颏下点之间夹角（∠GoMeGo）＞65；④下颌角间距＞95mm；⑤下颌骨升支长度＞60mm；⑥下颌骨体部长度＞82mm；⑦角区最大宽度＞35mm。将具备第一条标准并同时具备其他任意两条标准者定义为下颌角肥大。

张海钟等首先建立中国北方美貌女性颅面骨三维测量数据库，其研究结果表明：美貌女性面下部与面中部宽度之比值的平均数为 0.677，下颌角度平均值为 123.43°同普通人测量结果相比，美貌者下颌角更加开阔，其下颌角点通常在口裂水平之上，侧面观下颌角的弧线圆滑而优美；其面下部宽度相对面中部宽度而言显得狭窄而长，颧弓较窄，颧骨较低平。前鼻棘到上颌中切牙切缘距离与下颌中切牙切缘到颏下点的距离的比值均数为 0.621，接近黄金分割。

从既往的文献可以看出，下颌角肥大的诊断逐渐从注重下颌角局部状况到强调比例再到美学标准的建立，明确诊断的目的是为治疗方案、手术实施以及效果评价服务。在诸多诊断指标中，首先是下颌角角度最为重要，它直接决定了下颌骨侧面观的轮廓，角度越小，“方颌”畸形越明显，改变下颌角角度成为下颌角截骨整形术的首要任务。其次是下颌角间距，其直接决定下颌骨正面观的形态，劈除下颌骨外板对下颌角间距的影响较小，所以临床上存在术后下颌角角度已经明显增大，侧面观明显改善，但下面部正面观仍较宽大的情况。因此，下颌角间距直接决定着手术的效果，手术前应该有充分的预判断。再次是颧骨间距与下颌角间距的比值，其决定手术后面部轮廓的整体比例，手术的目的就是要将不协调的面部比例改善到符合人体美学标准的比例，因此，颧骨间距与下颌角间距的比值是截除骨质大小、形状的重要指标。

通过分析 60 例下颌角肥大病人的三维重建图像，以临床应用为目的，针对下颌角肥大进行了进一步的分类与分型。按下颌骨下缘与后缘在下颌角区的连接方式不同可分为单角转折型、双角转折型、角度过渡型和后下突型（图 11-7）；按下颌角区相对于下颌骨中轴面的位置关系不同可分为外翻型、中位型和内翻型（图 11-8）。各种类型下颌角分布比例见表 11-1。

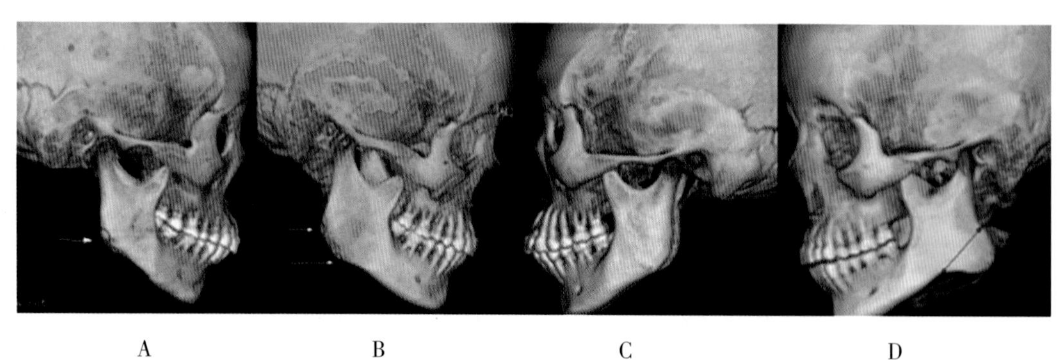

图 11-7　下颌角连接方式示意图

A. 单角转折型　B. 双角转折型　C. 角度过渡型　D. 后下突型

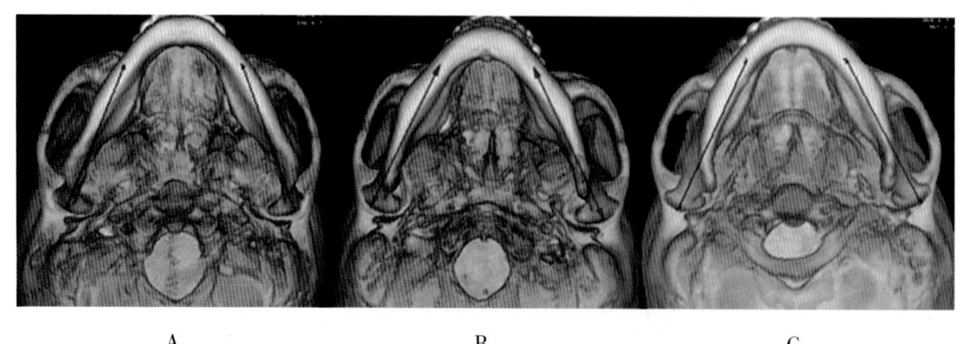

图 11-8　下颌角相对于下颌骨中轴面的位置关系

A. 外翻型　B. 中位型　C. 内翻型

表 11-1　下颌角连接方式及相对于下颌骨中轴面的位置关系

	单角转折型	双角转折型	角度过渡型	后下突型	合计(%)
外翻型	0	2	10	2	14(11.67)
中位型	10	6	64	4	84(70.00)
内翻型	4	2	14	2	22(18.33)
合计(%)	14(11.67)	10(8.33)	88(73.33)	8(6.67)	120

下颌角局部形态的类型划分丰富了下颌角肥大的诊断，具有较高的临床实用价值。在双角转折型、角度过渡型和后下突型局部形成的角度往往＞110°，但仍表现出下颌角肥大、下面部过宽的整体形态；在下颌角角度、形态相同的情况下，外翻型会加强下面部宽大的效果，而内翻型部分抵消了下面部宽大的效果。因此，下颌骨下缘与后缘的连接方式对下颌角肥大手术截骨线的设计至关重要。

二、截骨术的术前准备

（一）术前检查及用药

全身检查主要是对病人的心、肺、肝、肾等脏器功能进行全面检查，此外尚需检查血糖、电解质及凝血机制等。

局部检查主要针对下颌骨周围的软组织、骨组织进行，包括下面部轮廓的发育程度、大体形态、双侧对称与否，并照相记录术前形态；颞下颌关节有无弹响、有无习惯性脱位；下颌骨表面的皮肤、皮下、咬肌等软组织的厚度、张力、柔韧程度、有无松弛、局部淋巴结有无肿大等。

术前 24h 内可给予小剂量广谱抗生素，术前 30min 无论选择何种麻醉都应该给予苯巴比妥及阿托品。

（二）X 线检查

1 X 线检查　下颌角截骨整形术的 X 线检查主要包括：头颅正位片、头颅侧位片以及下颌骨曲面体层全景片。头颅正位片可以完成头长、头宽、颧骨间距、下颌角间距的测量，头颅侧位片可以完成下颌角角度的测量。当然，与三维重建的图像相比，二维 X 线平片存在影像重叠、清晰度低、精确性差等缺陷，但其简单易行，并且测量的结果完全可以满足诊断、手术设计、效果评估等要求，是目前临床最常用的方法。应特别提出的是下颌骨全景片可以清晰显示出下颌神经管的位置和走行，是避免下颌神经管、下牙槽神经损伤的必要检查手段。

2 下颌骨三维重建　目前诸如意外骨折、第二下颌角形成、下颌骨双侧不对称、颏神经损伤等与下颌骨骨质相关的并发症在下颌角截骨整形术中时有报道。除了手术技巧的因素外，术者术前对下颌骨解剖结构的细节缺乏全面的、个性化的认识，术中由于术区视野、视角的问题往往易导致操作失误。下颌骨升支的长度、半月切迹的位置、下颌角的构成形态、下颌骨下缘的形状、下颌骨水平支不同区域骨质的厚度等均存在一定的变异。二维 X 线平片虽然能够反映一些信息，但因影像重叠而缺乏精确性。

三维重建图像从根本上解决了这些问题。三维重建影像与实际测量在统计学上并无差别，清晰的立体结构图像如实、精确地反映出各种解剖结构的空间关系。重建的三维图像沿冠状轴、矢状轴必要时可在 360°范围内间隔 0.5°采集图像，基本能够客观反映下颌骨的各种精细解剖结构和关系。在联机工作站上，能够实现任意角度的旋转，并且图像各不重叠，这种特性对下颌角截骨整形术的截骨操作非常实用。术中由于视野、视角的原因使术者的立体视觉受到很大程度的局限，造成术者对截骨线的判断出现偏差甚至失误，因此可将图像旋转到术者习惯的位置，以病人下颌骨上一些小的个性化隆起作为参照进行必要的术前训练，以提高术者术中处理骨组织的精确性。

三、手术方案

（一）麻醉的选择

实施下颌角截骨整形术可应用局部浸润麻醉和全身静脉麻醉，其各有优缺点。一方面，局部浸润麻醉简单、安全、可靠，能够确保手术顺利实施。清醒状态下咽反射的存在，杜绝了误吸、舌后坠等情况的发生，确保呼吸道通畅；术中受术者可进行张口、用力咬合等动作配合手术，有利于术中切、剥、缝等操作。另一方面，下颌骨处于正常咬合位置，有利于针对处理骨骼的操作。但术中受术者往往感到恐惧，特别是对骨骼的磨、切等操作时，噪声、振动通过骨传导使部分受术者难以忍受。

气管插管全身静脉麻醉克服了局部浸润麻醉的缺点，但麻醉方式相对复杂，需特殊的术前准备和术后复苏，且术中由于肌松的原因使下颌骨向后退缩，造成截骨区域远离切口，增加了截骨操作的难度。特别是在下颌骨水平支过长的情况下，使截骨操作尤为困难。因此，权衡利弊后，笔者主张在求美者可以接受的情况下，尽量使用局部浸润麻醉。

（二）截骨方式的选择

目前临床应用的骨骼处理方式有下颌角区全层截骨、下颌骨外板矢状截骨、联合下颌角区截骨和下颌骨磨削等术式，其中以下颌角区全层截骨整形术应用最为广泛。

自 Converse 于 1951 年首次采用口内入路对下颌角进行直线截骨以来，此术式被大多数学者认可并对其进行了相应的改进。直线截骨操作简便，但常遗留下颌骨下缘中部的角形突起即“第二下颌角”，使下颌角失去了正常的自然角度。为了克服这一缺点并获得具有自然弧度的下颌角，有学者采用多次直线截骨法即通过三次或四次直线形截骨。此法较单纯的直线形截骨法更趋于合理，美容效果也更为理想，但是手术操作复杂并且截骨线之间的连接并不十分符合下颌骨的自然弧度。为简化手术过程并寻求更好的美容效果，归来等设计了“口内入路下颌角肥大连续一次性弧形截骨术”，截骨范围包括：下颌骨升支下部、下颌角、下颌骨体部下缘，截骨后的下颌角部曲线优美圆滑、形态自然。

Whitaker 最早将下颌骨外板矢状截骨术应用于下颌角肥大治疗。此种手术最适用于下颌角呈外翻肥厚状态，其下颌角角度正常或＞110°，侧面观下颌角形态良好，但是正面观下面部宽大。对于这类仅需缩窄下面部宽度的病人，可采用双侧下颌骨外板矢状截骨术，以减少下颌骨侧向的突度即下面部宽度，同时又保留了原下颌角侧面的自然弧度。下颌骨外板矢状截骨后，病人的下颌角间距可以减小 10～12mm，有效地矫正了下面部宽大的正面形态，而下颌角的形态不会发生大的改变，不会造成下颌角截骨术后下颌缘不平整的现象。

为有效改善下颌角肥大病人正面部和侧面部轮廓，有学者采用同时去除下颌骨外板和角区骨质的手术方法，以求更好的美容效果。Jin 等提出应将“下颌角截骨整形术”或“下颌角切除术”改为“下颌骨截骨整形术”，认为许多病人就诊的主要目的是使正面观面型变窄，单纯截除角区骨质后往往侧面的效果改善明显而正面无明显改观。为了使术后达到最佳的正面效果，手术不能仅局限于下颌角区而应注意整个下颌骨。由于下颌骨体部在靠近下缘部向外侧隆起，因此要减少下面部宽度则需要一种能有效减少下颌骨下缘厚度的方法。他建议采用下颌骨外侧皮质切除术以使截骨后的下颌角维持其自然外观。

2004 年，Hwang 等报道了联合使用下颌骨外板截骨、角区截骨和咬肌神经选择性切断术治疗下颌角肥大的手术方法，认为联合应用三种方法可以取得良好的手术效果，而且选择性咬肌神经切断术可以作为下颌角截骨手术的辅助手术方案或者作为治疗咬肌肥大的手术方案。

下颌骨磨削术也称铣骨术，最初由梁雄提出并发明了一套完整的手术器械。夏东胜等论述了下颌骨磨削术在面部轮廓整形中的应用，认为下颌骨磨削术是一种安全有效的治疗下颌角肥大的手术方法，有操作简单易行、手术创伤小等优点，可以避免截骨术后出现下颌缘不平整和第二下颌角等问题。但是下颌骨磨削术不改变下颌骨下缘、下颌角以及后缘的轮廓，下颌角角度无变化，不能改变下面部侧面观形态，而且磨除外板的去骨量有限，也不能有效改善面部正面观宽度，其效果多源自咬肌短期内失用性萎缩。因此，该方法仅是下颌骨外板处理的一种方式，而不能单独成为一种手术方法。更有学者认为下颌骨磨削术对于受术者心理障碍排除的作用远大于实际的手术效果。

有统计结果表明，下颌骨外板矢状截骨和下颌角区全层截骨术后下颌角间距缩小值无明显差异，都能够较好地塑形下面部轮廓，具体使用何种方法，可依据术者的习惯。矢状截骨在下颌骨内板的截骨线不易确定，而且部分操作在盲视下进行，截除下颌骨后缘时来复锯易超出下颌骨范围而伤及下颌后静脉导致大出血。而全层截骨下颌骨内板的截骨线与外板的截骨线完全垂直对应，易于把握。因此，两种方式都确切有效，但矢状截骨较全层截骨操作难度稍大。

矢状劈除外板开放了骨髓腔，术中出血多，不利于随后的全层截骨线的确定。另外，下颌体表面凹凸不平，在软组织较薄的病例术后外观可见该区域不平整，有术中意外损伤下颌神经管及下牙槽神经的可能。相较之旋转磨削操作简单，磨削外板骨皮质效率高，术区平整光滑，避免了开放骨髓腔的风险，因而是较为理想的下颌骨外板去除方法。

（三）截骨线的确定

截骨线的确定是下颌角截骨整形术中最关键的内容之一，它直接决定了手术的效果，影响着截骨操作的难易程度，并与诸多并发症密切相关。

除归来所提出的长弧线截骨线以及柳大烈提出的双直线截骨线外，兰振兴等阐述了三点定位弧线截骨线的设计，其依据下颌骨的一些骨性标志进行定位，并提出了一些具体的设计数据，使该设计方案确切可行。Zheming Pu 等将美学比例的观念引入截骨线的设计，认为颧弓间距与下颌角间距的比例是确定截骨线在下颌骨水平支位置的重要指标。耳垂至通过下颌角的水平面间的距离与至通过颏正中水平面间距离之比是确定截骨线在下颌骨升支位置的主要指标。针对下颌骨水平支过长者，可以单纯截除下颌骨升支后缘骨质，以达到缩窄下面宽、塑造柔和下面部轮廓的目的。该方法针对下颌骨术前美学缺陷进行设计，强调整体以及局部的比例关系，是较为合理的截骨线设计方式。

完全截除下颌骨下缘、下颌角区、后缘的骨皮质反折部部分骨质能够引起下颌骨乙状切迹、喙突以及牙槽嵴附近应力上升，切除骨质越多应力上升越多，使下颌骨较前更易断裂。因此设计截骨线时应尽量少切除下颌骨下缘的骨皮质反折部，确保截骨后下颌骨形态尽可能接近美学标准的同时尽可能降低对下颌骨生物力学方面的影响。

（四）关于咬肌的处理

下颌角截骨整形术术后下面部轮廓由骨骼及被覆其上的软组织共同构成，颧弓间距与下颌角间距的比例为 1:1.30±0.14；而该位置的实际轮廓比例为 1:1.20±0.12，咬肌肥大是导致这种差异的根本原因。针对术中咬肌的处理与否及术后变化一直是学术界关注的焦点之一。

下颌角截骨术中，咬肌剥离后与下颌骨再附着过程中，一方面早期再附着界面生物力学强度减弱，咬肌张力和活动都减少而出现失用性萎缩；另一方面，随着时间延长，咬肌和下颌骨再附着界面胶原纤维逐渐成熟、改建，咬肌和下颌骨再附着界面生物力学特性逐渐恢复，咬肌活动增强，厚度也相应恢复，这种失用性萎缩具有一定的可逆性。关于是否术中切除咬肌，应结合受术者的具体情况而定。宽大的下颌骨与咬肌肥大有着必然的联系，特别是在下颌角外翻的情况下，往往伴随着咬肌肥大，因此，下颌角截骨整形术中去除咬肌的适应证应适当放宽。

术中直接切除咬肌易导致出血，且止血困难，术后遗留咬肌区域表面不平整，用力咬合时不平整更为显著，因此，借鉴射频技术在瘦肌领域中应用的方法，使用高频电刀术中直视下实施咬肌部分电切或烧灼，并清除炭化、失活的咬肌纤维，术后效果良好。但若有炭化、失活的组织清除不完全，会导致术后术区积液、肿胀明显、切口愈合延迟甚至发生感染之可能。

四、手术方法

手术采用经鼻插管全身麻醉或局部浸润麻醉，局部浸润麻醉液为含 1/100000 肾上腺素的 0.25%利多卡因 150ml，于口内切口处黏膜及术区内下颌骨内外板骨膜下行局部浸润。在口内前庭沟颊侧黏膜于下颌前磨牙远中端处至下颌升支前缘切开黏膜及黏膜下组织，保留 0.5cm 宽牙龈缘黏膜以便缝合，切口直达骨膜，用骨膜剥离器剥开下颌升支和体部后 2/3 部分的骨膜和咬肌附着点，暴露下颌骨升支中下部（平咬合平面）、下颌角、下颌骨体部直至颏孔。妥善保护颏神经血管束。以特制的下颌角剥离器在骨膜下充分剥离附着于下颌骨下缘、下颌角区、下颌骨后缘舌侧的翼内肌、下颌舌骨肌等软组织。

对于下颌骨外板骨质的处理有两种方式：其一是使用 Stryker 旋转磨头磨削去除大部下颌骨骨皮质外板，但不开放骨髓腔；其二是使用来复锯，自下颌骨外斜线、下颌骨隆突处矢状劈开下颌骨外板达下颌骨下缘、下颌角区以及后缘的骨皮质反折处，再以骨凿轻凿将下颌骨外板完整矢状劈除，并将不平整的部位打磨平整。

对于下颌骨下缘、下颌角区以及后缘的全层截骨同样有两种方法，其一是使用 Stryker 的摇摆锯，沿预计截骨线彻底切开下颌骨相应区域的骨皮质反折部以及骨内外侧板，离断与游离骨块舌侧面相连的软组织，取出游离骨块，打磨衔接部位以防止第二下颌角形成；其二是使用直角钻沿预计截骨线垂直骨面钻通下颌骨相应区域的骨皮质反折部以及骨内外侧板，形成间隔在 5mm 以内的贯穿孔，在下颌骨下缘、后缘的骨皮质反折处适当缩小孔间距，随后以骨凿沿相互连接各孔形成的截骨线以适当力度凿击即可按预计截骨线完成全层截骨。凿击时嘱病人用力咬合或在下颌角区向髁突方向托住下颌骨，以防止颞下颌关节因冲击而受损。另外，下颌骨内板较薄，且张应力较小，因此，确切沿截骨线截断下颌骨外板及下缘、后缘的骨皮质反折处，保留下颌骨内板，随后以骨凿沿截骨线以适当力度凿击，内板会沿截骨线准确断开，从而完成全层截骨。此法同样应注意保护颞下颌关节。

必要时根据病人情况设计个性化手术方案：针对咬肌肥大者，采取高频电刀切除或烧灼的方式均匀去除部分咬肌，彻底清除炭化、失活的肌组织；对于颊区肥胖者，于下颌升支前缘切口处向后上钝性分离，打开颊脂垫包膜，牵出并切除部分颊脂垫。

确切止血，彻底冲洗术区以清除残余的骨粉及细小骨碎片，放置负压引流，用 3-0 可吸收性手术合成缝线连续缝合口腔黏膜切口，适当压力加压包扎。

术后常规应用止血药和抗生素，辅以甲硝唑等抗厌氧菌治疗，冰敷颌下术区，常规口腔护理。术后 3 天内给予地塞米松 10～20mg/天，用以减轻局部组织肿胀，加速水肿吸收。术后 1～2 天拔除负压引流管，术后 3～5 天拆除包扎的敷料并开始术区热敷，术后 7～10 天拆线。

（罗奇）

第十节　耳后切口入路下颌角截骨术

耳后切口入路下颌角截骨属口外切口入路的一种，由艾玉峰自 1996 年首创应用，于 1998 年在全国第四届整形外科大会报道，近几年逐渐得到推广应用。其最大的优点是截骨可在直视下进行，切口至截骨区域距离最近，操作比较简单。可对下颌角肥大、双侧下颌角不对称、咬肌肥厚等进行截骨或咬肌部分切除治疗。耳后切口入路下颌角截骨术的另一个优点是对于年龄偏大者(35 岁以上)，在截除下颌角的同时可以对下面部、颌颈部皮肤提紧，起到年轻化作用。

一、术前准备

1 常规术前病史采集及实验室检查。

2 拍摄 X 线(下颌骨全景片)曲面断层，以了解健侧下颌骨形态大小、对称情况。

3 术前与病人谈话，签署手术同意书。

二、手术方法

(一) 手术切口设计

1 颅耳沟下端切口　耳后沿颅耳沟走向自耳垂向上设计 2.5～3cm 与颅耳沟平行的纵向切口，必要时切口下端可向耳垂前略延伸 0.5～1cm。

2 耳后至发际缘切口　自耳垂后缘基部向上沿颅耳沟行至耳后中上 1/3 交界位置横行走向发际缘，沿发际缘向下行走至下颌角下缘平面(图 11-9)。

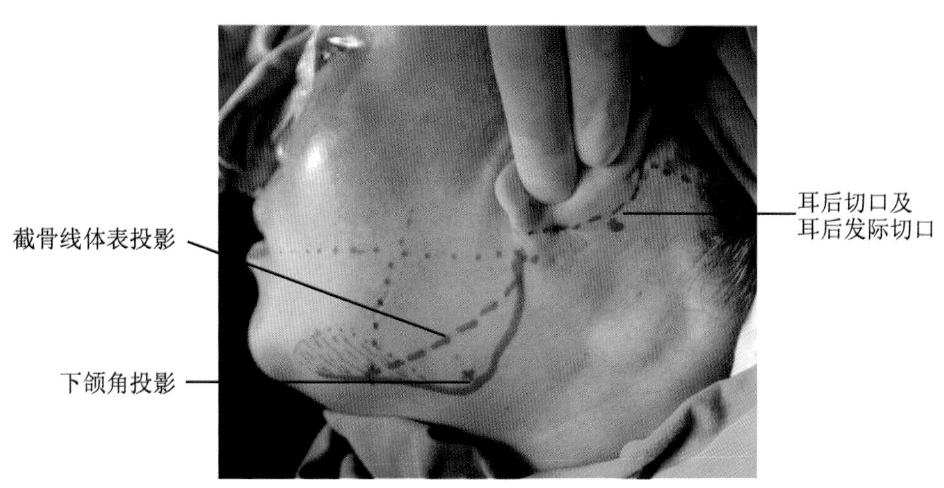

图 11-9　耳后切口的术前设计

(二) 下颌角截骨线的设计

体表投影设计：在颌颈部按下颌角体表投影依触及的下颌升支后缘及下颌角部向前下至下颌水平支下缘，用画线笔或亚甲蓝标记，再以 Kamiishi 法(上石法)在下颌升支前缘平行标记一垂线 A 线，其下端与下颌水平支下缘相交；在咬颌平面向后延伸标记一水平线 B 线，其后端与下颌升支后缘相交；再将 A 线与下颌下缘交点及 B 线与升支后缘交点两点相连，形成 C 线。皮肤上 A、B、C

三条线形成的三角区是下牙槽神经主干血管走行区域，此区称为 Kamiishi 安全三角。C 线又称为 Kamiishi 安全截骨线。下颌角截除时一定不要进入 C 线以上区域，可将下颌角截骨线设计在 C 线或之下，并设计为圆钝的弧形（图 11-10）。

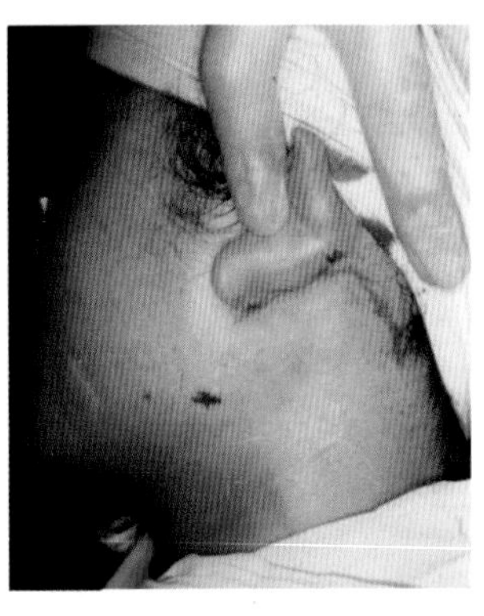

A

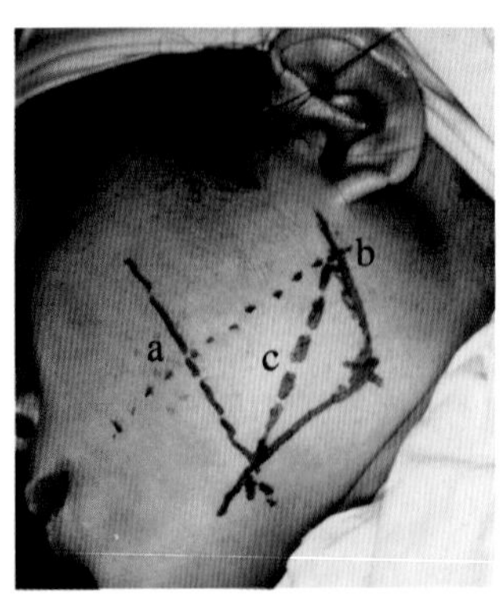

B

图 11-10　耳后切口的截骨线设计

A. 耳后入路切口设计　B. 下颌角截骨线体表标示（a. 下颌升支前缘垂线， b. 咬颌平面平行线， c. 安全截骨线）

此法设计可以在曲面断层（全景片）或 X 线头面侧位片上标出 Kamishi 截骨线安全三角。

（三）麻醉

手术可以在全身麻醉或静脉复合麻醉加局部麻醉下进行。

（四）下颌角的显露

沿切口线切开皮肤及皮下组织达耳后筋膜浅层。在此平面用小剪刀边分离，边用双极电凝止血，翻开耳后皮瓣，到达胸锁乳突肌前缘比较疏松的位置时可用剥离器沿皮下向下颌下缘前方钝性剥离至截骨线前端。该剥离腔隙以能置入直角拉钩即可。用直角拉钩拉起剥离后皮肤及皮下组织，在拉钩深面用食指触及下颌角顶端，用手术刀对准下颌角顶端切开筋膜组织达骨膜，切口长 1.0～1.5cm，切口走行方向与下颌缘升支后缘平行。用骨膜剥离器在骨膜下剥离截骨区的下颌角、外板、内板及下颌水平下缘和升支后缘，用双齿钩将位于下颌升支后缘外骨膜尽量向后上方提起，用反角拉钩自骨膜下沿下颌骨平行方向置入，并利用反角作为支点将骨膜拉起，此时可以将下颌角截骨线位置完全显露。用画线笔准确地标定截骨线，如显露不充分时可以适当将骨膜、筋膜组织切口分别沿升支后缘或下颌下缘方向向后上及前方延长 0.5～1.0cm（图 11-11）。

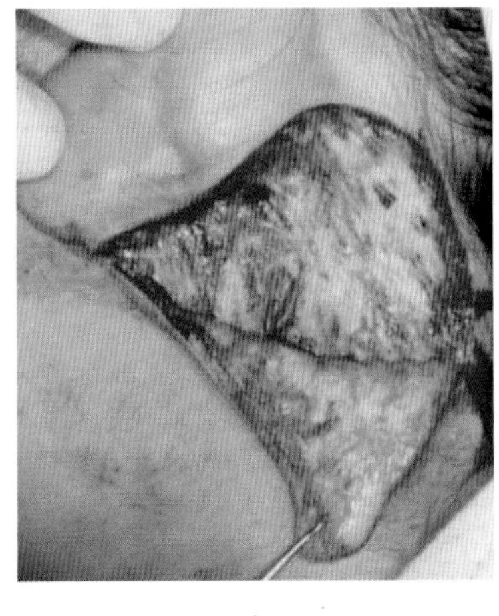

A

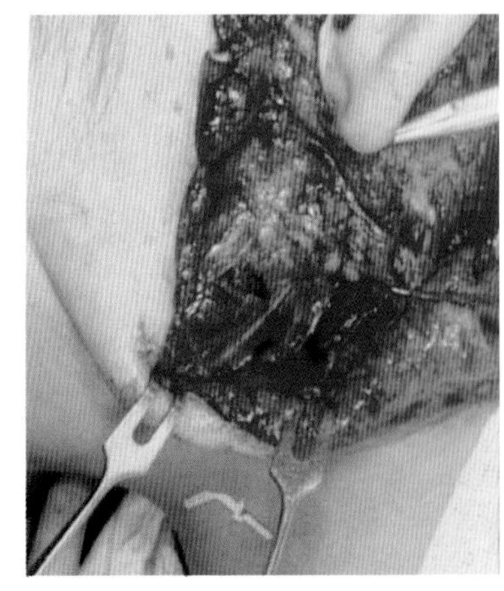

B

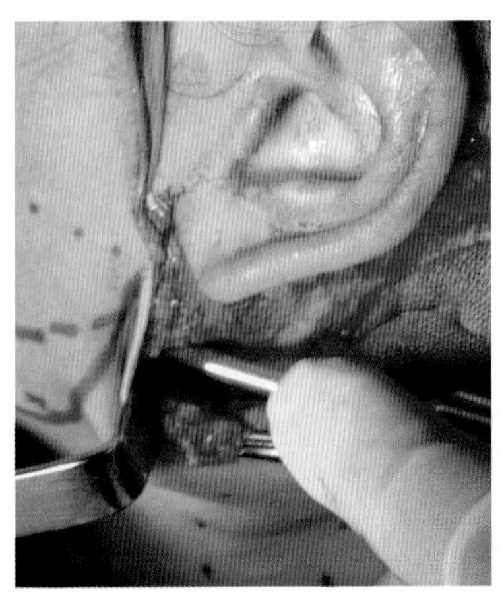

C

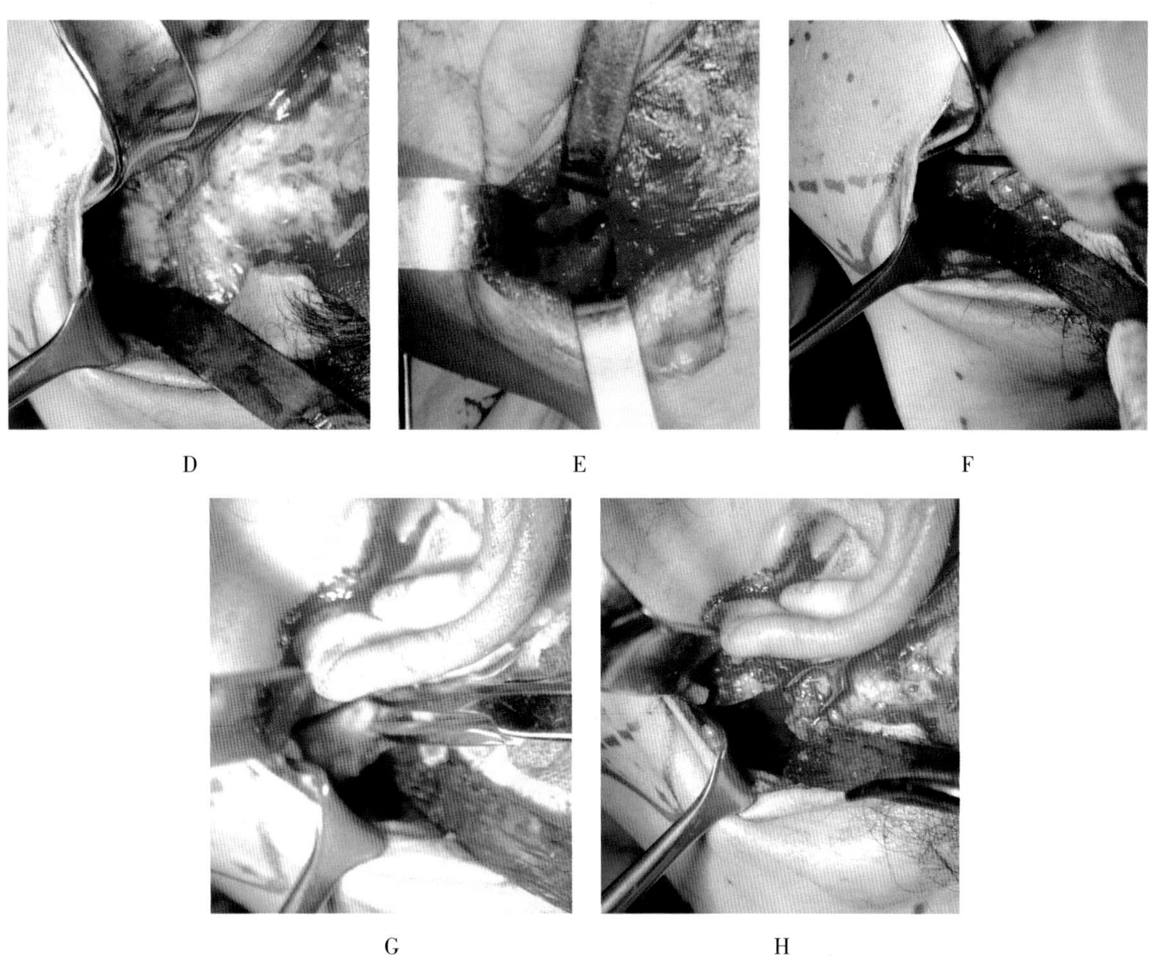

D　E　F

G　H

图 11-11　截骨全过程

A. 翻开耳后皮瓣　B. 自下颌角顶点处进入骨膜下　C. 骨膜下剥离　D. 显露下颌角顶点　E. 标记出下颌角截骨线　F. 放置脑压板保护　G. 显露截骨线全长　H. 下颌角截除后

（五）截骨

依标记的截骨线用微型来复锯或裂钻、爪头钻将肥大下颌角截除，截骨时注意保持截骨线的圆滑、截骨面平整，如用裂钻截骨时注意保护好周围的软组织切勿被卷入高速旋转的钻头，否则会造成不必要的软组织撕拉伤(图 11-12)。

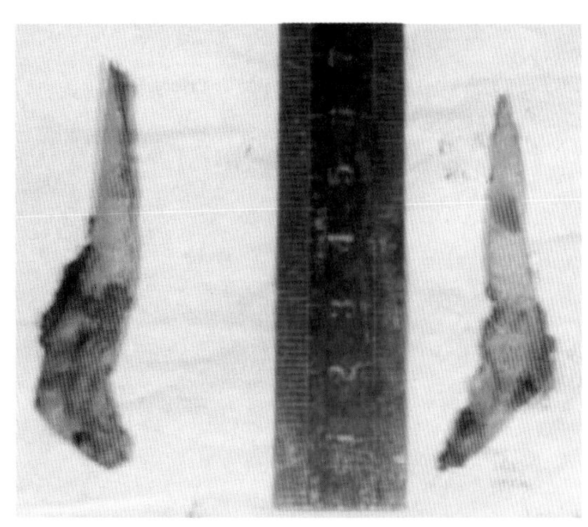

图 11-12　截下下颌角

截骨后对截骨部分的断面应适当用骨锉给予打磨，打磨后的骨屑要用生理盐水反复冲洗干净。如遇有截骨面骨髓质腔出血时，可以用咬肌组织进行充填止血，尽量避免使用较多的骨蜡止血。

（六）切除咬肌部分

如需同时进行部分咬肌切除时，可用组织钳提起从下颌角处游离下端的咬肌附着点，在咬肌后缘中段用组织钳提起咬肌，钝性剥离，显露咬肌后缘，而后用两把组织钳从咬肌后缘下端提起，在咬肌中层与浅层之间钝性向前缘分离。彻底止血后将咬肌中层及深层分离出的片状咬肌予以切除。切除咬肌时注意如遇有活动出血，给予结扎或电凝止血。

（七）缝合

缝合咬肌筋膜层、皮下组织及皮肤。

（八）包扎

适度加压包扎，3 天后去除包扎，改用弹性颌托带，5～7 天后去除。

三、手术后处理

1 术后 7 天拆线。

2 如有耳后切口瘢痕增生，可以局部注射去安奈德。

3 定期随访，术后 2 个月照术后照片(图 11-13)。

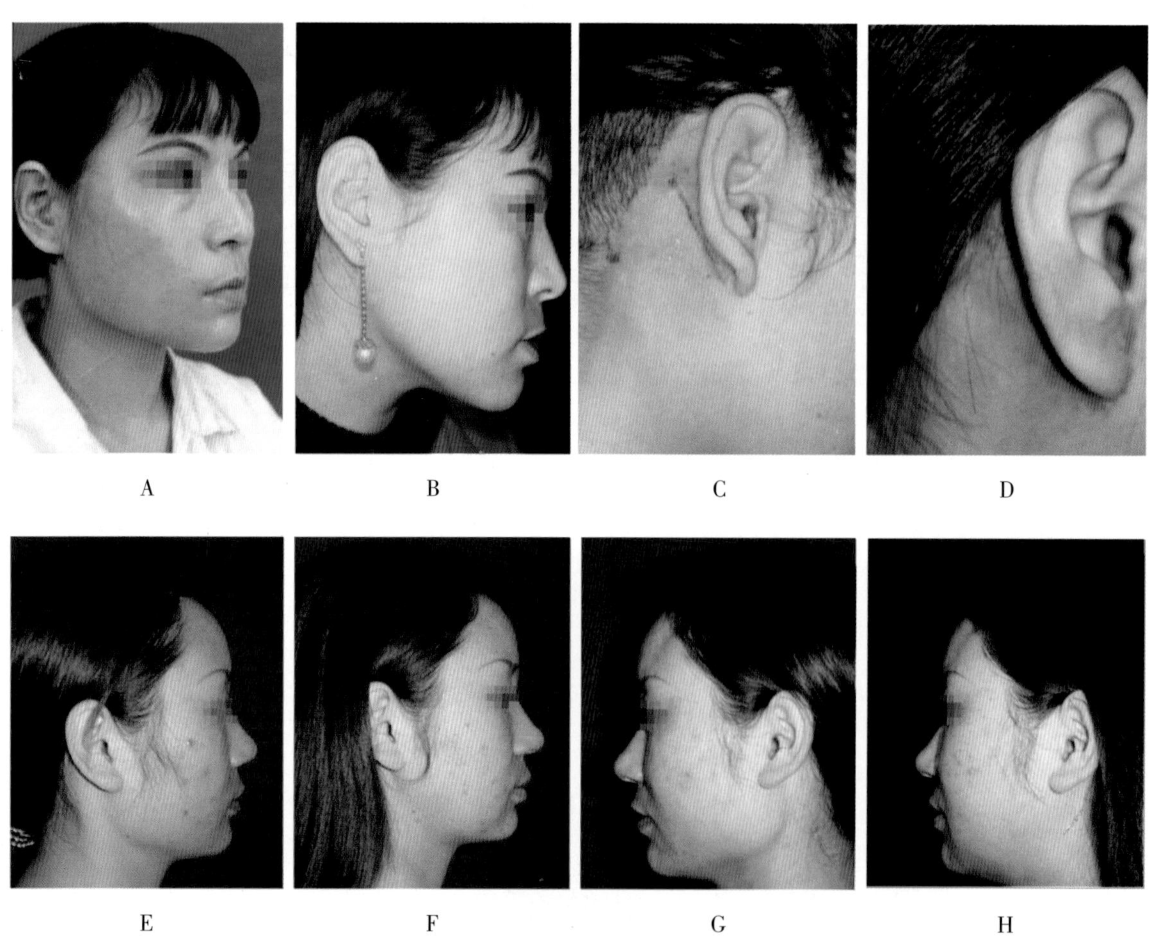

A　B　C　D

E　F　G　H

图 11-13　术后随访照片

A. 术前　B. 术后　C. 术后侧面　D. 术后切口瘢痕　E. 术前　F. 术后 2 个月　G. 术前　H. 术后 2 个月

四、并发症

（一）切口瘢痕

耳后切口最常见的问题是由于术中牵拉过度损伤皮肤造成术后瘢痕增生。

预防方法：术中牵拉时不要用力太大或切口适当扩大，可以使显露更容易些。在缝合时可以将切口缘皮肤进行适当的修剪，缝合时尽量应用 5-0 尼龙线，拆线后局部给予防瘢痕增生的外用药或拆线后预防性局部注射去安奈德，每侧 20mg。

（二）截骨量及形态不对称

该手术方法发生此类并发症较少，主要是由于截骨线标定得不准确或截骨时未严格按照标记线进行所致，术中一旦发现截骨量不对等时应及时给予矫正。

（三）面神经下颌缘支牵拉伤

发生下颌缘支牵拉伤后，在术后会出现口角向健侧偏斜，出现该种并发症，主要原因是对下颌缘支的牵拉过度，导致神经牵拉伤，轻者 2～3 周内恢复，重者要 3 个月左右才能恢复。

（艾玉峰）

第十一节　口内外联合入路下颌角截骨术

下颌角截骨术的手术入路有口外入路、口内入路和口内外联合入路等。口外入路下颌角截骨术的优点是视野清楚、操作容易、不需要特殊的手术器械便可完成，缺点是遗留切口皮肤瘢痕，有损伤面神经下颌缘支的可能。口内入路下颌角截骨术的优点是避免了遗留皮肤瘢痕，不易损伤面神经下颌缘支，但口内操作视野局限，截骨线的准确定位不易掌握，对手术医师的临床经验要求较高。口内外联合入路集中了口外、口内入路的优点：可通过口外切口截骨，截骨线定位易于掌握，切口皮肤瘢痕小，不易损伤面神经下颌缘支。

一、下颌角肥大的诊断

同本章第九节。

二、下颌角截骨术的术前准备

同本章第九节。

三、手术方法

（一）麻醉

经鼻插管全身麻醉或基础麻醉联合局部麻醉，在下颌角附近咬肌及翼内肌附着部位给予 0.25%利多卡因（含 1/200000 肾上腺素）局部浸润麻醉，可加强麻醉效果和减少术中出血。

（二）口内切口

位于自第 2 前磨牙至下颌升支前缘的下颊龈沟内，长约 3cm，深达骨膜，在骨膜下将下颌升支外侧中下段和下颌体的骨膜彻底剥离，尽量向下颌角内侧缘剥离，并剥离翼内肌的部分附着点。剥离范围：前至截骨线前端，后至下颌升支后缘，下至下颌角和下颌体的下缘。

（三）口外切口

位于截骨线前端，平行于下颌体下缘，距下缘 1.5～2cm，做长约 0.5cm 的皮肤小切口，避开面神经下颌缘支，用血管钳分离，直至与口内骨膜下的剥离面相通。口外切口也可选择在耳后颅耳沟下 1/3 处，做 2cm 长的皮肤切口，在皮下分离直至与口内骨膜下的剥离面相通（图11-14）。

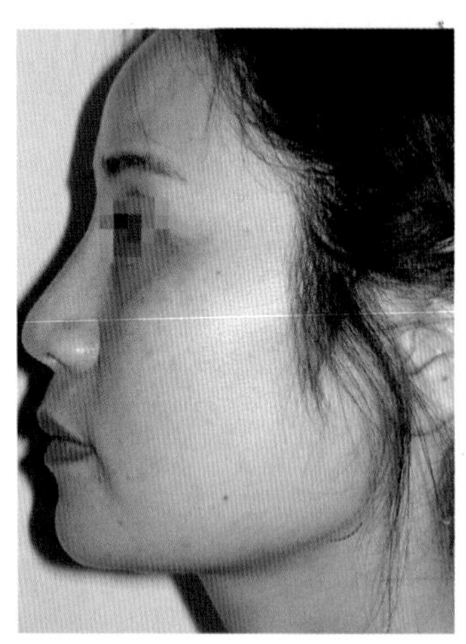

图 11-14　口内外联合入路下颌角截骨术口外切口设计

（四）截骨

截骨线的设计与口内入路下颌角截骨术相同。在来复锯柄上套一段橡胶导尿管，防止截骨时皮肤灼伤，将来复锯片经口外小切口插入，直达骨膜下已剥离的区域，沿下颌角截骨线在口外和口内下颌角骨面作向上、向后的截骨。截骨过程中如有部分下颌骨内板未完全离断，可经口外小切口置入小骨凿沿截骨线凿开。凿骨过程中术者可用手托扶下颌体，防止下颌骨意外骨折。从口内切口夹持取出离断的下颌角骨片。

（五）咬肌和颊脂垫的处理

对于咬肌肥大的病人，可在截骨完成后切除部分深层咬肌和去除颊脂垫。切除咬肌时，根据术前设计的切除肌肉范围，预计需切除的肌肉厚度，用组织剪、电刀或直接用血管钳钳夹去除紧贴升支外侧面的深层咬肌，切除时常因切断咬肌的营养血管而发生出血，可予结扎或电凝止血。去除颊脂垫时，用血管钳在口内切口外侧端向上外侧略分离，即可钳夹出膨出的颊脂垫。注意综合术前脸形的对称程度，预计两侧咬肌和颊脂垫去除的量，确保术后面部对称。

（六）冲洗和包扎

术中用稀释的碘附盐水冲洗手术野，确认无活动性出血后，经口外切口置入负压引流，术后 24h 拔除。口内、外切口分层缝合，下颌角术区予棉垫、绷带加压包扎。

（柳大烈　黄进军）

第十二节　无级定位下颌角截骨术

在下颌角截骨术中，口外切口会遗留一定程度的切口瘢痕。口内切口是目前较常用的方法之一，其最大优点是切口隐蔽、易被受术者接受，但在口内切口下颌角截骨术中，手术视野比较小，切口位置深，在截骨中最大的问题就是难以准确定位。利用无级定位器进行下颌角截骨可以使截骨线精确到毫米级(图 11-15)，可以节省因定位而消耗的时间，可以准确地依设计的截骨线截骨。

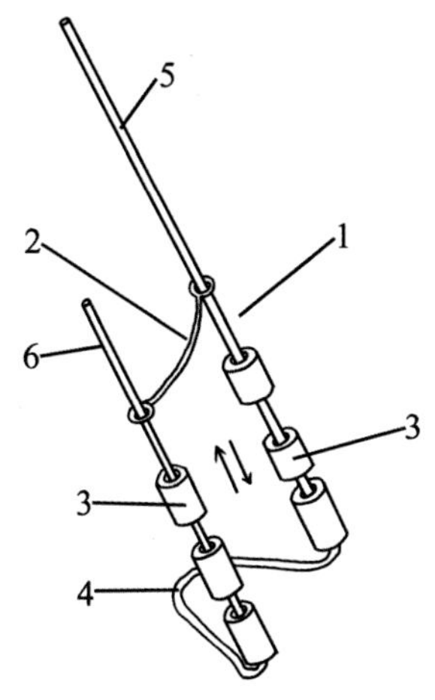

图 11-15　无级定位器
1. 定位滑杆　2. 定位横杆　3. 不同长度滑动套环
4. 环形下颌角钩　5. 定位器长柄　6. 定位器短柄

一、适应证

适用于任何类型的下颌角截骨术。

二、术前准备

同本章第九节。

三、手术方法

1 切口设计　同本章第九节。

2 麻醉　同本章第九节。

3 切开　同本章第九节。

4 剥离　同本章第九节。

5 放入定位器　根据设计好的截骨线宽度确定定位横杆至定位钩端的宽度，此宽度即为实际截骨线宽度。将定位器沿下颌角 1/2 轴线扣置于下颌角顶端。将定位器横杆靠紧定位器滑杆后检查横杆位置是否与下颌体标定的截骨线一致，确定基本一致后，左手在颌颈部下颌角处将定位器钩端向下颌角顶端紧压住，并固定定位器不再移位(图 11-16)。

6 截骨　用锄状摆据自切口处进入，将锯片直接抵住定位器横杆，开始截骨。先在截骨线中

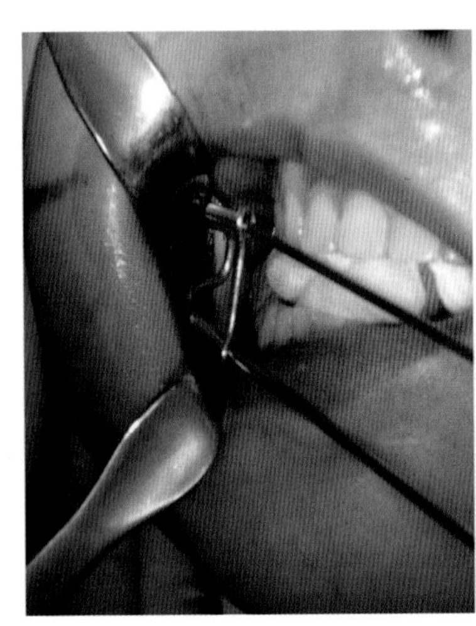
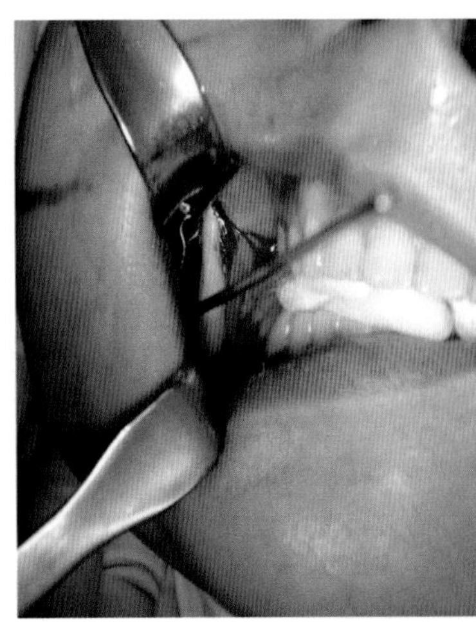
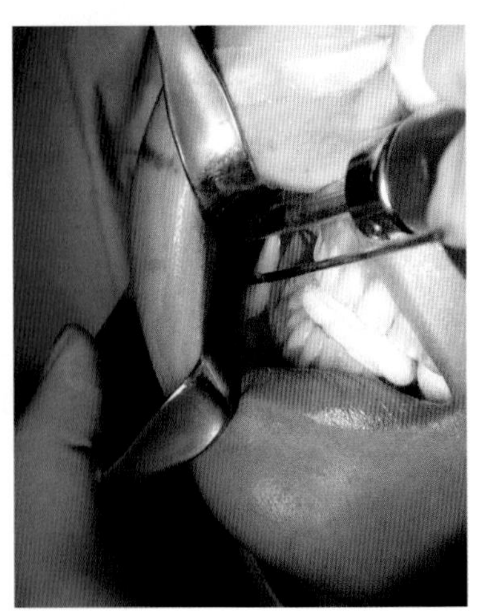

图 11-16　无级定位器的放置

间部位锯透下颌角内外板，而后向后、向前在定位器定位下分别锯开外板后，取出定位器（以方便操作），再依已锯开的外板截骨线向后、向前分别将内板锯透，用骨膜剥离器轻轻拨动离断的下颌角，用持骨钳将其取出。

如遇有下颌骨体较肥大宽厚者，可将截骨线向前方延长。延长时注意显露出颏神经，保护其勿受损伤。对于下颌体较宽者，可同时将下颌体骨外板进行部分劈除。截骨后用骨锉将截骨断缘锉磨光滑，将外板劈除部分骨创缘锉平整。用生理盐水反复冲洗除净锉下之骨屑。

7 引流　放置负压引流管，缝合切口。

8 包扎　适当加压包扎。

（艾玉峰）

第十三节　V 形脸成形（V-line）术

一、概述

为了改进面部的线条，使之柔和、流畅所做的下颌骨手术，笔者称为下颌缩小术，又称下颌角截骨术、四角下颌手术。因手术的部位不仅包括下颌角，还包括下颌体，所以称为下颌缩小术比四角下颌手术更为贴切。下颌缩小术可以校正下颌角和下颌体的肥大，但是颏部的外观缺陷，只能依靠颏部成形术来解决。近年来常采用两种术式共同施行的方法，使下颌部的轮廓接近于 V 字形态的模样，即 V 形脸成形（V-line）术。

东方人面部轮廓大多下颌较宽，颏部短小而后缩，而传统上东方女性较偏爱卵圆形的面部轮廓，这促使 V-line 术在东北亚地区的发展。要想获得满意的术后效果，术前设计、术者的操作、手术的完成度非常重要，但更为重要的是通过术前对病人脸形分析，制订详细的手术方案。

以下重点介绍下颌缩小术的手术适应证及手术计划、术前准备、手术方法、术后治疗及并发症处理等，使大家对 V 形脸成形术有更好的了解，以便对日后的施行手术有所帮助。

二、下颌缩小术的历史发展

关于缩小脸形的手术，随着时间的推移发生了很多变化，而手术方法的发展变化的主要原因，是随着术者对宽脸形的形成原因的认识发生变化而改变的。

直至 1980 年为止，很多人认为下颌面肥大的原因是咬肌肥大所引起的。当时手术的方法主要是切除咬肌，但 Yang 和 Park 提出切除咬肌的手术方法会伴有出血和神经损伤等危险性的问题。2000 年开始使用肉毒素治疗咬肌肥厚的病人，同时切断咬肌的运动神经及使用高频仪破坏咬肌的方法也陆续开始出现。

1989 年 Baek 等人认为东方人下颌面宽大的主要原因是下颌骨肥大引起的，于是介绍了下颌角截骨术。Baek 等的方法中提到东方人下面部宽大的原因由肌肉转变为骨骼。Yang 和 Park 提出了根据个人面部的特点而设计下颌角与颏部截骨术，这种术式的意义在于根据下颌骨整体外形进行截骨，并在论文里提出分段截骨术。随着这种技术的发展，到 20 世纪 90 年代后期，手术术式逐渐演化为单骨片长曲线截骨术（图 11-17）。2005 年 Gui 发表了这种术式的方法，同期提出了通过下颌骨外皮质截骨术，又称下颌骨部分外板劈除术，缩短面部正面宽度（图 11-18）。

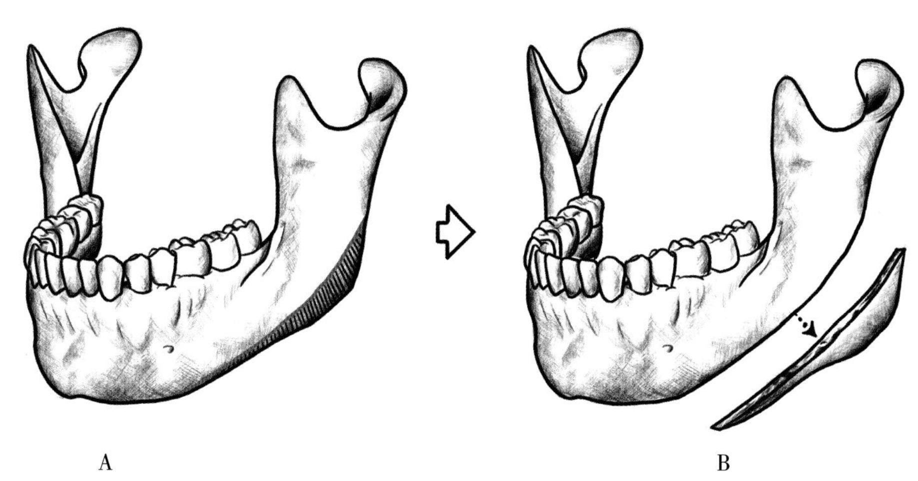

图 11-17　单骨片长曲线截骨术
A. 截取部位范围　B. 截骨后

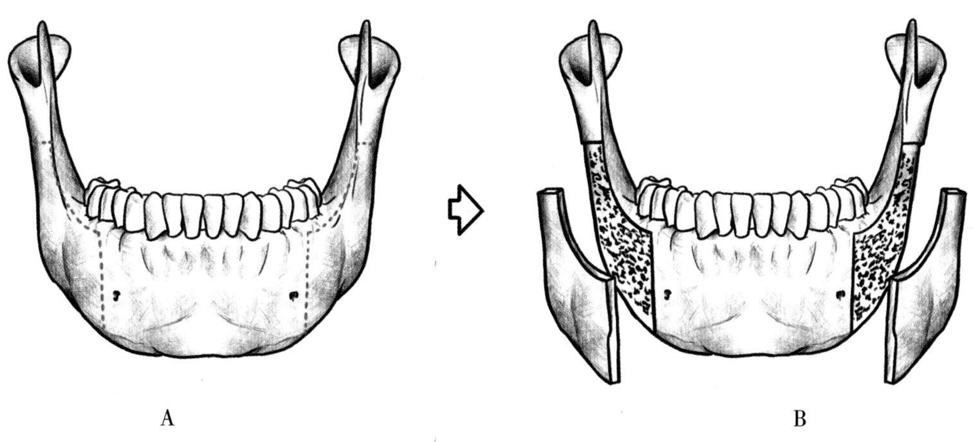

图 11-18　下颌骨外皮质截骨术
A. 截取部位范围　B. 截骨后

与此同时，Whitaker 在 Baek 的论文讨论当中发表了自己的意见，他认为在不切除下颌角的前提下，通过切除外侧下颌皮质和咬肌，也会获得一侧面部宽度缩小 5～6mm 的效果。

1997 年 Deguchi 等人提出了通过下颌矢状劈开去骨术，也可以缩小下颌面宽度的观点。2001 年 Han 和 Kim 提出了从下颌切迹 10mm 以下到颏孔外侧 10mm 的范围内通过外侧皮质截骨术，可以有效地缩短两侧下颌角距离的观点。之后学者们对下颌截骨术与皮质截骨术对解决下颌面部宽大以哪种方法更为有效在学术上展开了激烈的争论。

1991 年 Yang 等人提出了在施行下颌缩小术的同时一并解决颏部的缺陷问题，会得到更好的手术效果的观点。1998 年 Satoh 也提出了同样观点。

2004 年 Hwang 等人介绍了两种手术一并进行的方法。他在论文里提出每个手术方法各有特点，但有的病例不能用单一的术式解决，根据下面部特征，两种术式可同时进行。

2008 年 Park 和 Noh 介绍了颏部在面部轮廓上的重要性。

2010 年 Uckan 等人引用了 Park 和 Noh 所讲述的方法中介绍的颏部中央部的侧面附着的肌肉从下颌骨上分离后下垂（颏下垂：submental sagging），进而出现双下颌，为了防止这一现象，产生了把下垂的肌肉固定在钢板上的方法。但是其中没有提及因分离的肌肉引起的双下颌的可能性、用线捆的方法和效果的相关资料。从 2000 年后期开始下颌骨成形术和下颌骨缩小术并行的频率增加，学术界把这一术式叫做 V-line 手术，2000 年之后 V-line 这一用语开始出现在学术文献上。

2000 年中期开始不仅考虑颏面部的宽度，而且在垂直线的长度和前后方的长度上统一的三方面的下颌缩小术，下颌骨缩小术和正颌手术方法开始并行（图 11-19）。2006 年 Jin 等人报道了即使在上、下颌咬合关系正常的情况下，下颌骨往垂直方向或前后方向发达的颌面骨侧面观的面容而导致下颌面部肥大的情况在东方人中比较常见，在这种情况下需通过正颌手术改变上颌骨才能缩小下面部大小（图 11-20）。他们的主张是区分下颌骨缩小术的情况和正颌手术并行的情况才能在美学方面得到良好的效果（而不仅是改善咬合关系），在单纯以美容为目的也能实行正颌手术的认识上具有一定的意义。Kim 等人在一并实行下颌支矢状劈开术和下颌骨截骨术的情况下不仅改善了美容效果，而且减少了咀嚼肌的负担，对术后的稳定性也有一定帮助，所以这样的术式可以成为下颌骨矢状劈开术的有利的演化。

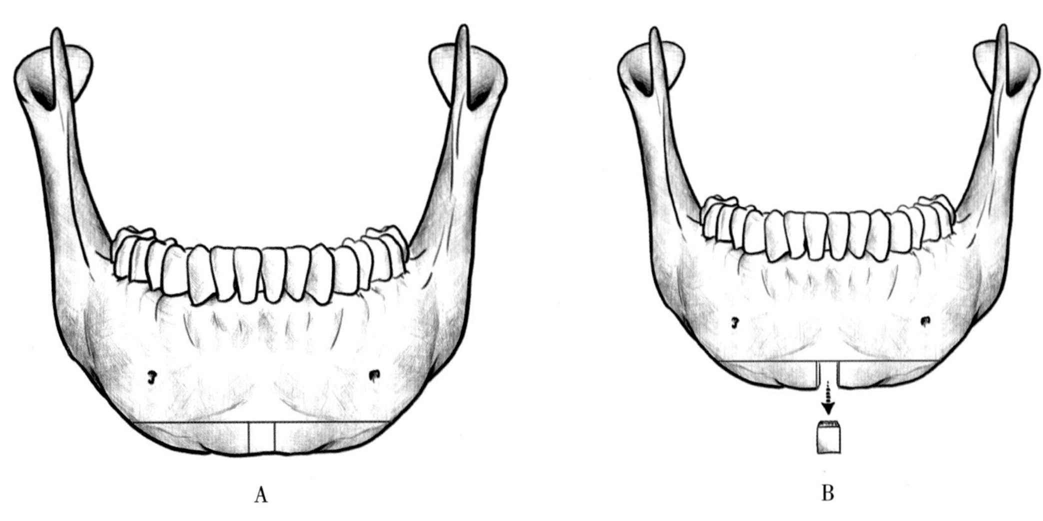

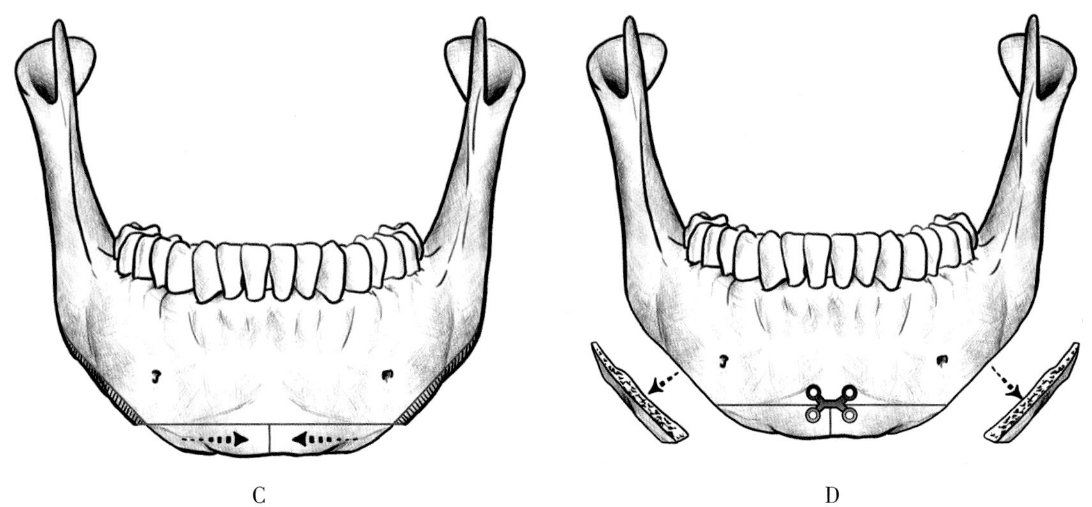

图 11-19　利用 T 型截骨术的 V-line 手术

A. 首先设计颏部的一个水平截骨线和两个垂直截骨线　B. 截骨后颏部会出现三个骨片，把中间的骨片去除　C. 把剩下的两个骨片集向中央，颏部和颏部侧面之间可形成成角　D. 从颏部和颏部侧面之间的成角开始切除下颌体部和下颌角，颏部的骨片用钢板固定

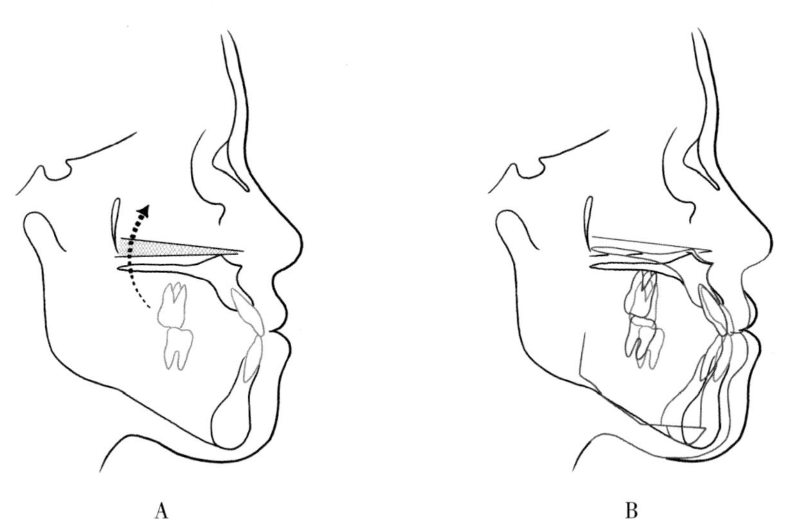

图 11-20　颌面骨骼侧面观分类 3 的正颌手术

从右侧斜视脸颊部的时候，把骨骼以顺时针方向旋转，给人一种颏部凹进去的感觉，把腭骨以顺时针方向旋转后看一下颏部的位置，需要与颏部前移术一同进行。

A. 腭骨以顺时针方向旋转为目得把上颌的前角比后角切除得更多一些　B. 顺时针方向旋转的正颌手术和颏部前移术同时进行后和术前图像的重合

三、术前咨询和检查

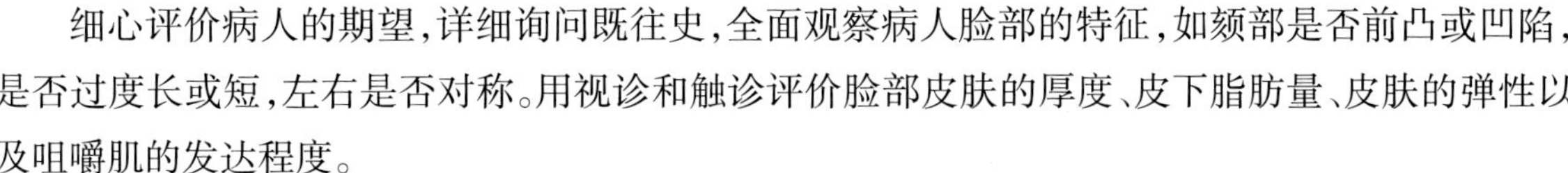

细心评价病人的期望，详细询问既往史，全面观察病人脸部的特征，如颏部是否前凸或凹陷，是否过度长或短，左右是否对称。用视诊和触诊评价脸部皮肤的厚度、皮下脂肪量、皮肤的弹性以及咀嚼肌的发达程度。

有必要了解牙齿的状况。应了解有无蛀牙治疗史或现在是否必要治疗蛀牙，并确认牙龈的健康状况。V-line 手术后一段时间因出现张口困难、无法漱口，可导致已有的牙齿、牙周疾病恶化。还得确认咬合是否正常，尤其是下颌前突时下切牙（incisor）比上切牙向前突出（图 11-21B）或上、下切牙恰好对合（图 11-21C）或下切牙过度地向后倾斜，为了改善咬合关系应考虑行牙齿矫正或同时行

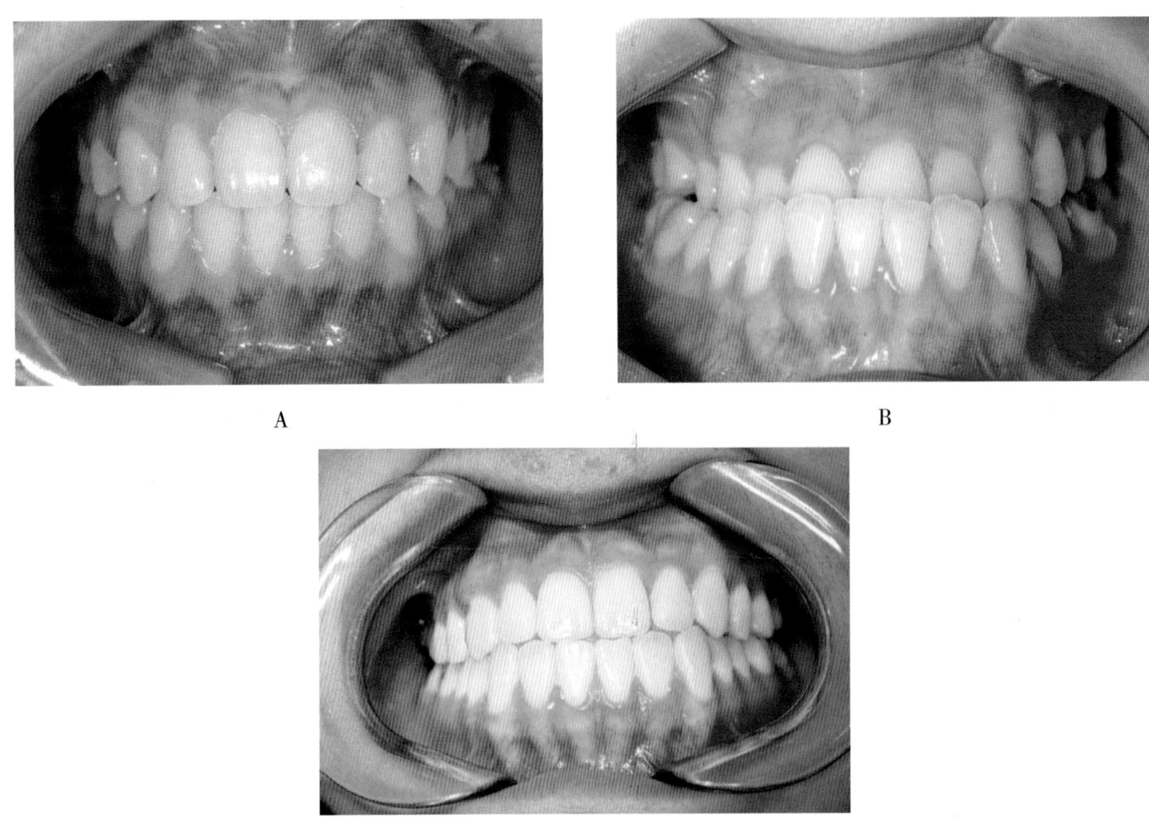

图 11-21　下颌前突咬合与正常咬合对比

A. 在正常咬合中可看出上切牙轻度覆盖下切牙　B. 切牙的反咬合。下颌比上颌过度向前发育，下切牙比上切牙向前　C. 边缘咬合(edge bite)的上切牙与下切牙恰好对合

颌矫正手术。在面部不对称的一侧磨牙反咬合(crossbite)(图 11-22B)或长脸病人的上切牙、牙龈过度暴露时(图 11-23B)，也属于颌矫正手术的范畴，而不是单纯行 V-line 手术。

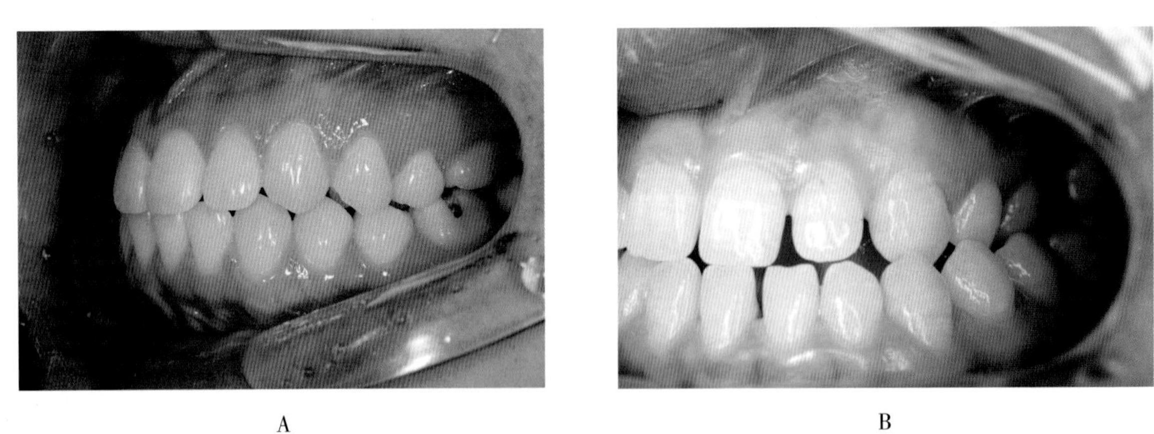

图 11-22　磨牙反咬合与正常咬合对比

A. 磨牙正常咬合，上颌磨牙覆盖下颌磨牙　B. 磨牙反咬合，上颌磨牙未能覆盖下颌磨牙

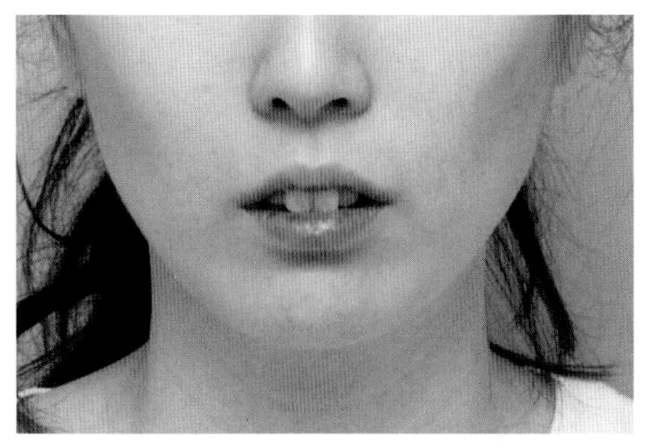

A

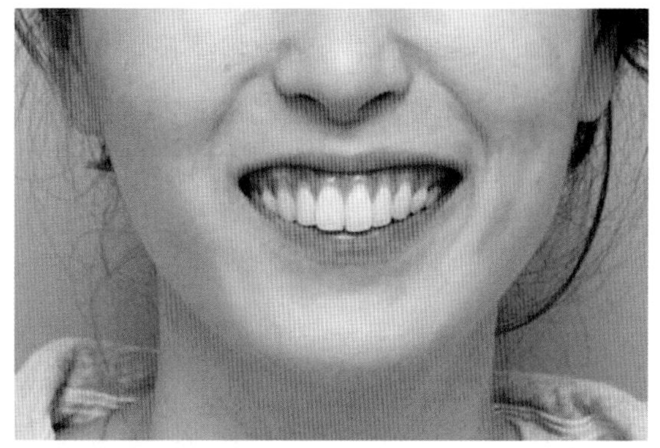

B

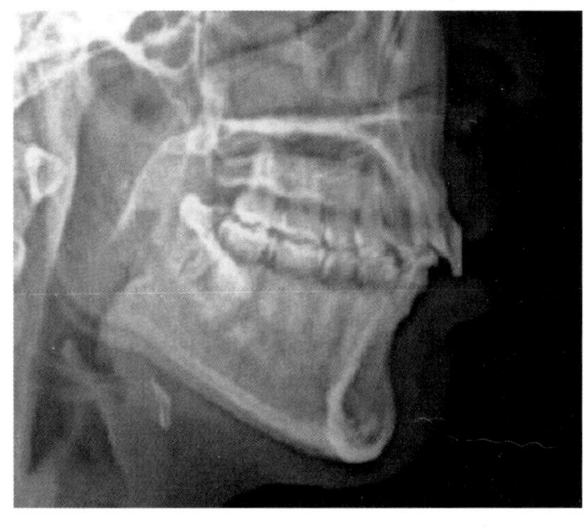

C

图 11-23　上颌前突特点

A. 可见较多切牙　B. 如果笑时露出较多牙龈，属于用正颌手术缩短上颌长度的手术适应证　C. 通过侧面 X 线片可以了解上切牙的暴露度

完成咨询和医学检查后，记录术前状态，如面部照片、面部骨骼 X 线片等。如有条件拍面部CT更有助于了解面部状况，但如条件不允许，只做 X 线检查也可完成手术。

面部照片和 X 线片应采取自然头位（natural head position）、嘴唇放松、唇休息位（lip resting position）下拍摄，并在术前、术后采取同样的姿势。面部照片应采取正面、左右侧面、左右 45°角度方向拍摄，拍摄正面时还需采取充分的笑容（full smile）。采取被迫笑容（forced smile）时可见眼笑而嘴不笑，但充分笑容时眼随之含笑，这时可掌握牙龈的暴露程度。

为 V-line 手术而需要的基本的 X 线片有正面（posteroanterior，PA）和侧面头部放射线照片（lateral cephalometry）和全景照片（panoramic view）。在正面 X 线片可了解到下颌角的宽度和面部不对称。在侧面 X 线片应观察下颌部线条和下颌角的发达程度，为了避免损伤下齿槽神经，并截出更自然的面部线条，应提前标记好长曲线截骨术的截骨位置；还得了解下颌骨的前后位置、垂直长度比例、上颌全齿的暴露程度等颌面骨手术必要的基本资料。下齿槽神经（inferior alveolar nerve）全景照片上应掌握神经在下颌底下边界（lower border）的距离（图 11-24），还应确认是否有牙周炎、牙齿的数量、智齿的方向、下颌关节髁突突出的模样。

应用三维数码相机可对病人提供术后预测的结果，但病人有可能抱着对手术的不现实的期待，误认为实际手术可确保手术效果。因此，如应用三维数码相机预测术后结果，术前应对病人充分说明实际手术与预测结果的差距。

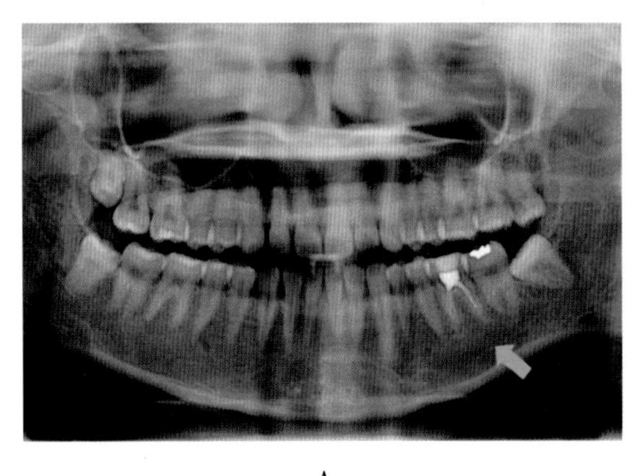

A

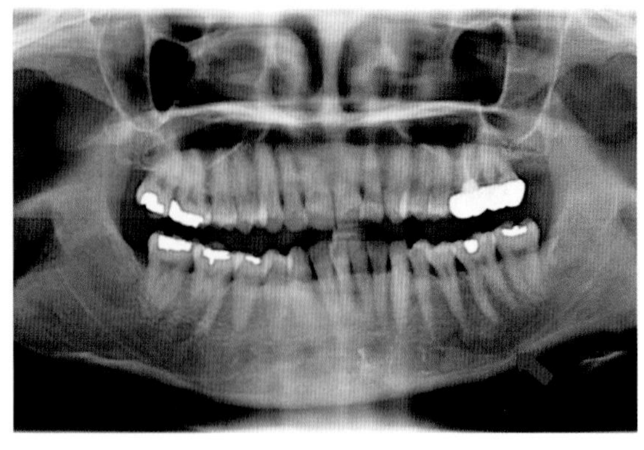

B

图 11-24　齿槽全景片

A. 正常的下齿槽神经　B. 下齿槽神经的走行位置较低时，可减少手术时截骨量

四、适应证及手术计划

下颌角切除术和 V-line 手术对单纯下颌角突出导致的下颌角肥大者效果最佳。伴有颌面畸形的病人术前正确分析面部特征，谨慎选择相应的手术方法。

（一）分析面部特征

上、下颌与颅底之间的位置直接影响侧面观。颌面骨骼侧面观分类：

1 skeletal class Ⅰ profile　无颌面畸形，下颌角侧突导致下颌角肥大（图 11-25A）。

2 skeletal class Ⅱ profile　下颌骨后突导致中面部前突，伴下颌角肥大（图 11-25B）。

3 skeletal class Ⅲ profile　下颌骨前突或上颌骨过度发育（hypoplasia）导致中面部凹陷，伴下颌角肥大（图 11-25C）。

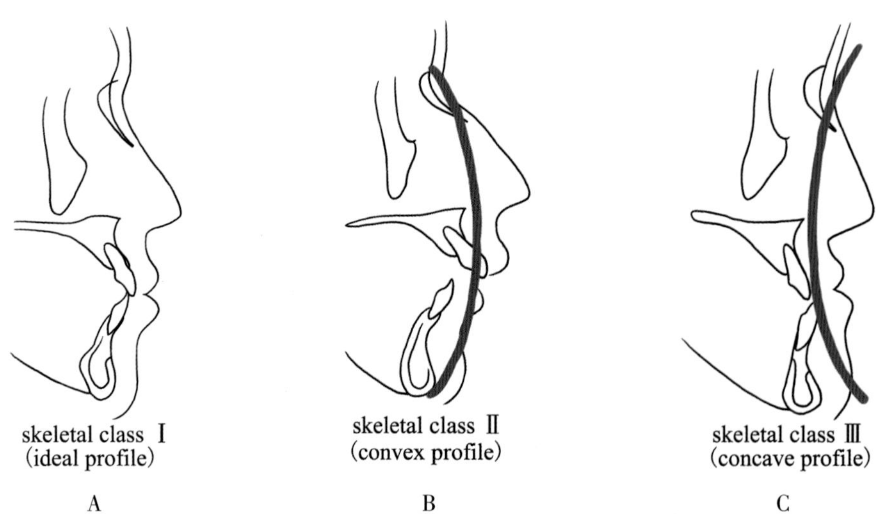

图 11-25　颌面骨骼侧面观分类（根据上、下颌骨前后位置而分类）

A. 正常颌面骨骼Ⅰ级　B. 前突型颌面骨骼Ⅱ级　C. 后突型颌面骨骼Ⅲ级

以上分类无严格界限，经头面测量法评估齿面畸形时提供方法、依据。测量后的数据根据人种、民族有个体差异。

牙颌畸形的分类以 Angle 错殆分类法（angle classification）为基础。Angle 以上、下腭第 1 恒磨牙(first molar)前后位置分类。第一类错殆:上第 1 恒磨牙的近中颊尖咬合于下第 1 恒磨牙的近中颊沟内;第二类错殆:下第 1 恒磨牙位于上第 1 恒磨牙的后方;第三类错殆:下第 1 恒磨牙位于上第 1 恒磨牙的前方。颌面骨骼形状分类法与 Angle 错殆分类法有相同之处,但又不完全一致。

Jin 主张 Angle1、颌面骨骼形态Ⅲ类(skeletal class I profile)的病人做下颌角切除手术的同时矫正牙颌畸形,可获得非常满意的手术效果。笔者在临床上经常能见到这种病例,有的病人只想改善下颌骨过度发育伴下颏过长。这类病人行 V-line 手术后,虽然下面部变小,但整体上更显下颏长度。如果行颏部成形术不但得不到满意的手术效果,而且术后出现颏唇沟变浅。笔者选择行正颌手术顺时针旋转上、下颌骨的位置和 V-line 手术同时进行,可获得非常满意的手术效果。

V-line 手术前确定病人有无颌面畸形,选择相应的手术方案,同时也对术后进行预测分析。

V-line 手术对下颌骨过度发育导致的面部过长的病人效果最佳(图 11-26A)。正确分析面部过长的原因,制订手术方案(图 11-26B)。

上腭上、下距离较长的病人往往面部过长伴口唇闭合不全或露龈笑(参见图 11-23),而且闭嘴时由于颏部肌肉收缩,颏部皮肤会凹凸不平。如果头颅 X 线侧位片里前齿暴露过多,可考虑行正颌手术。Choi 等测量韩国人的上腭前牙暴露平均值为 2.74mm 左右。

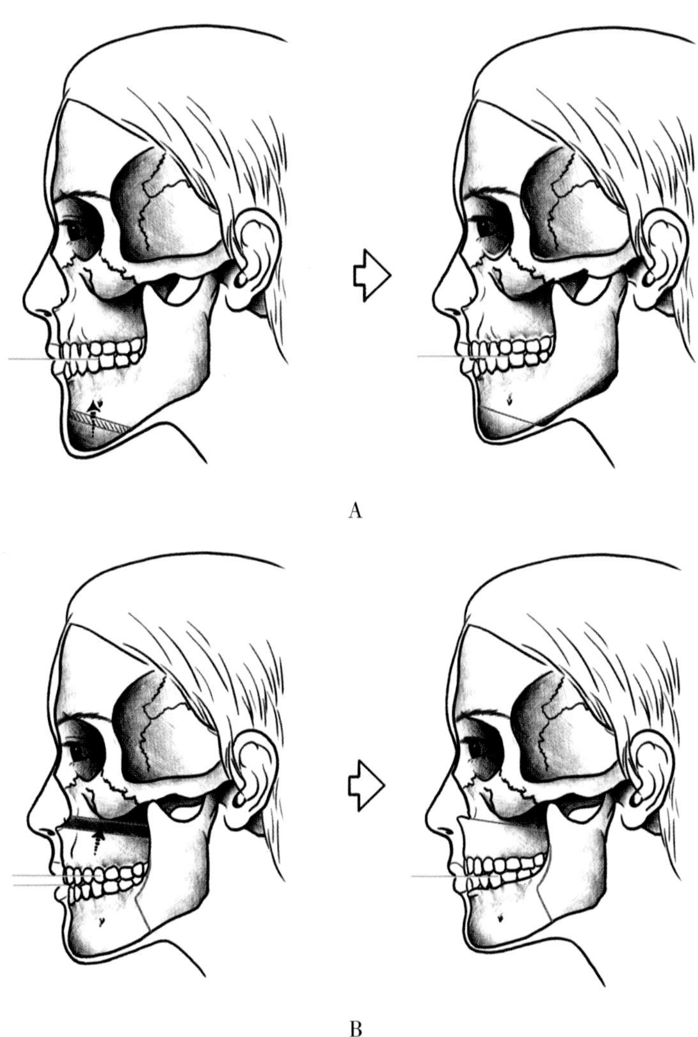

图 11-26　正确分析面部过长的原因,制订手术方案

A. 下颌骨过度发育导致的面部过长时,可用 V-line 手术缩短下颏骨与下颌角下缘　B. 上腭上、下距离较长的病人往往面部过长伴口唇闭合不全或露龈笑则用正颌外科手术

伴有上颌骨两侧长度不同导致咬合平面倾斜(canting)的病人(图 11-27C)或伴上颌牙齿中线与面部中线不一致,牙齿矫正得不到满意效果的病人,应该进行正颌手术,矫正上颌骨。咬合平面倾斜的病人往往伴有嘴角倾斜。

上颌骨位置正常,而下颌骨倾斜导致的颌面畸形行下颌矫正术(图 11-27B)。

无咬合畸形,下颌骨骨质不对称而出现的面部不对称时,行 V-line 手术可获得非常满意的手术效果(图 11-27A)。

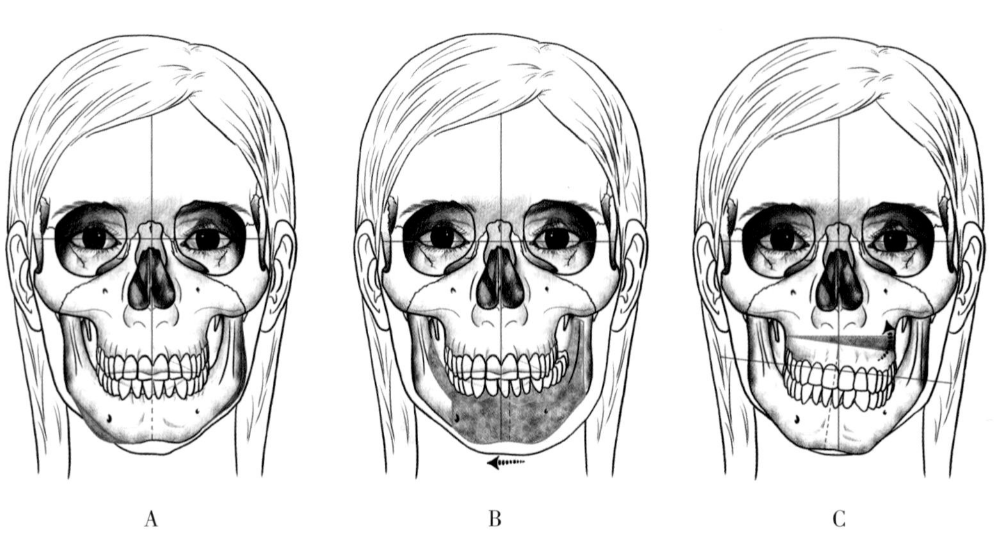

图 11-27　正确分析上、下颌骨不对称原因,制订手术方案

A. 无咬合畸形,下颌骨骨质不对称而出现的面部不对称时,行 V-line 手术　B. 上颌骨位置正常,而下颌骨倾斜导致的颌面畸形行下颌矫正术　C. 咬合平面倾斜或上颌牙齿中线与面部中线不一致行正颌手术

面部软组织不对称也会导致面部不对称,所以术前也得考虑这一点。术前告知病人术后面部不可能完全对称,但是尽可能达到一致效果。

(二)术前准备

手术前认真检查多项化验结果及全麻术前准备,如常规血液检查、血液生化检查、心电图检查、X 线胸片检查等,同时检查呼吸道,确保麻醉师进行气管插管术;如有心血管、神经系统疾病的病人术前应进行相关科室会诊,确定是否耐受手术。

术前跟病人交代手术方案、手术效果及并发症,并签署手术知情同意书。告知病人术后可能出现感觉异常,持续较长时间,以免影响医患关系。

术前 1 周禁止服用阿司匹林、华法林等影响血凝的药物。如果不能停止服用,应询问相关疾病的主治医师商议药物的剂量,指导病人术前服用。

告知病人术前 8h 禁食、禁水,并记录生命体征。病人进手术室时,条件允许的话,主治医师或助手在手术室微笑迎接病人,这有助于缓解病人的紧张情绪。

全麻后先用 1/100000 肾上腺素和 1%利多卡因混合液浸润麻醉,然后进行术区常规消毒、铺巾。

(三)手术方法

V-line 手术包括调整下颌角、下颌体的下颌骨成形术和颏部成形术。代表性的下颌成形术有长曲线截骨术和皮质截骨术,按照脸形与目的可以采用两种方法中的一种或者同时采用两种方法。颏部成形术包括颏部下缘切除术(chin lower border ostectomy)(图 11-28)和 T 形切开颏部后,再去除颏联合(mandibular symphysis)部的方法 T 形截骨术(T-osteotomy)(参见图 11-19),这两种方法均

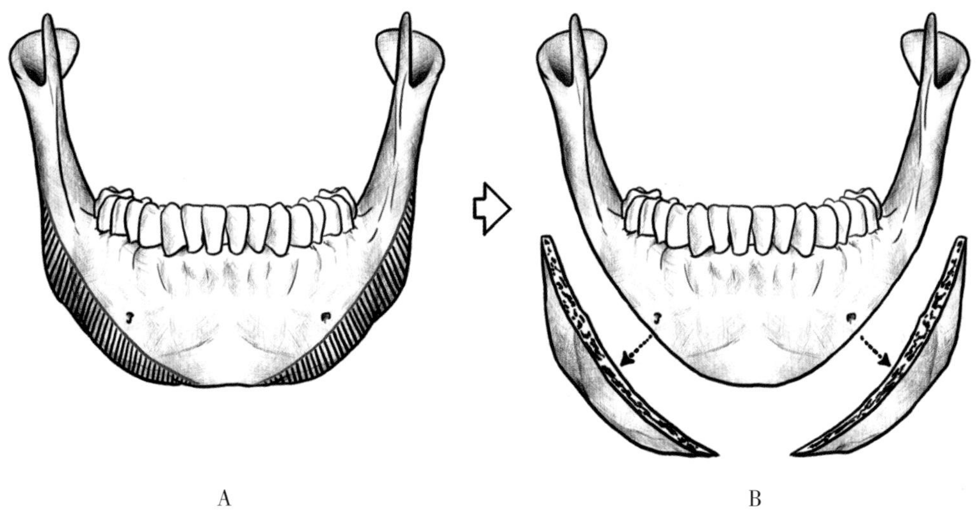

图 11-28　应用颏部下缘切除术的 V-line 手术。直接切除颏部缩小宽度，是长曲线截骨术的颏部延长

应用广泛，可按术者的喜好度选择应用。

1 切开与剥离　在拉钩牵引口腔黏膜的状态下，用 10 号手术刀片切开第 3 磨牙与第 2 磨牙相应位置的颊部黏膜，切开距颊部黏膜与牙龈黏膜相接的凹陷 7～8mm 处颊部黏膜，以便术后缝合。刀刃的方向尽量避免血管丰富的颊侧，切开时也可用电刀，以减少出血。切开黏膜后继续切开骨膜，并用骨膜剥离器剥离软组织，必须剥离骨膜下才能避免肌肉的出血。剥离时为了避免损伤颏神经、下颌后静脉、面神经的下颌支、面动脉等下颌骨周围的血管和神经，最好用较钝的骨膜剥离器，手法要轻柔。术中为避免软组织被电锯割伤，应用拉钩适当地保护。用骨膜剥离器完成剥离后用下颌缘骨膜剥离器及后缘骨膜剥离器分离附着于自下颌体下缘至下颌角后缘的肌肉组织，确保充分的视野。下颌骨手术时由于手术部位较窄、较深，用手术室的一般无影灯难以确保照明，使用头灯或带光源拉钩附带照明光缆，可获得较满意的视野。

2 长曲线截骨术　该截骨术（参见图 11-17）是锐化下颌角、调节下颌体下缘的倾斜度，并塑造自然的下颌曲线的主要手术方法。切开和剥离软组织后用短头摆锯或毛边在骨表面上提前做出相应的标记。术中单纯直线切下颌角，会形成切除部位与下颌体之间的二次成角，并且可肉眼观察或触摸到，此时改善下颌体的倾斜度也存在难度（图 11-29）。所以应从下颌后缘最凹陷部位稍下处开始向下颌体前部长而光滑地切除，使切除的骨片逐渐变薄，从而避免形成二次成角，并使下颌缘更加光滑（图 11-30，图 11-31），因此，术者需有丰富的经验，对切骨线提前做出标记，有助于更理想

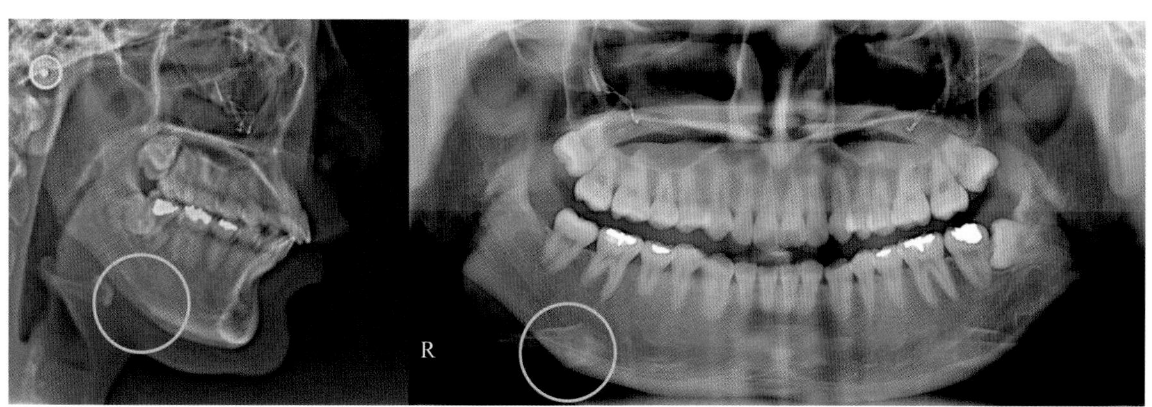

图 11-29　未能长曲线切除下颌角，只切除下颌角周围而形成的二次成角

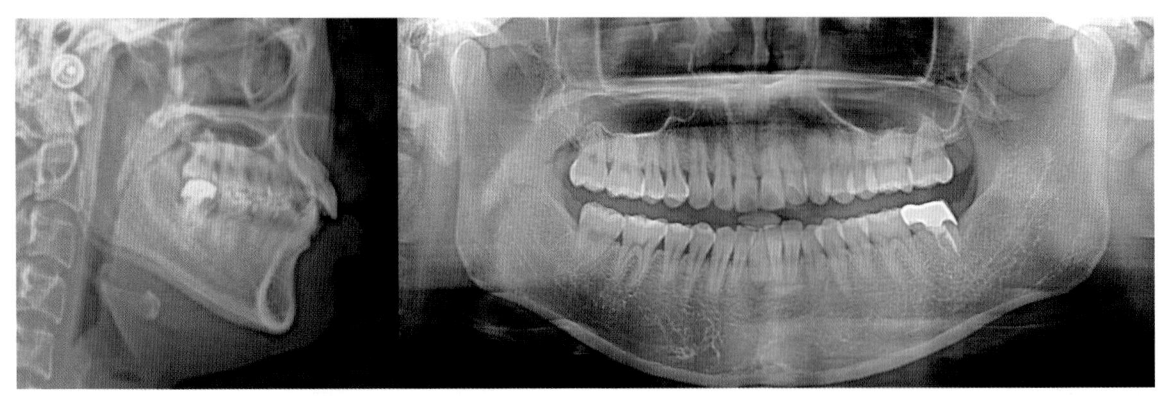

A

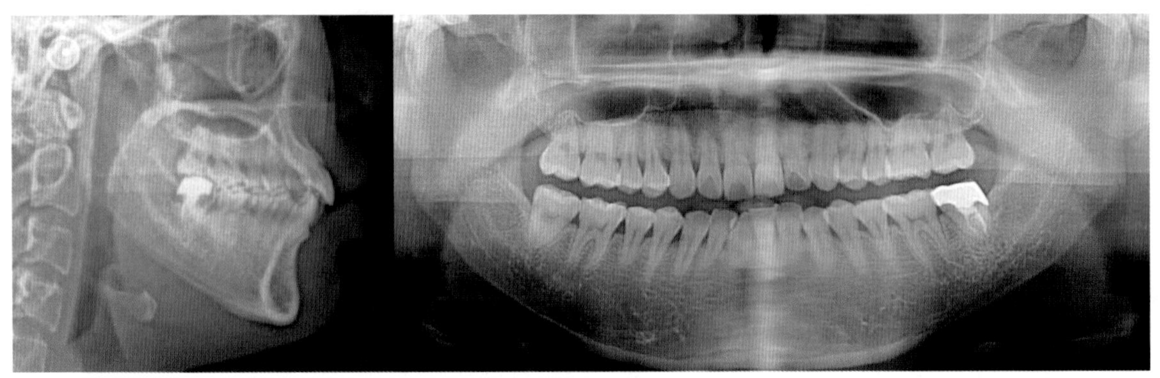

B

图 11-30 防止形成二次成角的长曲线截骨术前、术后 X 线片对比
A. 术前 B. 术后

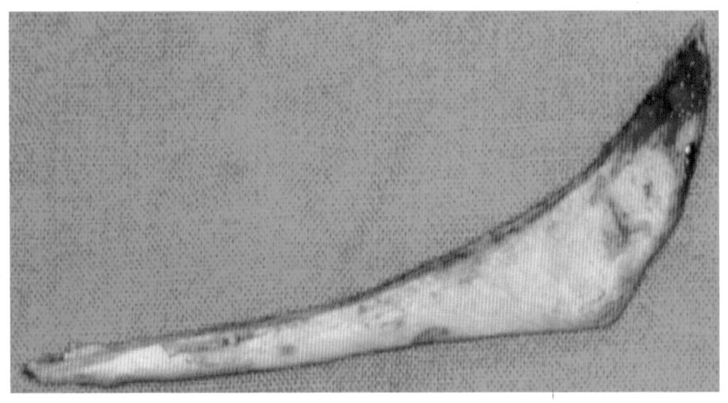

图 11-31 长曲线截骨术切除的骨片模样，逐渐向颏部变薄

地截骨。

用手触摸或用口腔镜确认是否作出正确的设计后，应用长头摆锯按照提前作出的标记全层截骨。自后向前进行截骨，可防止切骨线向下颌骨髁状突方向升高及术者手腕部僵硬，而有助于稳定地握住摆锯手柄，以高转数震动摆锯，塑造更柔和的曲线。完成切骨后可发现游离骨片，如骨片未能完全游离，应再次确认切骨线的前端与后端是否正确截断，是否因摆锯头过短而未能完全切断下颌骨内侧皮质。切骨后也能容易发现附着于下颌角内侧的肌纤维，因此用器械咬住骨片的前端，并用骨膜剥离器分离附着于下颌角内侧的肌肉，可取出游离骨片。

3 皮质截骨术 该手术是为了缩小正面观面部轮廓而切除下颌骨体部及下颌升支外侧皮质层的方法（参见图 11-18）。按切除的量可用毛边磨掉、切除部分层皮质或全层皮质。切除全层皮质时，用毛边或铅笔在下颌升支的外表面标出下颌咬合面高度的水平切骨线，在下颌骨体部外表面标出垂直切骨线。连接此两条线的曲线设计在下颌骨外侧倾斜线稍外侧。按照设计的曲线利用电动来复锯的 3～4mm 尖端部单纯切除下颌骨外侧皮质层。如电锯过深达髓质，可损伤下牙槽神经，应引起注意。切除外侧皮质表面后，用骨凿嵌入外侧皮质与髓质之间进行截骨，去除外侧皮质，此时操作要轻柔仔细。学者们建议使用宽度为 8mm 的略弯骨凿，骨凿的尖端向外，仔细刮切外侧皮质层的内表面，进行操作时要密切观察外侧皮质的内表面，确认是否露出下牙槽神经，有助于减少神经损伤。下牙槽神经多数位于髓质内，但其走行也有可能位于近外侧皮质，应引起重视（图11-32）。

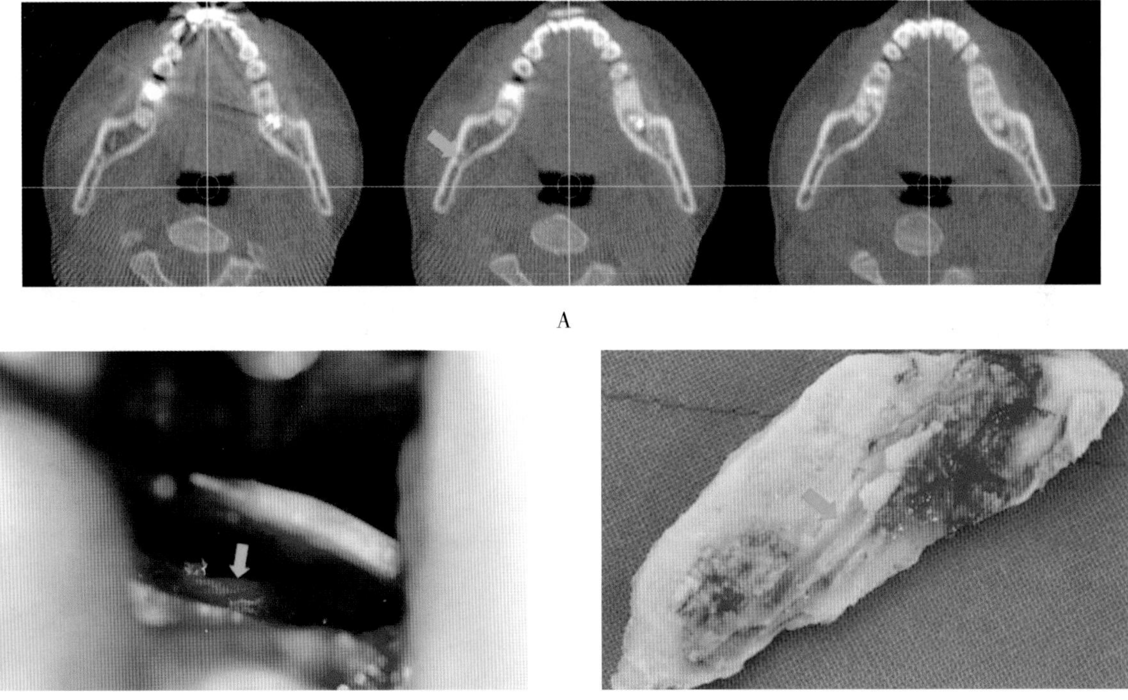

图 11-32　下牙槽神经可靠近外侧皮质而走行，切皮质时应注意

A. 显示下牙槽神经位置的术前 CT 片　B. 切除外侧皮质时露出的下牙槽神经　C. 显示下牙槽神经管靠近于外侧皮质层

长曲线截骨术后再行皮质截骨术，会容易分离外侧皮质的下缘，因此可减少手术难度。完成此两种手术后用生理盐水冲洗术区，再用生理盐水纱布填充于剥离空间。

4　颏部手术的切开与剥离　颏部黏膜牵引同下颌成形术，先注射 1/100000 肾上腺素与 1%利多卡因的混合液，10～15min 后用 15 号刀片或电刀切开颏部黏膜。切口位于距下唇沟 5mm 处的下唇黏膜，长度为右下侧切牙与尖牙间隙至左侧的相同位置。切开口腔黏膜前先用亚甲蓝溶液在正中线作出标记，有助于最后缝合切口。切开黏膜后继续一次性切开颏肌与骨膜，以防颏肌切面不规则损伤。仔细剥离骨膜，使其与下颌骨成形术时剥离的空间相通。术中注意用拉钩保护颏神经，避免损伤，如应用拉钩过度牵引会造成颏神经的拉伤及口腔黏膜的撕裂，应引起重视。

5　颏下缘截骨术　此手术是在对联合（parasymphysis）位置切除颏部下缘，并可获得所要求的下颌曲线，也可理解为长曲线截骨术的切骨线延长至颏部中央（参见图 11-28）。与 T 形截骨术相比较，无须切成数块骨及固定钢板，具有手术方法简单等优点。但要施行此手术，则比 T 形截骨术更需要熟练程度。完成剥离后，用铅笔在颏部标好正中线和截骨线，并确认颏部截骨线的倾斜度与下颌体长曲线截骨术的倾斜度是否自然，再用电动来复锯进行颏部下缘的切除。如颏部的左、右侧切骨部位在正中线相交，则导致颏部过度尖锐而不自然。因此，为了能获得更自然的外观，应保留颏部中央 5～7mm 的平坦部(图 11-33)。

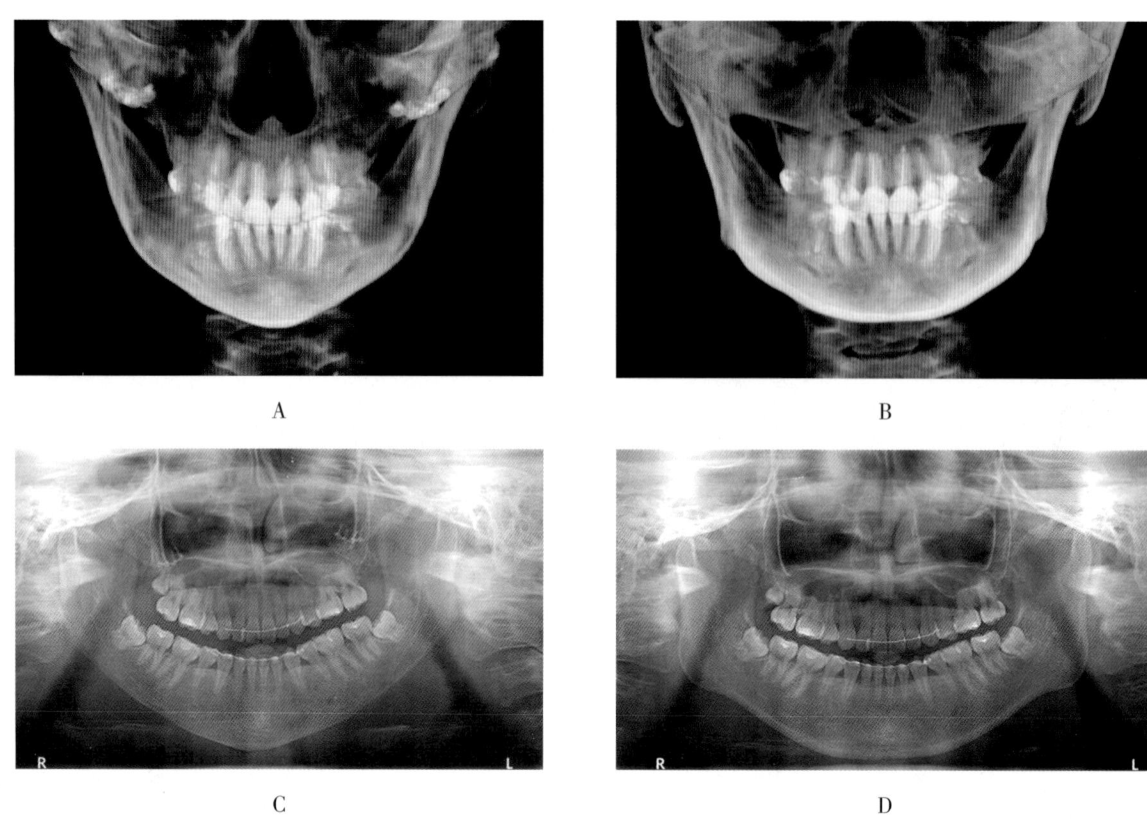

图 11-33　颏部下缘截骨术的术前、术后图片与三维 CT，为了能获得更自然的外观，应保留颏部中央 5～7mm 的平坦部

A. 术后　B. 术前　C. 术后　D. 术前

此手术可用两种方法进行。一种方法是行长曲线截骨术切除下颌角与下颌体的骨片后再切颏部软组织进行颏部骨切除，可切除获得两块游离骨片。另一种方法是下颌体的长截骨线与颏部的截骨线相连接，可切除获得一块游离骨片。第二种方法由于取骨片时容易严重拉伤颏神经，因此建议行第一种方法。

6 T 形截骨术　这种手术方法是把前颏骨切成三个骨段，把中间的骨片切除后，移动两侧的骨段使之聚集缩小前颏的幅度(图 11-34，参见图 11-19)。

在前颏的表面设计两个垂直截骨线和一个水平截骨线，这时两个垂直截骨线的位置应在下颌正中线的两侧并对称。此间距离因人而异，笔者是以 8～12mm 的宽度为基准，结合病人自身的要求来设计此间距离。

术中截骨顺序为先垂直截骨后进行水平截骨，截骨后出现三个骨段，为了去除中间的骨段，要充分剥离附着在骨段后面的颏舌骨肌和颏舌肌等肌肉。

将分割后剩下的两侧骨段向中间移动，使之在下颌正中线对齐后，在前颏的中央用有四个孔的 X 形微型金属板固定。固定后，若骨段的外侧与下颌骨没有紧密连接，在骨间隙部位加固定，使之紧密连接。

为了避免两侧骨段向中间移动后使颏的前面和侧面形成凹凸不平，在下颌体下缘和下颌角处

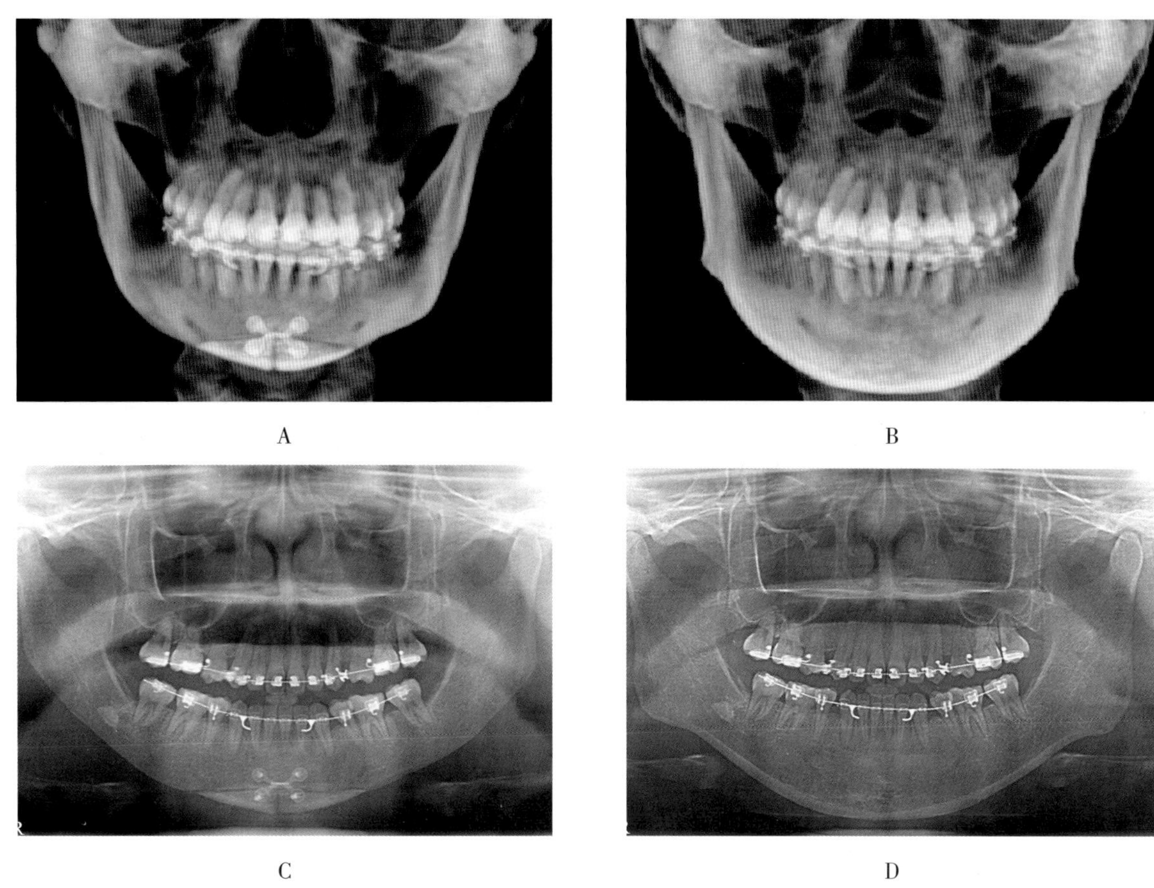

A　B　C　D

图 11-34　T 型截骨术的术前、术后图片与三维 CT
A. 术后　B. 术前　C. 术后　D. 术前

截骨前必须设计切口线，严格按照此切口线进行截骨。下颌体和下颌角的截骨方法如同长曲线截骨术。

与前颏下缘切除术不一样的是，在 T 形截骨术中先做完前颏部手术以后，很多时候会进一步进行下颌成形术。在已经剥离完颏部的状态下，如果进一步剥离下颌体部和下颌角部位或行下颌成形术，会使支持颏部和下颌体切口之间的软组织力量下降，容易导致这一部位的黏膜和神经损伤，所以要特别注意。先剥离下颌体部，通过长曲线截骨术先切除下颌角到下颌体部大约中间点之间的骨骼，后切开颏部行 T 形截骨术，最后切除颏部和体部之间的骨骼，按上述顺序进行手术会大大降低黏膜和神经损伤的危险性。

7 脸颊脂肪切除术　对于合并颊部肥大病人，切口闭合前，并行切除咀嚼肌（咬肌）前缘周围的脸颊脂肪，对减少整体的效果是很有帮助的。用组织剪从位于下颌骨体部头侧末端的切口处向头侧方向剥离的话，可见到脸颊脂肪垫，切开脂肪垫并切除脂肪。从周围组织中切除脂肪的时候用展开的方法而不是用切开的方法，以减少损伤周围血管。术者的这种方法并非适用于所有的病人，而是对需要减少脸颊脂肪的病人选择性地实行。

8 伤口缝合和术后处理同本章第九节。

（洪性范　艾玉峰　卢丙仑）

参考文献

[1] 胡静,王大章.正颌外科[M].北京:人民卫生出版社,2006.

[2] Farkas L G. Anthropometry of the head and face in medicine[M]. New York: Elsevier, 1981.

[3] Kim S K, Han J J, Kim J T. Classification and treatment of prominent mandibular angle[J]. Aesthetic Plast Surg, 2001, 25(5): 382-387.

[4] 王侠,李健宁,马勇光,等.下面部过宽矫正术[J].中华医学美容杂志,1998,4(4):169-172.

[5] 陈育哲,王侠,李健宁.局麻下口内入路下颌角肥大截骨术[J].中华医学美容杂志,2001,7(1):30-32.

[6] 李慧超,张智勇,吕长胜,等.下颌角肥大女性颅面结构的三维测量[J].中国美容医学,2007,16(1):70-73.

[7] 张海钟,步荣发,柳春明,等.中国北方美貌女性颅面骨三维测量数据库的建立[J].中华整形外科杂志,2007,23(2):130-134.

[8] 归来,侯全志,张智勇,等.口内入路下颌角肥大弧形截骨术[J].中华整形烧伤外科杂志,1999,15(5):336-338.

[9] Hwang K, Kim Y J, Park H, et al. Selective neurectomy of the masseteric nerve in masseter hypertrophy[J]. J Craniofac Surg, 2004, 15(5): 780-784.

[10] Jin H, Kim B G. Mandibular angle reduction versus mandible reduction[J]. Plast Reconstr Surg, 2004, 114(5): 1263-1269.

[11] 兰振兴,高兰香,江洋,等.口内入路三点定位弧线截骨矫治下颌角肥大[J].中国美容医学,2008,17(7):1005-1007.

[12] Pu Z M, Zhang Y G, Yang J, et al. Mandibular angle ostectomy for Chinese women; approaches and extent determined by cephalometric analysis [J]. J Craniofac Surg, 2009, 20(1): 105-110.

[13] 穆雄铮,王炜,杭榆,等.口内外联合进路下颌角肥大截骨整形术[J].中华整形烧伤外科杂志,1996,12(2):104-106.

[14] 张菊芳,张如鸿,王毅敏,等.口内外联合入路小切口下颌角肥大弧形截骨术[J].中华医学美学美容杂志,2002,8(3):133-136.

[15] 濮哲铭,张余光,祁佐良.口内与耳后联合切口的下颌角截骨术26例临床报告[J].中国美容整形外科杂志,2010,21(10):580-582.

[16] Mandel L, Tharakan M. Treatment of unilateral masseteric hypertrophy with botulinum toxin: case report[J]. J Oral Maxillofac Surg, 1999, 57(8): 1017-1019.

[17] To E W, Ahuja A T, Ho W S, et al. A prospective study of the effect of botulinum toxin A on masseteric muscle hypertrophy with ultrasonographic and electromyographic measurement[J]. Br J Plast Surg, 2001, 54(3): 197-200.

[18] Kim H J, Yum K W, Lee S S, et al. Effects of botulinum toxin type A on bilateral masseteric hypertrophy evaluated with computed tomographic measurement [J]. DermatolSurg, 2003, 29(5): 484-489.

[19] Kim J H, Shin J H, Kim S T, et al. Effects of two different units of botulinum toxin type A evaluated by computed tomography and electromyographic measurements of human masseter muscle[J]. Plast Reconstr Surg, 2007, 119(2): 711-717.

[20] Jin Park Y, Woo Jo Y, Bang S I, et al. Radiofrequency volumetric reduction for masseteric hypertrophy[J]. Aesthetic Plast Surg, 2007, 319(1): 42-52.

[21] Gui L, Yu D, Zhang Z, et al. Intraoral one-stage curved osteotomy for the prominent mandibular angle: a clinical study of 407 cases [J]. Aesthetic Plast Surg, 2005, 29(6): 552-557.

[22] Deguchi M, Iio Y, Kobayashi K, et al. Angle-splitting ostectomy for reducing the width of the lower face[J]. Plast Reconstr Surg, 1997, 99(7): 1831-1839.

[23] Han K, Kim J. Reduction mandibuloplasty: ostectomy of the lateral cortex around the mandibular angle[J]. J Craniofac Surg, 2001, 12(4): 314-325.

[24] Hwang K, Lee D K, Lee W J, et al. A split ostectomy of mandibular body and angle reduction[J]. J Craniofac Surg, 2004, 15(2): 341-346.

[25] Satoh K. Mandibular contouring surgery by angular contouring combined with genioplasty in orientals[J]. Plast Reconstr Surg, 1998, 101(2): 461-472.

[26] Park S, Noh J H. Importance of the chin in lower facial contour: narrowing genioplasty to achieve a feminine and slim lower face [J]. Plast Reconstr Surg, 2008, 122(1): 261-268.

[27] Uckan S, Soydan S, Veziroglu F, et al. Transverse reduction genioplasty to reduce width of the chin: indications, technique, and results [J]. J Oral Maxillofac Surg, 2010, 68(6): 1432-1437.

[28] Hsu Y C, Li J, Hu J, et al. Correction of square jaw with low angles using mandibular "V-line" ostectomy combined with outer cortex ostectomy [J]. Oral Surg Oral Med Oral Pathol Oral Radiol Endod, 2010, 109(2): 197-202.

[29] Jin H, Kim B H, Woo Y J. Three-dimensional mandible reduction: correction of occlusal class Ⅰ in skeletal class Ⅲ cases [J]. Aesthetic Plast Surg, 2006, 30 (5): 553-559.

[30] Kim C H, Lee J H, Cho J Y, et al. Skeletal stability after simultaneous mandibular angle resection and sagittal split ramus osteotomy for correction of mandible prognathism[J]. J Oral Maxillofac Surg, 2007, 65(2): 192-197.

[31] Choi B, Baek S H, Yang W S, et al. Assessment of the relationships among posture, maxillomandibular denture complex, and soft-tissue profile of aesthetic adult Korean women[J]. J Craniofac Surg, 2000, 11(6): 586-594.

第十二章 颧骨颧弓肥大的手术治疗

颧骨构成了面中部的支持结构，颧骨颧弓的宽度即面中部最宽点间的距离决定了面中部的骨性宽度。颧骨体向前部突出的程度，决定了侧面观面中部的轮廓形态，这也决定了面型的容貌特征。临床上所见菱形面型即是因为颧骨颧弓的肥大所形成。亚洲人的脸形多倾向于卵圆形，故对于颧骨颧弓较高者，无论男性还是女性均不太喜欢。

面部轮廓整形美容手术中颧骨颧弓降低缩窄术仅次于下颌角截骨手术。由于习俗及审美观不同以及人种的差异，我国颧部整形手术绝大多数是颧骨颧弓缩小术，而西方国家施行的颧部整形手术大多是隆颧骨术与颧骨颧弓扩张术。这是由于白种人面型狭长，鼻及眉弓高耸，配以突出的颧部则显得和谐、生动，而国人面型相对短、宽，鼻及眉弓外形平坦缓和，若颧部过于突出就破坏了面型的和谐美感，尤其是女性会产生男性化面容。另外，我国一些地区传统习俗认为高颧部女性不吉不善，虽然没有科学依据，但是由于颧骨颧弓高，面颊部凹陷或窄而瘦小缺乏温柔圆润的美感。这也是求美者要求缩小颧骨颧弓较多的因素之一。

第一节 颧骨颧弓应用解剖学

一、颧骨颧弓形成的组织胚胎学基础

颧骨的发生发育，在胚胎时期是从面部各突起的分化以及各个突起间的相互联合而开始形成。胚胎第 3 周，前脑的下端出现额鼻突，额鼻突的下方是下颌突，以后在下颌突的上缘分化出两个上颌芽，向上伸展形成上颌突。胚胎第 4 周末开始，额鼻突向下伸展至左、右上颌突之间，并在其末端分化出三个突起，即中间的中鼻突和两侧的侧鼻突。胚胎第 5 周，中鼻突迅速向下伸展超过两侧的侧鼻突，并在其末端分化出两个球状突起，称之为球状突。随着胚胎的发育，各突起继续生长，并且相邻的突起间逐渐联合。胚胎第 7～8 周，面部各突起完成联合，其中左、右上颌突形成颧弓，胎儿颜面部初具人的脸形。在胚胎第 8 周半到第 9 周时，已有明显的上颌突与颞突，额蝶突也开始形成。发育至 10 周时，出现眶突，此时颧骨已基本形成。在生长过程中，骨皮质板外侧的增生和内侧的吸收，使骨板向外侧生长，相反则向内侧生长，因而其生长并非均匀一致地增大。由于骨的生长方式不同，为了维持骨在持续生长中的形态，便出现了骨的代偿性改建。骨的改建使其相应部位发生了变化。颧骨通过前缘的增生、后缘的吸收，其位置逐渐前移，使上颌突原为降支的部分变为颧弓骨体。

二、颧骨颧弓的解剖学特点

颧骨是最坚硬的面骨之一，左右对称，近似四边形，外凸内凹，分别与颞骨、额骨、上颌骨和蝶骨的颧突相连接，参与眼眶的外侧壁和底壁、上颌窦的顶壁、额凹和颧弓的构成，是颅骨与上颌骨之间的重要连接支架，对构成面颊部的外形具有重要的作用(图 12-1)。

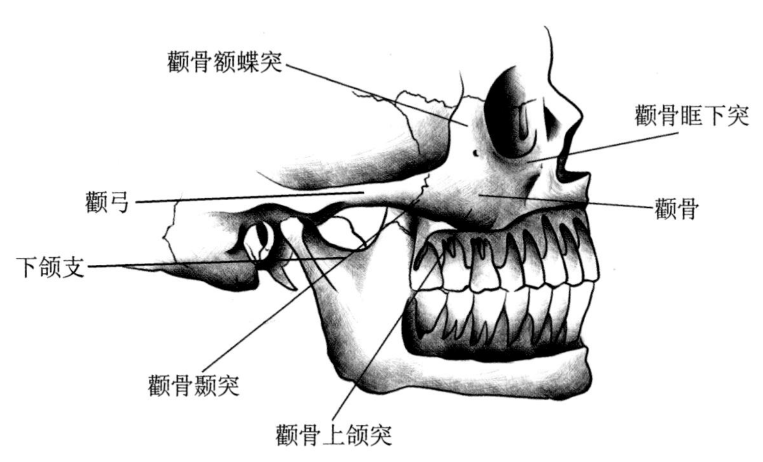

图 12-1 颧骨解剖

(一) 颧骨的形态特征

颧骨由四边形的骨体组成，有三个面、四个骨突和五个缘(参见图 12-1)。

1 三个面

(1) 前上面：构成眶外缘，光滑且凹陷。

(2) 颞面：面向后内方，骨面凹陷，构成颞窝的前壁和颞下窝的前外侧壁。

(3) 眶面：平滑凹向内侧，构成眶外下壁。

2 四个突

(1) 额蝶突：较厚，呈锯齿状，上接额骨颧突，与额骨相连，构成眶外壁的一部分，后连蝶骨大翼。

(2) 上颌突：宽大，与上颌骨的颧突相连，形成颧上颌缝，构成眶下缘及眶下壁的一部分。

(3) 颞突：扁平，向后方突出，与颞骨额突相连，构成颧弓。侧面观呈三角形，三角形上边的颧弓上缘，有颞深筋膜的深浅两层附着；下边为颧弓下缘，有咬肌附着；顶为颞突尖部，构成颧颞缝。缝隙的接触面积小，较为薄弱。

(4) 眶下突：由颧骨上颌突上端连接眶下缘内侧并形成部分眶下壁。

3 五个缘

(1) 前上缘：构成眶外缘，光滑且凹陷。

(2) 前下缘：接上颌骨，构成上颌窦的外侧壁。

(3) 后上缘：构成颧弓上缘。

(4) 舌下缘：构成颧弓下缘的一部分，厚而粗糙。

(5) 舌内侧缘：呈锯齿状，构成眶外下壁。

(二) 颧骨的结构特点

颧骨与上颌骨的连接处最宽，强度较大，形成对面中部的支持作用。与蝶骨的连接处较薄弱，与额骨连接处的强度介于上两者之间，而与颞骨颧突的连接最为薄弱。颧骨本身比较坚实，骨折较少发生在颧骨体，但与颧骨、额骨及上颌骨相连接的突起，受伤时易造成骨折。颧骨骨折时，骨折线常发生在颧弓、眶外缘、眶下缘、眶底和上颌突窦前外侧壁，额面部严重损伤时常发生颧骨与上颌骨复合性骨折，甚至波及颅底。

由于颧骨有强大的咀嚼肌附着，因此颧骨、颧弓截骨术后如固定不当，或咬肌过早地进行咀嚼运动可以使截断的骨块下移，导致面中下部软组织松垂。

第二节　颧骨颧弓肥大的测量与诊断

一、测量方法

（一）面部线性测量

以两侧颧骨额突根部的外侧缘与眶下缘连线交点之间的水平距离（ZFIM），表示两侧颧骨体外侧的宽度。以两侧颧弓最高点之间的距离，表示颧弓宽度（ZAW），也就是面中 1/3 的宽度。以两侧额骨颧突外侧缘与眶上缘连线交点之间的距离（FMSM），表示面上 1/3 的宽度。颧突的前后径突度，用外耳道中点至颧突最高点的直线距离（EM）表示；外耳道前壁至颧突最高点及鼻根点交角（AMN 角），这两个指标分别反应颧突的突度。

（二）X 线片投影测量

摄头颅正侧位 X 线片，在正位 X 线片上测量双侧颧骨体外侧宽度、颧弓宽度和面上 1/3 的宽度，在侧位 X 线片上测量颧突的高度和 AMN 角度。

（三）三维 CT 测量

病人术前摄面中 1/3 的三维 CT 片，在重组的颧骨颧弓影像中测量颧骨颧弓的大小和宽度。

二、计算面型宽度比值

根据面部线性测量数值，以及面部包括软组织在内的面部形态，测算面上 1/3 宽度与面中 1/3 宽度之比，即可获得面部软组织的宽度比值。为了确定真实的颧骨颧弓大小和宽度，摄头颅正侧位定位 X 线片，进行投影测量，以获得 FMSM、ZAW、ZFIM、EM、AMN 角的骨性数值，运用公式计算出国人软组织面宽及骨性面型宽度比值（图 12-2）：

$$\text{软组织面型宽度比值：}\frac{\text{面上 1/3 的宽度}}{\text{面中 1/3 的宽度}}=\frac{10.08}{13.51}=0.75$$

$$\text{骨性面型宽度比值：}\frac{\text{FMSM 的距离}}{\text{ZAW 的宽度}}=\frac{9.89}{12.99}=0.76$$

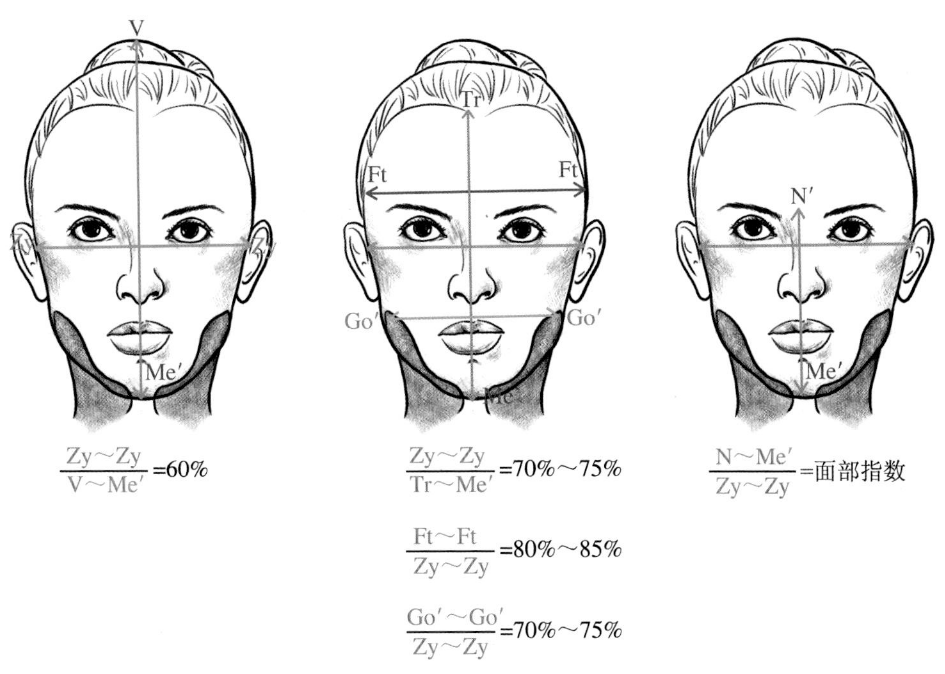

图 12-2 面部指数

Zy. 颧点 V. 头顶点 N′. 鼻根点 Me′. 颏下点 Tr. 发缘点 Ft. 额颞点 Go′. 下颌角点

三、颧骨颧弓肥大的诊断标准

受种族、地域、文化等影响，目前颧骨颧弓肥大的诊断也尚无统一标准。祁佐良等提出颧骨颧弓肥大的诊断标准为：①面型宽度比值为 0.75；②骨性面型宽度比值为 0.76。陈小平等研究得出判定颧骨复合体肥大的诊断标准的四项指标：即下面宽、下面宽与中面宽之比、颧突距及中面宽。下面宽与中面宽之比是临床诊断颧骨复合体肥大的敏感指标，下面宽与中面宽之比过小，下面宽正常，表明有颧骨复合体肥大。颧突距代表颧骨体在侧位上的高度，颧突距过大，是颧骨复合体肥大最直接和最客观的证据之一。面中部宽度异常为颧弓突出所致，是颧骨复合体肥大面型的主要表现。

（一）面型宽度比值

面型宽度比值：10.08/13.51＝0.75

（二）骨性面型宽度比值

祁佐良等测量正常女性的骨性面型宽度比值：FMSM 的距离 /ZAW 的宽度＝9.89/12.99＝0.76。艾玉峰等将颧骨颧弓肥大的标准分为三级：

1 轻度肥大 面上部与面中部骨性面宽比值为 0.7±0.03。

2 中度肥大 面上部与面中部骨性面宽比值为 0.65±0.03。

3 重度肥大 面上部与面中部骨性面宽比值为 0.6±0.03。

软组织面型宽度比值、面型宽度比值和骨性面型宽度比值都是相对数值，当测得值小于正常范围时，可能是颧骨颧弓肥大，也可能是 FMSM 过于狭窄造成的，在此基础上要参考 FMSM、ZAW、ZFIM 的绝对值，FMSM 在正常范围内，ZFIW 或 ZAM 任何一项大于正常范围都可以诊断为颧骨颧弓肥大；FMSM 小于正常范围时，ZFIM 和（或）ZAW 小于或等于正常范围不能诊断为颧骨颧弓肥大，说明面上 1/3 或 FMSM 狭窄；当 FMSM 等于和（或）大于正常范围时，ZFIM、ZAM 在正常范围内，是正常面型，而 ZFIM 和（或）ZAW 任何一项大于正常范围都可以诊断为颧骨颧弓肥大。AMN 代表颧突的高度，EM 表示颧突矢状位的突度。当 AMN 小于正常范围时，EM 大于或等于正常范围均可以考虑颧突过高；相反，不能诊断为颧突过高。

第三节　颧骨颧弓降低术的术前准备

一、病史采集

术前询问病人的既往史、月经史、个人史、药物过敏史等。

二、术前检查

1 常规检查。血、尿、便常规检查，血生化检查，肝功能、肾功能及心肺功能检查。

2 心电图、超声波检查。

3 X 线正位片、颌底位侧位片、CT、三维 CT 等检查。

三、术前沟通交流

了解受术者的手术目的和要求，讲解手术方案、预后结果及可能出现的并发症，向受术者本人及家属交代术前 1～2 周停止应用抗凝类药物，术前 6～8h 禁止进食、饮水等要求，并强调术后注意事项。

第四节　手术治疗原则

一、手术设计要遵循美学测量原则

根据求美者要求并结合国人美学标准及局部具体形态、性别、年龄等情况精确计算颧骨颧弓截骨宽度及所降低高度。面上部及面下部的宽度将直接影响颧骨颧弓降低的设计，如果额部较宽大，面上部的宽度大于正常值，按常规将颧骨降低后会使面中部显得变窄，缺乏优美的面中部曲线，会影响容貌美。如果面下部较宽大于正常值时降低颧骨颧弓后会使面型呈方形，甚至梯形，故此需同时进行下颌角截骨缩窄下面宽才可获得理想效果。

二、形态与功能兼顾

颧骨降低过度可能影响下颌骨冠突活动面致张口受限，颧弓外侧端截骨线太靠近颌关节亦会造成颞颌关节损伤。

三、面中部、面下部均肥大时可与下颌角截骨术联合进行

对于明显的方形面型，颧骨下颌角联合截骨能收到明显的术后效果。如果不将肥大的下颌角

截除，面中部即不可以缩窄太多。

四、制订完善的手术方案

术前认真讨论治疗计划，拟订完整的手术方案及围术期准备，术前制订周密的治疗计划是保证手术成功的关键，方案越完善，术中、术后出现问题的概率越低。

五、严格掌握手术适应证

对有全身性疾病及精神、心理状态存在问题者不可做手术。如对于血压偏高者建议先服用降压药将血压控制稳定后再手术，如血糖较高，则要采取降糖措施，待血糖控制在正常水平方能手术。

六、掌握手术时机

在月经期内及月经前后三天内以及服用抗凝及活血化瘀类药物期内禁忌手术，对未成年和老年人不宜做此类手术。

七、手术安全

手术第一重要的是安全，术中尽量减少失血量，手术在全麻下进行。术前准备充分，术后要重视监护及护理。要求术者技术要熟练，要有扎实的基本功，还要有麻醉、护理等素质良好的医疗团队；要求手术器械、设备、麻醉机、电刀等器材精良，要有随时应用的急救器材和药物。具备输血条件或有备份的输血医院作为协作医院，遇有需输血抢救病例，可确保在最短时间内给予输血。

八、无创、微创，无痛，并发症少

微创是面部轮廓整形美容手术应该遵循的基本原则，只有创伤小、损伤轻，才能保证恢复快，并发症少，微创对受术者的精神创伤也小，可减少受术者对手术的恐惧感。无痛是每个求美者都非常关心的问题，无完善的止痛效果术后会留下痛苦的印象，有很多求美者因为惧怕疼痛而不敢接受手术。减少并发症是每个美容外科医师不断追求的目标，做好充分准备，减少盲目性，认真做好每一个环节是减少并发症的必要前提。

第五节　手术方法

颧骨颧弓肥大的手术方法，主要是根据颧骨的前突和颧弓的侧突两个主要的不同状态决定手术的方法，如以颧骨前突为主，则采取降低颧骨为主；如以颧弓侧突为主，则采取缩窄颧弓为主；如同时伴有下面部宽、下颌角肥大者，则可考虑颧骨降低及下颌角截骨同时进行。

一、按手术方式分

1 L形截骨颧骨降低术。

2 弧形斜面截骨颧骨降低术。

3 微切口颧骨颧弓内侧壁截骨降低术。

4 颧骨磨骨降低术。

5 颧骨外板凿除降低。

二、按手术入路分

1 口内入路。

2 口外入路

（1）冠状切口颧骨颧弓降低术。

（2）颞部切口。

（3）耳前切口。

3 微切口入路

（1）口内微切口。

（2）口外微切口。

第六节　颧骨颧弓截骨的定位设计

颧骨颧弓手术的定位设计对手术的成功起到很重要的作用：手术方案的选择和设计是根据颧骨颧弓肥大高低的程度来确定的，而颧骨和颧弓两者影响面中部的形态主要表现在颧骨向前外侧突出，而颧弓主要表现为向侧方突出。所以，设计手术方案时可以根据这两者突出于不同方向的特点来决定是以减轻前突为主还是缩窄减少侧突为主。

一、缩窄面宽的设计方法

通过三维 CT 片或 X 线片测算出应降低颧骨的高度或缩窄颧弓宽度的数据，通过头颅 X 线正位片测量头颅骨性上面宽与中面宽的比值。计算截骨宽度公式：

实际测得面宽-标准面宽＝应缩窄面型宽度

实际骨性面宽-标准骨性面宽＝应截除骨块宽度

二、截骨线设计

（一）颧骨前突降低截骨设计

颧骨内侧缘弧形斜面截骨的优点是截除多余的骨块后两断端的断面可搭接在一起，不致因截除骨块后颧骨块长度不足而向深面颞窝陷落造成局部凹陷；还可以防止去除截骨块后对位不好，形成骨不连接或截骨线位置有条形凹陷（图 12-3）。

（二）颧弓宽大截骨设计

颧骨颧弓内板多线截骨柳枝样内收骨折降低颧弓，微创口内切口颧骨颧弓内板截骨降低缩窄术的最大优点是创伤小，手术时间短，术后反应轻，恢复快，无须固定（图 12-4）。

（三）颧骨颧弓肥大截骨设计

1 L 形截骨　可以将前突的颧骨降低，同时可以内收侧突的颧弓。L 形截骨最大的优点是两截骨断端的断面可以紧密嵌合在一起，其近端截骨断端“L”的短臂处截骨面形成一个自然的平台用于支撑固定截断的颧骨体，可起到防止骨块向下滑动导致面中部松垂的并发症（图 12-5）。

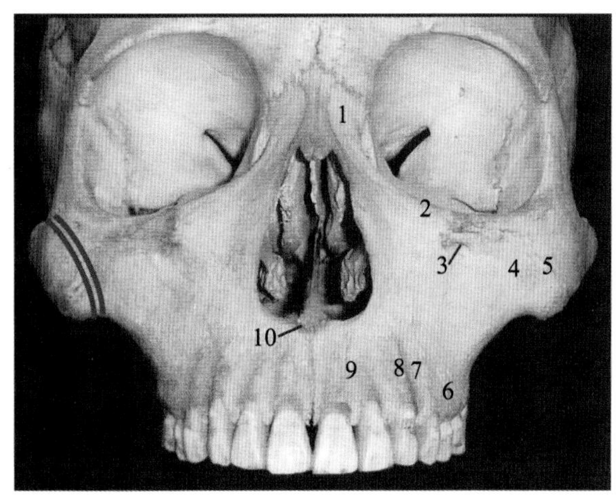

图 12-3　弧形斜面截骨

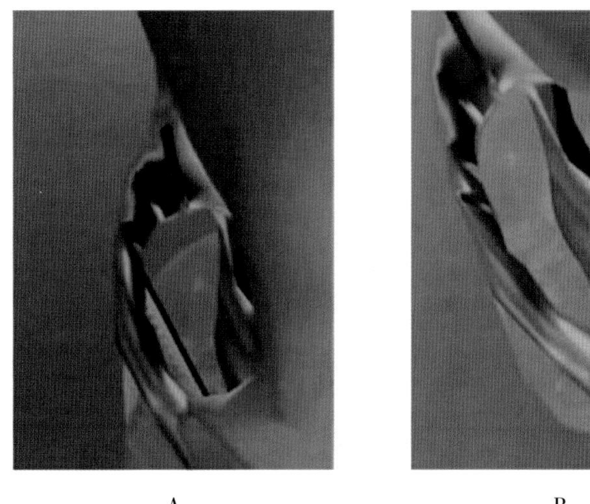

A　　　　B

图 12-4　内板截骨

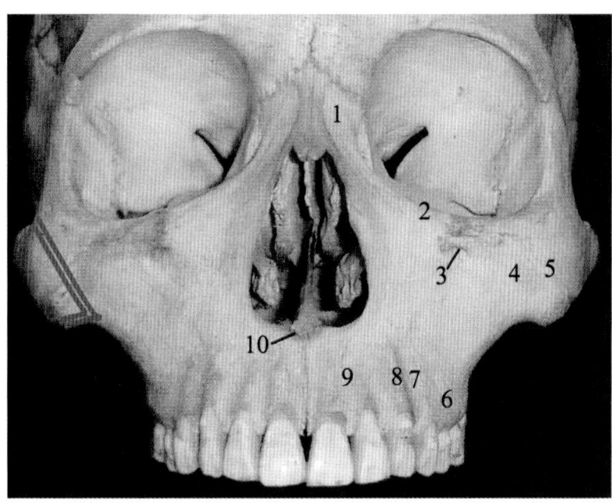

图 12-5　L 形截骨

2 直线截骨　颧骨颧弓降低缩窄截骨线体表设计。首先将颧骨颧弓的轮廓投影在体表准确地描绘出，用画线笔标记出截骨线连体表投影。直线截骨的优点是截骨操作简单，两断端整齐，便于将截断的颧骨体复位固定（图 12-6）。

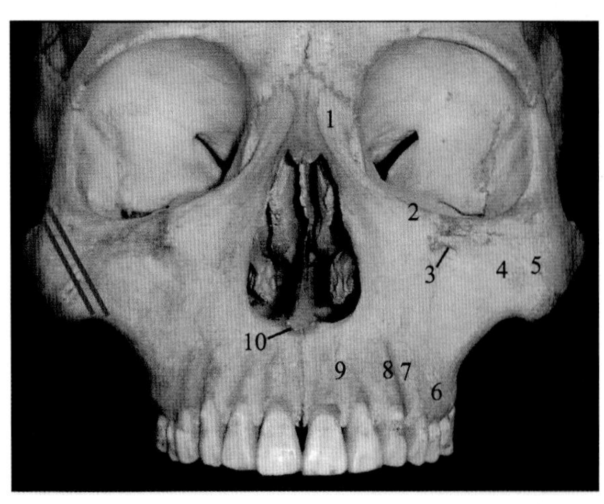

图 12-6　直线截骨

三、手术方案的选择与设计

对于颧骨颧弓降低缩窄的各种不同的手术方案选择和设计是由诊断和受术者的具体情况结合医师的手术经验和设备器材设置情况而决定的。

（一）口内口外切口的选择

1 口内切口　其切口与截骨部位较近，切口较隐蔽是其优点，但手术视野受到了很大限制，甚至部分操作需要在盲视下进行。

2 口外切口　如颞部切口、冠状切口可以与颞部额部除皱术同时进行，显露手术野较充分但切口比较大，剥离范围较广泛。

3 耳前切口　入路对于以颧弓向外突出为主的案例较适用。但耳前可遗留切口痕迹。

4 耳后切口　切口较隐蔽，截骨线与切口平行截骨较容易，方法易掌握，但术后耳后可遗留瘢痕。

（二）截骨降低或磨骨降低颧骨

1 截骨降低　对截骨区域的剥离范围较小，颧骨颧弓均可适用。

2 磨骨降低　磨骨比截骨对设备的要求比较简单，磨骨仅需有磨钻即可施行手术，但磨骨的剥离范围较大。磨骨对颧弓宽大者应用受限，因颧弓中段比较薄，磨骨少了对缩窄的效果不明显，磨骨多时可以形成骨缺损。

第七节　口内入路颧骨颧弓截骨降低缩窄术

为改善面中部及面型整体轮廓美，颧骨降低颧弓缩窄术在临床上是较常见的面部轮廓整形美容手术之一。该手术对缩窄面中部宽度降低颧骨体的前突可以达到立竿见影的效果。但由于此类手术需要对整形面部轮廓的骨性支架结构进行改形，故对医师的要求以及医院内的设备及手术器材的要求都比较高。口内入路是 Onizuka 1983 年报道的颧骨降低方法，其优点是切口隐蔽，截骨位置距切口最近，切口出血较少，创伤较冠状切口小；缺点是手术野小，操作会受到一定的限制。口内切口是颧骨降低应用最多的入路之一。在口内入路颧骨截骨术中，颧弓亦可采用口外鬓角发际内小切口，用窄骨凿将其在基部凿断骨外板造成青枝骨折。

一、适应证

1 身体健康，无较严重的全身性心、肺、肝、肾、神经、内分泌及血液系统疾病。

2 颧骨肥大前突，颧弓向外突出，面型呈菱形。

3 成年男女，女性不在月经期内。

二、手术设计

1 在面部颧骨颧弓位置体表描绘出颧骨颧弓投影形态，并标记出眶下孔位置。

2 标记出颧骨颧弓截骨的体表投影线(图 12-7)。

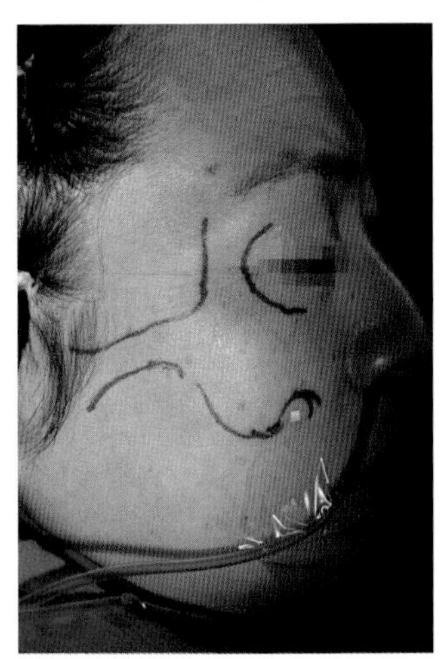

图 12-7　颧骨颧弓截骨体表投影线

3 在 X 线或三维 CT 片上标记出颧骨截骨的截骨线及截骨宽度。

三、手术方法

(一) 麻醉

经鼻腔气管插管，全身麻醉。

(二) 切开

在两侧上颌尖牙到第 1 磨牙的前庭沟处切开黏膜及骨膜。

(三) 剥离

用骨膜剥离器沿体表标记截骨线方向，在骨膜下沿上颌牙槽嵴前缘及上颌窦前壁外侧向上、后剥离，注意保护剥离腔隙内侧处眶下神经，充分暴露颧骨外侧面及颧弓前端。剥离可在光导纤维拉钩照明引导下进行，使手术野暴露充分，显露手术野时应尽量减少剥离颧骨下缘颧大肌和咬肌的附着点，否则容易造成颊部下垂。剥离范围以容下拉钩及来复锯即可。而后用剥离子在颧骨上颌突与上颌骨结合部位，向颧骨内侧面沿截骨线方向紧贴内侧骨面向上剥离至颧骨蝶额突颞突交界处上方。

(四) 截骨

暴露颧骨外侧面后在上颌颧牙槽嵴上端用较窄的略内弯的骨膜剥离器斜向后上方剥离颧骨弓内表面骨膜，显露颧骨颧弓内侧骨面。

1 直线截骨 从颧骨上缘颧骨颞突根部开始斜向前下方到颧颌缝下端前内侧 5mm 处用来复锯截断颞突根部，然后在此截骨线后方约 0.5cm 平行作第二条截骨线，去除其间的骨块。其颧弓远端可在切口锯开骨外板亦可用小切口窄骨凿自鬓角发际内进入将颧弓外板凿断，用手按压颧骨游离端使颧线性造成青枝骨折。此时可见颧弓前端游离且有一定活动度，将颧弓内收用钛板或钢丝固定结扎从而缩小颧骨颧弓。注意，截骨时锯片不能垂直于骨面，锯齿应略向后外倾斜，使截骨断面与截骨线前方的颧骨外侧面成钝角关系。检查双侧外形对称，缝合黏骨膜。

2 弧形斜面截骨 由于直线截骨去除截断骨块后截骨断端呈悬空无支撑状，故必须用钢丝结扎或微型钢板螺钉固定才可使截断颧骨不会向颞窝陷落。所以笔者将截骨线改为弧形斜面截骨既可以达到降低颧骨颧弓的目的；又可使近端的斜形截骨面对离断的颧骨块起到支撑作用，截骨宽度在 5～8mm 内，可以不用较强的固定，骨块不会陷落（图 12-8）。

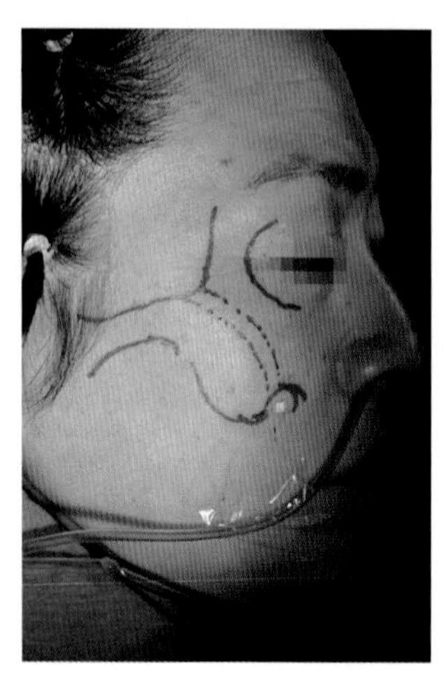

图 12-8 弧形斜面截骨体表投影

3 L 形截骨 其 L 形截骨线的长臂起自颧骨蝶额突基部与颞突连接处表面，斜向前下方的上颌突方向在距颧骨上颌突基部下缘 1～1.5cm 处垂直折向颧骨外下缘与颧弓的起始连接处，此为 L 形截骨的短臂截骨线。截骨宽度为 4～8mm 不等。先用来复锯将 L 形截骨线长臂的两条并行截骨线自外侧壁向内侧壁锯透，而后将锯片翻转自颧骨下缘内侧开始向内上方锯透 L 形的短臂截骨线，完整取出截下的 L 形骨块。在颞骨结节前方锯断颧弓后部，此时颧骨体已完全呈游离状态。

（五）固定

将骨块向内侧移动，使呈直角的断面准确地嵌入近端正 L 形断面，形成稳定结合，用钢丝或微型钢板螺钉固定。

用持骨钳将断离的颧骨体拉至近端截骨面，检查结合较紧密后用画线笔在断端两侧拉对的位置上标出钻孔位置，钻孔位点不可离边缘太近，易豁开，亦不可距断缘太远不便打孔，尤其断端上颌缘处只能在打孔时尽量倾斜钻头角度从外板钻向断面穿出，用细钢丝结扎或微型钢板螺丝钉固定。

对于弧形斜面截骨，由于剥离范围小，断端深面可有支撑，可以选用 4 号丝线或 3-0 可吸收线将两骨断端钻孔后结扎固定在一起。如截骨量较小剥离很局限时不用结扎固定亦不会发生移位。

无论何种方法截骨，在结扎固定或微型钢板镙钉固定时均可以将离断的骨块向上提升 2mm左右，如此可减少颧骨降低后面部松垂。

第八节　口内入路磨骨法颧骨降低术

对于单纯的颧骨前突者，采用简单的颧突高出部分磨削降低亦会收到较好的效果，但对于颧骨颧弓突出均较明显时，采用磨骨法其效果会受到一定影响，尤其对颧弓侧突明显者应慎用或不用。

一、适应证

同本章第七节。

二、手术设计

对于颧骨前突的程度和范围，在术前应在局部用等高线标记法将颧骨前突的突度和范围标记出来，以利磨骨时参考。

三、手术方法

（一）麻醉

手术在全身麻醉加局部浸润麻醉下进行。

（二）切口

选第1、第2前磨牙处齿龈沟切开黏膜、黏膜下组织达骨膜，切口长2.5cm左右。

（三）剥离

用骨膜剥离器在骨膜下剥离，由于磨骨范围较广，所以整个颧骨及部分颧弓表面均需在骨膜下剥离，并予以显露，剥离近眶下孔处时要注意对眶下神经给予保护。剥离颧大肌及咬肌附着点时要尽量保守，剥离太多会导致面颊部松垂。

（四）磨骨

用磨钻逐层磨削颧骨及颧弓根部外侧面骨质以缩小颧骨和颧弓外径。上颌骨颧牙槽嵴上端常常需要同时磨削。值得注意的是，颧弓中段骨质较薄，最薄部位仅2～3mm，其下缘、眶缘及颧颌缝至其后1cm处可较多削除骨质；而颧弓中段不可磨除太多，否则易造成骨缺损。此部也往往是颧骨外形最突出部，其他部分不宜过多磨削以免骨折。磨削时要小心保护眶下神经不可被磨头损伤或卷入高速旋转的磨头内造成撕脱断裂。一侧磨削完成后，反复用生理盐水冲洗磨削骨面及剥离腔隙以冲洗脱落的粉状骨屑。暂不关闭切口，待对侧术毕，检查外形是否对称，满意后再缝合黏骨膜。术后不需引流，加压包扎3天，术后应用抗生素3～5天。操作过程中有时会造成上颌窦外露，上颌窦外露一般不会造成严重并发症，术前CT检查明确上颌窦前壁的厚度有助于防止上颌窦外露的发生。除用磨钻外，也可以用小的骨凿将颧骨体凿除，削薄。

（五）包扎

缝合黏膜切口后适当加压包扎。

第九节 冠状切口颧骨颧弓缩小术

一、概述

自 1984 年 Onizuka 等介绍了从口腔径路的颧部整形手术以来，许多学者均采用此种方法。然而，从口腔进入有一些明显的不足之处，例如，暴露困难、颊部松垂、难以保证两侧对称以及在颧弓部位难以达到充分缩小等。Se Min Baek 在 1984 年提出一种新手术方法——口内外结合的颧骨截骨术，口内入路用来对颧骨体截骨并将已松动颧部重新定位及作骨固定。口外侧只是为了将颧弓截断，后来又提出了经冠状切口颧骨颧弓降低缩小的方法，并介绍了一些在颧部整形方面的实用手术技术及处理要点。与以上提及的技术相比，此方法有如下优点：

1 按照通常精确预测切骨术及切除的适当骨量，能精确地获得预期的颧骨缩小。

2 在直视下进行手术能较易保持两侧对称。

3 手术不仅能减少颧部的突起，而且能使它处于一个更恰当的位置。

4 手术不会损坏颧骨体的自然弧度与外形。

5 手术后面颊无松垂现象，这是由于在手术中已将面部软组织重新提紧。

6 在手术时可以同时进行前额眉部及颞部的提紧术或骨膜下前额除皱术。但由于切口范围较大，故存在着出血较多、手术时间较长等缺点。

对于单纯颧骨颧弓降低缩窄，不必进行额颞部除皱时，为缩短切口亦可以仅采用双侧颞部切口完成该手术。

二、适应证

身体健康，无全身性严重疾病；无心理疾病；面上部与面中部比例失调；面中部宽大、颧骨颧弓突出者。

三、术前准备

1 认真与求美者沟通，了解其手术要求及手术目的，向其介绍手术过程及手术后效果和可能出现的并发症，详尽地告知术前、术后需要求美者配合的每个环节，签署手术同意书。

2 详细进行全面的身体检查及各项脏器功能检查。

3 拍三维 CT 片。X 线平片测量计算颧骨或颧弓缩小的幅度。

4 术前 24h 起静脉应用抗生素。

5 冠状切口的头发准备。术前三天每日洗头一次，手术当天用 1:1000 苯扎溴铵洗头，剪除冠状切口线上的头发 1.5～2cm 宽。切口两侧头发编辫结扎(图 12-9)。

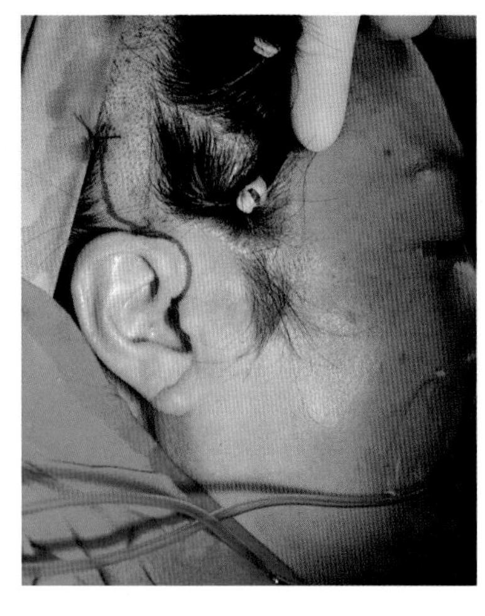
A

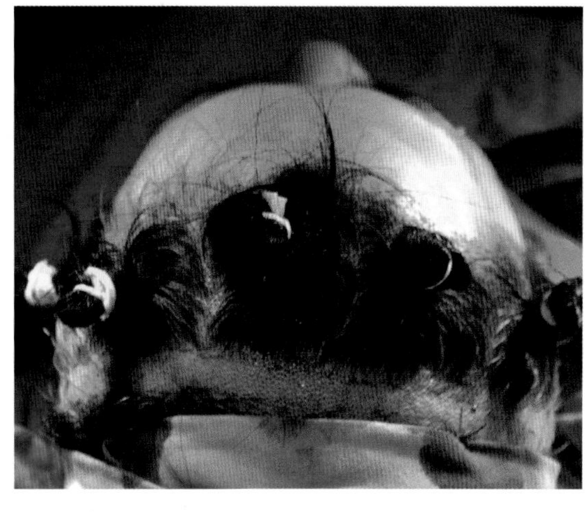
B

图 12-9　头部冠状切口

四、手术方法

（一）麻醉

手术在气管插管全身麻醉加局部浸润麻醉下进行。

（二）切开

沿设计切口自一侧耳轮上脚到对侧耳轮上脚一次切开头皮帽状腱膜达骨膜下，切缘两侧用头皮止血夹止血。

（三）剥离

在帽状腱膜下层及颞深筋膜浅层用剥离器剥离后将头皮向面部翻下，到达额肌深面后可进入骨膜下剥离。两侧到颞嵴后在骨膜下沿眶外侧壁外侧骨膜下向下方颧骨蝶额突剥离，再向下方达颧骨体部及颧骨上颌突边缘。在颞深筋膜浅面向上剥离至颧弓上缘，显露颧骨体部截骨线及颧弓远端截骨线。额部在骨膜下剥离至眶上缘。除了截骨线部位外，颧大肌及兄弟肌附着点尽量保留不要剥离，以免造成面颊部松垂（图 12-10）。

（四）截骨

在颧骨内侧与外侧颞部进行颧骨截断就能游离整个颧骨体。游离了这块颧骨体，就能调整和改变颧突的位置。内侧截骨点在上颌切迹处，离颧颌缝下端内侧 5～8mm，然后直向上方，止于近颧额缝合部位，保留好眶外侧缘的完整。用来复锯截骨，并用拉钩保护周围软组织（图 12-11）。在内侧截骨时，可能会打开上颌窦，颞侧的颧骨截断在颧骨结节处进行，切开时使用一片小的来复锯，从后斜向前方进行截断（图 12-12）。

（五）固定

将截断的颧骨体完全游离后，按原设计向内、向上和（或）向后移位，用微型钢板或骨间钢丝结扎固定。

（六）缝合

缝合前对于同时行额颞部除皱者，眶上 1.5cm 上的额肌可完整切除 1.5cm 宽一条肌肉。切除时注意保护双侧眶上神经及滑车上神经。同时，部分切除眉间皱眉肌、降眉肌，分层缝合帽状腱膜及头皮。适当加压包扎。

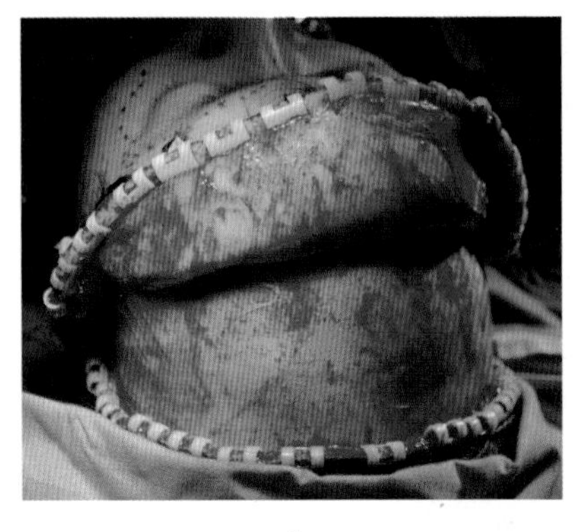

A

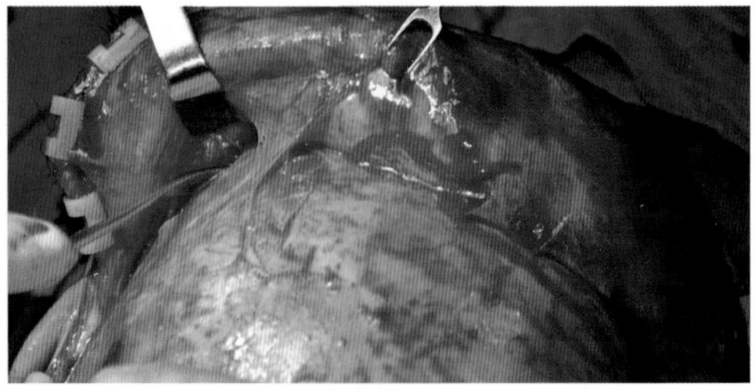

B

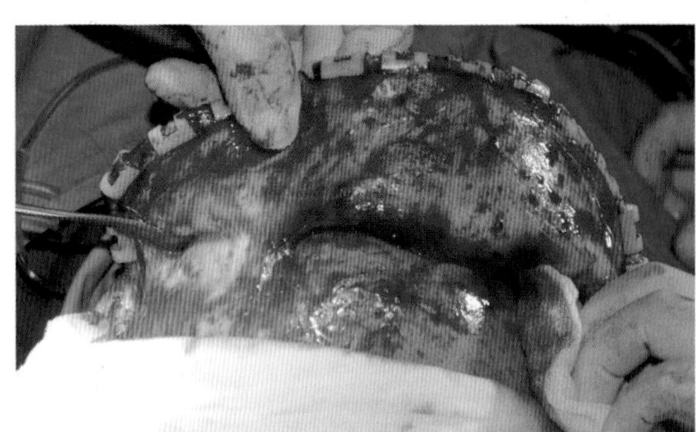

C

图 12-10　冠状切口显露颧骨颧弓

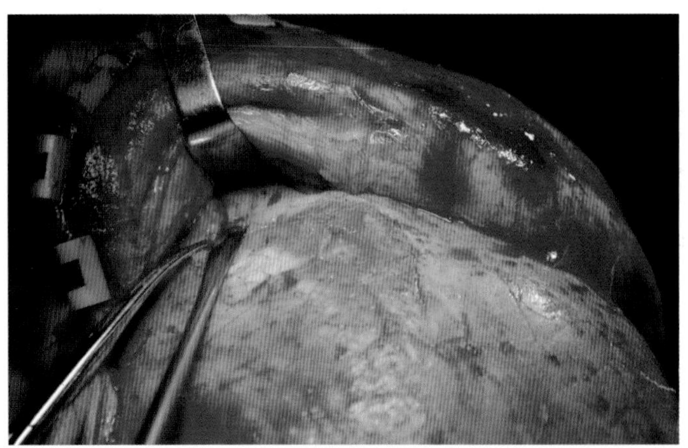

图 12-11　显露颧骨颧弓及截骨线

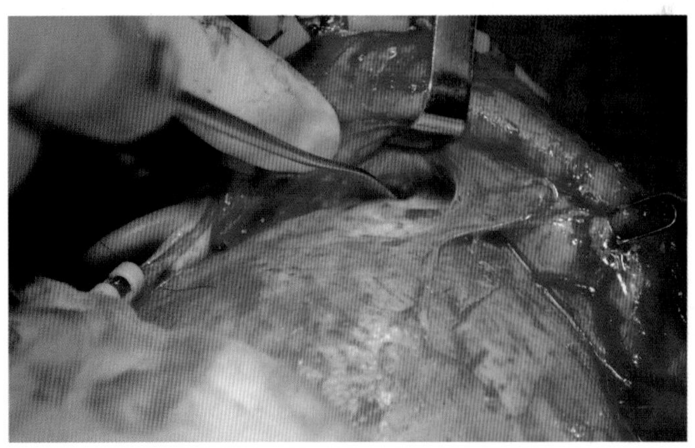

图 12-12　剥离颧骨颧弓结合部

第十节　颧骨颧弓扩展术

在临床上除了颧骨颧弓肥大所致面中部宽大外，亦可见到由于颧骨颧弓发育不良所致的面中部狭窄。在治疗上除了用人工材料自体骨、自体肋软骨用于充填垫高外，亦可采用颧骨颧弓截骨后向外扩展达到扩展中面部的目的。

一、适应证

面中部狭小、颧骨低平而全身健康，无严重全身性疾病者。

二、术前准备

1 了解病史、家族史及个人史。

2 术前做好全身体格检查。如实验室检查、X 线片及三维 CT 等，了解颧骨颧弓骨性情况、需增高的颧骨高度及颧弓宽度。

3 术前与病人沟通，介绍手术方法，让病人了解手术可能出现的并发症。

4 签署手术同意书，术前照相。

三、手术方法

（一）麻醉

手术在局部麻醉或全身麻醉下进行。

（二）切口

采用口内切口，于上颌齿龈沟第 1～2 磨牙处切开黏膜及黏膜下组织达骨膜。

（三）剥离

用骨膜剥离器在骨膜下剥离，向上剥离至颧骨蝶额突眶外侧缘，向外剥至颧弓起始部。剥离内侧时注意勿损伤眶下神经。

（四）固定

在上颌骨外侧下缘切迹与紧贴颧额缝的眶外侧缘切迹之间用来复锯做直线截骨，截骨后眶外侧颧骨部分向外侧移动使面部轮廓与健侧对称。截骨移位后的骨间缝隙采用植骨或羟磷灰石块充填，并用微型钢板和螺丝钉加以固定。如果需要进一步垫高颧部，可截取部分颅骨外板骨片嵌植于扩展后的间隙内，或代替微型钢板横架于截骨线间隙上两端，用螺钉固定架于颧骨之上，可使面部轮廓得到进一步改善。

第十一节　微创截骨颧骨颧弓降低术

微创法颧骨颧弓降低术（又称颧骨颧弓内侧截骨降低术）是采用经口腔内约 0.5cm 的切口，利用针对颧骨颧弓的微动力颌面器械，用于降低颧骨、内收颧弓来达到缩窄中面部、改变脸形的目的。研究发现，对于面中1/3宽大的东方人而言，90%以上是侧面宽大（颧弓宽大），而非正面高（高颧骨）。而面部正面的最高点也是颧骨的最高点，面颊部，尤其是鼻唇沟区软组织的肌肉附着于颧骨上方。如果手术时把颧骨上肌肉的附着点破坏了（磨削法），面部软组织失去了支撑，必然导致面颊下垂、鼻唇沟加深；并且颧骨最高点磨低后，面部正面变得扁平，缺乏立体感，所以在颧骨降低时应该侧重于外下侧，保留前上方不作磨削。颧弓位于颧骨的后侧面，骨质总厚约3mm，在颧骨颧弓的下方和后方附着咬肌的起点。手术时骨膜及肌肉附着处剥离过多，颧骨、颧弓磨削过度，术后固定不佳均可导致面部软组织下垂。

一、微创手术原理

微创手术首先是能否形成颧弓内收，其次是能否达到稳定的效果。

中面部骨性宽大的处理，主要是内收颧弓，其次是适量降低颧骨。颧骨的内收目前有两种方法：截断颧骨颧弓交界处，再凿断或锯开颧弓的远侧，然后内收颧弓并固定，可以用钛板，也可以用线固定；只截断颧骨颧弓交界处，但不切断颧弓的远侧，仅将内侧骨皮质截断，而后强力压迫颧弓形成的支撑骨折使之内收，并通过钛板固定。

对于固定，如果不做大范围软组织剥离，并且颧弓远侧也是断开呈游离状态时，笔者通过多年的临床经验发现，可以通过3-0可吸收线（多股），将游离端颧弓前下方骨膜及剥离后呈游离状态的咬肌多层缝合，然后牵拉向上内方与颧骨或骨膜肌肉做固定，即可达到非常稳定的固定效果，同时可以防止软组织下垂（图12-13）。也就是说直线截骨时，即使不用钛板而只用缝线固定也一样能达到良好的稳定效果，说明颧骨颧弓离断时只要不做大范围的剥离，其组织移位较小，对固定的要求不会很高，后期周边组织对骨的固定影响也比较小。

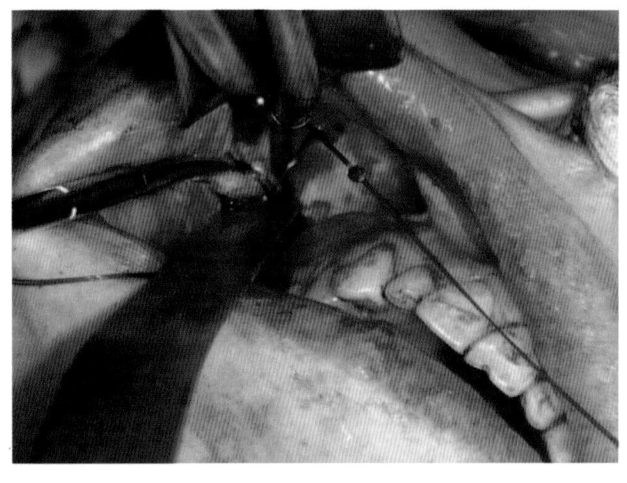
A

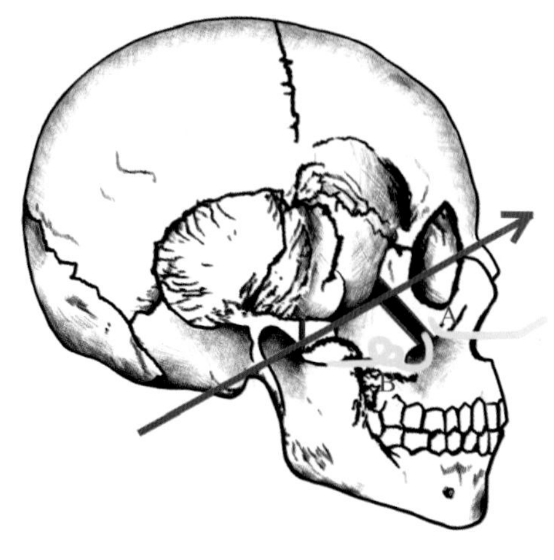
B

图12-13　缝线法颧弓固定术

二、器械的要求

由于微创手术全程为盲视操作，所以必须要求器械对周边组织，尤其对血管、神经的影响达到最小。利用韩国的EZ-cont颌面微创动力系统，基本可以达到此效果（图12-14）。微动力产生的来复锯和锉的振动幅度＜4mm，对肌肉的牵拉扩张力＜0.3mm，并且锯片有一定的厚度，可减少锐性对周围组织的损伤。

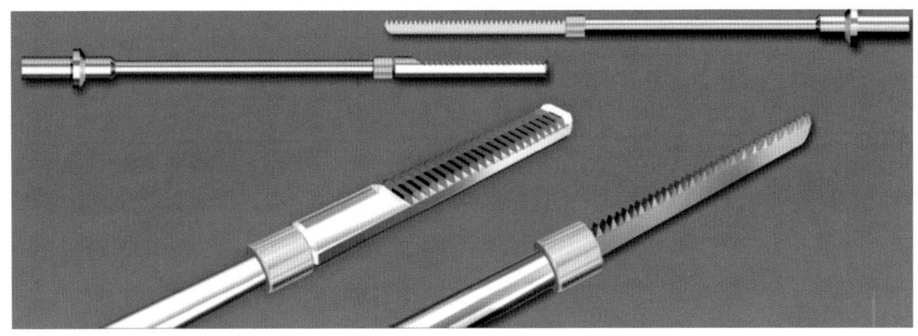

图 12-14　EZ-cont 颌面微创动力系统中的锯片及磨头

微创法颧骨颧弓降低术就是截断颧弓的内侧骨皮质达颧骨颧弓全厚的 2/3，而后在颧骨颧弓表面略施按压即可对另一侧形成青枝骨折，然后使颧弓内收。通过下面三个方面来达到稳定的术后效果：①损伤小，不做大范围的剥离。由于尽可能保持了表面骨膜的完整性，对外侧颧弓的下陷起到预防作用。②截骨线细窄，颧弓内收时两断骨面能贴合，也可以防止颧弓下陷。③只做单侧的离断，另一侧只形成青枝骨折，保证了颧弓不会上下移位。

三、手术步骤

（一）截骨线设计

首先在面部体表用画线笔标出眶外侧壁外缘及颧骨颧弓上缘及颧骨颧弓下缘，并在颧骨内侧壁与上颌骨外壁上端及眶外侧壁外面及形成的颧骨内侧隧洞的内侧缘的体表标记第一条截骨线；在第一条截骨线的外侧 2～3mm 处标记出与第一条线平行的第二条截骨线；于颧骨颧弓隧洞外侧距离颞颌关节 1.5cm 处体表标记出第三条截骨线。

（二）切口及剥离

口角平面，在距上唇齿龈沟 1.5cm 的颊黏膜处（距离稍远处，黏膜有一定的移动度，便于手术操作）用尖刀在黏膜上切开约 0.5cm 的微小切口，用专用的剥离子贴着上颌角外侧骨膜下前行，在颧骨、颧弓交界处骨下方做较大范围剥离，剥离范围包括了第 1、第 2 两条截骨线；在距内侧切口外 1.5～2cm 处再于颊龈黏膜处切一 0.5cm 大小切口，插入远侧颧弓的骨下方（颧弓与颅骨交界处），剥离后插入配套的保护套管，作为导向引入锯片（图 12-15）。

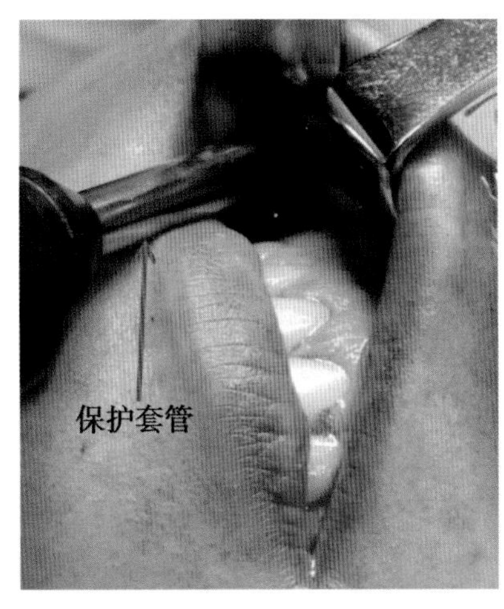

A

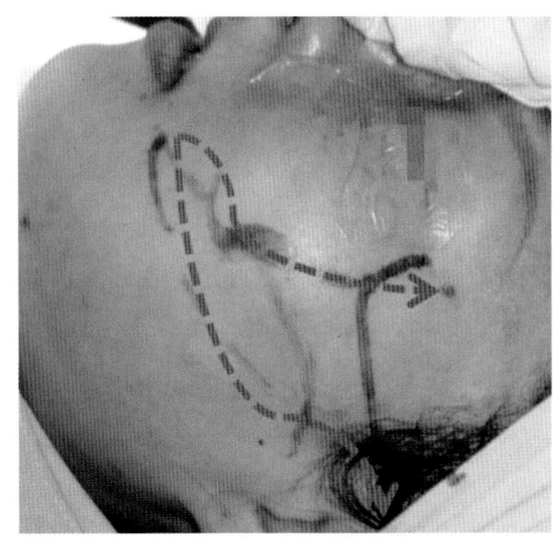

B

图 12-15　微创法切口设计及锯片方向

（三）截骨

微创法截骨分两种情况。

1 一种情况是，绝大部分求美者表现为颧弓前方突出，故需要将颧骨颧弓交界处内侧壁的两条截骨线从内侧断颧骨厚度的2/3保留其外侧皮质下完全离断截断，将锯片引导至远侧颧弓内侧壁处按设计截骨线将内侧皮质锯开至颧弓外侧骨皮质深面，颧弓远侧形成青枝骨折。在截骨过程中用手在颧弓锯骨处紧压皮肤，通过手感应锯片的位置。由于颧弓横断面上方（外侧面）呈弓形，也就是说颧弓中央线处骨质最厚，所以锯片自内向外逐渐锯开颧弓时，会首选从颧弓的上方感觉到锯片的位置，控制好保留部分骨质不锯断。同法锯2～3条锯口（图12-16）。亦可通过剥离子及套管引导，将锯片移至颧骨颧弓交界处第一条截骨线下方，完全锯断此处颧弓（图12-17），然后用手强力压迫断骨处，使远侧的颧弓发生青枝骨折，从而使近侧的颧弓内收（图12-18）。仔细观察，反复触摸，如果存在有颧骨偏高处，或有台阶感时用微型锉降低或锉平。

2 另外一种情况，就是颧骨颧弓前方接近正常，但远侧（耳前）的颧弓外突很明显。此时，可反向设计，将远侧的颧弓完全锯断，颧骨颧弓交界处第1条及第2条截骨线作不同程度的不完全锯断，保留上方部分骨质（图12-19）；如果颧骨颧弓结合部位突出不明显者亦可行颧骨外侧壁完全截骨，保留下方内侧壁部分骨质，然后压迫远侧颧弓使之内收以达到目的。此种情况时颧弓稳定性极好。

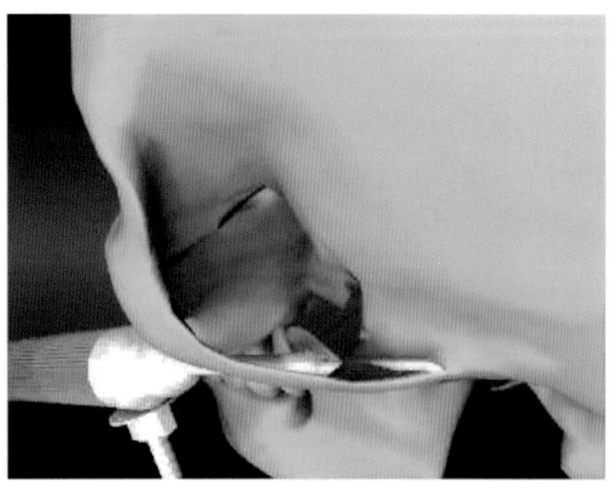

A

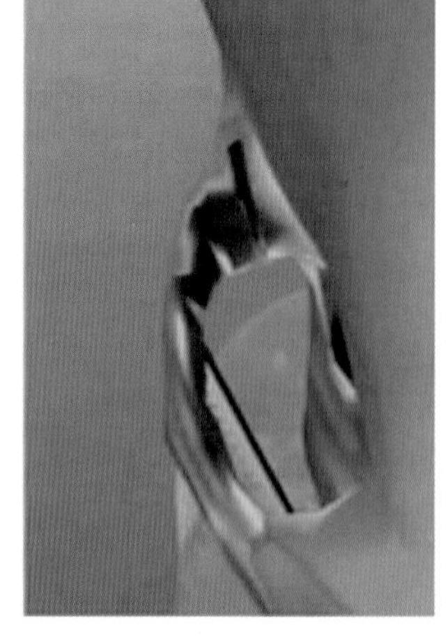

B

图12-16 颧弓远侧的锯开方法

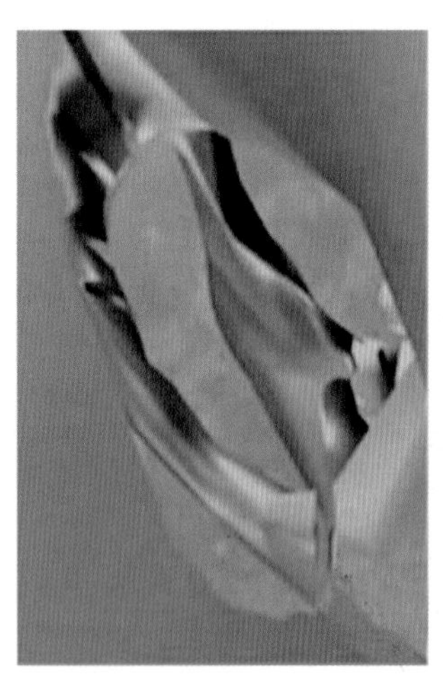

A

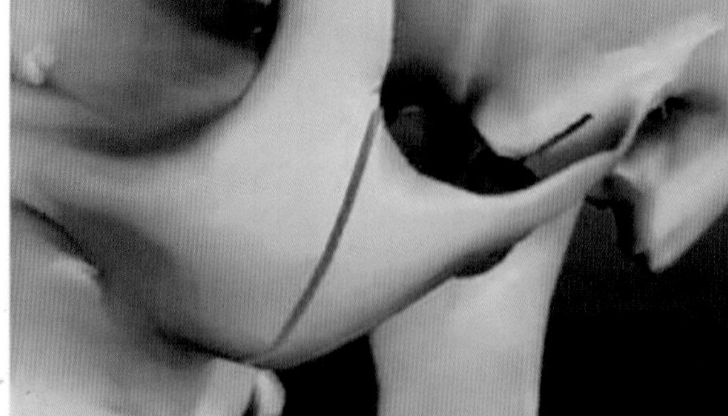

B

图12-17 颧弓近侧的锯开方法

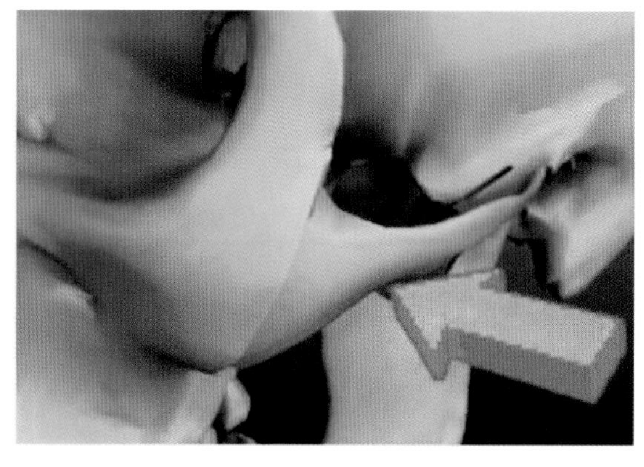
A

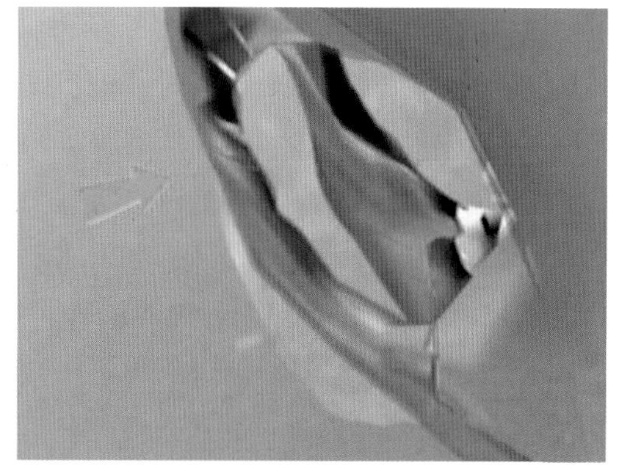
B

图 12-18　颧弓内收示意图

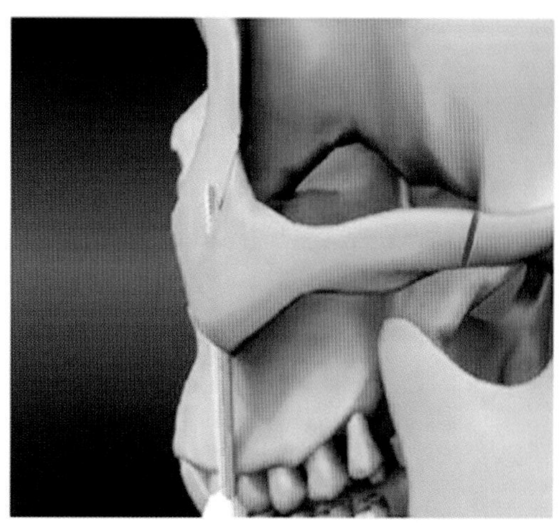

图 12-19　远侧颧弓突出的锯骨方法

截骨后伤口反复冲洗，放置引流管，加压包扎，术毕。

(四) 术后效果及并发症

由于此方法创伤比较小，恢复比较快。术后三个月内注意不要强力压迫颧弓处。手术效果非常明显，X 线片也显示颧弓内收效果显著(图 12-20)。

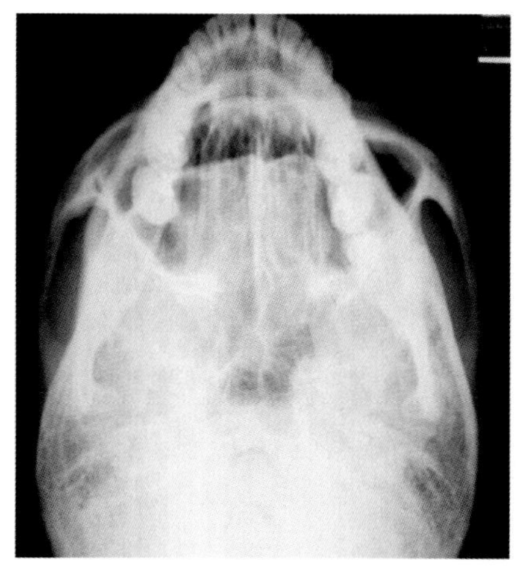
A

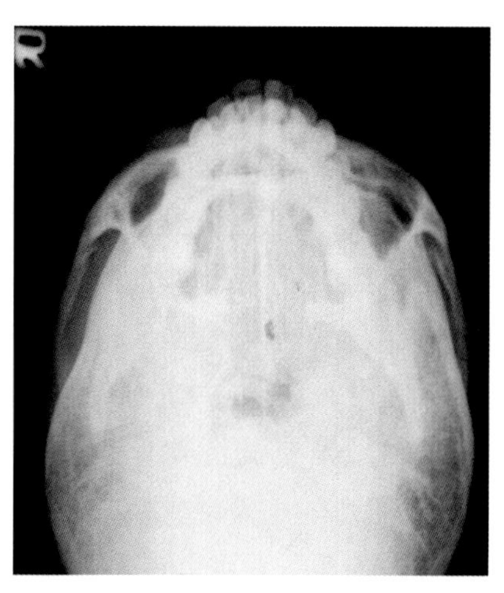
B

图 12-20　微创法颧弓内收术的 X 线片术前、术后效果比较
A. 术前　B. 术后

此手术由于技术要求比较高，在不熟练的情况下有可能出现两种情况：

1 肿胀　主要原因是术者对器械不熟悉所致，由于此动力系统中有冲洗与负压两套装置，如果冲洗液压力过大，就会引起组织的肿胀；如果负压吸引过大也会引起周边组织的损伤。另外一个原因就是手术操作不熟练，对组织的创伤大，导致血肿等。

2 截骨处的凹陷　这是微创法手术最有可能出现的并发症，其产生的原因主要有以下几个方面：剥离范围大，尤其对断骨处浅层骨膜的损伤大，导致断骨后两边骨膜已完全离断，失去了对游离颧弓的下陷限制及连接作用；不熟练或锯片不利而反复锯骨，致断端缝隙过大，颧弓内收时两断端不能连接；截骨断面的角度过度侧斜，超过 90°，导致断骨后外侧颧弓很容易陷落入颧骨的深面；后期绷带过紧或强力压迫所致。

处理：手术中发现存在颧弓不稳定、凹陷时可以扩大手术切口，用前述的方法将游离颧弓下方的骨膜及肌肉向内上方向固定于颧骨或骨膜、肌肉处即可；术后两周内出现的轻微凹陷，可以尝试用专用剥离子从口内上挑颧弓使其复位，并用可吸收线从皮肤外缝合固定（导引针的方法）。无效时则行开放手术，暴露断骨面，缝线固定即可；超过术后 1 个月后的凹陷，建议等 3 个月后行填充术。填充效果比较好的方法有两种：一种方法是脂肪填充，一般单侧需要 5ml 左右，除在凹陷处皮下填充外，还应该在颧弓的下方窝内注入脂肪起到脂肪垫的效果；另一种方法就是使用人工材料，效果明显也无创伤。目前效果好且持久的就是使用爱贝芙，由于此填充剂含有微球，注射后的硬度比较好。

（艾玉峰　潘宝华）

第十二节　颧弓缩小面部轮廓整形美容经验

面部轮廓整形美容包含颧弓整形、下颌角整形和颏整形等。近年来，该技术在中国发展较快。本节重点论述颧弓缩小面部轮廓整形美容经验。

上海第九人民医院于 1993 年开展眶颧美容整形临床医疗，1994 年进行颧弓缩小美容整形（改良 Beak S. M. 技术）。1994 年在上海召开的中华整形外科学会第二次全国学术交流，Machac D.、David D.等参会，在大会总结中笔者提出：“用整形外科、显微外科、颅颌面外科技术发展面部轮廓整形的面部轮廓外科及发展以眶缩小、扩大、移位、再造为目的的眶颧外科，是中国整形外科有广阔前途的发展方向。”1995 年，该两项研究和实践，以及相应的数字医学在颅面整形外科中的应用研究，成为上海第九人民医院整形外科发展项目的一部分，该学科成为“上海市医学重点学科”和国家医科大学“211 工程项目”的资助项目。

1993 年起始的眶颧外科和面部轮廓美容整形实践，至今已在临床上积累数百例颧弓缩小和眶颧整形美容案例，带教了多名博士研究生，有数十名年轻医师和进修医师参加过手术，有关经验多人多次在国内外进行学术交流或手术示教。有关的国内外部分经验介绍如下：

在颧弓缩小面部轮廓美容整形实践中，Baek S. M. 1991 年报道了颧弓缩小整形技术。手术取头颅冠状切口，进行颧骨截骨上移颧弓缩小，并报道了 90 余例临床经验，其创新成果为东方人面部轮廓美容整形留下宝贵经验。其技术要点如下：①以头颅面外科冠状切口手术，切口隐蔽；②手术暴露良好，颧弓缩小手术设计容易操作；③截骨改形后固定牢固和准确，颧弓缩小明显；④在无菌下操作，手术出血容易准确控制。这是世界上首次报道的一种安全有效的颧弓缩小整形。

笔者对 Beak S. M.颧弓缩小做了改良，包括骨和软组织结构美学再造（上海第九人民医院改良 Beak S. M.颧弓缩小技术）。

操作技术：常规作冠状切口，眶外侧壁颧骨截骨，颧骨明显肥大外展者，加眶外下直角三角形截骨，将截骨的颧骨体旋转上移，直角三角形截骨片，移植到上提的颧骨与眶外侧缘之间，达到颧弓缩小、颞部凹陷充填、面部轮廓美容整形的效果。对于 25 岁以上的求美者，在有需求和充分沟通后，同时完成骨膜下面部年轻化治疗。

一、面部轮廓双苹果弧美学再造设计

（一）骨结构再造

颧骨缩小，使整形后的颞、颧、颊部分骨结构弧类似苹果弧形，将鼻侧、颧、耳前点弧塑造成形似冠状面苹果侧面弧，使方形和菱形的面部轮廓改造成苹果弧形态，改善面部轮廓，减少骨性质感。

（二）通过截骨植骨

截骨纠正颧弓凸出，形成低平颧弓，对于截骨后眶外侧缘凸出部分予以磨削，矫正颧弓缩小后颧眶结合部台阶畸形，并利用颧骨内下缘三角形植骨，移植到眶外侧缘上部，使重建的颧弓向上、向后旋转，形成颧眶区苹果弧样结构，并填补颞部凹陷。

（三）软组织提升，苹果弧美学再造

颧弓缩小后颧颊部软组织松垂，张力降低，向上、向后提升——剪力提升，因此提升颧、颊部软组织复合体，并增加颧、颊部软组织复合体结构张力，再造颧、颊区苹果弧的形态。

（四）面部组织剪力向上、向后提升，使面部年轻化

将颞、颧、颊弧塑造成形似苹果横面弧，从鼻侧、颧，到耳前点弧塑造成形似冠状面苹果侧面弧，方形和菱形的面部轮廓成为苹果弧形态（图 12-21，图 12-22）。

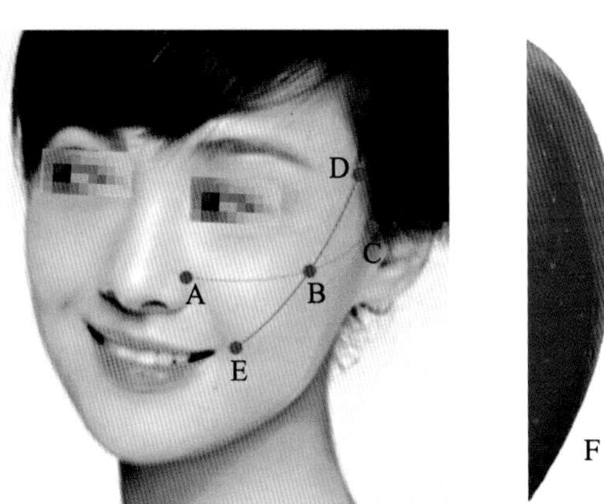

图 12-21　面部轮廓苹果弧体表标志

A. 鼻侧点　B. 颧骨突出中点　C. 对耳轮根部　D. 颞窝中部　E. 鼻唇沟口角外侧点　F. 苹果侧面弧

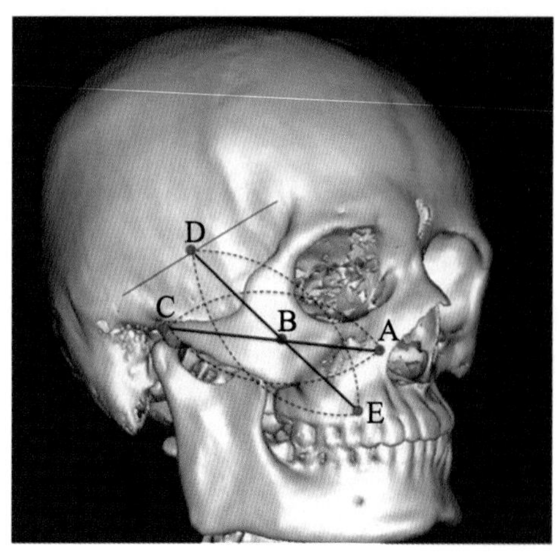

图 12-22　面部轮廓苹果弧骨性标志
A. 眶下孔鼻侧水平连线　B. 颧突出点
C. 颧骨前颞颌关节中点　D. 颞窝中点
E. 上颌第一前磨牙根部

二、颧骨旋转上移颧弓缩小术——面部轮廓整形美容年轻化手术

（一）手术步骤要点

1 气管插管全身麻醉。

2 头部发际内 2～2.5cm 冠状切口，从一侧耳前到耳上发际内向后作一三角切口，转向顶部，延伸到对侧耳前(图 12-23)。

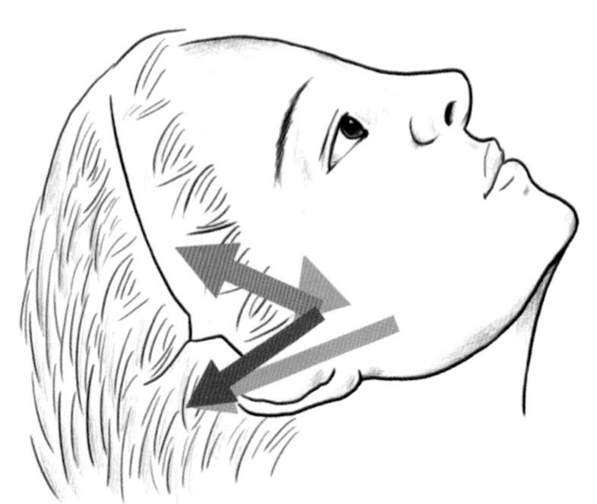

图 12-23　冠状头皮皮肤切口设计，耳上发际内三角形皮肤切口
（红箭头标志颞、颧、颊部分的软组织向上和向后的提升）

3 在颞窝上进入颞深筋膜表面，分离眶外侧颞窝骨膜下，延伸到颞窝前外侧颧骨深面骨膜下分离。

4 在颧弓、颧骨体和颞窝骨膜下分离。

5 在额部帽状筋膜表面分离，进入眉弓下方入骨膜下分离，必要时凿断眶上孔下缘骨桥，入上眶腔和外侧眶腔骨膜下分离 0.5～1cm(限于 25 岁以上)。

6 在颧弓关节结节前方和颧骨颞窝外侧 0.5cm 及上颌骨结合处用微型来复锯，水柱降温，垂直截骨(图 12-24)。

7 如果颧弓明显肥大和外展者,在颧弓下方的上颌骨结合处,加一截骨为直角三角形骨片,缩小面部轮廓横径,但要防止损伤上颌窦(图 12-25)。

8 将截下的颧骨向上、内后旋转,在眶外侧缘插入直角三角形骨片,骨结合处不平部分予以磨平,使移植颧骨有效后旋,充填凹陷颞窝,用钢丝或微型钢板螺丝钉固定(图 12-26)。

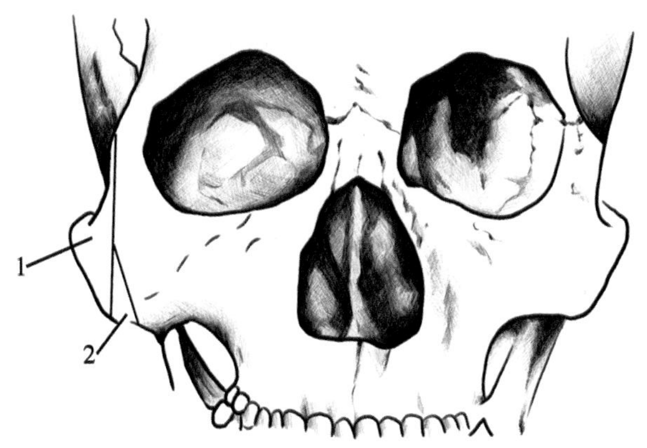

图 12-24　颧骨截骨设计,前面观
1. 颧骨截骨设计　2. 直角三角形截骨设计

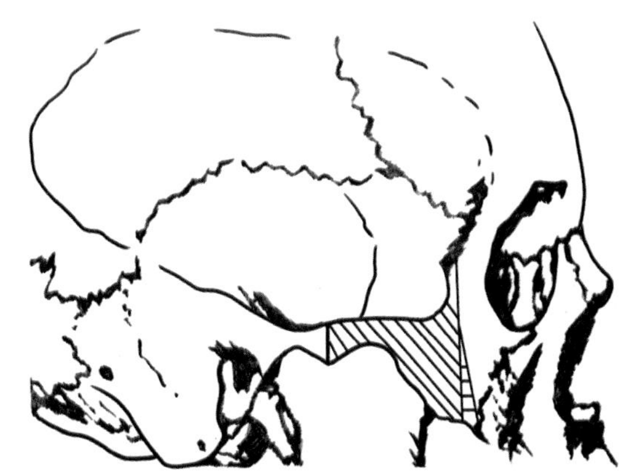

图 12-25　颧骨截骨设计,侧面观
斜线部分为颧骨截骨设计,横线部分为直角三角形截骨设计

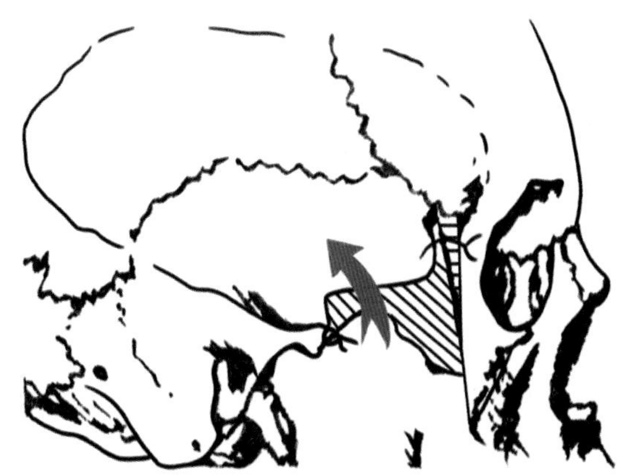

图 12-26　颧骨旋转上移,向后、向内,侧面观
斜线部分为颧骨截骨旋转上移,横线部分为直角三角形截骨移植到眶外侧缘,结扎固定或微型钢板固定

9 将头皮向上、向后牵引，切除多余松弛头皮，置引流管，缝合头皮。

（二）病例

1 病例一　女性，25 岁，1994 年入院，职业为医师。强烈要求改变方形面孔，要求整形美容。按照颧骨上移颧弓缩小的手术步骤进行手术，术后颧弓缩小，面部美化和年轻化（图 12-27）。

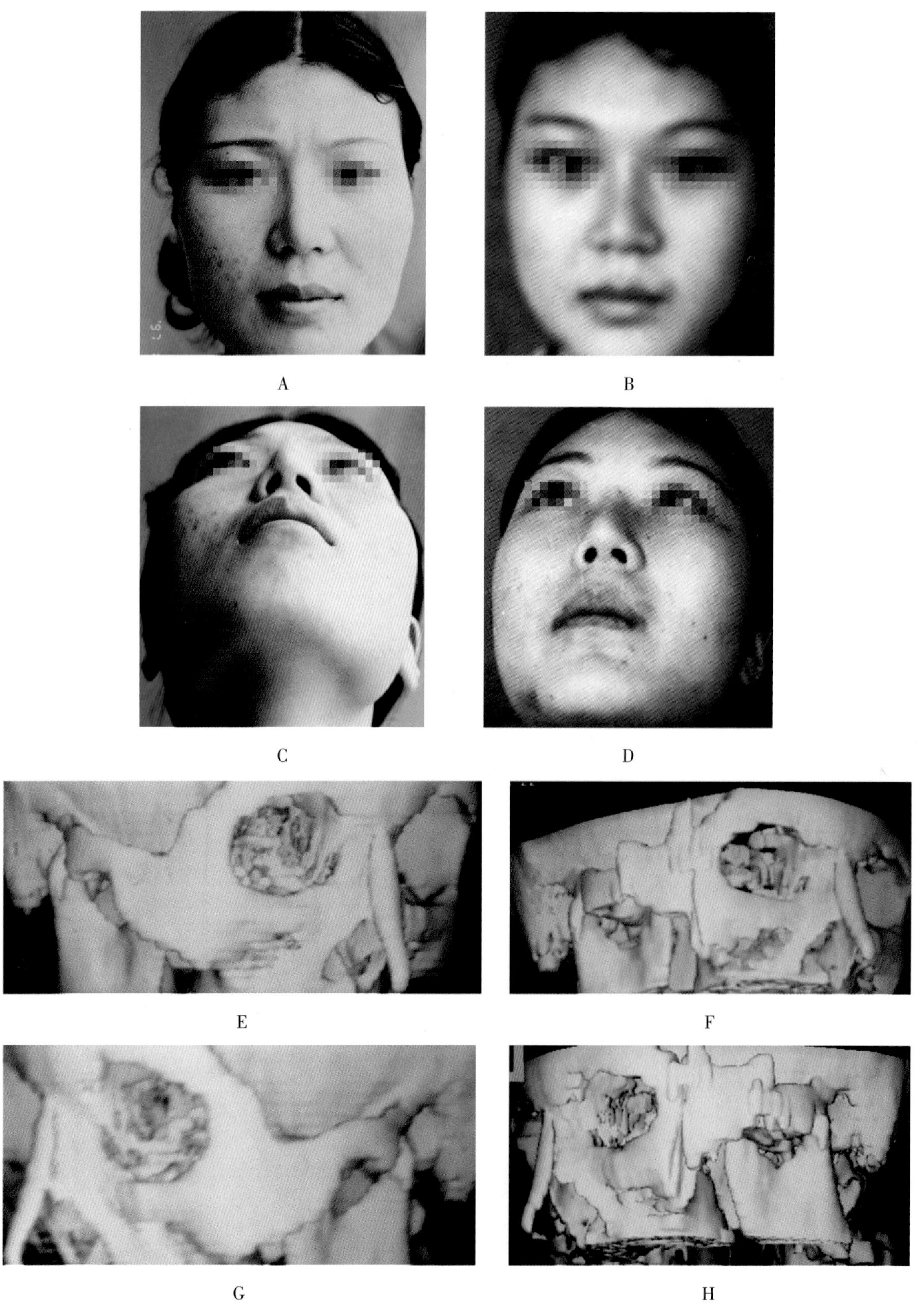

A B C D E F G H

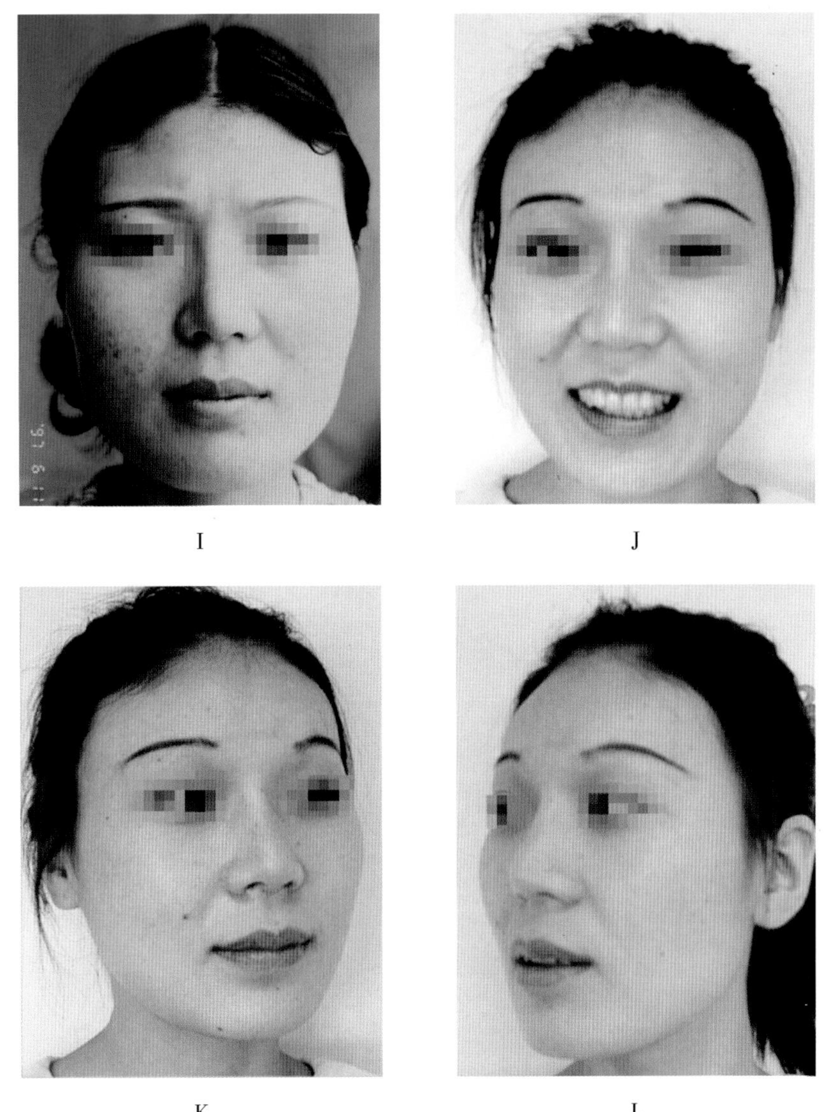

图 12-27　颧骨旋转向内、向上移，颧骨缩小术，颧弓手术后颧弓缩小，面部美化和年轻化
A. 术前正面　B. 术后正面　C. 术前鼻基底位　D. 术后鼻基底位　E. 术前左侧颧骨侧位 CT　F. 术后左侧颧骨截骨旋转上移，侧位 CT　G. 术前右侧颧骨侧位 CT　H. 术后右侧颧骨侧位 CT，可见移植的直角三角形骨片影像　I. 术前　J、K、L. 术后 6 年随访

2 病例二　女性，35 岁，外观约 50 岁外貌。1995 年入院，方形面孔，面容老化，因家庭婚姻挫折坚决要求整形美容，作颧骨截骨，上移，向内、后旋转，同时作额、眶骨膜下面部提升手术。手术后颧弓缩小，面部美化和年轻化。手术后面部轮廓呈长圆形，显得和悦，亲切，同时面部明显年轻化，手术前后相比，几乎年轻了 20 岁（图 12-28）。

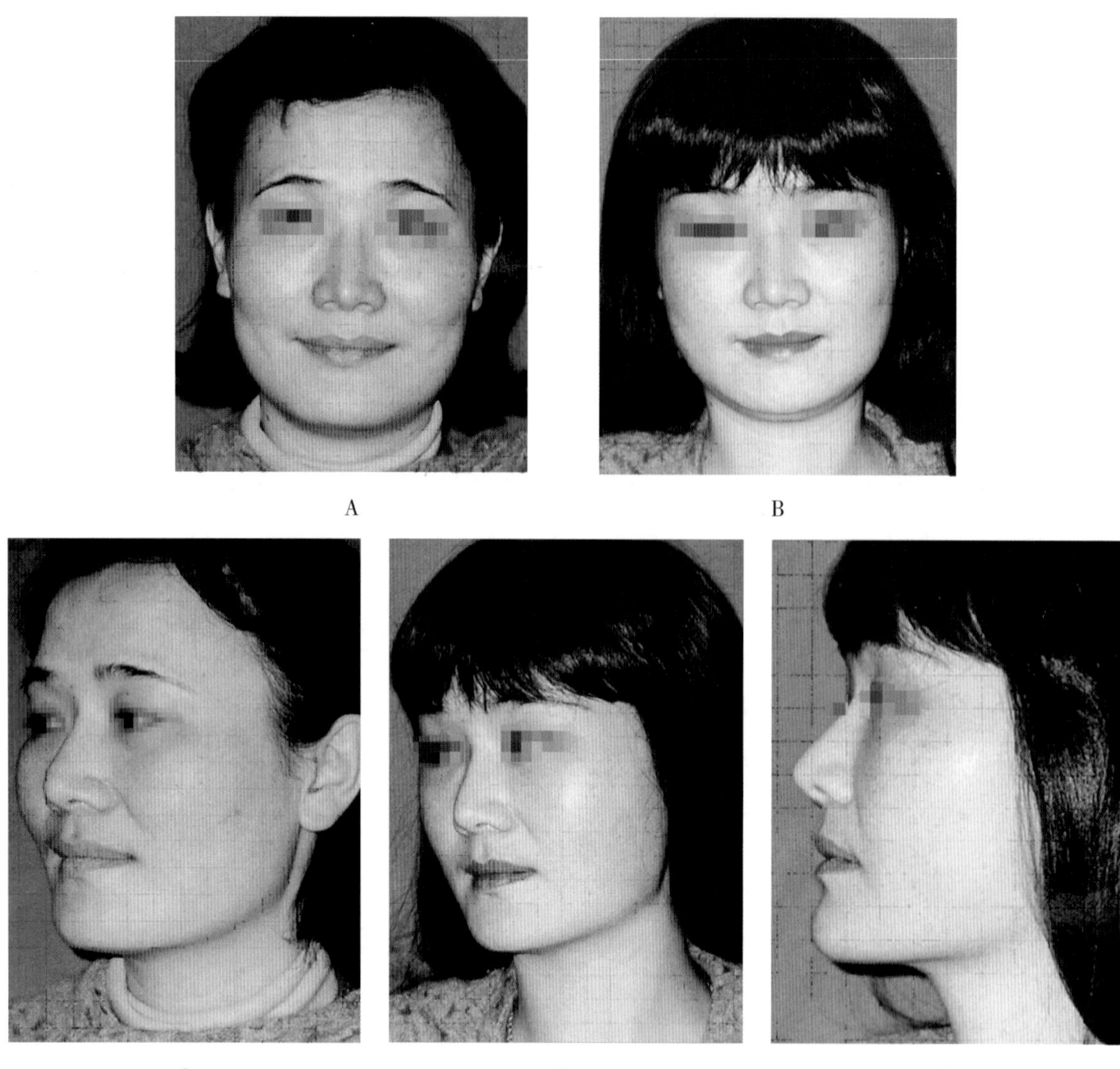

图 12-28　方形面孔，作颧骨截骨、上移，向内、后旋转，颧弓缩小，面部年轻化的手术。术后面部轮廓呈长圆形，面部年轻约 20 岁

A、C. 术前　B、D、E. 术后

三、口腔入路颧骨磨削颧弓缩小术

颧骨磨削面部轮廓整形美容术由上唇颊沟入路，进行颧骨磨削。该手术于 1995 年前后设计和实践。

(一) 手术步骤要点

1 手术前做全身准备和清洁口腔。

2 气管插管全身麻醉或局部麻醉。

3 拉钩牵张暴露上颊沟，切开上颊沟，暴露颧骨、颧弓和上颌骨外侧缘。

4 在眶外侧颧弓突出处匀称磨削颧骨上下，磨削骨面厚度为 3～4mm，谨防过度磨削。

5 仔细冲洗颧骨表面，缝合黏骨膜。

(二) 病例

女性，27 岁，面容俏丽，皮肤嫩白，唯颧弓凸出影响镜面效果，要求做颧弓缩小整形美容。在全身麻醉下手术，按口腔入路颧骨磨削颧弓缩小术过程操作。手术后颧弓凸出得以改善，在左右斜位时对比，颧骨凸出得到明显改善(图 12-29)。

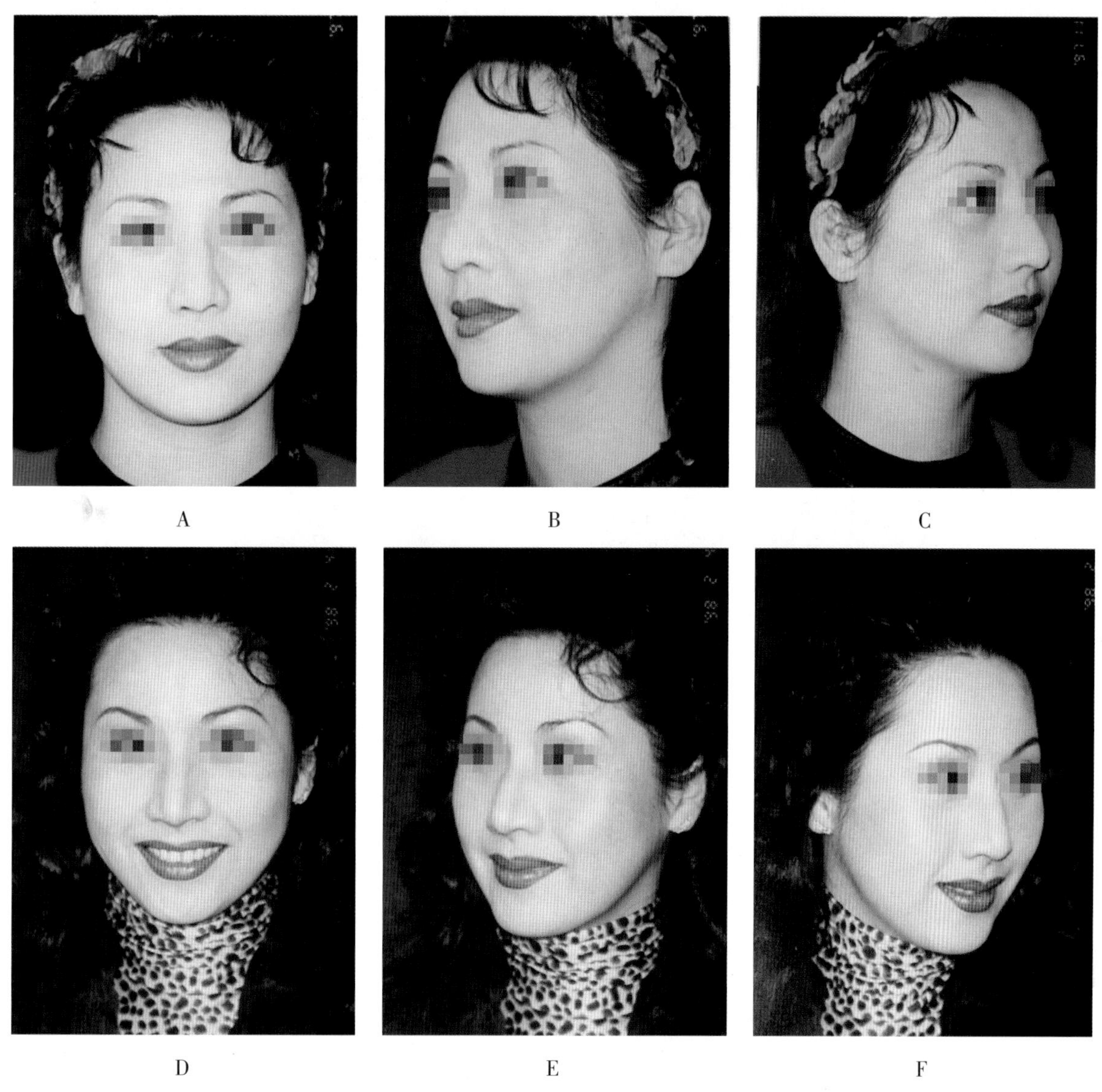

图 12-29　女性面容俏丽，皮肤嫩白，颧弓凸出。手术后左右斜位时对比，颧骨凸出得到改善
A、B、C. 术前　D、E、F. 术后

四、颧骨旋转上移颧弓缩小术——面部轮廓整形美容合并下颌角缩小

(一) 病例一

演艺人员，21 岁，要求矫正方形面部轮廓。做颧骨弓缩小手术，但是没有做直角三角形截骨，没有做骨膜下面部年轻化手术，同时做下颌角口内切口缩小(图 12-30)。

(二) 病例二

女性，20 岁，要求矫正方形面部轮廓。做颧骨弓缩小手术，没有做直角三角形截骨，没有做骨膜下面部年轻化手术，同时做口内切口下颌角缩小(图 12-31)。

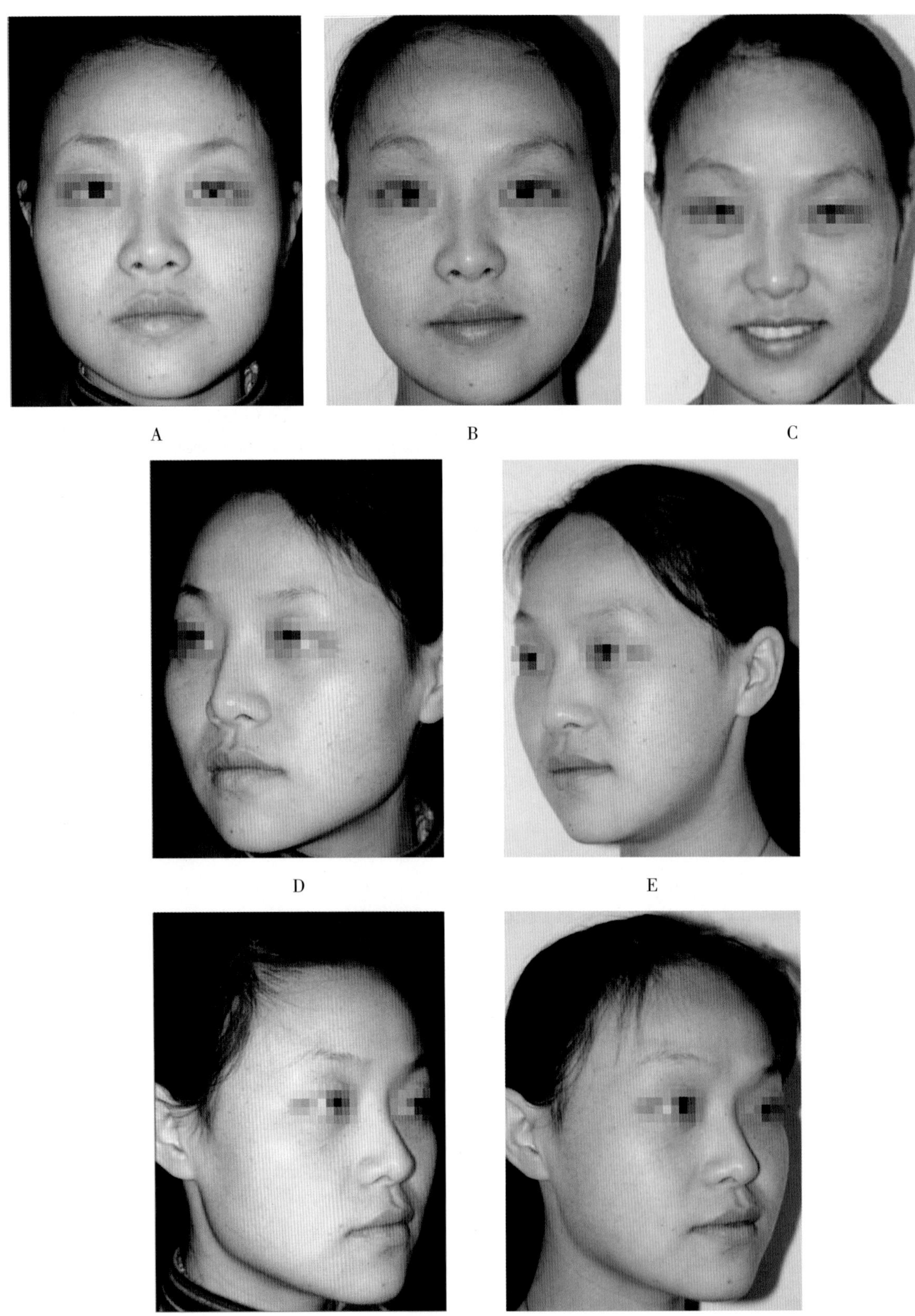

图 12-30　矫正方形面部轮廓，颧骨弓缩小加做下颌角口内切口缩小
A、D、F. 术前　B、C、E、G. 术后 3 个月

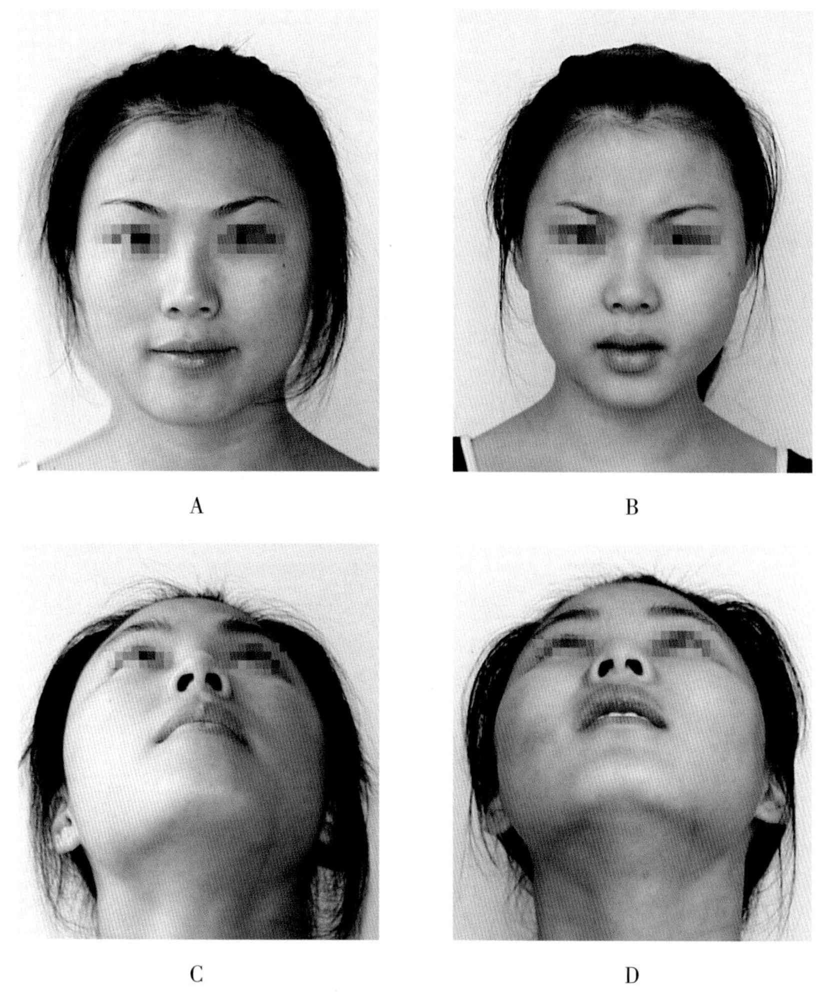

图 12-31　矫正方形面部轮廓，颧骨弓缩小，同时做下颌角口内切口缩小，手术前后正位和鼻基底位对比
A. 术前正位　B. 术后正位　C. 术前鼻基底位　D. 术后鼻基底位

五、颧骨旋转上移颧弓缩小术——面部轮廓整形美容合并下颌角缩小加面部年轻化手术

病例：女性，42 岁，方形面部轮廓，要求颧骨弓缩小和下颌角外展形态矫正。在全身麻醉下，做颧骨弓缩小，同时做口内切口下颌角外板切除术，上半面部骨膜下年轻化提紧（图 12-32）。

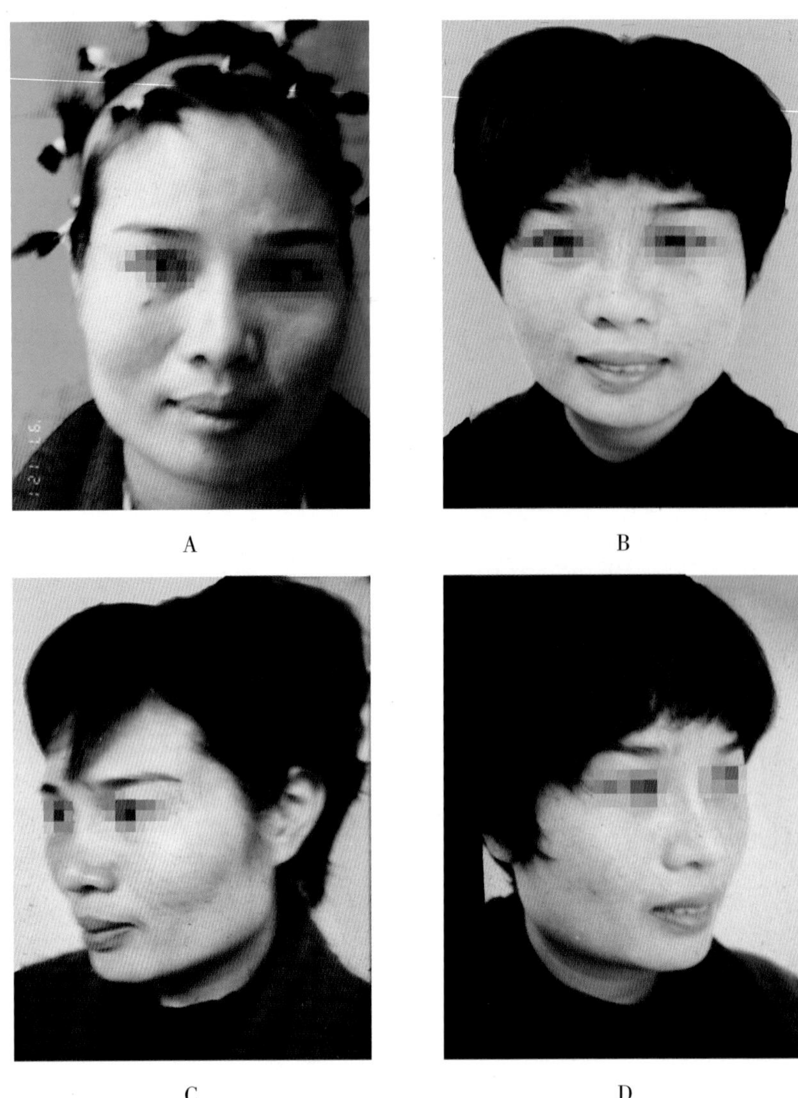

A B C D

图 12-32 女性，42 岁，方形面部轮廓，颧骨弓缩小和下颌角肥大矫正，上半面部骨膜下年轻化提紧

A. 术前 B、C、D. 术后 3 个月，左右斜位

（王炜）

参考文献

[1] 张涤生.颅面外科学[M].上海：上海科学技术出版社，1997.

[2] 艾玉峰，柳大烈.美容外科学[M].北京：科学出版社，1999.

[3] 陈小平，宋建良.面部轮廓改型研究进展[J].中华整形外科杂志，2007，23(3)：261-263.

[4] 归来，邓诚，张智勇，等.口内入路 L 型截骨术矫正高颧骨[J].中华整形外科杂志，2002，18(5)：288-290.

[5] 祁佐良，董佳生，张余光，等.颧骨、颧弓缩小整复术的临床研究[J].中华整形外科杂志，2001，17(3)：135-137.

[6] Baek S M, Chung Y D, Kim S S. Reduction malarplasty [J]. Plast Reconstr Surg, 1991, 88(1): 53-61.

[7] Kim Y H, Seul J H. Reduction malarplasty through an intraoral incision: a new

method[J]. Plast Reconstr Surg, 2000, 106(7): 1514-1519.

[8] Song W C, Choi H G, Kim S H, et al. Topographic anatomy of the zygomatic arch and temporal fossa: a cadaveric study [J]. J Plast Reconstr Aesthet Surg, 2009, 62(11): 1375-1378.

[9] 蒋春意,河东镐,曹川,等.经头皮冠状切口行颧骨颧弓缩小整形及骨膜下除皱术[J].中国美容医学,2008,17(5):667-669.

[10] Lee K C, Ha S U, Park J M, et al. Reduction malarplasty by 3-mm percutaneous osteotomy[J]. Aesthetic Plast Surg, 2006, 30(3): 333-341.

[11] Yang D B, Chung J Y. Infracture technique for reduction malarplasty with a short preauricular incision [J]. Plast Reconstr Surg, 2004, 113 (4): 1253-1261; discussion 1262-1263.

[12] 曹雪秋,杜昌连.颧骨在美容中的应用解剖[J].数理医药学杂志,2008,21(4):481-483.

[13] 单磊,柳大烈,袁强.颧骨复合体缩小术后面中部松垂的解剖性复位研究[J].南方医科大学学报,2007,27(3):310-311.

[14] 祁佐良,顾斌,Gontur S S. 上海地区年轻女性颧骨颧弓测量及诊断标准的研究[J].中国医学美容杂志,1999,5(3):122-125.

[15] 陈小平,宋建良,朱云山,等.颧骨复合体肥大的面型特征与诊断标准[J].实用美容整形外科杂志,2003,14(4):199-201.

[16] 王兴,张震康,高克南,等.中国美貌人群的正位X线头影测量研究[J].口腔医学纵横,1988,4(4):195-200.

[17] 张海钟,步荣发,柳春明,等.颅面骨美学假说[J].中国美容医学,2006,15(9):1056-1059.

[18] Whitaker L A, Pertschuk M. Facial skeletal contouring for aesthetic purposes[J]. Plast Reconstr Surg, 1982, 69(2): 245-253.

[19] Jin H, Kim B G. Mandibular angle reduction versus mandible reduction[J]. Plast Reconstr Surg, 2004, 114(5): 1263-1269.

[20] Cui J, Zhu S, Hu J, et al. The effect of different reduction mandibuloplasty types on lower face width and morphology[J]. Aesthetic Plast Surg, 2008, 32(4): 593-598.

[21] Han K, Kim J. Reduction mandibuloplasty: ostectomy of the lateral cortex around the mandibular angle[J]. J Craniofac Surg, 2001, 12(4): 314-325.

第十三章 面部轮廓整形美容的充填方法

人们总想使自己的容貌更加完美，对于面型的某些不足想通过某些简单的方法给予改善。随着医学整形美容技术的发展及医疗技术水平的不断提高，利用充填技术来改善面型的不足是日趋成熟的外科技术，无论是固体材料还是注射材料均可以获得较为完美的治疗效果。尤其是三维打印技术应用于临床以来，使人们对整形美容技术的想象走进了现实。目前国际国内均可以利用三维打印技术，利用现有的生物医学材料打印出完全仿生结构的人体某些部位缺损或有缺陷的组织器官的软组织或骨性修补所需的替代植入体。三维打印活细胞最终成为成熟的活性骨骼组织已有成功的案例(图 13-1)。相信在很短的时间内，三维打印技术在头面部及肢体的充填整形美容科中将被广泛应用。

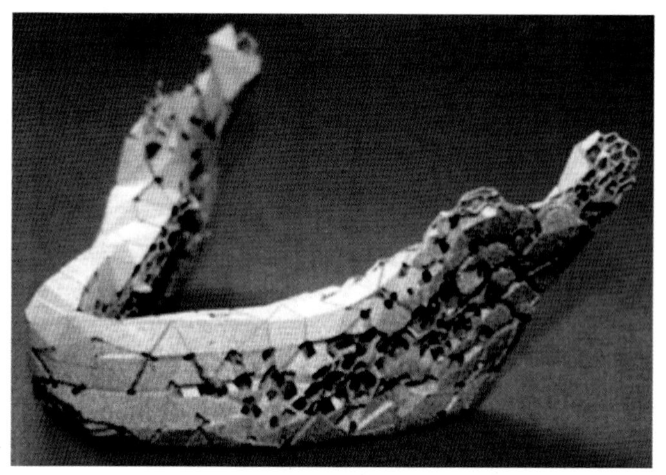

图 13-1 三维打印出的钛合金下颌体

第一节 额部充填术

额部充填手术是针对额部窄小、不饱满，导致面部形态欠协调者的一种手术，故越来越多的爱美者要求通过手术植入赝复体或注射式充填方式达到隆额的目的。

一、适应证

1 额部窄小、凹陷。

2 双侧额部不对称或高低不平。

3 外伤性额骨不同程度的塌陷。

二、充填材料的选择

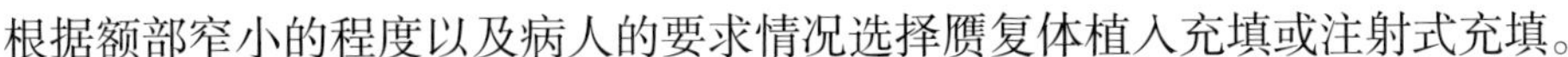

根据额部窄小的程度以及病人的要求情况选择赝复体植入充填或注射式充填。

三、手术方法

手术在静脉复合麻醉加局部麻醉或全身麻醉下进行。

（一）赝复体植入额部充填术

1 赝复体材料选择及准备

（1）硅橡胶赝复体是充填额部最常用的材料，根据额部情况标记出充填的范围，决定假体的大小形态，一般两侧起自颞部发际缘，下至眉弓上缘，上至发际内 1cm 左右，其宽度一般为 6cm 左右。将假体用环钻散在地打几个 0.5cm 大小的孔以便术后愈合过程中额部的软组织通过小孔洞与深部额骨膜形成粘连而起到固定植入体的作用。

（2）如选用可吸收材料或聚四氟乙烯膨体材料或聚乙烯材料，修剪出所需要的形态大小即可，因组织血管可长入到植入体内，则无须打孔。植入体材料厚度一般 3～5mm 即可，亦可根据局部情况决定植入体厚薄。

2 术前设计　在额部用画线笔标定植入赝复体的形态和范围，并根据所需精确修整植入体的大小形态及厚薄。

3 切口设计　可根据赝复体材料设计额部植入充填的切口。

（1）发际缘平行切口。

（2）发际内冠状切口。

（3）发际缘向发际内垂直切口。

（4）双侧颞部发际内弧形切口。

4 手术步骤

（1）沿设计切口切开皮肤皮下组织达帽状腱膜额肌筋膜深面，向眉弓上缘及两侧颞部剥离。如为双侧颞部切口，切开头皮、皮下组织达颞深筋膜深层，由两侧沿此层次向中间剥离，使双侧颞部切口跨过额正中后完全贯通。

（2）植入赝复体，调整植入体，使四周完全达到设计位点。

（3）检查无出血后分层缝合切口。

（4）放置负压引流管后适度加压包扎。

（5）术后 3～5 天解除包扎。

（6）术后 8～10 天拆线。

5 并发症

（1）出血及血肿。

（2）面神经额眶支及眶上神经损伤。

（3）植入体移位或不对称。

（4）感染。

（5）赝复体外露。

遇有上述并发症时，应及时给予有效的处理。

（二）注射法额部充填术

注射法充填比较简单，易被受术者接受。可选择自体脂肪颗料或人工合成材料注射充填。

1 自体脂肪颗粒额部充填术　自体脂肪颗粒注射额部填充术是将腰、腹、臀、大腿等处的脂肪用负压吸脂的方法吸出，经过特殊处理制成脂肪颗粒，注射到骨与软组织间的疏松结缔组织内。自体颗粒状脂肪是现如今一种较理想的自体填充材料，但一般是需要多次注入才能达到理想效果。另外在脂肪供区有小切口，受术者需经历两次侵入性创伤。经过处理的脂肪细胞能完好无损，彼此分离，并在血液供应建立之前通过渗透作用保持其活力，是良好的填充物质和塑形材料。另外，由于脂肪颗粒是来源于自体，故无排斥反应。

但是，自体脂肪颗粒也存在一定的弊端。经过研究显示，自体脂肪移植的存活率并不是很高，在40%～60%之间，移植后的脂肪组织可能被吸收，也可能液化坏死，这也是自体脂肪颗粒不被普遍应用的一个重要原因。

（1）适应证

1）额部扁平、向后倾斜及高低不平者。

2）面部衰老致额部不饱满者。

3）有美容意愿者。

对额部凹陷较深和过于扁平者效果欠佳。

（2）禁忌证

1）机体其他部位有活动性感染病灶者。

2）重要脏器有病变或患有糖尿病不能耐受手术者。

3）患免疫系统或造血系统疾病者。

4）瘢痕体质或异常体质、过敏体质者。

5）妊娠期或哺乳期妇女。

6）心理准备不足或有不切合实际要求者。

7）精神疾病病人。

（3）术前设计：根据额部凹陷程度确定脂肪填充量大小，一般填充量为实际缺损量的1.3倍。再根据受术者脂肪的分布，从脂肪较多、影响体形美观的部位，例如腹部、腰部、臀部、腿部等，尤其是来源于大腿部的脂肪组织，其脂蛋白酶活性高于其他部位，有利于移植后脂肪细胞的存活。用画线笔标记出所要吸脂及填充脂肪的范围。

（4）操作方法

1）脂肪抽吸：在设计好的脂肪供区隐蔽部位切开一个3～5mm的切口，吸脂部位注入肿胀麻醉液，用内径1～3mm的吸脂管连接脂肪收集容器及负压吸脂机，抽取脂肪量50～100ml，经洗涤纯化后获取可注射充填脂肪30～50ml备用。

2）脂肪的纯化：将抽吸的脂肪混合物处理后得到能利用的脂肪颗粒，可直接用离心机离心后弃上层油脂及底层水分与组织碎片。

3）在额部适当部位切开大小1～2mm的切口并再次进行局部浸润麻醉，在皮下及软组织及骨膜浅层等处的适当位置不同层次内进行皮下脂肪颗粒注射，注射时一定要注意均匀平整，与周边结合自然。注射部位可以从额部发际线的一侧到另一侧选五个注射进针点，而后多层次扇形注射。注射时最好用边退针边注射的方法，可以避免误注入血管内。多点扇形注射后，额部的注射隧道成为较密集的网状。注射完毕后用手指蘸点生理盐水在局部触摸按压，直到完全平整。注射至眉弓部位时，一定要用左手压在眶上缘处，以避免因注射压力过大或注射针穿过眶上缘，将脂肪注入眶缘下方，影响上睑功能。

4）注射后需要及时按摩塑形。

5）包扎：供区切口缝合，局部小纱布敷盖，外加弹力衣裤。

（5）并发症

1）感染：手术有感染的可能，一般于5～7天后出现，一旦发生感染需及时就医。

2）血肿：手术中有出血的可能，若术中伤及中小血管即会造成出血、血肿，故术前和术后禁用抗凝血药物。

3）皮肤淤斑：抽吸后局部潜在的创面较大，腔隙过多均会造成血液渗出。

4）皮肤坏死：抽吸过浅或术后血肿、感染均可能导致局部皮肤坏死。

5）局部皮肤凹凸不平：一般术后3～6个月可自行调节，若还未恢复平滑应入院予以矫正治疗。

6）吸脂后皮下积液：由于包扎不平整或静脉回流不畅所致，应予调整。

7）脂肪结节形成：由于注射不均，皮下堆积了脂肪细胞。

8）脂肪液化：注入脂肪组织过多，或注入后脂肪组织自然聚集成块，使中心部位不能及时得到营养，导致注入的脂肪未能成活，造成脂肪的坏死、液化。

9）脂肪吸收：脂肪颗粒移植后30%～40%会被吸收，需要多次植入才能达到较好的效果。6个月至1年后可重复注射。

（6）疗程和恢复时间：自体脂肪颗粒注射移植术一般不需住院。注射痕迹可在数日后消失，术后1～2周可完全消肿，可正常工作生活。

（7）注意事项

1）手术前应询问病史、进行体检，确保身体健康、精神正常，并能正确看待自体脂肪颗粒注射额部填充术的效果，且无严重器官疾病、无出血凝血疾病、无糖尿病及免疫性疾病和神经运动功能障碍。

2）施行手术部位无局部感染病灶。

3）术前半月禁服抗凝血药物，如阿司匹林、维生素E等。

4）女性病人尽可能避免月经期及哺乳期。术前洗澡，保持清洁。

5）术后1周尽可能减少活动，以利于恢复及消肿，但无须卧床休息。

6）术后额部稍加压包扎约1周。

7）术后口服抗生素3～5天。

2 玻尿酸注射额部填充术　玻尿酸是一种天然多糖类，自然界中广泛存在于脊椎动物体内，外观透明，具有黏性的胶状物质，在人类皮肤的真皮层中扮演了基质的重要角色，负责储存水分、增加皮肤容积，让皮肤看起来饱满、丰盈、有弹性。由于玻尿酸具有不溶于水、低代谢率、高吸水、高保水以及不易在组织中转移的特性，使其近来发展成为软组织填充的较理想材料。玻尿酸注射丰额手术无切口，无需全身麻醉，治疗时间短，注射后无需休息，不影响工作，所以被誉为“快餐”式美容。注射的玻尿酸会与额部组织内原有的玻尿酸相互融合致使皮肤膨胀，达到丰满的效果。玻尿酸材料在组织中的效果维持时间较短，为6～12个月，也因个人体质的不同而存在差异。

（1）适应证与禁忌证：同自体脂肪颗粒额部充填术。

（2）术前设计：同自体脂肪颗粒额部充填术。

（3）操作方法：①额部皮肤局部消毒；②将玻尿酸多层次多点注射；③轻轻用手指按摩抚平。

（4）并发症

1）玻尿酸注射后可能会产生暂时性的轻微发红、肿胀、瘙痒等现象，通常1周后即可缓解。

2）对于皮肤比较敏感或血管脆弱者，在玻尿酸注射后可能会有些淤血，但是不会持续很久。

3）玻尿酸注射后可能会出现皮肤颗粒样触摸感，一般1周后自行消失。

4）注射过量：如出现注射过量应及时到医院就诊，有的只需医师进行即时处理即可，严重的需要进行注射物取出。注射物取出术比注射术的难度要大，术前应和医师充分交流。局部注射玻尿酸酶进行溶解清除是简便有效的处理方法。

5）色素沉着：一般情况下，注射过浅或未注意防晒可发生色素沉着现象，可以在1个月以后使用增白面膜4～6次，色素沉着现象会减轻或消失。

6）感染：注射也属侵入性操作，有发生感染的可能。一旦发生感染，要及时到医院处理。

7）最为严重的并发症有失明、鼻部皮肤坏死、进入颅内至脑梗死者。故在注射时应使用钝头针，并用边退边注射的退针注射法较为安全。

（5）疗程和恢复时间：一次注射玻尿酸丰额维持6～12个月，一般建议注射2～3次，这样丰额效果持续时间能相对较长，可达1～2年。待完全吸收后可再次注射，重新进行塑形。

进行注射丰额后，马上就可以进行正常的工作和学习，只要遵守医师要求的注意事项，术后无须恢复期。

（6）注意事项：①注射1周以内不可揉搓，避免玻尿酸还没定型就已经散开；②注射玻尿酸后1周以内不可进行日光浴、蒸气室、激光手术或到极冷的场所；③注射玻尿酸后2～3周以内触摸注射部位可能仍有硬块感，但会很快变软，若加上脉冲光配合治疗能够获得更加理想的美容效果；④注射玻尿酸当天最好不要化妆、喝酒、进食刺激性食物等。

3 胶原蛋白注射额部填充术　胶原蛋白（collagen）是一种天然蛋白质，是广泛存在于动物的皮肤、肌腱和其他结缔组织中的生物性高分子物质。胶原蛋白因其低免疫性、良好的生物相容性、可生物降解性等在软组织填充美容中应用非常广泛。长效型胶原蛋白植入剂是一种皮肤填充剂，注射入皮肤后它能脱水收缩重新排列，数周后体内组织细胞均向填充的胶原内移行生长，合并成使用者自身的胶原蛋白，近似于人体内自然胶原纤维，最终形成自身正常的结缔组织，能增加皮肤内组织的容量，从而起到使额部塑形的作用。胶原蛋白和玻尿酸相比延展性和可塑性更好，不易有凹凸不平的颗粒感。胶原蛋白注射额部填充术无手术切口，是通过多层次多点注射方式向骨膜浅层、真皮深层等软组织内填充胶原蛋白，以充盈扁平的额部。胶原蛋白注射后不但可以起到占位性填充作用，而且数周后刺激体内组织细胞向填充的胶原内移行生长，合并成使用者自身的胶原蛋白而达到丰额的效果。但胶原蛋白在组织内一般只能维持9～12个月，需多次注射才能达到最佳效果。有的产品在胶原蛋白内添加有一定比例的不可吸收材料，如爱贝芙即在胶原蛋白内包含有聚甲基丙烯酸甲酯（有机玻璃）微球，可维持久远的充填效果。

（1）适应证：①额部扁平、额部向后倾斜及高低不平者；②面部衰老致额部不饱满者；③有美容意愿者。

对额部凹陷较深和额部过于扁平者效果欠佳。

（2）禁忌证：①胶原过敏试验阳性者；②过敏体质及使用免疫抑制剂者；③患有自身免疫性疾病及结缔组织疾病者；④对麻醉药品过敏者；⑤妊娠期及经期妇女；⑥局部有炎症病灶者；⑦患有风湿性疾病及其他严重疾病者。

（3）术前设计：根据受术者额部的凹陷程度、面型特点以及发际线高度提前确定并标记出需要填充的范围和并根据情况测算所需的充填量。

（4）操作方法：受术者要提前4周做好皮肤试验，阳性者或注射实验试剂后皮肤部位有硬结者不宜接受治疗。

1）受术者取平卧位或使头部有依靠的半卧位。

2）常规皮肤消毒。

3）操作者将胶原蛋白针注射入术前指定的区域内，皮下层、额肌层、额肌深层及骨膜浅层。

4）注射后用棉签将注射区域以外的胶原轻轻按压，使其均匀分布以获得更好的效果。

5）注射剂量：一次剂量不可过大，以5～10ml为宜，必要时3个月后可补充注射。

（5）并发症

1）术后可能出现一过性的非炎症反应，包括暂时性肿胀、轻度发红、略感不适等，症状一般会在24～48h内消失。

2）术后在饮酒、日晒等情况下出现注射区域周围轻度水肿或阵发性瘙痒等情况，可能是由于外周血管扩张所致，只是短暂的反应，不会影响美容效果。

3）注射过量：若胶原蛋白注射过量应及时去医院诊治。

4）色素沉着：一般情况下，注射过浅或未注意防晒可发生色素沉着现象，可以在1个月以后使用增白面膜4～6次，色素沉着现象会减轻或消失。

5）感染：注射属侵入性操作，有发生感染的可能。一旦发生感染，要及时到医院处理。

6）结节形成及肉芽肿：在爱贝芙注射充填中可能于3～6个月或几年后出现结节、肉芽肿情况，可以局部注射曲安奈德等软化剂治疗。对于反复复发的结节及肉芽肿，用手术切除方法往往效果不佳，可以局部注射5-氟尿嘧啶(5-FU)25～50mg，每2～4周一次，连续三次，即可获得软化或消除肉芽肿的效果。

（6）疗程和恢复时间

1）胶原蛋白注射额部填充术后即可恢复正常的工作生活，若有红、肿、热、痛等一过性现象发生，也会在24～48h内恢复正常。

2）胶原蛋白的持续时间仅为9～12个月，需多次补充胶原蛋白才能达到最佳效果。

（7）注意事项

1）一般注射痕迹可在数日后消失，轻微肿胀则会在2～3h或当天消失；当不舒服或是对额部填充部位有任何问题时应向操作医师提出。

2）术后要注意不能长期暴晒于阳光下（紫外线照射），任何紫外线的照射都会有皮肤发红及肿胀的可能。

3）注射后应避免饮酒，因乙醇可能会导致患部皮肤发红的现象。

4）由于胶原蛋白植入后会快速与自体的胶原蛋白融合，同时也可以诱导成纤维细胞的增生，会帮助体内长出新的胶原蛋白，所以每次的注射量可能会持续减少。

第二节 颞部充填术

颞部应用解剖位于头颅部两侧，上界内侧为颞浅及颞嵴，下界为颧弓上缘，前界为额骨和颧骨的结合部，后界为上颞线后下移。自头皮至颞骨的组织层次为皮肤、皮浅筋膜、颞浅筋膜、颞深筋膜、颞肌、颅骨膜。

该手术主要用于颞部凹陷、低平或者颧弓较高以及额部较窄的面型，颞部窄小使上面部与中下面部宽比例失调，而影响容貌美的效果。通过手术的方法用赝复体植入或用注射自体脂肪或人工材料的方法，达到对凹陷局部充填的效果。

一、颞部赝复体植入术（又称隆颞术）

颞部赝复体植入，多选用成形的赝复体植入法，手术方法比较简单，充填效果比较明显。

（一）充填范围的设计

颞区在解剖学上的位置，前上方起自颞嵴线，经眉弓外侧沿眶外侧壁外缘向下达颧弓上缘后侧（包含鬓角上端），向上在发际内沿颞肌后缘达颞肌上端止点处。故颞部充填设计应在此范围内。颞部充填赝复体后，厚度以不超过颧弓高度为宜。

（二）充填材料选择

1 硅胶假体充填术　根据颞部凹陷的轻重程度，取椭圆型硅胶假体，根据需充填的形态大小加以雕琢，雕琢时要特别注意假体的外缘一定要较薄，防止植入后在体表显示或触摸出假体的轮廓形态。在颞部作 3cm 左右切口，切开头皮筋膜及颞肌，紧贴颞骨分离出一个与设计大小合适的腔穴，将硅胶假体植入，固定于准确位置；也可以在颞肌筋膜浅层剥离植入腔隙将硅胶假体植入。分层缝合肌肉筋膜及皮肤，行外包扎固定术后应用抗生素 5～7 天，7 天后去除外包扎，拆除缝线。术后局部肿胀不会太明显，须注意假体的移位致双侧充填不均。

2 聚四氟乙烯膨体（PTFE）充填　PTFE 是一种新型的面部充填材料，具有稳定、柔韧等特点，充填的效果自然、逼真，但需较大切口，充填时宜将材料充分展平，防止折叠卷曲。价格昂贵亦是其一大缺点。

3 自体真皮脂肪瓣移植　可以从臀部、腹部等部位切取带真皮的脂肪组织移植于颞部凹陷处，优点是采用自体组织无排异，取材方便；缺点是会有一部分吸收而影响效果，且供区会遗留较大瘢痕。真皮脂肪瓣植入比人工假体植入要困难些，由于组织较软，维持形态较困难，植入前先在受区体表模拟，填入后方位与设计一致，并在内上方、内下方的边缘缝合两针牵引线，用直针从剥离好的腔隙内向外从相应的标记点穿出，用牵引线将植入体牵引至移植腔隙内，展平后在切口处将移植组织与深部组织固定两针，最后分层缝合切口。

（三）手术前准备

1 受术者与医师应作全面深入的术前交谈，了解手术的各种步骤、痛苦程度、恢复的快慢、可能达到的效果、可能存在的风险等，医师应了解病人面部的情况、手术的动机、对手术的期望是否符合实际等。

2 身体健康状况的检查，如可能存在的心、肺、肝、血液等内科疾病；既往的手术史、用药史、过敏史等。

3 手术前 1 周停止饮酒，停用阿司匹林、维生素 E 及扩血管药物。

4 术前 3 天每天洗头一次，术前一夜可适当服用安眠药物，术前 30min 酌情应用镇静止痛药，根据麻醉术式决定是否需要禁食。

（四）切口选择

手术切口多选择颞部发际缘内 1～2cm 处，弧形或直线形切口，长度 2.5～3cm。如同时行额部充填或同时行额颞部除皱时可选择冠状切口。颞部切开与剥离时安全区与危险区的是根据面神经颞支 I 的体表投影线来确定。该线的体表投影标记如下：耳屏前 1.7cm 为 a 点，外眦水平外 5.1cm 为 b 点，眉梢水平外 3.5cm 为 c 点，眉梢外侧垂直向上 2.6cm 为 d 点，将 a、b、c、d 四点连接成一条弧线，以此线为界，前下方为危险区，后上方为安全区（图 13-2）。

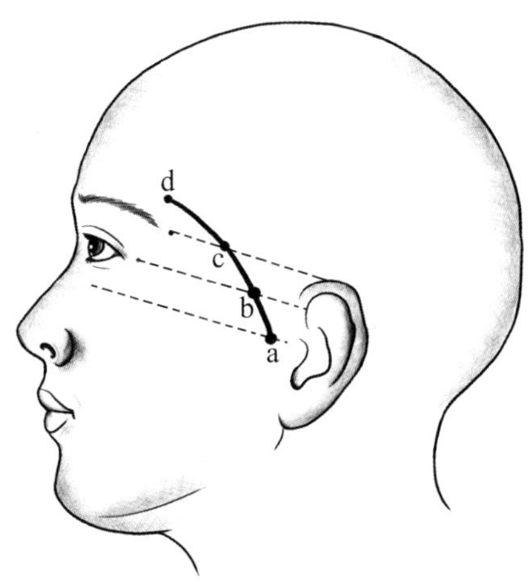

图 13-2　颞区剥离安全线（警戒线）

（五）剥离层次

充填植入腔隙的剥离层次根据术者的习惯有所不同。多数术者将植入腔隙选在颞深筋膜深面即颞肌腱膜浅面，该层次比较容易判断识别，剥离比较容易，层次感比较清楚，出血少；另外则选择颞浅筋膜深层或颞肌深层骨膜表面。

植入腔隙的大小一定要严格按照植入体大小及设计范围剥离，这样可避免腔隙过大造成植入体移位或腔隙过小造成植入体卷曲的不良后果。

（六）充填材料植入

人工材料赝复体的形态有左右之分，并有正反面及左右侧，植入时不可搞反。植入腔隙大小比较合适的可不必对植入体进行内固定，如植入腔隙过大，为防植入体移动可将植入体周边缝线穿出皮肤固定 3～4 针，注意穿出皮肤的缝线在皮肤表面打结时要加垫一个小棉花团，可避免线结对皮肤造成勒伤而产生瘢痕。

（七）术后护理

1 术后 7 天之内尽量避免手术部位沾水。

2 保证手术部位清洁，防止感染，如果伤口上有血痂或分泌物可用无菌生理盐水擦拭。

3 手术后可对局部伤口加压包扎或用冰袋冷敷，但压力不宜过大。术后一旦发生出血和血肿，应及时到医院复诊。

4 术后应有安静舒适的休养环境，2 周内不要看电视、报纸，卧床休息时最好取半卧位（把枕头垫高），以免眼睛过度疲劳或头部位置过低而加重伤口肿胀。

5 手术当日伤口会有些疼痛，但随着时间的推移会逐渐减轻，不要服用去痛片，因为非甾体类药物会加重伤口出血。

6 避免进食刺激性食物，如辣椒等。

7 严格遵守医嘱服药及复诊。

（八）注意事项

患有高血压、心脏病、糖尿病等病人，有传染性疾病、血液病、过敏史、瘢痕增生体质等病人不适合隆颞。

二、颞部注射充填术

（一）颞部颗粒脂肪注射移植

1 移植指征　面部轮廓呈菱形、倒卵圆形（颞部凹陷、颧弓较高，不愿行颧弓整形手术者）均可考虑用颞部颗粒脂肪充填的方法，通过增加颞部的丰满度而达到使颧部突度相对不明显的效果。

2 手术方法　根据颞部的形态及凹陷程度进行有针对性的充填。病人常伴有额部窄小，对此类病人应将凹陷的颞部和窄小的额部同时用充填术解决。

（1）设计：手术前站立位标记出需要充填的范围，对需要重点充填的地方要用等高线的方法特别标注，准确标记出需充填的范围并预算充填所需颗粒脂肪量。

（2）抽取脂肪：在腹部、大腿内侧、上臂内侧等部位抽取脂肪组织，经纯化处理后备用。手术可在基础麻醉下进行。通常标记的范围是：下线位于颧弓，上线大多位于颞肌的前上缘或与额部连接的部位，前方在眼眶外缘，后方进入发际线以内。对于伴有额部狭窄的病人，上缘应根据其额颞部的实际情况进行标记。

注射的进针点选在两侧鬓角的发际线内，以便能兼顾到所有的注射范围。选用 12 号注射针在确定的穿刺点皮肤做一个小穿刺孔，用 1ml 注射器连接直径 1mm 或 1.5mm 的钝性脂肪注射针经小穿刺孔注射自体脂肪。为了利于更多的移植脂肪存活，应采用多层注射。首先在颞浅筋膜层注射，使注射的脂肪可以顺着颞浅筋膜的疏松间隙向外扩张。注射时将针头穿至注射最远端，边退边将脂肪注入，注射时按压住标记范围的外缘，以防颗粒脂肪被误注入标记范围以外。注射完毕后应仔细检查注射是否均匀，表面是否平整。在表面触摸到凹凸不平时，对突出的部位可以用手按压推挤使之平复，对凹陷的部位可以再注入适量的颗粒脂肪。一层注射完毕后，再将针穿入深层进行颗粒脂肪注射。通常每侧颞部注射颗粒脂肪 15～20ml，深层注射量约占总注射量的 70%，深层的注射量约占总注射量的 30%。

3 常见并发症及其预防

（1）两侧不对称：由于双侧凹陷程度不同或注射不均匀，既可表现为两侧脂肪注射位置高低不同而形成的不对称，又可表现为两侧脂肪注射量的不同而造成的不对称。准确把握两侧颞部的注射量，注射完毕后仔细检查，是防止不对称的关键，必要时补充注射或抽出过多注入的颗粒脂肪。

（2）与额部的连接和过渡不流畅：如果颞部注射的范围过小，没有兼顾到与额部连接处的流畅性，会造成原有的颞部突出、额颞交界部凹陷、额部再突出的畸形表现，因此处理好额颞交界部的连接十分重要。必要时可将注射范围向额部稍加延伸，注射完毕后要用反复推压、指腹滚压等手法技巧，使之局部与周围连为一体。

（3）局部的凹凸不平：主要是注射不均匀所致，注射时一定要用 1～2ml 注射器，每点小量注射、多点多层注入。注射后仔细检查，反复用手触摸感觉。术后发现局部不平整在 2 周内可以手法调整，2 周后则要补充注射调整。

（二）可吸收生物材料充填

对颞部凹陷者可选用可吸收生物材料充填，如玻尿酸、胶原蛋白凝胶等。

1 注射范围设计　用画线笔在颞部凹陷区域标记出要注射充填的范围。

2 注射器材　使用 0.5～1ml 注射器及 4 号注射针头，内装 0.5～1ml 注射材料。

3 注射层次　一般做颞部充填时选择注射部位的层次以深层较为安全，如注射量较少，可选择稍浅层次，多选择皮下浅层、颞浅筋膜深层等。

4 注射剂量　每侧注射2～5ml不等，一次注入量超过10ml则可能会造成充填物的流动移位。

5 注意事项

（1）注射后局部立即冰敷20～30min。

（2）1周内禁止挤压局部，睡眠时仰卧，防止对局部造成压迫移位。

（3）1周内禁烟、酒及刺激性食物。

（4）1个月内局部禁止其他物理性治疗。

三、颞部填充术后护理

1 术后7天之内尽量避免手术部位沾水。

2 保证手术部位清洁，防止感染。如果伤口上有血痂或分泌物，可用无菌生理盐水擦拭。

3 手术后可对局部伤口加压包扎或用冰袋冷敷，但压力不宜大，以免损伤眼睛。术后一旦发生出血不止和严重血肿，应及时到医院复诊。

4 术后应有安静舒适的休养环境，2周内不要看电视、报纸。卧床休息时最好取半卧位（把枕头垫高），以免眼睛过度疲劳或头部位置过低而加重伤口肿胀。

5 手术当日伤口会有些疼痛，但随着时间的推移会逐渐减轻，病人不要急于服用去痛片，因为非甾体类药物会加重伤口出血。

6 避免进食刺激性食物，如辣椒等。

7 严格遵守医嘱服药及复诊。

8 术后2个月避免暴晒和暴力冲击。

第三节　眉弓充填术

眉弓是指额下缘眉毛部至眶上缘的弓形部位，故称眉弓。眉弓的高低对眉毛及眼部的形态有直接的影响，眉弓过低会使眼球、眼部前突，平坦的眉弓缺乏立体感会影响眉目传神。所以眉弓部的充填对眉形及眼部神态有着较明显的效果，并对整个面型有着美容的效果，还可提升由于年龄所致的眉松垂。

眉弓的充填可以用固体假体材料，亦可以选用自体脂肪颗粒或玻尿酸、胶原蛋白及爱贝芙等注射材料，还可以采用羟基磷灰石（微晶陶瓷）等材料。

一、适应证

1 不理想的眉形，如八字眉、眉形过宽或过于平直。

2 文刺（文眉或者绣眉）形态不佳眉形。

3 手术、激光、外伤等引起的眉畸形。

4 上睑皮肤松弛，要求改善眼型等。

5 间接除皱及祛眉间皱纹等。

二、眉弓赝复体植入术

“眉清目秀”说明面部的美丽不仅仅是眼睛就可以达到，眼睛的美丽并不是独立的，只有眼睛和眉毛搭配和谐才能使眼部看起来有整体的美感。而有些人眉形天生就没有立体感，使眼部看起来有一种缺陷，临床上可通过隆眉弓手术改善。隆眉弓整形术操作主要是在眉毛中间或眉毛边缘处切口，然后植入假体以达到隆高的效果，可以解决眉弓低平、凹陷、眼部较突出、眉眼无立体感等问题。

隆眉弓手术针对东方人特有的眉弓低平、眼部突出的常见缺陷，利用当今国际先进的生物医学材料和完美的美学设计、精美的材料雕刻塑形工艺相结合，通过微创切口来完成的。隆眉弓效果逼真、自然、无痕，使人的面部看起来更加生动、富有层次和立体感，对改变原有扁平、呆板的容貌有着较佳的效果。

（一）充填范围设计

隆眉弓设计时不但要结合面型，而且还要根据求美者的要求以及眉型等综合情况设计，不但要注意立体感，还要注意眉的动感美。一般赝复体的形态基本与眉型相近，眉头部位厚、宽，眉梢部薄、窄，下缘厚、上缘薄。充填范围下界位于眶上缘，上界可超过眉上 5～8mm，内侧可超出眉头部位，但要注意两眉之间的平稳过渡，眉梢部不可超出太多，以 3～5mm 为宜。

（二）赝复体材料的选择

眉弓植入充填材料可以选用自体真皮脂肪瓣、筋膜组织。但多考虑选择人工赝复体作为隆眉弓的材料。原则是选用的材料组织相容性好、无毒、无害、无急慢性排异反应、无过敏反应等副作用，以及塑形简单、植入操作方便、材料理化性能稳定等。临床常用的有如下几种：

1 膨体聚四氟乙烯。

2 多孔聚乙烯。

3 硅橡胶。

（三）切口部位选择

眉下外侧、眉弓上缘、眉头部是常用的几种切口部位。

（四）植入腔隙的剥离

切开皮肤、皮下组织，直达骨膜浅层，用剥离器在骨膜表面剥离，剥离范围与设计范围一致，剥离眉头及眶上缘时注意保护滑车神经血管及眶上神经血管。腔隙大小以正好容纳下赝复体材料为最好。

（五）赝复体植入

由于切口和剥离腔隙较小，植入赝复体时需要有导引器，如隆鼻导引器，对假体植入有很好的帮助。植入后一定要检查是否平整舒展，双侧位置是否对称。没有导引器时可以将赝复体一端用 4 号缝合线缝于顶端不打结，而后将缝线自植入腔隙的一端由内向外穿出皮肤，拉动缝线将植入体牵引入腔隙内而后拉出缝线。

分层缝合切口，拉力胶布粘贴切口，纱布条包扎。

（六）术后护理注意事项

1 术后伤口一定要加压 12h。

2 保证手术部位清洁。

3 避免进食刺激性食物。

4 术后一定要严格遵守医嘱服药及复诊。

5 局部勿挤压、撞击。

三、眉弓注射充填术

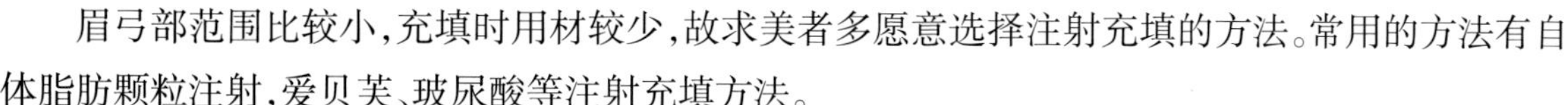

眉弓部范围比较小，充填时用材较少，故求美者多愿意选择注射充填的方法。常用的方法有自体脂肪颗粒注射，爱贝芙、玻尿酸等注射充填方法。

注射充填眉弓的方法快捷、简单、恢复快、不留痕迹，注射后即时见效，能达到富有层次感、生动、立体的较佳效果。

（一）自体脂肪颗粒注射充填眉弓

利用自体脂肪充填眉弓，双侧总量仅为 3～5ml。由于用量不大，可以用手持负压吸脂针管吸取自体脂肪 10～15ml，经洗涤纯化后获取高质量的自体脂肪。

1 注射方法

（1）以眉毛形态及范围为注射区域，用 1ml 注射针管吸取自体脂肪颗粒，用相当于 8 号注射针头粗细的注射针直接刺入皮下注射。如有匀浆条件，可将自体脂肪切割为更细微的脂肪粒时，即可用 4 号注射针头进行精细注射充填。

（2）注射时，注意眉头部要充填量大一些，眉尾部则相对少一些。注射后操作厚度则以眉下缘厚、眉上缘薄为宜。具体操作时则可通过注射层次多少及每个层次的量来调控注射的厚薄及形态。

（3）注射技法是在一个层次内进针达注射部位的远端，而后边退针边推注，使脂肪粒能均匀地分布在充填区域内。

（4）注射时，一手持针，另一只手一定要按压于眶上缘部位，以免将脂肪注入到眶缘下方或上睑部位而影响上睑功能。

2 注意事项

（1）术前医患详尽沟通，了解求美者要求。

（2）自体脂肪注射后会吸收 50%～60%。注射时可以超出需要量 20%～30%，但仍有可能在 3～6 个月后补充注射。

（3）术后保持局部清洁。

（4）术后避免刺激性食物，禁烟、酒 1 周。

（5）2 周内勿按压局部。

（二）玻尿酸、爱贝芙、胶原蛋白等材料注射充填眉弓

玻尿酸、爱贝芙、胶原蛋白等材料注射充填眉弓的注射方法及注意事项同自体脂肪颗粒注射充填眉弓的方法。

第四节　颧部充填术

颧部充填术是通过固体材料或注射材料充填达到增高颧部的目的，使面部低平者看上去更有立体感。目前美容术中所谓的“苹果肌充填”亦属此类。充填法隆颧部效果比较可靠，适合于颧部低平者。对于外伤性颧部凹陷或先天性双侧不对称者亦可采用此法对低凹的一侧颧部给予充填，以达双侧对称的目的。

一、适应证

面中部低平、颧部低平凹陷、双侧不对称及外伤性颧骨凹陷等。

二、术前准备

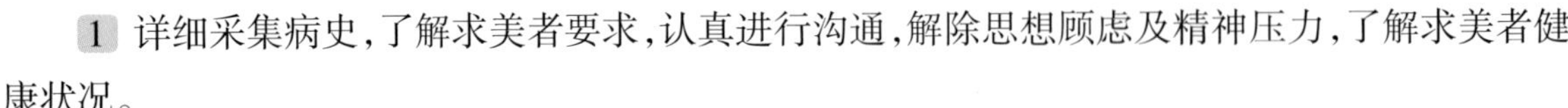

1 详细采集病史，了解求美者要求，认真进行沟通，解除思想顾虑及精神压力，了解求美者健康状况。

2 全面的体格检查及实验室检查，各项常规化验不可缺少。

3 三维 CT 了解双侧颧骨颧弓情况，X 线头面正、侧位，颌底位摄片，了解面上、面中、面下部的比例，测量双侧颧骨的高度、宽度以及双侧对称与否。

4 估算需要充填的量、形态。

5 术前医学摄像。

6 签署手术同意书。

三、术前设计

根据求美者要求及局部情况，结合 X 线片及三维 CT 测量结果，估算出充填的量及形态。用画线笔在手术野局部体表标定出充填的范围及高度。

四、充填材料的选择

（一）固体充填材料

多数选择人工材料，常用的有：固体硅胶、多孔聚乙烯、膨体聚四氟乙烯，亦有部分愿意用自体的肋软骨、髂骨、真皮脂肪组织等。

（二）注射用充填材料

首选自体脂肪颗粒。

五、赝复体植入颧部增高术

（一）切口选择

1 颞部切口　在颞发际内，设计 5～8cm 长的切口，自颞肌筋膜浅层向颧弓颧骨区剥离。

2 头皮冠状切口　自双侧耳上经顶部连在一起的冠状切口向双侧颧骨颧弓骨膜下剥离。

3 口内切口　口内双侧上齿龈沟部切口。

4 下睑缘切口　取下睑眼袋切口，自眶下缘骨膜下向下方及两端分离出植入腔隙。

5 耳前切口　自耳屏向上经屏上切迹达耳轮角，沿耳轮角弧度向后达耳上基部。自颧弓骨膜下向颧部剥离填充腔隙。

（二）手术步骤

1 常规消毒铺巾。

2 麻醉。

3 双侧上齿龈沟黏膜切口。

4 切开黏膜下组织达骨膜。

5 骨膜下剥离，赝复体植入腔隙，腔隙大小范围以设计标记点为准，不可过大，亦不可过小，腔隙的范围准确与否直接影响术后效果。

6 赝复体的精雕细琢是手术成败的关键，要严格按照设计，测算结果，雕刻赝复体的形态、范围、厚薄，尤其是赝复体的周边与周围组织的平稳过渡和衔接要自然平整。

7 植入赝复体。

8 缝合切口。

9 面部伤口适度加压包扎固定。

（三）术后护理

1 用漱口液漱口，每日 3 次。

2 术后 6h 后进流食，12h 后半流食，24h 后可进普食。

3 如放置引流管，可在术后 24～36h 拔除。

4 术后应用抗生素 3 天。

5 术后 3 天解除包扎。

6 术后 7 天拆线。

7 术后 3 周内勿按压、撞击局部。

六、注射充填颧骨增高术

注射充填增高颧骨简便快捷，创伤小，术后恢复快，所以易被求美者接受。对于颧部低平、凹陷、欠丰满者，采用注射充填法会取得非常满意的效果。常用的注射材料有自体脂肪颗粒、玻尿酸、胶原蛋白等。

（一）适应证

颧骨凹陷、颧骨低平、损伤性颧骨凹陷、局部皮肤松弛、皮下组织萎缩退变等引起的面部平坦，缺乏立体感等。

（二）术前准备

1 常规采集病史，充分的术前沟通。

2 常规的各种化验检查。

3 精心的设计，如注射方法、注射范围、注射量等。

4 医学照相并签署注射同意书。

（三）注射充填自体脂肪颗粒

自体脂肪颗粒是一种比较理想的颧骨充填材料，通过吸脂机或手持式吸脂针于腹、腰、臀、背部等隐蔽部位抽吸一定量的脂肪（一般抽吸 20～30ml），经洗涤或离心后提取较纯的脂肪颗粒 10～15ml 进行注射充填。

（四）注射充填玻尿酸或胶原蛋白

玻尿酸或胶原蛋白以及其他的人工注射材料由于可以免除吸脂或手术的痛苦，所用材料安全可靠，不会出现排异反应，注射简单快捷，恢复快，注射完即可从事正常的工作或各项活动，所以易被求美者接受，是目前比较流行的充填方法。

（五）注射填充后的注意事项

1 做好局部清洁、消毒。

2 2 周内禁止按压、碰撞注射部位。

3 注射后 24～48h 内局部勿沾水，避免感染。

4 术后 1 周内饮食以清淡为主，勿食辛辣刺激食物。

第五节　鼻部充填术

面部充填隆鼻也是改善面部轮廓，达到面部美容的最常见的方法之一，这与东方人鼻梁偏低和习惯爱好有关。其方法主要是通过植入适当的充填材料来改善鼻的高度和形态，从而达到改善面中部正侧面轮廓形态的目的。中国男性以鼻梁挺拔近似直线来表现出男子汉的阳刚气质，女性则以鼻梁微凹，鼻尖微翘来显示东方女性恬静含蓄的阴柔之美。

目前国内、外充填隆鼻术的主要方法有两种类型。一种是手术植入赝复体，如固体医用硅橡胶假体、羟基磷灰石微粒人工骨、膨体聚四氟乙烯以及移植自体肋软骨、耳软骨、鼻中隔软骨、异体软骨以及冻干脱钙骨等固体材料。另一种则使用注射方法达到隆鼻的效果，如注射充填自体脂肪颗粒，注射胶原蛋白类、玻尿酸类人工材料。由于注射方法隆鼻简单、快捷、恢复快、不用休息、不影响工作学习，因此倍受喜爱。

一、适应证

1 鞍鼻、鼻梁低平、鼻梁偏斜、鼻尖低矮、鼻形不佳、面中部凹陷。

2 外伤性鼻部凹陷。

3 鼻头、鼻翼、鼻小柱、鼻孔形态不佳。

二、术前准备

1 采集病史。

2 血液、尿液、大便、肝功能、肾功能等化验检查。

3 鼻部形态测量，了解鼻形态及存在的缺陷。

4 认真进行术前沟通，了解求美者的要求，介绍手术过程、手术前后注意事项。

5 签署手术同意书，进行术前医学摄影。

三、术前设计

术前设计是手术成功与否的关键，术者一定要了解求美者的想法和要求，再结合局部情况，设计出既符合求美者要求，又与局部条件相适应的精美鼻形。确定充填的方法及所用的充填材料，如用固体材料充填则要设计好赝复体的形态长短、宽窄、厚薄、曲度、小柱高矮等具体数据；如选用注射方法充填，则要选定用自体脂肪颗粒还是人工注射材料。

四、赝复体材料充填隆鼻术

（一）硅橡胶假体隆鼻

固体硅橡胶仍是目前较为安全的材料之一，具有取材比较方便、价格比较便宜、可塑性较好、理化性能比较稳定、可以终身携带、产品规格比较多等优点。缺点是植入后有张力，可能导致假体外露，放置位置浅了可能有假体浮动感。

1 适应证

（1）先天性或外伤性鞍鼻畸形。

（2）年龄在青春发育期以后，无其他鼻部疾患、无心理障碍的求美者。

2 手术步骤

（1）定点：确定黄金点，两眉间连线的中点和两眼内眦连线的中点连线的中点，即黄金点。这是假体放入鼻根的位置。

正对唇珠的鼻尖上确定一个中点，连接鼻尖和黄金点画一条线，即鼻梁的中线，假体置入后有无偏斜以此线为准。

（2）麻醉：用2%利多卡因行局部浸润麻醉，也可行双侧眶下神经阻滞加局部麻醉。局部麻醉时，自鼻尖至鼻根部皮下注入麻药，然后将针头退至鼻尖部，针尖转向鼻小柱方向，于鼻小柱内注入麻药直至鼻前棘。麻药注入后用纱布揉捏2min，促使麻药均匀分布于鼻部。

（3）切口：隆鼻术切口较多，最常见的切口见图13-3。

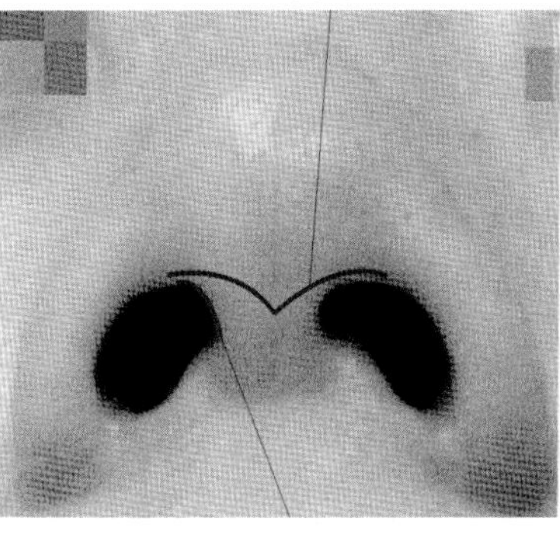

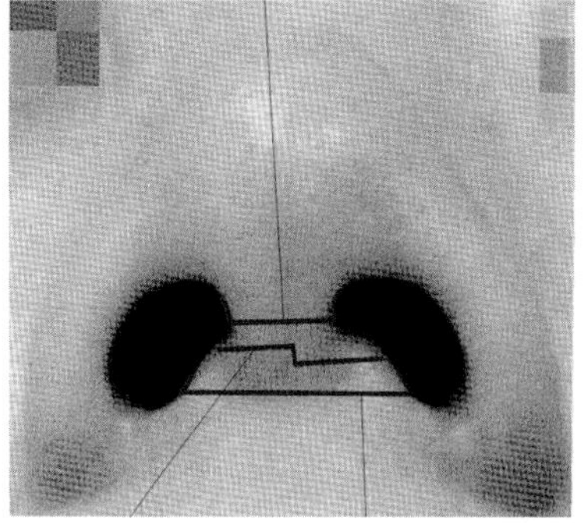

图13-3　隆鼻术常见的各种切口

1）蝶形开放切口：暴露充分，操作方便，鼻小柱皮肤还可V-Y向上推进以抬高鼻尖。缺点是鼻小柱切口瘢痕短期内较明显。

2）鼻小柱正中横切口：暴露充分，操作方便。缺点是切口瘢痕较明显。

3）鼻小柱旁切口：操作方便，可固定假体及抬高鼻尖。缺点是切口瘢痕短期内较明显。

4）鼻孔内切口：切口隐蔽。缺点是暴露差，操作不方便。

5）鼻前庭缘切口：是隆鼻术最常用的切口，该切口隐蔽，无明显瘢痕。缺点是腔隙分离及假体置入稍困难。

（4）分离：按设计切口用尖刀切开皮肤，以蚊氏钳或钝头小剪刀从切口向鼻尖方向剥离一腔隙，并用左手拇指和食指按压鼻尖以减少创面出血，再用隆鼻剥离器向鼻背剥离。沿鼻翼软骨表面分离到达鼻侧软骨和鼻骨正交处后，在鼻背筋膜骨膜下紧贴鼻骨表面剥离至黄金点上方2mm，这样方可将假体放到黄金点的位置。分离腔隙要大小合适，中间无任何阻挡，再用小剪刀沿鼻小柱向下分离直至鼻前棘（图13-4）。

（5）假体置入：冲洗出剥离腔隙内积血，以蚊式钳夹住假体长臂放入分离好的腔隙内，假体短臂插入鼻小柱直达基底部。假体放入后的正确层次是在鼻骨与骨膜和鼻背筋膜之间，其标志是假体置入后轻摇鼻根部假体无移动，观察高低、宽窄是否合适，有无偏斜等，直到满意后排除腔隙内积血，缝合皮肤。由于假体材料比较软，假体长臂顶端较薄，在植入过程中易导致顶端近鼻根处有卷曲，即便是轻微一点卷曲，术后都可以在局部触摸到，这样严重影响外形。所以植入时一定要注

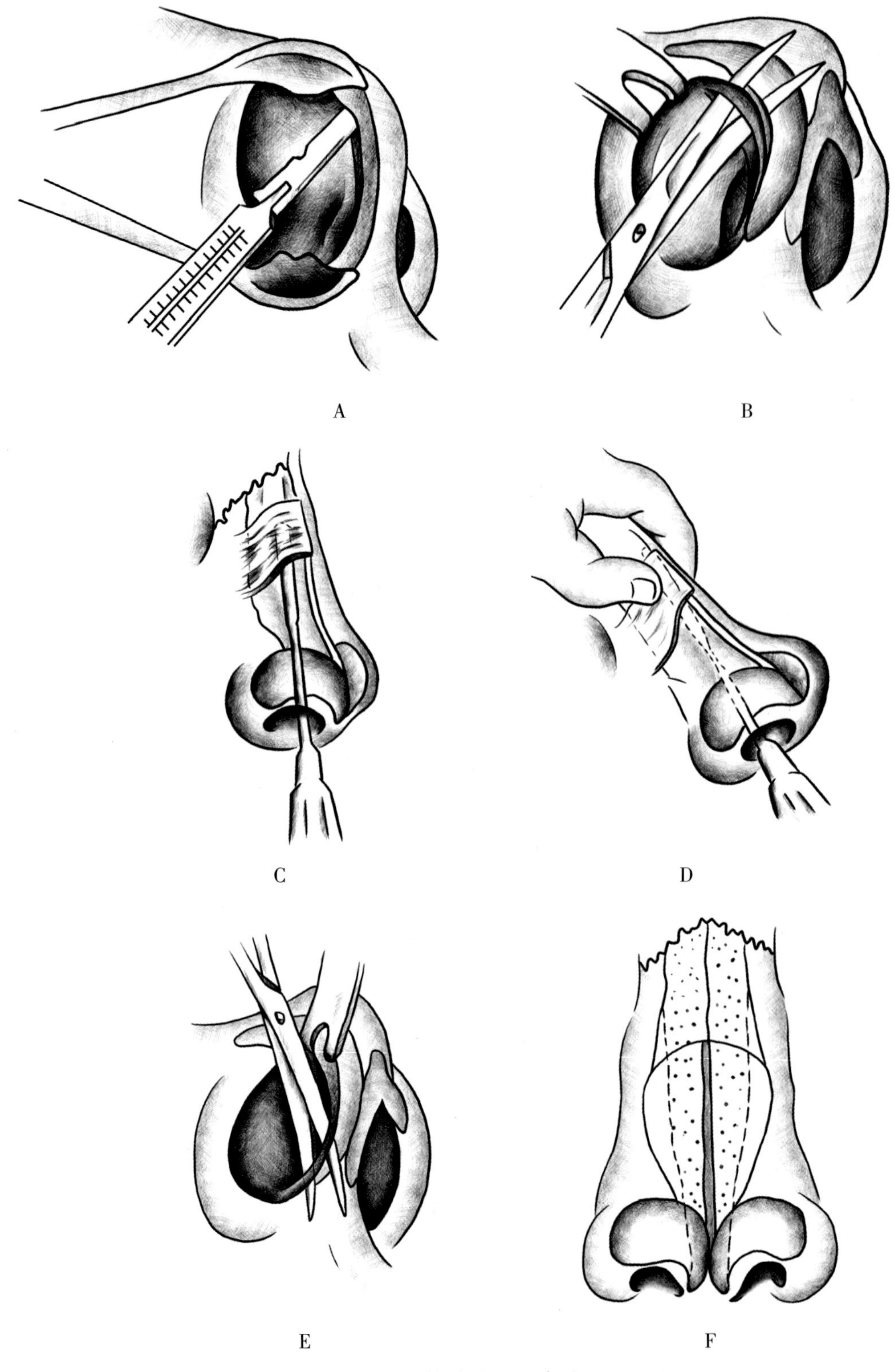

图 13-4　假体腔隙的剥离步骤

意将顶端展平，在导引器的引导下植入会更容易些。

（6）为防止鼻尖部张力过大造成假体外露，可自耳后取盾牌形自体耳软骨 8mm×10mm 大小，尖端朝下，固定于假体鼻尖部位。

（7）分层缝合皮下组织和皮肤。

（8）用消毒过的纸质胶带将鼻背鼻尖部固定塑形。

（9）术后 2～3 天换药，6～7 天拆线。拆线前勿推碰鼻背，以防假体移位。

3 常见并发症及处理

（1）假体移动、偏斜：分离腔隙过浅或歪斜是其主要原因。因此，在鼻背筋膜下、鼻骨之上垂直分离腔隙是避免此并发症的主要方法。

（2）假体外露：假体过长或过厚可穿破皮肤或黏膜，出现假体外露。只要遵循假体长度合体、厚薄适中、植入L形假体时鼻小柱部不应长于其实际长度等原则，这一并发症就不难避免。

（3）隆鼻过高：东方人在鼻根部有一个自然弧度，若隆鼻过高，使人一眼即可看出是隆的鼻梁，外观不自然。术中须结合面部整体与鼻部外观情况精心雕刻假体，使其置入后妥帖、美观、自然。

（4）感染：是假体植入比较严重的并发症，一旦发现应立即取出假体，局部用抗生素冲洗，全身应用抗生素3天。

（二）自体肋软骨隆鼻

1 优点

（1）切取简单，塑形容易。

（2）有极好的组织相容性，不易吸收。

2 适应证　轻度鞍鼻及曾行硅胶假体置入术，伤口感染，植入体取出，术后3个月以上。

3 手术步骤

（1）切取肋软骨：一般自右肋缘作切口，切开皮肤及皮下组织后，再分开腹直肌前鞘和腹直肌，显露软骨膜，切开软骨膜并行分离，根据鼻背受区需用软骨大小，自第6～9肋软骨的融合部位切取（图13-5）。

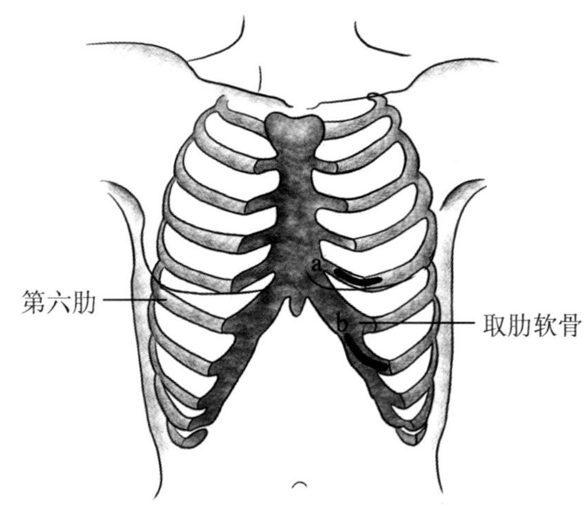

图13-5　取自体肋软骨部位

（2）雕刻肋软骨：雕刻软骨时其上端稍宽，底面显弧形，可使其与下面的骨面接触并较稳定；下端渐窄呈垂直弧形且较薄，置于鼻翼软骨两中央脚之间，使其稳定而不致左右移动。

（3）切口、分离与植入：同硅胶假体隆鼻术。

4 注意事项

（1）肋软骨容易感染，术中切取、雕刻和植入过程中，均应防止污染。

（2）肋软骨易于雕刻成形、易与鼻骨愈合为其优点，但移植后容易弯曲变形，取材时应注意肋软骨自然弯曲方向。

（3）自体软骨移植也可自鼻中隔软骨或耳郭软骨切取，但骨量有限，不如肋软骨骨源丰富。

（三）异体软骨隆鼻

主要采用牛鼻中隔软骨。

1 优点

（1）牛鼻中隔软骨经过戊二醛或乙醇处理，移植于人体后不易出现排异反应，可在体内长期保持自身结构完整，起到支架作用。

（2）牛鼻中隔软骨来源广泛，质地白皙、细腻，柔韧性与弹性均佳，无弯曲倾向，采取方法简单，价格低，易于雕刻成形。

（3）可长期置于4℃冰箱内保存，取用方便。

2 适应证　轻度鞍鼻，病人不愿取自体肋软骨或用其他组织代用品隆鼻。

3 手术步骤

（1）根据鼻部外形雕刻软骨成L形或柳叶形支架，以无菌生理盐水反复冲洗干净后，在无菌生理盐水中浸泡1天备用。

（2）麻醉生效后，紧贴骨膜浅面分离腔隙，腔隙大小应与支架相适应，使置入后支架稳固，鼻部皮肤又不过于紧张。然后在鼻背筋膜下、骨膜上置入异体软骨支架。

4 注意事项

（1）牛鼻中隔软骨置入鼻背后可能出现部分吸收现象，术前应对病人讲清以取得理解。

（2）异体软骨应用于人体时间尚短，远期效果还需进一步观察。

（四）冻干脱钙骨隆鼻

1 优点

（1）同种异体脱钙骨具有良好的诱导成骨作用，而且抗原性弱，其移植效果接近自体骨，是一种良好的替代自体骨移植的材料。

（2）具有一定弹性和韧性，易于雕刻修整。

（3）冻干脱钙骨能长期保存，易于商品化供应。

2 手术步骤

（1）术前24h将冻干脱钙骨浸入生理盐水中，使其复水软化。

（2）沿鼻孔缘切开皮肤，用蚊式钳紧贴鼻骨表面分离至黄金点后，再用骨锉将鼻骨表面锉成一粗糙面，将雕刻成形的冻干脱钙骨植入分离腔隙内，外形满意后缝合切口。

3 注意事项

（1）脱钙骨应紧贴鼻骨植入，以使其术后吸收不明显。

（2）新鲜骨经脱脂、脱钙处理后，冷冻干燥，无菌条件下装入双层血浆袋，封口后室温保存备用。

（五）羟基磷灰石隆鼻

羟基磷灰石以其良好的生物相容性，能与骨及软组织相融合等优点受到临床美容外科医师欢迎，被较广泛地用于充填美容手术中。常用的分为大孔和微孔、颗粒状。

1 优点

（1）组织相容性好，植入后通过血液凝固、机化、固定，不易推动，无排异反应。

（2）手术操作简单，可边推注边塑形，术后3～7天基本成形。

2 手术步骤

（1）定点、切开与分离同硅胶假体。

（2）羟基磷灰石微粒人工骨植入：将其装入推注器后，推注器送入分离好的腔隙达鼻根部，边推注边用左手拇指、食指挤压塑形，在鼻背自上而下推注材料。如一次推入量不够，可行第二次、第三次推注。

3 注意事项

（1）羟基磷灰石植入人体后，组织固化需 3～7 天，若对外形不满意，在这 3～7 天内可从外鼻再次挤压材料，进行小的矫正塑形。3 周后已有新生骨生成，塑形即完成。

（2）勿将羟基磷灰石注入鼻尖部，以免形成蒜头鼻。

（3）注入时一定要确保材料的均匀分布，边注入边塑形。

（4）术毕即用可塑形夹板固定塑形。

（六）膨体聚四氟乙烯（ePTFE）隆鼻

1 优点

（1）ePTFE 由于含有微孔状结构，自体组织能够长入，使之与周围组织融为一体并牢固固定，但并不形成纤维囊，能够整块取出。

（2）ePTFE 材料质地柔软，与其他人工代用品相比，其柔韧性更接近软组织，植入后鼻背线条流畅自然，触摸无异物感。

2 手术步骤

（1）切口设计：在鼻小柱中点设计倒 V 形切口，切口沿鼻翼软骨下缘达鼻前庭。若仅行柳叶形 ePTFE 假体植入，切口达鼻翼软骨穹隆部即可。

（2）切开皮肤，用小剪刀紧贴鼻骨分离而后用骨膜剥离器在骨膜及鼻背筋膜下剥离，达黄金点后，以无齿整形镊夹住雕刻成形的 ePTFE 假体，植入已分离好的腔隙，检查外观满意后缝合切口。

（3）若需抬高鼻尖，可将伞状 ePTFE 假体插入鼻小柱基底部。由于 ePTFE 有极好的组织相容性，当鼻尖高度增高致皮肤张力较大时，仍无鼻尖皮肤破溃之虞。

3 注意事项

（1）ePTFE 隆鼻应植入鼻背筋膜下，不宜过浅，植入深层其外观形态和弹性更为逼真。

（2）操作规程中需避免强力压迫 ePTFE 材料，以免改变材料中微孔结构而影响组织长入。

（3）膨体聚四氟乙烯隆鼻术后慢性低毒性感染一直是困扰术者的棘手问题，严密的消毒和局部移植材料的抗生素液体浸泡有一定预防作用。

五、注射充填隆鼻术

顾名思义就是用注射的方法，将充填材料注入鼻部各层组织间，达到隆鼻的效果。注射用材料有自体脂肪颗粒、胶原蛋白、玻尿酸、微晶瓷等。由于不用手术即可达到隆鼻的效果，选用此种方法隆鼻的人越来越多。但注射充填隆鼻也存在一些不足，如自体脂肪的一次成活率仅 50%左右，而胶原蛋白、玻尿酸类的多数产品效果维持时间为一年左右，所以需要重复注射。另外，注射隆鼻对于局部需要加强增高的部位，如对鼻尖的增高，则很难维持。

1 适应证

（1）鼻梁低平、缺乏立体感。

（2）鞍鼻、鼻背部凹陷呈马鞍状。

（3）鼻尖低平或轻度鼻孔外翻。

（4）外伤性鼻部凹陷。

（5）鼻背轻度偏斜，不对称。

2 禁忌证

（1）过敏体质。

（2）严重全身性疾病。

（3）心理或精神有异常。

（4）局部有炎症病灶。

（5）女性月经期。

（6）服用保健品或抗凝药物者。

3 操作方法

（1）注射操作应在有空气消毒条件、专门的封闭式洁净注射室内进行。

（2）注射人员应戴口罩帽子、穿隔离衣、戴无菌手套操作。

（3）求美者平卧或半卧于注射床或操作椅上。

（4）局部清洁消毒。

（5）局部浸润或神经阻滞麻醉。

（6）注射操作时，一般应采用逐层叠加的方法，在鼻背筋膜骨膜层注入范围略广一些，越向浅层注射涉及范围越窄，到皮下层仅集中在鼻长轴中央部位注射。注射一般采用鼻小柱两侧近鼻翼缘处进针，注射针头沿一个层次直接达到鼻根部，而后边退针边注入充填材料，深层注射完成后逐层上升到浅层，最后对鼻根及鼻尖部精细注入塑形。注射时可用食指、中指按压鼻背两侧进行形态调整。每例注入量根据鼻背凹陷程度决定，一般 2～3ml 即可达到目的。

4 术后恢复及注意事项

（1）注射后 2～3 天内不可触摸局部。

（2）保持局部清洁。

（3）术后 2 周内不可按压局部，勿做剧烈运动，以免造成碰撞。

（4）术后 1 周内勿饮酒及食辛辣食物。

（5）术后 3～6 个月后可以进行补充注射。

第六节　颏部充填术

颏作为颅面部的重要结构之一，是鼻、唇、颏关系协调的基础，是下 1/3 面部较为突出的部位，在维持面部轮廓平衡协调方面，起到重要作用。颏部的大小和形态直接影响到面部容貌，其发育的异常或不协调可出现很多畸形或形态欠佳，常见的有小颏畸形。隆颏术又称颏部填充术，俗称隆颏，是在颏部的骨与软组织之间填充各种组织代用品，以垫高颏部，达到改善颏部容貌的目的。常见的方法有手术植入假体和注射隆颏两种。

一、适应证

1 小颏和短颏者，虽咬合功能基本正常、无错位，但外观面部三庭比例不适当，与 Ricketts 美容平面不符。

2 对于有严重的下颌后缩、前牙深覆盖、错位、少数呈鸟嘴状畸形的病人，隆颏术是相对适应证。

二、术前检查及准备

1 询问病史，查血常规。

2 检查病人咬合关系、面部三庭比例关系，测量 Ricketts 美容平面。

3 检查局部皮肤、口腔黏膜、牙齿等有无感染性疾病。

4 根据 Ricketts 美容平面的测量结果，确定颏部的隆起程度。根据面部三庭五眼比例关系，决定是否下延及下延的长度。

5 与求美者共同选定组织代用品，即固体硅胶、膨体聚四氟乙烯、羟基磷灰石微粒人工骨、自体骨或软骨等。术前用甲紫或亚甲蓝液标出需填充范围、位置。

6 术者与求美者充分沟通，了解求美者的要求，签署手术同意书。

7 术前医学摄影。

三、术前设计

术前设计是术前重要的工作，医师会综合考虑人体颏部的美学标准和受术者面部特征，以及受术者的求美意愿情况，设计适合其本人的颏部形状，这对于手术成功与否起着决定作用。以“三庭五眼”及各种面部理想平面、面部轮廓情况为设计依据。通过辅助手段，如侧位头面照相、头颅侧位 X 线或 CT 扫描、计算机辅助技术等设计出满意的颏部形状，以备充填塑形。要以面部三庭比例、面型宽与长的比值以及 Ricketts 美学平面来确定植入体的大小及形态（图 13-6）。

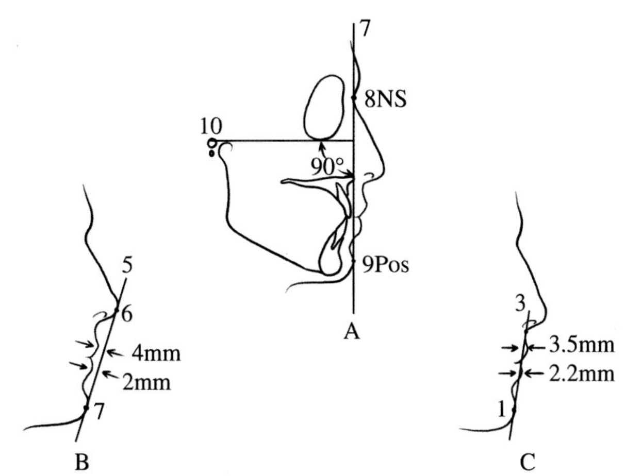

图 13-6　各种理想的面部平面

A. Gonzales-Ulloa 和 Stevens 平面　B. Ricketts 平面　C. Burstone 平面

四、颏部充填方法及材料的选择

自体骨、异体骨、人工骨、固体硅橡胶、聚四氟乙烯膨体、多孔聚乙烯材料等多种赝复体充填材料中，现在用得最多的是固体硅胶、聚四氟乙烯膨体及多孔聚乙烯，其优点是：假体安全性、可靠性和可塑性好。凡植入人体的代用品必须安全、可靠、无害；万一有什么问题可以很容易、很完整地取出来。随着科技水平的发展，充填材料的安全性能及应用方法的简易性会越来越好。

注射填充物由于其操作简便、节省时间、术后反应小等有利条件而备受推崇，常用的有自体脂肪颗粒、玻尿酸、胶原蛋白、羟基磷灰石等。究竟选择哪种固体或注射哪种材料，则根据求美者要求和颏部具体情况来决定。

（一）赝复体植入法颏充填术

充填假体的形状、大小、厚薄、植入位置等是决定隆颏术后形状的关键。隆起的颏部应指向前下方，颏部前端正好抵 Ricketts 平面：①隆颏假体形状，应为反向橘瓣形，这种形状能使隆起的下巴轮廓清晰，富于线条美。②隆颏假体大小，应根据脸形、下颌体形、颏部情况等因人而异，灵活掌握。③隆颏假体高度，应按唇位于鼻颏连线以内的美学标准确定假体的高度：如鼻尖高，假体也相应高一些，以达到协调；如鼻尖低垂，可通过隆鼻术升高鼻尖，再进行隆颏。④隆颏假体植入位置，应置于下缘前方，置于颏下会使脸变长，太靠上会使脸变短，隆起的下巴应指向前下方。

1　硅胶假体植入隆颏术　硅胶为高分子硅化物，有良好的生物相容性。硅胶材料较硬，富有弹性，易于加工成型，可塑性较好，且来源广泛，成本较低，应用历史悠久，与其他材料相比，多数医师对硅胶材料更熟悉，钳夹后不易变形，仍是国内隆颏术的主流选择。可采用已预制成型的各种形状和型号的假体。

但是硅胶假体也有一些无法克服的缺点：首先，硅胶假体是由有机硅高分子组成的，这种材料对组织相容性较差，容易被机体的免疫系统识别，从而发生排异反应；其次，颏部后缩严重者，假体需要雕刻得比较大，以致术后有容易脱出的可能，因此，硅胶假体不适合下颏严重后缩的病人。另外，由于硅胶与人体组织无法紧密结合，术后容易出现假体左右晃动和假体移位的现象。

（1）适应证：各类单纯的颏后缩、低平畸形，颏颈角不明显，但上、下颌骨咬合关系基本协调的人群，尤其是轻度、中度颏短缩畸形者。

（2）禁忌证：①全身情况差，或有器质性病变未愈者；②精神情绪不稳定，有心理障碍者；③下颌整体后缩及咬合畸形者。

（3）术前设计：是术前重要的工作，医师应综合考虑人体颏部的美学标准和受术者面部特征，以及受术者的求美意愿，设计出适合其本人的颏部形状，这对于手术成功与否起决定作用。可通过辅助手段，如侧位头面照相、头颅侧位 X 线或 CT 扫描、计算机辅助技术等设计出满意的颏部形状，以备充填硅胶假体塑形。

（4）手术方法

1）麻醉：常采用局部麻醉或颏神经阻滞麻醉。

2）切开：切口应位于口腔内下唇黏膜处离牙龈至少 0.5cm 的颊龈沟部。

3）剥离：在黏骨膜下分离、显露下颌骨颏部。应按预先设计范围分出骨膜下腔隙。

4）植入：将雕刻的硅胶假体放入剥离好的腔隙内并调整位置，观察是否对称。

5）关切口：缝合切口，加压包扎。

（5）并发症

1）感染：受术者口内细菌及手术都可引起感染。术前认真清洗和消毒口腔、术后应用抗生素都可预防感染。

2）血肿：为防止血肿，加压包扎应在术后 5 天左右再去除。血肿较明显时应及时清除。

3）假体位置不当：表现为假体脱离开中线，发生位置偏移。若假体向下方移位，则会使下唇沟消失。若假体移位，则需重新植入假体并固定稳妥。

4）形态不自然：由假体植入后有轮廓阴影所致，或外观感觉不自然。

（6）疗程和恢复时间：术后暂时会肿胀，微笑和谈话时可能感到有些不适。术后 1 周左右拆线，术后 1 周前后就能恢复正常工作生活。由于有假体植入，完全恢复需要 1～3 个月的时间。

（7）注意事项

1）术前注意事项：①有龋齿或其他牙疾的口腔病者应先予以矫治；②手术前两周内，请勿服用含有非甾体类的药物，因非甾体类药物会使得血小板凝固功能降低；③手术前确定身体健康，无传染性疾病或其他炎症；④女性要避开月经期；⑤术前要刷牙、清洗口腔。

2）术后注意事项；①严格遵守医嘱服药及复诊；②手术当日创口会稍有些疼痛，但随着时间的推移会逐步减轻，最好不要口服止痛药，因为非甾体类药物会加重伤口出血；③由于加压包扎会造成张口的不便，因此，术后 3 天需要吸食流质或进半流质食物，不吃辛辣刺激性的食物；④创口恢复前每日用漱口液或生理盐水漱口，保持口腔清洁；⑤恢复期间切记不要参加一些使面部受到震动或打击的运动；⑥术后应有安静舒适的休养环境。

2 膨体植入隆颏术　所谓膨体，全称是膨体聚四氟乙烯，最早是由美国 Gore-Tex 公司开发研制的。膨体材料具有极微细的孔隙，人类的组织细胞可以向其内生长，因此它的组织相容性非常好，在人体内非常稳定，不易出现排异反应，与自体组织结合牢固，所以置入的假体不易活动和移位。另外，由于膨体材料较软，置入后与自体组织能密切贴合，手术后外形和手感自然、逼真。

膨体材料也有一定的缺点。首先，由于生产工艺复杂，所以材料价格较高，制约了它的普及；另外，由于膨体较软，强度不够，手术中不易加工雕刻成形，对医师的技术要求较高；再次，膨体材料由于与组织相容性高，当植入体内时间长又需取出假体时，取出的难度比硅胶假体要大。

除此之外，膨体还有一个低毒性感染问题。有医师总结，应用膨体的术后感染率低于应用硅胶的术后感染发生率。但也有专家认为膨体更容易感染，分析原因如下：①膨体不易加工，所以手术中医师对膨体进行雕刻的时间就会延长，这无形中使膨体暴露在空气中的时间延长；手术室中空气无法做到绝对无菌，所以膨体受到空气中细菌污染的概率就会比硅胶假体的高。②膨体的结构是由无数的微孔构成，空气中的细菌可能会隐藏在这些微孔当中，手术中膨体一旦被细菌所污染，细菌容易隐藏，这样的膨体植入人体后，可能就会出现感染。③膨体具有微孔的结构特点，所以在加工制备膨体和植入膨体时都不能过分施压和钳夹，否则会造成膨体的结构改变而导致膨体变形，所以在置入膨体时要比硅胶假体更困难，很可能无法做到一次顺利植入，需要反复多次，这样势必增加了膨体被细菌污染的机会。

（1）手术方法

1）麻醉：常采用局部麻醉或颏神经阻滞麻醉。

2）切开：切口应位于口腔内下唇黏膜处离牙龈至少 0.5cm 的颊龈沟部。

3）剥离：黏骨膜下分离，显露下颌骨颏部。应按预先设计范围分出骨膜下腔隙。

4）植入：将雕刻的膨体放入剥离好的腔隙内并调整位置，观察是否对称。

5）缝合切口，加压包扎。

（2）并发症

1）感染：受术者口内细菌及手术都可引起感染。膨体隆颏一旦发生感染，需取出假体，以控制感染。

2）血肿：因植入腔隙内无法止血，凝血机制障碍者可出现局部血肿。为防止血肿，加压包扎应在术后 5 天左右再去除。

3）假体位置不当：表现为假体离开中线，向左、向右或向上、向下偏移。若假体向下方移位，可使下唇沟消失。若假体移位，需重新植入假体并固定稳妥。

（3）疗程和恢复时间：同硅胶假体植入。

（4）注意事项

1）术前注意事项：①有龋齿或其他牙疾的口腔病者应先予以矫治；②手术前两周内，勿服用含有非甾体类药物，因为非甾体类药物会使得血小板凝固的功能降低；③手术前确定身体健康，无传染性疾病或其他感染病灶；④女性要避开月经期；⑤术前要刷牙、清洗口腔。

2）术后注意事项：①严格遵守医师嘱咐服药及复诊；②手术当日创口会有些疼痛，不要急于服用去痛片，因为非甾体类药物会加重伤口出血；③由于加压包扎会造成张口不便，因此，术后3天需吸食流质或进半流质食物，不要吃辛辣刺激性的食物；④饭前、饭后漱口，保持口腔清洁；⑤恢复期间切记不要参加一些使面部受到震动或打击的运动；⑥术后应有安静舒适的休息环境。

（二）注射法隆颏术

1 玻尿酸注射隆颏术 玻尿酸是一种高分子多醣，是组织中自然存在的物质。自然界中广泛地存在于脊椎动物的结缔组织、黏液组织、眼球晶状体及某些细菌的夹膜中，在人类皮肤的真皮层中扮演了基质的重要角色，无论是组织结构上整体的保养还是细胞之间的运送都具有很重要的功能。

由于玻尿酸的不溶水性、低代谢率、高吸水、高保水以及不易在组织内转移的特性，其被广泛应用于软组织填充上。隆颏使用的玻尿酸是经过纯化的，注入后会与人体原有的成分融合，皮肤会膨胀，医师根据术前设计捏出适合的颏部。玻尿酸材质最大的特点就是它的副作用很小。玻尿酸注射后根据个人体质不同有可能会产生红肿淤青等现象，有时候皮肤可能会有颗粒感，大多数会在1周左右消失。

玻尿酸的优点是较其他注射材料安全性高，缺点是隆颏效果持续时间短，只能保持6～12个月。

玻尿酸注射隆颏不需要手术切开皮肤组织，而是通过注射的方式将玻尿酸填充到颏部达到隆颏的效果。

（1）适应证：轻度、中度颏短缩畸形者，不适于严重小颏畸形和严重颏后缩者。

（2）禁忌证

1）全身情况差，或有器质性病变未愈者。

2）精神情绪不稳定，有心理障碍者。

3）下颌整体后缩及咬合畸形者。

（3）技术方法

1）清洁治疗部位。

2）治疗部位涂抹表面麻醉剂。

3）治疗部位消毒。

4）注射玻尿酸。

5）注射完成后医师均匀按摩注射部位，捏出想要的颏部形状。

（4）并发症

1）局部皮肤颗粒感：无须处理，一般1周后自行消失。

2）局部发红：是经常见到的现象，生理性的一般会在1～2天内消失。如果3天不消失就应到医院复诊、处理。

3）局部淤血：如果注射时针头碰到了细小的毛细血管，就会出现皮下淤血现象，也就是淤青，通常情况下淤青则会在1～2周内慢慢消失。

4）注射过量：注射过量应该及时到医院就诊，有的只需医师进行即时处理就可以，严重的会需要进行注射物取出。注射物取出术比注射术的难度更大，术前病人应和医师充分交流。

5）局部肿胀：注射过后会发生肿胀，1～2天就会消失，如果时间较长，需就医处理。

6）色素沉着：一般情况下，注射过浅或未注意防晒可发生色素沉着，可以在1个月以后用增白面膜4～6次，色素沉着会减轻或消失。

7）感染：注射也属侵入性操作，有发生感染的可能。一旦发生感染，要及时到医院处理。

（5）疗程和恢复时间：注射玻尿酸隆颏一般建议注射2～3次，这样隆颏后效果保持时间相对较长，能维持1～2年。待完全吸收后可再次注射，重新塑形。

进行完注射隆颏以后，马上就可以进行正常的工作和学习，但必须遵守医师要求的注意事项，术后不需要恢复期。

（6）注意事项

1）术前注意事项：①实行注射前，洁面工作一定要做好，不能有任何的如毛囊炎、疖肿等局部感染。②为防止注射后出现淤青及出血，手术前1周内勿服用含有非甾体类药物，因为非甾体类药物会使得血小板凝固的功能降低。术前局部冰敷30min有止痛及减少出血的功能。③为防止感染和出血，妇女要避开月经期。

2）术后注意事项：①注射后6h内，应避免接触注射区域，此段时间可轻柔使用水及肥皂清洁；②注射后，治疗区域不要暴晒，如日光浴或日晒，避免处于寒冷处；③注射后1周内要避免颏部受到外力碰撞，以免造成变形或歪斜。

2 胶原蛋白注射隆颏术　胶原蛋白是一种高分子蛋白质，丝状的胶原蛋白纤维能使皮肤保持结实而有弹性。胶原蛋白与弹力纤维合力构成网状支撑体，提供给真皮层有力的支撑。长效型胶原蛋白植入剂是一种皮肤填充剂，注射入颏部后能增加皮肤内组织的容量，从而起到颏部塑形的作用。

胶原蛋白和玻尿酸相比延展性和可塑性更好，不易形成凹凸不平或颗粒；胶原蛋白的缺点是持续时间不长，一般在9～12个月。另外，注射牛胶原蛋白可能会产生过敏反应。

胶原蛋白注射隆颏不需要手术切开皮肤组织，而是通过针剂注射的方式将胶原蛋白填充到颏部达到隆颏的效果。

（1）适应证：轻度、中度颏短缩畸形者，不适于严重小颏畸形和严重颏后缩者。

（2）禁忌证

1）全身情况差，或有器质性病变未愈者。

2）精神情绪不稳定，有心理障碍者。

3）下颌整体后缩及咬合畸形者。

（3）技术方法：注射前4周要进行胶原蛋白过敏试验，对胶原蛋白过敏者不能行胶原蛋白注射。

1）清洁治疗部位。

2）治疗部位涂抹表面麻醉剂。

3）治疗部位进行消毒。

4）注射胶原蛋白。

5）注射完成后医师应均匀按摩注射部位，捏出想要的颏部形状。

（4）并发症

1）过敏反应：牛胶原蛋白注射后可能发生过敏反应，注射前一定要进行胶原蛋白过敏试验。

2）局部发红：是常见的现象，生理性的会在1～2天内消失。如果3天不消失，应到医院复诊以及时处理。

3）局部淤血：如果注射时针头碰到细小的毛细血管，就会出现皮下淤血，也就是淤青的情况，通常情况下淤青会在1～2周内慢慢消失。

4）注射过量：注射过量应及时到医院就诊，有的只需医师进行即时处理即可，严重的需要进行注射物取出。注射物取出术比注射隆颜术的难度要大，应在正规医院进行，术前病人应和医师充分交流。

5）局部肿胀：注射过后会发生肿胀，1～2天就会消失，如果时间较长，排除感染的可能后，可以用热敷的方法加以解决。

6）色素沉着：一般情况下，注射过浅或没有注意防晒可能会发生色素沉着。

7）感染：一旦发生感染，要及时到医院复诊以尽快处理。

8）视网膜血管闭塞：已有急性过敏反应及注射后逆行运动导致视网膜血管闭塞致一侧眼部分视力丧失的报道。

（5）疗程和恢复时间：胶原蛋白注射隆颏持续时间一般为9～12个月，待效果消失后可再次注射，重新进行塑形。进行完注射隆颏后，马上就可以进行正常的工作和生活，只要遵守医师要求的注意事项，术后不需要恢复期。

（6）注意事项

1）术前注意事项：①实行注射以前，洁面工作一定要做好，不能有任何的如毛囊炎、疖肿等局部感染；②为防止注射后出现淤青及出血现象，手术前1周内请勿服用含有非甾体类药物，因为非甾体类药物会使血小板凝固的功能降低；③为防止感染和出血，妇女要避开月经期。

2）术后注意事项：①注射后6h内，应当避免接触注射区域，此段时间可以轻柔地用水及肥皂清洁；②注射后治疗区域不要暴晒，如日光浴或日晒，避免处于寒冷处；③注射后1周内要绝对避免颏部受到外力碰撞，以免造成变形或歪斜。

3 交联后玻尿酸注射隆颏术 交联后玻尿酸的作用原理基于“临时细胞矩阵在组织中再生功能”的研究。由于交联后玻尿酸的分子链带有温柔的正电荷，可以吸引细胞外基质中带有负电荷的分子（可溶性胶原纤维、弹性蛋白、葡萄糖氨基多糖）渗入细胞矩阵，与周围组织粘连。当电荷平衡后就不再吸引，可以延缓吸收从而达到填充的目的，同时不会有过度增生的情况发生。交联后玻尿酸根据组分和效用长短分为四型。1~3型为完全降解型，由带阳离子的聚丙烯N,N-二甲基二烯丙基胺盐共聚物和磷酸缓冲溶液、氯化钠、注射用水构成，带有温和的正电荷，成多分子网状结构，可完全降解。第4型则在上述可降解成分中加入了不可降解的聚乙烯醇多孔微球，微球大小为15μm左右，微球上有大小为15nm左右的微孔。这种多孔微球的结构使得胶原可以长入，形成永久细胞矩阵，效果自然持久，且不会产生肉芽肿。其微球含量高，能够存留65%以上。交联后玻尿酸根据型号不同，效果持续时间可以达到1～5年、2～8年、5～10年或长效。

交联后玻尿酸注射隆颏不需切开皮肤组织，而是通过针剂注射的方式将交联后玻尿酸填充到颏部达到隆颏的效果。

（1）适应证：适应于轻度、中度颏短缩畸形者，不适于严重小颏畸形和严重颏后缩者。

（2）禁忌证

1）全身情况差，或有器质性病变未愈者。

2）精神情绪不稳定，有心理障碍者。

3）下颌整体后缩及咬合畸形者。

（3）技术方法

1）清洁治疗部位。

2）治疗部位涂抹表面麻醉剂。

3）治疗部位进行消毒。

4）注射交联后玻尿酸。

5）注射完成后医师应均匀按摩注射部位，捏出想要的颏部形状。

（4）并发症

1）交联后玻尿酸注射后可能产生棱状或者颗粒状物质残留。

2）局部发红是常见的现象，生理性的会在 1～2 天内消失。如果 3 天不消失，应到医院复诊以及时处理。

3）局部淤血：如果注射时针头碰到细小的毛细血管，就会出现皮下淤血，也就是淤青的情况，通常情况下淤青会在 1～2 周内慢慢消失。

4）局部肿胀：注射过后会有肿胀的发生，1～2 天就会消失，如果时间较长，排除感染的可能。

5）色素沉着：一般情况下，注射过浅会发生色素沉着，如果没有注意防晒也会发生色素沉着，在 1 个月以后用增白面膜 4～6 次，色素沉着会减轻或消失。

6）注射后体温升高者预示可能发生感染，应尽快到医院及时处理。

（5）疗程和恢复时间：可能需多次注射才能达到最终隆颏效果。根据型号不同，效果持续时间可以达到 1～5 年、2～8 年、5～10 年或长效。

注射完成后，马上就可以进行正常的工作和生活，只要遵守医师要求的注意事项，术后不需要恢复期。

（6）注意事项

1）术前注意事项：①实行注射前，洁面工作一定要做好，不应该有任何的如毛囊炎、疖肿等局部感染；②为有效防止注射后出现淤青及出血，手术前 1 周内不要服用含有非甾体类药物，因为非甾体类药物会使得血小板凝固的功能降低；③为防止感染和出血，妇女要避开月经期。

2）术后注意事项：①注射后 6h 内，应当避免接触注射区域，此段时间可轻柔地用水及肥皂清洁；②注射后，治疗区域不要暴晒，如日光浴或日晒，避免处于寒冷处；③注射后的 1 周内要避免颏部受到外力碰撞，以免造成变形或歪斜。

4 爱贝芙注射隆颏术　爱贝芙注射隆颏不需要切开皮肤组织，而是通过针剂注射的方式将爱贝芙填充到颏部达到隆颏的效果。爱贝芙是荷兰籍 Lemperle 教授研制的一种对人体无伤害的填充注射材料。它的主要成分为聚甲基丙烯酸甲酯和牛胶原蛋白，20%是聚甲基丙烯酸甲酯微球，80%为牛胶原蛋白。在注射后，牛胶原蛋白逐渐被人体吸收，但聚甲基丙烯酸甲酯微球不被吞噬细胞吞噬，能够较长时间刺激组织而生成纤维细胞，胶原纤维从而在微球球体形成结缔组织包裹，替代逐渐吸收的牛胶原蛋白，达到长效隆颏的效果。

（1）适应证：轻度、中度颏短缩畸形者，不适于严重小颏畸形和严重颏后缩者。

（2）禁忌证

1）全身情况差，或有器质性病变未愈者。

2）精神情绪不稳定，有心理障碍者。

3）下颌整体后缩及咬合畸形者。

（3）技术方法：注射前 4 周要进行胶原蛋白过敏试验，对胶原蛋白过敏者不能行爱贝芙注射。

1）清洁治疗部位。

2）治疗部位涂抹表面麻醉剂。

3）治疗部位进行消毒。

4）注射爱贝芙。

5）注射完成后医师应均匀按摩注射部位，捏出想要的颏部形状。

（4）并发症

1）肉芽肿：少见，但较难治疗，必要时需要手术切除。

2）非炎症性反应：包括暂时肿胀、轻度发红、中度疼痛等，一般在48h内基本消失。

3）局部淤血：表现为青紫，较少发生，持续1～2周，能自行消失。

4）过敏反应：罕见，需及时治疗。

5）毛细血管扩张：常见于皮肤较薄的人群，通常能在6个月内自行消退。

6）感染：注射属侵入性治疗，有发生感染的可能。一旦发生感染，要及时就医处理。

（5）疗程和恢复时间：可能需多次注射才能达到最终隆颏效果，效果持久。注射隆颏后马上就可以进行正常的工作和生活，只要遵守医师要求的注意事项，术后不需要恢复期。

（6）注意事项

1）术前注意事项：①实行注射前，一定要做好洁面工作，不能有任何的如毛囊炎、疖肿等局部感染；②为防止注射后出现淤青及出血，手术前1周内勿服用含有非甾体类药物，因为非甾体类药物会使得血小板的凝固功能降低；③为防止感染和出血，妇女要避开月经期。

2）术后注意事项：①注射后6h内，应避免接触注射区域，此段时间可轻柔地用水及肥皂清洁；②注射后，治疗区域不要暴晒，如日光浴或日晒，避免处于寒冷处；③注射后1周内要避免颏部受到外力碰撞，以免造成变形或歪斜。

5 羟基磷灰石注射隆颏术 羟基磷灰石俗称微晶瓷（radiesse），是一种生物软陶瓷，其主要内部结构与成分为羟基磷灰石钙（calcium hydroxyapatite, CaHA），外部是由水（注射甘油用蒸馏水）和甘油构成的凝胶状载体，混合比例为3:7。CaHA呈细微的晶球状，大小介于25～45μm之间，这个尺寸较为理想，大到足以逃避巨噬细胞的吞噬作用，小到足以通过细小针孔并能够穿透表皮进入真皮层深处的胶原网状层。

微晶瓷较适于填充骨性结构，当微球进入整形部位后，可以被纤维被膜包裹、固定并不易移动。数月后，微球的凝胶组织逐渐降解并被人体自身的胶原所取代，而微球降解速度很慢，可以较为长久地留在整形部位并形成骨架结构，让新生的胶原蛋白交错镶嵌于其间，起到骨诱导和填充效果。微晶瓷如今已通过美国FDA以及欧盟CE Mark核准为面部塑形的软组织填充剂。

（1）适应证：轻度、中度颏短缩畸形者，不适于严重小颏畸形和严重颏后缩者。

（2）禁忌证

1）有严重过敏病史、自体免疫疾病、蟹足肿体质、活动性感染者。

2）颏部注射区及其周围组织有急性皮肤病者。

3）正在服用阿司匹林等抗凝血类药物者。

4）18岁以下人群不宜注射微晶瓷。

5）怀孕及哺乳的女性。

6）不宜接受注射整形者。

（3）技术方法

1）颏部清洁并消毒。

2）颏部注射区涂抹表面麻醉剂并进行微晶瓷注射（注射时，可注射于其他非永久性填充材料之上），剂量为0.3～0.5ml。

3）注射完成后立即按摩挤压注射部位，完成塑形时间必须控制在注射后2h内。

4）冰敷。

（4）并发症：羟基磷灰石隆颏术在理论上并无副作用产生，但实际上注射后可能会产生如下暂时性的副作用：

1）轻微发红：注射后局部可能会出现轻微发红的现象，一般短期内会自行消失。

2）肿胀和瘙痒现象：注射过程中及注射后短期内局部可能会出现肿胀和瘙痒现象，肿胀一般会于术后几天内自行消失，少数受术者瘙痒状况持续时间稍长。

3）皮肤泛白：少数受术者在注射后皮肤会出现泛白现象，这是由于注射材料尚未深入到皮肤深层，但通常情况下会在几天后自行消失。

（5）恢复时间：羟基磷灰石隆颏术后 2 周至 3 个月内要确认是否需再次注射羟基磷灰石材料进行微调整。羟基磷灰石隆颏术的恢复时间较短，一般 1 周之内即可恢复自然，但具体恢复时间也因人而异。

此外，羟基磷灰石隆颏术的维持时间一般为 18～24 个月，也有个例维持时间在 2 年以上。不同个体的维持时间会因年龄、肤质、生活形态以及肌肉组织的活性不同而存在差异。

（6）注意事项

1）术前注意事项：①羟基磷灰石隆颏技术难度较高，需找正规医院或机构进行治疗；②手术前确定身体健康，无传染病或其他感染病灶；③术前不要化妆；④术前 1 周内停止饮酒，停止服用阿司匹林、维生素 E 等扩血管药物；⑤吸烟者需要提前 1 周戒烟；⑥术前应告知医师是否注射过其他类型的组织填充材料。

2）术后注意事项：①术后 2 日内仍需间接性冰敷，直至肿胀消退；②羟基磷灰石材料不同于玻尿酸，没有相关物质使其恢复原状，故受术者在术后 3 日内应避免揉捏或按摩，以免影响隆颏效果；③术后 3～5 日内注射部位可能有坠痛感，一般可在 1 周内恢复正常；④术后 1～2 周内注射部位可能会有紧绷感，经一段时间后会恢复柔软度，获得自然且显著的效果；⑤术后注射部位勿暴露于强烈阳光下等酷热环境。

6 自体脂肪注射颏部充填术　自体脂肪隆颏安全、可靠、效果优良，是目前注射隆颏比较常用的方法之一。

（1）适应证：颏部短小、颏外形欠佳、颏部凹陷、轻中度颏部退缩者、双侧颏突不对称。

（2）禁忌证：同注射隆颏。

（3）术前准备

1）采集病史，认真与求美者沟通，签署手术同意书。

2）常规化验、检查、X 线片（头部正、侧位片了解颏骨形态及突度）。

3）测量美容平面位置，测算充填的长度、宽度及突度（前突量），预测所用自体脂肪量。

4）医学照相。

（4）手术方法

1）自体脂肪抽取和制备：抽脂供区一般选颌颈部、下腹部、髂腰部、大腿内侧等。肿胀麻醉后在隐蔽部位切 3mm 小口，用吸脂注射器抽吸脂肪 10～50ml，经生理盐水洗涤 3 次，在注射器内静止 3～5min 后去除底层的液体及上层的脂滴，而后置于离心机内，以每分钟 3000 转的速度离心 3～5min，去除底层液体及破碎细胞组织，分离出所需的脂肪颗粒。

2）注射自体脂肪：用专用注射器（1ml）抽取自体脂肪颗粒 1ml，用专用注脂针头与注射器针头连接并旋紧，以防注脂时压力过大造成针头与针管脱离。

注射时可在注射进针处局部用 1%利多卡因麻醉。

3）注射层次：骨膜浅层、肌层、皮下层三个层次注射，每层每点都要精确地控制注入量。每层注射均采取扇形分布注射的方法，以使注入脂肪分布均匀。

注射量一般为3～8ml，一次不可注入太多。如有吸收或需要增加注射量时，一般可在3～6个月后重复注射一次。

第七节 面颊填充整形美容术

面颊部填充简称丰面颊。面颊部凹陷会给人消瘦、不健康、衰老的感觉，颧弓较高致颧弓下方面颊部消瘦凹陷，看起来呈老化憔悴样。采用充填方法可以改善面部轮廓，使之饱满、圆润、柔和。一般面颊填充可以采用两种方式来进行，即手术和注射填充。

注射填充适合凹陷不严重者，自体组织填充如筋膜、真皮脂肪瓣移植等适合凹陷严重者。注射填充可以分为注射自体脂肪填充，注射玻尿酸、爱贝芙、伊凡露等材料填充。

面颊部凹陷亦可采用假体填充，如硅胶假体，膨体假体等，但临床应用较自体组织充填少。

一、适应证

1 面部脂肪少，过于消瘦。

2 面部左右不对称。

3 颧弓下方由于脂肪较少产生凹陷，颧骨更显突兀。

4 颞部(太阳穴部位)凹陷。

5 脸部轮廓过于平坦，缺乏立体感。

6 面颊凹陷。

7 额头过窄或过平。

8 鼻唇沟过于凹陷。

二、术前准备

1 面部填充手术之前要做好思想上的准备，首先有积极的心态，想要使面部填充很顺利，就必须积极地配合医师。

2 面部填充手术之前要注意一些生活习惯，如避免食用辛辣的食物。

3 术前要检查身体健康状况并做常规化验检查，如果有什么疾病要事先告知医师。

4 面部填充手术之前，要停止服用活血化瘀及抗凝等药物，因为面部填充之后需要恢复。

三、注意事项

1 在面部填充手术之前要和医师充分进行沟通，详细说明自己的具体要求，和医师共同制订适合的手术方案，对术后效果及可能发生的情况做好充足的思想准备，配合医师进行术前的常规检查。女性避开月经期进行手术，以减少术中出血及术后肿胀。术前1日做好个人清洁工作。如有口腔、鼻腔内感染症状的，应待恢复后再行面部填充等手术。

2 面部填充创伤并不是很大，但是术后护理也很重要。术后对创口处要涂抹抗生素油膏，暴露创口，不进行包扎，可能会有少量渗血，只要用消毒棉签轻轻擦去即可，切忌使不清洁的物品接触伤口，以免污染。

3 手术后第二天最好使用乙醇棉球清洁创口，擦去创口表面血痂，保持干燥，待创口自行愈合，如有切口缝线，5～7天即可拆线。

4 手术后要戒烟戒酒，避免吃刺激性食物。

5 面部注射填充的其他注意事项

（1）自体脂肪颗粒注射移植：面部注射与其他部位脂肪注射没有很大的区别，主要问题是注射后会有部分吸收，需反复多次注射（2～4次，每次间隔2～3个月）。

（2）玻尿酸填充：沿下颌至颧弓部进行凹陷填充与颜面轮廓线条修饰，使得下颌部至颧弓部的线条流畅，消除颧弓过高、脸颊过于消瘦的不良形象。

四、并发症

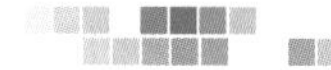

（一）感染、血肿

面部填充术如丰唇、丰颊等均可引起感染，原因可能和手术手法有关，或者手术区域原来有感染，或者是移植量过大等，感染和血肿将直接影响移植脂肪的成活率以致达不到期望的手术效果。

（二）填充过量

脂肪填充过量表现为手术区域的臃肿，可能是对称的也可能是单侧的；有的从手术后开始，有的出现在术后3～6个月，最常见于丰颊手术。

（三）填充不足

据相关统计，面部填充术有3%～14%的不满意率，其中部分原因是在通常的填充次数后仍不能达到病人的要求。

（四）局部不平整

主要是注入填充材料分布不均所致，应及早发现，及时处理。注射后1周内可以通过按摩纠正，如局部有明显凸出时，可抽吸出部分注入材料。

（艾玉峰）

参考文献

[1] 张超，龚跃昆.脂肪干细胞的研究新进展[J].昆明医学院学报，2008，2B：167-171.

[2] 折涛，胡大海.脂肪源性干细胞内分泌功能与再生医学的研究进展[J].中国美容医学，2008，17(5)：763-765.

[3] 王栋，鹿均先，熊传芝.人脂肪干细胞分离培养鉴定及向成骨细胞诱导分化的实验研究[J]. 现代医学，2008，36(3)：190-193.

[4] 王巧稚，刘广益.脂肪源性成熟基质细胞-干细胞研究的新热点[J].四川解剖学杂志，2005，13(4)：31-33.

[5] Kurita M, Matsumoto D, Shigeura T, et al. Influences of centrifugation on cells and tissues in liposuction aspirates: optimized centrifugation for lipotransfer and cell isolation[J]. Plast Reconstr Surg, 2008, 121(3): 1033-1041; discussion 1042-1043.

[6] Matsumoto D, Shigeura T, Sato K, et al. Influences of preservation at various temperatures on liposuction aspirates[J]. Plast Reconstr Surg, 2007, 120(6): 1510-1517.

[7] Yoshimura K, Sato K, Aoi N, et al. Cell-assisted lipotransfer for facial lipoatrophy:

efficacy of clinical use of adipose-derived stem cells[J]. Dermatol Surg, 2008, 34(9): 1178-1185.

[8] Crisan M, Yap S, Casteilla L, et al. A perivascular origin for mesenchymal stem cells in multiple human organs[J]. Cell Stem Cell, 2008, 3(3): 301-313.

[9] Liu G P, Zhou H, Li Y L, et al. Evaluation of the viability and osteogenic differentiation of cryopreserved human adipose-derived stem cells[J]. Cryobiology, 2008, 57(1): 18-24.

[10] Schipper B M, Marra K G, Zhang W, et al. Regional anatomic and age effects on cell function of human adipose-derived stem cells[J]. Ann Plast Surg, 2008, 60(5): 538-544.

[11] Meza-Zepeda L A, Noer A, Dahl J A, et al. High-resolution analysis of genetic stability of human adipose tissue stem cells cultured to senescence[J]. J Cell Mol Med, 2008, 12(2): 553-563.

[12] Jurgens W J, Oedayrajsingh-Varma M J, Helder M N, et al. Effect of tissue-harvesting site on yield of stem cells derived from adipose tissue: implications for cell-based therapies[J]. Cell Tissue Res, 2008, 332(3): 415-426.

[13] Alvarez P D, Garcia-Arranz M, Georgiev-Hristov T, et al. A new bronchoscopic treatment of tracheomediastinal fistula using autologous adipose-derived stem cells[J]. Thorax, 2008, 63(4): 374-376.

[14] Noel D, Caton D, Roche S, et al. Cell specific differences between human adipose-derived and mesenchymal-stromal cells despite similar differentiation potentials[J]. Exp Cell Res, 2008, 314(7): 1575-1584.

[15] Van Dijk A, Niessen H W, Ursem W, et al. Accumulation of fibronectin in the heart after myocardial infarction: a putative stimulator of adhesion and proliferation of adipose-derived stem cells[J]. Cell Tissue Res, 2008, 332(2): 289-298.

[16] Xie Y, Zheng D N, Li Q F, et al. An integrated fat grafting technique for cosmetic facial contouring[J]. J Plast Reconstr Aesthet Surg, 2010, 63(2): 270-276.

[17] Ohara H, Kishi K, Nakajima T. The unilocular fat-cell graft[J]. J Plast Reconstr Aesthet Surg, 2010, 63(3): 488-492.

[18] 刘萍,刘毅,张晓萍,等.自体颗粒脂肪移植570例临床总结[J].中国美容医学,2007,16(4):461-463.

[19] 王克明,栾杰,穆兰花,等.提高自体颗粒脂肪移植成活率的研究进展[J].组织工程与重建外科杂志,2007,3(6):353-355.

[20] 肖斌,刘毅,张绪生,等.脂肪颗粒组织在不同低温条件下冻存后活力分析及移植成活率测定[J].中华医学美学美容杂志,2007,13(2):97-100.

[21] Cui L, Yin S, liu W, et al. Expanded adipose-derived stem cells suppress mixed lymphocyte reaction by secretion of prostaglandin E2[J]. Tissue Eng, 2007, 139(6): 1185-1195.

[22] Varma J J, Breuls R G, Schouten T E, et al. Phenotypical and functional characterization of freshly isolated adipose tissue-derived stem cells[J]. Stem Cells Dev, 2007, 16(1): 91-104.

[23] Smaldone M C, Chancellor M B. Muscle derived stem cell therapy for stress urinary incontinence[J]. World J Urol, 2008, 26(4): 327-332.

[24] Feki A, Faltin D L, Lei T, et al. Sphincter incontinence: is regenerative medicine

the best alternative to restore urinary or anal sphincter function[J]. Int J Biochem Cell Biol, 2007, 39(4): 678-684.

[25] Bonora-Centelles A, Castell J V, Comez-Lechon M J. Adipose tissue-derived stem cells: hepatic plasticity[J]. Gastroenterol Hepatol, 2008, 31(5): 299-309.

[26] Kakudo N, Minakata T, Mitsui T, et al. Proliferation-promoting effect of platelet-rich plasma on human adipose-derived stem cells and human dermal fibroblasts[J]. Plast Reconstr Surg, 2008, 122(5): 1352-1360.

[27] Hsu W K, Wang J C, Liu X Q, et al. Stem cells from human fat as cellular delivery vehicles in an athymic rat posterolateral spine fusion model[J]. J Bone Joint Surg Am, 2008, 90(5): 1043-1052.

[28] Zuk P A. Tissue engineering craniofacial defects with adult stem cells? Are we ready yet?[J]. Pediatr Res, 2008, 63(5): 478-486.

[29] Peng L, Jia Z, Yin X, et al. Comparative analysis of mesenchymal stem cells from bone marrow, cartilage, and adipose tissue[J]. Stem Cells Dev, 2008, 17(4): 761-773.

[30] Matsumoto T, Kano K, Kondo D, et al. Mature adipocyte-derived dedifferentiated fat cells exhibit multilineage potential[J]. J Cell Physiol, 2008, 215(1): 210-222.

[31] Falanga V, Iwamoto S, Chartier M, et al. Autologous bone marrow-derived cultured mesenchymal stem cells delivered in a fibrin spray accelerate healing in murine and human cutaneous wounds[J]. Tissue Eng, 2007, 13(6): 1299-1312.

[32] Helder M N, Knippenberg M, Klein-Nulend J, et al. Stem cells from adipose tissue allow challenging new concepts for regenerative medicine[J]. Tissue Eng, 2007, 13(8): 1799-1808.

[33] Kim W S, Park B S, Park S H, et al. Antiwrinkle effect of adipose-derived stem cell: activation of dermal fibroblast by secretory factors[J]. J Dermatol Sci, 2009, 53(2): 96-102.

[34] 栾杰,穆大力,穆兰花,等.提高颗粒脂肪注射隆乳移植成活率和减少并发症的方法[J].中国美容医学,2005,14(1):19-21.

[35] 郑丹宁,雷华,李青峰.多种生长因子及 DMEM 培养液对植入脂肪成活率影响的研究[J].中国美容医学,2005,14(1):34-36.

第十四章 面部软组织轮廓整形美容手术

第一节 概述

脸形对容貌有一定的影响,而影响面部形态的因素除了骨性结构形态的支持所表现的轮廓形态外,附着在骨性支架外的软组织如肌肉、脂肪、皮肤、韧带等松弛下垂以及软组织体积的异常也可影响面部轮廓形态。由于东方人喜欢椭圆形脸甚至瓜子形脸,故对于圆形脸总是认为不够完美,而且由于儿童的脸形大多为圆形,故此人们将圆形脸习惯称为“娃娃脸”,给人一种不成熟的感觉。所以大多圆形脸的求美者希望能通过外科手术的方法得到改善,此类求美者多为年轻女性。临床上常见的有面颊部肥胖、皮下脂肪堆积较多、颊脂肪垫肥大、咬肌肥厚,以及皮肤、皮下组织退行性变化造成的下颌缘部组织松垂、颌底部松垂、颈阔肌松弛等。

第二节 颊脂肪垫去除术

一、概述

优美流畅的面部轮廓是构成美丽容貌的条件之一,面颊部是面中部与面下部过渡区域的关键,面颊部凹陷会使面容显得衰老,而过度丰满又会使人面容显得稚嫩。对于圆形脸的求美者,在面部轮廓软组织整形美容手术中除了吸除浅层的皮下脂肪外,还要考虑应去除颊部深层的颊脂肪垫,可起到明显的瘦脸作用。

二、应用解剖

颊脂肪垫最早被认为是一种腺体组织,直到1802年Bichat才提出颊脂肪垫的解剖学观点,描述其是位于颊肌层的浅面,充填于面部多个组织间隙的脂肪组织块。脂肪组织块周围表面包裹一层薄而透明的包膜,与周围组织形成疏松连接,并通过少数菲薄的纤维束与周围的骨膜或腱膜连接固定。颊脂肪垫的深面前下方有面动脉、面静脉由深层向前上方浅层通过,如切除颊脂肪垫入路切口定点过低而且靠前时,会伤及面动脉及面静脉,如不及时发现可造成术后血肿(图14-1)。

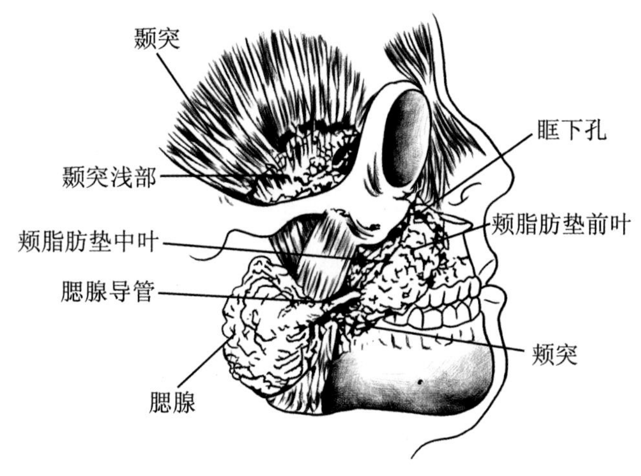

图 14-1 颊脂肪垫解剖

三、临床特征

临床上该类求美者多为年轻女性，圆脸，面部或全身有肥胖征象或身体不胖，但面部较丰满，面颊部饱满突出，缺乏线条感。除皮下脂肪较厚外，颧弓下区咬肌前缘较隆出，双侧对称，X 线片显示上、中、下骨性面宽，无明显不对称者可考虑颊脂肪垫肥大。

四、手术适应证

1 面颊部丰满，圆脸，局部轮廓与周围界限不清，呈“娃娃脸”面容。

2 健康，无严重疾病，无口腔炎症、溃疡及感染性病灶。

五、治疗方法

口内切口颊脂肪垫部分摘除术。

六、术前准备

1 采集病史，询问个人史、月经史、手术史、过敏史等。

2 做好血常规、出凝血时间等检查。

3 术前与求美者沟通，介绍手术方法及手术前后的注意事项。

4 签署手术同意书。

5 术前照相。

七、手术方法

1 切口入路定位 在颧弓下缘咬肌附着点前缘向下标记一垂线，两口角水平横向标记一水平线。在口角水平线与咬肌前缘垂线交点处沿垂线向上 1cm 处即是切口位置的中心点，并用画线笔标记。

2 麻醉 2%利多卡因 2.5ml＋生理盐水 2.5ml＋肾上腺素 0.2ml 的混合液在口腔颊黏膜做浸润麻醉。

3 切开 用尖刀对准定点位置，切开颊黏膜及颊肌，切口长度 0.5～0.8cm，切口走行方向应与腮腺管及面神经颊支走行方向平行，如此可减少损伤腮腺管及面神经的概率。

4 剥离　用蚊式钳钝性分离。将蚊式钳插入切口内通过颊肌后，边向前进边轻轻张开止血钳，直到触在张开的钳子中间有黄色脂肪浸出为止。如分离至皮下仍未见到脂肪团时，则需退出止血钳，调整方向将止血钳略向上方角度进入。

5 去除脂肪垫　当找到脂肪垫后脂肪垫会从切口内涌出，此时用两把镊子提拉起脂肪垫包膜，用组织剪剪开包膜，从包膜内用镊子轻轻提拉，脂肪团会被顺利提出，当提拉有阻力感时切不可强行提拉。在脂肪垫位于切口处的蒂部，浸润麻醉后用蚊式钳夹住蒂部将脂肪团剪下。电凝烧灼剪下脂肪垫的断端，放开止血钳，断端自然退回切口内。去除脂肪量因人而异，少者2～3g，多者4～6g。

6 关闭切口　缝合切口。

第三节　咬肌肥大的整形美容治疗

一、概述

咬肌肥大又称咬肌良性肥大(masseter benign hypertrophy)。由于东方人面型在人种学上多属于短宽脸形，下面部相对较宽，而女性应以卵圆形脸为美，甚至瓜子形脸。因此，东方人(特别是女性)对缩小下面部的宽度有着强烈的需求。咬肌的大小、形态与下颌角轮廓形态有明确的关联，过度发达的咬肌导致下面部过宽，影响审美。

二、应用解剖

咬肌由前上至后下斜行列于下颌骨升支外侧面。上起于颧弓下缘及其深面，止于下颌支外侧面的下颌角及下颌体的咬肌粗隆。咬肌的浅面后侧上部被腮腺覆盖，前下部为咬肌筋膜。咬肌由四个肌肉组织单位构成，分为深层两组与浅层两组。其深层咬肌主要肌腹部分在止方的起始部，下面止点部分主要为腱性部分；而浅层咬肌主要肌腹部分位于靠近止点部。咬肌浅部体积较大，肌束较长，纤维行向下后方，在其内部可见3～4层腱板由浅至深，与肌表面平行排列，其中一条长的腱板由肌的前缘纵贯后缘，其余均稍小，未及全长。肌纤维以这些腱板按由浅至深方向排列成羽状，纤维排列方向从倾向垂直到稍水平。咬肌深部体积较小，肌束近乎垂直向下，肌束内部肌纤维排列方向较一致。

咬肌的主要功能是提升下颌完成一定的咀嚼功能。咬肌是四对咀嚼肌之一，其他咀嚼肌为颞肌、翼外肌、翼内肌。四对咀嚼肌共同完成咀嚼功能，所以，为改善面部轮廓而进行部分或大部分切除咬肌不会对咀嚼功能造成明显的影响。

在咬肌的前下部即咬肌筋膜下有面横动脉、腮腺管及面神经的颊支和下颌缘支通过，在切除咬肌时一定要十分注意勿损伤该处的血管神经。

咬肌的血管主要来自上颌动脉分出的第二段翼肌段的咬肌分支供应，自上而下走行于咬肌之间，尚有翼外肌段发出的颊动脉支在咬肌前上方通向颊肌和颊黏膜，在颧弓下方腮腺管在咬肌的表面横行跨过，在咬肌前缘以直角转向内侧穿过颊肌在颊黏膜下潜行到上颌第2磨牙相对的黏膜部位穿出，形成腮腺开口乳头。

三、临床表现

临床上咬肌肥大者多为方形或梯形脸形，主要表现为双侧腮腺前下方及下颌角区表面可见有明显突出，做咀嚼运动或咬牙时咬肌区突出加重，双侧基本对称。

四、诊断

咬肌肥大可与下颌角肥大并存，但要排除腮腺肥大或腮腺肿瘤的可能，突出部位明确位于咬肌区，咬合牙齿时可触及明显突出的咬肌轮廓即可诊断为咬肌良性肥大。

五、治疗方法

咬肌肥大的治疗主要有以下两种方法。

（一）咬肌部分切除术

1 适应证　面下部宽大，咬肌区域明显隆起突出，排除腮腺肥大因素，无严重全身性疾病，口腔无感染病灶，无口腔溃疡。

2 术前准备

（1）全身体格检查，了解个人史、月经史、手术史、药物过敏史等。

（2）血常规、出凝血时间、肝功能等检查。

（3）术前测量面上、中、下宽度，体表标记出咬肌范围。

（4）与求美者沟通，详细介绍手术方法、过程及恢复时间。

（5）签署手术同意书。

（6）术前照相。

3 手术

（1）麻醉：手术在静脉复合麻醉加局部浸润麻醉下进行。

（2）切口：选择下颌颊龈沟近齿侧部位自第1～2前磨牙处切开黏膜达骨膜表面。

（3）剥离：用骨膜剥离器在骨膜浅层剥离，后侧剥至下颌支后缘，上至颧弓下缘，下至下颌缘及下颌下缘。将咬肌粗隆及下颌角周围的咬肌附着点完全剥离开。

（4）咬肌切除：用长组织剪钝性剥离找到咬肌前缘，用两把组织钳提起咬肌组织或用7号丝线顺咬肌纤维走行方向，分上、下两端各缝合一针提起咬肌，而后用电刀或组织剪贴咬肌浅层深面，将咬肌中层及深层切除；也有学者认为在咬肌浅层剥离后将咬肌浅层与中层切除。在切除咬肌过程中，一定在直视下进行，令助手配合一边向前剪切，一边止血，并将拉钩跟随切口向纵深移动，始终保持每一次剪切均在直视下进行，遇有活跃出血点，一定要钳夹电凝止血。

（5）切除后检查切下的咬肌是否完整，厚薄是否均匀，无误后，用生理盐水冲洗创口，检查无出血，分层缝合切口。

（6）局部加压包扎72h。

（二）A型肉毒素注射咬肌萎缩

1 适应证　咬肌肥大诊断明确，无全身性疾病，无感染病灶，精神心理无障碍。

2 麻醉　局部适量定点麻醉，也可在无麻醉下直接注射。

3 设计注射点　准确设计注射点和注射剂量。

4 注射方法　肉毒素注射咬肌时要准确判断咬肌位置，在下颌由咬肌止点向上、向前至咬肌最突出处及其周边的部位（注意注射点最高勿超过耳垂与口角连线水平），均匀地将30～50U肉毒素注射到咬肌内，对侧同法处理。治疗前咬肌不对称者要注意调整治疗剂量，从而使面部大小均衡。笔者习惯在最突出几点应用20U，周围部分30U分三点均匀注射于距离最突出点1cm的地方。一般注射后3天开始起效，1个月达到比较好的效果，最佳效果常见于注射后3～4个月时。在开始起效的时候有咬肌无力的感觉，无力感常在2周左右消失。如果每侧注射100U，效果可以持续6～9个月。有报道对30例咬肌萎缩的病人每例注射3次，每次100U，两次之间间隔6个月，其咬肌的萎缩情况均趋向稳定。

5 肉毒素应用注意事项

（1）孕妇及12岁以下儿童禁用。

（2）注射现场应备有氧气等急救设备，预防产生急性过敏反应。

（3）不可超过注射范围，不可进针过紧。

（4）术前、术后1周不能应用氨基糖苷类抗生素。

（5）对蛋白类制剂有过敏史者禁用。

第四节 面部轮廓脂肪抽吸整形美容治疗

一、概述

面部脂肪堆积主要是由深、浅两部分组成，浅部主要分布于皮下，深部分布在脂肪垫内，决定面部轮廓的不仅是骨组织，软组织的形态也起重要作用。目前，临床上对下面部过宽者，常根据下颌骨、肌肉、脂肪的情况来制订治疗方案。对于骨性肥大者，多首选下颌角切除整形术；对于咬肌肥大者，则多采用切除咬肌或者行肉毒素注射的方法；除皮肤外，对面、颈部脂肪堆积所致的面部肥胖、臃肿及轮廓不清晰的老态面容，应采用脂肪抽吸技术、溶脂技术进行面部整形。

颏下区域（即下颌骨下方）是颈部脂肪最突出的部位。位于颏部下方的颈阔肌下脂肪垫较为致密，占颈部总脂肪量的35%。颈中部和颈外侧部深层的脂肪量较少。如果颏下区域脂肪增加或皮肤松垂，颈颏角就会增大，年轻颈部的美学特征就会消失，老年特征就会出现。

二、适应证

面部圆形，面颊及下颌部脂肪丰厚，颌颈部、颏底部脂肪堆积伴松垂，颌颈角度钝，颌颈界线不清者。

三、术前准备

1 采集病史，包括个人病史、月经史、药物过敏史等，无较重全身疾病。

2 全面体格检查，常规化验检查及心、肺、肝、肾功能检查。

3 检查面颊、颌颈、颌底脂肪堆积情况。

4 确定吸脂部位及吸脂范围。

5 与受术者沟通，了解吸脂目的和要求，介绍手术过程、手术前后注意事项以及可能出现的并发症。

6 签署手术同意书。

7 术前照相。

四、术前设计

（一）确定颌颈、面颊及颌底、颈部吸脂的部位

用等高线方式标记出吸脂部位的厚度和范围。

1 面颊部吸脂范围　上至颧弓下缘，前至鼻唇沟外侧，下至下颌缘，外侧到耳前。

2 颌颈部吸脂范围　上至耳垂与口角连线，下至颌颈角下缘，前达颏底中线，后止于胸锁乳突肌前缘。

3 颌底脂肪抽吸范围　上至颏下缘，下至胸骨上凹，双侧至口角垂线以内。

（二）吸脂针的入路切口

吸脂针的入路切口要小而隐蔽。面颊部及下颌缘、颌颈侧面吸脂的入路设计在耳垂后方，颌底部切口可设计在颏底近下颌缘中线处。

五、吸脂方法

（一）麻醉

手术在静脉复合及局部肿胀麻醉下施行（配制肿胀液 250～500ml）。

（二）吸脂工具

吸脂针尽量选择 2～3mm 以内多孔钝头或单孔钝头针。小面积少量吸脂可直接用 10～20ml 注射器手持负压抽吸；范围较广、吸脂量较多时则采用负压吸脂机吸取。

（三）吸脂操作要求

1 皮下隧道式扇形往复抽吸，为避免一个部位抽吸过度，每个隧道往复抽 3 次即移向下一隧道，抽吸依次完成后可返回再次抽吸，如此反复抽吸 2～3 遍，可达到均匀的抽吸效果。

2 抽吸过程中左手一直平放在抽吸区表面，仔细感受抽吸的厚度及抽吸平面，防止抽吸过度，并随时提起皮肤，感觉抽吸过部位皮下脂肪的厚薄及是否均匀。

六、不同部位的抽吸方法

（一）面颊部脂肪抽吸术

1 抽吸范围　用画线笔标记出上至颧骨颧弓下缘，下至下颌缘内侧到鼻唇沟外侧，外侧到耳前，用云纹等高线方法标出脂肪最厚部位。吸脂区的吸脂入路切口以扇形分布。

2 手术切口　设计在耳垂后皮肤皱褶处，术后不遗留瘢痕。

3 手术方法

（1）在静脉复合麻醉下，局麻注射 0.25%肿胀麻醉液，每侧 60～80ml。

（2）应用 2～3mm 直径两孔或单孔钝头吸脂管。

（3）负压吸脂机负压控制在 0.08～0.1kPa。

（4）受术者取仰卧位，耳垂后切口插入吸脂管，在未开动负压吸脂机之前，先用吸脂针在皮下及 SMAS 层之间向不同方向穿刺，形成的隧道要保持在一个层面内，开动负压吸脂机，使负压达到 0.08kPa 开始平稳、匀速往复抽吸。随时用左手在皮肤表面感觉抽吸的方向和所维持的抽吸平面。抽吸时不可在同一个隧道内反复次数太多或抽吸时间太长，要边抽吸边变换抽吸隧道，保持抽吸管在距皮肤表面 3～5mm 处，吸脂口朝向深面向下方抽吸脂肪，如此可防止皮下抽吸过薄或不平整。

（5）术后处理：①弹性绷带持续加压包扎 24～48h，注意加压包扎时局部衬垫 3～5mm 厚棉纱

垫，防止颏部及下颌缘造成压伤；②口服抗生素3～5天；③1个月内佩戴弹性颌托；④3个月后逐渐呈现术后最佳效果。

（6）术中注意事项：①不可在一个隧道内反复抽吸，确保吸脂后部位平整；②避免皮下脂肪吸除过多造成皮肤与深部组织粘连；③保持吸脂平面在SMAS浅层，勿伤及深层的血管神经。

（7）对局部明显的不平整，术后3～6个月时可给予凹陷处行自体脂肪充填，对于较大范围不平整需在术后1年左右瘢痕软化后再进行调整处理。

（二）颌下脂肪堆积（下颌袋）吸脂术

面部颏下区及颈前属多脂肪区。人至中年以及随着体内脂肪的堆积，下颌部的脂肪也随着增多，皮肤显得松弛，形成所谓“下颌袋”，俗称“双下巴”。“双下巴”是面部肥胖和老化松弛的象征，因为年轻时人的面部侧位形象从下颏经颈前至胸部该是一条流畅曲线。临床上下颌袋可分为三种类型。

1 适应证

（1）下颌皮肤松弛型，形成火鸡蹼。

（2）下颌皮下脂肪堆积型。

（3）混合型。

2 术前准备

（1）采集病史。

（2）做详细体格检查，了解全身健康情况。

（3）常规化验检查。

（4）专科检查：端坐位时颏下颌颈角＞100°，甚者出现“双下巴”又称下颌袋。当低头时，颌下堆积脂肪向前下突出，重者松垂部位向前突出颏部垂直平面。

（5）用画线笔标记出脂肪堆积范围。

（6）切口可设计在颏底中线位置，也可设计在双侧耳后皱褶处。

3 颌下脂肪堆积操作方法

（1）手术在静脉麻醉下加局部肿胀麻醉下实施。

（2）术中采用30ml注射器，将肿胀液缓缓注入，使术区皮肤发白。将2～3mm吸管插入后进行扇行方向吸脂。如果伴有下颌皮肤松弛，可设计横行梭形切口，切除松弛皮肤。

（3）术毕用弹性绷带包扎24h，随后更换为弹性颌托，持续佩戴2～3周。

第五节　颌颈部松垂的整形美容治疗

一、概述

随着年龄的增加，皮肤出现退行性改变，使得皮肤开始老化，容貌开始衰老，这是不可抗拒的自然规律。但美容整形外科技术也随着时代的发展而发展，并在不断地改进逆转皮肤衰老变化的手段和技巧。虽然外科手段不能阻止生命生理的衰老，却可以使衰老的容颜恢复青春，并可以使年轻的容颜延缓衰老。

二、皮肤皮下组织松垂衰老的原理

(一)年龄

年龄是衰老的根本原因。随着年龄的增加,皮肤的退行性改变会越来越明显,如真皮变薄,皮下脂肪减少,以及皮肤与深部组织、骨组织之间起维持作用的纤维韧带样组织被拉长,肌肉筋膜组织的松弛、骨质疏松萎缩等都在日复一日、一刻不停地向衰老前进,这是无法阻止和不可抗拒的,至少目前是如此。

(二)重力作用

重力是使自然退行性改变的松弛组织表现出向下松垂的推手,但不能算做元凶。它只是将松弛退变的软组织下沉而形成独特的松垂现象。

(三)光化学性老化

光化学性老化是在日常生活中可见到的情景之一,如经常在日光下劳作的农民的皮肤要比起在室内工作少见阳光者明显衰老,其中的重要因素是日光性弹性组织变性。

(四)生活习惯

饮食营养、内分泌、激素变化、烟酒嗜好、精神压力等亦可成为促进皮肤老化退化的因素之一。

(五)其他因素

目前讨论的形成松垂皱褶和袋状脱出的问题,一个重要原因是组织韧带及支持纤维的松弛退变不平衡。附着在骨膜上的韧带样组织较坚韧处的松垂程度比薄弱处要少得多,远端松垂速度较近端慢,使得松垂组织由近端向远端堆积,才导致了袋状脱出现象。

三、颌颈部松垂的手术治疗

颌颈部松垂主要是颌颈部皮肤、皮下组织松弛,腮腺咬肌筋膜 SMAS 组织松弛,松垂的皮肤及皮下组织滑向前下方,被颏部外侧的致密纤维组织阻止后,使松垂的组织呈袋状脱出,并在颏外侧部成角畸形,形成特有的颏皱褶。

(一)适应证

1 身体健康,无全身性严重疾病,常规化验检查结果正常。

2 颌颈部皮肤、皮下组织松垂明显,甚者呈袋状脱出。

3 有手术治疗要求,女性不在月经期,2 周内无抗凝及活血化瘀药物服用史。

(二)术前准备

1 采集病史,如个人病史、药物过敏史等。

2 常规化验检查。

3 术前与病人交流沟通,介绍手术前后注意事项。

4 签署手术同意书。

5 术前照相。

(三)手术设计

1 手术主要是提紧松垂的皮肤及皮下组织,用画线笔标记出松垂的范围及手术皮下剥离区域。

2 采用耳前或耳垂前至耳后切口。

(四)手术步骤

1 切开 沿设计切口切开耳前、耳后皮肤。

2 剥离

（1）用中长（14～18cm）组织剪在皮下钝性分离向前至第 1 前磨牙平面，向上至耳屏与口角连线，向下至颌颈交界处。

（2）耳后皮瓣自耳后筋膜浅层翻起。

（3）自耳前耳下方面部表浅肌肉腱膜系统（SMAS）及腮腺咬肌筋膜深层向前方剥离至口轮匝肌外侧缘，向下剥离至颌颈交界下方。

3 提紧　将剥离的 SMAS 用组织钳在耳前及颌下缘提起，分别向耳前上方及耳后提紧，使 SMAS 向前上及耳后滑移 1.5～2cm，在耳垂基部位置顺下颌缘方向将 SMAS 剪开 1.5～2cm，并在此处将 SMAS 与耳后皱褶深面的筋膜用 3-0 可吸收线固定 1 针，而后分别将耳垂下方及耳前部剪开提紧的颈阔肌及 SMAS 固定缝合（图 14-2）。

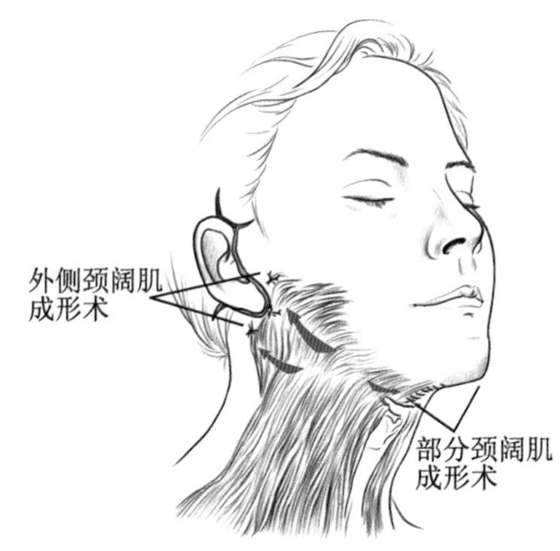

图 14-2　当存在颈阔肌明显松弛时，有必要将松弛的颈阔肌收紧

提起耳前 SMAS，将其形成猫耳状的折叠多余部分楔形切除边长为 1.5～2cm，将切口缘断端缝合（图 14-3）。

4 固定　提向耳后的 SMAS 及颈阔肌形成一舌状瓣提紧固定于耳后筋膜处，并在颌颈交界处加强向耳后及胸锁乳突肌筋膜表面固定 2 针。

提紧耳前耳后皮肤，剪除多余部分，舒展平整后分皮下皮肤层缝合，缝合皮肤应用 5-0～6-0 尼龙美容用缝合线。

5 引流、包扎　放置负压引流管后加压包扎。

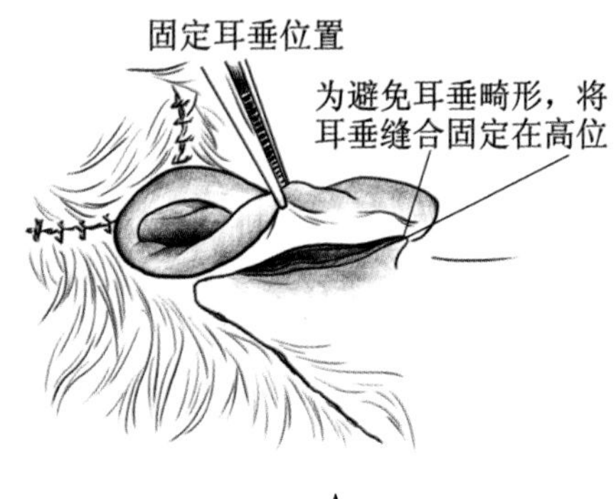

A

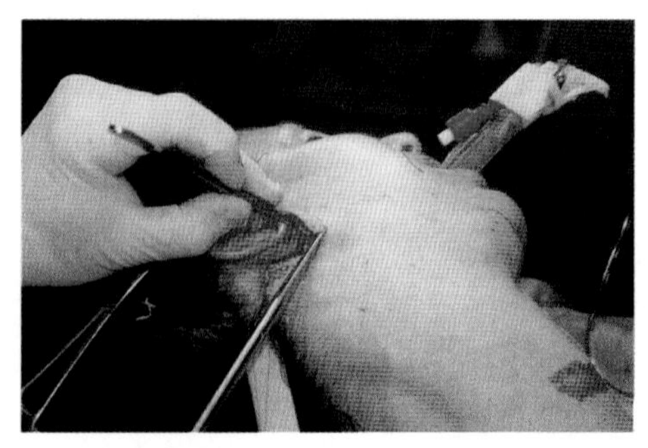

B

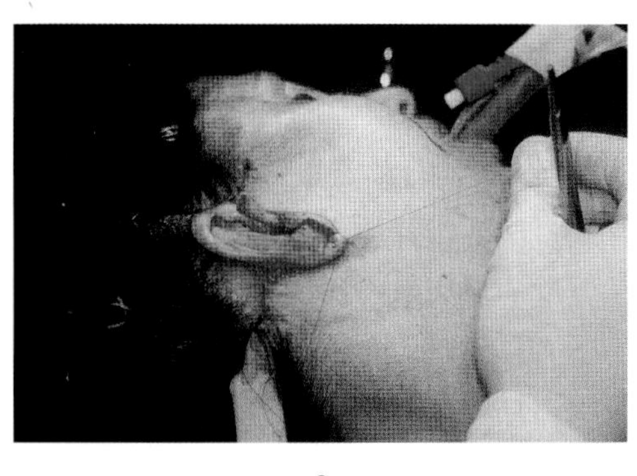

C

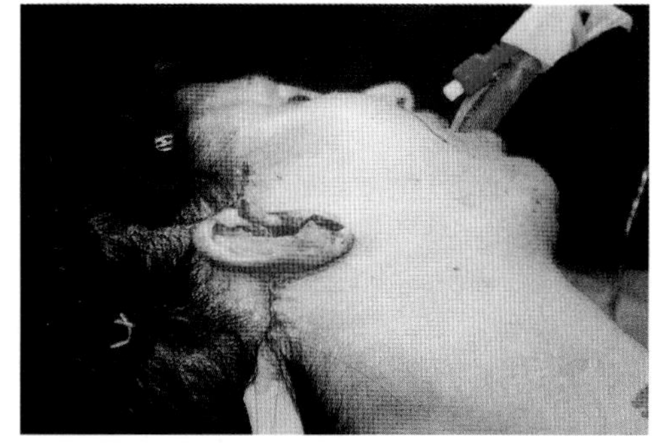

D

图 14-3　固定耳垂高度

（五）术后处理

1 术后 3 天解除包扎，换为弹性颌托固定 2～3 周。

2 术后 24h 拔除引流管。

3 术后 7 天拆线。

（六）典型病例

这位 55 岁的女性病人存在过量的颈阔肌下脂肪，以及舌骨水平上方颈阔肌前缘松弛。将多余脂肪切除并行颈阔肌前缘部分“紧缩束衣样”成形术及下部松解术（图 14-4）。

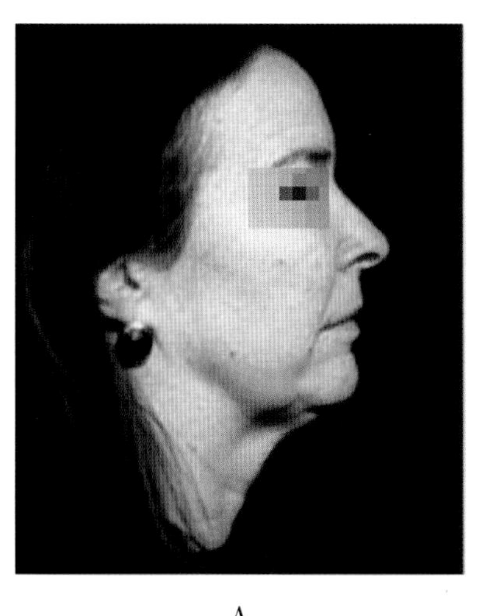

A

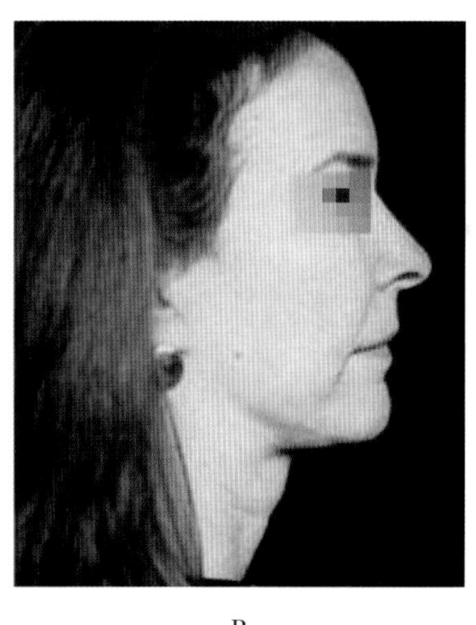

B

图 14-4　部分颈阔肌前缘“紧缩束衣样”成形术结合颈阔肌下部松解术
A. 术前外形　B. 术后外形

第六节　颈阔肌松弛的整形美容治疗

一、概述

颈阔肌松弛也是皮肤及皮下组织肌肉筋膜组织退行性改变的衰老征象，一般 35 岁以上即可出现，45 岁比较明显，55 岁可显出老态，65 岁可出现松垂性皱褶。有时颈部的衰老比面貌的衰老表现更明显，故临床上有许多求美者迫切要求对颈部松弛的皮肤给予治疗。

二、颈阔肌应用解剖

颈阔肌为颈前、颈侧一片膜状肌肉组织，上起自腮腺咬肌筋膜，前缘至口轮匝肌与降口角肌外侧缘，前部起自颏下缘，呈膜片状自上斜向外下方跨越胸锁乳突肌、胸骨头及锁骨头，继续向外下方跨过锁骨，止于锁骨下方胸大肌上缘。颈阔肌上方与面部 SMAS 交错连接在一起，故当剥离 SMAS 跨过下颌缘进入颈部时即达颈阔肌深面层次。

三、适应证

1 身体健康，无全身性疾病，无精神心理性疾病，本人要求手术治疗。

2 颈部皮肤松弛，保守疗法难以奏效。

3 无感染病灶存在。

四、术前准备

1 采集病史，如个人病史、月经史、药物过敏史等。

2 全身检查，即常规血液化验检查如出凝血时间、凝血酶原及肝、肾功能等，同时做心、肺功能检查。

3 专科检查，了解皮肤松弛情况、颈部横行皱纹情况。

4 与受术者沟通，介绍手术过程及手术前后注意事项。

5 签署手术同意书。

6 术前照相。

五、手术方法

（一）麻醉

全身麻醉加局部浸润麻醉。

（二）切口设计

将切口设计在耳前及耳下至耳后，在体表用画线笔标记切口线及剥离范围，如将切口选在颏底，切口走行与颏下缘平行，在距颏下缘下方 1～1.5cm 处标记一横行切口线，长 3cm 左右，并标出拟缩窄颈阔肌之宽度范围。

（三）切开

沿耳前、耳下、耳后设计切口线，切开皮肤及皮下组织。

（四）剥离

用组织剪刀沿 SMAS 浅层皮下剥离，向上剥离至颧弓下缘，内侧剥离至口轮匝肌外缘，向下剥离至锁骨上凹颈侧缘，向前剥离至颈外静脉内侧 2～3cm 及胸锁乳突肌前缘 1.5～2cm 处。用组织钳提起耳前 SMAS，在腮腺咬肌筋膜表面向内侧小心剥离。耳前部剥离过深可伤及腮腺组织与深部面神经颊支，剥离过浅则可将 SMAS 剥离过穿剥断，难以保持其连续性而无法将其提紧。剥离至下颌缘时 SMAS 移行为筋膜组织与颈阔肌交错连接向下延续，在此深面向下跨过下颌缘进入颈阔肌深层，剥离至胸锁乳突肌后缘为止。

（五）提紧固定

用两把组织钳分别提起耳前SMAS及颌颈部颈阔肌向后上方提拉，耳前可将SMAS向上外侧滑移1.5～2cm，颈阔肌向颈后方向滑移2～2.5cm。在耳垂基部顺下颌缘方向将SMAS颈阔肌部分剪开2cm，将此处与耳后筋膜用3-0可吸收线固定1针，将耳前SMAS剪除2cm×3.5cm一块三角形组织后与耳前筋膜组织缝合固定数针。颈阔肌部分自颌颈交界处尽量向后提紧，用3-0可吸收线，先从胸锁乳突肌后缘筋膜组织进针，在筋膜深面穿行约1cm，缝合出针，再从提紧的颈阔肌深面相对应点穿出颈阔肌，在距出针点1cm距离处再穿回颈阔肌深面，与深面的线尾端打结，将线结埋在颈阔肌深面。而后用相同方法，再自深层向浅层缝合1针。此缝合线与前一缝合线形成"十"字交叉，可起到加强固定目的。

修剪多余的颈阔肌SMAS，再次用0-5可吸收线缝合固定数针（图14-5）。

提紧耳前及颈部皮肤，剪除多余皮肤，缝合。双侧放置负压引流管（图14-6）。

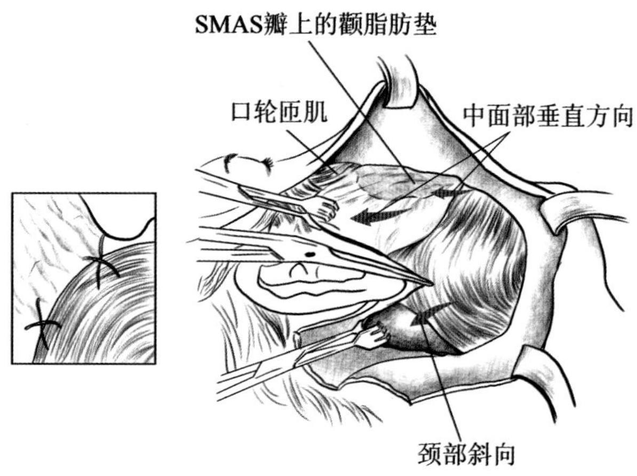

图14-5　颈阔肌提紧固定

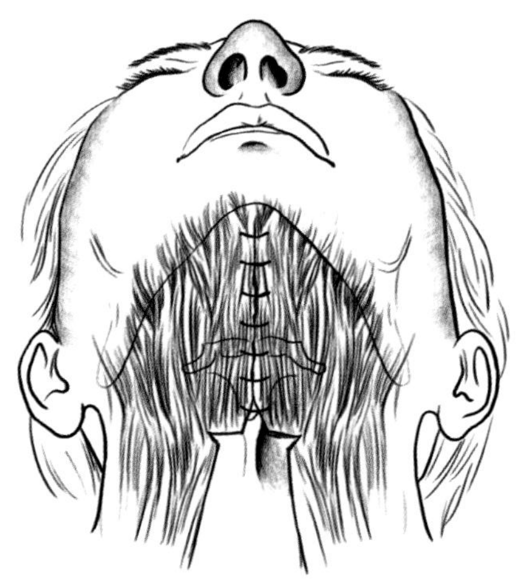

图14-6　颌底颈阔肌缩紧

（六）包扎

术后加压包扎。如为颈前颏底切口，其剥离范围较耳前、耳后切口要小，向下剥离至胸锁乳突肌上凹，两侧剥离至胸锁乳突肌前缘，颈阔肌深面剥离较浅层剥离范围小2cm左右。颈阔肌的收紧固定主要是将两侧颈阔肌折叠重合缝合至颈中线位置，而后缝合皮肤，进行包扎。

（艾玉峰）

参考文献

[1] Elkwood A, Matarasso A, Rankin M, et al. National plastic surgery survey: brow lifting, techniques and complications [J]. Plast Reconstr Surg, 2001, 108 (7): 2143-2150; discussion 2151-2152.

[2] Bell T A. Face lift incisions in men[J]. Aesthet Surg J, 2003, 23(1): 53-55.

[3] Rees T D, Latrenta G S. Aesthetic plastic surgery[M]. 2nd ed. Philadelphia: WB Saunders, 1994: 784-889.

[4] Gregory LaTrenta.面颈部美容外科手术图谱[M].李健宁，秦荣生，尤维涛，译.北京：北京医科大学出版社，2006.

[5] 宋儒耀，方彰林.美容整形外科学[M].北京：北京出版社，1990.

[6] 艾玉峰，柳大烈.美容外科学[M].北京：科学出版社，1999.

第十五章
颅颌面双侧不对称畸形的整形

面部左右对称是面部美学的第一要素，直接影响着面部的轮廓形态。临床上因各种原因导致的双侧颌面部不对称畸形并不少见。既往谈到面部轮廓整形美容时，多集中在面部轮廓对称的求美者的整形上，包括颧骨、下颌骨以及颏部的整形美容，而对于面部不对称的轮廓整形则多分散在相关疾病中讨论。近年来，随着面部骨骼整形技术的不断提高，有越来越多的病人因面部不对称要求进行面部轮廓的重建，其也是以美容为目的，希望通过手术重建面部的对称性。

第一节　面部不对称畸形的常见原因

导致面部不对称畸形的原因很多，总体上可分为两大类，一类是因单侧面部发育不良或萎缩造成的面部不对称畸形；另一类则是因一侧发育过度造成的患侧肥大。此外，外伤后也可造成面部的不对称，因颅颌面创伤后畸形属于单独的范畴，本章不作进一步阐述。

一、单侧颜面发育不良或萎缩

（一）先天性

许多先天性畸形可导致一侧面部发育不良，最常见的是半侧颜面短小畸形（hemifacial microsomia），该畸形临床表现具有多样性和复杂性，常常累及以耳、上颌、下颌为中心的颅面骨骼、肌肉、软组织、面神经及外耳等多个解剖部位和美容单元，并可以向上累及颅底、颞骨、颧骨和乳突等，其中以单侧下颌骨发育不良和扭曲最为突出，严重影响病人的面容及咬合功能。下颌骨发育不良中以下颌升支的发育不良和短小最为常见，以下颌升支的缺损和颞颌关节髁状突的缺损最为严重，同时患侧的上颌骨发育不良而显短小，垂直高度变短，磨牙萌出延迟。

（二）获得性

以进行性半侧颜面萎缩（Romberg disease）最为常见，是一种以单侧皮肤、皮下组织及骨结构进行性萎缩为特征的后天获得性面部畸形。病损主要涉及半侧颜面组织，轻者导致患侧面颊凹陷，双侧面部不对称。严重者上、下颌骨发育不全，导致咬合面倾斜和颏部偏斜，眼球凹陷，视力减退或致盲，造成面容严重毁损。

（三）医源性

儿童期面部肿瘤切除后放疗，可导致患侧骨及软组织发育不良，常见的如儿童视网膜母细胞瘤切除后的放疗，可造成患侧颞骨、眶骨、颧骨、上颌骨发育不良以及眼睑和结膜囊的畸形。面部浅表血管瘤的放射治疗也可造成患侧的骨及软组织发育不良。

二、单侧颜面发育过度

单侧颌骨肥大(hemifacial hypertrophy,HFH)是以一侧颜面肥大性改变为特征的一组症候群,可造成患侧颌面骨过度发育及表面软组织肥厚。

此外,单侧面部肿瘤,如颅颌面骨纤维异常增殖症(craniomaxillofacial fibrous dysplasia)及面部淋巴血管瘤也可导致一侧上、下颌骨的肥大,造成不同程度的面部畸形。

第二节　面部不对称畸形的检查诊断

如上所述,导致面部不对称畸形的原因很多,根据病史及查体,可作出初步诊断。由于面部不对称多涉及面部软组织、骨组织,不对称的部位可位于眶、上下颌骨、颞下颌关节等重要功能部位,全面的检查对进一步明确诊断和手术设计非常重要。

一、体格检查

病人取端坐位,平视前方,在光线良好的条件下观察面部的整体情况,并摄取正位、仰头位及左右45°斜位和左右侧位照片。咬合面偏斜者,可让病人咬一直尺或压舌板,记录咬合面倾斜情况(图15-1)。

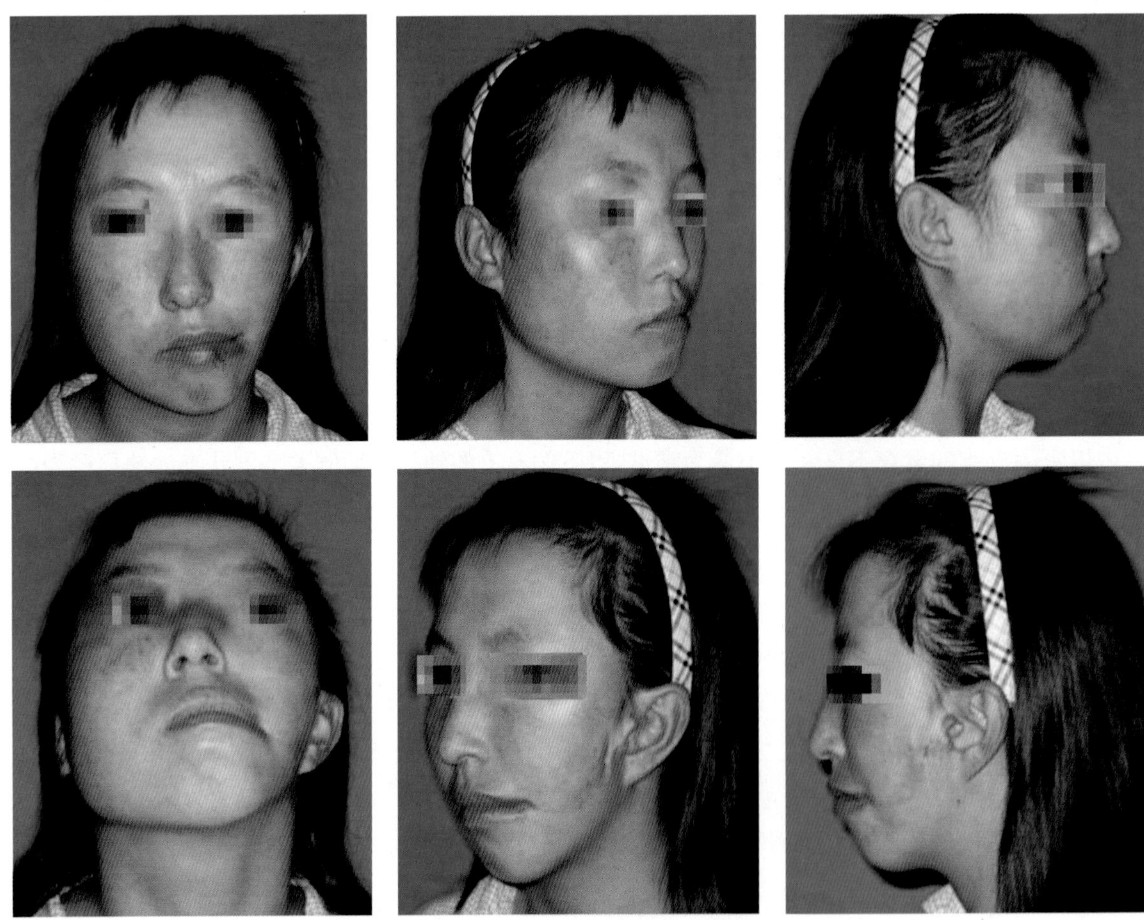

图15-1　面部不对称畸形照片记录体位

二、影像学检查

颅颌面不对称畸形多涉及颅面部骨骼，影像学检查对畸形的诊断、测量以及术前设计尤为重要，并可作为手术效果对比、骨骼发育追踪随访的重要依据。传统的 X 线检查仍是目前最常规和有效的检查手段，常用的包括头颅定位正侧位 X 线片、下颌骨曲面断层片等，用于术前的头影测量、观察下齿槽血管的位置及走行，了解畸形骨骼的发育情况，是否有隐匿性的颌骨病变，确定牙齿牙根位置，为手术截骨设计提供重要的参考(图 15-2)。

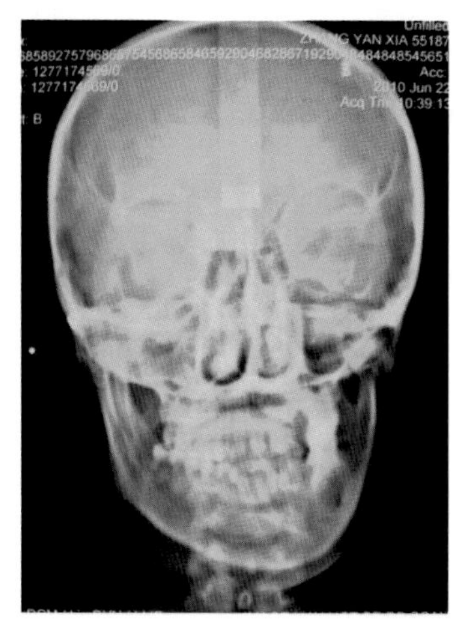

A

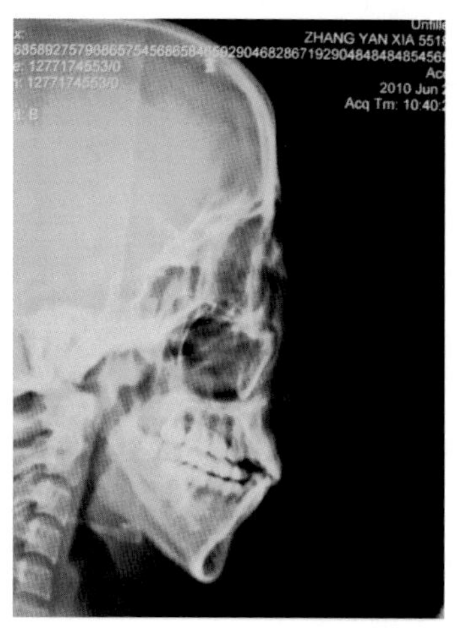

B

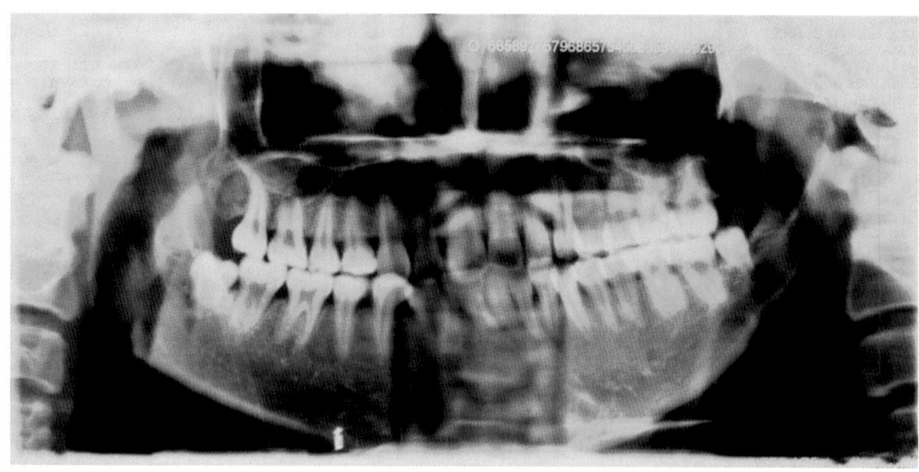

C

图 15-2　X 线片显示左侧下颌骨发育不良，下颌骨向左偏斜
A. 正位　B. 侧位　C. 下颌骨全景 X 片

近年来，三维 CT 已被广泛应用于颅颌面畸形的诊断。与普通 X 线检查相比，三维 CT 具有直观、全面的特点，可多方位、多角度了解颅面骨骼的整体情况，对研究分析骨缺损、骨发育不良具有一定的参考价值，但在截骨设计时需要与 X 线片结合考虑(图 15-3)。三维 CT 目前最大的优势是通过数据的采集，导入相应的软件进行测量、模拟手术设计、制作三维模型及个性化修复体或相应的截骨导板用于指导手术，使得手术更加准确及简化。

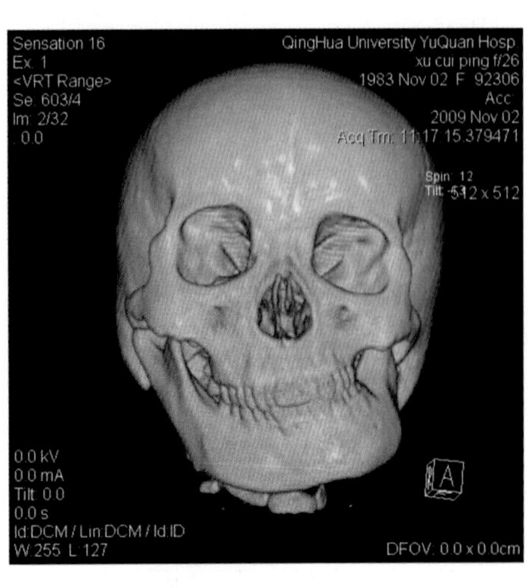

A

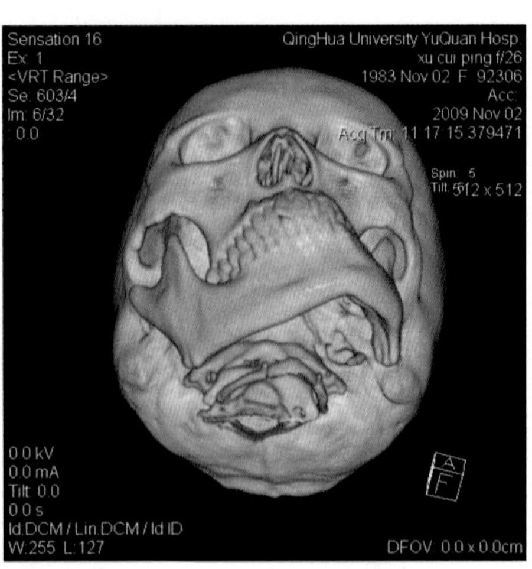

B

图 15-3　三维 CT 显示的上、下颌骨畸形情况
A. 正位　B. 仰头位

三、数字化外科在颅颌面不对称畸形诊疗中的应用

数字化外科是当今外科学领域的热点之一，包括数字化精确测量、建立数字化疾病模型、CAD/CAM 技术对手术方式进行设计和指导、虚拟手术技术对手术过程进行模拟和评估、RP 技术设计制作个性化修复体、计算机导航技术等。由于其对颅颌面外科的治疗方案的选择、制订具有重要作用，现正逐步成为颅颌面外科研究的热点。通过以上取得的相关颅颌面畸形数据，进行三维数字化模型的建立，尤其对解剖结构极度变异、扭曲的颅颌面畸形进行全面评估，能够选择合理的手术入路及方式。在三维数字化模型上进行计算机虚拟手术，能够对手术方式、结果进行评估和预判，选取最佳的手术方式。利用计算机导航技术等“有的放矢”地进行手术矫正，增加了手术的精确度和准确度，减少了手术时间和风险，对更加准确、合理、有效地治疗颅颌面畸形，尤其是复杂的颅颌面畸形具有重要意义。

（一）颅颌面不对称畸形的三维测量

对于复杂的颅颌面不对称畸形来说，三维立体测量要比二维的影像学测量更能全面反映畸形的真实情况。三维立体摄影和三维激光扫描可以对软组织的情况进行精确的重现，而对于骨组织的测量最常用和更为准确的就是三维 CT 重建影像。就三维 CT 测量而言，目前国际上没有如同头颅定位 X 线头影测量那样的统一标准可以遵循，因此，在测量时需要针对每个病人设定个性化的参考点和参考面，以便于手术设计和术前、术后对比。也有研究利用工业设计软件以寻找对称平面的方法确定矢状面和鼻根点作为标准三维坐标系，利用镜像对称原理来测量诊断面部左右不对称畸形（图 15-4）。

通过分析测量点的三维坐标值可直接判断对称情况，而不需要复杂的数学运算。将术前、术后的坐标系完全统一，就可以直接读取术前、术后的数据加以对比分析，也不需要复杂的转换计算，每一个病人的所有时间点数据都可以直接测量和统计分析（图 15-5～图 15-8）。

（二）快速成型技术的应用

快速成型技术（rapid prototyping，RP）出现于 20 世纪 80 年代中期的美国，它集成了计算机辅助设计（computer-aided desigh，CAD）、计算机辅助制造（computer-aided manufacturing，CAM）、数控技术、激光技术和材料技术等现代科技成果，是先进制造技术的重要组成部分。快速成型技术采用

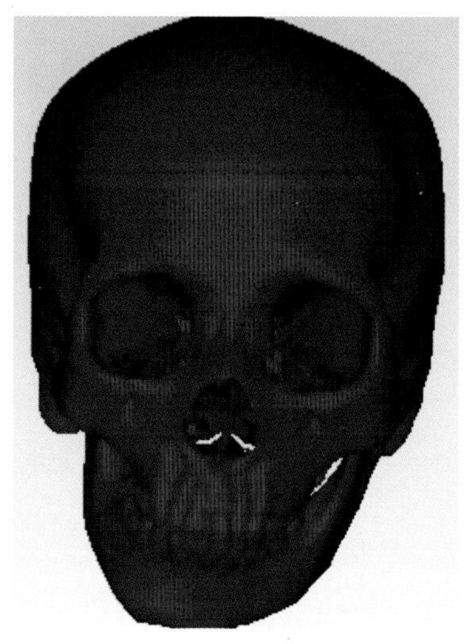
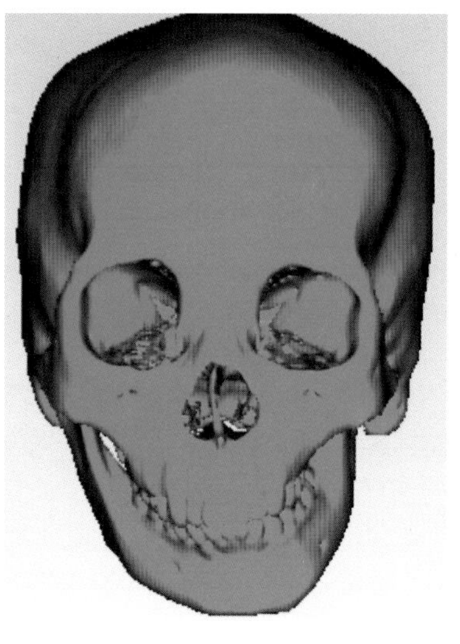
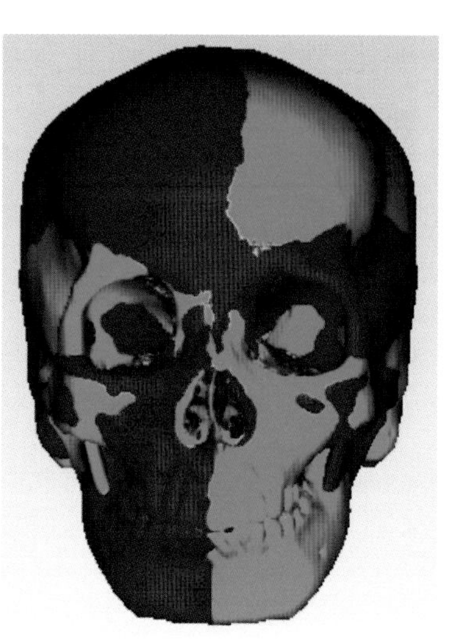
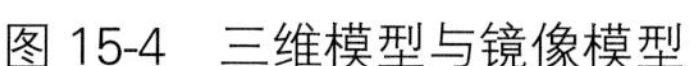

图 15-4　三维模型与镜像模型

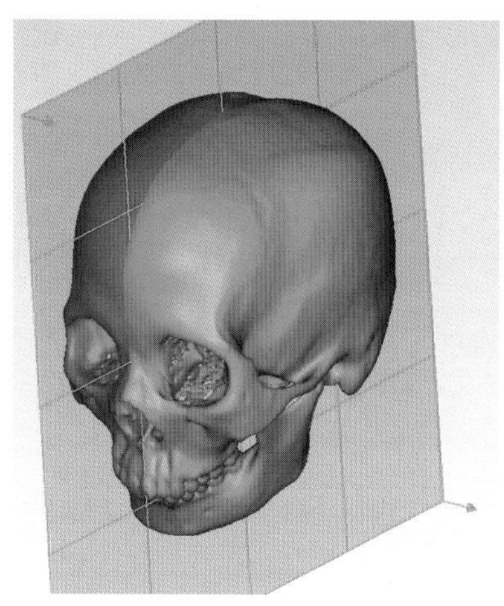

图 15-5　设定的对称平面

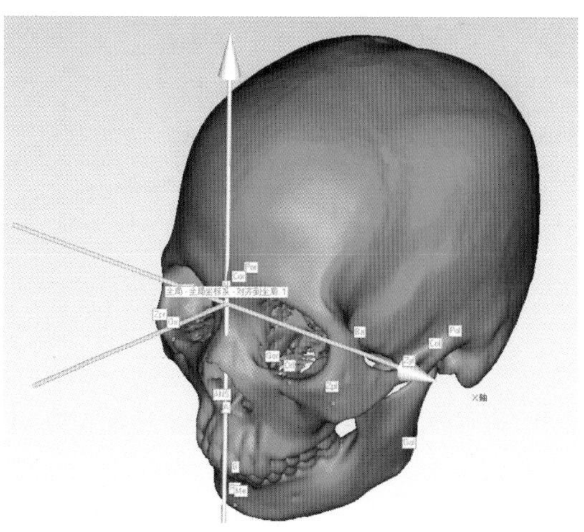

图 15-6　标准坐标轴及各解剖标志点

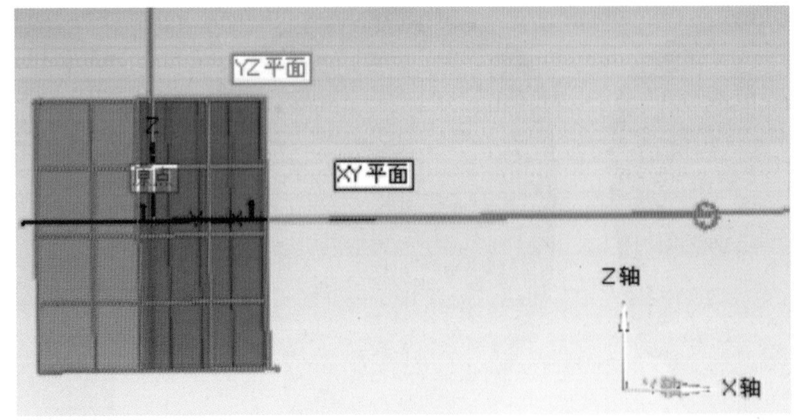

A

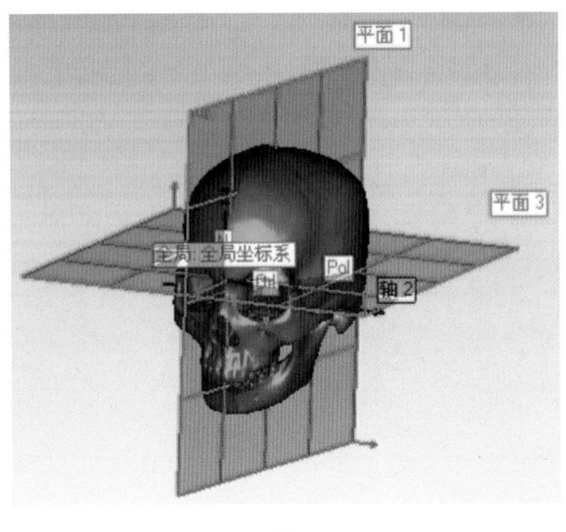

B

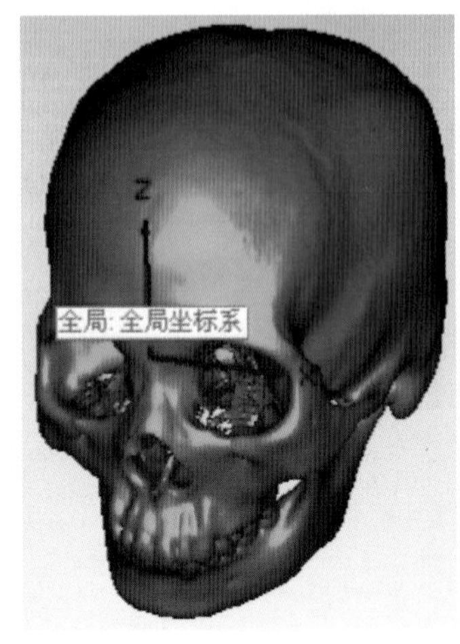

C

图 15-7　确定标准三维坐标系

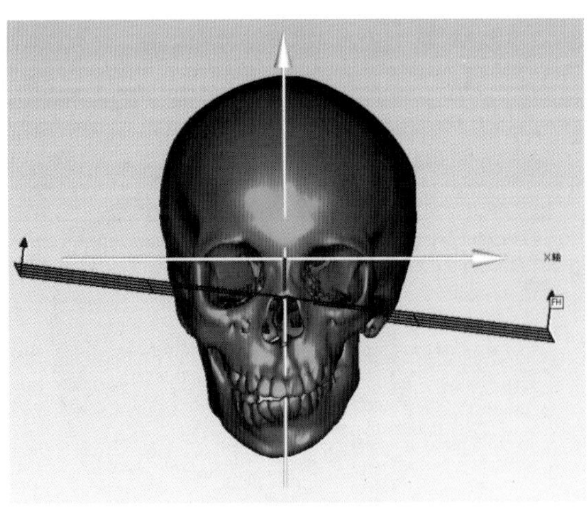

图 15-8　FH 平面与标准坐标系水平面成角明显

离散 / 堆积成型原理，根据三维 CAD 模型，对于不同的工艺要求，按照一定厚度进行分层，将三维数字模型变成厚度很薄的二维平面模型；再将数据进行处理，输入加工参数，产生数控代码，在数控系统控制下以平面加工方式连续加工出每个薄层，并使之粘结而成形。实际上就是基于“生长”或“添加”材料原理，一层一层地离散叠加，从底到顶完成零件的制作过程。RP 技术在面部不对称畸形中的应用主要包括以下几个方面：

1 提供用于诊断和医患沟通的三维实体模型　利用病人的 CT、MRI 扫描结果，在术前应用快速成型技术制造三维立体模型，可为医师提供可视可触的病人病变结构，清晰而正确地表现病变或畸形部位的所有细节，可进行精确的三维测量和准确的临床诊断。同时可用于医师之间、医患之间的交流沟通。模型与真实个体之间的误差主要由 CT 及相应软件对特定组织选择的精度决定，但目前 RP 技术制作的三维头颅骨骼模型和真实数据之间的误差已经很小，在诊断和设计手术方案时可以忽略。

2 为复杂手术提供演练模型　RP 技术在医学上的应用最初和最主要的用途就是用于复杂颅颌面畸形的手术规划中。由于颅颌面骨骼解剖关系复杂，不同个体颅颌面骨骼的大小形态又存在一定差别，邻近组织器官都极为重要，因此实物模型的术前模拟对保障手术治疗效果和降低手术风险具有非常积极的意义。通过实体模型的模拟，可以明确截骨移动后的情况，估计需要自体骨移植的大小。

3 个性化植入体的设计制造　在面部不对称畸形的修复重建中，除通过截骨或牵引成骨技术调整面部骨骼外，个性化的修复体置入是重建面部对称性的另一重要手段。颅颌面个性化修复假体支架，包括金属材料和人工骨材料等已广泛应用于临床医学的各个方面。通过术前个性化植入体，可明显提高手术的精确性，减少手术时间，提高手术效果。

4 制造手术导板和材料模具　与个性化植入体的设计过程相似，利用数字化技术和 RP 技术可以设计个性化手术导板，通过导板实现手术设计与手术操作的无缝衔接。

（张智勇　石蕾　唐晓军）

第三节　面部不对称畸形的治疗要求

颅颌面双侧不对称畸形，畸形轻重程度不等，涉及软组织和骨组织的治疗。需根据病人的具体情况，合理设计个性化手术方案，综合运用整形及颅颌面外科的技术来整形重建。

一、软组织修复

对轻、中度面部软组织萎缩凹陷，自体脂肪颗粒分次注射充填是目前国内外广泛应用的一种方法，其主要优点是自体组织移植，手术简单，创伤小，术后远期不会发生移植组织的下垂。缺点是注射移植的脂肪颗粒要发生部分吸收，需要反复注射充填 2～3 次才能达到理想的效果。面部的某些特殊部位，如颏唇部，自体脂肪颗粒分次注射充填不能成活，可采用自体真皮游离移植充填以矫正局部凹陷畸形。

严重面部软组织萎缩无法行脂肪注射充填者，则应采用吻合血管的游离组织移植。该方法的主要优点是提供的组织量大，缺点是手术相对复杂，创伤较大，而且远期移植的组织瓣下垂是该方法很难克服的缺陷，需要反复多次的修整。目前常用的组织瓣包括股前外侧筋膜脂肪瓣、肩胛筋膜脂肪瓣等。

二、面部骨性支架的重建

面部中、下 1/3 骨骼支架的重建应以咬合关系是否正常作为手术方案确定的重要参考。根据咬合面的偏斜情况，制订合理的手术方案。

1 轻度颧骨、下颌骨发育不良，咬合关系基本正常者

（1）健侧颧骨截骨降低、下颌骨外板去除术。

（2）患侧颧骨及下颌骨植骨或人工材料置入。

（3）颏部截骨整形术等对面部外轮廓进行重塑，力求达到颏部位于正中，双侧面部对称。

2 上、下颌骨发育不良伴咬合面倾斜者　首先应该矫正咬合平面，调直面部中轴线，常用的方法包括上颌骨 Le Fort Ⅰ型截骨旋转、下颌骨矢状劈开截骨旋转和颏部截骨移位，然后二期调整面宽，进行外轮廓的整形。

3 严重咬合平面倾斜者　同期行上颌骨 Le Fort Ⅰ型截骨和下颌骨矢状劈开截骨旋转矫正颌平面偏斜往往比较困难，此类病人最好先行下颌升支及体部牵张延长术，矫正下颌骨畸形，调平咬合平面，然后二期行上颌骨 Le Fort Ⅰ型截骨旋转下降，如此方能取得良好的左右对称效果。

第四节　牵引成骨技术在矫正颌骨偏斜中的应用

自 1992 年 MacCarthy 首先将骨牵引成骨技术（distration osteogenesis，DO）应用到半面颜面短小畸形病人的下颌骨延长以来，DO 技术已被广泛应用在颅颌面外科领域。与传统的正颌外科技术相比，牵引成骨技术的最大优点在于骨牵引过程中不但使发育不良的颌骨得以延长，最重要的是同时使周围的软组织，包括肌肉、神经、血管等得到延长，明显地提高了手术效果，并被认为可降低术后的复发率。就偏颌畸形的矫正而言，总体上可分为儿童偏颌畸形的矫正和成人偏颌畸形的矫正。儿童偏颌畸形多见于各种先天性原因导致的一侧下颌骨发育不良，以半侧颜面短小畸形最为常见，将在相关章节进行详细讨论，本节重点讨论牵引成骨技术在矫正成人偏颌畸形中的应用。

成人下颌骨牵引延长后的主要问题之一是牵引后咬合关系问题，对伴有严重下颌骨偏斜的病人，调平颌平面、重建良好的咬合关系是手术的关键所在，并直接影响到手术效果。

对于替牙期儿童病人而言，下颌骨牵引后的咬合关系可通过患侧下颌骨的生长、牙齿的萌出得以自我调整，必要时辅以正畸治疗使咬合得到进一步改善。对成人而言，为获得水平的咬合平面和良好的咬合关系，Oritz-Monasterio 等于 1997 年报道了采用单个下颌骨延长器同时牵引上、下颌骨的方法治疗半侧颜面短小畸形（图 15-9）。

手术在行下颌骨牵张延长时，同时行不全上颌骨 Le Fort Ⅰ型截骨，然后进行颌间结扎，在行下颌骨延长时，上颌骨也同时得以牵引下降。该方法的主要优点是手术一次完成，可避免牵引后咬合关系的错乱。但不难看出其主要缺点是牵引过程中需要长时间的颌间结扎，直接影响到病人的进食、语言、口腔卫生护理，给病人带来很大痛苦，影响病人的正常生活，很难为病人所接受。

考虑到颌间结扎所带来的上述问题，Scolozzi 等于 2006 年采用两个延长器同时行上、下颌骨牵引的方法。手术同时行上颌骨 Le Fort Ⅰ型截骨和下颌骨水平或斜行截骨，然后于上颌及下颌分别安置牵引器进行同期牵引（图 15-10）。

上述上、下颌骨分开同期牵引尽管避免了颌间结扎带来的诸多不便，但对各自的牵引向量提出了更高的要求，很难保证牵引完成后能达到良好的咬合。

基于上述问题，提出了一期下颌骨牵引，二期配合正颌外科手术的方法矫治成人严重颌骨偏斜畸形。主要考虑到患侧软组织、肌肉纵向缩短，下颌旋转下降受软组织牵拉，张力较大；且下颌骨

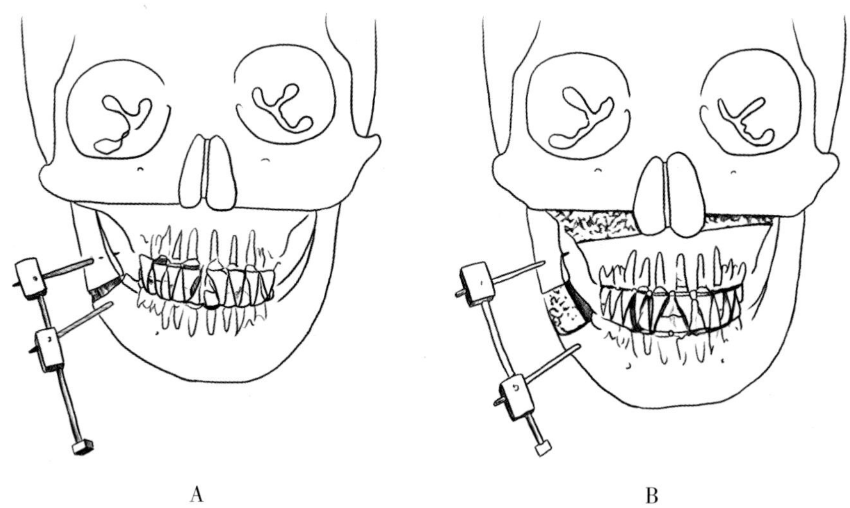

图 15-9　Monasterio(1997)单个延长器上、下颌骨同时牵引术
A. 截骨及牵引器安装示意图　B. 牵张完成后示意图

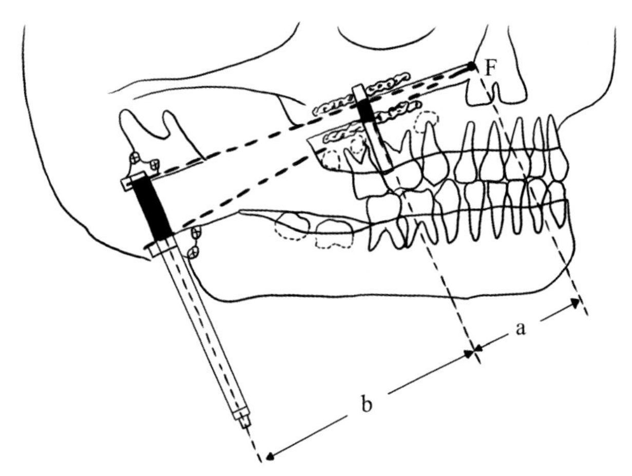

图 15-10　Scolozzi(2006)双延长器上、下颌骨同时牵引术

发育不良，下颌升支骨质较薄，容易发生意外骨折。故一期在下颌骨适合安装延长器，二期再行 Le Fort Ⅰ型截骨，下颌骨延长器取出。手术具体步骤及方法如下。

一、一期手术

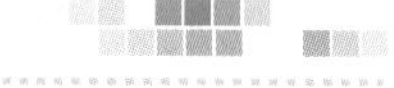

术前拍摄头颅正侧位、下颌全景 X 线片，了解患侧下颌骨及颞下颌关节的发育情况，测量双侧下颌骨差异。采用三维 CT 重建，将数据导入 Mimics 或 Surgicase 软件进行手术模拟设计，确定截骨线的位置、牵引向量以及拟牵引的长度(图 15-11)。

一期手术为口外入路内置式牵引器置入术。手术采用口外入路，其主要优点在于：

1 截骨线设计、牵引方向的确定以及延长器的安置更加方便。

2 由于不与口腔相通，避免术区感染或慢性炎症发生，保证了新骨的形成。

3 允许病人较长时间留置延长器而不影响日常生活和工作，以增加新生骨的稳定性。

经下颌下缘一横指处设计与下颌缘平行的长约 3cm 的斜行切口，切开皮肤、颈阔肌，注意勿损伤面神经下颌缘支，显露下颌角部分下颌体及升支下份。将预先制作的截骨导板卡入相应部位，小裂钻标记截骨线，在设计的截骨线处，用牙科钻磨透外板和下牙槽神经管两侧的内板，注意保护下

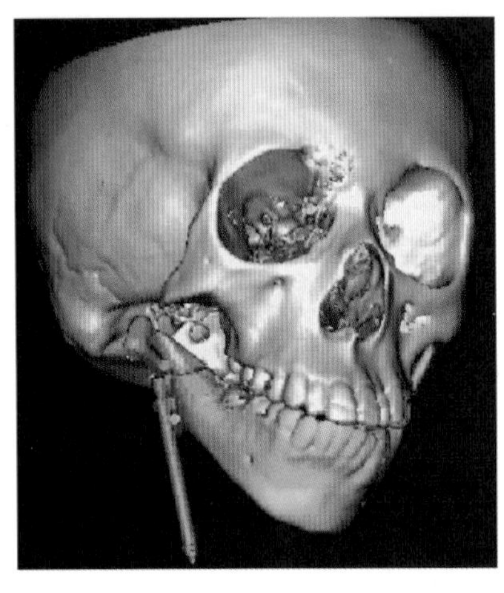

A

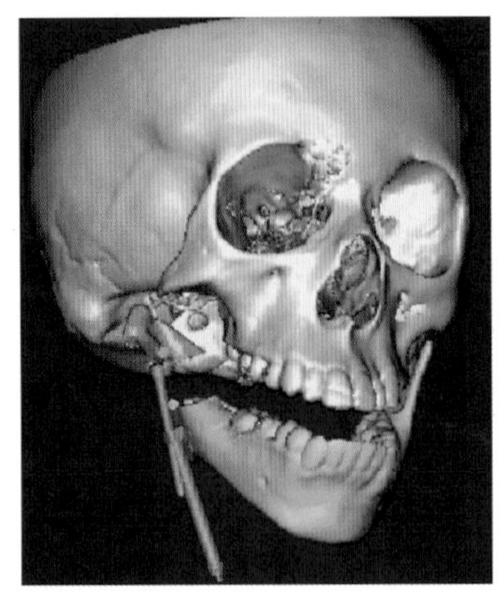

B

图 15-11　数字化外科模拟设计，确定截骨线的位置、牵引向量以及拟牵引的长度

A. 牵引器放置及截骨模拟　B. 牵引向量及长度模拟

牙槽神经血管束，仅保留神经管深面的内板。最后在神经管两侧的骨间隙中分别置入凿子，通过缓和的指力反向的旋转造成神经管深面的内板骨折，这样，截骨线处骨质完全被截断，但下牙槽神经能完整地保留下来。在截骨线两侧放置颌骨延长器(图 15-12)。术后 7 天开始骨延长，牵引速度为 1mm/ 天，牵引频率为每天 3～4 次，延长结束后，延长器保留 6 个月左右，以保证新生骨的成熟稳定(图 15-13)。

通过一期下颌骨牵引，下颌升支以及周围短缩的软组织得以同期延长，下颌颌平面由倾斜调

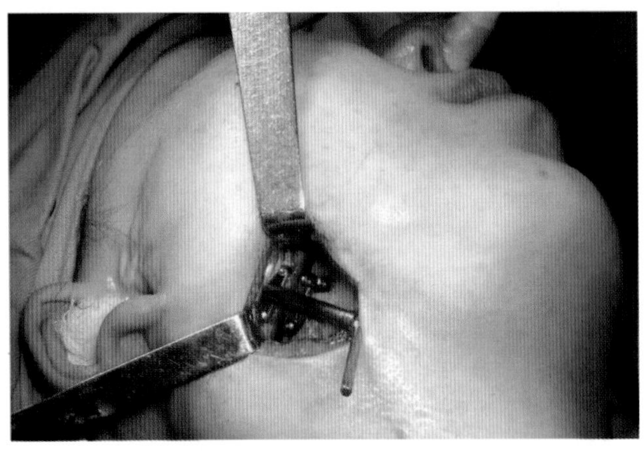

图 15-12　口外入路内置式牵引器置入术

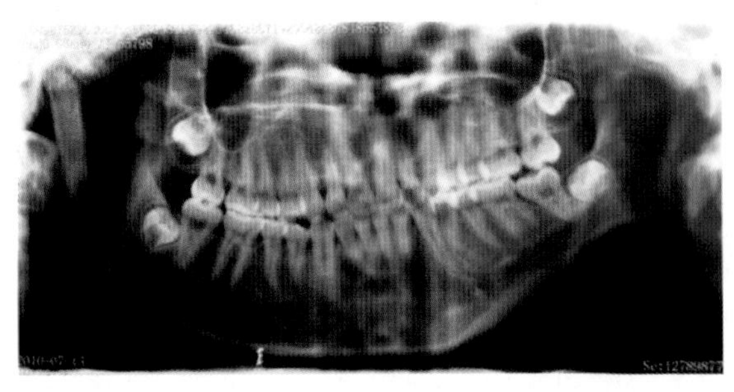

A

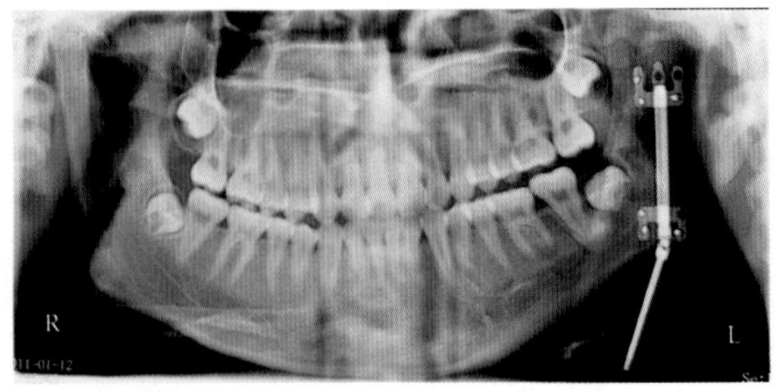

B

图 15-13　下颌骨全景 X 线片显示左侧下颌骨牵引前后形态及新骨形成情况

A. 术前　B. 术后

整至水平，同时，由于下颌骨的下降，在患侧造成了一个后开颌，为二期上颌骨的截骨下降提供了空间。

二、二期手术

于一期手术后6个月左右进行。术前复查X线片及三维CT，观察新骨形成情况。取牙颌模型，制作咬合导板。

采用经典上颌骨Le Fort Ⅰ型截骨，将上颌骨旋转、下降，关闭后开颌，放置咬合导板，并行暂时性颌间结扎，采用小钛板行上颌坚强内固定（图15-14）。

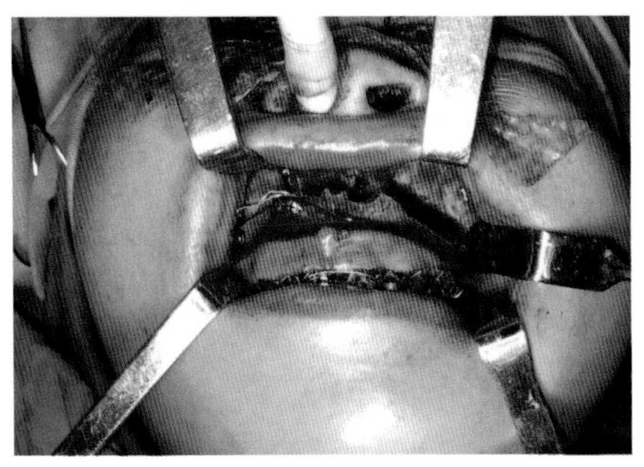

A

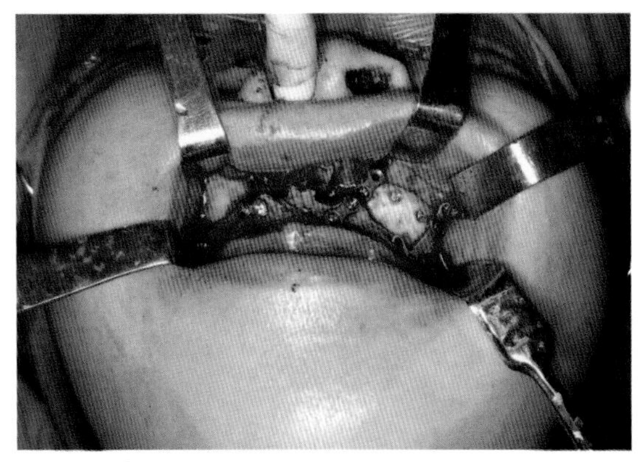

B

图15-14　上颌骨Le Fort Ⅰ型截骨旋转下降、自体骨移植术
A. 上颌Le Fort Ⅰ截骨　B. 自体下颌外板移植

为保证上颌骨截骨下降后骨质愈合，可采用自体髂骨或健侧下颌骨外板置入截骨后的间隙并妥善固定，其主要作用在于桥接骨断端以保证骨质愈合、维持上颌截骨下降后的稳定性、增加患侧上颌骨的骨体积以增加患侧的丰满度。

经原口外切口入路取出延长器，并对切口瘢痕予以修整。颏部仍遗留偏斜或形态位置不佳者，同时行颏成形调整。

在矫治严重偏颌畸形时，通过下颌骨牵引成骨可增加下颌升支的高度，但由于患侧下颌骨的厚度没有解决而往往遗留下面部的不对称畸形。针对这种情况，在取出延长器的同时，可采用自体健侧下颌骨外板移植到患侧，在增加患侧宽度的同时，又缩窄了健侧的宽度，能有效改善下面部宽度的不对称性。另外一种方法是采用Medpor置入，同样能明显改善患侧的宽度（图15-15）。

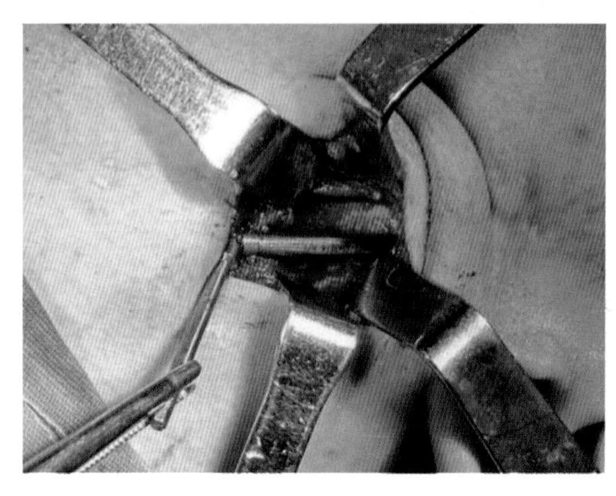

A

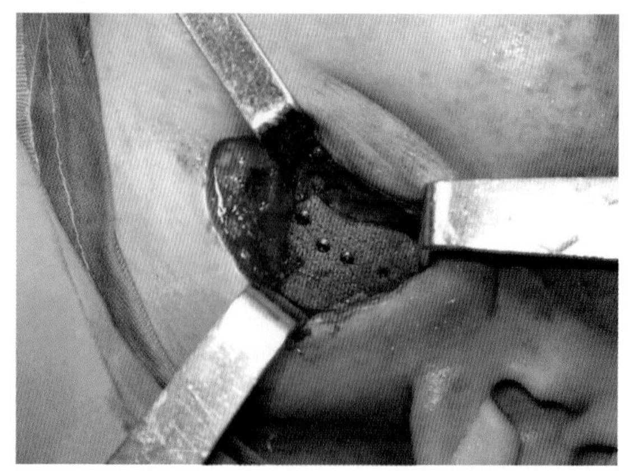

B

图 15-15　下颌骨牵引器取出、Medpor 置入术
A. 牵引完成后，新骨成骨良好　B. Medpor 置入固定后

（张智勇　唐晓军　石蕾）

第五节　颧骨颧弓不对称畸形的手术治疗

颧骨位于面中 1/3 关键解剖部位，对维持面部美学具有重要作用。它的位置决定了面部轮廓的三维立体结构，即面部的宽度、前突度以及面中 1/3 的垂直高度。对东方人而言，在审美观上以椭圆形或鹅蛋形脸为最美，要求颧骨的位置及高低适中、双侧对称，面部曲线柔和，侧斜面观具有颧颊部构成的优美的纵行弧线。颧骨低平，不论是单侧还是双侧，常导致中面部与上、下面部的解剖比例关系失调，缺乏应有的立体感。东方人中单纯因双侧颧骨较低而要求行颧骨增高术者较少，多见于因先天或各种后天因素造成的一侧颧骨低平或塌陷，导致双侧面部不对称而要求手术者。

一、颧骨的解剖特点

颧骨位于面中 1/3 两侧，包括颧骨体及颧弓两部分，统称颧骨复合体，是颧部突起的骨性支架，参与构成部分眶外侧壁及大部分眶下壁。颧骨呈四方形，包括额突、颞突、眶突、上颌突四个突起，通过骨缝分别与额骨、颞骨、蝶骨、上颌骨构成直接连接（图 15-16）。其外表面隆突，构成颧突，具有自然的形态，很难通过手术重建，因此手术设计时应尽量保持其自身的完整性。颧骨内侧面凹陷，参与颞下窝的构成。颧弓维持着颧骨的前突度及面部的宽度，其于颞骨颧突及前方颧骨体之间的位置决定了颧骨与颅底的前后、垂直及水平间的位置关系。由上颌骨的泪囊窝开始，向外经由颧骨体达颞骨的颧突构成中面部的横弓，决定着中面部的水平宽度和颧骨的前突度；由额骨的颧突向下经由颧骨体至上颌窦外侧壁的颧上颌支柱构成中面部的纵弓，纵弓维持中面部的垂直高度，构成侧面观颧颊部纵行弧线。对颧骨解剖特点的了解有助于颧骨畸形的诊断和手术设计。

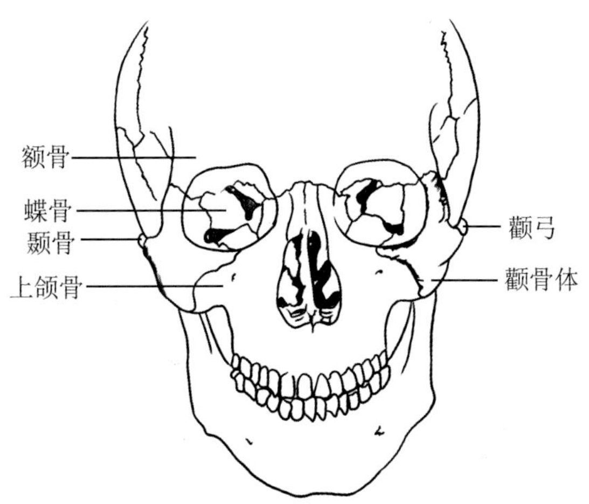

图 15-16　颧骨及其与邻近骨的解剖关系

二、颧骨低平常见原因

导致颧骨低平的原因可为先天性，也可为后天造成。发生部位可为单侧，也可为双侧。

1 先天性颧骨低平或缺如　如 Treacher-Collins 综合征，可发生不同程度的双侧颧骨发育不良，导致颧骨、颧弓部分或完全缺如。半侧颜面短小畸形可导致患侧颧骨发育不良或缺如。

2 发育性颧骨低平　如进行性半侧颜面萎缩，可导致患侧颧骨、上颌骨以及下颌骨发育不良，其中以颧-上颌骨发育不良最为明显，导致患侧骨性支架的塌陷，严重影响面部的对称性和面部容貌。

3 创伤或感染造成的颧骨低平　颧骨骨折未得到及时有效的复位可造成后期颧骨发育不良、局部低平。儿童期眶下区感染，导致颧骨发育不良，眶下及颧骨低平凹陷。

4 医源性　儿童期因肿瘤、局部血管瘤接受过局部放疗，也可导致明显的患侧颧-上颌骨发育不良。

三、手术方法

（一）经口内切口颧骨截骨增高扩展术

经口内龈颊沟切口入路显露上颌骨及颧骨体，由上颌切迹颧-上颌缝外侧垂直向上截骨，达颧弓上缘水平时转向外侧，将颧骨的内侧份截断，用骨凿伸入断端内旋转撬动，将颧骨向前、向外移动，断端间用自体骨或人工骨嵌入支撑固位并用小夹板坚强内固定，达到增高、加宽颧骨的目的。此方法的不足之处在于能够增高颧骨的程度有限，对严重颧骨发育不良的病人，在截骨增高的同时，还应行颧骨充填植骨术，以进一步增加颧骨的前突度和宽度（图 15-17）。

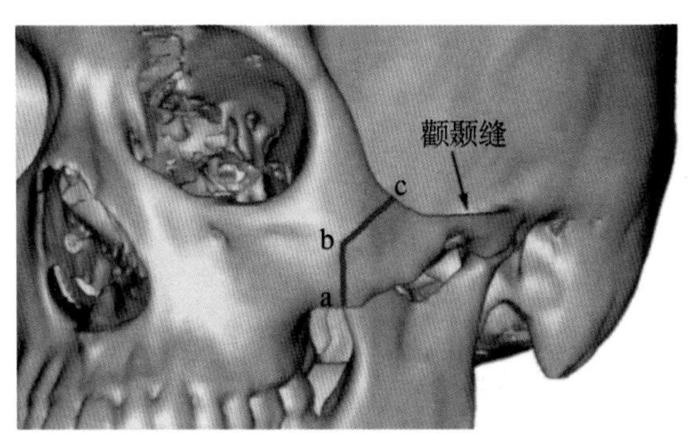

A

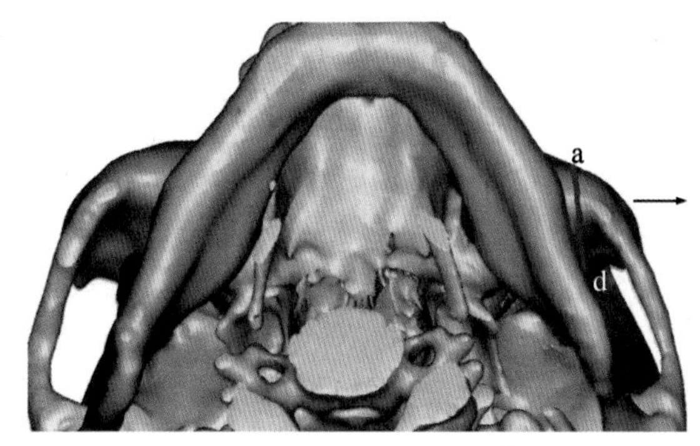

B

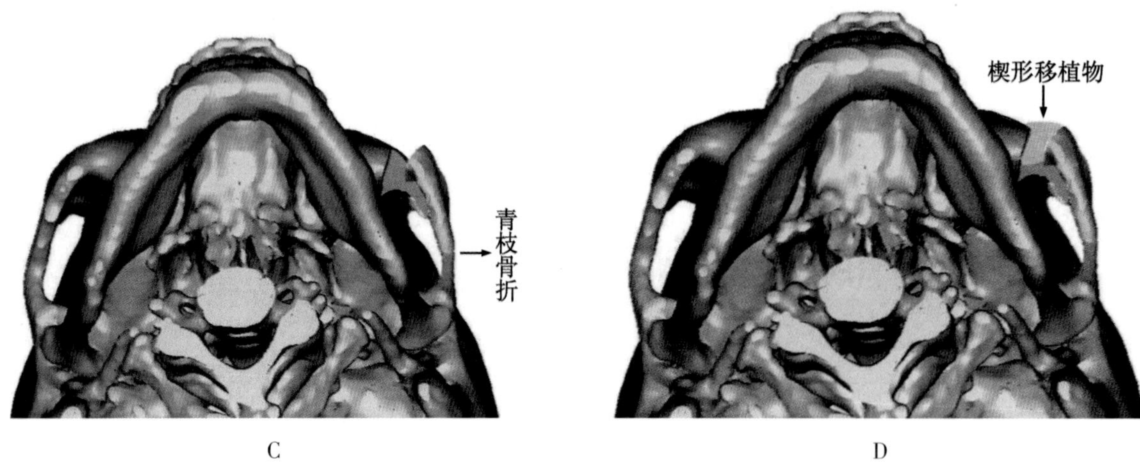

图 15-17　口内入路颧骨“L”形截骨扩展增高术
A、B. 手术截骨设计　C. 根部青枝骨折，扩展颧弓　D. 断端间嵌入植骨

（二）颧骨颧弓重建术

对于先天性颧骨颧弓缺如的重建，两大类技术常被采用：一类是带血管蒂的骨移植，另一类是颅骨的游离移植。前者常用的包括以颞肌或颞筋膜为蒂的颅骨外板移植、以颞肌为蒂的包括冠突在内的下颌骨前份骨瓣移植等，理论上具有移植骨成活良好、不易吸收的优点，但由于受到蒂部的限制，在骨瓣的形状设计及转移时均受到限制。自体颅骨外板作为移植物具有吸收率低、供骨量多、有天然的弧度等优点，被广泛用于颅颌面外伤后的修复，尤其是颅面部骨骼重建。笔者用游离的颅骨外板来重建成年病人颧骨复合体和眶壁。通过长期临床观察，颧骨复合体重建后颅骨外板形态没有发生明显改变，几乎不存在骨吸收的问题。因此游离颅骨外板是重建成人颧骨复合体可以推荐的方法(图 15-18～图 15-21)。对于年幼病人，由于其颅面骨骼还处于发育阶段，移植的骨可能不会随生长发育而生长，因此不建议采用该种方法。

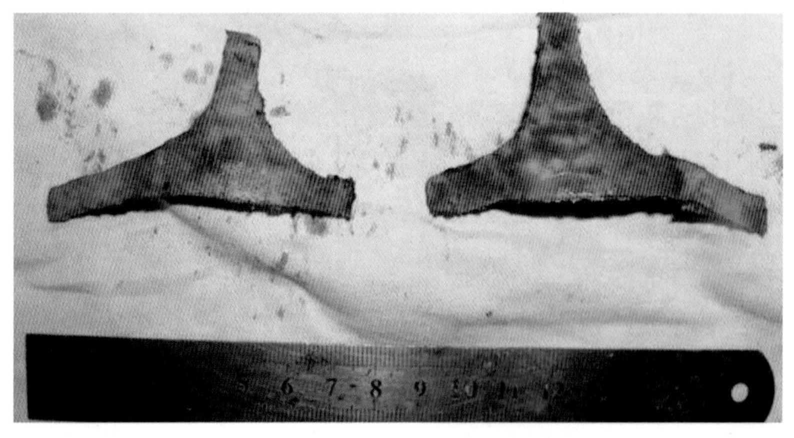

图 15-18　采取的 T 形自体颅骨外板

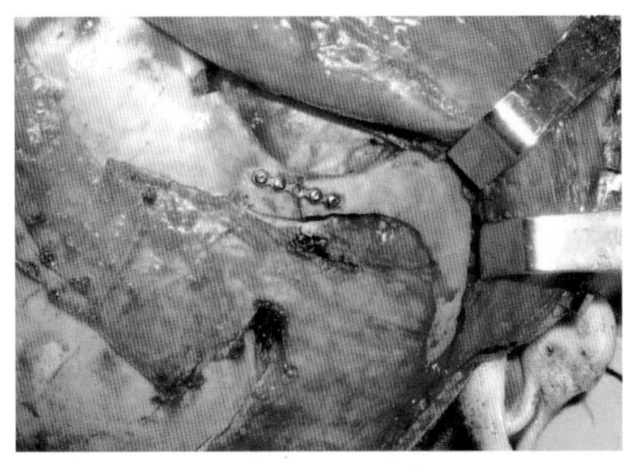

A

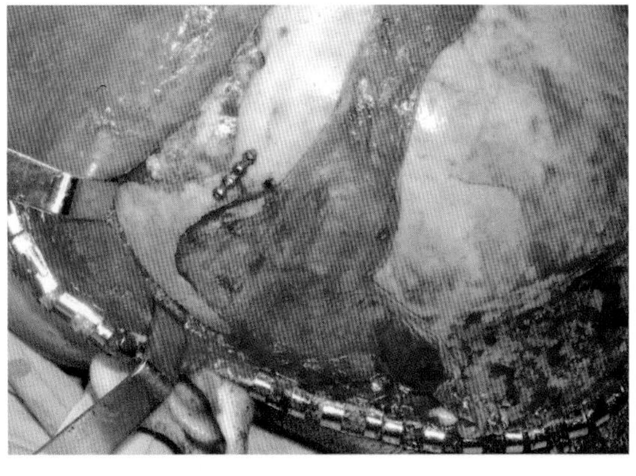

B

图 15-19　游离移植到眶颧部，重建眶外侧缘、颧骨颧弓复合体和眶下缘，并用小钛板坚强内固定

A. 右颧骨颧弓重建后　B. 左颧骨颧弓重建后

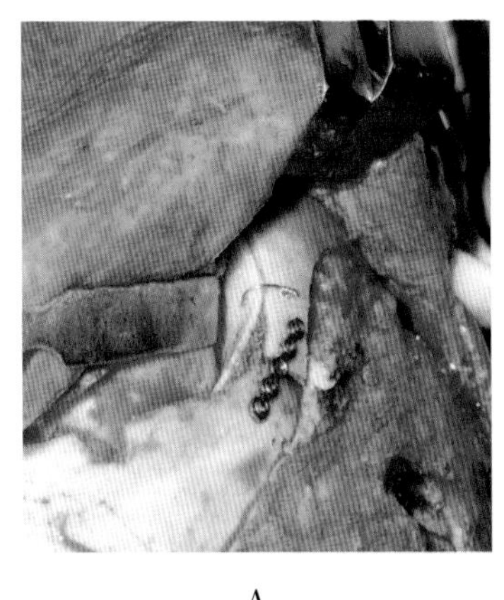

A

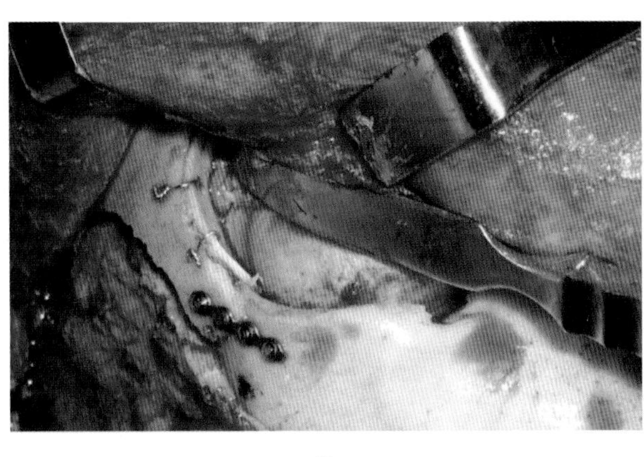

B

图 15-20　眶外侧壁和眶底骨质通过颅骨外板或者髂骨内板游离移植来重建，并用钢丝固定

A. 右眶壁重建后　B. 左眶壁重建后

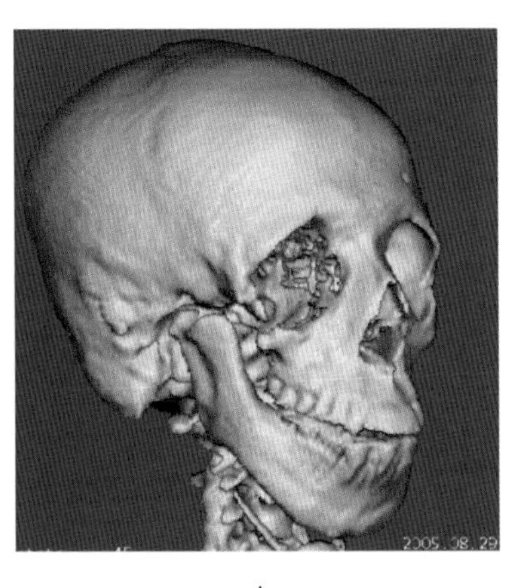

A

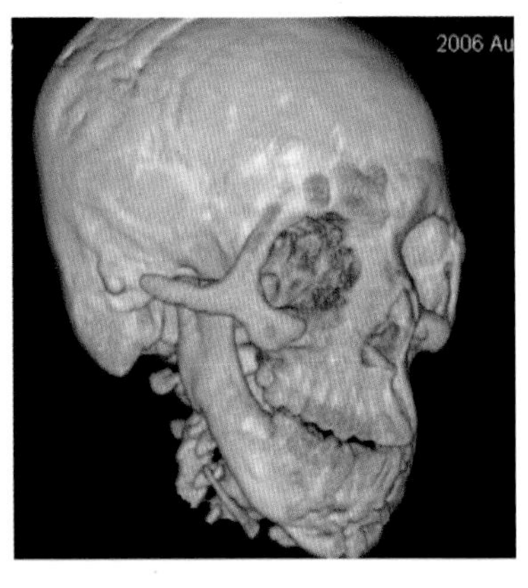

B

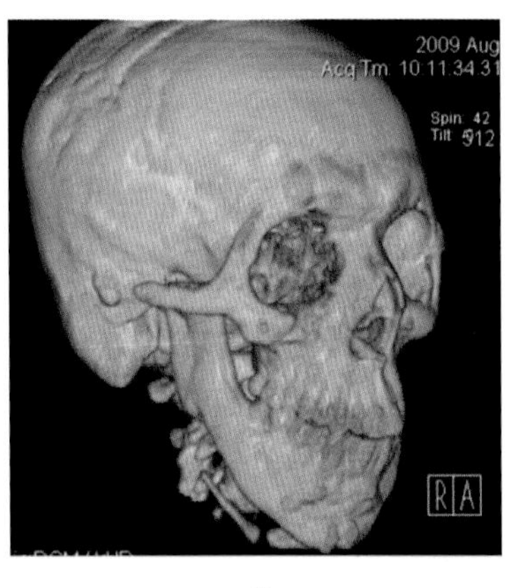

C

图 15-21　自体颅骨外板移植颧骨颧弓重建

A. 术前　B. 术后 1 年　C. 术后 4 年

（三）颧骨充填增高术

1 适应证　适用于轻度颧骨低平病人，也可作为颧骨截骨增高术后的辅助手术方法。其特点是手术相对简单，不需截骨，创伤小。手术可采用下睑睫毛缘下切口入路或口内龈颊沟切口入路。单侧颧骨低平或塌陷者，充填植骨的部位及高度要以对侧作为参考，以保证术后双侧面部的对称。对双侧颧骨低平者，充填植骨的最高点应位于外眦至同侧口角的连线与外耳道上缘至同侧鼻孔外缘连线的交点处。目前用于充填的材料主要包括自体骨和其他骨生物代用品两大类。

2 手术方法

（1）自体骨移植充填术：传统的方法多采用自体髂骨、肋骨予以充填植骨，由于这些骨质中松质骨所占比例较大，植入后很易被吸收，远期效果难以保证。自体颅骨外板由于具有良好的天然弧度，植入后较少吸收，可以认为是最理想的充填植骨材料。通过塑形，必要时将颅骨外板重叠植骨，可收到良好的手术效果。自体骨充填的主要缺点是需要另外取骨，增加了手术创伤和延长了手术时间。

（2）其他骨生物代用品充填加高术：近年来采用的化学合成材料高密度多孔聚乙烯（Medpor），由于已加工成各种不同的特定形状，易于切削塑形和固定，是目前较多采用的一种材料。手术经口内龈颊沟切口入路，向上在骨膜下剥离显露上颌窦前壁、眶下孔、颧骨前份，并用剥离子沿颧弓向后剥离一腔隙，宽度以能够置入种植体颧弓部分为宜。将植入材料切削塑形后置入，在颧牙槽嵴处用两枚钛钉固定。采用代用品充填加高颧骨，不需要取骨，大大减少了手术时间和创伤，置入后无吸收，效果可靠（图 15-22）。

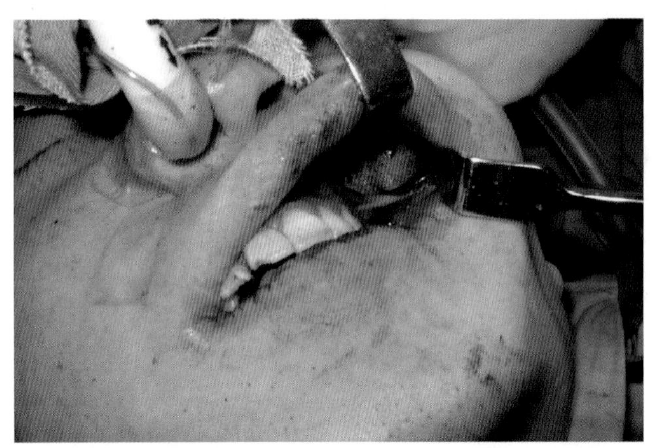

图 15-22　Medpor 置入颧骨增高扩展术

（张智勇　尹琳）

第六节　颏部不对称畸形的手术治疗

一、概述

颏部由双侧下颌骨水平支的连接部构成，为面下 1/3 的重要组成部分，其自身形态位置以及与上、中面部的协调比例关系是构成面部美学的要素之一，并且影响唇部的形态和功能。颏骨的发育不良可导致“尖嘴”、“尖脸”或“鸟形脸”畸形。颏部发育过度会引起“长脸”或“马脸”畸形。颏部偏斜可造成整个面部不对称。颏部畸形可单独存在，也可与颌面部其他骨骼畸形同时发生。近年来，随着面部轮廓美容整形的广泛开展，对方宽颏畸形的矫治也越来越引起整形医师及病人的重视。由于颏部在面部美学的重要地位，颏部的整形能明显改变病人的整体容貌，在面部轮廓美容整形中占有重要的地位。

二、颏部美学

颏的美学观察主要包括以下内容：颏高度、颏突度、颏唇沟深度、鼻唇颏三者的关系等。

（一）颏高度

颏高度的测量方法如下：正面观，在鼻根部和鼻小柱根部作两条横行水平线，将脸分成上、中、下三等份，在面下 1/3 经口裂再划分为三等份，上唇（包括上唇皮肤、唇红）占 1/3，下唇到颏缘占 2/3。协调的颜面结构应该是面上、面中、面下的高度相等，而面下部的上唇高与下唇高的比例关系为 1:2（女性可略小于 1:2），也就是说面下部的上唇、下唇（包括唇红向下至颏唇沟软组织最低点）及颏部仍为三等分（图 15-23）。

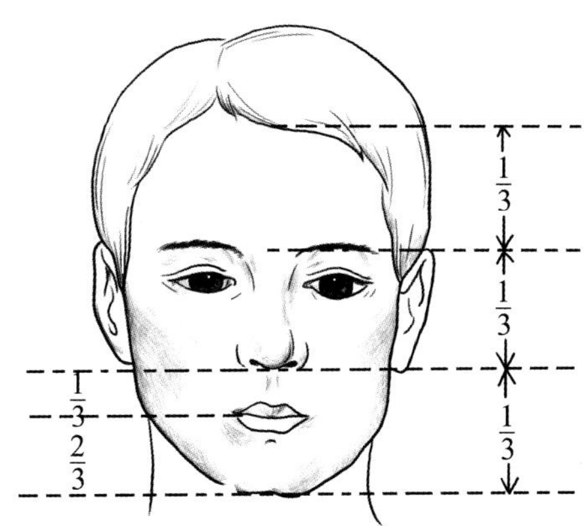

图 15-23　在鼻根部和鼻小柱根部作两条横行水平线，将脸分成上、中、下三等分，在面下 1/3 经口裂再划分为三等份，上唇占 1/3，下唇到颏缘占 2/3

（二）颏突度

颏突度的测量方法如下：侧面观，先经耳屏上和眶下缘作一水平线，再自软组织鼻根点引出一条垂直线，向下延伸至颏部，另外从眶下缘的前方也引出一条同样的垂线。据此，可将颏突度分为三种类型。

1 正常　颏部在两条垂线之间。

2 前突　颏部超过鼻根垂线。

3 后缩　颏部后缩超过眶下线。理想的颏突度应是颏前点轻贴于鼻根点垂线（图 15-24）。

不同种族的人颏突度有显著差别，具有鲜明的种族特征。侧面观，白种人的面中部多较平直，颏部也比较前突或垂直；黄种人颏部多为垂直或轻度后缩；黑种人的颏突度不足，多为后缩型，由于黑种人的上颌多较前突，所以颏部后缩更加明显。

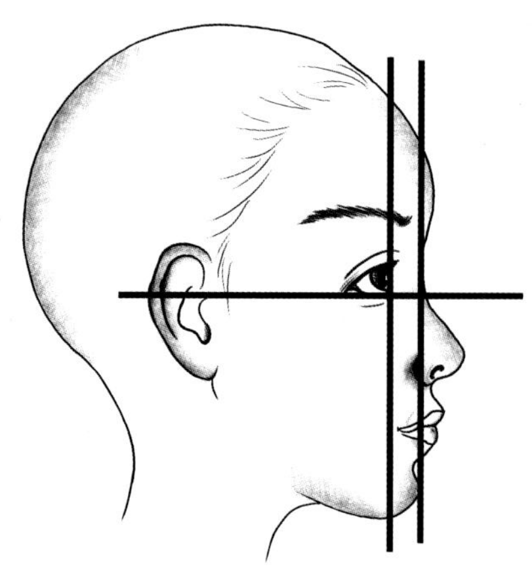

图 15-24　颏突度的测量，理想的颏突度应是颏前点轻贴于鼻根点垂线

（三）颏唇沟深度

颏唇沟深度是指侧面观下唇皮肤与颏部皮肤相交处软组织最低点至颏前点的水平距离。中国美貌人群颏唇沟较深，颏的位置较颏唇沟男女分别向前 13mm 和 7mm，这样才可显示出一个和谐的但微微突起、轮廓清晰的颏部。男性的颏突度大于女性，颏唇沟也较女性深，因而男性表现出更为明显的轮廓。

（四）鼻、唇、颏三者的关系

评价鼻、唇、颏的关系是否协调匀称，其评价标准目前公认的是 Ricketts 审美平面：从鼻尖点至软组织颏前点联想的审美平面。以经过鼻尖和软组织颏前点的连线平面为标志，该平面与矢状面垂直，称为“审美平面(esthetic plane)”，理想的鼻、唇、颏关系应是双唇位于该平面后方 2～4mm，一般认为上唇约距 4mm，下唇约距 2mm，但东方人相对较近。Ricketts 认为，面型良好的白种人上、下唇均位于平面后方，上唇更靠后些；黄种人上、下唇恰与平面相切；黑种人上、下唇向前突出于此平面。口裂在鼻下点与颏下点之间的上 1/3 相交处，颏中线应与面中线相一致(图 15-25)。

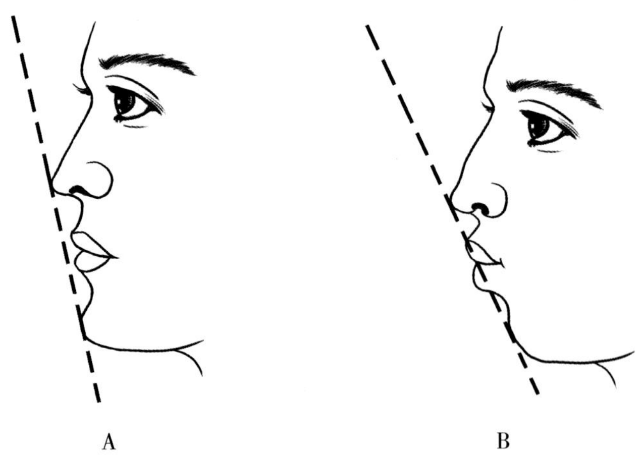

图 15-25　鼻、唇、颏三者关系

A. Ricketts 审美平面，嘴唇位于鼻颏连线之后，下唇与颏之间凹陷明显　B. 颏部发育不足呈“鸟嘴畸形”，不符合美学标准

综上所述，理想的颏部形态应是颏前点符合 Ricketts 审美平面，颏中线应与面中线相一致。口裂在鼻下点与颏下点之间的上 1/3 相交处，即上唇高度与下唇高度比约为 1:2，颏唇沟有相应的深

度，颏轮廓清晰，微微上翘，鼻、唇、颏关系协调，鼻根点与颏前点的连线垂直于眶耳平面是颏部突出的理想程度。

在行颏部整形时，除要熟悉颏部自身的美学特点外，同时应将颏、下颌体及下颌角作为一个整体美学单位予以综合考虑，避免术后造成因颏体部不连续而形成的“颏-体分离”或“水滴状畸形”。同时还应兼顾到病人的性别、身高等综合因素，避免术后下巴过长、过宽。

三、颏部畸形的分型

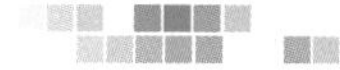

（一）颏部发育不足畸形

颏部发育不足畸形表现为小颏，系指颏融合处骨发育不良所致的面下 1/3 外观失常，颏部向后退缩，其与全下颌骨发育不良形成的小颌畸形不同，应予鉴别。头面部体表测量：正常情况下，发际至黄金点、黄金点至鼻下点、鼻下点至颏下缘的长度相同。小颏畸形病人鼻下点至颏下缘的长度相对变短。根据颏部垂直面及矢状面长度比例关系将小颏畸形归为四类：

1 颏矢状径短缩但垂直径正常。

2 颏垂直径减小而矢状径正常。

3 颏矢状径及垂直径均减小。

4 颏矢状径短缩而垂直径增长。

（二）颏部发育过度畸形

颏部发育过度表现为颏部垂直径或（和）矢状径过长，常为下颌骨整体肥大，单纯颏部发育过度在黄种人中较少见。

（三）颏不对称畸形

下颌骨双侧发育不对称，导致颏中线与面中线不在同一直线上，颏部偏向一侧。偏颌、单侧巨颌、髁状突肥大、颞颌关节强直的病人往往伴有颏部的非对称畸形。偏颌畸形常伴有偏颏畸形，而偏颏畸形不一定有偏颌畸形。

（四）方宽颏畸形

方宽颏畸形主要表现为颏部宽大，可分为两种类型：

1 发育性颏部宽大　属于颏部发育过度的一种类型，往往与下颌骨发育过度同时存在，常为不对称性，可伴有颏部偏斜。

2 下颌角截骨术后遗留方颏畸形　由于下颌角截骨整形时，体部截骨线向前延长不够，造成颏体部曲线不连续而形成的颏部相对宽大。

四、手术方法

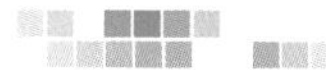

颏部畸形的美容整形外科治疗按照手术方法和手术部位的不同可分为颏部充填术和颏截骨成形术。

（一）颏部充填术

颏部充填术是指采用自体骨、人工骨或其他生物代用品经过塑形后置入颏骨前下面以增加颏部的长度和前突度，改善面部轮廓的手术方法，主要适用于咬合关系正常的轻中度颏不对称畸形的矫治。

1 手术入路　颏部充填术可采用口外入路和口内入路，口外入路由于会遗留瘢痕，目前已较少采用。本节重点介绍口内入路颏充填术。于下唇唇龈沟唇侧黏膜设计 V 形切口，切口长度视拟置入的材料而定，假体放置于颏部低平的一侧以取得两侧的对称一致。采用硅胶假体隆颏时，由于硅胶富有弹性，切开黏膜的长度为1～1.5cm，深度达骨膜表面，用小剪刀在骨膜表面锐性剥离，形成一腔隙，大小以能放置硅胶支架为宜，腔隙不可过大，以防术后假体移位。采用自体骨或人工骨隆颏时，黏膜做自下颌第1前磨牙至对侧第1前磨牙的V形切口，切开黏骨膜达颏骨表面，用骨膜剥离子剥离显露颏骨骨面，以便于植入物的固定。

2 植入材料

（1）硅胶植入术：固态硅胶是目前常用的置入材料，只要适应证选择正确，仍不失为一种有效的矫正小颏畸形的方法。根据术前设计和术者的经验，仔细雕刻修整硅胶假体的形态和大小。由于硅胶置入后最可能发生的并发症是术后移位而影响手术效果，因此置入时体积不能过大。同时要注意假体前后、左右位置是否对称。充分止血后，用抗生素盐水冲洗创腔，严密缝合肌层及黏膜。术毕外敷料包扎固定。

（2）Medpor种植体置入术：Medpor为一种多孔性种植材料，具有良好的生物相容性，易于雕刻塑形。置入后需用钛钉在两端将其固定于颏骨骨面，术后无假体移位之虞。由于此材料具有较长的臂，使得置入后下颌下缘与颏部的过渡连续自然，克服了硅胶假体隆颏时颏骨与下颌下缘有时存在的切迹或凹陷，效果良好（图15-26）。

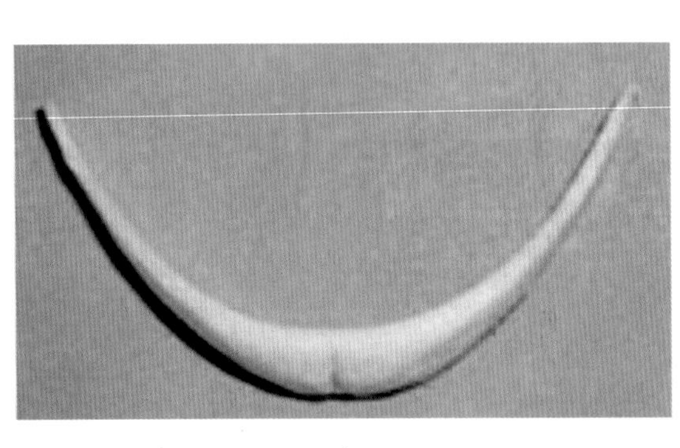

A

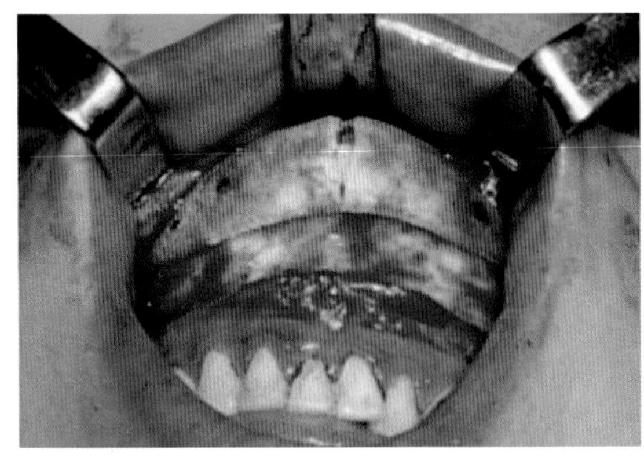

B

图15-26 Medpor置入隆颏术

A. 雕刻修整的Medpor假体 B. Medpor置入固定后

（二）颏成形术

20世纪80年代初，Bell提出了带广泛软组织蒂的颏部截骨整形术，由于颏部骨段的血运得到保证，术后骨吸收大大减少，并使截骨后软组织的变化比例更为接近，是理想的矫正各种颏部畸形的方法。此法适合于颏后缩、颏过短、颏过长、巨颏以及偏颏的手术矫治。

1 基本截骨方法 颏部截骨术：于下唇唇龈沟唇侧黏膜设计自下颌第1前磨牙至对侧前磨牙的V形切口，切开黏骨膜达颏骨表面，用骨膜剥离子剥离显露颏骨前面，剥离范围以能够满足设计的截骨线为宜，尽量保留截骨线以下的肌肉附着，以保证截骨块的血供；先用小圆钻于颏正中联合处定出中线，然后再定出水平截骨线，水平截线位于双侧颏孔下方5～7mm并与颌平面平行，距颏正中下缘1～1.5cm。用来复锯沿截骨线截骨，当截断舌侧骨板时，操作要准确轻柔，以避免损伤舌侧肌蒂及软组织。骨凿伸入骨断端间，旋转撬动使远端骨块完全游离，此时，可根据病人的畸形情况以及术前设计将截骨段重新移位以达到矫正相应畸形的目的。

2 常用颏部截骨移位方式及适应证

（1）水平前移式：为颏成形术中最常用的截骨方式，主要适用于单纯颏后缩而不伴有颏骨左右及垂直方向畸形的病人(图 15-27)。

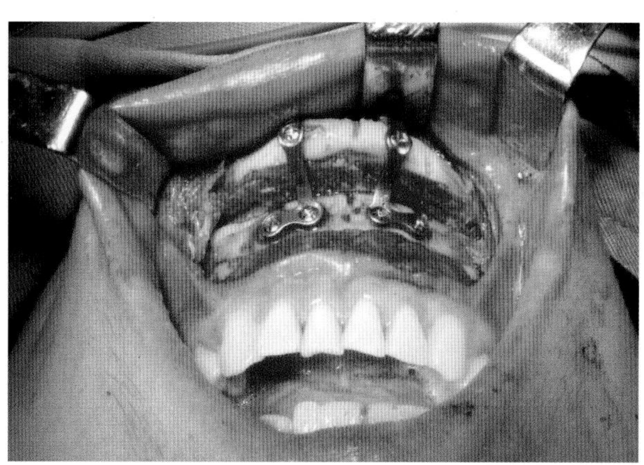

图 15-27　颏部截骨水平前移术

（2）前移延长式:适用于同时伴有颏骨垂直方向发育过短的颏后缩病人,为临床上常用的矫正小颏畸形的方法。颏骨水平截断后,将远心端骨段按照术前设计前徙延长,采用小夹板坚强内固定。骨断端采用自体骨或人工骨植骨充填,建立骨连续性以保证骨质愈合(图 15-28)。

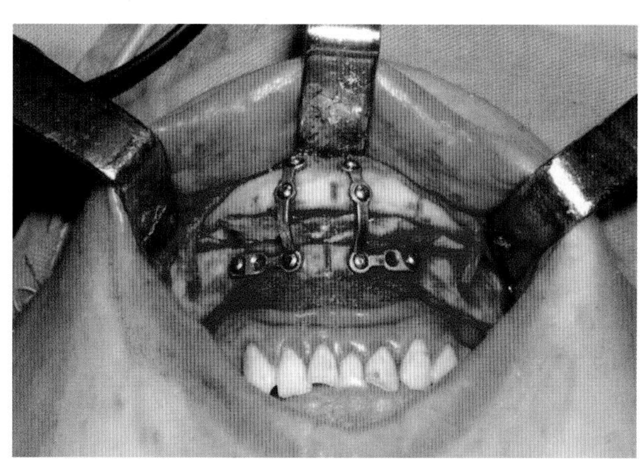

图 15-28　颏部截骨前移延长术

（3）水平左右移位式:适用于颏部高度正常、双侧颏结节基本对称且位于同一水平的颏部偏斜病人。手术时先在颏骨定出面中线及远心骨段自身中线,此两线之间的距离即为拟水平移动的距离(图 15-29)。

（4）水平移位旋转式:如果颏部偏斜,双侧颏结节位于同一水平但前后方向不一致时,在行颏部左右移动时,应同时做前后旋转。如果颏部偏斜,双侧颏结节前后方向一致但不位于同一水平面时,在行颏部左右移动时,应同时做上下旋转(图 15-30)。

（5）缩短前移式:适合于颏后缩但垂直方向过长的病人。手术时在颏部设计两条平行截骨线,两线之间的距离为拟缩短的高度。截骨时先截断下方骨段,然后再截断去除上方骨段,将截骨段按预定位置前移,用钢丝或小钛板内固定(图 15-31)。

（6）缩短后退式:适用于颏部前突同时伴有颏部垂直方向过长者。手术截骨同缩短前移,拟缩短的骨段去除后,将下方截骨段后退并妥善固定(图 15-32)。

（7）双阶梯截骨前移式:适合于颏骨需向前移动幅度较大的颏后缩病人。手术在颏骨设计两条平行截骨线，先将下份截骨离断，然后再将上份截骨，按照术前设计，将两骨段阶梯状向前移动，先固定上份骨段，然后再固定下份骨段(图 15-33)。

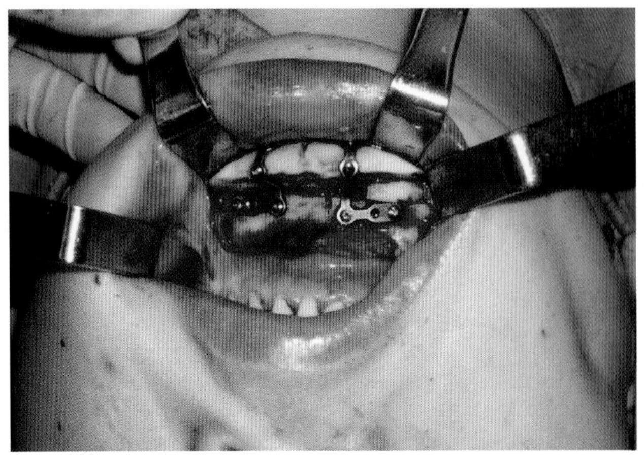

图 15-29　颏部截骨前徙左移、颏部偏斜矫正术

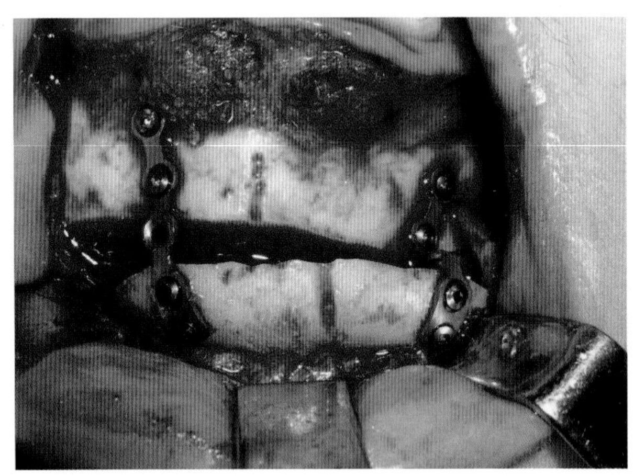

图 15-30　颏部截骨左移旋转、颏部偏斜矫正术

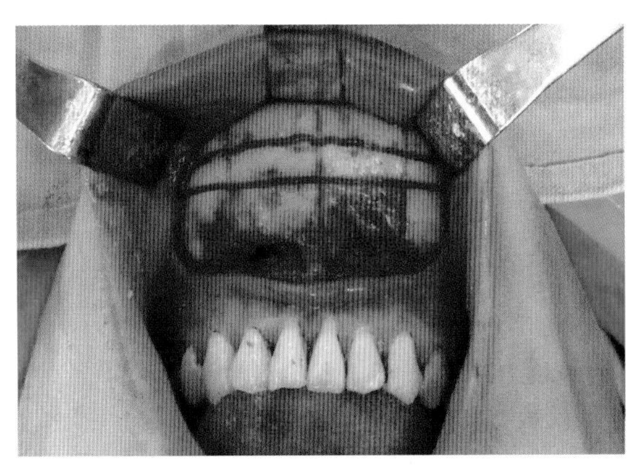

A

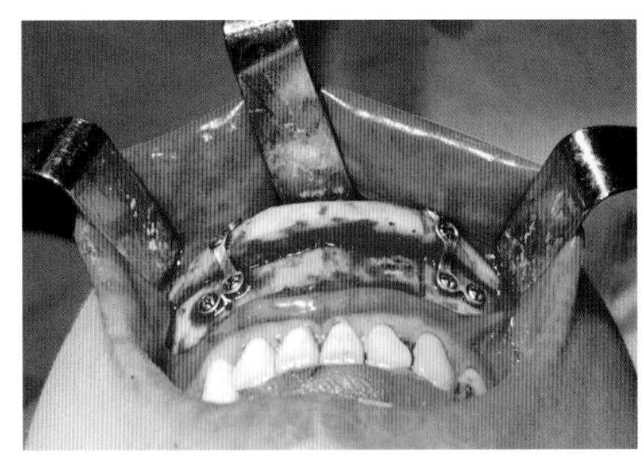

B

图 15-31　颏部缩短前移、长颏畸形矫正术
A. 截骨线设计　B. 截骨完成、小钛板固定术后

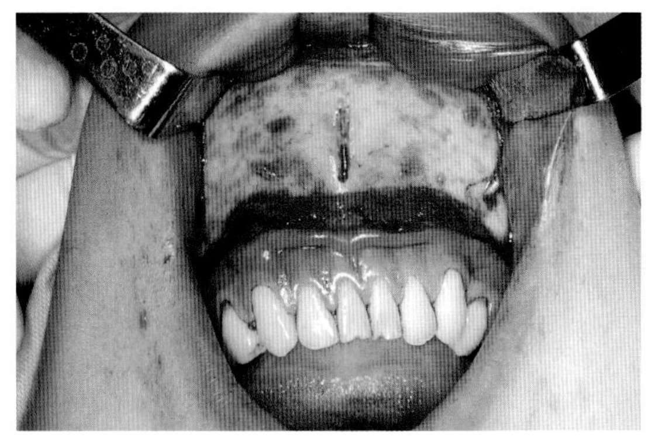
A

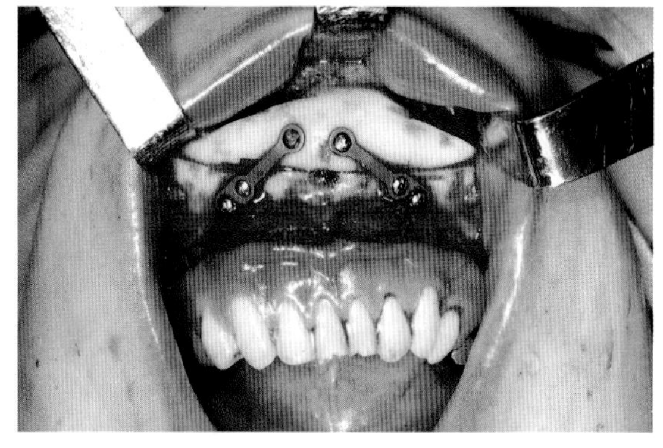
B

图 15-32　颏部缩短后退、长颏畸形矫正术
A. 术前　B. 截骨缩短后退、小钛板内固定术后

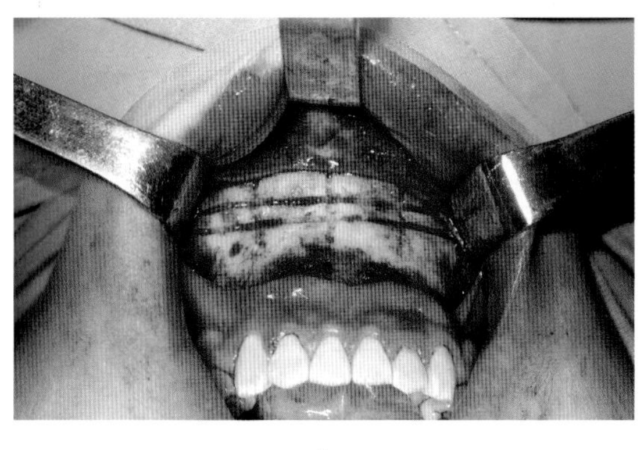
A

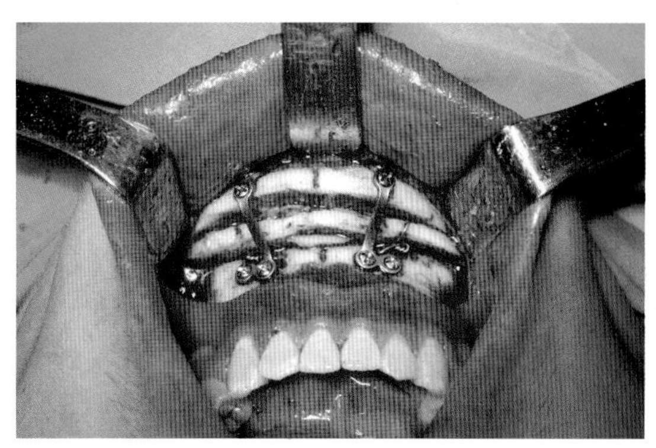
B

图 15-33　颏部阶梯状截骨前移、小颏畸形矫正术
A. 双截骨线设计　B. 阶梯状截骨前移、小钛板内固定术后

3 方宽颏畸形矫正术

（1）水平T形颏成形术：是一种颏水平截骨成形术的改良术式，可使颏部获得更大的前徙，有学者称这种截骨方法的颏部前徙量并不少于双层截骨颏成形术（double slide genioplasty），并可缩窄宽大的颏部和矫正下颌不对称。手术方法：在骨性颏部标出颏中点及位于根尖及颏孔下方的水平截骨线，然后在颏中点两侧标出两条垂直截骨线，摆动锯完成截骨，并按标记把水平截骨片垂直分成三段，中间一块，两边各一条。中间骨块以颏部肌肉为蒂向前推进，其中心位于中线上，用钢丝或螺丝钉固定在新的下颌骨下缘，对于对称的下颌骨，两侧骨条长度相等，可同时向前、向中线推进，覆盖前移的中间骨块，并用钢丝相对结扎固定。术中需要分离部分下颌舌骨肌的附着，以便两侧骨条充分向前推进，但手法应轻柔，不要使骨条与软组织完全分离。对于不对称下颌，将中间骨块应取自颏点偏向侧，定位时移向中线，其外形改观较常规颏成形术显著。水平T形颏成形术对于一些特殊病例常可显出其优越性（图 15-34）。

近年来，有学者对上述方法进行了改进，并结合下颌骨截骨整形，提出了所谓V-line下面部轮廓整形的方法（图 15-35）。

（2）下颌骨颏体部斜行截骨术：为笔者目前常用的颏部缩窄方法（图 15-36）。具体操作如下：颏体部显露同上，先用小裂钻标记出a、b两点，a、b之间的宽度为颏部拟缩窄后的宽度；在双侧角前切迹前方标记c、d两点，用小裂钻弧线连接a、c与b、d连线以下的部分为拟切除的骨质。注意连线要位于颏孔下至少5mm，以避免截骨时损伤颏神经。设计时注意使下颌角、下颌体以及颏前点之

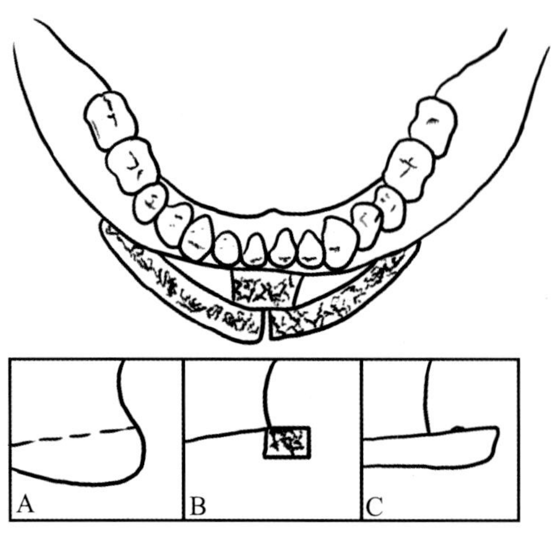

图 15-34　水平 T 形颏成形术颏部前移缩窄术

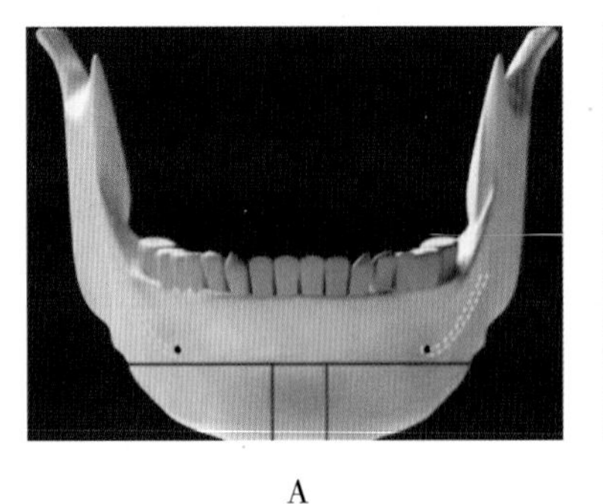
A

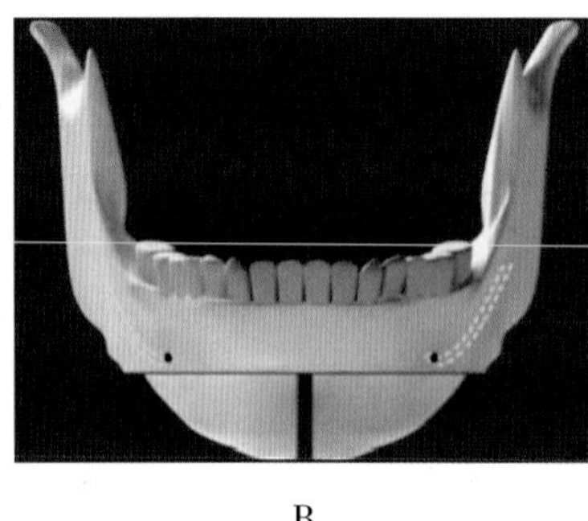
B

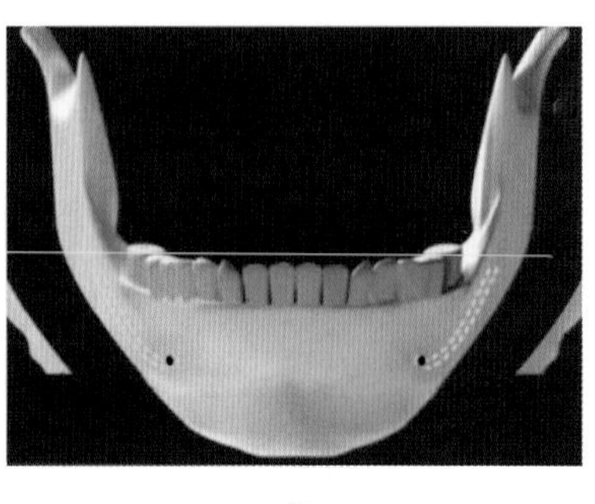
C

图 15-35　颏部 T 形截骨缩窄术

A. 截骨设计　B. 颏部截骨缩窄后　C. 下颌体截骨修整后

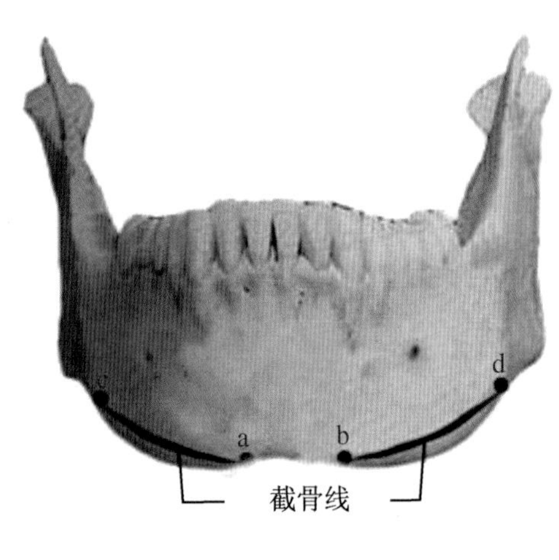

A

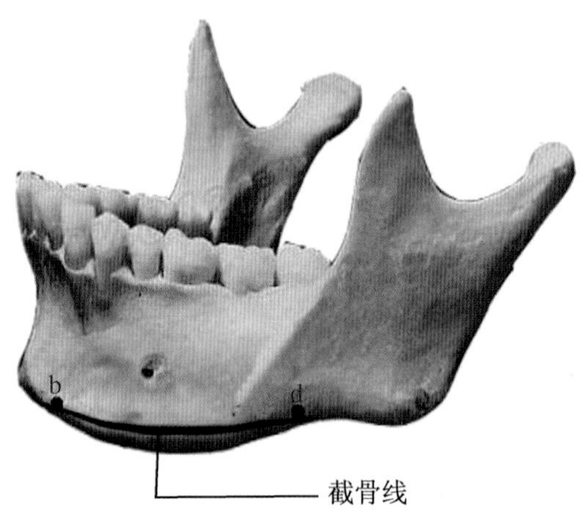

B

图 15-36　颏体部斜行截骨颏部缩窄术

A. 截骨设计正面观　B. 截骨设计侧面观

间的连线连续美观。

截骨时用小拉钩妥善保护颏神经，经颏神经下方联合使用小裂钻和来复锯由远心端骨向近心端骨截透骨质，骨凿凿开残存骨连接，去除标记骨质，磨球打磨使颏下缘光滑流畅。

五、手术并发症及预防处理

（一）出血

颏骨皮质厚而骨髓腔大，如果术中血压控制不当，常导致出血过多，因此术中尽可能采用控制性低血压麻醉。一般情况下，在截骨过程中由于截骨线出血较多，一旦截骨完成离断后，出血反而减少或停止，因此应尽快完成截骨操作。骨髓腔出血可用单极电凝电灼止血，尽量少用骨蜡，以免影响术后骨质愈合，口底软组织出血可用双极电凝止血。

口底血肿：术中骨髓腔或舌侧肌肉软组织出血处理不充分均有可能造成术后口底血肿，严重口底血肿可导致舌体抬高后退而影响呼吸道通畅，应引起高度重视。一旦发生血肿，应及时手术探查、清除血肿并仔细止血处理。

（二）感染

引起感染的主要原因是局部血肿形成，因此术中严密止血和术后妥善加压包扎十分重要。一旦发生术后感染，除常规应用抗生素外，应重点处理局部伤口，包括清除血肿、抗生素盐水冲洗伤口，必要时使用碘仿纱条填塞创腔以达到局部引流、杀菌和促进肉芽组织生长的目的。

（三）颏唇部感觉麻木

避免颏神经损伤是颏成形术中操作的关键步骤之一，特别是截骨线距颏孔较近时，操作相对困难，应妥善保护颏神经勿受损伤。术后因颏神经受牵拉可出现暂时性颏唇部麻木，多于术后3～6个月逐渐消失。一旦颏神经完全断裂，有可能造成永久性颏唇部感觉障碍，应尽量避免。

（张智勇）

第七节　骨纤维异常增殖症的手术治疗

一、概述

骨纤维异常增殖症又称为纤维结构不良，是颅颌面部常见的一种骨组织的良性病变，表现为成骨不良的骨纤维组织逐渐膨胀扩大并侵袭邻近正常的骨组织。其具体发病率尚不清楚，文献报道其发生率占所有骨肿瘤的2.5%～10%。尽管是一种良性病变，但由于发生病变的骨骼数量和部位不同，对病人造成的损害也因人而异。颅颌面骨纤维异常增殖症除可造成面部的变形扭曲，造成面部明显不对称外，发生在眼眶周围的病变可因骨的膨胀性生长压迫视神经造成视力损害，眼球位置的改变；发生在上、下颌骨时，可造成咬合功能的损害，因此应给予高度的重视。

二、颅颌面骨纤维异常增殖症的分类和临床表现

颅颌面骨纤维异常增殖症通常在10岁左右发病，然后贯穿于整个青春期，具体发病原因尚不清楚。根据发病骨骼的数量和部位不同可有不同的临床表现，主要表现为颅面部受累骨骼的缓慢膨胀性生长，造成面部的不对称或变形扭曲，如半侧面部肥大、牙槽骨肥大变形、下颌骨偏斜等，眼眶受累时，可发生眼球突出，视神经受压还可导致视功能损害。发生在颅骨时可出现前额、颅顶局部膨隆等。

按发生病变的数量,颅颌面骨纤维异常增殖症可分为单骨型和多骨型。前者主要表现为单个骨块受累,病变比较局限,后者表现为颅面部多个骨骼受累,病变范围广泛。多骨型骨纤维异常增殖症同时伴有皮肤色素改变(牛奶咖啡色斑)、内分泌紊乱、性早熟以及骨骼过早成熟者称之为McCune-Albright 综合征。

骨纤维异常增殖症可发生在身体任何部位,颅面部同时受累者占 50%~100%,最常受累的骨骼依次为上颌骨、下颌骨、额骨、蝶骨、筛骨、顶骨、颞骨和枕骨。上颌骨病变可累及邻近骨骼,如颧骨、蝶骨、鼻骨、额骨等,这种在同一区域多骨骼同时受累的类型又被称为单病灶型(monofocal)。

三、颅颌面骨纤维异常增殖症的诊断和鉴别诊断

(一)诊断

颅颌面骨纤维异常增殖症的诊断需通过病史、临床表现、影像学和组织学检查后才能确定。最常见的体征是病变骨骼因体积增大导致受累区域局部膨大,出现面部不对称畸形。在功能上可导致鼻腔阻塞、鼻窦炎、听力减退、头痛,眼部的功能损害包括眼眶移位变形、眼球突出、复视、视力减退甚至失明。

放射线检查病变部位由于纤维组织和骨组织混杂呈现"毛玻璃"改变,可分为以下三型:①囊泡型(cystic)。病变区呈孤立或多发环形或玫瑰花形透亮区,直径大小不一,有的可达数厘米。②硬化型(sclerotic)。此型多见于上颌骨,可导致齿槽嵴肥厚变形、牙齿排列不整,鼻腔、鼻窦受压变小。③变形性骨炎型(pagetoid)。常为多骨型病变的表现,其特点是颅骨增厚,颅骨外板和顶骨呈单侧泡状膨大,骨内板向板障和颅腔突入。放射线常见增厚的颅骨局限或弥漫的透明区和浓密区并存。

组织学检查可基于病变骨组织的结构和细胞成分,分为三型:①汉字型(Chinese letters)。是最常见的一种类型,骨小梁纤细并分离断开,可见活跃的由破骨细胞导致的骨吸收区,成骨细胞呈星状并可见大量的骨纤维存在。②变形性骨炎型。其组织学特征类似于变形性骨炎,主要为致密硬化的骨小梁组织。③高细胞密度型(hypercellular)。表现为不连续的骨小梁呈有序平行排列。

(二)鉴别诊断

需要与以下两种疾病进行区别:

1 骨化纤维瘤(ossifying fibroma) 近年来已明确骨化纤维瘤与骨纤维异常增殖症是两个完全不同的疾病。骨化纤维瘤属骨组织起源的良性肿瘤,多见于颌骨,其次为胫骨和颅骨;而骨纤维异常增殖症为骨间质发育异常引起的增生性病变,其主要区别在于前者有清晰的界限和包膜,而后者病变组织与邻近组织相互融合,没有确切的界限。骨化纤维瘤一旦确诊,应行肿瘤完整切除,若采取刮除的方式,则很容易复发。

2 骨纤维结构不良(osteofibrous dysplasia) 以往国内、外众多学者认为骨纤维异常增殖症和骨纤维结构不良属同一疾病或同一疾病的不同阶段,因此在诊断名称上也存在混淆。目前已明确它们是两种不同的疾病。鉴别要点在于:骨纤维结构不良多见于青少年,发病部位主要为胫骨,少数可发生于腓骨,其他部位较少见;而骨纤维异常增殖症可发生于任何年龄,发生部位可为全身任何部位的骨组织。

四、颅颌面骨纤维异常增殖症的治疗

目前,颅颌面骨纤维异常增殖症尚缺乏有效的内科治疗手段,主要采用外科手术的治疗方法。手术方式可分为姑息性病变骨骼部分切除塑形术和病变根治性切除重建术。

（一）手术方案的选择

颅颌面骨纤维异常增殖症的治疗是一个比较复杂的工作，需要综合运用颅颌面相关外科技术，并与现代科技紧密结合，如计算机辅助的数字化外科技术，包括诊断、术前设计、手术模拟、术中计算机导航等，才能取得好的手术效果。由于每个人患病的部位、受累骨骼的数量不同，畸形的程度不同，个人的身体状况和要求不同，个性化治疗方案的选择确定尤为重要。

陈煜睿等基于手术安全性以及形态和功能的考虑，将颅面骨骼划分为四个区域，并针对不同区域的病变提出了相应的治疗方案（图 15-37）。

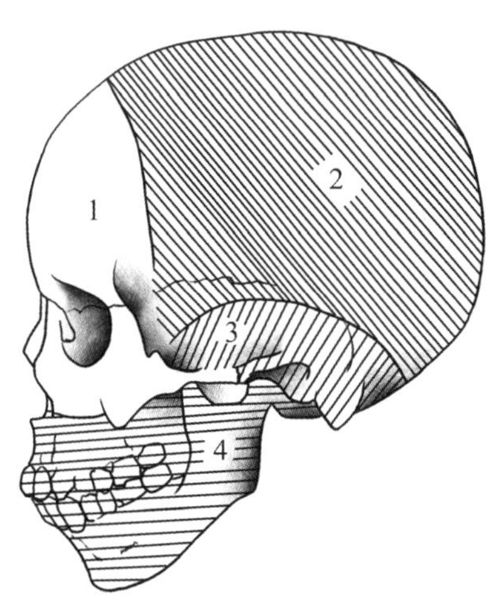

图 15-37　陈煜睿（1990）颅颌面骨骼分区及相应手术方案选择

1　1 区　为面部上颌骨齿槽嵴以上的区域，该区域的病变可采取病变根治性切除并采用植骨的方法予以重建，不会对面部形态和功能造成损害。

2　2 区　为头顶毛发覆盖区域，其对美容的要求不如 1 区重要。治疗方案可选择部分切除塑形或根治切除重建术。

3　3 区　为颅底、颞骨、乳突和翼骨区域，包含脑神经和大血管，该区域的探查或重建不但危险，而且耗时。在治疗上主要观察，如果没有症状则不做任何手术。

4　4 区　为含牙的上颌骨和下颌骨，一旦切除，则需要佩戴义齿，而义齿的功能远不及自然的牙齿，应采用保守治疗的方法行局部塑形。

（二）手术方法

1　病变骨骼局部切削塑形术是目前常用的一种方法，适用于病变比较广泛，或病变累及重要结构无法行根治性切除者。手术方法是如同雕塑一样，将突起、变形的骨骼局部削除打磨，参照正常侧进行塑形，进而达到改善面部外形的目的。该方法的主要优点是手术相对简单，创伤小，不需要植骨。缺点是治疗不彻底，为姑息性保守治疗，术后有复发的可能。一旦复发，可再次行切削术。有时单纯切削塑形尚不能达到理想的美容效果，需要和其他技术联合应用。

（1）与轮廓美容技术的联合：如发生在眶颧上颌部位的面中份骨纤维异常增殖症，在行眶颧部切削、眼眶扩大以矫正局部突起、眼球突出的同时，为避免面中部宽度矫正不足，可同时采用患侧颧骨截骨降低术矫正侧面突起。

（2）与正颌外科技术的结合：上颌或下颌骨纤维异常增殖症，有时可造成面部的偏斜和咬合面的倾斜，在行病变切削的同时，采用正颌外科技术行上、下颌骨截骨，调整咬合平面，必要时加颏部截骨矫正颏部偏斜，可明显提高术后的整体效果。

2 病变根治性切除，同时采用自体骨或骨生物代用品进行修复重建。随着外科技术的提高以及相关技术的改进，该方法目前已逐渐为多数学者接受，明显地提高了手术效果。对于单骨型非重要功能部位的病变，可采用此方法进行彻底的切除，同时采用下列方法予以修复重建。

（1）自体骨修复游离移植：根据缺损的大小及形态，可采用自体颅骨外板、髂骨、下颌骨外板等，经塑形后游离移植修复病变切除后的骨缺损，重建颅面部的形态。

（2）吻合血管的骨瓣移植：对严重变形扭曲且无法保留功能的上、下牙槽骨畸形，可将畸形的牙骨段阶段性切除，采用吻合血管的游离腓骨瓣或髂骨瓣修复骨缺损，重建颌骨的连续性。二期在移植的骨瓣上行种植牙修复，恢复咬合功能。

（3）生物材料修复：根据拟切除病变的部位，术前采集三维 CT 数据，并预制个性化修复体，病变切除后，将预制的修复材料置入，可大大提高修复的准确性。

上述方法的主要优点是治疗比较彻底，不易复发，在一些特殊部位，效果优于传统的切削术。缺点是手术相对复杂，对手术医师及医院条件设备有较高的要求。

（张智勇）

第八节 半侧面部肥大的诊断和治疗

半侧面部肥大（HFH）即 Curtius Ⅰ综合征，又称 Steiner 综合征、先天性面部偏侧肥大（congenital partial hemihypertrophy of face）、Friedreich 综合征、外胚层发育不良-眼畸形综合征（ectodermal dysplasia-ocular malformation syndrome）等，是临床以一侧颜面肥大性改变为特征的一组症候群，由 Beck 在 1836 年首先报道。

一、概述

人的身体常常会出现各种各样不伴有局部和全身病损的不对称改变，这种不对称畸形改变往往表现为缓慢发展，与时间和环境改变没有直接关系。历史上对其有很多命名：偏身肥大、先天性偏侧肥大、半侧巨体、部分性巨大畸形症。Meckel 在 1822 年首次对该类现象进行了描述，Wagner 在 1839 年率先进行了报道。文献中常常倾向于应用偏侧肥大（hemihypertrophy）而不是用偏侧发育过度（hemihyperplasia）对该类疾患进行描述。而实际上偏侧发育过度更符合该类疾病的特点，它是指组织或者器官的细胞数目增加引起的组织或器官变形。偏侧肥大是指不伴有细胞数目增加的体积增加。

偏侧肥大可以是半侧躯体的全部，也可以是一侧身体的某个局限部位，可以包括受累侧所有器官或某个器官，当累积到肌肉系统时也被命名为肌肉增生。

Rowe（1962）将偏侧肥大分为三类：①复杂性偏侧肥大，包括整个半侧躯体；②简单性偏侧肥大，累及一个或双侧肢体；③半侧面部肥大，又进一步分为真性半侧面部肥大（true hemifacial hypertrophy，THFH）和部分性半侧面部肥大（partial hemifacial hypertrophy，PHFH）。THFH 是指半侧面颅的增大，上界为额骨，下界为下颌骨下缘，内界为中线，外界为耳朵包括耳郭，该范围内的所有骨组织、软组织、神经、血管、脂肪和牙齿。目前文献报道 THFH 为 50 多例。PHFH 是指局限于面部一个结构或者几个结构增生改变。根据 Lee 等的不完全统计，真正的 PHFH 文献报道为 9 例。

二、临床表现与诊断

（一）临床表现

半侧面部肥大是一种罕见的以半侧面部或者半侧面部的一部分增生肥大为特征的发育性不对称畸形，可伴有脑垂体疾病引起的肢端肥大或者伴有身体其他部位的肥大（图 15-38）。该类畸形一般随着年龄增加而自动停止，尤其是在青春期。文献报道男性病人多见，右侧多于左侧，白种人高于黑色人种。其主要特点是单侧面部骨组织及软组织进行性增生、肥大，引起面部不对称。患侧上、下颌骨，颧骨，颅骨，半侧唇部及耳部均增大。半侧面部肥大病人的软组织变化较多，比如：头皮增厚，皮肤增厚，皮脂腺和汗腺功能增强，毛细血管扩张和多发性痣，舌体胖大引起的舌不对称，菌状乳头增生突出。颊侧黏膜增生肥厚，巨牙症或小牙症，错殆畸形，牙齿早萌，尖牙，前磨牙和第 1

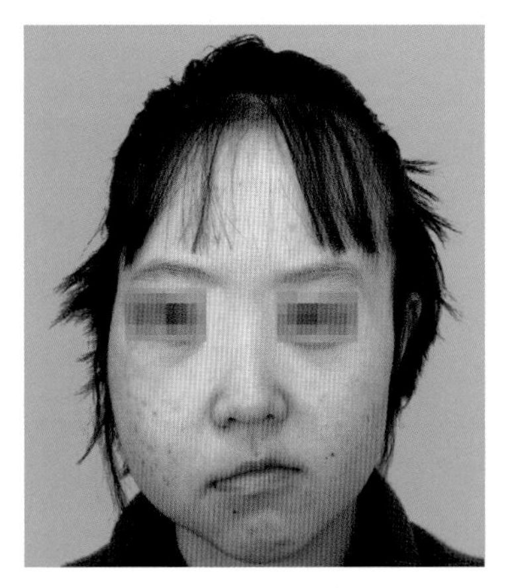

A

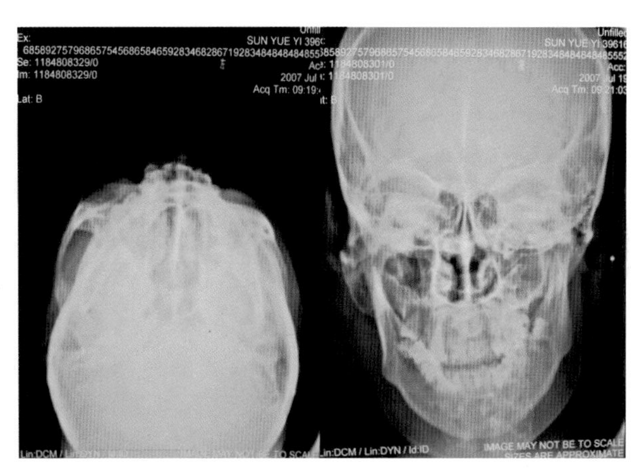

B

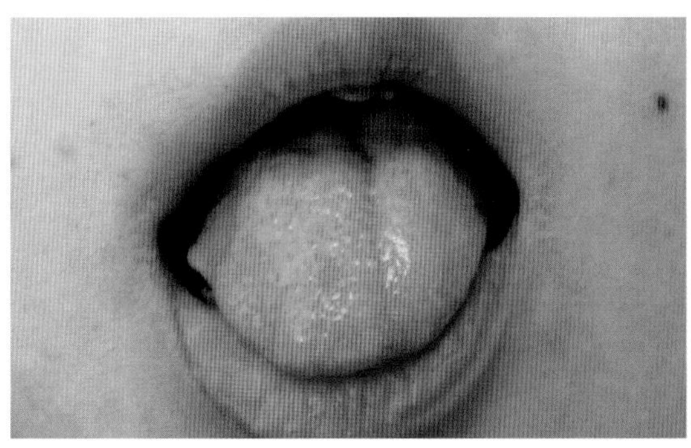

C

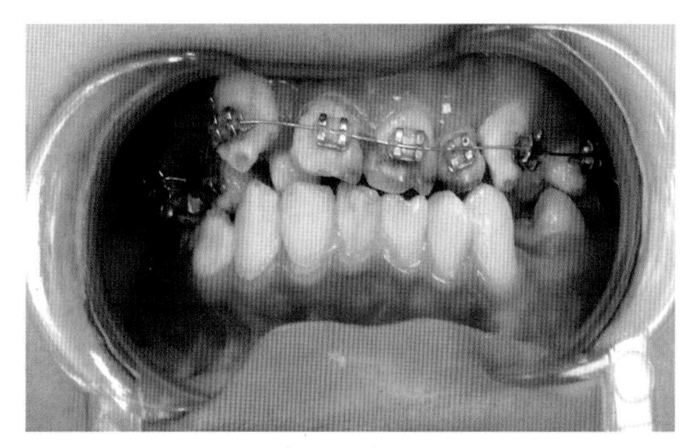

D

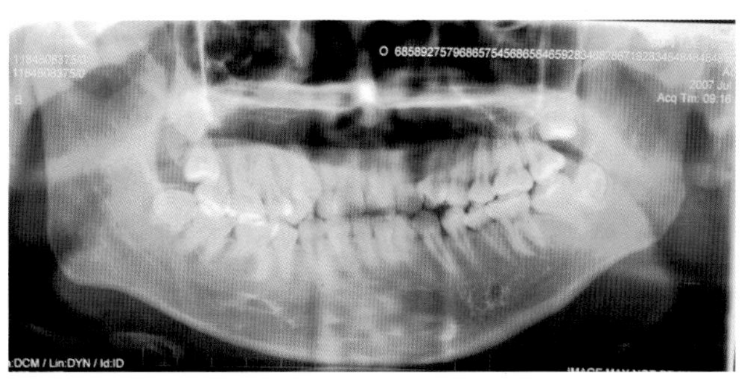

E

图 15-38　真性半侧面部肥大

A. 右面部肥大　B. X 片显示右面部骨骼及软组织增生肥大　C. 右侧舌肥大　D、E. 右侧下颌骨肥大

磨牙的牙冠或牙根增生，严重的可出现颞颌关节强直等口腔软硬组织的改变。半侧面部肥大症病人也可伴有表现繁多的硬组织增生改变，例如多指畸形、并指畸形、缺指畸形、脊柱侧弯、骨盆倾斜、畸形足等。累及中枢神经系统可伴有脊柱增生、癫痫、斜视，15%～20%的病人出现智力障碍。有一种比较少见的特殊半侧面部肥大仅累及面部肌肉而不涉及其他部位和器官，这类病人被命名为半侧面部肌肉增生。

（二）诊断

1 出生即可发现的先天性疾病，随发育进行性增生肥大，至青春期前后停止生长。

2 临床检查符合上述临床表现，无其他相似综合征表现。组织学检查可见到正常组织细胞增多，无异常结构和细胞出现。

3 影像学检查具有特征性的局限患侧面部骨骼或局部增生肥大（图 15-39）。

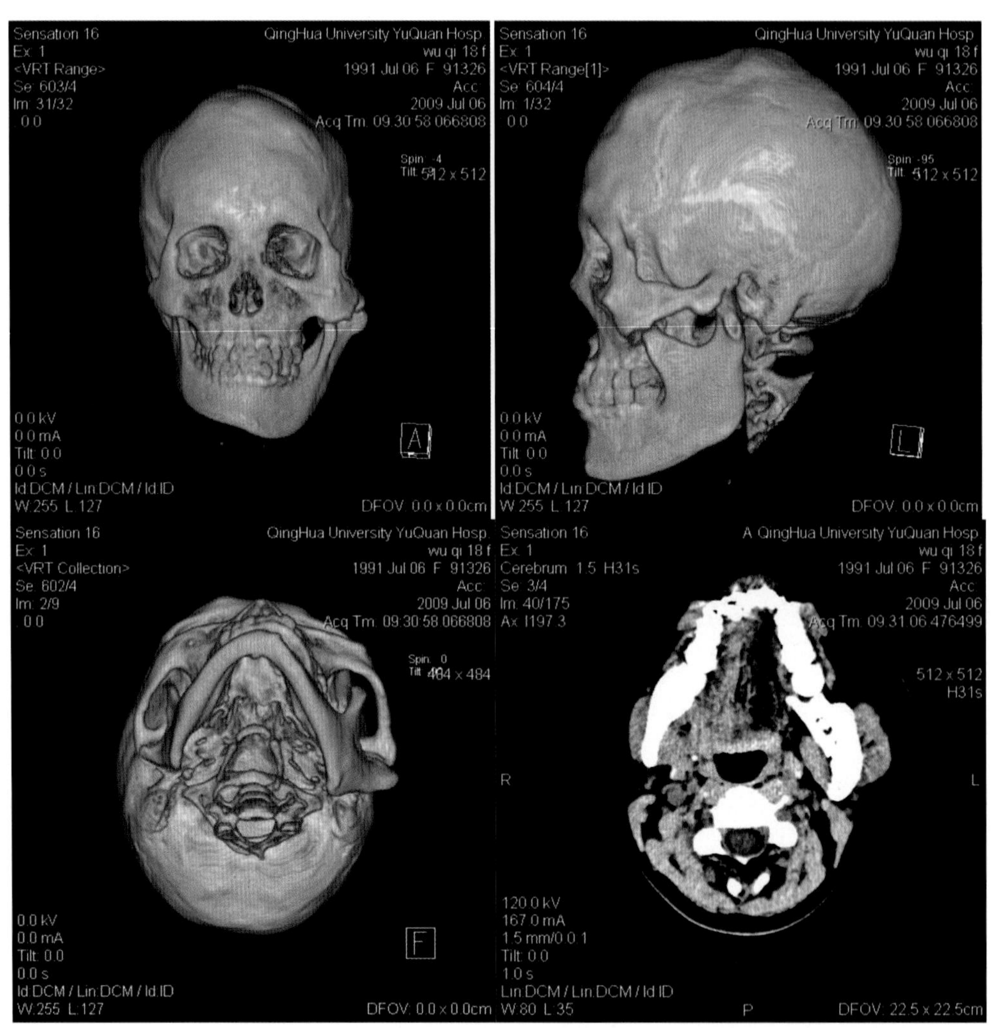

图 15-39 CT 和三维重建：左侧颧骨、颅骨、下颌骨增生肥大。左侧咬肌、翼内肌较右侧肥大，左侧磨牙较右侧宽大。无肿瘤和异常组织结构影像，排除骨纤维异常增殖症和肿瘤可能

（三）鉴别诊断

有很多疾病或者综合征也同时伴有半侧面部的不对称畸形，如进行性单侧面萎缩症（Romberg 病）、骨纤维异常增殖症、神经纤维瘤、血管瘤、淋巴管瘤、Klippel-Trenaunay 综合征、节段性牙颌骨发育不良等。需要结合病人的病史、临床表现和影像学检查来确定诊断。

三、治疗方案

1 患侧颧骨颧弓降低和下颌角肥大矫正术。

2 上颌术式　上颌 Le Fort Ⅰ型截骨术或分段截骨术、上颌后部截骨术。

3 下颌术式　患侧髁突切除术和关节重建术、双侧升支截骨术(矢状劈开截骨术或垂直截骨术)、患侧下齿槽神经解剖术、下颌下缘截骨整形术、下颌前部或后部根尖下截骨术、颏成形术(图 15-40)。

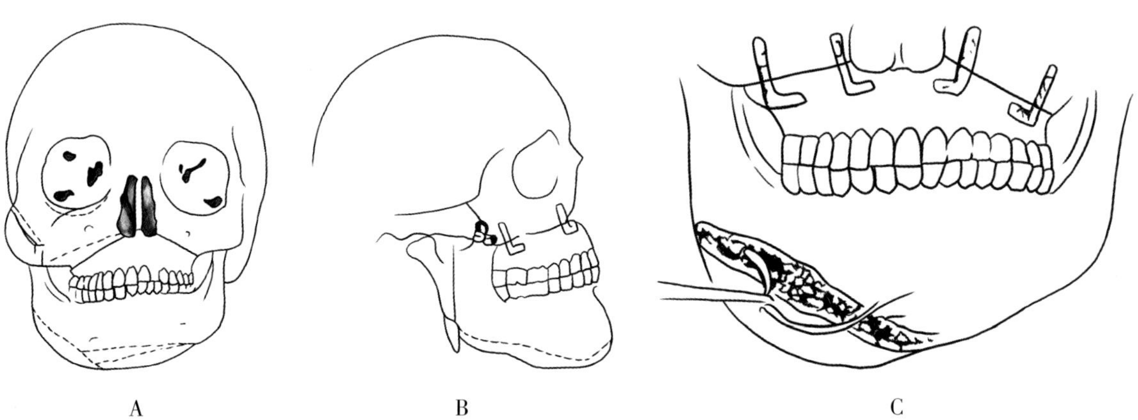

图 15-40　上颌 Le Fort Ⅰ型截骨术、颧骨截骨降低术、升支垂直或矢状劈开术、颏部截骨整形术、下牙槽神经血管游离术、下颌骨下缘及角区截骨整形术。如果一侧髁状突肥大,可行髁状突切除术或假关节成形术

A. 截骨设计　B. 下颌拟去除的骨质　C. 下齿槽神经外置术

4 软组织及其他手术　龋齿和牙周治疗、吸脂术、颊脂肪垫取出术、面部提升术、咬肌部分切除或腮腺浅叶切除术。

四、真性和部分性半侧面部肥大的区别

临床中,部分性半侧面部肥大和真性半侧面部肥大、部分性半侧面部肥大和单侧下颌骨肥大(hemimandibular hyperplasia, HH)的鉴别诊断比较困难。根据笔者的临床经验和文献复习,初步提出以下特征以供鉴别。

(一)真性和部分性半侧面部肥大鉴别

鉴别要点见表 15-1。

表 15-1　真性和部分性半侧面部肥大鉴别

	真性半侧面部肥大	部分性半侧面部肥大
年龄	出生时即发病	开始出现时间不详,逐渐发展才来求治
发展	逐渐稳定	逐渐稳定
性别	男女不限	男女不限
外观表现	半侧面部肥大,软组织臃肿下垂,口角下垂,尖牙宽大,舌右侧肥大,面部可有色素痣	半侧下颌骨区域宽大、不对称,舌体正常,无明显软组织肥大
辅助检查	患侧颧骨、上颌骨、颅骨、下颌骨等较正常侧肥大	下颌骨患侧较正常侧明显增宽,角区肥大,下颌骨下缘下移,下颌神经管下移

续表

	真性半侧面部肥大	部分性半侧面部肥大
手术方案	患侧颧骨截骨降低术、下颌角截骨整形术、下颌骨体部打磨术、颏部截骨整形术、面部脂肪抽吸术、颊脂垫部分取出术、面部提升术、颞下颌关节成形术	颌骨美容整形手术和正颌手术
预后	好	好

（二）真性或部分性半侧面部肥大和单侧下颌骨肥大的鉴别

这几种病临床表现有很多交叉之处，尤其是单侧下颌骨肥大与部分性半侧面部肥大更是难以区分，在临床中非常容易混淆。单侧下颌骨肥大是指一侧下颌骨（包括髁状突、下颌升支和体部）在三维空间方向的过度增生，从而导致的颜面不对称畸形。它的命名也十分繁杂。1968 年，Bruce 和 Hayward 将单侧下颌骨发育过度分为：单侧髁突肥大（unilateral condylar hyperplasia）、单侧下颌前突（asymmetric prognathism）、单侧下颌巨颌（unilateral macrognathism）。大多数学者将下颌骨过度生长畸形归类于单侧髁突肥大。1986 年，Obwegeser 等认为：髁突肥大应单指肥大的髁突，并将单侧髁突肥大分为：单侧下颌骨肥大、单侧下颌骨增长（hemimandibular elongation，HE）和髁突肥大（condylar hyperplasia，CH）。真性或者部分性半侧面部肥大是先天性疾病，出生时即可以发病；而单侧下颌骨肥大为发育性的畸形，往往随着颌骨的发育过程中逐渐显现。国内李自立等总结 33 例半侧颌骨肥大畸形病人，采用现代正颌手段进行治疗，效果非常满意。

五、讨论与展望

半侧面部肥大是一种罕见的面部发育性不对称畸形，可伴有脑垂体疾病引起的肢端肥大或者伴有身体其他部位的肥大。到目前为止有很多假设和理论试图解释该病的发病机制和原因，但是没有一种理论可以全面解释所有的半侧面部肥大，比如激素水平紊乱、神经系统疾病、脉管系统异常、动静脉畸形、淋巴水肿、淋巴肿瘤、子宫内环境异常、基因变异等。到目前为止没有一种理论被广大学者所接受。Yoshimoto 等对肥大侧和正常侧成骨细胞进行体外培养发现，肥大侧成骨细胞增生明显多于正常侧，推测增生由于选择性的患侧成纤维细胞生长因子和受体信号传递链发生了改变引起了病变。Bencze 等报道了一篇关于同一家族中三代都伴有斜视的左侧 HFH 的病例，认为该病具有遗传特性。

由于大多数的 HFH 病人的治疗是出于美容的考虑，所以该类手术经常在病人发育结束后才来确定实施。骨骼手术包括截骨术和正颌外科，软组织手术主要选择不影响神经和功能的面部脂肪抽吸，咬肌、面部皮下组织和腮腺的部分切除，面部提升术等。HFH 的预后很好，没有发生恶变和因此而死亡的报道，骨组织手术后骨再生复发性很少，但是对于该类病人软组织手术的效果仅仅是达到部分改善，很难达到很理想的状态，在治疗前就应该进行心理辅导，降低病人的期望值。由于该类手术需要有步骤、有计划地很多次操作才能达到最终的结果，所以需要取得病人的信任来配合实施。HFH 是一种罕见的疾病，对于非颅颌面口腔专科的医师来说，诊断和治疗更是有一定的难度，尤其是对于其亚分类，识别真性和部分性 HFH 就更需要专科的知识，只有诊断明确才能实现有的放矢的治疗。

（唐晓军）

第九节　半侧颜面短小畸形综合序列治疗

一、概述

半侧颜面短小畸形，又称为半侧颅面短小，第一、二腮弓综合征，耳-下颌发育不良，下颌-面发育不良，单侧面部发育不良等，是仅次于唇腭裂的最常见先天性颅面畸形，发生率为1/5600～1/3500活婴，家族性不明显，大多为散发，无明确的遗传性基因变异，男女发病率及左右侧发病率无明显差异。发病机制多认为是因为胚胎时期第一、二腮弓的发育过程中出现了血肿或神经嵴的发育移行过程中发生异常所导致，这些假说虽然可以解释该病的多样性及不对称性，但却难以解释病人出生后存在的畸形随生长发育加重的特点。病变多在单侧，个别累及双侧，涉及颅面骨骼、肌肉、软组织、面神经及外耳的发育不良。

二、临床表现

在半侧颜面短小畸形的临床表现中，可累及多个解剖部位且严重程度不一，表现为患侧面部短小、皮下软组织薄弱、颏部偏斜、面神经发育不良、面横裂及外耳畸形等，其中骨骼畸形以下颌骨发育不良最常见也最为重要，严重者累及上颌骨、颧骨、颧弓及颅颞部骨骼。下颌骨畸形最为明显，且下颌骨受累的严重程度与面部其他部位包括眶部、颧骨、外耳、软组织的受累程度呈正相关，具体详述如下。

（一）下颌骨

下颌骨畸形表现为下颌骨升支发育不良或缺失，体部也在各个方向均有发育不良。髁状突的关节面平坦，甚至完全缺如。颞下颌关节位置异常，发育不全，甚至仅在颅底存留一假关节。下颌角的角度增大。由于下颌骨的发育不对称，颏部多偏向患侧，患侧咬合平面上移。故患侧下颌骨垂直方向和水平方向的缩短及整个下颌体在水平面上向患侧旋转，导致了下颌骨在三维空间上的畸形。

（二）其他颅面骨骼

下颌骨畸形会导致上颌骨及其他颅面骨发育异常，患侧咬合平面向上倾斜，上颌骨向下生长受限，阻碍了眼眶与上齿槽嵴和鼻梨状孔区正常地进行性分离，致眶底与上颌牙槽弓的垂直距离缩短，严重者伴颧骨发育不全，颧弓跨距缩短，导致患侧外眦与耳屏水平连线距离缩短，目前多认为下颌骨畸形是半侧颜面短小畸形的基石，故早期矫治下颌骨畸形也成为治疗的关键。

（三）咀嚼肌

患侧的咀嚼肌发育不良，包括咬肌、翼内外肌和颞肌，肌肉的功能也相应受损，例如两侧翼外肌肌力的不平衡，可导致下颌前伸时向患侧偏斜。

（四）耳

外耳几乎均有程度不一的畸形，轻者为耳前皮赘、窦道，外耳畸形可为不同程度的形态、大小、位置异常，甚至完全缺失，外耳道闭锁。

（五）神经系统

中枢神经系统的畸形包括大脑及胼胝体的发育不良，以及交通性或阻塞性的脑积水，颈椎畸形可导致脑干扁平，并引起共济失调的临床表现。面神经可表现为不同程度的功能不良，但并不多见。引起面神经功能不良的原因有多种，如面神经颅内段神经核的发育不良，下颌缘支是最常见的受累分支，颊支、颧支也同样可以受累。

（六）软组织

在面颊部经常可以看见皮赘或窦道，颊部的皮肤及皮下组织发育不良、腮腺发育不良或缺如。由于下颌骨及其表面软组织的畸形，导致口角至耳垂的距离以及口角至外眦的距离缩短，部分病人可表现为单侧面裂及大口畸形。

三、诊断及分型

由于半侧颜面短小畸形的表现多样，目前存在多种分类。Pruzansky 根据下颌骨畸形将之分为以下类型：

（一）Ⅰ型

下颌骨升支及体部均有轻度的发育不良。

（二）Ⅱ型

下颌骨髁状突及升支短小，髁状突平坦，关节窝缺如，冠突可能缺如，髁状突连接在颞部颅底的稍凹陷的骨面上。又可分为ⅡA 型和ⅡB 型。

1 ⅡA 型　下颌骨升支及髁状突的大小及形态均不同于正常，但仍保留有髁状突与关节窝的连接，关节窝的位置尚正常，颞下颌关节的功能几乎可以达到正常（图 15-41）。

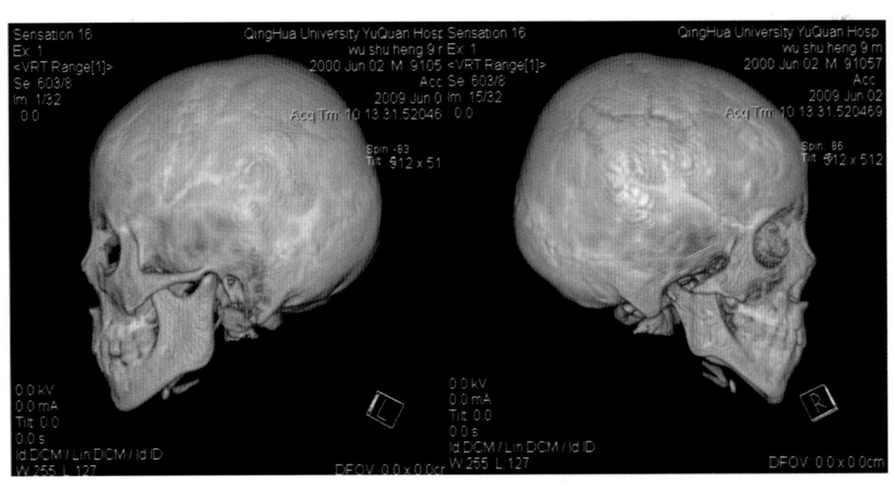

图 15-41　Pruzansky ⅡA 型

2 ⅡB 型　下颌骨的髁状突明显移位，患侧颞下颌关节的功能基本丧失，不能维持双侧的平衡活动（图 15-42）。

（三）Ⅲ型

下颌升支仅残留一薄层骨质，甚至完全缺如，颞下颌关节不存在（图 15-43）。

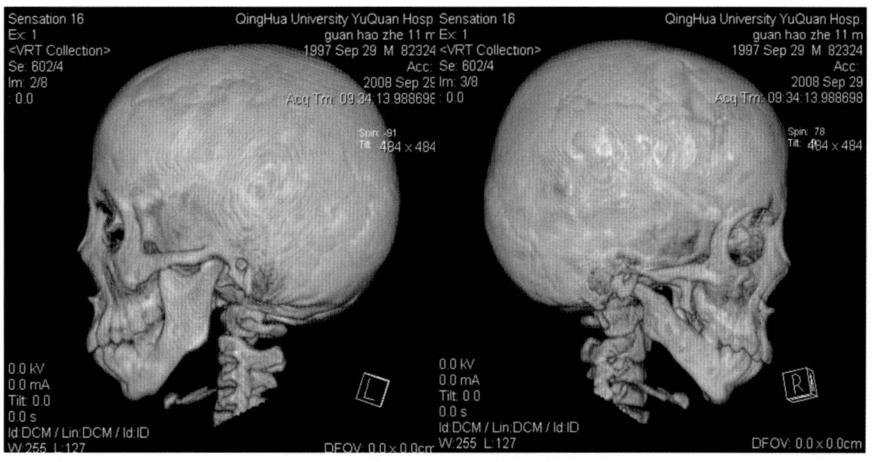

图 15-42　Pruzansky ⅡB 型

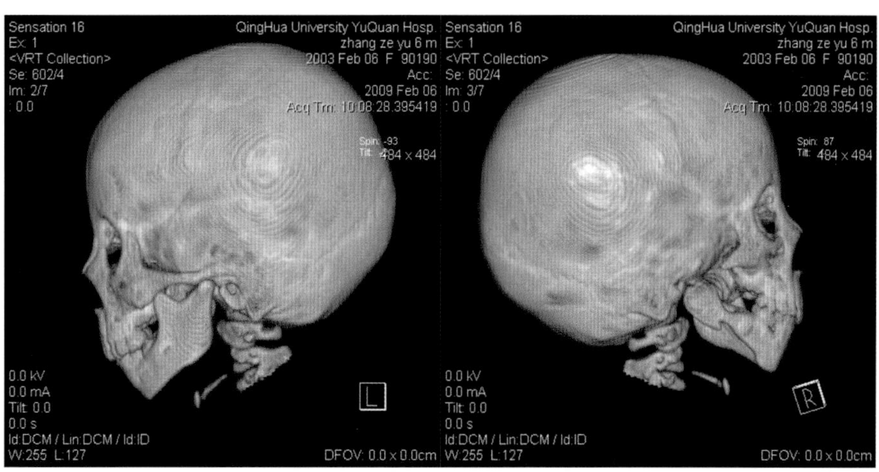

图 15-43　Pruzansky Ⅲ 型

四、治疗

（一）半侧颜面短小畸形的治疗原则及手术方案

由于半侧颜面短小畸形涉及面部器官、软组织和颅面骨骼，严重程度不一，以及出生后畸形可随生长发育进展性加重的特点，使治疗成为一个系统工程，不同阶段有不同的治疗方案，畸形的矫正不可能一蹴而就，需要向病人及家属讲解畸形的特点及治疗的复杂性和长期性。不同年龄阶段治疗方案如下：

1 2 岁以内　在 1 岁以内可行耳前皮赘切除，矫正大口畸形或面横裂，改善面部外观。如果病变累及额骨（类似于斜头畸形的表现），应在此期内行颅内外联合额眶骨前推术，此期间不考虑矫正下颌骨畸形。

2 6～14 岁　病人正处于混合牙列期，是下颌骨牵引成骨手术最佳期，应着手下颌骨畸形的治疗，根据不同的分型，采用不同的治疗方案。有学者建议 2 岁以后即可进行下颌骨延长术，笔者认为 6 岁以后比较合适，因为此时病人的下颌骨已有一定的发育，便于手术操作，同时此期手术能得到患儿的配合，能够保证治疗的顺利实施。但双侧下颌骨严重发育不良的患儿，伴有阻塞性睡眠呼吸暂停，甚至需行气管切开，则应在 2 岁时行下颌骨延长术，该方法具有复发少，适用于幼年病人的优点，可以免于气管插管。

（1）对 Pruzansky Ⅰ型的病人，由于畸形程度较轻，多不伴有咬合平面倾斜，面部无明显偏斜，张、闭口运动双侧下颌骨处于平衡对称的状态，应进行观察，骨性重建术应推迟到成年期，届时可采用正颌外科手术矫正面部轻微的不对称性。

（2）对于 Pruzansky Ⅱ型（下颌骨升支高度有中至重度短缺）的病人，可行下颌骨延长术。牵开成骨不仅使下颌骨在各个方向均有所延长，而且同时伴有软组织及咀嚼肌的延长，从而减少了复发。此外，延长后的下颌骨升支及髁突更接近于正常的解剖形态、位置和大小。

（3）对于 Pruzansky Ⅲ型（升支、髁突及颞下颌关节窝缺失）的病人，应在 6 岁左右时行传统的下颌骨升支重建，利用肋软骨重建髁突、升支及颧弓，再造颞下颌关节窝，以后根据重建升支的生长发育情况，必要时将重建的升支进行延长。

3 14 岁以后　14 岁是骨骼的成熟期，14 岁之后，颅面骨的进一步生长变化是非常微小的，此期进行外科重建术的适应证是：①外科重建术后及受累部位生长发育速度不及正常侧，又出现骨性的畸形；②软组织的缺陷导致的颅面外形不佳；③咬合错乱；④以前未经治疗的病人。

对于严重的骨骼畸形或严重的双侧下颌骨发育不良的病人，由于传统的正颌外科下颌骨前推术如下颌骨升支矢状劈开术，复发的可能性很大，应行双侧下颌骨延长术。必要时联合应用 Le Fort Ⅰ型截骨、双侧升支矢状劈开截骨及颏成形术。

此期存在的任何软组织缺陷及面部的轮廓不佳，均可考虑利用显微外科行游离组织瓣的移植。

（二）儿童半侧颜面短小畸形的早期干预治疗

半侧颜面短小畸形病人的受累面部骨骼的生长潜力较正常低，随生长发育畸形进一步加重，其中下颌骨畸形最早出现，也最明显，它不仅代表了畸形的严重程度，也预示着畸形随生长发育进行性发展的程度，而且畸形的下颌骨会影响上颌骨的正常向下生长，导致继发的面中部畸形，咬合平面倾斜及眶平面的倾斜。早期治疗下颌骨畸形，可以阻止和减轻继发畸形的形成和程度，促进颅面骨骼的协调发育。早期治疗时，面部的畸形尚不复杂，手术相对简单，大部分病人可避免成年期更大、更复杂的手术，如上颌骨及眶骨的手术；而且如能在学龄前矫正下颌骨畸形，因此期处于替牙期，可通过恒牙萌出时的自我调整，更好地改善咬合关系。此外，早期治疗也有利于患儿的心理发育。

下颌骨畸形是三维空间上的畸形，包括在水平面、冠状面及矢状面上的位置异常，手术的目的是要将畸形的下颌骨恢复其正常的解剖位置，即患侧的下颌骨向下、向前以及向中线的旋转复位。矫正下颌骨畸形造成的后开颌在 1 年左右可通过面中部的垂直向下生长而关闭。

自 1992 年 McCarthy 首次报道了采用口外法牵开成骨成功治疗 4 例半侧颜面短小畸形病人后，各国学者相继进行了大量的临床研究。Diner 自 1994 年开始应用内置式延长器延长下颌骨，避免了皮肤瘢痕、面神经损伤及携带不易等缺点，使这项技术得到了更广泛的应用。一期根据下颌骨升支及体部畸形的严重程度，设计截骨线的位置及延长的方向，安置延长器，使下颌骨在垂直方向和水平方向上均有所延长，颏部向健侧旋转复位。表现为患侧口角下移，咬合平面下降，下颌骨延长矫正了倾斜的咬合平面，患侧出现后开颌，为上颌骨的向下生长提供了空间，到治疗结束时，开颌自然消失，面部不对称明显改善。

1 术前测量及手术设计　拍摄数字化 X 线头颅定位正侧位片、下颌曲面断层全景片。CT 扫描及三维重建：0.75mm 层厚 CT 薄层扫描并输入 Mimics10.0 软件中进行三维重建。X 线片及三维 CT 重建模型数据输入个人电脑，利用 Efilm2.0、Mimics10.0 和逆向工程软件 Geomagic Studio 10.0 进行术前相关数据测量，分析半侧颜面发育不全病人的颌骨畸形特点和严重程度，模拟截骨手术及骨牵引，确定精确的截骨线和延长器固定位置，寻找最合适的手术方案。部分病人术前设计手术模板，在模板上标明下齿槽血管神经束在外侧骨皮质的投影，牙胚在外侧骨皮质上的投影，使截骨线避开这些容易损伤的结构（图 15-44，图 15-45）。

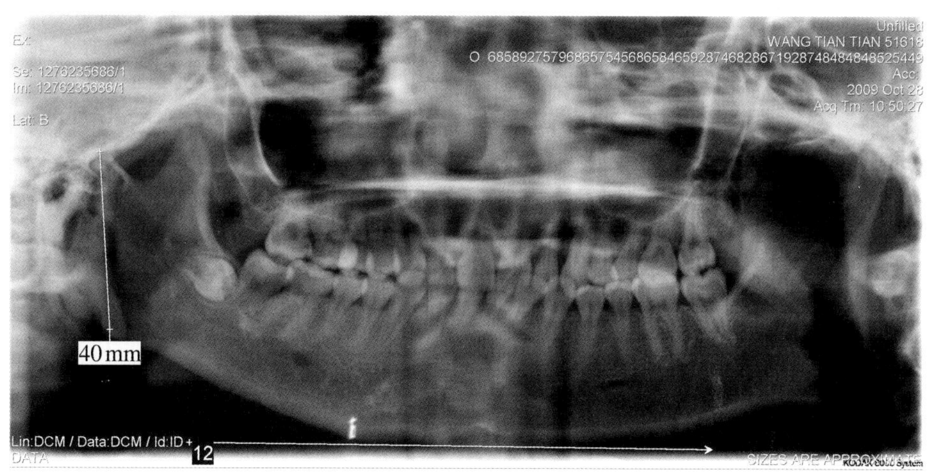

图 15-44　术前下颌曲面断层片，患侧下颌升支长 40mm

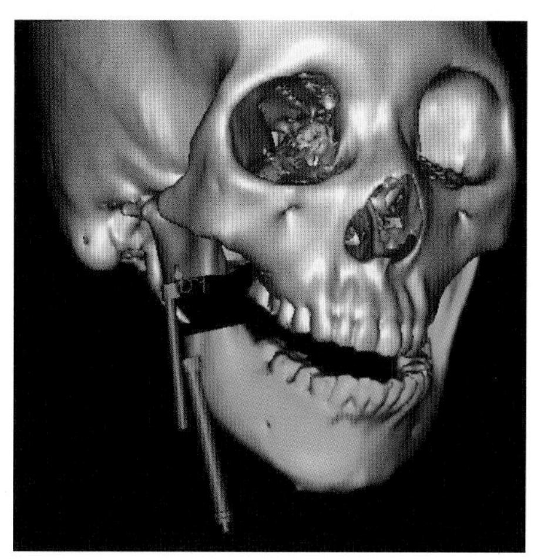

图 15-45　模拟截骨及牵引过程

寻找牵引器最佳位置，在不损伤恒牙胚的情况下尽量保证截骨线位置较低，以利手术操作。

2 手术方法　病人在全身麻醉下行颌下切口，沿下颌骨下缘约 1.5cm 平行切开皮肤、皮下组织、颈阔肌，翻瓣向上，避免损伤面神经下颌缘支，沿下颌下缘剥离骨膜，暴露下颌升支外侧骨板。按术前设计好的截骨方向和牵引器放置位置，复杂病人放入模板标记截骨线后，预固定内置式单向下颌骨牵引器，取出牵引器，按设计截骨线行下颌升支水平或斜形截骨术。术中小心操作，避免损伤下齿槽血管神经束和牙胚。在骨折线两端安置下颌骨牵引器，用钛钉固定，将牵引器末端延长杆顺延长方向伸出皮肤切口，逐层关闭切口，不放置引流，无菌敷料加压包扎（图 15-46）。术后 5～7 天复查 X 线片，确认延长器固定良好后开始行牵引延长治疗。延长几次后辅导病人家属自行延长，根据各人具体情况，2～4 次 / 天，每天延长距离 0.75～1mm，密切随访面型及咬合状态，若病人主诉有疼痛和下唇麻木情况，应适当放缓延长节奏，待下颌牵引达到术前设计位置或稍过矫时结束牵引。术后保持牵引器 6 个月左右，复查 X 线片见新生骨成熟稳定后，沿原切口取出牵引器（图 15-47，图 15-48）。

3 儿童下颌骨牵引术后咬合关系的调整　对儿童半侧颜面短小畸形病人而言，下颌骨牵引

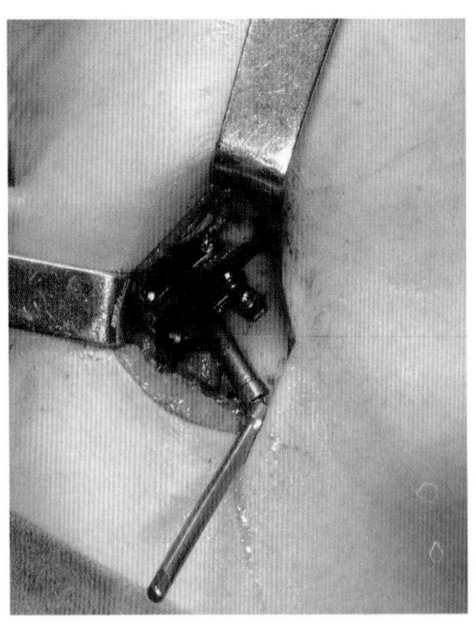

图 15-46　术中牵引器固定后，可见整齐且与牵引器垂直的截骨线

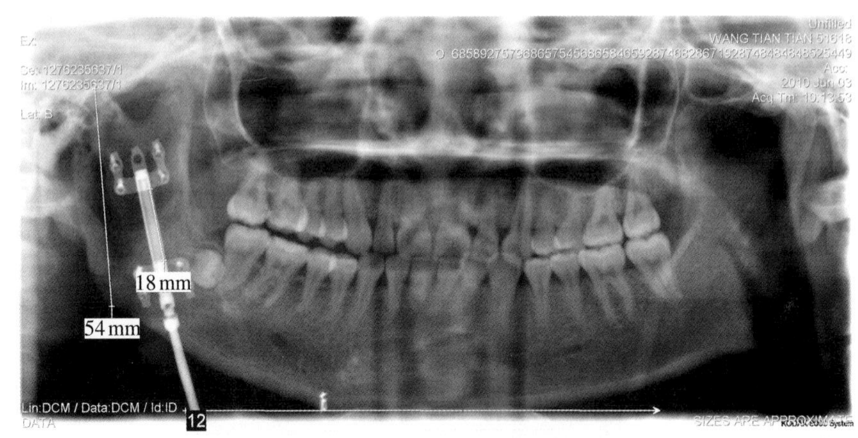

图 15-47　骨延长结束后 6 个月下颌曲面断层片，骨延长器延长 18mm，患侧下颌升支长 54mm，升支高度增加 14mm

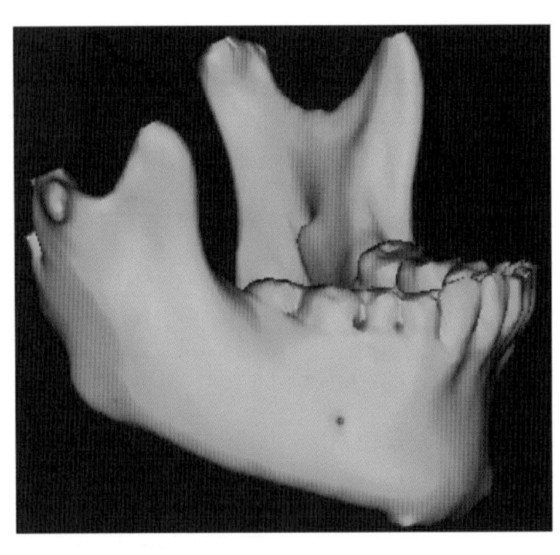

A

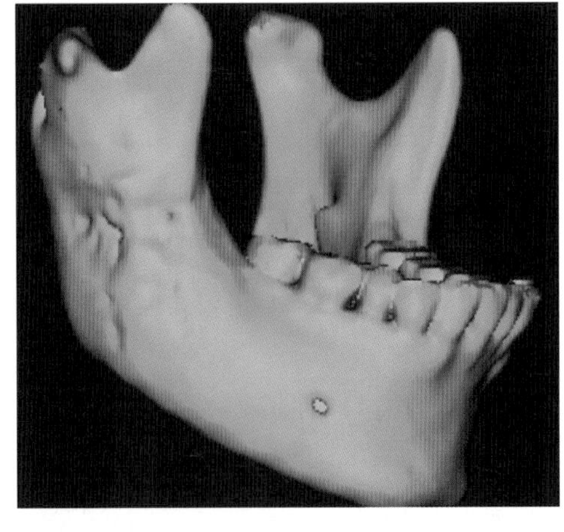

B

图 15-48　下颌骨牵引器取出后，可见成骨良好，髁突未见明显变形，患侧升支显著延长，与对侧长度基本一致

A. 术前　B. 牵引完成、延长器取出后

的目的重在增加患侧升支的高度，通过术前准确的模拟截骨设计，下颌骨牵引完成后偏斜的颌骨回归中线位置，面部趋于对称，此时多在患侧造成明显的后开颌以及由于下颌牵引时因需矫枉过正而造成的错𬌗。由于儿童病人颌面骨具有很强的生长潜力，这种暂时的咬合错乱多能通过上颌骨的向下生长以及牙齿的萌出自我调整（图 15-49）。因此，在牵引治疗时不必过分拘泥于咬合问题。待恒牙完全萌出后，可以通过口腔正畸进一步调整咬合关系。

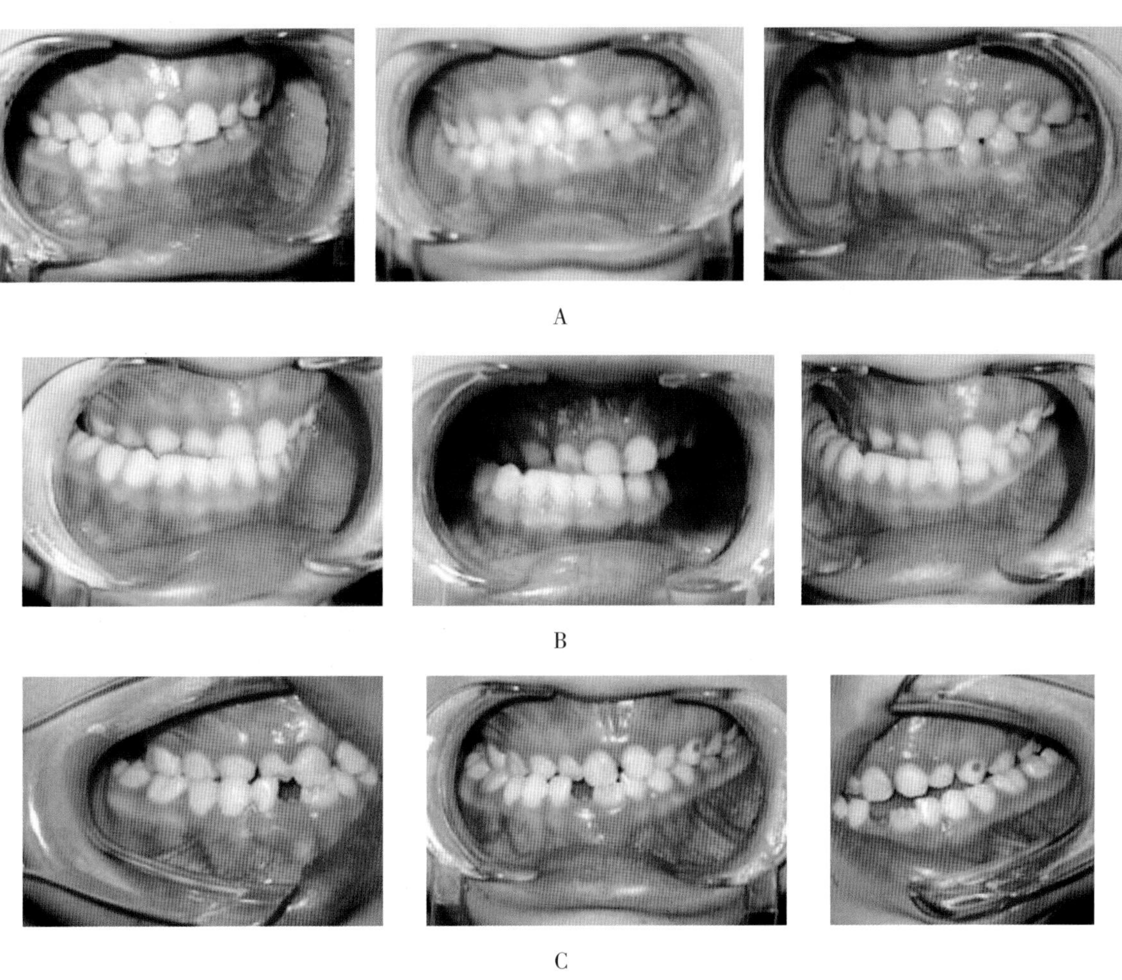

A

B

C

图 15-49　儿童下颌骨牵引成骨后咬合关系的自我调整

A. 术前　B. 牵引完成后即时　C. 牵引完成后 6 个月

（三）成人半侧颜面短小畸形的综合手术重建

如前所述，半侧颜面短小畸形的治疗是一个系统工程。第一种情况是即使儿童期进行过早期治疗，成年后也可能遗留不同程度的畸形，需要进一步整复。第二种情况是因条件所限早期应该治疗而未进行过任何治疗的病人，这类病人的畸形往往较重。第三种情况是畸形程度很轻，需要等到成年后再进行手术的病人。面对此类病人，按照前述的面部不对称畸形的治疗原则设计个性化的治疗方案非常重要。

1　轻度面部畸形病人的治疗　此类病人多表现为轻度面部不对称，颏部略偏向患侧，咬合关系正常，颌平面基本水平。常见于 Pruzansky Ⅰ型病人。在治疗方案的选择上可采用外轮廓整形的方法对轮廓进行重建。常用的方法包括：

（1）健侧颧骨截骨降低术、健侧下颌骨外板去除术。

（2）患侧颧骨增高术，患侧下颌骨外板植骨或 Medpor 置入充填术。

（3）颏部截骨整形术（图 15-50，图 15-51）。

2 中度面部畸形病人的治疗　上、下颌骨发育不良伴咬合面倾斜者，患侧下颌升支发育尚可，有条件做正颌外科手术时，可采用上颌骨 Le Fort Ⅰ型截骨旋转、下颌骨矢状劈开截骨旋转和颏部截骨移位，首先应该矫正咬合平面，调直面部中轴线，然后二期调整面宽，进行外轮廓的整形（图 15-52，图 15-53）。

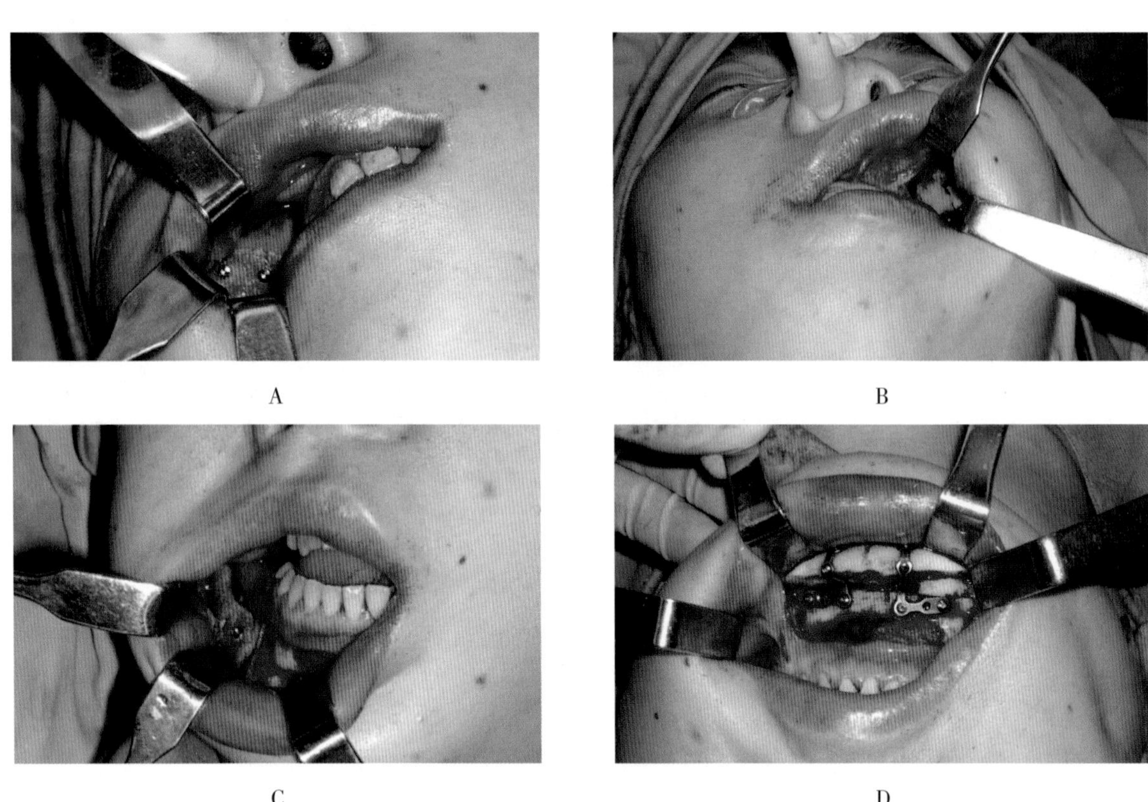

图 15-50　患侧颧骨及下颌骨 Medpor 置入、健侧颧骨降低、颏成形术

A. 患侧颧骨 Medpor 置入增高术　B. 健侧颧骨截骨降低术　C. 患侧下颌骨角体部置入增宽术　D. 颏部截骨整形术

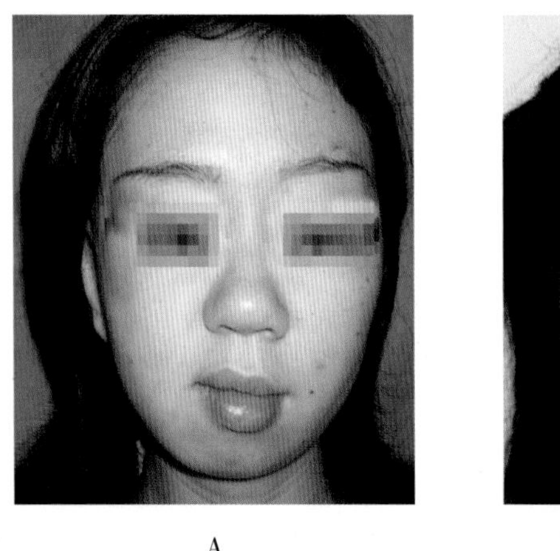

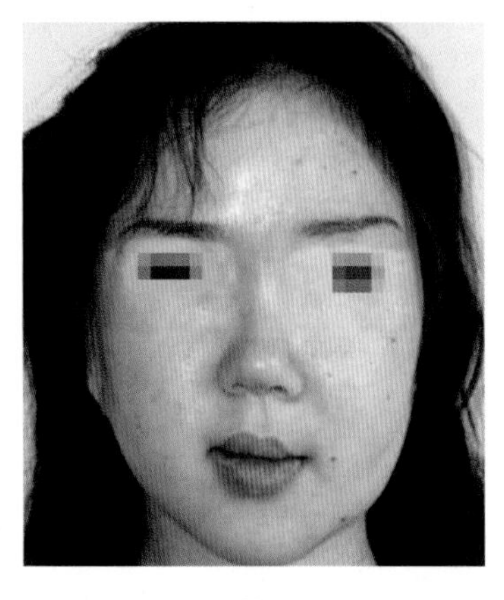

A　B

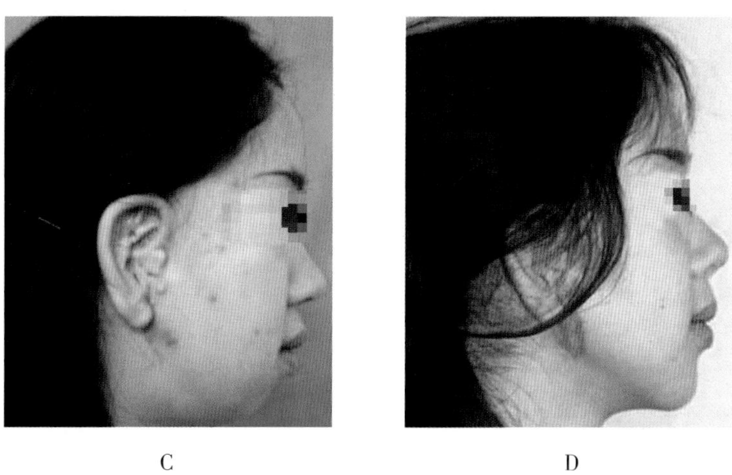

C　　D

图 15-51　Pruzansky ⅡB 型病人，儿童期曾接受下颌骨牵引成骨及外耳再造术，采用图 15-50 所示方法重建术前、术后照片

A、C. 术前正位及侧位照片　B、D. 术后正位及侧位照片

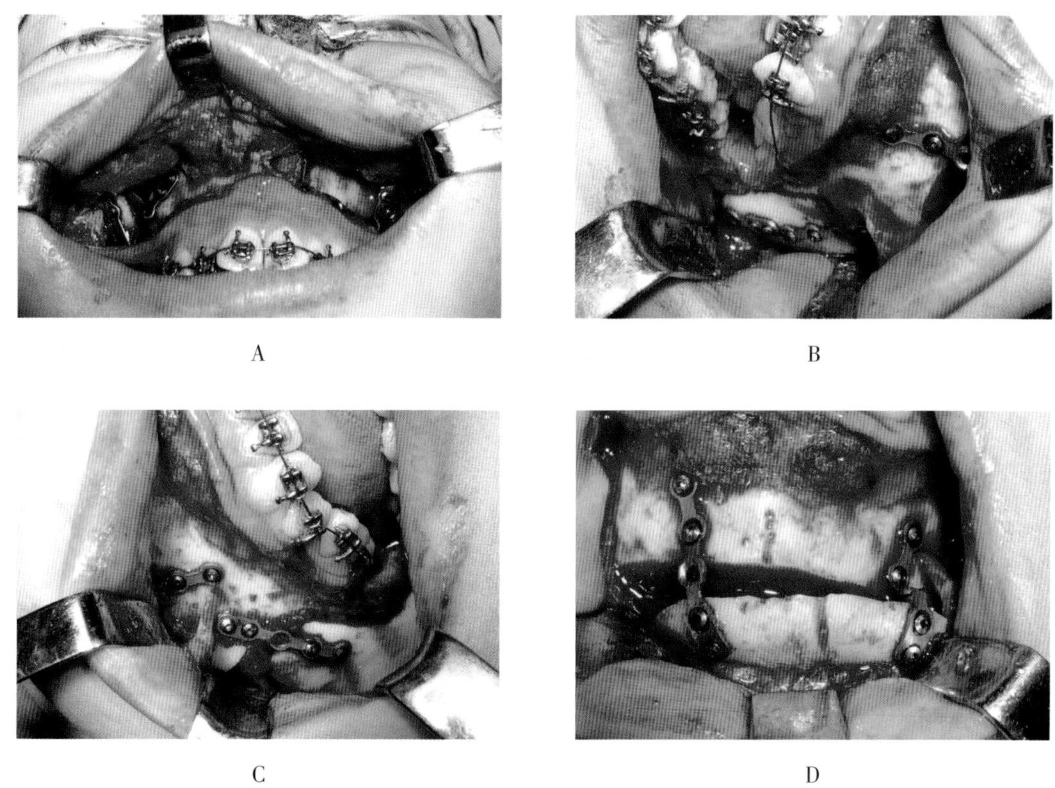

A　B　C　D

图 15-52　上颌 Le Fort Ⅰ型截骨、下颌骨矢状劈开截骨、颏成形术

A. 上颌骨 Le Fort Ⅰ型截骨术　B、C. 双侧下颌升支矢状劈开截骨术　D. 颏部截骨术

3 严重面部畸形病人的治疗　严重咬合平面倾斜病人，由于邻近软组织的牵拉限制以及患侧下颌升支发育较差，同期行上颌骨 Le Fort Ⅰ型截骨和下颌骨矢状劈开截骨旋转矫正颌平面偏斜往往比较困难，此类病人最好先行下颌升支及体部牵张延长术，矫正下颌骨畸形，然后二期行上颌骨 Le Fort Ⅰ型截骨旋转下降，矫正患侧的开颌。具体方法见本章第四节牵引成骨技术在矫正颌

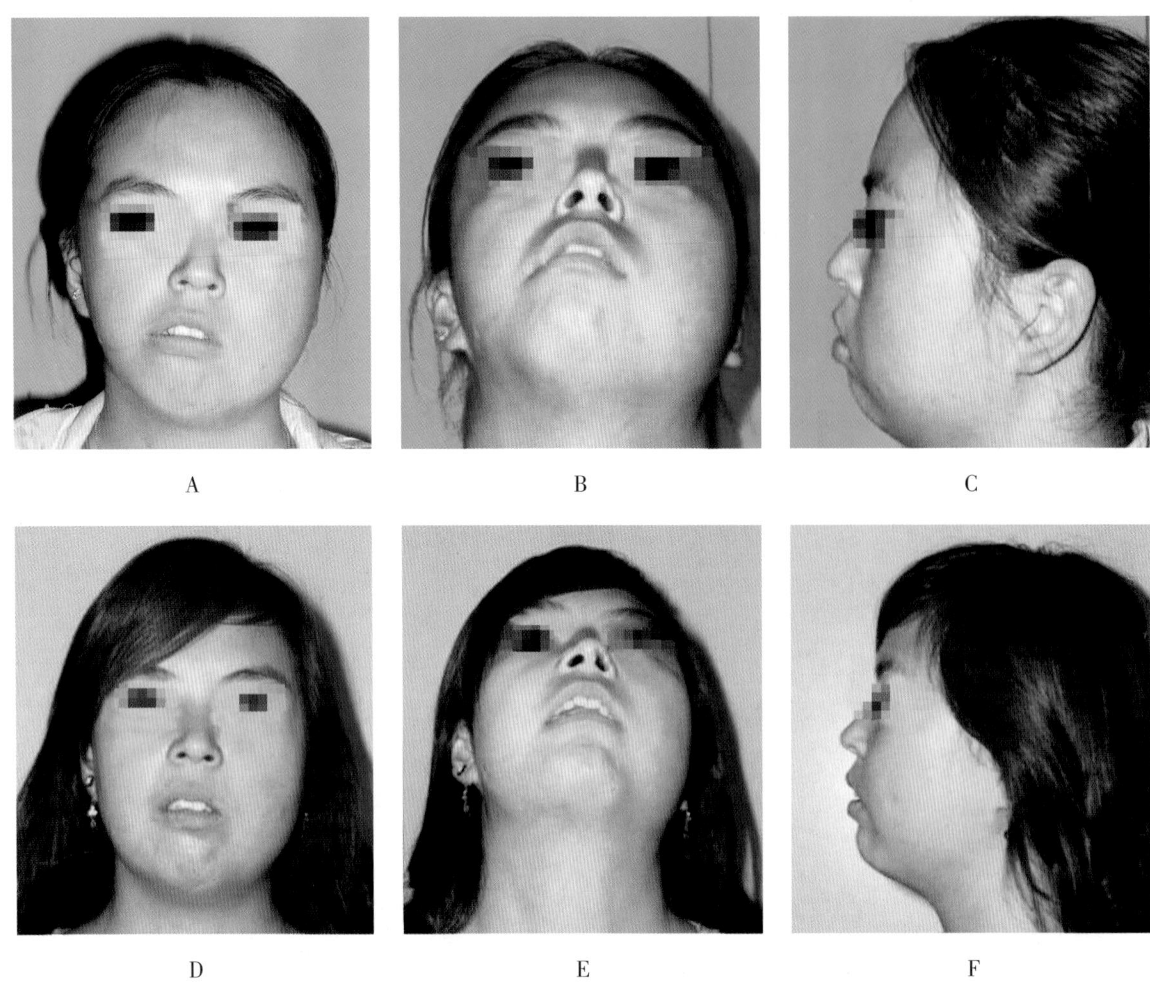

图 15-53 Pruzansky ⅡA 型病人，采用上颌 Le Fort Ⅰ型截骨、下颌骨矢状劈开截骨、颏成形术，术前及术后 1 年照片

A、B、C. 术前正位、仰头位、侧位 D、E、F. 术后正位、仰头位、侧位

骨偏斜中的应用的相关内容。

（张智勇 石蕾 唐晓军）

第十节 进行性半侧颜面萎缩的综合手术重建

一、概述

进行性半侧颜面萎缩(progressive hemifacial atrophy)是一种以单侧皮肤、皮下组织及深面骨骼结构进行性萎缩为特征的后天获得性面部畸形。1825 年由 Parry 最先报道，1846 年 Romberg 对其进行了详细的描述，以后以其名对该病命名称之为 Romberg 病（Romberg disease）。目前，Parry-Romberg 综合征(Parry-Romberg syndrome)被文献广泛采用。病损主要涉及半侧颜面组织，轻者导致患侧头面部软组织局部凹陷，导致双侧面部不对称。严重者可导致骨骼萎缩或发育不全、眼球严重凹陷、视力减退或致盲，造成面容严重毁损。典型的半侧颜面萎缩多于 20 岁前发病，并且发病年龄

越早，对深面骨骼影响的概率就越大。病程一般进展缓慢，早期表现为患侧颜面部皮肤、毛发、虹膜的色素改变，随着病情进展，萎缩由色素沉着区开始，逐渐扩展至整个面部，通常于面中线处与健侧形成明显的分界。发病原因尚不清楚。女性病人多见，发病率约是男性的1.5倍。

目前对该畸形的病因及发病机制尚不清楚，对进展期病人尚缺乏有效的治疗手段以阻止或减轻畸形的发展，只能在病情发展停止后采用手术的方法予以分期重建。

二、临床表现及诊断

典型的病人表现为患侧不同程度的软组织萎缩和骨组织发育不良。患侧皮肤干燥脱屑，局部色素沉着，类似于硬皮病样改变。患侧鼻翼及上唇发育差，口角向患侧倾斜。在幼年发病者，由于颅面骨骼尚未发育成熟，骨骼发育受阻，牙齿萌出延迟，根尖萎缩，可导致更加严重的畸形，表现为患侧颧上颌部的严重凹陷、上颌骨纵向发育不良，导致咬合面的倾斜和患侧开合。下颌骨发育不良可产生患侧下颌体凹陷以及颏突向患侧偏斜，结合病史不难作出诊断。下颌骨发育不良常需与脂肪营养不良相鉴别，脂肪营养不良虽然也可表现为局部皮肤的色素沉着和软组织凹陷，但常为单纯的脂肪组织萎缩，并且通常为双侧分布。

三、分类

根据该病的严重程度，依据其累及的范围和程度，可将该畸形分为轻度、中度、重度三型。

（一）轻度

萎缩位于面部的局部软组织范围，鼻翼、上唇、口角未受累及，面部骨骼发育正常，咬合平面正常（图15-54）。

（二）中度

面部大范围的软组织萎缩，鼻翼和上唇萎缩明显，鼻及口角发生偏斜，深面骨骼结构轻度受累，咬合平面正常或发生轻微偏斜（图15-55）。

（三）重度

中度或重度的面部软组织萎缩，可累及患侧整个面部及头皮，同时伴有严重的骨骼结构的萎缩，包括颧骨、上颌骨、下颌骨。颏部和咬合平面明显偏向患侧（图15-56）。

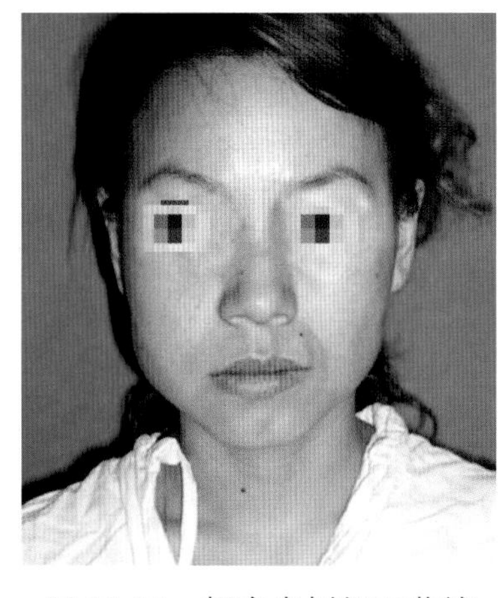

图15-54　轻度半侧颜面萎缩

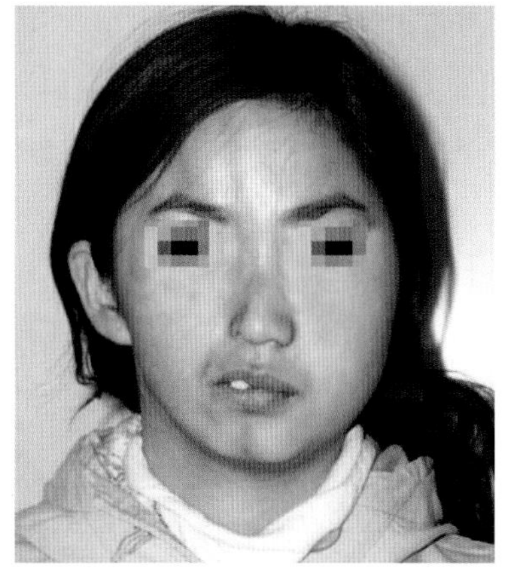

图15-55　中度半侧颜面萎缩

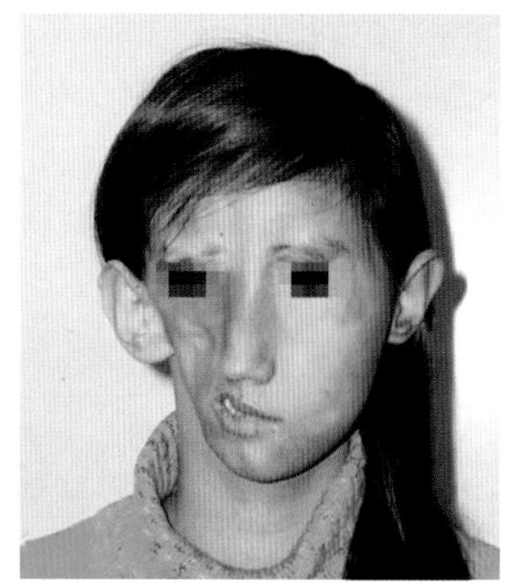

图15-56　重度半侧颜面萎缩

四、治疗

（一）治疗原则

半侧颜面萎缩是一种渐进性疾病，目前尚无有效的药物治疗方法。多数学者认为最佳手术时机以病情进展停止后为佳。病程可于发病 2～10 年后自行停止，但有的可延续更长的时间。治疗目的主要针对病人的畸形情况，设计相应的手术方案以重建患侧的外形及功能。骨骼畸形不明显而主要为软组织萎缩凹陷者，可采用组织移植的手段予以充填修复；对同时伴有颅面骨骼发育不良的病人，应首先重建面部的骨骼支架，在此基础上，再进一步完成软组织的修复。一般情况下，通过面部骨骼的重建，面部形态多能明显改善，在此基础上进行软组织二期的修复，方可获得较好的手术效果。

（二）面部骨骼的重建

半侧颜面萎缩骨骼畸形多累及患侧颧骨、上颌骨，表现为颧上颌部明显凹陷，严重病例上颌明显发育不良，上颌纵向长度短缩，咬合面向患侧倾斜，造成患侧开颌，影响咀嚼功能。下颌发育不良导致下颌体窄小，颏部偏斜。根据骨骼的畸形情况采用截骨移位或充填植骨的方法以重建面部的解剖支架，增加局部的骨体积。

根据该疾病特点结合病人骨骼结构萎缩的情况，可采用如下骨骼重建手术，将面部作为整体的轮廓进行重新构建。

1 自体骨或者 Medpor 植入颧骨增高术和下颌骨角体部增宽术　通过术前头颅三维 CT 重建分析需要移植的部位和厚度，采用口内切口，显露上颌骨前壁和颧骨体部，或者下颌骨体部和角区。修整自体下颌骨外板、髂骨或者 Medpor 假体至合适大小形状，放置入术前设计的部位，并应用 2～3 枚钛钉进行固定。

2 正颌手术　对于相对局限于上颌骨萎缩严重的病人，可能会存在开颌、半侧前牙和后牙的反颌的情况，通过上颌 Le Fort Ⅰ型截骨将受损上颌骨向前和向下移位，恢复病人正常咬合关系，同时应用自体骨进行上颌骨前壁和截骨间隙的游离植骨，起到矫正上颌骨体萎缩、固定骨断端、改善外观和增加骨段稳定性的作用(图 15-57)。

对于一些畸形非常严重的病人，由于上、下颌骨及面部软组织存在严重的萎缩畸形，同时伴有𬌗平面的偏斜，可考虑进行双颌手术，包括下颌升支矢状或者垂直劈开术，上颌 Le Fort Ⅰ型截骨术治疗。对下颌骨体积明显缩小，同时患侧软组织萎缩十分严重的病人，由于软组织张力很大，导致纵向延展受限，下颌骨矢状劈开术往往无法完成骨段的下降完全和准确的旋转前移，复发率也会很高。考虑这方面的因素，可应用下颌骨延长技术进行下颌骨升支或体部和软组织的同时延长，首先矫正下颌骨颌平面的偏斜，在患侧造成后开颌。延长器固定 3～6 个月后取出，在取出的同时

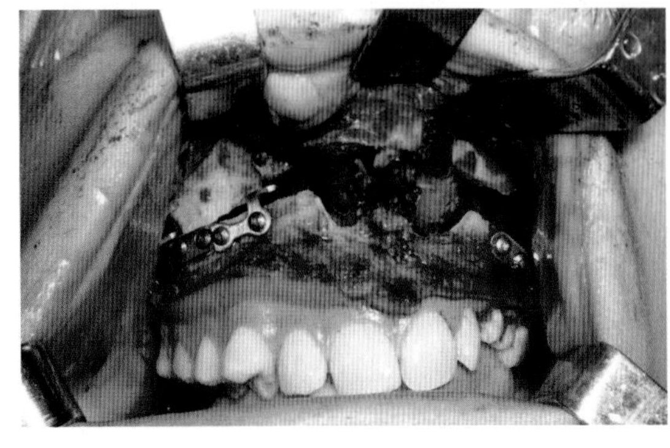
A

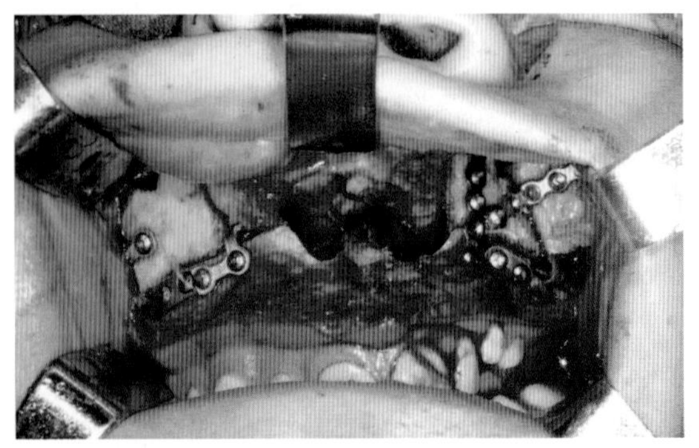
B

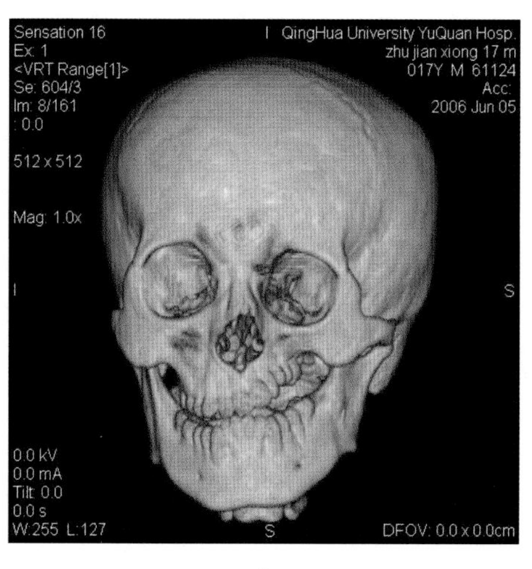

C

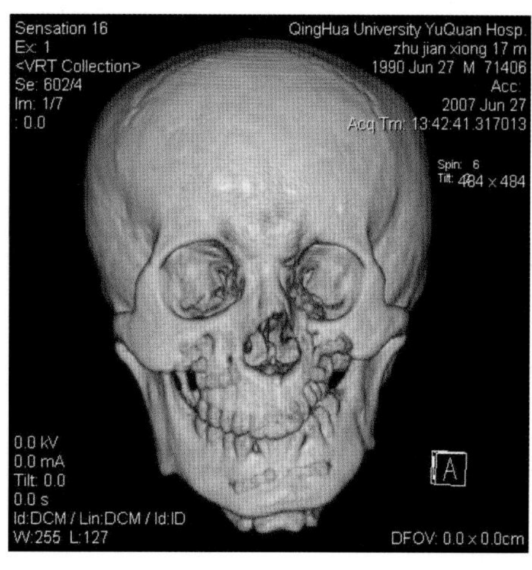

D

图 15-57　上颌骨 Le Fort Ⅰ型截骨下降前旋、自体骨移植、下颌根尖下截骨后退、小钛板坚强内固定术
A. 上颌骨 Le Fort Ⅰ型截骨　B. 自体髂骨移植充填截骨后断端　C. 术前三维 CT　D. 术后三维 CT

根据病人咬合关系行二期的上颌骨 Le Fort Ⅰ截骨恢复其正常的咬合关系和位置，必要时可以配合术后正畸进行牙齿的调整(图 15-58)。

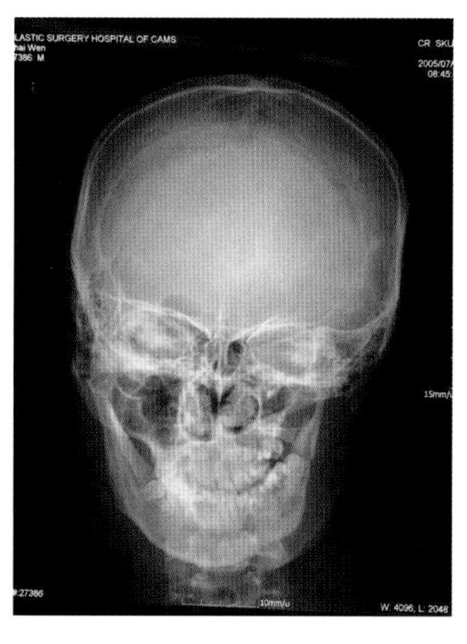

A

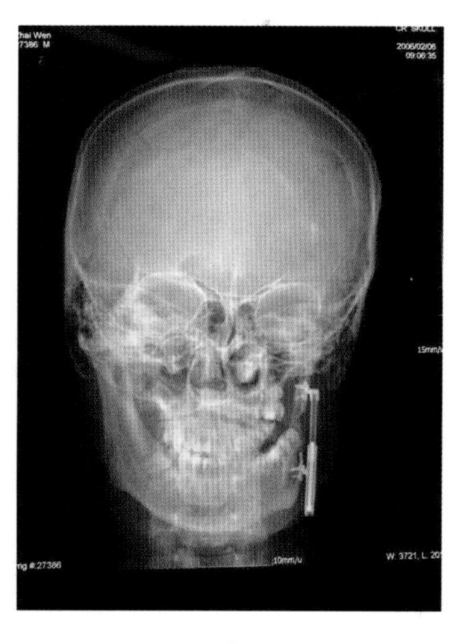

B

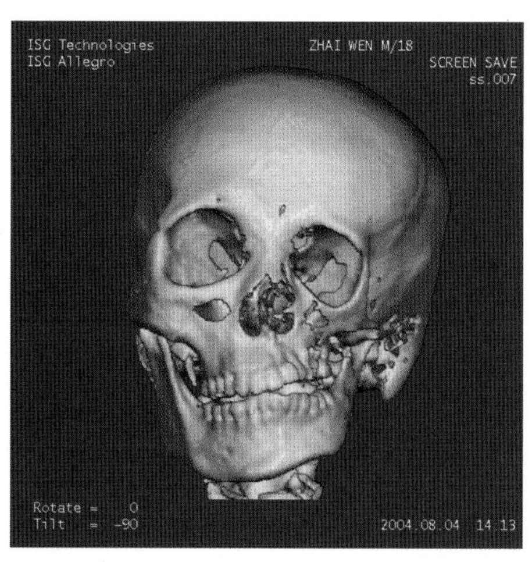

C

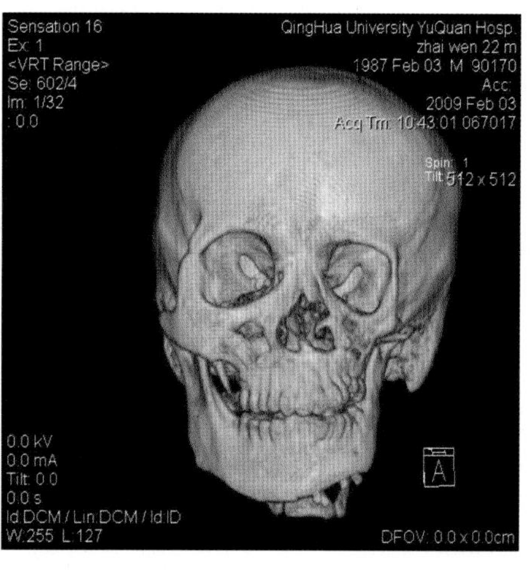

D

图 15-58　下颌骨一期牵引延长，二期上颌骨 Le Fort Ⅰ型截骨旋转下降
A. 术前正位 X 片　B. 左下颌牵张成骨术　C. 术前三维 CT　D. 牵张成骨完成后三维 CT

对于健侧下颌骨发育比较肥大的病人，也可采用健侧的下颌骨外板切取术。这样既可以改善面部的不对称畸形，又可以作为患侧下颌骨充填的材料，同时也可以为上颌 Le fort Ⅰ截骨术骨间隙内植骨提供骨源。

该类病人往往存在颏部的不对称畸形，病人颏部短小后缩，整体颏部偏斜，因此大部分病人需要配合颏部成形术进行必要的面部外观的调整。

（三）软组织的重建

根据骨骼构建恢复的情况对病人进行必要的软组织畸形的修复。常用的方法包括以下几个方面：

1 自体脂肪游离移植充填术　自体脂肪注射充填是目前广泛应用的用于面部凹陷矫正的一种方法，其主要优点在于来源于自身组织，具有良好的生物相容性，易于在病人自身大量、反复获取，移植后手感接近邻近正常组织。与传统脂肪组织瓣移植相比，又具有移植后形态自然、不发生组织下垂的优点，因此是轻、中度半侧颜面萎缩软组织重建的首选方法。手术前病人取坐位，用亚甲蓝标记出萎缩范围，在下腹部或股前外侧用直径 2mm 的吸脂针抽取所需脂肪，然后用离心机在 1000 转 /min 的设定条件下离心 3min，去除上层油脂及下层血性肿胀液，取中段离心纯化脂肪的颗粒备用。根据术前标记，用同样 2mm 钝头吸脂针进行凹陷部位皮下的多个方向和层次缓慢均匀推注脂肪，轻轻按摩至脂肪均匀分布、无团块聚集。由于自体脂肪吸收情况的存在，一般要进行 2～3 次的反复移植才能获得良好的效果。

2 吻合血管的游离脂肪瓣移植充填术　对于严重半侧颜面萎缩无法行脂肪颗粒注射充填者，可采用吻合血管的游离脂肪瓣移植充填。目前比较常用的包括股前外侧筋膜脂肪瓣、肩胛真皮脂肪瓣，也有国外学者采用吻合血管的大网膜移植，由于需要开腹或在内镜下采取大网膜，不易为病人所接受。国内应用较多的是股前外侧筋膜脂肪瓣移植，原因是它可以提供大量的组织量，具有较长的血管蒂，同时术中不用更换体位，便于操作。手术按照经典的手术方式采取筋膜脂肪瓣。受区血管主要是面动、静脉，也可以考虑甲状腺上动脉和颈外静脉。可制备小面积皮岛便于观察组织瓣的成活，对萎缩严重、面部皮肤缺损明显者，需设计较大的皮岛以补充面部皮肤的不足。术毕充分止血。放置 2～3 个半管引流以预防皮下血肿的形成。供区创面多可直接拉拢缝合(图 15-59)。

采用游离脂肪瓣修复软组织的最大问题是远期软组织下垂，需要多次手术修整塑形，这也是目前该方法应用受到限制的主要因素。修整的方法包括软组织的重新悬吊，采用脂肪抽吸和脂肪颗粒注射充填的方法对移植的脂肪组织进行重新分配，以达到理想的面部形态。

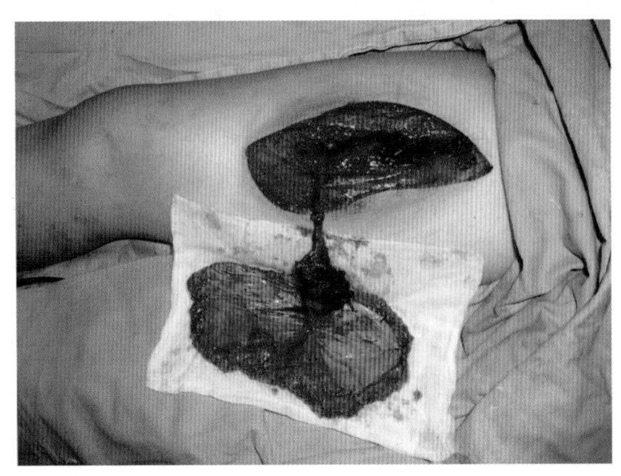

A

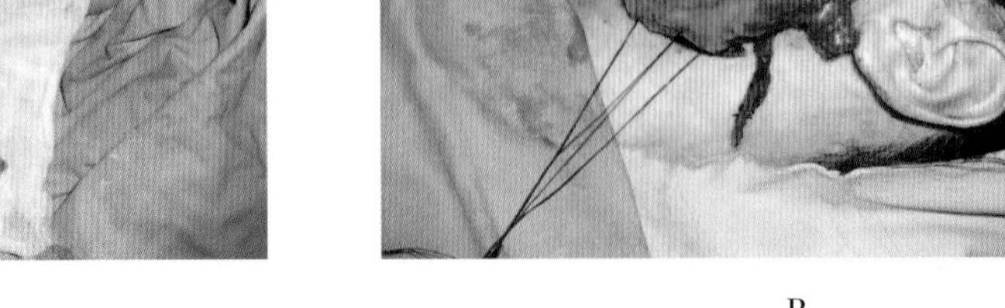

B

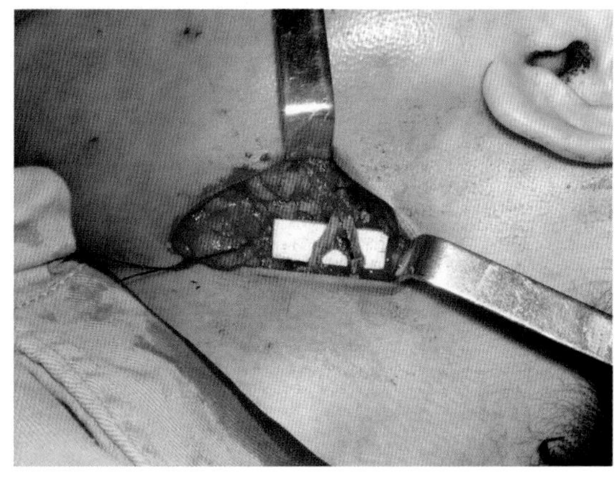

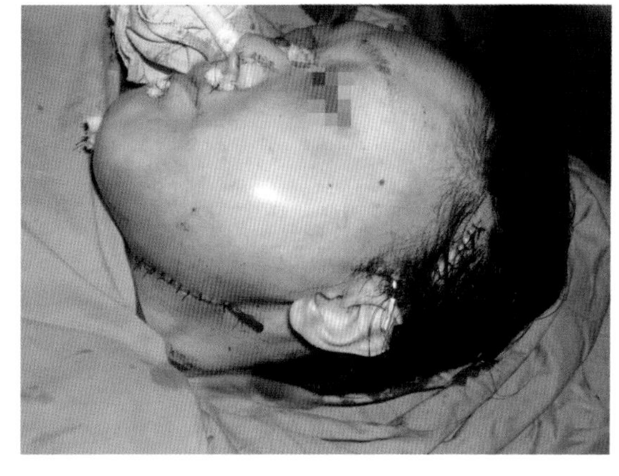

C　　D

图 15-59　股前外侧筋膜脂肪瓣游离移植、血管吻合术

A. 切取的股前外侧筋膜脂肪瓣　B. 筋膜脂肪瓣的修整　C. 血管吻合术后　D. 术后即刻

3 辅助手术　面部自体脂肪颗粒注射充填时，绝大部分病人颏唇部注射的脂肪发生明显吸收，遗留局部凹陷畸形，即便反复注射充填，效果往往很差，具体原因尚不清楚，推测可能与唇部肌肉频繁活动有关，可选用自体真皮折叠移植进行修复(图 15-60)。

口唇部畸形的调整：对伴有患侧上唇软组织的萎缩凹陷，特别是红唇部萎缩畸形的病人，为了解决红唇组织量的缺少，可采用对侧下红唇交叉唇瓣移植修复红唇缺损。

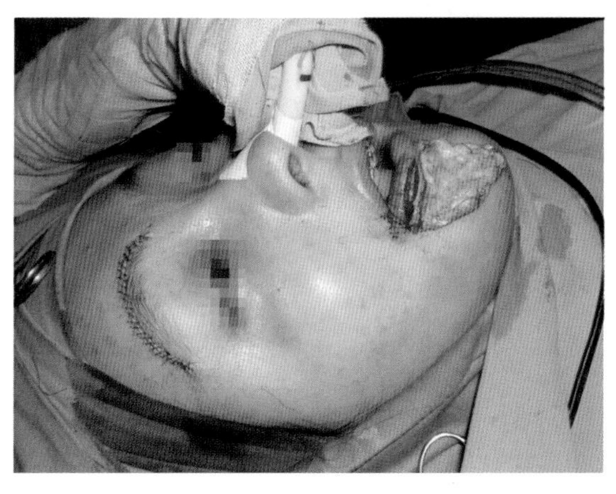

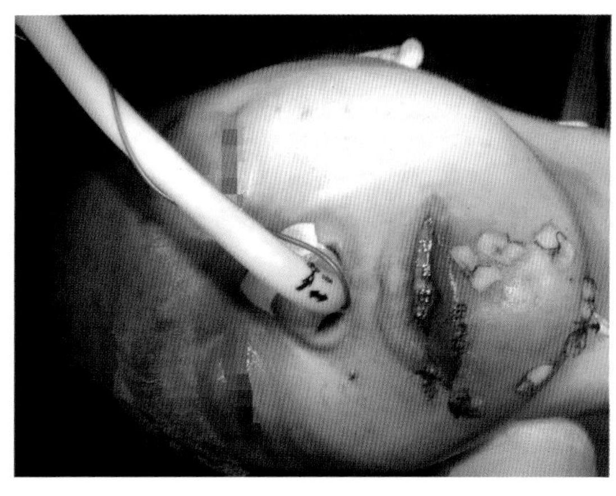

A　　B

图 15-60　自体真皮折叠移植、局部凹陷畸形矫正术

A. 拟充填的自体真皮　B. 自体真皮移植充填术后

口角偏斜是半侧颜面萎缩病人软组织重建最难矫正的畸形，其主要原因是患侧内眦至口角的软组织全层纵向缺损短缩。为改善口角偏斜，可设计下唇以口轮匝肌为蒂的肌皮瓣转移至上唇，形同 Z 字改形，以降低患侧口角的高度。注意下唇的肌皮瓣要设计得足够长，由于以肌肉为蒂，皮瓣的血供一般没有问题。伴有白唇萎缩者，可同时采用自体真皮重叠植入充填(图 15-61)。

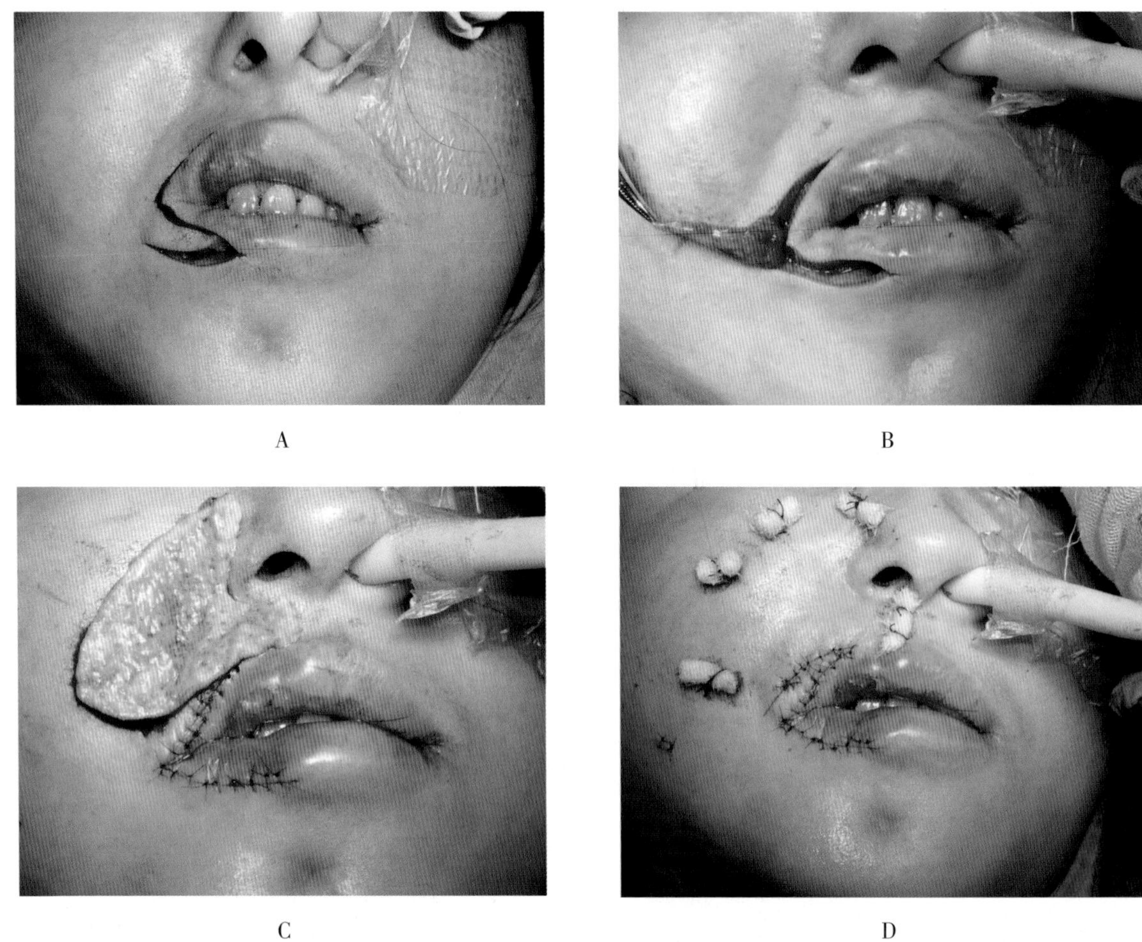

图 15-61　下唇口轮匝肌为蒂的肌皮瓣上唇转移、口角降低、自体真皮上唇移植充填术
A. 切口设计　B. 下唇口轮匝肌肌皮瓣转移　C. 自体真皮移植充填　D. 术后即刻

（张智勇　唐晓军）

参考文献

[1] 柴岗.快速成型技术在整形外科中的应用[J].组织工程与重建外科杂志,2007,3(2):107-109.

[2] Sinn D P, Cillo J E Jr, Miles B A. Stereolithography for craniofacial surgery[J]. J Craniofac Surg, 2006, 17(5): 869-875.

[3] 杨亚琴,李保成,白培康,等.快速成型技术在生物赝复体制作中的应用[J].华北工学院学报,2005,26(4):305-308.

[4] Eggbeer D, Bibb R, Evans P. Toward identifying specification requirements for digital bone-anchored prosthesis design incorporating substructure fabrication: a pilot study [J]. Int J Prosthodont, 2006, 19(3): 258-263.

[5] Rotaru H, Baciut M, Stan H, et al. Silicone rubber mould cast polyethylmethacrylate-hydroxyapatite plate used for repairing a large skull defect [J]. J Cranio-Maxillofac Surg, 2006, 34(4): 242-246.

[6] 丁焕文,涂强,王迎军,等.数字化骨科手术新方法的建立及其临床广泛应用[J].中国骨科临床与基础研究杂志,2010,2(2):92-97.

[7] Stephen F, Glenn J, Thomas J. Surgical planning and prosthesis construction using

computed tomography, CAD/CAM technology, and the internet for immediate loading of dental implants[J]. J Esthet Restor Dent, 2006, 18(6): 312-323.

[8] Almeida Hde A, Bártolo P J. Virtual topological optimisation of scaffolds for rapid prototyping[J]. Med Eng Phys, 2010, 32(7): 775-782.

[9] Jakab K, Norotte C, Marga F, et al. Tissue engineering by self-assembly and bio-printing of living cells[J]. Biofabrication, 2010, 2(2): 022001.

[10] Seeberger R, Davids R, Kater W, et al. Use of stereolithographic drilling and cutting guides in bilateral mandibular distraction[J]. J Craniofac Surg, 2011, 22(6): 2031-2035.

[11] Vendittelli B L, Dec W, Warren S M, et al. The importance of vector selection in preoperative planning of bilateral mandibular distraction[J]. Plast Reconstr Surg, 2008, 122(4): 1144-1153.

[12] Gui L, Zhang Z Y, Zang M Q, et al. Restoration of facial symmetry in hemifacial microsomia with mandibular outer cortex bone grafting combined with distraction osteogenesis [J]. Plast Reconstr Surg, 2011, 127(5): 1997-2004.

[13] Hu J T, Yin L, Tang X J, et al. Combined skeletal and soft tissue reconstruction for severe Parry-Romberg syndrome[J]. J Craniofac Surg, 2011, 22(3): 937-941.

[14] Scolozzi P, Herzog G, Jaques B. Simultaneous maxillo-mandibular distraction osteogenesis in hemifacial microsomia: a new technique using two distractors[J]. Plast Reconstr Surg, 2006, 117(5): 1530-1541; discussion 1542.

[15] Zhang Z Y, Tang X J, Yu B, et al. Staged reconstruction for adult complete Treacher-Collins syndrome[J]. J Craniofac Surg, 2009, 20(5): 1433-1438.

[16] 尹琳,刘剑锋,牛峰,等.颧骨L形截骨扩展术矫正颧骨过小畸形[J].中国美容医学,2009,18(3):313-315.

[17] 邵象清.人体测量手册[M].上海:上海辞书出版社,1985.

[18] Park S, Noh J H. Importance of the chin in lower facial contour: narrowing genioplasty to achieve a feminine and slim lower face[J]. Plast Reconstr Surg, 2008, 122(1): 261-268.

[19] Zhang Z Y, Tang R, Tang X J, et al. The oblique mandibular chin-body osteotomy for the correction of broad chin[J]. Ann Plast Surg, 2010, 65(6): 541-545.

[20] Valentini V, Cassoni A, Marianetti T M, et al. Craniomaxillofacial fibrous dysplasia: conservative treatment or radical surgery? A retrospective study on 68 patients[J]. Plast Reconstr Surg, 2009, 123(2): 653-660.

[21] Wang X D, Lin Y P, Yu H B, et al. Image-guided navigation in optimizing surgical management of craniomaxillofacial fibrous dysplasia[J]. J Craniofac Surg, 2011, 22(5): 1552-1556.

[22] 武东辉,李劲松,陈伟良,等.Steiner综合征(附病例报告)[J].临床口腔医学杂志,2009,25(5):300-301.

[23] 封兴华,石照辉,陆斌,等.Steiner综合征的诊断与治疗:附2例报告[J].中国口腔颌面外科杂志,2007,5(2):110-113.

[24] Tan O. Tumescent liposuction in the treatment of partial hemifacial hypertrophy [J]. Dermatol Surg, 2010, 36(12): 2064-2066.

[25] Islam M N, Bhattacharyya I, Ojha J, et al. Comparison between true and partial hemifacial hypertrophy[J]. Oral Surg Oral Med Oral Pathol Oral Radiol Endod, 2007, 104

(4): 501-509.

[26] Schmid W, Deregibus A, Mongini F. Conservative treatment of craniomandibular asymmetries during growth: a long term study[J]. Prog Orthod, 2007, 8(1): 62-73.

[27] Meazzini M C, Mazzoleni F, Bozzetti A, et al. Does functional appliance treatment truly improve stability of mandibular vertical distraction osteogenesis in hemifacial microsomia[J]. J Craniomaxillofac Surg, 2008, 36(7): 384-389.

[28] 王兴,林野,伊彪,等.颌骨牵引成骨在矫正半侧颜面发育不全中的应用[J].中华医学杂志,2001,81(5):259-262.

[29] Dec W, Peltomaki T, Warren S M, et al. The importance of vector selection in preoperative planning of unilateral mandibular distraction[J]. Plast Reconstr Surg, 2008, 121(6): 2084-2092; discussion 2093-2094.

[30] Paeng J Y, Lee J H, Kim M J, et al. Condyle as the point of rotation for 3-D planning of distraction osteogenesis for hemifacial microsomia [J]. J Craniomaxillofac Surg, 2007, 35(2): 91-102.

[31] Chow A, Lee H F, Trahar M, et al. Cephalometric evaluation of the craniofacial complex in patients treated with an intraoral distraction osteogenesis device: a long-term study [J]. Am J Orthod Dentofacial Orthop, 2008, 134(6): 724-731.

[32] 石蕾,尹琳,尹宏宇,等.三维CT重建和牵引成骨技术个性化治疗半侧颜面短小畸形[J].组织工程与重建外科杂志,2011,7(3):154-156.

[33] Xie Y, Li Q F, Zheng D, et al. Correction of hemifacial atrophy with autologous fat transplantation[J]. Ann Plast Surg, 2007, 59(6): 645-653.

[34] Grimaldi M, Gentile P, Labardi L, et al. Lipostructure technique in Romberg syndrome[J]. J Craniofac Surg, 2008, 19(4): 1089-1091.

[35] Vaienti L, Soresina M, Menozzi A. Parascapular free flap and fat grafts: combined surgical methods in morphological restoration of hemifacial progressive atrophy[J]. Plast Reconstr Surg, 2005, 116(3): 699-711.

[36] Wang X C, Qiao Q, Zhao R, et al. Free anterolateral thigh adipofascial flap for hemifacial atrophy[J]. Ann Plast Surg, 2005, 55(6): 617-622.

[37] Teng L, Jin X, Wu G, et al. Correction of hemifacial atrophy using free anterolateral thigh adipofascial flap[J]. J Plast Reconstr Aesthet Surg, 2010, 63(7): 1110-1116.

[38] Asai S, Kamei Y, Nishibori K, et al. Reconstruction of Romberg disease defects by omental flap[J]. Ann Plast Surg, 2006, 57(2): 154-158.

[39] Grippaudo C, Deli R, Grippaudo F R, et al. Management of craniofacial development in the Parry-Romberg syndrome: report of two patients[J]. Cleft Palate Craniofac J, 2004, 41(1): 95-104.

第十六章
颅颌面外伤急救治疗

第一节　颅颌面外伤的急救

一、颅脑损伤的急救

颅脑损伤的发生率约占全身损伤的15%。随着现代社会的发展，颅脑损伤的发生率还在逐年增加，现已成为许多国家青少年致死的首位病因。颅脑损伤病情危急、变化快，并常有颌面部及胸腹脏器损伤等身体其他部位的复合伤存在，因此，颅脑损伤在颅颌面外科以及创伤外科学中均占有重要地位。

（一）颅脑损伤的分类

1 根据解剖结构及损伤所致病理改变分类　颅脑损伤可分为开放性与闭合性两大类。开放性颅脑损伤包括头皮挫裂伤、撕脱伤、开放性颅骨骨折及开放性脑损伤；闭合性颅脑损伤包括各类头皮血肿、颅骨骨折、闭合性脑损伤。颅底骨折因多伴有硬脑膜撕裂而使脑组织与外界相通，故属于开放性脑损伤，也称为内开放性脑损伤。开放性和闭合性脑损伤的区分根据在于是否有硬脑膜破裂。硬脑膜已破裂者为开放性脑损伤，多伴有脑脊液漏、脑组织碎屑流出，若破口较大而颅内压较高时，可伴有脑膨出；硬脑膜未破裂者称为闭合性脑损伤。

2 颅脑损伤的临床分类　我国于1960年已制定了急性闭合性颅脑损伤的临床分型标准，后经研讨完善，形成了国内公认的颅脑损伤临床分型标准。

（1）轻型：指单纯性脑震荡，有或无颅骨骨折。①昏迷在0～30min；②仅有轻度头痛、头晕等自觉症状；③神经系统和脑脊液检查无明显改变。

（2）中型：指轻度脑挫裂伤，有或无颅骨骨折、蛛网膜下腔出血，无脑受压征。①昏迷在12h以内；②有轻度神经系统阳性体征；③体温、呼吸、脉搏、血压有轻度改变。

（3）重型：主要指广泛颅骨骨折、广泛脑挫裂伤、脑干损伤或颅内血肿。①深昏迷在12h以上，意识障碍逐渐加重或清醒后再次出现昏迷；②有明显神经系统阳性体征；③生命体征明显改变。

（4）特重型：①脑原发性损伤重，伤后处于深昏迷，去大脑强直，或伴有身体其他脏器伤、休克等；②有晚期脑病，包括双侧瞳孔散大，生命体征严重紊乱或呼吸已近停止。

（二）颅脑损伤的一般临床表现

1 意识障碍　为颅脑损伤常见的临床表现。因损伤的部位、轻重程度、病变性质的不同，意识障碍可有多种表现：

（1）嗜睡：能唤醒，可勉强配合检查及回答问题，回答问题正确但反应稍显迟钝，停止刺激后入睡。

（2）朦胧：给予较重的疼痛刺激或较响的言语刺激方可唤醒，只能作一些简单模糊的回答，但欠正确，条理不清。

（3）浅昏迷：意识迟钝，反复疼痛或言语刺激方有反应，但不能回答。对疼痛刺激有逃避动作，各种深浅生理反射存在。

（4）昏迷：意识丧失，对言语失去反应，对强痛刺激反应迟钝。浅反射消失，深反射减退或消失，角膜和吞咽反射尚存在，常有小便失禁。

（5）深昏迷：对外界一切刺激无反应，深、浅反射均消失，角膜及吞咽反射消失，尿潴留，瞳孔对光反射迟钝或消失，四肢肌张力消失或增强。

意识障碍程度与颅脑损伤轻重相一致。昏迷程度深、持续时间长，表示为重型脑损伤，如脑干损伤、下丘脑损伤、弥漫性轴索损伤及广泛性脑挫裂伤；昏迷时间短暂、程度浅者多为轻中型颅脑损伤，如脑震荡、轻度脑挫裂伤等。意识障碍还可以提示颅脑损伤的病理类型，伤后即出现昏迷，为原发性脑损伤所致，清醒后又昏迷为继发性脑损伤（脑水肿、血肿）所致。伤后昏迷-清醒-再昏迷常见于颅内血肿，尤以急性硬膜外血肿最为典型。

2 头痛、呕吐　头皮挫裂伤及颅骨骨折可有伤处局部疼痛。但头部呈持续性胀痛多为颅内压增高所致，可见于颅内血肿、脑挫裂伤伴继发性脑水肿，呕吐多为喷射状。

3 生命体征的改变　体温、呼吸、脉搏、血压、心率可以反映颅脑损伤的程度。生命体征正常或轻微变化，多表示伤情较轻；生命体征较大波动，多提示病情危重，急需处理；长期昏迷的病人，生命体征可保持平稳。生命体征的变化也有助于鉴别颅脑损伤的类型。呼吸深慢、脉压增大、心率减慢、血压升高，反映有颅内压升高，多见于颅内血肿的形成；脉搏和呼吸不减慢，反而加快，宜多考虑脑挫裂伤。呼吸节律的紊乱提示脑疝可能，特别是枕骨大孔疝，早期可出现呼吸节律紊乱，甚至呼吸骤停。伤后高热多为脑干、下丘脑受损。若病人神志淡漠，无明显神经系统的症状、体征，而血压低、心率快、呼吸困难时，应特别注意全身检查，及时发现合并伤。

4 眼部征象　颅脑损伤病人多有昏迷，因此应特别注意观察瞳孔及眼球的运动、眼底改变，从而能较客观地了解病情。

（1）瞳孔变化：若伤后双侧瞳孔立即散大，对光反应消失，或伴有眼外斜视，多为动眼神经直接受损所致；伤后两侧瞳孔不等大，对光反应存在，瞳孔小侧睑裂变窄，眼球内陷，同侧面部潮红、少汗，为 Horner 氏征，系颈交感神经节或其传导通路受损所致；双侧瞳孔时大时小、对光反应消失、眼球偏侧凝视且昏迷程度深，伴有高热，多为中脑受损；双侧瞳孔极度缩小，对光反应消失，提示脑桥受损；一侧瞳孔先缩小，继而散大，对光反应迟钝或消失，应考虑小脑幕切迹疝；双侧瞳孔散大、固定，预示病人处于濒危或死亡。

（2）眼球运动：额中回后部受激惹，两眼向对侧凝视，遭破坏时则向同侧凝视；脑桥的斜视运动中枢受激惹，两眼向同侧凝视，受破坏后向对侧凝视；眼球震颤可见于小脑及前庭系统的损伤；眼球分离多提示脑干损伤；外展动眼神经核团及神经受损，可出现眼球相应方向运动受限；双侧外展肌麻痹多见于颅内压增高病人。

（3）眼底改变：颅脑损伤病人早期多有眼底变化，偶可见眼底视乳头水肿及火焰状出血，可见于严重额颞部脑挫裂伤、颅前窝骨折及颅内血肿形成、出血等。有颅内压增高时，病人可伴有视乳头水肿或视神经萎缩。

5 神经系统定位症状与体征　神经系统受损后可出现相应的定位症状与体征，如额叶中央沟前运动区受累，可出现对侧面、肢体中枢性瘫痪；额中回后部受刺激则出现双眼对侧斜视，受损后则出现同侧斜视及书写不能；额下回后部受损可出现运动性失语；颞上回后部受损出现感觉性失语；颞中回、下回受损可出现命名性失语。顶叶中央沟后躯体感觉中枢受损可出现对侧躯体麻木、感觉减退；缘上回、角回区域受累出现运用不能、认识不能、失读等。一侧视觉中枢受损可出现对侧同向偏盲；两侧受损可出现全皮质盲。内囊损伤可出现对侧的偏瘫、偏身感觉障碍与偏盲。基底节损伤时，对侧肢体尚出现锥体外系运动障碍、震颤、肌张力失调。下丘脑损伤可出现内分泌、代谢、体温调节、摄食、内脏活动等功能障碍，如昏迷、尿崩、高糖、水盐代谢紊乱、高热、肥胖或消瘦、应激性溃疡等表现。脑干损伤可有昏迷、去大脑强直、瞳孔变化、眼球运动改变，以及明显的生命体征变化、交叉性瘫痪等。小脑损伤则主要表现为同侧共济失调、肌张力下降、眼球震颤。脑神经损伤后可出现脑神经麻痹症状。

（三）颅脑损伤的辅助检查及诊断

1　辅助检查

（1）X 线平片：可以显示颅骨骨折、颅缝分离、颅内积气、有无颅内金属异物及颅骨碎片，另可显示额窦、蝶窦内有无积液，以证实是否存在颅底骨折。

（2）CT 扫描：CT 已成为颅脑损伤首选辅助检查手段，可以准确地显示颅脑损伤的部位、程度，如血肿的位置、大小、形态、毗邻、数量，脑室、脑池形态和中线结构移位等情况，为外科手术提供全面、准确的资料。CT 还可以动态地观察病变的发展与转归，但对等密度病变显示困难。受骨性伪影的影响，CT 对近颅骨处病变显示欠佳，且冠状位成像困难、矢状位成像不能，限制了其应用。

（3）MRI：颅脑损伤急性期极少用 MRI 检查，其原因在于 MRI 耗时长，而且有些抢救设备不能带入机房。但 MRI 可作冠状、矢状、轴层面检查，且有多种成像参数可供分析，提高了病变的检出率；对等密度硬脑膜下血肿、小的脑挫裂伤、灶性出血、颅后窝病变及颅底、颅顶处小病灶，如血肿的显示，MRI 较 CT 更为清楚。

（4）腰椎穿刺：腰椎穿刺可以测定颅内压，同时行脑脊液化验，了解颅内有无感染。穿刺时可椎管注入抗生素治疗颅内感染。对于颅脑损伤伴蛛网膜下腔出血病人，可以通过腰椎穿刺释放血性脑脊液，以利于治疗。

（5）其他检查手段：颅脑超声波检查可以根据波形改变确定颅损伤的情况；放射性核素脑血管造影检查通过了解脑血流图像确定有无颈、大脑中动脉闭塞；核素脑脊液成像检查可用于脑脊液耳、鼻漏的定位；脑电图检查可用于外伤性癫痫病人的检查与术前、术后癫痫灶的确定。

2　诊断　颅脑损伤的诊断应从病史、全身及神经系统查体以及辅助检查几方面综合分析，得出一个能明确表达损伤实际情况的临床诊断。病史既包括受伤史，也应询问既往史。受伤史包括受伤的时间、致伤物与致伤方式、外力的大小与作用部位、受伤当时及伤后的处理经过。根据致伤机制分析可能发生哪种损伤，损伤的部位与轻重程度，是否有对冲伤的存在，是否合并身体其他部位损伤。颅脑损伤合并身体其他部位损伤尤其是严重的脏器伤，出现休克时或因颌面外伤妨碍呼吸道通畅，都将使脑损伤加重，要分清脑损伤与合并伤的主次及两者互为影响的关系。了解既往有无高血压、癫痫、心脏病、晕厥等病史，对昏迷病人应询问是先有昏迷才受伤，还是先受伤再昏迷，从而区分昏迷是颅脑损伤还是其他疾病所引起。在仔细询问病史基础上进行全面而有重点的全身及神经系统检查。应首先重视生命体征的检查，神志及瞳孔的改变，从而对伤情有一个大体掌握。对于危重者要紧急抢救，在病人脱离生命危险后再进一步做全面查体。在询问病史与查体基础上作出初步临床诊断，并有选择地利用辅助检查手段，决不能一味追求辅助检查而耽误治疗，导致病人死亡。必要时只行 X 线平片检查或脑血管造影、脑超声波检查，或直接进行颅骨钻孔探查，以发现并清除血肿，挽救病人生命。

（四）颅脑损伤的急救

1 救治原则 颅脑损伤以轻、中型伤为多见。轻型颅脑损伤病人应注意观察病情变化，并可于急诊室留观察24h，对症处理，必要时行颅脑CT检查；中型颅脑损伤者应在急诊室观察或住院治疗，密切观察病情变化，及时行CT复查并作好随时手术的准备工作；重型者，抢救脑疝，有手术指征者尽早手术，并注意昏迷病人的治疗与护理。

依据颅脑损伤的分期，即急性期（伤后1周内）、过渡期（伤后1～3周）、康复期（伤后3周至半年），有重点地进行治疗。急性期治疗的目的是挽救病人的生命，并通过及早、适当的治疗措施，减轻或避免继发性颅脑损伤，提高病人的生存质量。对于原发性脑损伤，以对症处理、预防并发症为主。过渡期治疗的目的是加强全身支持疗法，并注意是否有迟发性颅内血肿发生，必要时手术清除；康复期主要是针对颅脑损伤的并发症与后遗症的康复性治疗。

对于合并内脏破裂、张力性气胸、大量外出血、休克等危及生命的严重伤情，应紧急采取手术及根治性治疗措施，并兼顾脑损伤的一般救治；对于颅脑伤严重，存在颅内血肿等急性脑受压情况时，先行开颅术，解除脑受压危象；颅脑伤与合并伤两者都危及病人生命时，可由两个手术组同时进行手术。对于可以缓期处理的合并伤如颌面骨折、肢体骨折等，应先作临时固定，待脑部损伤稍稳定后再作根治性处理。

2 急救措施 首要环节是查明有无危及生命的严重合并伤与休克，立即针对这些情况作紧急处置。各种开放伤予以包扎、暂时止血。特急性颅内血肿引起早期脑受压者，需及时开颅手术，清除血肿并行减压。应用脱水药、激素、中枢兴奋药及给氧、输液与输血、头部降温等治疗，以防治脑水肿，稳定病人的生命体征。

（1）现场急救：重型颅脑损伤应从受伤现场即开始急救工作。脑外伤后早期的呼吸、循环紊乱对病人的预后有直接影响，伤后有缺氧、低血压的病人，其死亡率、致残率较高，因此，应特别注意A（airway，呼吸道通畅）、B（breathing，呼吸支持）、C（circulation，循环支持）的维持。有呼吸道阻塞的病人，应立即清除口、鼻分泌物及其他异物，置病人于侧卧位，置口咽通气管并供氧，若病人出现口唇发绀、呼吸骤停，需进行人工呼吸。有出血性休克征象的病人，采取抗休克急救，对颅脑开放损伤及身体其他部位的并发伤，予以临时止血结扎，并迅速补液以维持正常血压。急性颅脑损伤时大量补液需严格掌握，以防加重继发性脑水肿。观察病人神志、呼吸、瞳孔、血压、脉搏变化，有颅内压增高表现者可给予脱水、利尿剂，有早期脑病征象者即迅速给予20%甘露醇250ml静脉点滴及呋塞米40mg静脉推注，必要时可重复应用脱水和利尿药，并迅速转急诊室处理。颅脑损伤病人应迅速进行神经系统及全身查体。对有脑病征象、生命体征改变明显者，情况危急来不及行进一步检查时，可根据致伤机制及临床特点确定钻孔部位，快速钻颅探查，行手术清除血肿与损伤的脑组织，必要时行内减压、外减压术，以挽救病人生命。对昏迷病人，需行气管插管或切开；对呼吸衰竭者需呼吸机辅助呼吸。条件允许，立即行CT检查，无手术指征者可留急诊室观察，有手术指征者尽早手术。若病人伤情较重，有神经系统阳性体征，CT发现有脑挫裂伤但无血肿，可收入院观察治疗。

（2）神经外科专科处理

1）重症监护：可分为临床监护、大型设备监护、床旁仪器监护三部分。临床监护是指医护人员对病情的观察记录及必要的血液生化检测；大型设备监护主要是指CT的监测，CT可以明确显示颅内病变的性质、范围、脑受压程度，而且通过CT复查可以动态了解脑损伤的演变过程，从而指导治疗，必要时可行MRI检查；床旁监护包括心电监护、颅内压监护、脑干听觉诱发电位监护、经颅多普勒超声等。颅内压监护可以反映颅压动态变化，从而指导降颅内压措施的应用；脑干听觉诱发电位监护较普遍地用来评价脑干损害程度与部位，对意识障碍的程度与预后判断具有重要价值；经颅多普勒超声可判断颅内血流动力学变化，以指导临床治疗。

2）颅脑损伤的对症治疗：①高热：常见原因是脑干或下丘脑损伤。可采用物理降温方法处理，当无效或引起寒战时，采用冬眠疗法（氯丙嗪及异丙嗪各 25mg 或 50mg 肌内注射或静脉缓慢注射，根据病人有无寒战及耐受性，每 4～6h 重复用药，一般维持 3～5 天）。②躁动：注意有无尿潴留、体位不适、疼痛、环境不适等，特别注意观察病人体征有无变化，并及时复查 CT，判断有无继发性脑损伤或原有损伤加重，必要时给予镇静剂。③蛛网膜下腔出血：应用止血药。对于伴有头痛者，可给予解热镇痛药止痛。伤后 2～3 天病情稳定时，可行腰椎穿刺释放脑脊液，每日或隔日一次，直到脑脊液变清亮为止，但在颅内高压时禁行腰椎穿刺。④消化道出血：继发于颅脑损伤后应激性溃疡。多有脑干或下丘脑损害，也可见于较长时间大剂量激素使用者。除停用激素外，可使用抑制胃酸分泌的药物如奥美拉唑、雷尼替丁、西咪替丁等。⑤急性神经源性肺水肿：临床表现为呼吸困难、血性泡沫痰、双肺布满水泡音。可迅速给予强心利尿药，如呋塞米 40mg、毛花苷 C 0.4mg、地塞米松 20mg 静脉注射。病人取头胸稍高位，双腿下垂；行气管切开以保证呼吸道通畅；吸入经水封瓶内盛 95%乙醇的氧气，必要时行呼吸机呼气末正压辅助呼吸。⑥尿崩：尿量＞4000ml/d、尿比重＜1.005 为尿崩，多见于下丘脑受损。早期口服氢氯噻嗪有一定疗效。可给予神经垂体后叶加压素 5～10U 皮下注射。若每小时尿量仍超过 200ml，追加用药一次，其间可予以滴鼻。鞣酸加压素注射液（长效尿崩停）5～10mg 肌内注射亦可有一定效果。需注意水、电解质平衡，记录尿量，测定血钾。⑦外伤性癫痫：早、中期癫痫（1 个月内）可导致血压及颅内压剧烈波动、呼吸异常及脑内各种神经递质的异常释放，加重原有的脑损伤。对早、中期有癫痫倾向的病人可给予苯妥英钠每次 0.1g，每日 3 次口服或肌内注射，以预防癫痫发作。发作时可以用地西泮 10～20mg 静脉推注，必要时重复。也可将地西泮 10～20mg 加入静滴液体中，每日用量不超过 100mg。已进入恢复期病人，若无癫痫发作，则不必用药。晚期癫痫（1 个月后）可按抗癫痫治疗原则用药。

3）防治脑水肿，降低颅内压：在颅脑损伤的救治中极为重要。常采用脱水疗法，如给予 20%甘露醇、呋塞米等。采用脱水疗法时，必须控制水分入量，每日 1500～2000ml 为宜。长时间应用脱水剂需同时补钾，适当补钠，以预防电解质紊乱。冬眠低温疗法或亚低温疗法有利于降低脑的新陈代谢率，减少脑组织氧耗，防止脑水肿的发生与发展，对降低颅压有一定作用。有颅内压监护装置的病人，可经脑室缓慢放出少许脑脊液，以缓解颅内高压。

4）维持水与电解质平衡：颅脑损伤病人，因创伤反应、下丘脑-垂体区等与水和盐类代谢调节有关的部位损伤，可引起水与电解质紊乱。如不能及时诊断和适当处理，将加重伤情，带来不良结果。颅脑伤的早期治疗原则上须限制水分摄入，同时采用脱水治疗，使水与盐类排除增加。创伤反应、发热、感染等也增加水分排出，所以，须注意维持水与电解质平衡，纠正水与电解质紊乱。

5）防治感染：防治颅内感染宜选用分子量小、脂溶性强的抗菌药，使其能通过血-脑脊液屏障到达脑组织内。药物剂量宜大，使抗菌药在脑组织、脑脊液内达到有效杀菌浓度。但应有的放矢地选用 1～2 种有协同作用的药物联用，避免多种广谱抗生素合用。培养出致病菌者，可按药物敏感试验选用药物。

6）手术治疗：根据病情需要，采用不同的手术治疗方法。

7）康复治疗：可分为两个阶段，第一阶段为早期预防性康复治疗。通过及时地采取措施，包括有效的现场急救，及早手术和合理用药，可减轻脑受压，改善微循环，从而降低脑缺血、缺氧的时间与程度，最大限度地减轻脑的继发性损害。开放性颅脑损伤早期应用抗生素，可防治感染。应加强对昏迷病人的护理，以防止呼吸、泌尿系统感染，以及压疮的发生。早期预防性康复治疗对避免后期的并发症与后遗症有十分积极的意义，也为后期的康复治疗创造良好的条件。第二阶段主要是针对伤后的并发症与后遗症的康复治疗。治疗措施主要有理疗、高压氧疗、针灸与中医中药治疗、运动及心理疗法等,此外,还可应用各种促神经细胞功能恢复的药物,以利病人的康复。

（五）常见颅脑损伤的救治

1 脑震荡　是指头颅遭受暴力作用后,大脑功能发生一过性功能障碍,出现以短暂性意识障碍、逆行性遗忘为特征的临床综合征。脑震荡是脑损伤中最常见、最轻型的原发性脑损伤。

（1）临床表现:①短暂性脑干症状:外伤作用于头部后立即发生意识障碍,表现为神志不清或完全昏迷,持续数秒、数分钟或十数分钟,但一般不超过半小时。病人可同时伴有面色苍白、出汗、血压下降、心动徐缓、呼吸浅慢、肌张力降低、各种生理反射迟钝或消失等表现,但随意识恢复可很快趋于正常。②逆行性遗忘:病人清醒后不能回忆受伤当时乃至伤前一段时间内的情况,但对往事(远记忆)能够记忆起。③其他症状:有头痛、头昏、乏力、恶心、呕吐、畏光、耳鸣、失眠、心悸、烦躁、思维和记忆力减退等。一般持续数月、数周,症状多可消失,有的症状持续数月或数年,即称为脑震荡后综合征或脑外伤后综合征。④神经系统查体无阳性体征发现。

（2）辅助检查:①颅骨 X 线检查:无阳性发现。②颅脑 CT 扫描:颅骨及颅内无明显异常改变。③脑电图检查:伤后数月脑电图多属正常。④脑血流检查:伤后早期可有脑血流量减少。⑤腰椎穿刺:颅内压正常,部分病人可出现颅内压降低。脑脊液无色透明,不含血,白细胞数正常。

（3）救治原则与措施:①病情观察:伤后可在急诊室观察 24h,注意意识、瞳孔、肢体活动和生命体征的变化。对回家病人,应嘱家属在 24h 内密切注意头痛、恶心、呕吐和意识情况,如症状加重即随时复诊治疗。②对症治疗:头痛较重时,嘱其卧床休息,减少外界刺激,可给予阿尼利或其他止痛剂。对于烦躁、忧虑、失眠者给予地西泮、氯氮䓬等;另可给予改善自主神经功能的药物,神经营养药物及钙离子拮抗剂如尼莫地平等。③伤后即应向病人作好病情解释,说明本病不会影响日常工作和生活,解除病人的顾虑。

2 脑挫裂伤　是指头颅受到暴力打击而致脑组织发生的器质性损伤,脑组织挫伤或结构断裂,是一种常见的原发性脑损伤。

（1）临床表现:

1）意识障碍:脑挫裂伤病人多表现为伤后立即昏迷,一般意识障碍的发生时间均较长,短者半小时、数小时或数日,长者数周、数月,有的为持续性昏迷或植物状态生存,甚至昏迷数年至死亡。有些病人原发昏迷清醒后,因脑水肿或弥漫性脑肿胀,可再次昏迷,出现中间清醒期,容易误诊为合并颅内血肿。

2）生命体征改变:病人伤后除立即出现意识障碍外,可先出现迷走神经兴奋症状,表现为面色苍白、出冷汗、血压下降、脉搏缓慢,呼吸深慢,以后转为交感神经兴奋症状。随后一般生命体征无太大改变,体温稍高,脉搏和呼吸可稍增快,血压正常或偏高。如出现血压下降或休克,应注意是否合并胸腹脏器损伤或其他部位骨折等。如脉搏缓慢有力,血压升高,且伴意识障碍加深,常表示继发性脑受压存在。

3）病人清醒后,有头痛、头昏、恶心、呕吐、记忆力减退和定向障碍等表现,严重时智力减退。

4）癫痫:早期性癫痫多见于儿童,表现形式为癫痫大发作和局限性发作,发生率为 5%～6%。

5）神经系统体征:局灶体征有偏瘫、失语、偏侧感觉障碍,同向偏盲和局灶性癫痫等。若伤后早期没有局灶性神经系统体征,而在观察治疗过程中出现新的定位体征时,应行进一步检查,以除外脑继发性损害。昏迷病人可出现不同程度的脑干反应障碍。脑干反应障碍的平面越低,提示病情愈严重。

6）外伤性脑蛛网膜下腔出血:可引起脑膜刺激征象,可表现为头痛呕吐,闭目畏光,皮肤痛觉过敏，颈项强直，Kernig 征、Brudzinski 征阳性。

（2）辅助检查：

1）颅骨 X 线平片：多数病人可发现颅骨骨折。

2）CT：脑挫裂伤区可见点片状高密度区，或高密度与低密度互相混杂。同时脑室可因脑水肿受压变形。弥漫性脑肿胀可见于一侧或两侧大脑半球，侧脑室受压缩小或消失，中线结构向对侧移位。挫裂损伤区脑组织坏死液化后，表现为 CT 值近脑脊液的低密度区，可长期存在。

3）MRI：一般极少用于急性脑挫裂伤病人的诊断，但 MRI 对小的出血灶、早期脑水肿、脑神经及颅后窝结构显示较清楚。

4）脑血管造影：在缺乏 CT 扫描的条件下，病情需要时可行脑血管造影，以排除颅内血肿。

（3）诊断：根据病史，临床表现及 CT 检查，诊断无困难。脑挫裂伤可以和脑干损伤、视丘下部损伤、脑神经损伤、颅内血肿合并存在，也可以和躯体合并损伤同时发生，因此要进行细致、全面检查，以明确诊断，及时处理。

（4）救治原则与措施

1）非手术治疗：①严密观察病情变化：伤后 72h 以内每 1～2h 观察一次生命体征、意识、瞳孔改变。重症病人应送到 ICU 观察，监测包括颅内压在内的各项指标。对颅内压增高、生命体征改变者，及时复查 CT，排除颅内继发性改变。轻症病人通过急性期观察，后续治疗与脑震荡相同。②保持呼吸道通畅：及时清理呼吸道内的分泌物。昏迷时间长，合并颌面部骨折、胸部外伤、呼吸不畅者，应尽早行气管切开，必要时行辅助呼吸，防止缺氧。③对症处理高热、躁动、癫痫发作、尿潴留等，防治肺部及泌尿系统感染，治疗上消化道应激性溃疡等。④防治脑水肿及降低颅内压。⑤改善微循环：严重脑挫裂伤后，病人微循环有明显变化，表现为血液浓度增加，红细胞血小板易聚积，微循环淤滞、微血栓形成，导致脑缺血缺氧，加重脑损害。可采取血液稀释疗法，如低分子右旋糖酐静脉滴注。

2）手术治疗：原发性脑挫裂伤多无须手术治疗，但继发性脑损害引起颅内压增高乃至脑疝时需手术治疗。重度脑挫裂伤合并脑水肿病人如出现：①在脱水等降低颅内压措施治疗过程中，病人意识障碍逐渐加深，保守治疗无效。②一侧瞳孔散大，有脑疝征象者。③CT 示成片的脑挫裂伤混合密度影，周围广泛水肿，脑室受压明显，中线结构明显移位。④合并颅内血肿，骨折片插入脑内，开放性颅脑损伤时，常需手术治疗。手术采取骨瓣开颅，清除失活脑组织，若脑压仍高，可行颞极和（或）额极切除的内减压手术，若局部无肿胀，可考虑缝合硬脑膜，但常常需敞开硬脑膜行去骨瓣减压术。广泛脑挫裂伤、脑水肿严重时可考虑两侧去骨瓣减压。脑挫裂伤后期并发脑积水者，可行脑室引流、分流术。颅骨缺损者，术后 3 个月后行颅骨修补。

3）康复治疗：可行理疗、针灸、高压氧疗法。另可给予促神经功能恢复药物。

3 急性硬脑膜外血肿　硬膜外血肿位于颅骨和硬脑膜之间，占损伤性颅内血肿的 30%左右，急性硬膜外血肿若不及时救治，常危及生命。

（1）临床表现

1）意识障碍：急性硬膜外血肿多数伤后昏迷时间较短，少数甚至无原发昏迷，说明大多数脑原发损伤比较轻。有原发昏迷者伤后短时间内清醒，后血肿形成并逐渐增大，颅内压增高及脑疝形成，出现再昏迷，两次昏迷之间的清醒过程称为“中间清醒期”。各种颅内血肿中，急性硬膜外血肿病人“中间清醒期”最为常见；部分病人无原发昏迷者伤后 3 天内出现继发昏迷，早期检查不细致容易漏诊；原发脑损伤严重，伤后持续昏迷或仅表现意识好转后进行性加重，无典型中间清醒期，颅内血肿征象被原发脑干损伤或脑挫裂伤掩盖者，易漏诊漏治。

2）颅内压增高：在昏迷或再昏迷之前，因颅内压增高，病人表现剧烈头痛、恶心、躁动不安、血压升高、脉压增大、心跳及呼吸缓慢等。

3）神经系统体征：幕上硬膜外血肿压迫运动区、语言中枢、感觉区，可出现中枢性面瘫、偏瘫、运动性失语、感觉性失语、混合性失语、肢体麻木等。矢状窦旁血肿可单纯表现为下肢瘫。小脑幕切迹疝形成后，出现昏迷，血肿侧瞳孔散大，对光反应消失，对侧肢体瘫痪，肌张力增高，腱反射亢进，病理反射阳性等不典型体征，需要立即辅助检查确诊。幕下血肿出现共济失调、眼球震颤、颈项强直等，因颅后窝体积狭小，其下内侧为延髓和枕骨大孔，血肿继续增大或救治不及时，可因枕骨大孔疝形成突然出现呼吸、心跳骤停而死亡。

（2）辅助检查

1）颅骨X线平片：颅骨骨折发生率较高，绝大部分有颅骨骨折。

2）脑血管造影：血肿部位显示典型的双凸镜形无血管区。

3）CT扫描：表现为呈双凸镜形密度增高影，边界锐利，骨窗位可显示血肿部位颅骨骨折。同侧脑室系统受压，中线结构向对侧移位。

4）MRI：一般不用于急性期检查，形态与CT表现相似，呈梭形，边界锐利，T2加权像为等信号，其内缘可见低信号的硬脑膜，T2加权像为低信号。

（3）诊断：依据头部外伤史、着力部位及受伤性质、伤后临床表现、早期X线摄片等，可对急性硬膜外血肿做初步诊断。出现剧烈头痛、呕吐、躁动、血压增高、脉压加大等颅内压严重增高，或偏瘫、失语、肢体麻木等体征时，应高度怀疑颅内血肿，尽快行CT、脑血管造影、超声波检查协助诊断。

（4）救治原则与措施：急性硬膜外血肿原则上确诊后应尽快手术治疗，早期诊断，尽量在脑疝形成前手术清除血肿并充分减压，是降低死亡率、致残率的关键。CT可清晰显示血肿的大小、部位、脑损伤的程度等，使穿刺治疗部分急性硬膜外血肿成为可能，且可连续扫描动态观察血肿的变化。部分小血肿可保守治疗。

1）手术治疗：①骨瓣或骨窗开颅硬膜外血肿清除术：适用于典型的急性硬膜外血肿。脑膜中动脉或其分支近端撕裂、静脉窦撕裂等出血凶猛，短时间形成较大血肿，已经出现严重颅内压增高症状和体征或早期额叶钩回病表现，应立即行骨瓣开颅清除血肿，充分减压并彻底止血，术后骨瓣复位，避免二次颅骨修补手术；若病人已有双侧瞳孔散大、病理性呼吸等晚期脑疝表现，为了迅速减压，可先行血肿穿刺放出血肿的液体部分，达到部分减压的目的，再行手术。采用骨窗开颅，骨窗应足够大，同时行颞肌下减压。骨瓣打开或骨窗形成后，即已达到减压的目的，血肿清除应自血肿周边逐渐剥离，遇有破裂的动、静脉即电凝或缝扎止血；脑膜中动脉破裂出血可电凝、缝扎及悬吊止血，必要时填塞棘孔，血肿清除后仔细悬吊硬膜，反复用生理盐水冲洗创面，对所有出血点仔细止血，防止术后再出血。硬膜外血肿清除后，若硬膜张力高或硬膜下发蓝，疑有硬膜下血肿时，应切开硬膜探查，避免遗漏血肿。清除血肿后硬膜外置橡皮条引流24～48h。②抽吸液化引流治疗急性硬膜外血肿：部分急性硬膜外血肿位于颞后及顶枕部，因板障出血或脑膜动、静脉分支远端撕裂出血所致，出血相对较慢，血肿形成后出现脑疝亦较慢，若血肿量＞30ml，在出现意识障碍及典型小脑幕切迹疝之前，依据CT摄片简易定位，应用一次性穿刺针穿刺血肿最厚处，抽出血肿的液体部分后注入尿激酶液化血肿，每日1～3次，血肿可于2～5天内完全清除。穿刺治疗急性硬膜外血肿应密切观察病情变化，及时复查CT，若经抽吸及初次液化后血肿减少低于1/3或症状无明显缓解者，应及时改用骨瓣开颅清除血肿。

2）非手术治疗：急性硬膜外血肿出血量＜30ml，可表现为头痛、头晕、恶心等颅内压增高症状，但一般无神经系统体征，经CT扫描确诊后，应用脱水、激素、止血、活血化瘀等治疗，血肿可于

15～45天左右吸收。保守治疗期间动态监护，血肿量超过30ml可行穿刺治疗，在亚急性及慢性期内穿刺治疗，血肿多已部分或完全液化，抽出大部分血肿，应用液化剂液化1～2次即可完全清除血肿。

二、颌面损伤的急救

（一）急救原则

颌面部外伤多由交通意外所致。伤员一般直接送入专科医院，由颌面外科医师首先诊治。颌面外科医师应具有全局观念，建立正确的急救原则，不要只把注意力集中在颌面部创伤上，应详细了解受伤全过程，首先排除全身各重要器官的合并伤，优先处理这些重要器官的损伤，特别是车祸、坠落等撞击伤，常为全身多发性损伤。在进行初步检查时，首先应检查、评判致命伤，包括神志、呼吸、血压、脉搏、出血与休克程度，有无大小便失禁等，大致估计伤员的全身状况以及危及生命伤情及部位，为采取急救措施提供依据。

颌面部创伤的病人最常伴发上呼吸道梗阻、颅脑外伤以及失血性休克，若不能及时救治，随时可能致命。在抢救病人时，应对上述各项损伤进行快速评判，在生命体征稳定后，根据伤情配合其他专科医师进行相关的治疗，这样才可减少伤员的死亡率，提高治愈率。

（二）急救措施

1 院前急救　院前急救的主要任务是保持呼吸道通畅，积极控制出血，安全后送。

（1）保持呼吸道通畅：对咽喉、气管损伤及口底、颈部和咽部损伤者，要预防窒息，紧急时行环甲膜穿刺或切开。对于上颌骨骨折及软腭下坠，可就地取材，用筷子、树枝等物通过磨牙横行托起上颌。

（2）止血：颌面部的出血可用无菌纱布填塞、加压，包扎止血。

（3）安全后送：后送时要保持呼吸道通畅。清醒病人可用坐位，头倾向前。昏迷病人采用半俯卧位或侧卧位，以利口内分泌物外流。做舌牵引的病人，要将舌固定在衣扣上，防止后坠。对已做气管切开的病人，应准备好吸引管及大注射器，以便随时吸出分泌物。

2 院内急救　院内急救的主要任务是保持呼吸道通畅，积极止血、抗休克。

（1）维持呼吸道通畅：伤者入院后，应立即监测呼吸状况。若考虑有呼吸道不畅，需及早查明原因，维持呼吸道通畅，争取做到早期发现、及时处理。要把急救工作做在窒息发生之前。

1）呼吸道梗阻原因排查：对上呼吸道梗阻的诊断和救治，判断阻塞部位和阻塞原因是关键。绝大多数窒息均是上呼吸道梗阻引起，早期发现、准确判断、及时消除、对因治疗是解除窒息危险的重要举措。常见的梗阻原因有以下几点：①颈部、口底、舌根部损伤后软组织肿胀，口底血肿推移邻近组织，使上呼吸道狭窄导致狭窄性窒息；②上颌骨Le Fort Ⅱ或Ⅲ型骨折时骨折段向后下移位堵塞咽腔，引起错位性窒息；③软腭部挫裂伤使软腭黏膜等组织部分撕脱，游离端悬吊于咽部，似一活瓣覆盖咽喉部，引起阀门性窒息；④口腔内异物、血凝块、牙、骨碎片落入咽喉部，引起阻塞性窒息；⑤昏迷伤员丧失了吞反射，口腔内渗出的血液以及唾液等易误吸入呼吸道引起吸入性窒息。

对于外伤出现的呼吸困难，需尽快排查上呼吸道梗阻原因，消除梗阻因素，并争分夺秒，对症治疗，以保证伤员的生命安全。

2）呼吸道梗阻的临床表现：血氧饱和度的监测最为可靠，如果血氧饱和度值为90%～95%，表明病人有轻度缺氧；血氧饱和度值为85%～90%，为中度缺氧，此时伤员可能烦躁多汗，应考虑有呼吸不畅；如果血氧饱和度值低于85%，则为严重缺氧，伤员常出现口唇发绀，呼吸急促、浅快，三凹征明显（锁骨上窝、剑突下、肋间隙在吸气时凹陷），若不能及时抢救，将会发生生命危象以至死亡。

3）呼吸道梗阻的处理原则及呼吸道维持方法：①当伤者昏迷或严重休克时，因咳嗽和吞咽反射很弱甚至消失，血性分泌物、唾液等易误吸入气管、支气管，并淤积于细小支气管和肺泡内，导致下呼吸道的阻塞及发生换气障碍。因此，应将伤者头偏向侧方，及时抽吸呼吸道内的血液或分泌物，防止误吸。②口腔颌面部损伤时，折裂的牙碎片、骨片、软组织块、血凝块以及咽喉部固体异物可能阻塞呼吸道。紧急时可用手指掏出；但若异物已进入咽腔，则只能用纤维支气管镜钳出。③上颌骨 Le Fort Ⅱ型或Ⅲ型骨折时，上颌骨及其附着软腭等组织在重力和暴力作用下向后下移位，使呼吸道变窄。在受伤现场，可用木棍等横置于双上颌磨牙区或前磨牙区，尽量后置，在口外将木棍两端固定在头部绷带上，拉紧后木棍可以抬起上颌骨，可解除窒息，并暂时固定上颌，防止骨间移动继发血管撕裂、出血。④在下颌骨正中粉碎性骨折或者双侧颏孔区骨折后，舌根失去颏部的对抗向下移位。急救时用舌钳夹住舌前 1/3 或用粗丝线贯穿舌前 1/3 牵拉舌体向前，并将线固定在口外绷带上或衣领扣上。清醒的伤员不必将舌体过多地向口外牵拉，可以利用牙齿作固定牵引，将舌组织保持在固有口腔内，这样病人感觉较为舒适，也可减少唾液外溢，有利于下一步治疗。⑤下颌骨骨折，口底及周围深部组织出血，可在口底形成血肿，使舌根及口底软组织推向后方而压迫咽喉部引发窒息；颈部损伤时由于血管破裂出血形成的血肿压迫气管颈段也可导致窒息，此时应在局麻下清除积血并清创止血，血肿消除后移位组织得以复位，进而可以解除呼吸道压迫。⑥口腔颌面颈部多发性严重创伤，可致广泛软组织肿胀压迫呼吸道，并使呼气道缩窄导致窒息。损伤后软组织肿胀一般在数小时后即开始出现，并在伤后 24～72h 达到高峰，72h 后肿胀逐渐消退，因此软组织肿胀造成的呼吸道压迫在伤后早期成进行性加重，在高峰后也要持续 1 周左右。对于这种窒息只有采取经鼻腔或者口腔插入任何形式的通气导管（如鼻咽通气管、口咽通气管、气管插管）以对抗肿胀软组织的压迫，维持一个有效的呼吸通道，待软组织肿胀逐渐减轻后即可解除呼吸道阻塞。⑦当胸壁损伤时可有气胸、血胸、血气胸，会导致肺不张引起呼吸困难，处理可参阅有关专科书籍。⑧对于插管困难或情况紧急、急性喉梗阻、伤者濒临窒息死亡时，应采取环甲膜穿刺术，或气管切开术，另开辟通气口让氧气到达肺部，暂时缓解呼吸困难。

（2）失血性休克的处理：头颈部血供丰富，外伤后出血多容易导致血容量不足，严重时可出现失血性休克，有学者把呼吸功能不全（窒息）、循环功能不全和未能制止的大出血认为是创伤后早期死亡的三大因素，因此，伤后的血压、脉搏监测尤为重要。少量失血，心脏通过代偿性加快收缩频率，增加心排出量以维持正常血压，表现为脉搏加快，血压正常；当失血量增加有效血容量不足时，机体可通过收缩四肢、皮肤等周围血管，维持心脑等重要器官供血，表现为皮肤苍白、发绀、四肢湿冷、甲床微循环不良；在休克晚期，血压明显下降，尿量骤减，每小时＜25ml，心、脑供血不足，心力衰竭，脉搏细弱，大脑功能障碍，表情淡漠甚至昏迷，导致休克。

1）休克的诊断：①组织 pH：是判断组织灌流最准确肯定的方法。理论上应是诊断休克的重要依据。若组织 pH 正常，则其灌流量好；若灌流不足，即使血压或其他指标尚无改变，缺氧也可使组织中的 pH 首先下降。但该项指标的监测在临床应用困难，因为组织 pH 探针必须置于非创伤或暴露的组织，如果插入时微量出血、暴露组织干燥、轻微运动时均可能影响测定结果，故目前常用经皮肤测定 PO_2 代替测定组织 pH。②血压下降：并非判断休克的唯一依据，但它是监测休克的重要指标。需要注意的是，当血容量减少不足总量的 25%时，收缩压多不下降，但在血压下降以前，已有脉搏加快，因此，脉搏的变化在休克早期比血压更敏感。而在严重休克时，脉压低，脉快而心搏量少，常难准确测出血压，最好经桡动脉或肱动脉插管直接测量更为准确。③尿量：是反映组织灌流和休克的较好指标。若肾脏每小时能产生 30ml 尿时，则所有器官均可能有较充足的血液灌流。休克病人应常规留置尿管，测定每小时尿量。中心静脉压的测定比较有价值，它主要是判断心脏泵出回心血量的能力，同时也反映回心血量的情况。正常值为 0.49～1.17kPa，即 5～12cmH_2O，低于正常时，即使无血压下降也表明需要补充更多的液体。④动脉血气分析：是监测休克的另一种重要措施。休克时即使无明显缺氧症状，PaO_2 也可下降，PaO_2 下降与休克程度成正比。⑤在休克时监测心电图，有助于了解心肌功能状况。

监测和诊断休克的指标很多，临床上应酌情选用。首先应根据临床表现，血压、脉率和尿量对休克进行评估，再根据休克的分级，作更精细的监测。

2）休克的治疗：创伤后的休克大多系失血过多引起的低血容量休克，补充血容量是抢救失血性休克的最重要措施。补液的目的在于扩充有效血容量，改善微循环，改善生命器官和外周组织的供氧。创伤后补液，不仅要补足血管内容量，而且要补足组织间液容量。

补液应遵循“快、足、稀”的原则。

快：严重休克病人，1h 内应快速输入乳酸林格氏液 1000～2000ml，通常在 2～3 条静脉通道同时输入，从而可以迅速改善组织灌注。

足：抗休克的补液量约为估计失血量的 3 倍。休克时间越长，程度越重，需要补液量越大。因为失血后，组织间液代偿性进入血管，细胞外液显著减少，所以，补液时应同时补足血容量和细胞外液。实际补液量依据临床症状、检测进行调整。主要观察指标有：中心静脉压、脉率、尿量、皮肤颜色、皮温、神志等。

稀：输入全血与晶体液比为 1:3。

（3）彻底止血：在快速补充血容量的同时，要注意防止血容量的进一步丢失。必须对伤口出血进行彻底止血，控制快速活动性出血。在口腔颌面部损伤清创、止血过程中，最常用的止血方法是结扎止血和电凝止血，也可采用填塞止血、压迫止血、药物止血，出血严重、难以控制者必要时可以采用颈外动脉结扎止血。

1）填塞止血：Le Fort Ⅱ、Ⅲ型骨折时，出血经鼻前孔或鼻后孔流出，在无明显脑脊液漏的情况下，可以采用鼻道填塞止血或鼻后孔填塞止血。下颌骨体部骨折时，常伴口底软组织挫裂伤，如不及时止血，有可能继发口底血肿，压迫呼吸道引起窒息。对于开放性口底损伤，除缝合止血外，可加少许纱布压迫，以减少深部渗血。但填塞纱布不宜过多，以免人为后推舌体，压迫呼吸道。

2）压迫止血：口腔颌面部血流丰富，小动脉、小静脉众多，损伤后的出血大多数是由于这些小血管破裂引起。经敷料和绷带加压包扎后，可以压迫无效腔，起到较好的止血效果，同时也可以对颌骨有制动作用，有利于伤口愈合。如果出血凶猛，一时来不及加压包扎和采用其他方法时，可采用指压知名动脉止血，其后再采取其他止血措施，直至有效控制出血。

3）结扎止血：口腔颌面部动静脉交通支丰富，多数血管损伤后可以进行结扎止血而不影响组织血运。即使结扎一侧颈外动脉也非常安全，不会对颌面及颅脑血供产生影响。

4）钳夹止血：常用于伤口清创缝合过程中，如发现有细小血管出血或出血点，可采用钳夹结扎止血的方法进行止血。

5）药物止血：在创面局部应用和全身应用止血药，可以减少局部出血、渗血，提高凝血功能。

第二节 颅颌面外伤修复的基本知识

一、颅骨骨折的分类

（一）按骨折的形状分类

1 线形骨折 骨折呈线条形，大多是单一的骨折线，分支状、放射状骨折少见。线形骨折约占颅盖骨折的2/3以上，颅底骨折几乎都是线形骨折。外伤性颅缝分离亦属于线形骨折范畴，以人字缝分离多见，矢状缝和冠状缝分离少见。

2 凹陷骨折 凹陷骨折为致伤物直接冲击颅盖所致，间接暴力沿脊柱上传造成枕骨大孔区环形凹陷骨折偶见，婴幼儿多为乒乓球样凹陷骨折。凹陷骨折约占颅盖骨折的1/3，多发生于颞部，其次为额部和顶部，枕部很少见。凹陷骨折片常刺破硬脑膜和损伤脑实质，造成局部脑挫裂伤，常合并各种类型颅内血肿，尤其是脑内血肿。

3 粉碎骨折 为暴力直接作用于颅盖所造成。一般暴力较大，与头部接触面积广，形成多条骨折线，分成若干骨碎块，有些骨片互相重叠，有些轻度陷入。局部硬脑膜撕裂，脑组织常有广泛的挫裂伤，可合并各种类型的颅内血肿。

（二）按颅骨骨折部位分类

1 颅顶骨骨折 为暴力直接冲击颅顶部所致，骨折多位于颅顶范围内，也可延伸到颅底。骨折的形态依次为线形骨折、凹陷骨折和粉碎骨折。

2 颅底骨骨折 多为内开放性线形骨折，大多数颅底骨折系颅顶骨骨折向颅底伸延的联合骨折，单纯发生在颅底的骨折少见。骨折线有横行、纵行及环形3种。骨折线可累及一个或两个颅窝，累及3个颅窝者少见。由于硬脑膜与颅底粘连紧密，该部位不易形成硬脑膜外血肿，但易合并硬脑膜撕裂后内开放，产生脑脊液漏。进出颅腔的大血管和脑神经都经颅底，故颅底骨折常造成脑神经损伤和颈内动脉-海绵窦漏等并发症。颅后窝骨折可伴有原发性脑干损伤。

二、临床表现

（一）颅顶骨骨折

颅顶骨骨折有多种形式，除开放性及某些凹陷性颅顶骨骨折，在临床上可能显示骨折直接征象外，闭合性骨折往往只显示骨折的间接征象，其确诊有赖于X线检查。

1 闭合性颅顶骨骨折 骨折处头皮肿胀，自觉疼痛，并有压痛。线形骨折的表面，常出现头皮挫伤和头皮血肿。颞肌范围的明显肿胀，张力增高和压痛，常是颞骨线形骨折合并颞肌下淤血征象。外伤性颅缝裂开在小儿比较常见，早期可出现沿颅缝走行的条状头皮血肿。骨膜下血肿或迅速形成巨大的帽状腱膜下血肿，常提示有颅顶骨骨折。凹陷骨折多发生于额部及顶部，受伤部位多伴有头皮挫伤和血肿。触诊时常可触及骨质下陷，可出现骨片浮动感或骨擦音。在单纯头皮血肿触诊时，常有中央凹入感，易误诊为凹陷骨折，此时需拍颅骨切线位片加以鉴别。有人认为，颅骨凹陷深度＜1cm时多无硬脑膜裂伤，而凹陷碎骨片深度超过2cm时，应高度怀疑有硬脑膜裂的可能。

凹陷骨折在皮质功能区可出现相应的刺激或损害症状。凹陷骨折在静脉窦上可引起致命性大出血，或压迫静脉窦引起颅内压增高。广泛的凹陷骨折由于减少了颅腔的容积，亦可引起颅内压增高。

2 开放性颅顶骨骨折 多发生于锐器直接损伤，受伤局部之头皮呈全层裂开，其下可有各种类型的颅骨骨折。伤口内可有各种异物。此种骨折如硬脑膜完整，称为“开放性颅骨骨折”；当硬脑膜也有破裂时则称为“开放性颅脑损伤”。累及大静脉窦的粉碎性骨折，可引起致命性大出血。

（二）颅底骨折

颅底骨折以线形骨折为主，因骨折线常通向鼻窦或岩骨乳突气房，由此分别与鼻腔或外耳道相通，亦称为内开放性骨折。其临床表现虽然都是骨折的间接征象，但却是临床确诊的重要依据。

颅底骨折依其发生部位不同，可分为颅前窝骨折、颅中窝骨折和颅后窝骨折，临床表现各有特征。

1 颅前窝骨折 前额部皮肤有挫伤和肿胀，伤后常有不同程度的口鼻出血。如颅前窝底部骨折撕裂颅底部脑膜及鼻腔黏膜时，即出现脑脊液鼻漏，脑脊液常与血液相混，而呈淡红色，脑脊液漏可因呛咳、挣扎等因素而加剧。偶尔气体由鼻窦经骨折线进入颅腔内，气体分布于蛛网膜下腔、脑内或脑室内，称为“外伤性颅内积气”。脑脊液鼻漏一般于伤后数日常能自愈。伤后逐渐出现眼睑的迟发性皮下淤斑，俗称“熊猫眼”征。出血因受眶筋膜限制，而较少扩散至眶缘以外，且常为双侧性，应与眼眶部直接软组织挫伤相区别。

骨折线累及筛板，撕裂嗅神经导致嗅觉丧失；当骨折线经过视神经孔时，可损伤或压迫视神经而导致视力减退或丧失。

颅前窝骨折也常伴有额极及额叶底面的脑挫裂伤以及各种类型的颅内血肿。

2 颅中窝骨折 临床上常见到颞部软组织肿胀，骨折线限于一侧颅中窝底，亦有时经蝶骨体达到对侧颅中窝底。当骨折线累及颞骨岩部时，往往损伤面神经和听神经，出现周围性面瘫、听力丧失、眩晕或平衡障碍等。如骨折线经过中耳和伴有鼓膜破裂时，多产生耳出血和脑脊液耳漏，偶尔骨折线宽大，外耳道可见有液化脑组织溢出。如岩部骨折鼓膜尚保持完整时，耳部检查可发现鼓膜呈蓝紫色，血液或脑脊液可经耳咽管流向鼻腔或口腔，需注意与筛窦或蝶窦骨折伴发的脑脊液漏相区别。

骨折线经过蝶骨，可损伤颈内动脉产生颈内动脉-海绵窦瘘，表现为头部或眶部连续性杂音、搏动性眼球突出、眼球运动受限和视力进行性减退等，有时颈内动脉损伤或外伤性颈内动脉瘤突然破裂，大量出血经骨折缝隙和蝶窦涌向鼻腔，发生致死性鼻腔大出血，如不能果断、迅速地控制和结扎颈总动脉，病人将死于出血性休克。

当眶上裂骨折时，可损伤动眼、滑车和外展神经，以及三叉神经的眼神经，出现眼球运动障碍和前额部感觉障碍，称为眶上裂综合征。

3 颅后窝骨折 常有枕部直接承受暴力的外伤史，除着力点的头皮伤外，数小时后可在枕下或乳突部出现皮下淤血，骨折线经过枕骨鳞部和基底部，亦可经过颞骨岩部向前达颅中窝。骨折线累及斜坡时，可于咽后壁见到黏膜下淤血；如骨折经过颈内静脉孔或舌下神经孔，可分别出现吞咽困难、声音嘶哑或舌肌瘫痪。骨折累及枕骨大孔，可出现延髓损伤的症状，严重时，伤后立即出现深昏迷，四肢弛缓，呼吸困难，甚至死亡。

三、辅助检查

（一）X 线平片

颅骨 X 线检查可以确定有无骨折和其类型，亦可根据骨折线的走行判断颅内结构的损伤情况，以及合并颅内血肿的可能性，便于进一步检查和治疗。

颅骨摄片时，一般应摄常规的前后位和侧位片，有凹陷骨折时，为了解其凹陷的深度应摄以骨折部位为中心的切线位。当怀疑枕骨骨折和人字缝分离时，需摄额枕半轴位或汤氏位；如前额部着力，伤后一侧视力障碍时，应摄视神经孔位；眼眶部骨折拍柯氏位，怀疑颅底骨折时，如病情许可，应摄颏顶位。

颅盖骨折经颅骨 X 线检查确诊率可达 95%～100%，阅片时应注意骨折线的部位，其分支不规则，边缘比较锐利，借此可与颅骨的血管沟纹鉴别。当骨折线经过脑膜中动脉主干及其分支、横窦沟或矢状中线时，应警惕合并硬膜外血肿。

颅底骨折经 X 线检查能够确诊的仅 50%左右。因此，诊断时需要结合临床表现。即使颅骨平片未发现骨折线，如临床表现符合，亦应确定为颅底骨折。当骨折线经过额窦、筛窦、蝶窦和岩骨时，应注意是否伴发脑脊液漏，并警惕这类内开放性颅骨骨折有并发颅内感染的可能。

（二）颅脑 CT

CT 扫描采用观察软组织和骨质的两种窗位，将有利于发现颅骨平片所不能显示的骨折，尤其是颅底骨折。CT 扫描可显示骨折裂隙的大小、走行方向，同时可显示与骨折有关的血肿、受累肿胀的肌肉。粉碎性骨折进入脑内的骨片也可通过三维 CT 扫描定位，有利于手术治疗。

四、诊断

一般情况下，根据头部外伤史，临床查体及 X 线检查（包括 X 线平片和 CT 扫描）不难作出诊断，对于颅骨骨折因其有典型的临床征象，在没有特殊检查的情况下，可依据临床征象作出诊断。

五、治疗原则与措施

近年来，人们对颌面部外伤后的形态恢复更加关注。而外伤后形态的恢复是以功能的恢复为前提的，颌面部的外形是以颌面诸骨为框架，软组织覆盖表面形成的静态轮廓，并在此基础上辅以表情肌的运动，充分表达了动静结合的美学外部特征。口腔颌面部是由诸多骨骼组成，表面覆以肌肉及脂肪皮肤组织。在对其美学分析时，应考虑面部水平和垂直比例关系、骨骼和皮肤的突起弧度及面部各分区的比例大小是否达到“三庭五眼”的美学标准。

颌面部由于位置特殊，它的形态变化人们常常第一眼即觉察出，而在颌面部发生外伤后，会出现多种形态异常。如下颌骨骨折常致面下 1/3 的不对称，在下颌骨骨折中，几片薄弱部位如体部、髁突、下颌角、颏部极易发生骨折，由于肌肉的牵拉作用、骨折断端的前、后、上、下错位等引起不同程度的左右面部不对称；面中 1/3 骨折如上颌窦前壁、颧牙槽嵴骨折可导致面前局部塌陷；颧骨复合体骨折可引起外形高点降低，有时可形成跷板样外观；鼻眶筛区骨折引起内眦距离增宽；眼眶骨折如眶壁骨折、颧眶骨折可导致眼球移位、陷没、复视；额骨骨折常致额部皮肤凹陷；同时颌面多发骨折常造成上述多种形态的综合变化。

颌面部外伤手术切口应根据不同种族、年龄、性别以及病人的要求等进行设计，如果是开放性伤口，切口就在原损伤处，尽量不要作附加切口。一般要求是顺皮纹方向，尽量隐蔽（如靠近发际）。切开、剥离暴露伤口时还应避免损伤神经、肌肉、重要血管，以免造成永久性瘫痪、感觉障碍、术中大出血等。另外在关闭颌面部伤口时，应仔细对位、细针细线、减张缝合，以减少病人术后的瘢痕收缩，增进手术的美观效果。下颌联合、体部和下颌角的非粉碎性骨折可以通过口内入路；下颌支的粉碎性骨折、枪伤、髁突骨折和萎缩性下颌骨骨折常采用口外入路。

（一）颅顶部线形骨折

闭合性颅顶部纯线形骨折，如无颅内血肿等情况，不需手术治疗。但应注意颅内迟发性血肿的发生。开放性线形骨折，如骨折线宽且有异物者，可钻孔后清除污物，咬除污染的颅骨，以防术后感染，如有颅内血肿按血肿处理。

（二）凹陷骨折

凹陷骨折的手术指征：①骨折片下陷压迫脑中央区附近或其他重要功能区，或有相应的神经功能障碍者；②骨折片下陷超过 1cm（小儿 0.5cm）或因大块骨片下陷而引起颅内压增高者；③骨折片尖锐刺入脑内或有颅内血肿者；④开放性凹陷粉碎骨折，不论是否伴有硬脑膜与脑的损伤均应早期手术。位于静脉窦区凹陷骨折应视为手术禁忌证，以防复位手术引起大量出血。

（三）闭合性凹陷骨折

可根据骨折的部位、大小、颅内有无血肿选用不同的方法，对范围较少且远离静脉窦的凹陷骨折，选用直切口或弧形切口，显露骨折区域，在骨折凹陷裂纹旁钻孔，用骨橇将陷入的骨片掀起以钛网内固定，对凹陷范围较大、复位困难或伴颅内血肿者，可采用取骨瓣法，用加压或锤击法整复。

（四）开放性凹陷骨折

必须彻底清创，用生理盐水反复冲洗伤口，清除血块与异物，切除无生存能力的头皮、骨片、脑膜与脑组织等，必要时可延长切口，用牵开器拉开以显露骨折处。在摘除碎骨片时，手法应轻柔；对难取出的骨片，切不可暴力扭转拉出；与骨膜相连的骨片应尽量保留。骨折片陷入超过 2cm 者，多有硬脑膜破裂，此时可根据颅内有无血肿及脑组织挫裂伤的程度决定是否扩大骨窗，清除血肿及破碎的脑组织，最后缝合修补硬脑膜。硬脑膜未破裂者，除有硬膜下出血外，一般不可轻易切开，以免导致颅内感染。

（五）颅底骨折

原则上采用非手术对症治疗，颅底骨折本身无须特殊处理。为防治感染，需应用易通过血-脑脊液屏障的抗生素。伴有脑脊液耳鼻漏者，应保持局部清洁，头高位卧床休息，禁止堵塞鼻孔、外耳道，禁行腰穿，并应用大剂量抗生素预防感染。1 个月以上不愈者，开颅修补硬脑膜裂孔。伴有脑神经损伤者，可注射维生素 B_1、维生素 B_6、维生素 B_{12}、激素及血管扩张剂，也可进行理疗、针灸。视神经受骨折片或血肿压迫者，应及时行视神经减压术，但对外伤后即刻失明的病人多无效果。对伤后出现致命性大量鼻出血病人，需立即气管插管，清除气道内积血，使呼吸道通畅，随即填塞鼻腔，压迫伤侧颈总动脉并迅速输液、输血，必要时手术以抢救病人生命。颅后窝骨折伴延髓受压的病人，应尽早作气管切开，呼吸机辅助呼吸，颅骨牵引，必要时行枕肌下减压术。

（许龙顺）

第三节 颌面部骨折的治疗与修复

一、上颌骨骨折

上颌骨位于面中份，为面骨中最大的骨组织，左右各一，相互对称和连接，并与邻骨相连形成眶底、口腔顶、鼻腔底及其外侧壁、颞下窝和翼腭窝的前壁。上颌骨形如一三棱锥形，底向鼻腔，尖延续至颧突，由一体四突组成。上颌骨体有四面，中心有上颌窦。

上颌骨骨折的移位主要受创伤时暴力的大小、方向以及骨折线走向的影响。咬合紊乱主要表现为上颌牙随上颌骨骨折段的向下、向后移位，而导致患侧后牙早接触，前牙开𬌗。如果上颌骨受前方外力打击而向后移位，则会出现前牙反䫔。上颌骨严重骨折时，常波及相邻的颅底，引起颅底骨折和硬脑膜破裂、脑脊液外漏。当颅前凹骨折，骨折线经过筛窦、额窦，可伴硬脑膜撕裂，出现脑脊液鼻漏，表现为鼻腔内持续有清淡的血水流出；当颅中凹骨折合并耳岩部损伤时，脑脊液常经外耳道流出。如检查中发现外耳道湿润，应警惕脑脊液耳漏。其他临床表现有眶周淤血、复视、嗅觉障碍、眶下神经麻木等。

上颌骨在承受咀嚼力的部位骨质增厚，形成垂直水平力柱支撑面部，并将咀嚼负载传递颅底，是骨折固定的首选部位。其中尖牙支柱（鼻额支柱）主要承受尖牙区的咀嚼压力，起于上颌尖牙区的牙槽突，上行经眶内缘至额骨。颧突支柱主要承受第 1 磨牙区的咀嚼压力，起于上颌第 1 磨牙区的牙槽突，沿颧牙槽嵴上行达颧骨后分为两支：一支经眶外缘至额骨，另一支经颧弓不能超过颅底；翼突支柱：主要承受磨牙区的咀嚼压力，由蝶骨翼突构成，翼突与上颌骨牙槽突的后端连接，将咀嚼压力传导到颅底（图 16-1）。

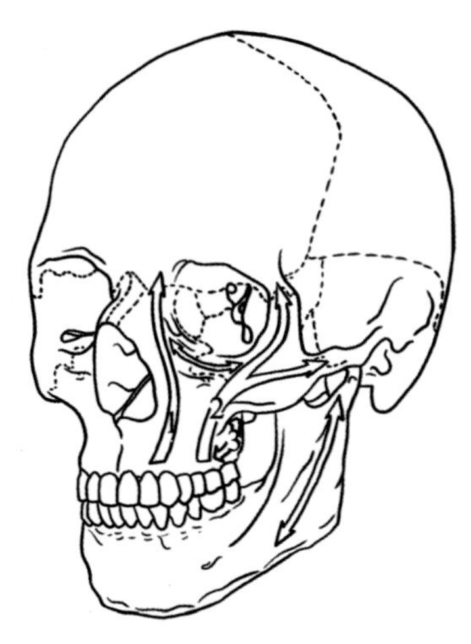

图 16-1　上颌骨的应力支柱

1. 尖牙支柱　2. 颧突支柱　3. 翼突支柱

（一）上颌骨骨折的分类

上颌骨骨折的分类由 Rene Le Fort（1901）提出，分三型：Le Fort Ⅰ型，即牙槽突基部水平骨折，骨折线经梨状孔下缘、牙槽突基部，绕颧牙槽嵴和上颌结节向后至翼突；Le Fort Ⅱ型，即上颌中央锥形骨折，骨折线从鼻根部向两侧，经泪骨、眶下缘、颧上颌缝，绕上颌骨外侧壁向后至翼突；Le Fort Ⅲ型，即高位水平骨折，骨折线经鼻额缝，横跨眼眶，再经颧额缝向后下至翼突，形成颅面分离（图 16-2）。后有学者对其进行改良并分为四类：①低位（水平）骨折，即上颌骨 Le Fort Ⅰ型水平骨

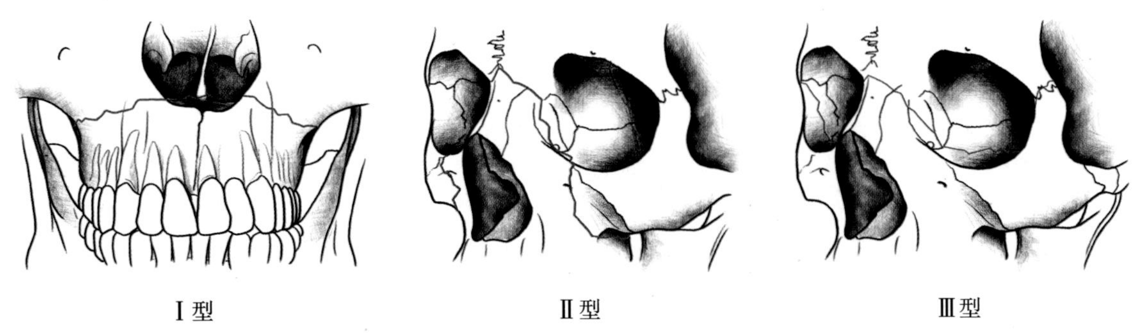

图 16-2　Le Fort Ⅰ、Ⅱ、Ⅲ型骨折示意图

折；②高位（水平）骨折，上颌骨骨折线在 Le Fort Ⅱ型和（或）Ⅲ型水平；③矢状骨折，上颌骨呈垂直断裂，骨折线位于正中或正中旁；骨折可能伤及颅底；④牙槽突骨折，骨折线局限于根尖水平，仅波及牙骨段。治疗原则是复位和固定牙骨段。

（二）上颌骨骨折的临床表现

上颌骨骨折的临床表现除具有一般骨折的共同症状和体征如肿胀、疼痛、出血、移位及畸形外，还有一些特有的表现。

1 面形改变　上颌骨骨折后，骨折段的移位取决于外力的大小、方向和颌骨本身的重量，常向下坠，使面中 1/3 变长，翼外肌和翼内肌的牵拉，可将骨折片拉向后下，可出现面中部凹陷、后缩，称为“蝶形面”。如上颌骨骨折仅仅是裂缝骨折，则不发生移位。

2 咬合错乱　上颌骨发生横断骨折时，向后下移位，可使后牙早接触，前牙开𬌗，如一侧横断骨折下垂，患侧早接触，健侧开𬌗。

3 “眼镜”状瘀斑　这是上颌骨 Le Fort Ⅱ、Ⅲ型骨折后出现的一种特殊体征。由于眼睑及眶周围组织疏松，伤后发生水肿，加之骨折后组织内出血淤积其间，使眼球四周的软组织呈青紫色肿胀区，好似佩戴了墨镜。虽然在单纯软组织伤或颧骨骨折时也可能出现类似体征，但结合眼其他症状和体征可以鉴别。

4 口、鼻腔出血　上颌骨骨折常合并口、鼻腔黏膜撕裂或鼻窦黏膜损伤。有时口腔内并无破损，血仅由鼻孔流出，或同时由后鼻孔经口咽部流至口腔。

5 眼的变化　上颌骨骨折波及眶底时，可出现一系列眼的症状和体征，如眼球结膜下出血、眼球移位和复视等。如损伤动眼神经或外展神经，可使眼球运动障碍；如伤及视神经或眼球，则引起视觉障碍或失明。

6 脑脊液漏　上颌骨骨折时如伴发颅底骨折，骨折线经过蝶窦、额窦或筛窦时，发生硬脑膜撕裂，则可出现脑脊液鼻漏。如合并有耳岩部损伤，还可发生脑脊液耳漏。

（三）上颌骨骨折的诊断

通过询问病史、查体、结合 X 线片观察，对上颌骨骨折的诊断并不困难。首先应问明受伤的原因，了解致伤力的性质、大小、速度、方向和受力部位等，可作为诊断的重要依据。同时要了解病人受伤后有无上颌骨骨折的相关症状，如面中部疼痛或麻木，口、鼻有无伤口和出血，牙咬合异常，鼻阻塞和呼吸困难等。

观察面中 1/3 部有无伤口、肿胀、出血或淤斑，有无“蝶形面”或长面等面形改变；口、鼻有无伤口和出血；鼻、耳部有无脑脊液漏；有无张口受限及咬合关系错乱；检查上颌骨有无异常动度、摩擦音和台阶等。

X 线摄片以华氏位为主，必要时加照头颅侧位片、上颌咬合片等。在 X 线片上可观察：骨折线的部位、数量、方向，骨折类型，骨折段移位情况，牙与骨折线的关系等。CT 可清晰显示上颌骨各面骨折及移位情况。

（四）手术切口的设计

手术切口的设计根据骨折的具体位置及走行确定。睑缘切口能良好地显露眶下缘和眶底部，瘢痕不明显。但应注意避免造成下睑外翻。口内切口位于上唇颊沟内切开黏膜，可直达眶下缘。若畸形区域皮肤有明显瘢痕的病例，可直接切除和修整瘢痕，并由此入路进行手术。对于上颌骨 Le Fort Ⅱ、Ⅲ型骨折合并颧骨、鼻骨骨折者，需采用冠状切口并辅以眼睑下切口或结膜内切口和口内前庭沟切口，将各切口分离达骨膜下，再由骨膜下将各切口贯通，从而获得广泛的暴露。而单纯的口内上颌前庭沟切口，即可完成上颌骨 Le Fort Ⅰ型骨折、半侧牙槽突骨折、上颌正中分离骨折和部分 Le Fort Ⅱ型骨折的复位和固定。总之，手术进路的确定应以暴露好、创伤小、操作方便、术后瘢痕隐蔽、不影响美观为原则。

（五）复位与固定

上颌骨骨折的治疗原则是使错位的骨折段复位，获得上、下颌牙的原有咬合关系后进行固定。复位方法有以下几种：

1 手法复位　在新鲜骨折早期，骨折段比较活动，用手或借助于上颌骨复位钳，易于将错位的上颌骨回复到正常位置。手法复位方法简单，一般在局麻下即可进行，简单的骨折也可不用麻醉。

2 牵引复位　骨折后时间稍长，骨折处已有部分纤维性愈合，骨折段被挤压至一侧或嵌入性内陷，造成腭正中裂开，向外侧移位，用手法复位不能完全回复到原有位置，或一时无法用手法复位时，则采用牵引复位。

3 手术复位　骨折段移位时间较长，骨折处已发生纤维愈合或骨性愈合，用上述两种方法都难以复位时，则需采用手术复位，即重新切开错位愈合的部位，造成再次骨折，而后用合适器械撬、推、拉，使骨折段回复到正常解剖位置。如伴有颧骨、鼻骨或额、眶区骨折时，现多采用头皮冠状切口，向下翻起额、颞部大皮瓣，可以充分显露额、鼻、眶、颧区及部分上颌骨骨面，便于在直视下进行骨折段复位和固定，容易解剖复位，取得较好的治疗效果。此种切口隐蔽在发际线以上，术后无面部瘢痕，病人比较愿意接受，尤其适用于在额、鼻、眶、颧区有多处骨折的病例，可以避免在面部做多处切口。

上颌骨骨折复位后一般需要进行固定，上颌骨骨折固定方法有几种类型，原则上是利用没有受伤的颅、面骨骼固定上颌骨骨折段，同时做颌间固定，以恢复咬合关系。固定方法较多，最常用的有以下几种：

（1）颌间牵引固定＋颅颌固定：于上、下牙列上安置有牙挂钩弓夹板，使骨折段复位后按需要的方向和力量在上、下颌之间挂若干橡皮圈进行牵引固定，并以颅颌弹性绷带或颏兜将上、下颌骨一起固定于颅骨上。上颌骨骨折一般固定 3 周左右。

（2）切开复位坚强内固定：在开放性上颌骨骨折、上颌骨无牙作固定、上颌骨多发及粉碎性骨折或骨折处已发生纤维性愈合的病例，均可采用切开复位，复位后以微型或小型钛夹板行坚强内固定。

上颌骨骨折多采用前庭沟切口，在粉碎性骨折或合并颧骨骨折移位时，可辅以眶下切口以充分暴露骨折线。可根据骨折线情况选择小型或微型钛板，如颧颌线、正中线部位骨折可用小钛板，眶下则选用微型钛板，配合 5mm 单皮质钛钉。上颌因无强大的肌肉牵拉，可于骨折线部位直接以钛板、钛钉固定。

在上颌骨 Le Fort Ⅱ型和Ⅲ型骨折时，由于牵扯的骨折部位较多，可选用头皮冠状切口，切开至帽状腱膜下层，将头皮及颞面部皮瓣向下翻转，可显露出额、颞、眶、鼻、颧弓、颧骨及上颌骨骨面，必要时可加做口内前庭沟切口，从口内进一步显露上颌骨骨折部位。这种切口由于可充分显露多处骨折的部位，便于探查、骨折段复位及固定的操作，尤其适用于陈旧性上颌骨骨折合并颧骨、鼻骨及额骨骨折治疗。

（六）坚强内固定的部位

应根据骨折的范围及外形选择与之相适应的夹板。对于移位不明显的骨折部位可选择微型夹板，如鼻底前嵴下的腭中份骨折，移位明显的骨折部位应选择小型夹板，螺钉常选用 5～7mm 长度，应固定在面骨增厚的部位，而且要进行多点固定，以达到三维固定，方能获得良好的稳定性。常置于面部支撑柱部位，如眶下缘、颧牙槽嵴、鼻前嵴下及梨状孔两侧（图 16-3）。

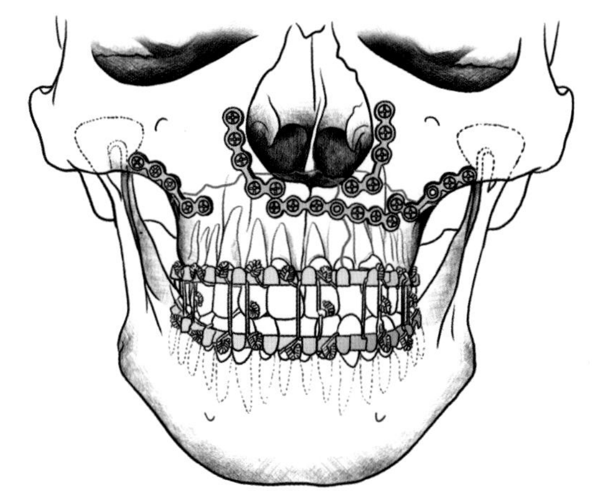

图 16-3　上颌骨骨折内固定示意图

二、下颌骨骨折

（一）临床表现

下颌骨骨折时除会发生一般骨折所具有的肿胀、疼痛、出血和功能障碍等症状和体征外，由于下颌骨的解剖生理特点，骨折时有以下特殊的临床表现：

1　骨折段移位　下颌骨骨折后，有多种因素可以影响骨折段的移位，其中以咀嚼肌对颌骨的牵拉为主要原因，其他因素还有外力的方向、骨折的部位、骨折线的方向和倾斜度及骨折段上是否有牙存留等。

（1）颏正中部骨折：下颌骨颏正中部骨折，可以是单发的、双发的线形骨折或粉碎性骨折。在单发的正中颏部线形骨折时，由于骨折线两侧肌肉的牵拉力量相等、方向相对，常无明显移位或不发生移位；如为斜行骨折，一侧骨折片有颏棘，一侧骨折片无颏棘，则可能发生移位。

如为颏部双发骨折，两骨折线之间的颏骨折段可因颏舌骨肌、颏舌肌、下颌舌骨肌和二腹肌前腹的牵拉，而向后下移位。如为颏部粉碎性骨折或伴有骨质缺损，则两侧骨折段由于下颌舌骨肌的牵引，而向中线方向移位，使下颌骨前端变窄。上述情况，都可使舌后退，有引起呼吸困难，甚至发生窒息的可能，应特别注意。

（2）颏孔区骨折：单侧颏孔部骨折，多为垂直或斜行骨折，常将下颌骨分成前后两段，前骨折段与健侧下颌骨保持连续性，由双侧降颌肌群的牵引，向下、后方移位并稍偏向患侧，同时因有健侧关节为支点，故稍向内转而使前牙微呈开𬌗；如果骨折断端彼此重叠，则颏部后退更显著，向患侧移位也更为明显。后骨折段因所附升颌肌群的牵引，多向前上方移位，并微偏向健侧。

（3）下颌角部骨折：此类骨折也是将下颌骨分为前后两个骨折段。如果骨折线正在下颌角，两个骨折段都有嚼肌与翼内肌附着，骨折段可不发生错位；若骨折线在这些肌肉附着处之前方，则前骨折段因降颌肌群的牵引，向下、向后移位，与颏孔区骨折的情况相似。

下颌骨骨折的移位与骨折线方向及骨折段上有无牙存在也有一定的关系。如果上、下颌都有牙，骨折线系由下颌骨下缘从后向前上斜行至牙槽突，由于升颌肌群的牵引，可将后段骨折段拉向上内侧，直至上、下牙接触为止。

如后骨折段无牙，则向上移位更明显。如果骨折线的方向从下颌下缘自前向后上斜行至牙槽突，则这类骨折片移位可不明显。

（4）髁突骨折：多发生于它的颈部。骨折后的髁突常因翼外肌的牵拉而向前内方移位。同时，下颌升支部受嚼肌、翼内肌和颞肌的牵拉而向上移位，使患侧牙早接触而健侧牙及前牙形成开𬌗。双侧髁突骨折时，两侧下颌升支被拉向上方，后牙早接触，前牙明显开𬌗。

（5）多发骨折：下颌骨发生多发骨折时，骨折段的移位常无一定的规律。有肌肉附着的骨折段一般向肌肉牵拉方向发生移位，无肌肉附着或原附着的肌肉也损伤断裂，则骨折段常随外力方向或重力而发生移位。

2 咬合错乱　咬合错乱是颌骨骨折中最常见和最有特点的体征。下颌骨骨折后，骨折段多有移位，有时即使只有轻度移位，也可出现咬合错乱。自觉症状是牙咬不上，咬合无力或咬合疼痛。客观检查则发现早接触、反𬌗，多数牙无接触关系或咬不住置于上、下牙间的压舌板。

3 骨折段异常动度　正常情况下，是全下颌骨整体协调的生理运动。当下颌骨骨折后，则可出现分段不协调的异常动度，同时可出现骨折断端间的异常摩擦感、摩擦音或骨断端形成的台阶。

4 牙龈及黏膜撕裂　下颌体部的骨折常致骨折处的牙龈和黏膜撕裂，成为开放性骨折，并可伴发牙折、牙挫伤、牙脱位或牙缺失。

5 骨折附近软组织出血或肿胀　骨折时均伴有局部出血，血液可从与骨折相通的面部伤口或口内牙龈撕裂处流出，也可积聚在组织内形成血肿。下牙槽血管如发生断裂，血液可渗至口底组织内，形成口底血肿。

6 感觉异常　下颌骨骨折后，可因骨折断端活动或摩擦，发生疼痛。如伴发下牙槽神经损伤或断裂，则出现同侧下唇麻木。

7 功能障碍　下颌骨骨折病人可由于疼痛、骨折段移位和咬合错乱，限制了正常的下颌骨运动，影响咀嚼、进食和吞咽。因局部水肿、血肿和涎液增多等，可影响正常呼吸，严重者可发生呼吸道梗阻。

（二）诊断

询问病史时应了解受伤的原因、时间、部位、外力的大小及方向等，然后检查病人的全身情况和局部情况，观察颌面部有无创口、肿胀、出血和淤血的部位。检查有无牙列移位，咬合错乱，开、闭口障碍，下唇麻木，牙龈撕裂，局部压痛，台阶状移位和下颌骨异常动度等。X 线摄片检查可进一步明确有无骨折线及骨折线的数目、方向、类型、范围及骨折段移位情况，同时注意有无其他颅面骨损伤。应拍摄下颌曲面断层片、下颌骨侧位片等。

（三）下颌骨骨折的复位方法

1 手法复位　在单纯线形骨折的早期，骨折处尚未发生纤维性愈合，可用手法复位，将移位的骨折段回复至正常位置。

2 牵引复位　多应用于手法复位效果不满意，或骨折处已有纤维性愈合，不能手法复位者，可应用牙弓夹板和橡皮圈作颌间牵引。即在上、下颌牙列上结扎、安置带有挂钩的牙弓夹板，然后根据骨折段需要复位的方向，套上橡皮圈，做弹性牵引，使骨折段逐渐恢复到正常的位置。

在下颌骨体部有明显移位的骨折段，可采用分段式牙弓夹板，结扎在骨折线两侧的牙列上，套上橡皮圈作牵引。在牵引过程中，应经常检查复位的效果和骨折段移动的方向，随时调整橡皮圈牵引的方向和力量。

3 切开复位　对新鲜开放性骨折，常可在软组织清创的同时，做骨折的复位和内固定。对于不能手法复位的复杂性骨折，为了争取较好的复位、固定效果，也可采取手术切开复位的方法。对于骨折移位时间已较长，骨折处已有致密的纤维性或骨性错位愈合者，只有采用手术切开复位，才能将错位愈合中所形成的纤维组织切开，或将骨性愈合处凿开，将骨断端游离，使骨折段正确复位，并做骨断端的坚强内固定。

（四）下颌骨骨折的固定

1 单颌固定　单颌固定的优点是固定后仍可张口活动，对进食和语言的影响较小，便于保持口腔卫生，同时，一定的功能活动对增进局部血运和骨折愈合有利。但单颌固定法的固定力量有限，不能对抗较大的移位力量，故一般用于无明显移位或易于复位的简单骨折，如下颌骨正中颏部线形骨折、牙槽突骨折等。单颌固定的另一个缺点是，仅用于能完全复位的病例，否则就难以恢复到原来的咬合关系。

2 牙弓夹板固定　用一根粗金属丝或成品牙弓夹板，弯制成与下颌牙唇颊面弧度一致的弓形夹板，在颌骨骨折段复位后，用细不锈钢丝将其结扎固定在骨折线两侧的数个牙上。如骨折处伴有牙缺失，为保持缺牙间隙，可在弯制牙弓夹板时，在相当于缺牙处，突向间隙内，挡住两侧的牙，以防骨折段向缺牙空隙移位。

单颌牙弓夹板固定，最适用于牙折或牙槽突骨折，用以固定下颌骨骨折，有时嫌力量不足，仅用于无明显移位的单发、线形骨折的固定。

3 坚强内固定　近年来已普遍应用钛板和钛钉坚强内固定技术固定颌骨骨折。多采用口内进路，可避免手术瘢痕。下颌骨骨折多选用小型钛板，采用 7mm 单皮质钛钉固定。根据临床需要选择不同形态和长度的钛板，将骨折断端复位后坚固固定。

在下颌骨放置钛板应遵循零张力固定原则，钛板应放置于张应力或阻力最大的部位以克服下颌功能运动中的张力和扭力，不能随意放置。在临床应用中，为避免损伤下牙槽血管神经束，常在下颌骨体部下缘放置一块小型钛板，另于近牙槽处放置一块微型钛板或以牙弓夹板结扎骨折断端两侧牙齿，以同时对抗张力和扭力。颏部应放置两块钛板或使用 X 形钛板。下颌角骨折可于外斜线处固定一块六孔钛板，如仍嫌力量不够，可于骨折断端下缘固定一块四孔钛板。

纯钛的生物相容性良好，但较软，受强大咀嚼肌牵拉会有一定变形，因此术后配合短时间颌间结扎牵引固定是必要的，这对恢复正确的咬合关系很重要。

小型钛板由于体积小而薄，术后如无不适，骨折愈合后可不必拆除。也可采用超高分子量聚乳酸可吸收夹板及螺钉进行内固定，术后 6～12 个月固定材料自动分解吸收，不必再次手术取出。

4 颌间固定　是颌骨骨折常用的固定方法，尤其对下颌骨骨折，可利用上颌骨来固定折断的下颌骨，并使上、下颌的牙固定在正常咬合关系的位置上，待骨折愈合后，恢复咀嚼功能，这也是颌间固定的主要优点。这种固定的缺点是不能张口活动，影响咀嚼和进食，也不易进行口腔清洁和保持口腔卫生。

5 带钩牙弓夹板颌间固定　就是在牙弓夹板上带有突起的挂钩，以便悬挂小橡皮圈，做颌间牵引固定。这种带钩牙弓夹板，可用铝丝弯制，也有各种成品带钩夹板可供临床选用。

安置好带钩牙弓夹板后，用小橡皮圈根据牵引下颌所需要的方向和力量，套在上、下颌牙弓夹板的挂钩上，即可产生牵引、复位和固定的作用，一般固定 3～4 周，双发或多发骨折时可适当延长固定时间。

如骨折段错位明显，一时又难于复位，无法在下颌牙列上安置一个完整的牙弓夹板时，可将牙弓夹板在相当于骨折错位处剪断，分别结扎固定在骨折线两侧的牙上，然后套上橡皮圈，行弹性牵引复位。术后应及时观察，调整橡皮圈的方向和力量，直到恢复正常的咬合关系，并继续固定一段时间。必要时可换置一个完整的牙弓夹板，完成固定。下颌骨骨折如有骨质缺损，可以采用有间隔弯曲的牙弓夹板，以保持复位后留下的缺损间隙，防止因肌牵引或瘢痕挛缩而发生移位。

三、髁突骨折

（一）分类

髁突骨折(condylar fractures)发病率占下颌骨骨折的25%～52%(图16-4,图16-5)。根据骨折发生水平,髁突骨折可分为:

1 高位骨折(髁突头部或囊内骨折)。

2 中位骨折(髁突颈部骨折)。

3 低位骨折(髁颈下或基底部骨折,涉及升支)。

4 矢状骨折(骨折线贯穿髁突头与髁颈下)。

5 粉碎性骨折。

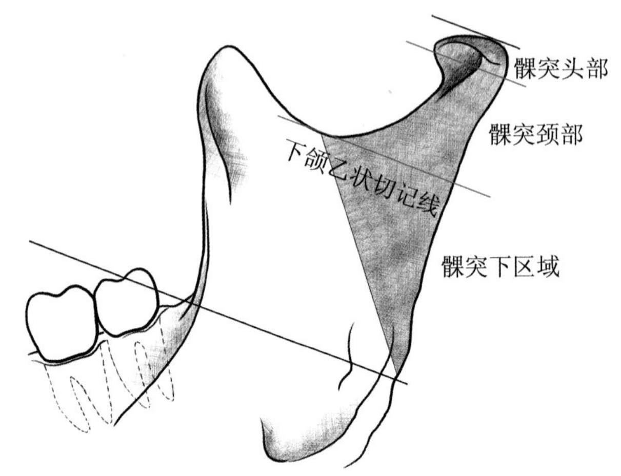

图16-4 髁突骨折的分类示意图(髁突头、颈部、下颌切迹线)

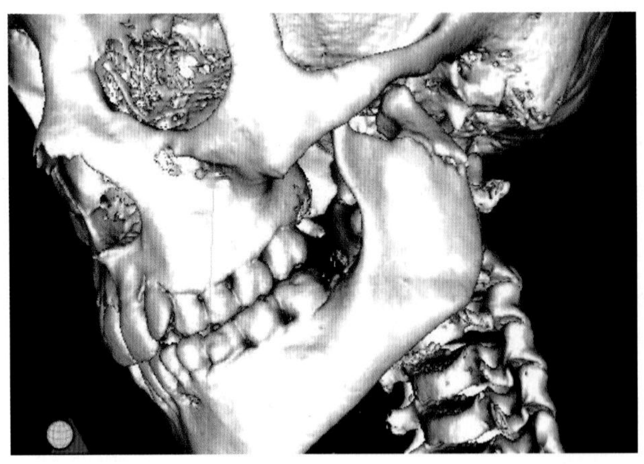

图16-5 髁突骨折的三维CT图像(髁颈下骨折)

（二）髁突骨折的治疗

下颌骨髁突是构成颞颌关节的重要结构,具有特殊的功能,是下颌骨骨折的好发部位之一。常因下颌骨颏部受撞击而发生骨折,且多发生于髁突颈部。

髁突颈部青枝骨折时可不发生移位,其他类型骨折则多有移位。移位多与翼外肌牵拉、升支部受力和推压有关。约有半数的髁突骨折,髁突头部从关节凹内移位。

髁突骨折的治疗,多年来在国内、外学者中有不同的观点,有人主张用手术方法切开复位和固定；有人则主张采用非手术的保守治疗。

目前国内、外多数学者的意见是，髁突骨折有明显移位或完全脱位，或磨牙缺失，保守疗法不易复位固定者，宜做手术切开复位；骨折后移位不明显或儿童骨折病例，宜用闭合性复位的保守治疗。临床上还可根据病人的身体情况决定治疗方法。

1 保守治疗　髁突骨折的闭合性治疗可以称之为保守治疗或非手术治疗，主要包括颌间固定、牙弓夹板颌间弹性牵引和训练等。

目前，对髁突骨折保守治疗适应证的选择的观点已达初步统一：①未移位或无明显移位的髁突骨折（移位角度＜30°～50°）；②青春期和青春期前正在发育的病人；③经复位可以恢复咬合关系的闭合性髁突骨折；④完整的牙列用以保持适当的关节间隙。

持保守治疗理论依据者还认为髁突是下颌骨生长发育中心，具有很强的再生和改建功能。髁突骨折采用保守治疗后，其愈合方式是形成一个新的颞下颌关节，亦即颞下颌关节的生物学改建，这种改建在骨折后立即开始并持续达数月之久，包括结构和功能的改建。

颞下颌关节的改建主要通过三种途径：①髁突的再生；②颞骨关节窝的改建；③下颌支后缘高度的改建。保守治疗的选择是有一定程度限制的，临床上适应证选择不当或是病人本人的依从性会影响保守治疗最终效果，因此结果多具有一定程度上的不确定性，甚至会导致治疗失败的可能，而不得已求助于手术治疗，但此时已经错过了最佳手术时机。

随着医学的进步，将来髁突骨折的保守治疗方法设计和适应证选择范围可能会发生一定程度的变迁。

（1）关节囊内闭合性髁突骨折或髁突颈部骨折无明显移位者，可采用简单颌间结扎法限制关节活动 2～3 周即可。

（2）颌间弹性牵引法对于髁突移位的病人在上、下颌牙列上安置带钩牙弓夹板，然后在磨牙的咬合面放置 2～3mm 厚的橡皮垫，单侧骨折者放在伤侧，双侧骨折者两侧均放。然后在正中咬合位上做颌间固定，前牙区可做垂直方向的弹性牵引，以恢复正常咬合关系。

成人需固定 2～3 周，儿童则固定 10～14 天后即可逐渐做张口练习。儿童的早期活动尤为重要，有人甚至主张，骨折后如咬合关系无明显改变，又无明显疼痛时，可以不做固定，以免因固定而发生关节强直。

2 手术治疗　Zide（1983，1989）则系统地阐述了髁突骨折手术治疗（开放性治疗）的绝对适应证和相对适应证，迅速被广大临床医师接受并将其视为治疗髁突骨折的指导思想。其绝对适应证为：①髁突头脱位进入颅中窝或颞窝，伴功能障碍者；②关节腔内异物；③髁头外侧移位穿破关节囊者；④经保守治疗后仍无法开口或无法恢复正常咬合关系者；⑤复合型损伤。

而以 Widmark（1996）为代表的学者提出的手术适应证为：①骨折断端纵轴方向移位＞30°；②髁突向下移位＞5mm，下颌骨升支患侧较健侧缩短 5mm 以上；③保守治疗不能恢复理想咬合关系。同样广为引用。

对于髁突骨折开放性治疗的手术入路方式主要有三种：①耳屏前切口（角形切口、弧形切口）；②颌下或颌后切口；③两者联合的环下颌角切口。

在耳前区施行手术时应注意勿损伤颞浅动脉、腮腺及面神经颧颞支等解剖结构。暴露髁突骨折线后，精确复位，在骨折线两侧以动力系统钻孔，坚固固定小型接骨板或加压钛板，有时也可以长钉固定（图 16-6）。

髁突颈部以上骨折选用颞部-耳屏前切口，髁突颈部或下颌升支部骨折可选用颌后-颌下切口暴露骨折线，将骨折段解剖复位，高位髁突骨折选用微型钛板，而颈部骨折多选小型钛板固定两断

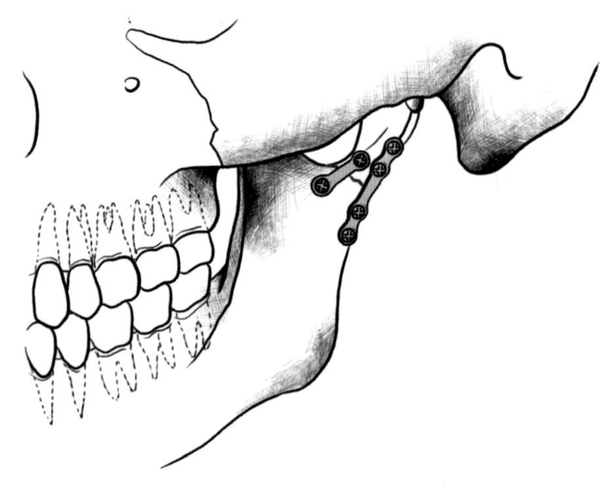

图 16-6 髁突颈骨折内固定示意图

端，以重建下颌骨之形态与功能。近年来有学者报道于耳前小切口，以内镜技术行髁突骨折复位及坚强内固定。

四、上、下颌骨联合骨折

上、下颌骨联合骨折是口腔颌面部的一种严重损伤，不但多伴有软组织损伤，还常伴发颅脑损伤或其他损伤。除根据伤情采取急救及早期清创处理外，上、下颌骨骨折可分别情况做复位固定。由于下颌骨骨折后复位比较容易，因此一般应先做下颌骨复位固定，然后再根据咬合关系来复位、固定上颌骨。在固定方法上多采用颌间固定加颅颌固定。治疗过程中，还必须经常检查咬合情况。如果受伤后用简单的方法不能达到骨折段复位的目的时，可采用牵引复位。如果骨折段已错位愈合，可采用切开复位法。在上、下颌多发或粉碎性骨折病人，如复位固定后咬合关系仍恢复不良，可待骨折愈合后根据复位愈合较好的上颌或下颌重新切开复位，矫正相应的下颌或上颌，则可重建较理想咬合关系。

五、颧骨颧弓骨折

颧骨及颧弓是颜面外侧最突起的部分，颧骨是面中份最坚硬的骨之一，左右对称，有三个面和三个突起构成。颊面向前外侧突起，颞面参与颞窝的构成，眶面参与眶外侧壁的构成。额蝶突上接额骨颧突形成颧额缝，上颌突与上颌骨相连形成颧上颌缝；颞突与颞骨颧突相连形成颧弓。

（一）骨折分类

1 颧眶复合体(orbitozygomatic complex, OZC)骨折　颧骨体本身很少发生骨折，骨折线常常发生在周围薄弱骨，常形成以颧骨为中心的邻近骨骨折，因此在描述该区域骨折时，称为颧眶复合体骨折。

2 颧上颌复合体(zygomaticomaxillary complex, ZMC)骨折。

3 颧骨复合体骨折(zygomatic complex fracture, ZCF)　以颧骨为中心的骨折统称为颧骨复合体骨折。

（二）诊断

颧弓因其位置突出，骨质细弱，易受外伤而发生骨折。骨折后出现显著的颜面畸形或功能障碍如张口受限、复视以及上颌窦壁破裂，窦内积血、鼻出血、眶下神经损伤所致面部麻木等症状时应尽早施行复位固定术。

经X线摄片,可证明为单纯性或复合性新创伤或陈旧性颧骨及颧弓骨折。

（三）治疗

目前,颧骨颧弓骨折的治疗包括保守治疗和手术治疗两类。保守治疗适用于无移位或轻度移位和面部畸形不明显、无功能障碍者;手术治疗主要适用于有明显移位,粉碎性或陈旧性,而且伴有面部畸形及张口受限、复视、眶下神经麻木等功能障碍者。

临床上常用的复位方法包括头皮冠状切口复位、颞部Gillies切口路复位、上颌前庭沟切口径路复位、下颌升以前缘切口径路复位、眉弓切口复位、上颌窦填塞复位法等。冠状切口是从一侧耳屏前皮肤皱褶垂直向上跨过颞部、头顶,到达对侧颞部和耳屏前,手术切开头皮的皮肤、皮下组织、帽状腱膜,在颞深筋膜前面翻瓣。冠状切口的优点是切口隐蔽于发际以内,术后瘢痕不明显;手术暴露好,可充分暴露双侧的颧弓、颧骨、眶外侧缘、整个前额骨和鼻跟;只要翻瓣层次正确(翻瓣在颞肌筋膜前面),可以保护面神经的颧支和颞支,保护头皮的主要滋养血管。冠状切口也有一些不足,比如术中出血较多,术区距离切口较远等。术中可以使用头皮夹减少头皮部分出血;切口可以顺毛囊方向,减少对毛囊的损伤,减少术后瘢痕区的毛发缺失(图16-7)。

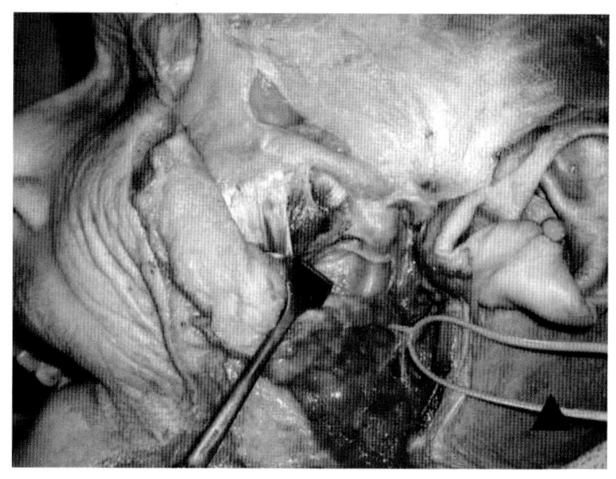

图16-7　头皮冠状切口示意及解剖图

绝大多数的颧骨骨折复位后需要做固定,其理由有两点:上颌骨颧突和颧弓前份为咬肌附着外,对颧骨体有向下、向后的牵拉作用而使骨折发生再移位;颧骨突出于面中份,术后若保护不当而受到外力作用则容易发生再移位。颧骨骨折的固定部位与骨折的类型以及复位后的稳定性有关。通常情况下,需要对颧骨复合体骨折进行四突固定,才能达到充分的稳定(图16-8)。

复杂的粉碎性颧骨颧弓骨折、因各种原因延期治疗而形成错位愈合的陈旧性颧骨颧弓骨折的治疗、有严重骨缺损或骨吸收的颧骨颧弓骨折的处理,一直是临床治疗中的难题。复杂的粉碎性颧骨颧弓骨折的手术治疗不仅要作颧骨、颧弓的复位,而且要重建颧骨体的外形与轮廓,尤其是外形高点和前凸度。复杂的粉碎性颧骨颧弓骨折在复位过程中没有可靠的复位参照,亦缺乏可遵循的复位程序;手术中可能因为患侧软组织的肿胀而影响与对侧颧骨体外形轮廓的对比。因此,手术治疗的难度相对大,效果难以达到理想的程度。近年来结合术前计算机辅助设计则可以更加精确地进行手术设计和接骨板预成型,便于术中精确地解剖复位和缩短手术时间。而不断涌现的各种新型手术器械和异形接骨板使复杂的粉碎性颧骨颧弓骨折的精确稳定复位固定成为可能。

此外,颧骨中涉及眼眶尤其是眶底的重建是目前治疗中存在的又一问题。颧骨骨折中眶底的破坏,其程度各异,有的仅表现为线性断裂,有的则表现为整个眶底甚至是内外侧眶壁的破坏,需

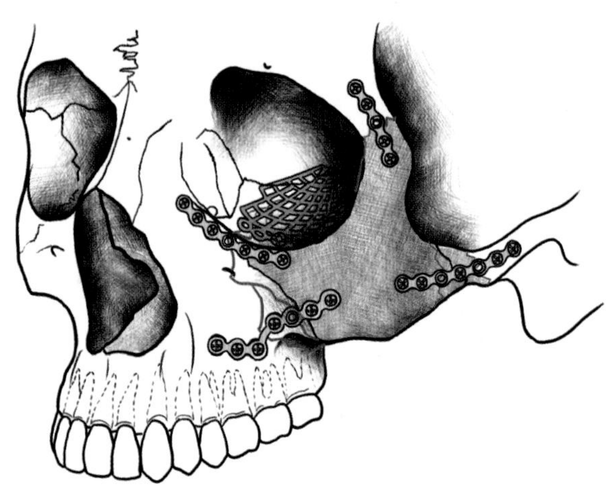

图 16-8 颧骨复合体骨折坚强内固定示意图

要进行眶区的重建。

六、鼻眶筛骨骨折

鼻眶筛区(naso-orbital-ethmoid,NOE)是颌面部最为复杂的解剖区域之一,特指面中部由两侧眶上孔和眶下孔之间构成的矩形区域,范围包括鼻骨、额骨、上颌骨额突、泪骨、筛骨,位于颅、眶及鼻三者交叉区域,又称鼻上颌泪额筛区(图 16-9)。

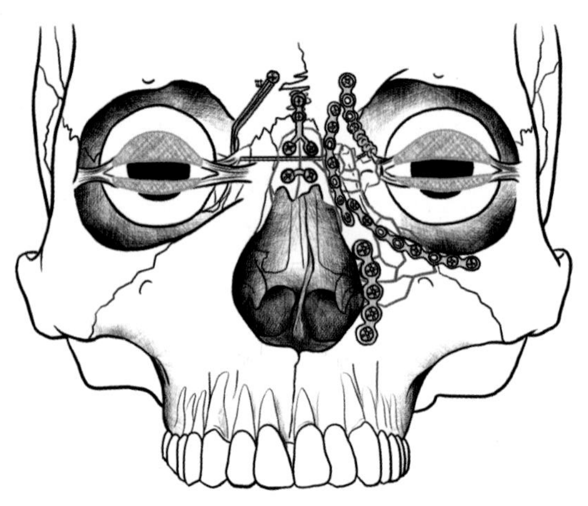

图 16-9 鼻眶筛骨骨折及内固定示意图

(一) 临床表现

当外力作用于鼻眶筛区的前部支架时,使这一相对脆弱的结构碎裂,支架塌陷向后、向外移位,造成眦距增宽、鼻背塌陷、鼻尖上翘等鼻眶筛区骨折的特有体征,同时还可以并发额被动局面骨折、前颅凹骨折、脑膜撕裂、脑脊液漏、眼球损伤等。与鼻眶筛区相关的解剖结构还包括泪道和鼻窦;关系最密切的是筛窦与额窦。

鼻眶筛区骨折主要表现为严重的面部畸形和功能障碍。突出的表现是鼻根部为中心的面中部畸形。

(二) 分类

1 创伤性眦距增宽(traumatic telecanthus)。

2 NOE 骨折还可造成鞍鼻畸形。

3 NOE 骨折常常合并眶壁骨折、额窦骨折和颅底骨折。

（三）治疗

常用的手术切口包括：经头部冠状切口、下睑切口、上唇口内前庭切口、鼻根正中切口和鼻根外侧切口。

早期手术要着重解决以下问题：①复位和固定中央骨块及内眦韧带，恢复内眦间距；②重建眶内壁和眶下壁，恢复眼眶容积；③植骨重塑鼻有骨性支架，恢复鼻外形（图 16-10）。对于伴有颅脑及全身损伤的鼻眶筛区骨折病人，因抢救生命需要而延误或忽视对骨折的处理，或受初诊医院治疗条件的限制，初期未能进行有效的确定性处理。晚期出现骨折块的畸形愈合，骨质吸收，加之该区域骨质薄弱，已很难进行解剖复位。同时，软组织瘢痕挛缩以及鼻背塌陷、内眦移位、睑裂变形、眼球内陷等严重畸形，进一步加重了修复重建的难度。因此，晚期处理时需要综合使用颅面下颌外科、整形外科、坚强内固定植骨中植骨代用品填充等技术。

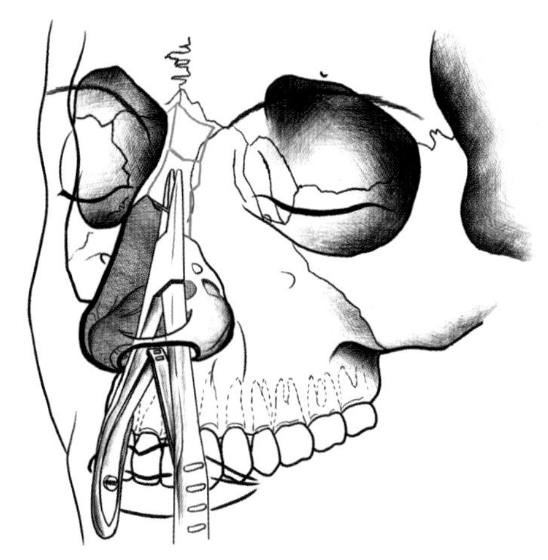

图 16-10　鼻骨骨折复位示意图

七、全面部多发骨折

全面部骨折（panfacial fractures）最早由 Schultz 于 1975 年提出，指同时累及面下、面中、面上部骨骼的骨折。

因其涉及上颌骨、下颌骨、颧骨复合体、鼻眶筛区和额骨等多个部位，常造成面部外形及功能的异常。骨折移位影响面部的高度、宽度及突度，造成面型异常或局部畸形；累及上、下颌骨时会出现咬合紊乱，可伴发肌筋膜及颞下颌关节功能的异常；累及鼻骨底会导致通气不畅；累及眶骨则可能出现视力异常甚至眼球缺失。全面部骨折的治疗强调面部骨折的早期重建，恢复功能及外形（图16-11）。

关于全面部骨折的复位顺序中“从下向上”，“从上向下”是比较经典的复位顺序。具体来讲，“从下向上”的复位顺序为：腭正中骨折、颌间拴结、髁突骨折、下颌骨体部正中升支骨折、额骨骨折、颧骨颧弓骨折、鼻眶筛区骨折、上颌骨骨折；“从上到下”的复位顺序为：额骨骨折、颧骨颧弓骨折、鼻眶筛区骨折、Le Fort 骨折（包括腭中骨折）、双侧髁突下骨折、下颌骨下右体部升支骨折。相比较而言，“从下到上”的复位顺序应用较广。毕竟下颌骨骨折相对容易复位固定，那么根据“从简单到复杂”的固定原则，从下颌骨开始复位做便是理所当然的。全面部骨折的治疗不可局限于某种单

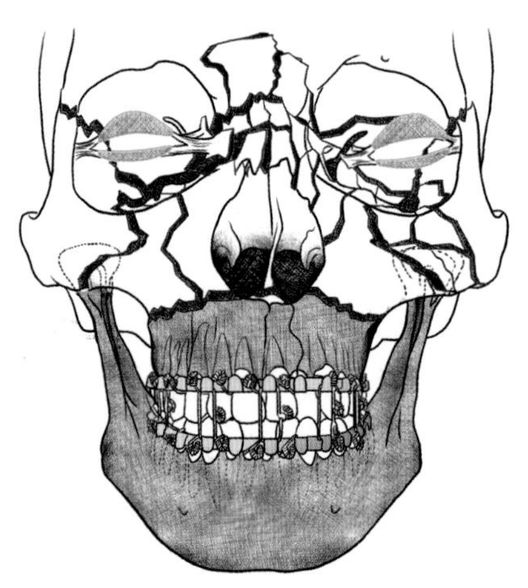

图 16-11　全面部骨折示意图

一的顺序，应在充分了解病人的骨折部位和类型之后，按照"从固定到活动、从简单到复杂"的原则进行复位固定，即从已知区域到未知区域进行复位，这样会更加精确。

八、眶内下壁骨折

眶内侧壁的解剖：眶腔整体呈锥形，眶内侧壁略呈长方形，骨壁平坦或稍凸向眶腔。眶腔是由上颌骨额突、泪骨、筛骨纸板、蝶骨体四块不甚规则的眶骨组成，其中筛板面积最大，因骨质菲薄，又称筛骨纸板，厚 0.2～0.4mm，半透明，用光照可见明亮的细纹和混暗区(筛窦)。

正是由于筛骨的菲薄结构特点，当眼部受外力打击时，通过力的传导，极易造成眶内壁形成裂口或骨折，眶内容物向鼻腔突出，同时也很容易使鼻窦或鼻腔的感染向眼眶扩散。

眶下壁的解剖：眶下壁又称眶底或上颌窦顶，主要由上颌骨眶突(上颌窦上壁)和外侧的颧骨眶突构成。眶底呈一向后上延伸的倾斜平面，其后部为薄弱区，有眶下管及眶下裂通过。当面中部或眼部受外力撞击时，通过力的传导，使眶内压剧增，冲击眶底造成眶底骨折。由于眶底下方为上颌窦，眶底骨折常使眶内容疝入上颌窦内，造成眼球内陷，严重的可导致眼球运动障碍。

九、眶底及眶内侧壁的骨折

因眶内容物受到钝力作用，非常容易使眶内压突然升高而引起眶底、眶内侧壁等薄弱部位骨折。这通常也是人体的一个保护机制，外力通过眶内容物向眶壁传导、分散与释放，使眼球免受或减轻外力的伤害，保护眼球的最重要功能——视力。

(一) 分类

1　眶爆裂性骨折　单纯的眶底及眶内侧壁骨折通常称为眶爆裂性骨折(blowout fracture)，面部畸形不明显，而眼部可有复视、眼球内陷、眼球运动障碍和视力下降等。

2　颧眶骨折　如果外力较大，或同时作用于眶壁，可合并有眶缘骨折或者伴发面中部骨折或者颧骨骨折，称为颧眶骨折。在解剖学上，颧骨构成眶外侧壁和眶底的一部分，由于眶内壁和下壁的骨质较薄，颧骨骨折往往伴有眶壁骨折。颧眶骨折临床表现主要为颧面部的塌陷、张口受限等，还可有眼球内陷、运动障碍、复视，以及上唇麻木等症状。

(二) 临床表现

1　眶周淤血肿胀　眶周软组织肿胀，睑周围皮下与结膜出血，当眶内大量出血时，可使眼球突出。在早期，骨折处有压痛，眶下缘处可触及台阶。

2 复视　爆裂性骨折时，眶内的软组织，包括下直肌、下斜肌、眶壁骨膜及筋膜连同眼球向下移位，眼外肌出现垂直方向运动受限，产生复视。眼下直肌和下斜肌都受动眼神经的分支所支配，如果该神经受损伤亦可引起复视。

3 眼球内陷　眼球内陷是眶底骨折的重要体征。引起眼球陷没的原因可能有：①由于眶底骨折破裂，使眶内容物连同眼球向下移位或疝入上颌窦；②眼球周围肌肉嵌顿到向后的位置，未及时处理，使嵌顿的肌肉变短并纤维化；③由于骨折使眶腔扩大，结果眶脂肪在较大的眶腔中不足以支持眼球。

4 眶下区麻木　一般表示骨折在眶底的中央部分，伤及或压迫眶下神经。

（三）诊断

1 具有比眼眶大的钝器撞击眼部或引起面中部多发骨折的外伤史者，应注意有无眶底骨折。

2 面中部骨折伤员并眼球内陷及复视者。

3 下直肌牵拉试验阳性：用丁卡因麻醉结膜，以有齿眼科镊通过结膜夹住下直肌做牵拉试验，如眼球上转受限，则为阳性，表明下直肌有下陷。

4 X线摄片检查可选华氏位或眼眶断层片，必要时做CT检查，观察眶腔、眶底及上颌窦情况。

（四）眶底及眶内侧壁骨折的治疗

1 手术指征　对于眶底及眶内侧壁的骨折，如出现以下症状者，应考虑手术治疗：颧面部塌陷、眼球内陷＞2mm、复视、眼球运动障碍。

2 手术入路　手术入路的选择应以术区暴露充分、便于操作、并发症少为原则。单纯的眶内壁骨折修复术，可经内眦皮肤入路或结膜入路，术中注意勿损伤内眦韧带和鼻泪管，在后侧注意以筛后动脉为界，安全操作，切勿损伤视神经。眶下壁的骨折入路主要有：睑缘下切口、眶下缘切口、结膜内切口。睑缘下切口瘢痕不明显，是眼袋等手术的常规入路，应做皮肤和眼轮匝肌的阶梯状切口，使肌肉皮肤的瘢痕不在一个层面上，避免挛缩，缝合亦应层次分明，防止术后眼睑外翻。眶下缘切口暴露好，但术后瘢痕明显，除非局部有外伤伤口或瘢痕存在，一般应避免使用。结膜入路，皮肤无瘢痕，但由于大范围剥离，组织移位，可出现如外眦畸形、睑外翻、下直肌损伤等，对术者操作要求较高。

3 手术步骤

（1）眶内容物复位：切开眶缘骨膜，沿骨膜下剥离，显露骨折部位，并向周围适当扩展，松解嵌顿或内陷于骨折线上的眶内容物，使其可以回复到原来的正常位置上，恢复眼球活动。

（2）眶壁的修复：选择合适材料（钛网、Medpor、成型框底板等代用品，或自体肋软骨、自体颅骨、自体髂骨），依骨壁外形制成合适形态，植入眶底或眶内壁等骨折部位，恢复原有眼眶的大小，使眼外肌的不平衡和眼球内陷尽量得以消除。

术前根据实际外伤情况，如有感染，或污染较重，可以先行抗炎控制感染，待肿胀基本消退后，行手术治疗。最佳手术时机是在伤后1～2周，此时全身状况和局部条件都能满足手术需要，肿胀消退，易于操作，抗感染能力大大增强。

十、鼻骨骨折

（一）临床表现

1 移位和畸形　鼻骨骨折的类型主要取决于暴力的性质、方向和大小。如遭受从侧方来的打击时，可发生一侧鼻骨骨折，并向鼻腔内移位，造成歪鼻畸形；如打击力量较大，可使另一侧鼻骨同时折断，并向外移位突出于皮下，甚至骨折片穿破皮肤，形成开放性骨折。在双侧鼻骨都发生骨折时，鼻中隔也可发生骨折和移位，使歪鼻更显著。当外力直接打击鼻根部时，可发生横断骨折，使鼻骨与额骨分离，骨折片向鼻腔内移位，同时可并发鼻中隔和筛骨损伤。如鼻骨遭受正前方打击时，可以发生粉碎性骨折及塌陷移位，出现鞍鼻畸形，有时可被软组织肿胀所掩盖而不明显，检查时应注意。

2 鼻出血　鼻腔黏膜与骨膜紧密相连，鼻骨骨折常伴有鼻腔黏膜撕裂而发生鼻出血。

3 鼻通气障碍　鼻腔可由于骨折片移位、黏膜水肿、鼻中隔血肿及血凝块淤积等原因，出现鼻腔阻塞症状。

4 局部及周围肿胀及淤斑　鼻骨骨折，特别是鼻根部或深部损伤，可因组织内溢血渗到双侧眼睑及结膜下而出现淤斑。

5 脑脊液鼻漏　鼻骨骨折如伴有筛骨损伤或颅前窝骨折时，可发生脑脊液鼻漏。初期为混有血液的脑脊液外溢，以后则血液减少，甚至只有清亮的脑脊液外流。

此外，鼻骨骨折后，如伤员不自觉地摸出鼻内的血痂或阻塞物，有可能使空气自撕裂的黏膜下进入眼睑或颏部皮下组织内，因而出现皮下气肿。

（二）诊断

鼻骨骨折的诊断主要靠损伤史、临床特点和局部检查来决定。X线摄片可做鼻骨正侧位检查：向侧方移位的鼻骨骨折，可在正位片上显示；向后方移位的鼻骨骨折，在侧位片上可以清晰地显示出来，华氏位片亦可以显示鼻骨、鼻中隔、上颌骨额突、眶内板及筛窦等情况。

（三）治疗

鼻骨骨折的治疗应及早进行，因鼻部血运丰富，骨片较薄，骨折后如不尽早复位，易发生错位愈合。如已遗留鼻部畸形或鼻呼吸功能障碍再进行治疗，就难以获得满意效果。

1 鼻外复位法　适用于向侧方移位的鼻骨骨折。操作方法是在局部浸润及黏膜表面麻醉下，用双手拇指压迫突起的骨折片，使其复位。在骨折片复位时，可听到摩擦音，同时鼻外形也恢复到正常。

2 鼻内复位法　适用于内塌陷移位的鼻骨骨折。在局麻下，用套有橡皮管或裹有纱布的直骨膜剥离器插入鼻腔内，撬起鼻骨使骨折片复位，并同时用另一手的拇指和食指在外侧辅助复位。复位后用碘仿纱条填塞于鼻内骨折部，以保持骨折片不再移位，同时还可以达到止血的目的。5～6天后可除去鼻内填塞物。

如有条件，对双侧鼻骨骨折者，最好用鼻骨复位钳，将钳的两叶分别伸入两鼻腔移位的鼻骨下，挟持鼻中隔，向上、向外、向前用力慢慢抬起鼻骨，并用左手拇、食指在鼻外协助复位。复位后清理干净鼻腔，于双侧鼻孔内放置裹以碘仿纱条的橡皮管，用胶布固定，以达到固定及成形的目的。

为了防止鼻外部受压和成形更佳，还可在鼻外侧用夹板保护；亦可在鼻外部的两侧各放置一个纱布卷，使纱卷高于鼻背，再分别用胶布固定。对有脑脊液漏的伤员，不能做鼻腔填塞，可单用鼻外夹板固定，防止再移位。鼻外侧的夹板或固定的纱卷，可在7～8天后除去。嘱伤员在1个月内不要挤压鼻部，也不要用力擤鼻涕。

脑脊液漏应任其畅流，并应用抗生素预防脑部感染。脑脊液漏多在7～8天内自行停止，不需特殊处理。如漏出长期不止时，应及时会同神经外科做硬脑膜裂口修补术。

第四节　创伤性面部轮廓畸形修复

由于创伤后所致的骨及软组织移位、缺损及瘢痕等愈合后的面部轮廓畸形在临床上较为常见，故对于创伤性面部轮廓畸形的修复治疗应给予足够的重视。

一、颌面骨折畸形的整复治疗

口腔颌面创伤骨畸形是指由于各种原因使创伤所致的口腔颌面部骨折延迟或延误外科治疗，或经过外科治疗后仍存在不同程度的咬合紊乱及颜面畸形。临床主要表现为口腔颌面部陈旧性骨折（old fracture）和骨折术后畸形（postoperative fracture deformity）。颌面骨的畸形常伴有软组织的畸形和缺损，导致不同程度的甚至严重的颜面部畸形、张口受限、咬合紊乱等特征的疑难病症，这类疑难病症在未来相当长的时间内将是颅颌面外科面临的临床挑战。与颌面部骨折的早期治疗不同，面部陈旧性骨折和骨折术后畸形尚缺乏对临床有指导意义的简明实用的科学分类，缺乏成熟的外科治疗技术手段和规范，其预后亦很难达到早期颌面骨折功能和形态恢复的标准，目前趋向采用先进的技术手段或综合应用多种技术手段发展。这些技术手段包括：正颌外科技术、牵张成骨技术、计算机辅助手术技术，使复杂陈旧性骨折术后畸形治疗的术前设计更加个性化，从而提高手术矫治的精确性。生物修复材料的应用，促进了复杂陈旧性骨折和骨折后畸形的矫治达到功能与形态的恢复。

（一）下颌骨陈旧性骨折

下颌骨正中和旁正中骨折最常见于下颌骨正中联合处，错位愈合后，在骨折线两旁的牙齿出现台阶，咬合错乱，下颌骨下缘亦可触及台阶。4 周以内的颏部骨折可经口腔内前庭沟入路，显露骨折断端后，将骨痂凿开，已经形成骨性愈合的正中旁正中骨折，术中在牙列错位处骨切开，重建咬合关系后根据生物力学原则做坚强内固定，对下颌骨下缘不平整处适当打磨和修整。陈旧性下颌骨正中和旁正中粉碎性骨折，可能存在下牙弓缩窄或变宽，错𬌗畸形以及颏部形态异常。这类病例的治疗需要扩宽牙弓，因此往往需要植骨以修复正中和旁正中的骨缺损。

下颌骨体部骨折错位愈合后，面下 1/3 偏斜，牙弓形态异常，咬合错乱。对于尚处于纤维性骨痂期的下颌骨体部骨折错位愈合后的骨折，应通过骨切开技术来恢复牙弓形态和咬合关系。但由于下颌骨内有下牙槽神经的走行，术中需注意保护下牙槽神经。对于下颌骨体部的粉碎性骨折或伴骨质缺损，尚处于纤维性骨痂期骨折的病例可以选择骨移植术进行修复，术中应考虑充分的软组织覆盖，包括口腔黏膜面和面部软组织覆盖，必要时需选择复合组织瓣移植。而对于已经形成骨性愈合的体部粉碎性骨折或伴有骨质缺损者，采用牵张成骨技术治疗，可以避免供区损伤，又可获得比较理想的外形。牵张成骨技术可同时修复软硬组织的缺损，下牙槽神经也能得到适应性改建。

单发的下颌角部骨折往往不会导致下颌牙弓形态的改变，其临床表现为错𬌗畸形，面下 1/3 不对称。骨性错位愈合的病例，选择下颌升支骨切开术，矫治异常的颌骨位置关系和咬合关系。

下颌骨升支骨折错位愈合后，常导致患侧下颌升支缩短，后牙区早接触，前牙开𬌗，颏点偏向患侧。纤维性骨痂期骨折病例，仍可通过再骨折后复位。骨性愈合病例，应按正颌外科原则治疗。升支骨切开后，近、远心骨段在术后都可能受到较大力量的咬肌牵拉，从而骨断端间再移位的可能性比较大，因此手术中需采用坚强内固定技术，术后应配合颌间弹性牵引。

下颌骨髁突骨折后经保守治疗后，髁突部位具有较强的功能性改建能力，往往不需要再次手术干预。髁突骨折错位愈合后，出现升支缩短或咬合错乱者需要手术治疗。手术治疗的主要目的是恢复下颌升支的高度、恢复咬合关系。治疗包括摘除髁突、髁突切开复位内固定、关节盘复位或重建等。陈旧性髁突骨折，髁突区已经发生功能性改建，无明显张口受限者，需采用单侧或双侧的下颌升支矢状骨劈开术或下颌升支垂直(斜形)骨切开术，前徙、逆时针旋转或下降远心骨段，关闭前牙开殆。

陈旧性下颌骨多发骨折常由累及上述两处或以上部位的骨折错位愈合所致。临床表现多样，包括面型改变、牙弓形态异常以及咬合关系错乱，治疗难度较大。术前通过模型外科，设计适当的骨切开部位以矫正牙弓形态，通过计算机辅助设计，依据正颌外科手术原则恢复面型，术中通过咬合定位板重建咬合关系。粉碎性或伴有骨缺损的病例，可能通过骨移植或牵张成骨技术治疗。

对于已存在下颌骨发育畸形的陈旧性下颌骨骨折病例，术前应考虑牙齿的代偿性倾斜情况，需要制订正畸正颌联合治疗的方案。

（二）上颌骨陈旧性骨折

上颌骨骨折错位愈合后的临床表现多样，上颌骨骨折后可整体向后下滑动移位，呈现面中部凹陷，上、下后牙早接触，前牙开殆。腭中缝骨折移位后，可导致上颌牙弓变宽，咬合错乱。上颌骨骨质疏松，所以临床上在骨折4～8周后仍可通过凿开原骨折线，松动骨折块，重新复位，恢复咬合关系后于上颌骨的应力支柱处做坚强内固定。

Le FortⅠ型骨切开术是治疗创伤面中部畸形最为常用的术式。对于面中部凹陷或面中部水平移位等上颌骨骨折错位愈合后所致畸形，均可通过上颌骨Le FortⅠ型骨切开术，前徙、侧向移位或旋转上颌骨来恢复面部外形和咬合关系。上颌骨骨折错位愈合后出现面中份后缩，如同时伴有鼻眶区后缩，咬合呈安氏Ⅲ类错殆畸形，而面部左右基本对称，可应用Le FortⅡ型骨切开术整体前移颌中份骨骼，以获得理想的面部外形和咬合功能。上颌骨矢状骨折常发生于腭中缝处，骨折后移位导致的上牙弓畸形，需要通过上颌骨Le Fort Ⅰ型骨切开术加腭中缝骨切开，双侧上颌牙槽骨段向中线移动，参考咬合定位板确定骨块位置后行坚强内固定，并利用咬合定位板行术后颌间固定。

粉碎性上颌骨骨折错位愈合后，通过骨切开术治疗此类病人，常遇到骨缺损的情况，特别是上颌窦前壁处，可应用颅骨外板等自体骨组织修复骨缺损，也可应用骨替代材料修复骨缺损。

（三）颧骨复合体陈旧性骨折

颧骨复合体骨折移位后，2周即发生纤维愈合，6周达到完全骨性愈合。如陈旧性颧骨复合体骨折骨断端间仅有轻度移位，畸形不明显，无张口受限或复视等功能障碍，可不作治疗。

颧弓骨折错位愈合后，面部颧弓区呈凹陷畸形，移位的颧弓阻挡下颌骨喙突的运动，导致张口受限、功能障碍。头皮冠状切口可较充分地显露颧弓骨折，术中颧弓复位恢复颧弓突度需参考对侧，必要时通过颅面快速原型技术进行术前预测，以求达到面部对称的理想治疗效果。

颧上颌复合体骨折如已经达到骨性错位愈合，应根据其移位的严重程度而选择治疗方案。对于无明显张口受限，咬合关系基本正常的病例可采用生物代用品置入或自体骨移植来恢复颧部的外形及突度。对于伴有功能障碍的颧上颌复合体骨折错位愈合的病例，应在骨断端处做骨切开术，重新复位骨折块。如因颧上颌骨整体向后移位而出现患侧后牙开殆者，应采用Le FortⅠ或Le FortⅡ型骨切开术整体前移上颌骨和(或)颧骨。复位后依据颧骨复合体骨折的固定原则做坚强内固定。

颧眶复合体骨折错位愈合后面部轮廓改变，眼眶容积由于颧骨体移位后亦发生改变，常出现眼球内陷和复视等临床表现。处于纤维性愈合期的陈旧性颧眶复合体骨折仍可通过再骨折的方法重新复位。由于眶底骨质菲薄，往往难以复位，可以应用自体骨折或人工材料重建眶底。

（四）鼻眶筛区陈旧性骨折

鼻眶筛部骨折多为粉碎性骨折，陈旧性鼻眶筛区骨折由于骨折块畸形愈合，骨质吸收，加之该区域骨质薄弱，已很难进行解剖复位。其治疗难度大，有时难以达到理想的治疗效果。鼻眶筛区骨折继发畸形的手术方法包括：双侧眶内缘骨折突起弧形截骨缩窄，鼻背轮廓重塑；内眦韧带复位固定和内眦整形矫正创伤性内眦距增宽，恢复鼻根部高度与内眦间距的协调比例关系；同时眶壁植骨修复，缩小扩大的眶腔以矫正眼球内陷畸形。泪道阻塞者，应控制局部感染后行泪道重建。

（五）全面部陈旧性骨折

全面部骨折错位愈合后，面部外观受到严重影响，咬合关系异常，常常伴有眼、鼻及口颌系统功能障碍。面下部陈旧性骨折治疗以纠正错𬌗为首要目的，颏部形态异常者可辅以颏成形术加以矫正。面中部骨折涉及多个解剖结构，层次重叠，轮廓曲线多。陈旧性全面部骨折的错𬌗畸形同时涉及上、下颌骨，因此术前必须通过模型外科设计，并制作个体化唇弓和咬合定位𬌗板。通过各种骨切开手段，重新定位骨断端。在行中面部外侧骨性支架复位时，重建颧弓的连续性对重建中面部的宽度和前凸度至关重要。眶周骨性结构基本复位后行眶壁缺损的修复以改善眼球位置，解除复视症状。

综上所述，与新鲜骨折不同，陈旧性骨折不宜采用“功能与形态双标准”治疗原则，而应该是“功能优先、兼顾形态”。口腔颌面创伤骨畸形治愈标准，为面型轮廓基本复原，恢复骨折前的咬合关系，张口度＞35mm，不存在需要再次手术整复的局部畸形和功能障碍。对于陈旧性骨折同时存在的骨与软组织畸形、整体轮廓与局部器官畸形、张口受限与咬合关系紊乱均应分期矫治。术后康复过程也是陈旧性骨折整体治疗的一个重要方面。其中，“再骨折”复位适用于斜体类型的纤维性愈合的陈旧性骨折；骨切开或骨切开复位适用于任何类型的骨性愈合的陈旧性骨折。陈旧性骨折经“再骨折”复位和骨切开或截骨复位后，所形成的骨断端往往达不到早期骨折复位后的密切接触，因此需要更坚强的内固定以保证骨折在稳定的环境下愈合。下颌骨骨折需要采用两块小型钛板固定，或用重建钛板固定；上颌骨骨折在鼻上颌支柱（nasomaxillary buttress）和颧上颌支柱（zygomaticomaxillary buttress）部位用小型钛板固定；颧骨骨折在颧上颌支柱部位用小型钛板固定，在其他部位可用微型钛板固定。

二、创伤性颅颌骨缺损修复

（一）颌骨重建的方法

创伤性颌骨缺损通常按照解剖部位进行分类描述：下颌骨缺损、面中份骨缺损和面上 1/3 骨缺损，目前尚无针对创伤性颌骨缺损的分类。由于创伤性颌骨缺损通常伴有邻近软组织损伤及缺损，这与肿瘤切除所致的颌骨缺损情况基本类似。

创伤性颌骨缺损的重建首先要通过外科手段恢复颌骨的骨性结构。临床上常用颌骨缺损的重建方法包括自体非血管化骨移植、带蒂骨肌皮瓣移植、自体血管化骨移植、牵张成骨、重建板植入、人工骨移植和组织工程骨移植等方法。口腔颌面外科最常用的自体移植骨主要是髂骨、肋骨和颅外板。临床上常用的带蒂骨肌皮瓣有胸大肌肋骨皮瓣、胸锁乳突肌皮瓣和颞肌颅骨肌皮瓣等。随着显微外科技术的发展，自体血管化骨移植，即各种血管化骨组织瓣已经广泛应用于口腔颌面部缺损的修复重建，并取得了良好的治疗效果。用于颌骨缺损重建的血管化骨组织瓣有腓骨瓣、髂骨瓣、肩胛骨瓣和桡骨瓣等，其中以血管化腓骨瓣和髂骨瓣最为常用。颌骨缺损重建不仅要恢复骨性结构，同时还要为种植义齿创造条件，才能恢复咀嚼功能，真正达到功能性重建的目标。Frodel 等针对种植体必需的骨基本条件(高度≥10mm,宽度≥5mm),对腓骨、髂骨、肩胛骨和桡骨进行比较解剖研究,结果表明,腓骨和髂骨对种植最为理想,肩胛骨次之,桡骨最差。

颌骨牵引成骨被认为是20世纪口腔颌面外科领域具有里程碑意义的新进展, 它的出现和应用为常规临床技术难以矫治的复杂牙颌面畸形开辟了新的思路和途径。对生物活体组织逐渐施加牵引力可以使其产生张力, 而这种张力可以刺激和保持这些活体组织的再生与生长。Ilizarov 将之称为张力拉力法则(law of tension stress)。利用 Ilizarov 的"双焦点"和"三焦点"牵引成骨原理,重建下颌骨缺损已在临床成功应用。对于槽突缺损,以往只有依靠植骨手段重建牙槽骨,但同时还存在软组织不足的问题,因此,如何恢复牙槽骨的垂直高度是一个临床难题。垂直牵引成骨技术的出现为这一难题的解决提供了简便易行而有效的新手段。近年来,临床上不仅有大量成功的牙槽骨牵张报道,而且在重建植入的腓骨瓣上也成功实施了垂直牵张成骨,从而使其满足种植修复的要求。

重建板作为一种暂时性的重建手段,可以维持颌骨外形,以期二期再完成永久性植骨修复。重建板修复下颌骨缺损的主要问题是容易出现重建板外露、螺钉松动致重建板移位和重建板断裂等临床并发症。随着血管化骨瓣的推广应用,其单纯应用于下颌骨缺损的修复已经愈来愈少。针对创伤性颌骨缺损,重建板尚适用于血管条件不好或全身情况差,不能耐受显微外科手术的病人,以及下颌骨下缘菲薄需进行预防性固定的病人。重建板应用受软组织和骨组织条件的限制,接骨板表面必须有足够的软组织覆盖,残余骨组织必须健康,残余骨量必须容纳每侧至少3颗螺钉进行固位,对于跨越下颌角和颏部两个弯曲应力集中区的桥接修复每侧需4颗螺钉进行固位,否则由于负载应力过度集中在少数螺钉上,可能导致螺钉周围骨吸收,继发螺钉松动。双侧下颌角和颏部是应力较集中的部位,横跨于此处的重建板很容易产生应力的高度集中,虽然钛金属具有良好的延展性,但长期处于应力疲劳状态下,容易出现重建板断裂。

人工骨即异质骨移植材料,主要有生物陶瓷类、生物降解聚合物、天然生物衍生物等不同类型。各种材料的开发和应用,为颌骨缺损的修建重建开辟了广阔前景。

组织工程是利用细胞、细胞因子和特定的支架结合,构建人体组织和器官,或者修复人体器官和组织功能的方法。成骨细胞、支架材料以及成骨生长因子是骨组织工程的三大要素。目前,在大量实验研究基础上,用组织工程骨修复颌骨缺损已有成功的临床病例报告,但对于大型颌骨缺损还需要深入研究,这也是目前组织工程骨移植研究的热点和重点。

(二) 计算机辅助设计在颌骨缺损中的应用

快速原型技术能在CT、MRI或激光扫描等方法采集颅颌面解剖形态信息的基础上,在很短的时间内即可形成颅颌面复原模型,尤其是硬组织复原模型,能够较清晰、准确地显现颅颌面骨畸形、缺损或移位的情况,清楚地反映颅面骨畸形或缺损部位的解剖结构及相互关系,有助于外科医师从多角度,全方位地进行观察,从而对畸形或缺损作出明确的诊断。

与传统方法相比,快速原型技术有以下优点:①准确测定缺损部位的范围、大小和三维空间关系,有助于诊治及教学科研的直观便捷;②可以模拟手术效果,精确复制缺损组织的形态,减少手术时间和手术损伤,使手术效果更为理想;③方便医患交流和远程医疗。但目前仍存在诸如制作周期稍长,骨质薄弱区域不利于支架弯制,而且费用较高等缺点。

手术导航(surgical navigation)技术对于提高手术定位精度、减少手术损伤、优化手术径路及提高手术成功率等具有十分重要的意义。手术导航系统主要由工作站、显示屏、民航定位装置和参考坐标四部分组成。手术导航技术也已应用于口腔颌面部肿瘤、创伤、修复重建、颌骨畸形、骨牵引及种植的各方面。针对创伤性颌骨缺损,可以通过手术导航系统实施修复重建计划。手术导航系统使局部解剖结构可视化大大提高了手术的质量,实现虚拟手术模型和真实手术的交互,使得手术更加高效、安全、可靠。手术导航也存在着一些不足：影像漂移，导航系统操作复杂，与导航系统配套使用的软件以及特殊手术器械有待开发，以提高手术精度。

（三）三维打印技术在骨缺损中的应用

三维打印技术应用于临床以来，使人们对美容整形技术的想象走进了现实。目前国际、国内均可以用三维打印技术，利用现有的生物医学材料打印出完全仿生结构的人体某些部位缺损或有缺陷的组织器官的软组织或骨性修补的所需的替代植入体。三维打印活细胞并最终成为成熟的活性骨骼组织已有成功的案例。相信在很短的时间内三维打印技术在头面部及肢体充填整形美容科中被广泛应用。

（四）不同部位的缺损修复

颌骨缺损功能性重建通过外科手段达到以下目的：重建颌骨的连续性；重建颌骨的生理突度；重建牙槽突的高度；重建并维持颌骨的骨量；重建口腔内的软组织结构；重建生理性的上、下颌骨位置关系；植入骨结合牙种植体；行种植体支持的义齿修复，进而完成功能性颌骨重建。

1 下颌骨骨质缺损的修复　根据下颌骨外伤缺损的部位和大小可把下颌骨缺损分为：①下颌骨部分缺损（下颌体保持连续性）；②下颌骨体部节段性缺损；③下颌骨升支缺损；④半侧或半侧以上下颌骨缺损；⑤下颌骨全缺损。

（1）下颌骨体部缺损的修复：下颌骨体部缺损可以是局部的，也可以是节段性的，两者临床表现和修复方法有较大的差别。

1）非节段性部分缺损的修复：由于下颌体仍保持连续性，无骨段移位，故病人的外形和咬合关系基本正常，修复较容易。对于下颌体下缘的部分缺损，如不明显影响外观可不做修复。对有明显局部凹陷的可充填自体骨或异体冻干脱钙骨或羟基磷灰石及其他生物相容性骨修复材料。对于牙槽嵴缺损修复的主要目的是为牙种植或义齿修复提供基础。

2）下颌骨体部节段性缺损：缺损后下颌骨体部的连续性中断，骨段移位，咬合关系紊乱或丧失，面部产生畸形。如为颏部骨缺损，还可造成舌后坠，严重影响呼吸等功能。下颌骨体部节段性骨缺损常用自体骨修复。一般应用游离移植即可获得良好的效果。供骨多采用髂骨、肋骨等。髂骨骨量较多，但塑形略困难。肋骨易于塑形，但较细小、骨量少、骨皮质薄、骨髓较多，不利于牙种植和义齿修复。骨缺损较大或受区条件较差者（如污染、血供较差或软组织不足），可用带蒂骨肌瓣或骨肌皮瓣移植，如带胸锁乳突肌（皮）的锁骨和带胸大肌（皮）的肋骨，经带蒂转移修复下颌骨；也可用带血管蒂吻合的髂骨、肋骨或腓骨移植修复下颌骨缺损。

用人工骨修复材料修复下颌体节段性骨缺损也是临床可选用的一种修复方式，此类材料中，块状生物陶瓷等临床应用较多，且获得较好的近期效果。但由于该类材料脆性较大，长期效果有待进一步观察和评价。金属钛板由于生物相容性极好并可术中塑形，近年来较常被应用，主要起维持下颌体的连续性及暂时性修复的作用，使外形和咬合关系得到部分恢复，并可减少由于骨断端肌肉牵拉和移位而造成的严重的瘢痕挛缩，为进一步治疗（如植骨、义齿安装）创造了条件。

成形钛网或者医用涤纶网兜充填自体骨松质修复下颌骨节段性缺损也是一种较好的修复方法。临床上钛网应用得更多更广泛。钛网兜可术前或术后成形，修复下颌骨后外形良好，特别适用于颏部、下颌角部缺损的修复。自体松质骨常取自髂嵴内，充填时应压实松质骨，以利于新骨形成的速度和硬度。该方法修复下颌骨缺损的优点是所修复的缺损区外形好，骨量较充足，有利于义齿修复或牙种植。缺点是对于大型缺损往往自体骨松质供量不足。有报道可混合异体冻干脱钙骨粉或生物活性陶瓷颗粒等，其效果有待进一步证实。

虽然异体冻干脱矿骨颗粒已广泛应用于小型骨缺损的充填，但大块异体（或异种）骨修复下颌骨节段性缺损的临床应用还不多,主要对于经处理后(如脱矿、冻干、化学脱蛋白、放射线照射等),其免疫源性的消除程度及修复后的远期效果仍有怀疑。但由于异体异种骨来源丰富,可储存(如骨库)以供选择,故异体异种作为骨修复材料,仍是学者们研究的重要课题,并已有许多令人鼓舞的结果。

目前骨缺损修复的固定方法,除了没有条件者仍采用钢丝拴结固定外,已被小钢板螺钉(近年来更多的是小钛板螺钉)固定方法所取代。

(2)半侧下颌骨缺损的修复:由于缺损范围大并经常涉及颞下颌关节,对咀嚼、吞咽等语音等功能和面形影响巨大,修复十分重要。

半侧下颌骨缺损的修复首选自体骨移植修复。修复时要同时考虑到体部、升支部及颞下颌关节头(除非缺损区仍保留有髁状突)的修复,供骨应有足够的长度和与下颌骨相似的外形(或易术中塑形)。

1)游离骨移植(非血管化自体骨移植):适用于受植区无污染、血运良好、软组织充足、足以覆盖移植骨的病例。虽然髂骨是最常用的下颌骨游离骨移植材料,具有骨量充足、植入后易成活等优点,但由于长度不够,一般适用于单纯体部或升支部的缺损,不适用于整个半侧下颌骨缺损。而带肋软骨的肋骨具有足够的长度,肋骨与肋软骨移行处所形成的弧度与下颌角区相近似等优点。修复时一般取下颌骨缺损侧的对侧第7～8肋(有较好的弧度和肋软骨),根据下颌骨缺损的长度取下颌相应长度的带肋软骨的肋骨(可略长些),肋骨用于充当下颌体,肋软骨用于充当升支部,肋软骨的顶端修整成钝头状,置于颞下颌关节凹下方,充当关节头。肋骨修复下颌体部的弯曲度根据需要可术中塑形。根据临床观察,修复后的半侧下颌骨外形满意(可基本与对侧对称),修复侧颞下颌关节功能基本恢复,且能恢复健侧的咬合关系。所存在的缺点是修复后1～2年,常见植入骨(特别是肋软骨)有一定吸收(有些病例吸收相当明显);植入的肋骨较细小,骨皮质薄,骨髓腔大,不利于装带义齿和牙种植,较难恢复修复侧的咀嚼功能。

2)带血管吻合自体骨移植(血管化自体骨移植):虽然非血管化游离骨移植已被广泛应用于修复下颌骨大型缺损,且已经临床证实,效果令人满意,但这种修复方法需要受植区有一个无感染的、能提供充足血供的软组织环境。近年来随着血管吻合技术的不断发展,用游离的血管化自体骨移植修复下颌骨大型缺损以至半侧或半侧以上的缺损已取得重大进展。通过游离血管吻合,移植骨可得到来源于受植床以外的血管提供的充足的血供,而不必受限于受植床的状况。移植骨因血供不中断,骨中成骨细胞等细胞及因子正常成活,移植后与宿主骨及周围软组织的愈合方式和骨折后的愈合方式完全一样,而不像游离植骨后必须经过爬行替代的愈合过程,因而骨愈合时间短,对感染的抵抗能力强,而且血管化移植骨可携带肌肉、皮肤等软组织,可同时修复与下颌骨缺损并存的颏部或口底区等软组织缺损,故特别适用于受植区有污染,或者软组织有缺损或不足,或血供遭受破坏的下颌骨缺损。

3)血管化髂骨移植:1975年,Taylor首次使用带旋髂浅血管的髂骨游离移植修复下颌骨,标志着血管化修复下颌骨的开始。目前血管化髂骨移植仍是修复下颌骨的最常用的血管化骨移植。其吻合血管可采用旋髂浅血管和旋髂深血管(目前常用旋髂深血管)。所提供的血管蒂可长达8～9cm,所提供的骨块可长达15cm,虽可用于修复下颌骨的大型缺损,但对于半侧下颌骨缺损仍显不足;直接用于下颌升支和体部移行处,难以形成下颌角的弧度,修复后外形不甚满意。有时可与其他游离骨如肋骨联合应用。

4)血管化肋骨移植:肋骨由于足够的长度、一定的弯曲度和一端有肋软骨,是修复半侧下颌骨的常用供骨(见非血管化骨移植)。血管化肋骨移植常用第5肋,其吻合血管为胸肩峰动、静脉,该血管束从锁骨终点深面穿出，走行于胸大肌和胸深筋膜之间。如果带肋骨的胸大肌皮瓣(带有胸肩峰动、静脉)向上翻起时，可直接修复下颌骨和缺损的软组织，则不必断血管蒂，此时即成为带蒂骨肌皮瓣移植。

5）血管化腓骨移植：血管化腓骨游离移植修复下颌骨是近年来越来越受重视的修复方法。其血管蒂为腓动、静脉。由于腓骨长，可取长达 20～25cm 的供骨，足以修复半侧甚至整个下颌骨的缺损，而且可同时携带长 25～30cm、宽 5～10cm 的皮瓣，非常适用于伴有软组织缺损的大部分下颌骨缺损的修复。

血管化腓骨移植还有以下几个优点：①可术中截骨成形而不影响血供(因腓骨有丰富的滋养血管网)；②腓骨瓣制备相对简便，且腓动脉管径较粗，血管吻合易成功；③腓骨小头可作为颞下颌关节的关节头，外形近似；④并发症较少。

血管化腓骨移植也有一些缺点：①腓骨为长条骨，如要形成下颌骨外形，术中塑形较费时，有时外形尚不理想；②不适合于因动脉炎或动脉硬化而导致的下肢缺血的病人；③偶尔有腓神经损伤的报道及产生踝关节不够稳定或损伤的后果。

6）人工骨材料：该类材料与无机骨成分相似，生物相容性良好，但机械性能较差，脆性较大。临床报道有生物活性玻璃、羟基磷灰石(HA)、HA 涂层氧化铝复合生物陶瓷等，一般有成品或根据缺损的半侧下颌骨的大小和形状在术前烧结成形。术中除应有充足的软组织覆盖植入的人工骨外，还应注意使人工骨和宿主骨之间要有紧密的嵌贴关系和坚固的内固定，以促进人工骨和宿主骨之间的骨性结合。大部分报道认为，修复后外形满意，可做局部可摘义齿修复，近、中期效果良好。但长期使用后，人工骨会否吸收和折断，仍有待观察。同时，此类“人工下颌骨”大多数为论文作者课题研究或与合作单位的开发产品，目前还未有同行公认的、临床上普遍被使用的商品化产品。

(3) 下颌骨全缺损修复方法：以上所讨论的半侧下颌骨缺损的修复方法，理论上可双侧同时应用来修复下颌骨全缺损。

目前临床上较常用的有三种：①两段游离肋骨联合植骨，取两段带肋软骨的肋骨，非软骨端弯曲成形并相互连接(弯曲和连接处都用小型钛板螺钉固定)而形成弓形下颌体，两侧肋软骨端成为升支和关节头；②血管化腓骨游离移植，由于腓骨较长，最长可取达 30cm 的供骨，术中经塑形后可用于修复整个下颌骨的缺损，其优、缺点见前述；③带关节头的钛板，在无法应用上述几种修复方法后，为了使降颌肌群和颏舌肌有所附着以预防舌后坠，可双侧使用带关节头的钛板，并起到维持下颌骨的外形和一定的张、闭口运动。

修复下颌骨全缺损时，修复体要比正常下颌骨小一些，并应将原来附着于颏部内侧的诸肌牢固地缝合固定在修复体的“颏部”上，以保持呼吸道的通畅。

2 上颌骨缺损的修复　上颌骨是面中份的基石，为面中份最重要的骨性结构，参与面中份各个基本结构，如颧上颌复合体、鼻以及口颌复合体的构成。在重建上颌骨缺损时，外科医师必须消除缺损，给面中部的各个组成单位提供足够的结构支持，以及恢复面中部的咀嚼和语言等基本功能。根据重建的目的，上颌骨可分为下、中、上三段，下 1/3 与其下方的口腔以及上方的上颌窦及鼻腔相关，中 1/3 形成上颌窦及鼻腔的壁以及口腔牙齿和上方的颅、眶的支持结构，上 1/3 参与形成上方的眼眶、下方的上颌窦、内侧鼻腔的壁以及作为外侧颊部的骨性支持结构。上颌动脉的分支及三叉神经的分支均穿过和邻近上颌骨。所有经过上颌骨的神经均为感觉或运动神经。面神经从上颌骨的侧方经过，居于颊部的软组织之中，支配面部表情肌的运动。上颌骨切除一般不涉及面神经，但在腮腺或颅底缺损时面神经可被累及。

目前的上颌骨重建技术要达到的几个主要目的在于：①纠正局部塌陷，消除缺损，恢复面容；

②隔离口、鼻腔或上颌窦，改善语音、进食等功能；③恢复对眼球、鼻、唇、颊等器官外部结构的支持；④重建上颌牙槽突的解剖形态以建立咬合。

（1）上颌骨部分缺损的修复：上颌骨部分缺损主要指牙槽突、腭板等组织的缺损，导致口鼻瘘或口腔上颌窦瘘，但对面容影响相对较小。修复的目的是关闭瘘及为义齿修复提供条件。

1）洞穿性缺损的修复：对于单纯口鼻瘘或口腔上颌窦瘘的病人，根据穿孔的大小和部位的缺损选用颊脂垫、腭黏膜组织瓣或游离皮瓣修复其缺损。

2）伴有上颌窦底与牙槽突缺损的修复：一般可选用赝复义齿修复，即待缺损区创面完全愈合并上皮化后，再制作活动赝复体，同时修复缺损的牙槽突和牙齿。

（2）上颌骨次全缺损的修复：上颌骨次全缺损指眶下缘与眶底以下部位上颌骨的缺损，造成局部塌陷，对面部外形影响很大。修复时要求重建上颌骨、腭部及毗邻的软组织，为面中部提供支持，恢复其外形；隔离口腔与鼻腔以利发音并改善语言功能；形成牙槽突以重建咬合功能。

1）钛网充填自体骨松质修复：根据缺损大小将薄片状钛网弯制成网兜状，并在术中不断修整成形，使之与缺损边缘的骨质相协调，并能用钛钉固定钛网，然后在钛网内充填髂骨松质骨与碎骨块。最后利用同侧颞肌筋膜瓣经颧弓下隧道转移至上颌骨缺损区包裹钛网与松质骨，颞肌瓣的口腔面颞肌筋膜将在6～8周后自行发生上皮化。如有条件，可行颅颌面骨立体扫描并重建，然后在重建的标本缺损部位预制钛网，以备术中应用。术后3～6个月，可行种植义齿或修复活动义齿。

2）赝复体修复：方法同上颌骨部分缺损的赝复体修复。但由于缺损范围大，固位条件较差，为使赝复体能撑起塌陷的缺损区面颊部，设计的赝复体体积较大并制成中空基托（减轻重量），同时基托应尽量延伸至鼻咽腔、鼻底、鼻前庭及颊侧等部位，以增加固位力。

（3）全上颌骨缺损的修复：全上颌骨缺损指单侧或双侧的上颌骨缺失，临床上往往同时伴有颧骨的上颌突及其毗邻的局部软组织缺损。全上颌骨缺损后，面中部因失去骨性支持而发生严重塌陷畸形，而眼球因失去眶底的支撑而下陷并造成复视。因此，修复全上颌骨缺损时要求重建眶底，为眶内容物提供支持。其余要求及修复方法同上颌骨次全缺损的修复。眶底可采用自体移植骨重建，常选用肋骨、髂骨或颅骨外板等。肋骨或髂骨可制备成长条状，以游离植骨的方式固定（目前常采用小钛板螺钉固定方法）于眶底骨缺损区两端的骨段上，口鼻侧通过局部转瓣、颞肌筋膜瓣或额部皮瓣覆盖移植骨。如选用颅骨外板，则可用颞肌顶骨复合组织瓣转移修复术。带顶骨的颞肌复合组织瓣通过颧弓下方转移至眶底骨缺损区，固定顶骨于缺损区两侧的骨残端，利用颞肌封闭口鼻侧。

自体组织重建上颌骨缺损是目前较为理想的修复方式。大多数的上颌骨缺损是复合性的，因此即使是小的缺损，也要重建骨和软组织，以提供牙列的形态结构、面部的皮肤覆盖以及鼻腔和口腔的黏膜覆盖。因此，大多数上颌骨的复合性缺损需要用两层软组织夹骨的“三明治”式移植进行重建。

小型缺损：局部软组织瓣是颊部，上唇、腭部及鼻腔小型缺损重建的主要组织来源。大型缺损：涉及超过半侧上颌骨的缺损需要“转移远位皮瓣”。胸大肌、腹直肌和斜方肌皮瓣在多数情况下过于肥厚，很难折叠和适用于复杂性缺损。颞肌瓣可以带蒂皮瓣的形式用于上颌骨重建，多数情况下都能提供足够的组织，也能够比较容易地适应许多外形不规则的缺损。目前，应用游离大腿前外侧修复上颌骨缺损取得了较为满意的效果。作为局部皮瓣，带蒂肌皮瓣可单独或结合骨移植（移植骨可附着于肌皮瓣或单独切取）应用。

游离组织瓣移植重建上颌骨具有无可比拟的优势。毗邻口腔的复杂特性，需要一薄而轻度弯曲的骨结构形成腭部，一重叠于其上的荸荠形骨形成牙槽骨，两者均衬以下方无肌肉存在的黏膜，并仅通过一层薄的黏膜衬里与上方的上颌窦及鼻腔相隔。随着游离骨肌复合皮瓣，如前臂桡侧皮瓣、肩胛(肩胛旁)皮瓣、腓骨瓣、髂骨瓣的出现，在复制上颌骨原有结构方面获得了显著的进展。这些皮瓣一般比较柔软，弹性较好，尤其在作为包括皮肤、筋膜、肌肉和骨在内的复合组织瓣移植时。目前，应用游离腓骨瓣重建上颌骨已获得了良好的效果。

上颌骨广泛性缺损因残存的腭部及牙槽嵴组织量不足而不能使用组织承载式修复体。上颌骨弓的重建能够使骨结合式种植体的植入方向与咬合力的轴向相同，这是保证成功的种植效果的关键因素。在进行上颌骨缺损重建的肩胛骨瓣、髂骨瓣及腓骨瓣中，均可植入骨结合性种植体。

3 颧骨、眶周骨缺损修复 单纯性颧骨缺损较少见，常伴眶、上颌骨、眶周骨及颧弓的缺损、移位或凹陷畸形，并可引起复视、张口受限及眶下神经麻痹等症状。临床应根据以下情况处理。

（1）颧骨凹陷畸形：无复视及张口受限等功能障碍，但面部塌陷畸形明显者，可采用肋软骨或髂骨移植，亦可用钛网修复或固体硅橡胶材料作填塞，以恢复颧部外形。

（2）颧骨伴颧弓、眶、上颌骨广泛移位或凹陷畸形：合并有复视、张口受限及眶下神经麻痹等症状者，应对错位骨结构进行彻底复位，并辅以必要的植骨。手术进路以冠状切口辅以下睑缘切口效果较好。眶下缘和眶下壁的凹陷以植骨为主，对于眶底骨折下陷移位引起复视者，可采用眶底植骨法治疗。于眶下缘作切口，切开皮肤、肌肉、骨膜，自眶缘剥离，连骨膜带眶内容物一起向上推起，显露眶底，然后以一薄骨片或生物合成材料修成适合眶底的大小和形状，植入眶底。这样既纠正复视又可矫正眶下缘畸形。眶外下壁、颧骨及颧弓则应尽可能截开错位愈合骨，复位后进行牢靠的骨间固定(如微型钛板)，以恢复面形。

（3）颧骨伴眶周骨、上颌骨缺损者：修复时可取髂骨、肋骨片或颅骨外板作眶上缘、眶外缘、眶下缘及颧弓的表面覆盖植骨，颧骨及上颌骨缺损的修复可参照上颌骨缺损的修复方法进行。

4 颅骨缺损的修复 颅骨缺损可分部分缺损和全层缺损。部分缺损只要硬脑膜完整者，很少产生症状；全层缺损较大的可导致头晕、头胀痛、骨缺损区有压迫感，也可因头部位置的变动而产生不适。

（1）颅骨部分缺损或颅骨全层缺损区较小、外有肌肉层保护、无症状者，以及有颅骨再生能力的儿童，不必修复。

（2）颅骨全层缺损区超过 3cm 者，应行手术修补，手术可在伤后 3～6 个月进行。颅骨缺损修复材料有自体骨、异体骨和非生物代用品。目前以选择自体骨为多，非生物代用品植入次之。较大或在额部正中的凹陷可选择较为隐蔽、显露范围较大的横颅冠状切口进路并进行植骨，较小的缺损可在原瘢痕切开后，在颅骨缺损或凹陷区进行骨移植。供骨源以自体骨为佳，有条件时应首选颅骨外板修复，一般可选择肋骨分层骨片覆盖于缺损表面。为避免自体取骨，也可应用生物代用品，如羟基磷灰石、硅胶块、钛合金板、有机玻璃等。

1）自体骨移植：无排异反应，有一定的抗感染能力，并可保持骨的正常发育，目前临床应用较多，对小儿颅骨严重受伤、骨发育中心受损者，尤为合适。自体供骨常选用肋骨、髂骨、颅骨外板。骨缺损较少时可考虑就地取材，用健康的邻近颅骨外板；缺损区较大时可选择半片肋骨或髂骨并根据缺损大小和弧度修整和成形(缺损大时需数条薄片移植骨)。手术时将颅骨缺损边缘暴露并修成斜坡状，将已修整好的自体骨置于缺损处，使其边缘刚好贴在已修整的斜坡面上，以微型钛夹板及短螺钉(2mm 以内)固定，再分层缝合软组织切口。

2）非生物代用品植入：常用的非生物代用品有钛板或钛网、不锈钢板、有机玻璃、医用硅橡胶等。这些代用品有取材、塑形简便等优点，但除钛板和钛网外，其他材料术后易产生异物反应、创口感染，使植入体移位或排出等并发症，故目前已较少用。由于代用品不能随年龄增大而生长，故也不适用于儿童。钛板或钛网有极其良好的生物相容性，已成为成人颅骨缺损修复的首选材料，目前以钛网更为常用。术中根据颅骨缺损大小和弧度，修剪和弯曲钛网，使之与颅骨缺损边缘贴合，再以短螺钉固定。

良好的治疗设计只有在完整准确的诊断基础上方能作出。颌骨缺损功能性重建的首要任务是重建颌骨的连续性，恢复正常的生理关系，方能行牙列修复。颌骨缺损整复治疗方法主要有自体非血管化骨移植、自体血管化骨移植、骨牵引成骨等。治疗方法要依据病人的具体情况来选择，无论哪种方法都应该是快速简便、安全可靠的，并尽可能减少手术可能带来的并发症。

第五节　颅颌面软组织损伤的修复

一、软组织损伤的早期处理

颅颌面损伤伤员全身情况良好，或经过急救好转时，应对局部创口进行早期处理，即进行清创。早期外科处理是预防创口感染和促进愈合的基本方法。一般认为，细菌在进入创口 6～12h 内，处于静止或适应环境时期，尚未大量繁殖，而且细菌多停留在损伤组织的表面，易于通过机械冲洗和清创而被清除，此时可按无菌创口处理原则争取做对位缝合。

伤后数日，创口虽有污染，但颅颌面部血运丰富，抗感染再生愈合能力强，也应力争在清创后做初期缝合；对估计有可能发生感染者，应在感染控制后，再考虑缝合。

（一）清创

清创的基本方法是：

1 彻底冲洗创口　软组织损伤处理的第一步，就是彻底清洗创口。剪短或剃净创口周围的毛发，先用一块消毒的敷料保护创口，然后用肥皂水、生理盐水洗净创口周围的皮肤；若有油垢，可用汽油或乙醚擦净。继之在麻醉下，用大量 3%过氧化氢液和生理盐水冲洗创口，同时用纱布团擦拭。通过机械冲洗，尽可能清除创口内的细菌、组织碎片及一切异物。通过冲洗创口，同时可检查组织破坏的范围和程度。

2 清理创口　冲洗创口以后，再消毒创口周围的皮肤，进行清创处理。为了减少组织缺损畸形，原则上应尽可能保存组织。除坏死组织外，一般仅将破碎的创缘略加修整，不要牺牲过多的组织。新鲜而整齐的切割伤，常可不切除组织。眼睑、耳、鼻、唇、舌等处的撕裂伤，即使大部游离，也应尽量保留，甚至有时完全离体，在没有坏死、感染的情况下，经适当处理后也力争缝回原位，仍有可能愈合。

（二）缝合

缝合前要注意有无与腔窦相通的创口。口腔颌面部的损伤常与口、鼻等腔窦相通，为了预防感染，促进创口早日愈合，应尽早关闭穿通口，暴露的骨面应设法用软组织敷盖。

颅颌面创口缝合时要仔细，用小针细线，创缘要对位平整；在眼睑、鼻、唇、耳等部，更要仔细地缝合，尽量达到解剖复位。一般较清洁缺损创面，可及时采用局部皮瓣或植皮进行修复。如组织缺损过大、移位，或由于水肿以及并发感染清创后不能严密缝合者，应尽可能先使组织恢复正常位置，等后期再作进一步处理。可采取定向拉拢缝合法，在有组织缺损的创面，经此法缝合后可有效地减少其缺损范围，减少自然愈合所形成的大量瘢痕挛缩，为后期的整复治疗创造良好条件。

大面积撕脱伤并有骨面暴露者，常出血很多，加之受伤时的惊恐和疼痛，故容易发生休克，因此应首先注意全身情况的处理。

在伤后6h内，如撕脱的头皮或面部皮肤尚清洁、完整，而又可找出知名血管断端时，可在清创后，做血管吻合组织游离再植。如无上述条件，可将撕脱的头皮或皮肤切削成中厚层皮片再植。如果撕脱的皮肤已不能利用，此时创面可用生理盐水纱布湿敷；为了预防感染，也可加用抗生素。如果创面已有明显化脓感染，可用1/5000呋喃西林溶液作湿敷。当创面已有健康肉芽组织生长时，应立即作游离植皮以消灭创面。暴露的骨面可早期在骨面上钻孔或凿除皮质骨，促使肉芽组织生长，争取早日植皮，消灭创面。

面颊部大型组织洞穿性缺损时，不应勉强拉拢缝合，否则会引起周围组织移位，增加瘢痕畸形，为后期整复带来困难。应沿缺损的边缘将口腔黏膜与相对皮肤进行缝合，所遗留洞穿性缺损留待后期修复。

二、各类软组织外伤、缺损及畸形的修复

（一）头皮外伤及缺损的修复

1 头皮外伤的修复

（1）拉拢缝合：头皮缺损范围在1cm左右，可在缺损两侧作潜行剥离，切断帽状腱膜，使伤口两侧的皮下组织无张力下拉拢缝合。缺损较大，不能直接拉拢缝合者可在缺损两侧距创缘3～4cm处各做一呈弧形的减张切口，切开皮肤和帽状腱膜，在骨膜和帽状腱膜之间进行潜行分离而缝合创口。减张切口可直接拉拢缝合。

（2）局部皮瓣修复：如缺损创面大，可在创口周围做局部皮瓣进行修复，常见的有滑行皮瓣、易位皮瓣、旋转皮瓣等。

（3）游离皮片修复：对缺损范围较大、无法做皮瓣修复的，可用游离中厚皮片覆盖，消灭创面，植皮成活后，再对所造成的秃发进行二期修复。

2 头皮撕脱伤的修复　略。

3 瘢痕性秃发区的修复　头皮秃发的整复在于重新分配带发的头皮，使其能掩饰缺发区域。

（1）分次切除法：对秃发范围较小、周围组织较松弛者，可分次切除秃发区的皮肤或瘢痕组织，分离切口两侧皮下组织后直接进行缝合。多次切除后可消除秃发区。

（2）皮肤扩张法：扩张器是一种用硅胶制成的扩张囊，有100～670ml等不同的囊内容量，使用时可根据需扩张的皮肤量进行选择。扩张囊有一单向阀门，可供注入无菌生理盐水而不会漏出。手术时先将皱瘪的扩张囊埋入有发区头皮下，然后在阀门处注入无菌生理盐水20ml，以后根据扩张情况每隔1～2周注射一次，每次为20～30ml，待扩张至所需的皮肤面积时，将囊取出，同时切除缺发区的瘢痕，将扩张了的头皮通过局部旋转皮瓣或推进滑行皮瓣的形式，将秃发区覆盖。

（3）戴假发：对秃发范围太大，无法通过以上修复方法修复的病人，可以佩戴假发。

（二）面颊部外伤、缺损的修复

1 修复原则　可分为非贯通伤与贯通伤，重要的是颊部贯通伤的处理。原则上应尽早关闭穿通口。根据有无组织缺损，可分为下述三种情况：

（1）无组织缺损者，应将黏膜、肌肉、皮肤分层对位缝合。

（2）口腔黏膜无缺损或缺损较少而皮肤缺损较多者，应严密缝合黏膜，关闭穿通创口。面颊部皮肤缺损应立即做局部皮瓣修复。缺损较大也应力争做游离植皮消灭创面，后期再进一步做整复治疗。

（3）颊部全层组织有较大缺损者，应将创缘的皮肤与相对口腔黏膜缝合，消灭创面。所遗留的洞穿缺损，可在后期做整复治疗。在有条件的单位，也可应用显微外科技术立即做皮瓣游离移植，修复缺损。

2 颊部缺损的修复　颊部缺损可分为皮肤缺损、黏膜缺损、深层组织缺损和洞穿性缺损。

（1）皮肤缺损的修复：小的颊部皮肤缺损可采用直接拉拢缝合、V-Y推进缝合法等进行缺损的整复，但以不影响张口度为原则。比较大的缺损或因较大瘢痕牵拉引起组织移位或张口度的，可采用以下方法修复缺损或切除瘢痕后留下的缺损。

1）邻位旋转皮瓣：设计蒂部在耳前下区、伸向颌下的颈部旋转皮瓣，经旋转后修复颊部皮肤缺损，供区缺损经潜行分离后拉拢缝合；也可设计蒂部在颈部、伸向耳后的耳后旋转皮瓣，经分离后将皮瓣向颊部旋转，修补缺损，供区直接拉拢缝合。

2）带蒂前额皮瓣：根据缺损的大小，在前额部设计蒂部带有颞浅动、静脉的皮瓣。先在耳颞部切开皮肤，在真皮层内分离组织，制备与皮瓣等宽的血管蒂（注意保护颞浅动、静脉），然后将皮瓣从骨膜上分离，通过颧弓浅面或深面制备皮下隧道直达缺损区，经隧道引入皮瓣，修复缺损。额部皮瓣供区用中厚皮片植皮修复，耳颈部创口直接拉拢缝合。由于在前额部留下明显的瘢痕，年轻人最好不采用该皮瓣修复。

3）游离皮瓣移植：颊部皮肤缺损亦可采用游离皮瓣移植修复。在应用游离皮瓣时应考虑修复后皮瓣色泽与面部色泽的协调。由于前臂皮瓣质地柔软、色泽与面部皮肤相近、血管口径大、血管蒂可根据实际需要做适当延长等优点，常被用来修复颊部缺损。

（2）颊黏膜缺损的整复：颊黏膜缺损后，常引起瘢痕挛缩而造成张口受限。修复时应切除瘢痕组织、松解挛缩、达到正常开口度后，再对黏膜的缺损区进行修复。

1）游离皮片移植：可采用皮片移植、带蒂皮瓣移植或吻合血管的游离皮瓣移植等方法加以修复。一般选用中厚皮片，在切除瘢痕、充分止血的基础上，将皮片缝合固定于黏膜缺损区，打包缝合。

2）带蒂前额皮瓣：适用于大面积颊黏膜缺损的老年病人，前额皮瓣可通过颧弓深面隧道直达缺损区而加以修复。

3）游离皮瓣移植：首选前臂皮瓣，可用来修复大面积颊黏膜缺损。

（3）面颊洞穿性缺损的整复

1）邻位旋转皮瓣：适用于洞穿缺损较小的病人，黏膜缺损可用缺损边缘皮肤翻转修复，再在邻近面颈部设计旋转皮瓣修复皮肤缺损。

2）颈部折叠皮瓣：可在颈部设计一长条形的皮瓣，其远端折叠作为口内衬里。如所设计的皮瓣较长或受区血供较差，为保证移植成活，可行延迟手术，术后两周再切开皮瓣，分离、旋转修复口内及口外缺损。

3）前额带蒂皮瓣＋邻位旋转皮瓣：适用于洞穿缺损较大的病人，额部皮瓣经颧弓下隧道进入口内，修复口内黏膜缺损，然后在颈部设计旋转皮瓣修复颊部皮肤缺损。

4）胸大肌皮瓣：因面积较大，可通过折叠单独修复颊部洞穿性缺损，也可与其他皮瓣联合应用，修复颊部大型洞穿性缺损。

5）游离皮瓣：首选前臂皮瓣，临床上常与胸大肌皮瓣、斜方肌皮瓣、背阔肌皮瓣等联合应用，修复面颊部伴有皮下组织甚至骨组织缺损的大型洞穿性缺损。

（三）唇部外伤、缺损与畸形的修复

1 唇部外伤的修复　唇部损伤，特别在全层撕裂伤时，因口轮匝肌断裂而收缩，创口裂开极为明显，易误认为有较多的组织缺损。处理唇部损伤时，在清创后首先要缝合口轮匝肌，然后按唇

的正常解剖外形（应特别注意唇弓、唇峰）准确地对位缝合。唇部较大的撕裂伤经清创缝合后，为了减少创口的张力，可在术后应用唇弓或蝶形胶布固定。唇部贯通伤清创处理后，应先缝合黏膜创口，继之再次清洗创口，最后缝合皮肤，如此可减少感染机会。

2　唇部外伤后畸形与缺损的修复　修复时应尽量利用残留的唇部组织及缝合口轮匝肌。如需转瓣时，也应就近取材。对于伴有牙颌缺损的病人，应考虑修复牙颌缺损后或先佩戴义齿，再行唇缺损整复。

（1）唇外翻的整复

1）V-Y 推进瓣法：适用于轻度的唇外翻畸形。切开深度应达肌层，缝合时不应有过大张力。

2）Z 形瓣法：适用于瘢痕收缩引起的唇外翻畸形。可沿瘢痕长轴做切口，再做两个附加切口，切除瘢痕后，剥离三角瓣，交叉缝合。

3）全厚皮片法：适用于较严重的唇外翻畸形。先切除瘢痕，充分游离皮下组织，使唇部恢复到正常位置后，再选用全厚皮片植皮。术中唇的高度和长度应适当矫枉过正。如植皮区血供条件不好，则应选用带蒂皮瓣或带血管皮瓣进行修复。

（2）口角歪斜的整复：口角歪斜通常由口角附近或颊部瘢痕挛缩所致。可用 Z 形瓣法或其他各种变异的 Z 形瓣法矫正。在需矫正的口角唇红上、下缘做切口及附加切口，松解后，将歪斜的口角降至正常位置，然后调整另一组织瓣，使之适合缺损区的大小，遗留三角形创面作潜行分离后拉拢缝合。

（3）小口畸形的整复

1）唇红组织瓣修复法：适用于单侧口角唇红小范围瘢痕粘连所致的小口畸形。手术时以健侧口角为参照点确定患侧口角点，从该点到患侧口角做一水平切口，切除瘢痕组织后，再沿上、下唇红缘各做一切口，全层切开，形成两个唇红黏膜组织瓣，并向患侧口角点滑行，缝合固定于口角外侧皮肤上，然后分别缝合皮肤、肌层和口腔黏膜。

2）唇黏膜瓣法：先确定患侧口角点，从该点斜线到上、下唇红缘及患侧口角做 3 个切口，切除该三角内瘢痕或皮肤后，将口腔黏膜做 Y 形切开，Y 形黏膜瓣的三角形尖端外翻与口角皮肤缝合，形成新的口角，上、下黏膜瓣分别翻出与上、下唇皮肤创缘缝合形成唇红缘。

（4）唇红缺损的整复

1）唇红黏膜滑行法：适用于缺损范围小于唇红 1/3 者。利用缺损边缘的唇红形成一黏膜瓣，游离黏膜瓣，推进滑行至缺损区修复之。

2）带蒂黏膜肌瓣法：适用于唇红缺损在 1/2 左右者。可根据缺损区的大小和形状在对侧唇红组织上设计一带蒂唇红黏膜瓣，游离后，转位修复唇红缺损，供瓣区缺损经分离后拉拢缝合，术后唇部应适当制动。术后 1～2 周离断黏膜瓣蒂部并修整。

（5）唇缺损的修复

1）直接拉拢缝合法：适用于唇组织缺损占全唇 1/3 以内者。可利用唇部组织柔软有弹性的特点，将缺损边缘切成 V 形，直接拉拢缝合。

2）唇组织滑行瓣法：适用于唇组织缺损占全唇的 1/3～1/2 者。如上唇缺损，可在鼻底水平切口，并在两鼻翼外侧各做三角形附加切口，切除皮肤和皮下组织，分离唇组织瓣后拉拢缝合。

3）鼻唇沟瓣转移法：适用于上唇组织缺损占全唇的 1/2 左右者。利用双侧鼻唇沟瓣向中线旋转推进，以修复上唇中部缺损。

4）双唇组织交叉瓣法：适用于唇组织缺损占全唇的 1/2 左右者。利用对侧唇的正常唇组织来修复唇的缺损，唇组织瓣的形成可根据唇缺损的形态、部位、范围来设计。一般将唇缺损区修整成三角形创面，在对侧唇部设计蒂在红唇的三角形瓣（应带唇动脉），瓣的高度与缺损高度相等，宽度为缺损宽的1/2，全层切开瓣并将其翻转180°，嵌入对侧的缺损区，对齐唇红缘，分层缝合。术后2～3周断蒂，修整创缘，其间双唇应制动。同样方法也适用于近口角处的唇缺损的修复。

5）三合一修复法：适用于上唇缺损2/3及以上者。为双鼻唇沟瓣转移法与唇组织交叉瓣法的联合应用。

6）扇形唇颊瓣转移法：适用于上、下唇缺损2/3以上者。上唇中部及鼻小柱部分缺损时，在两鼻唇沟处设计双侧扇形组织瓣，在口角外下方附加切口，全层切开后，经组织瓣转移和交叉，分层缝合，必要时行二期口角开大术。下唇缺损时，可在上唇两侧设计扇形瓣，并附加颏部切口。扇形瓣经转移及皮瓣交叉，分层缝合修复缺损。

（四）鼻外伤、缺损的修复

1 鼻部外伤的修复 鼻部软组织撕裂伤早期清创缝合质量的好坏，直接影响到鼻的外形和功能。处理鼻部撕裂伤的关键，在于尽可能保留受损伤的鼻翼角、鼻小柱等结构，按正常的解剖位置做准确的对位缝合，以尽可能恢复原来的外形。鼻腔黏膜可用细肠线或丝线缝合，断裂的鼻软骨切勿任意剪除，需将软骨置于软骨膜中，再行缝合皮肤。缝合时注意定好鼻中隔位置，避免缝合后形成歪鼻畸形。鼻孔周围的组织缝合后，最好于患侧鼻孔内放置一个合适的橡皮管来支持或以碘仿纱条填塞。皮肤部用适宜的小纱布卷加压固定，这样既可保证创口良好的愈合，又可达到鼻成形的作用。

2 鼻翼缺损的修复 鼻翼边缘损伤或鼻翼外皮肤深度烧伤，愈合后瘢痕挛缩，可造成鼻翼缺损与外翻畸形。动物咬伤也可使鼻翼形成不同程度的缺损与畸形。常见修复方法有以下几种：

（1）皮片移植法：适用于小型缺损的修复，将缺损处皮肤向鼻内翻转作为衬里，取与鼻部皮肤颜色相近的颈部或耳后区全厚皮片覆盖鼻外侧。

（2）局部皮瓣修复法：鼻翼缺损组织不多，其附近组织正常而没有明显瘢痕时，可采用局部皮瓣或局部皮瓣与游离皮片联合运用的方法修复。

1）缺损边缘皮瓣法适用于鼻翼单纯缺损但黏膜较完好的病人。自缺损处向上设计两皮瓣，切开皮瓣后，将鼻翼外侧皮瓣向下转移形成鼻孔缘，再用其上方另一皮瓣转移修复前一皮瓣遗留的缺损。

2）鼻唇沟皮瓣法适用于皮肤黏膜及部分鼻翼软骨有缺损的病人。将患侧鼻唇沟部皮瓣翻转到鼻翼缺损处，与鼻尖部缝合，使皮瓣形成鼻翼的衬里，再在皮瓣的创面植中厚皮片或全厚皮片。如果鼻翼软骨缺损较大，可在鼻唇沟设计一皮瓣，再于耳郭切取大小与缺损相当的带有皮肤与软骨的复合组织游离移植。

3 鼻尖缺损修复

（1）全厚皮片移植：适用于鼻尖部瘢痕切除后遗留的皮肤缺损的修复。按缺损大小切取全厚皮片移植，打包包扎以固定皮片，其上再加数层纱布并予固定，以防止移动或碰伤。供皮区选择与鼻部皮肤颜色相近的颈部或耳后区。

（2）鼻唇沟岛状皮瓣：以与鼻尖缺损区较近的一侧鼻侧设计一鼻唇沟岛状皮瓣，按设计的形状切开皮瓣，掀起皮瓣连同深筋膜将皮下蒂完全剥离。自蒂部近鼻侧端向鼻尖缺损处打通隧道，把皮瓣从隧道拉至缺损处，将皮瓣缝合于缺损的四周创缘，供皮区松解后可直接缝合。

4 鼻大部或全部缺损的修复

（1）额部皮瓣法：前额皮瓣因其组织坚韧且血供丰富，色泽较为理想，修复后外形较好且稳定，后期挛缩小，即使没有软骨支架，也可保持较挺直的鼻外形。临床上仍较常用。其缺点是额部留下一深暗色植皮区，年轻人较难接受。

额部宽阔而发际较高的病人，可选用额正中皮瓣。前额发际低而鬓角较高的病人，可选用一侧眶上动脉作为蒂部的额部斜行皮瓣，或以颞浅动脉为蒂的镰状皮瓣，选择皮瓣后，再根据病人的脸型设计再造鼻的长短与大小。皮瓣远端常设计成三叶状，其最大横径一般为6～8cm，用于形成鼻翼部分，其中叶用于形成鼻小柱，宽度约2cm。鼻部衬里可用鼻缺损残余的皮肤组织或瘢痕组织，从鼻根部切开向下翻，其长度能达到鼻翼上即可。两侧作切口，将内侧皮瓣向上内翻与鼻根部翻下的皮瓣缝合。最后与三叶状前额皮瓣缝合并鼻成形，额部供皮区全厚皮片植皮。蒂部二期断蒂修整。

（2）皮管法全鼻再造术：病人前额皮肤条件不满意或不同意用前额皮肤进行鼻再造时，可采用上臂、肩胸腹部等部位的皮管来进行全鼻再造术。先在上述部位行成皮管，然后逐步转移（如不是采用上臂皮管而是其他部位的皮，则需通过手臂携带转移）至鼻部，其后手术操作大致与前额皮瓣相类似。手术一般分多期进行并需制动，费时费力，目前已较少用。

（3）种植赝复体修复：颅颌面种植赝复体技术是近年来发展起来的以骨内种植体为基础的颅颌面缺损修复技术，主要用来修复鼻、耳等器官的缺损或缺失。鼻缺失种植赝复体修复过程有下列几个步骤：先在鼻缺失周围骨（主要为梨状孔周围的上颌骨）植入3～4个专用的骨内种植体，缝合创口；3～6个月后在原位显露种植体并旋出覆盖螺丝，接出基台，取模制作桥架并用螺钉固定于种植体上。最后取模制作颜色和形状合适的硅橡胶义鼻赝复体并戴入。

（五）眉、眼睑外伤、缺损的修复

1 眉、眼睑外伤的修复　眉、睑部损伤在清创后应及时作准确对位缝合，否则创口愈合后可出现较明显的畸形，对面部美观影响很大。

眉损伤清创后准确对位缝合，参照对侧眉使双侧对称一致。眼睑部垂直走向的撕裂伤在原位缝合后，常可形成直线瘢痕而发生挛缩，引起眼睑外翻畸形。为了预防这种畸形的发生，在清创处理时，应做Z成形术，使创口缝合后呈曲线形，从而可避免瘢痕挛缩畸形。如眼睑部撕裂伤有皮肤缺损时，应立即进行全厚皮片移植术或以局部皮瓣转移修复，以便早期消灭创面，促使创口一期愈合，避免发生畸形。当眼睑部撕裂伤损及睑缘时，必须对眼睑妥加缝合，以避免眼睑内翻或外翻。

2 眉畸形与缺损的修复

（1）眉畸形的修复：外伤错位愈合造成的眉畸形，可按原瘢痕切开，经分离复位和调整后，精心对位缝合。较复杂的病例，可结合Z成形术或局部旋转皮瓣原则修复。

（2）眉缺损的修复

1）文眉法：此法操作简易，但再造眉只有颜色而无实体感，故远观效果好，较适用于部分眉毛缺损病人及女性，较少用于一侧或两侧眉全缺失的病人。

2）全厚皮片移植法：供区首选同侧耳后发际部的头皮。切取游离头皮皮片时，切口应顺毛发倾斜方向切开，连带皮下脂肪层贴帽状腱膜浅层一并切下，使之包括完整无损的毛囊毛根，这是眉缺损修复成功的关键。

3）带蒂岛状皮瓣移植法：以额浅动脉的分支为蒂，在其顶端带一形状、大小适当的头皮皮瓣，切开剥离形成岛状皮瓣并经皮下隧道移转至缺损的眉部，和受植床的创缘缝合完成修复。

4）游离皮瓣法：同侧额顶部头皮因秃发、瘢痕或其他损伤而不能作为眉修复的供区，而对侧健全时，可采用吻合血管的游离皮瓣法修复。在健侧形成带血管蒂的与需修复的眉缺损形状、大小适当的头皮皮瓣，将皮瓣的血管蒂切断，与患侧的颈浅动、静脉分别吻合。

（六）耳外伤、缺损的修复

1 耳轮外伤的修复

（1）直接拉拢缝合法：缺损占全耳轮 1/4 左右时，可在缺损边缘附加切口或切除部分组织，然后分层直接缝合。如缺损达 1/3 时，可沿耳轮沟切开皮肤和软骨，在皮下和软骨之间分离后将缺损两侧组织瓣推进直接缝合。

（2）皮管修复法：适用于耳轮缺损 1/3 以上的病人或耳后局部皮肤无法利用的病人。先在耳后颈部沿胸锁乳突肌方向制备宽度与耳轮相当、长度适合于修复缺损的皮管。3 周后，切断皮管下蒂部并翻转至耳轮缺损处并缝合之，颈部创面直接缝合。再经 3 周，皮管断蒂，剖开缝合于缺损处并加予修整。

2 耳郭缺损及缺失的修复

（1）耳郭软骨移植：耳郭伴软骨缺损较小时，可采用对侧耳软骨移植修复。在耳郭缺损区上下作水平切口至乳突区，剥开皮瓣显露软骨缺损区。取对侧对耳轮或耳甲处适当大小的软骨植入缺损区缝合固定，皮瓣覆盖软骨移植块，对位后分层缝合。乳突区创面经局部滑行瓣无法拉拢缝合者，可用全厚皮片移植修复。

（2）复合组织游离移植法：适用于耳郭缺损较大的病人。先将患耳向后推向乳突，按耳郭缺损形状在乳突区画出相应的线条，按此线条切开皮肤、皮下组织，在皮下层作潜行分离，然后取肋软骨一片，按缺损形状雕刻成形后备用。将耳郭缺损处的边缘切开，略分离后，将缺损区切口后缘与乳突区切口前缘相对缝合，然后植入成形肋软骨，再将缺损区切口前缘与乳突区切口后缘相缝合。经 8 周后，在软骨移植处外缘 5mm 处切开皮肤，在移植软骨下剥离，并将耳郭复位，在耳郭后内侧面及乳突区用植皮消灭创面。

（3）全耳郭缺损复合组织瓣再造：根据健侧耳郭的位置、大小、形状，在术区设计一个蒂在前的皮瓣。皮瓣应稍大于耳郭面积，此皮瓣在术后为耳郭前外侧面的皮肤。按术前设计的耳模型，在第 6、7、8 肋软骨处切取大小肋骨各一块，并雕刻出耳郭、对耳轮、舟状窝、三角窝的形态备用。沿设计的切口线切开皮肤、皮下组织，在皮下组织贴近真皮下层进行分离，并在离原皮肤切口 0.5～1cm 处切开颞筋膜及耳后筋膜，在筋膜深层将筋膜瓣翻起，应注意保护两瓣的蒂部，蒂部应有耳后动脉及交通支。将雕刻好的耳郭支架放在两个瓣之间，并将软骨块与颅骨侧壁相固定缝合。在支架表面置一细引流管，经耳垂部引流，产生负压，使皮瓣与支架紧密相贴，以利愈合。最后用细线缝合两瓣边缘，在耳后区筋膜表面及颅侧创面用全厚或皮片移植覆盖。

（4）种植赝复体修复：耳缺失种植赝复体修复过程与鼻缺失种植赝复体修复过程相似，先在耳部颞骨区植入 3～4 个专用的长 3～4mm 的骨内种植体，缝合创口。3～6 个月后在原位显露种植体并旋出覆盖螺丝，接出基台，取模制作桥架并用螺钉固定于种植体上。最后取模制作颜色和形状合适的硅橡胶义耳赝复体并戴入。

（王航　许龙顺）

参考文献

[1] 邱蔚六.口腔颌面外科理论与实践[M].北京：人民卫生出版社，1998.

[2] 王炜.整形外科学[M].杭州：浙江科学技术出版社，1999.

[3] 周树夏，顾晓明.现代颌面创伤救治的基本原则[J].中华口腔医学杂志，2001，36(2)：85-87.

[4] 张益,顾晓明.我国口腔颌面创伤外科的现状与展望[J].中华口腔医学杂志,2001,36(2):88-90.

[5] Peterson L J, Ellis E, Hupp J R, et al. Contemporary oral and maxillofacial surgery [M]. 4th ed. St. Louis: Mosby, 2003.

[6] Fonseca R J. Oral and maxillofacial surgery[M]. Philadelphia: WB Saunders, 2000.

[7] Prein J. Manual of internal fixation in the cranio-facial skeleton[M]. Berlin: Springer-Verlag, 1998.

[8] Ellis E 3rd. Treatment methods for fractures of the mandibular angle[J]. Int J Oral Maxillofac Surg, 1999, 28(4): 243-252.

《整形美容外科学全书》

·第一辑·

Vol.1 鼻部整形美容外科学
Vol.2 形体雕塑与脂肪移植外科学
Vol.3 皮肤外科学
Vol.4 乳房整形美容外科学
Vol.5 正颌外科学
Vol.6 激光整形美容外科学
Vol.7 毛发整形美容学
Vol.8 眶颧整形外科学
Vol.9 肿瘤整形外科学
Vol.10 微创美容外科学

·第二辑·

Vol.11 唇腭裂序列治疗学
Vol.12 瘢痕整形美容外科学
Vol.13 面部轮廓整形美容外科学
Vol.14 眼睑整形美容外科学
Vol.15 外耳修复再造学
Vol.16 头颈部肿瘤和创伤缺损修复外科学
Vol.17 手及上肢先天性畸形
Vol.18 面部年轻化美容外科学
Vol.19 显微修复重建外科学
Vol.20 血管瘤和脉管畸形
Vol.21 儿童整形外科学
Vol.22 整形美容外科研究和创新探索

立足创新，博采众长，

传播世界整形美容外科的理念、技艺和未来！